Onkologische Krankenpflege

2. Auflage

Springer
Berlin
Heidelberg
New York
Barcelona
Budapest
Hongkong
London
Mailand
Paris
Santa Clara
Singapur
Tokio

Anita Margulies Kathrin Fellinger
Thomas Kroner Andrea Gaisser (Hrsg.)

Onkologische Krankenpflege

2., korrigierte und erweiterte Auflage

Mit 109 überwiegend zweifarbigen Abbildungen
und 95 Tabellen

Springer

Anita Margulies
Onkologie
Dept. für Innere Medizin, Universitätsspital
CH-8091 Zürich

Kathrin Fellinger
Heurüti 10
CH-8126 Zumikon

Dr. med. Thomas Kroner
Medizinische Poliklinik, Kantonsspital
CH-8401 Winterthur

Andrea Gaisser
Deutsches Krebsforschungszentrum
D-69120 Heidelberg

ISBN 3-540-61146-0 Springer-Verlag Berlin Heidelberg New York

ISBN 3-540-52967-5 1. Auflage Springer-Verlag Berlin Heidelberg New York

Die Deutsche Bibliothek – CIP-Einheitsaufnahme

Onkologische Krankenpflege : mit 95 Tabellen / Anita Margulies ... (Hrsg.). – 2., korr. und erw. Aufl. – Berlin ; Heidelberg ; New York ; Barcelona; Budapest ; Hong Kong ; London ; Mailand ; Paris ; Santa Clara ; Singapur ; Tokio ; Springer, 1997

ISBN 3-540-61146-0

NE: Margulies, Anita [Hrsg.]

Herstellung: PROEDIT GmbH, D-69126 Heidelberg
Satzherstellung: Storch GmbH, D-97353 Wiesentheid
Abbildungen: Christiane von Solodkoff und Dr. Michael von Solodkoff, D-69151 Neckargemünd

SPIN 10731653 23/3012-5 4 3 2 1 – Gedruckt auf säurefreiem Papier

Vorwort zur 2. Auflage

Knapp zwei Jahre sind seit dem Erscheinen der ersten Auflage vergangen. Wir sind glücklich über die gute Aufnahme, die das Buch bei seinen Leserinnen und Lesern gefunden hat und sehen sie als Zeichen für die zunehmende Bedeutung der onkologischen Krankenpflege in Praxis, Ausbildung und Forschung.
Medizin und Krankenpflege entwickeln sich – gerade in der Onkologie – in raschem Tempo weiter. Die wichtigsten Neuerungen sind in dieser zweiten Auflage berücksichtigt. Konzept und Aufbau bleiben unverändert: Die für die Pflege relevanten Probleme unserer Patienten bilden den inhaltlichen Schwerpunkt. Wir haben versucht, dies auch durch die graphische Gestaltung sichtbar zu machen:

Graue Balken und Punkte markieren für die Pflege
● wichtige *medizinische* Informationen.

Blaue Balken und Punkte markieren für die Pflege
● wichtige *pflegerische* Informationen.

Blau hinterlegter Text gibt Hinweise zur Pflegeplanung.

Wir danken unseren Leserinnen und Lesern für Anerkennung und Kritik, für Kommentare und Anregungen – wir haben sie nach Möglichkeit berücksichtigt. Herrn Dr. Wolfram Wiegers und Frau Renate Schulz vom Springer-Verlag danken wir für ihren Einsatz und ihre Unterstützung, mit der sie diese neue Auflage ermöglicht haben.

Im Herbst 1996

Anita Margulies
Kathrin Fellinger
Thomas Kroner
Andrea Gaisser

Vorwort zur 1. Auflage

In auffallendem Gegensatz zur wachsenden Bedeutung und Komplexität der onkologischen Krankenpflege sind Aus- und Weiterbildung in diesem Bereich wenig strukturiert. Es besteht keine Einigkeit über Anzahl und Gewicht der Themen. Oft beschränkt man sich auf medizinische Aspekte, d.h. auf einzelne Krankheitsbilder, oder legt das Gewicht zu sehr auf psychologische und psychosoziale Fragen. Dabei kommt die konkrete pflegerische Praxis zu kurz. Ein großes Bedürfnis nach fachspezifischer und praktisch umsetzbarer Information manifestiert sich. Angebotene Fortbildungskurse sind sofort ausgebucht, klinikinterne Weiterbildungen über onkologische Themen gut besucht. Gefragt wird immer häufiger nach deutschsprachiger Fachliteratur, die die Pflegenden bei ihrer Arbeit unterstützt. All das war Motivation genug, dieses Buch in Angriff zu nehmen. Es ist uns gelungen, eine beachtliche Zahl von Fachleuten, von Pflegenden und Ärzten aus Deutschland, Österreich und der Schweiz, dafür zu gewinnen, ihr Wissen und Können in dieses Projekt einzubringen. Beide Berufsgruppen haben dabei eng zusammengearbeitet. Hauptanliegen war es, den Pflegenden konkrete Hilfe anzubieten, und zwar in allen Arbeitsbereichen, d.h. in Krankenhäusern, in Ambulatorien und Nachsorgekliniken, im Rahmen der häuslichen Pflege, in der privaten Praxis, in Hospizen und natürlich auch an Krankenpflegeschulen.

Das Buch soll auch jenen dienen, die nicht täglich mit Tumorpatienten zu tun haben und deshalb besonders auf ein verläßliches, jederzeit verfügbares Nachschlagewerk angewiesen sind.

Neben den ausführlich dargestellten pflegerelevanten Themen findet auch die medizinische Theorie Berücksichtigung, die hier v.a. der Vermittlung erforderlicher Grundlagen und damit der Begründung und Erklärung der pflegerischen Maßnahmen dient und nicht als Selbstzweck für sich stehen soll.

Die Pflege und die direkt damit verbundenen Probleme bestimmen die Themenwahl der einzelnen Kapitel. Übersichten, Hinweise und Tabellen werden so eingesetzt, daß ein schnelles Nachschlagen möglich ist. In unseren Darstellungen haben wir uns um gute Verständlichkeit bemüht. Um das Buch auch als Lehrbuch im Rahmen der fachlichen Weiterbildung nutzen zu können, orientiert sich die Konzeption an dem von der „European Oncology Nursing Society“ für die Kommission der Europäischen Gemeinschaft ausgearbeiteten Basislehrplan für einen weiterführenden Kurs in onkologischer Krankenpflege.

Die zahlreichen Hinweise auf Maßnahmen und Möglichkeiten der Pflegeplanung können von den Pflegenden nicht nur dazu genutzt werden, auf die momentane Situation zu reagieren, sondern sie bieten auch die Möglichkeit, flexibel auf die wechselnden Bedürfnisse der Patienten und ihrer Angehörigen während des gesamten Krankheitsverlaufs einzugehen.

Ein solches Buch kann nicht zustande kommen ohne den großen Einsatz vieler Menschen, die über Jahre hinweg das Projekt zur Reife und schließlich zum Abschluß bringen. Neben den Autoren gilt unser Dank den Mitarbeitern des Springer-Verlags für ihre engagierte Unterstützung über alle Durststrecken und Schwierigkeiten hinweg: Insbesondere danken wir Herrn Dr. Dr. V. Gebhardt und Herrn Dr. J. Wieczorek, die sich für das Zustandekommen des Buches intensiv eingesetzt und alle möglichen Hilfen geboten haben, Frau R. Schulz für ihre sorgfältige und gerade bei Vielautorenwerken besonders wichtige Lektorierung und nicht zuletzt der Herstellerin, Frau B. Karg, deren Wirken aus einer Manuskriptsammlung ein lesbares und schön gestaltes Buch gemacht hat. Frau M. Ryser von der Medizinischen Poliklinik des Kantonsspitals Winterthur hat uns mit ihrer organisatorischen Begabung, ihrer guten Laune und ihrem Textverarbeitungssystem sehr geholfen. Herzlichen Dank und „happy landing"!

Mit besonderer Dankbarkeit durften wir feststellen, daß weder das freundschaftliche Verhältnis unter den Herausgebern noch ihre Ehen durch „das Buch" nachhaltigen Schaden erlitten haben: Unser Dank gilt deshalb speziell unseren Partnern, Kindern und Freunden für ihre Unterstützung und ihren (meist) klaglosen Verzicht auf warme Mahlzeiten und andere gemeinsame Aktivitäten: Allan, Bruno, Carla, Haps, Iva, Laura, Oliver, Reinhold: Danke.

Wir wünschen uns, unseren Lesern und vor allem unseren Patienten, daß dieses Engagement ein hilfreiches und für die tägliche Arbeit brauchbares Handbuch hervorgebracht hat. Sollten Sie es schließlich einmal zerfleddert am Arbeitsplatz liegen sehen, so wäre dies ein Hinweis, daß das Vorhaben gelungen ist:

Im Juli 1994

Anita Margulies
Kathrin Fellinger
Thomas Kroner
Andrea Gaisser

Einführende Bemerkungen

Um die vielfältigen Anforderungen bei der Pflege von Tumorpatienten zu erfüllen, ist eine Auseinandersetzung mit der Krankheit Krebs in verschiedenen Bereichen notwendig:

- Prävention und Krebsfrüherkennung,
- Diagnose,
- Therapiemaßnahmen,
- Rehabilitation,
- Krankheitsprogression.

Diese komplexen Themen müssen sich auf alle Lernzielebenen (pflegerisches, psychosoziales und medizinisches Wissen) auswirken. So wird für viele Tumorpatienten ein bewußter Umgang mit der Zeit zur veränderten Lebenseinstellung gehören. Mit ihren Reaktionen auf die existentielle Bedrohung, die sie mit der Bewältigung der Krebsdiagnose durchleben, werden sie ihre Betreuer/Pflegenden fordern.

Prävention und Früherkennung

Wege und Methoden einer modernen Gesundheitserziehung müssen sich heute in erster Linie mit Reaktionen wie „Krankheit ist unvermeidbares Schicksal" oder mit der Bagatellisierung von Gefahren auseinandersetzen.

Die Ausweitung der Programme zur Krebsfrüherkennung wird in der nächsten Zeit im wesentlichen davon abhängen, inwieweit es nur um die Vorverlagerung des Diagnosezeitpunktes geht oder ob tatsächlich Auswirkungen auf die Lebenszeit damit verbunden sind. Wichtig ist auch, in den Broschüren und Faltblättern, die unter Mitarbeit von Pflegenden gestaltet werden, bei der symptomfreien Bevölkerung die Aufmerksamkeit auf die eigene Gesundheit zu lenken.

Diagnose

Das Wissen um den Stellenwert der einzelnen diagnostischen Schritte ist unmittelbare Voraussetzung für den koordinierten Ablauf des prätherapeutischen Stagings und der Diagnostik. Kenntnisse über die Vor- und Nachbereitung sowie über Untersuchungsdauer und -belastung gewährleisten seitens der Pflegenden eine angepaßte Betreuung in dieser für die Patienten oft zermürbenden Wartezeit. Die Ungewißheit über das Ausmaß der Erkrankung und die therapeutischen Konsequenzen prägen diese Zeit. Im Gespräch mit dem Patienten sollen Wahrheit und das Prinzip Hoffnung die Haltung und Aussagen der Betreuer kennzeichnen, die sich der Herausforderung stellen müssen, im einen Fall hilfreicher Helfer mit erfolgversprechendem Therapieangebot zu sein und ein anderes Mal nur mit dem Ziel der Palliation die Möglichkeiten der Behandlung aufzeigen zu können.

Therapiemaßnahmen

In der Phase der unterschiedlichen antitumoralen Therapien stellen sich die Pflegenden der Auseinandersetzung, ob alles, was möglich ist, auch nötig ist und wie mächtig der Lebenswunsch der Patienten sein kann, die kein Therapieangebot versäumen wollen, auch wenn es noch nicht etabliert ist.

Durch die Optimierung der supportiven Therapien werden zukünftig die Aspekte der Lebensqualitätssicherung noch deutlicher als bisher im Vordergrund stehen. Wie zumutbar ein Therapiekonzept sein kann, ist ebenfalls zentrales Anliegen der Pflegenden. Die pflegerischen Interventionen bei unerwünschten Wirkungen müssen bei Förderung der bestehenden Ressourcen über die gesamte Pflege nachvollziehbar und überprüfbar sein.

Rehabilitation

Leben mit der Diagnose Krebs, zurück zum Alltag. Auf diesem Weg liegen für die Patienten Nachsorgeuntersuchungen, eine eventuelle Erholungskur, die nächste Therapie, die mögliche Abnahme der Leistungsfähigkeit, möglicherweise der Verlust des gewohnten Arbeitsplatzes, der Abschluß der Behandlung und neue Ziele in der Lebensgestaltung. Jeder Patient wird nach der Entlassung gern die persönliche Gewißheit haben wollen, auch zu denen zu gehören, die geheilt sind. Die Pflegenden werden deshalb immer wieder gefordert sein, Hoffnung zu vermitteln.
In dieser Phase bewegen die Patienten vor allem folgende Fragen:

- Wie lebe ich gesünder und wie gut sind die Wundermittel aus den Illustrierten?
- Wann weiß ich, daß alles in Ordnung ist?
- Wieviel Zeit bleibt mir noch?

Es ist das Ziel aller an der Rehabilitations beteiligten Personen und Institutionen, die Patienten unter den gegebenen Umständen zu einem bestmöglichen Lebensgefühl zu befähigen.

Krankheitsprogression

Wenn die Krankheit das Zeitdiktat übernimmt, hat Zukunft eine andere Qualität und Dimension.

Die Betreuung der Patienten in der Terminalphase ihres Lebens verlangt die Fähigkeit, zum einen eine sorgfältige physische, symptomatische Behandlung auszuführen, und zum anderen, die eigene Todesangst und das Mitleiden zu bewältigen. Hilfen für die Helfenden ermöglichen die Ausbildung von innerseelischen Schutzmechanismen wie auch die Auseinandersetzung mit den Themen:

- Lebensoptimismus oder Zwang zur Gesundheit?
- Ab wann ist Sterben eine Zeit des Lebens?

Gemeinsam gegen den Krebs!

Mit dem vorliegenden Buch wenden sich die Autoren an alle Pflegenden, die den erarbeiteten Wissensstand in der Onkologie sichern und neue Entwicklungen integrieren wollen. Hierfür gilt es, Maßstäbe zu setzen.

Brauchen wir die Onkologiefachpflege oder reicht umfassendes pflegerisches Wissen zur Betreuung der Tumorpatienten aus?

Die spezielleren Bedürfnisse der Tumorpatienten müssen auch in die Grundausbildung integriert werden. Ziele und Lerninhalte des Basislehrplanes können dafür eine wichtige Orientierung geben. Jedoch ist die Institutionalisierung einer anerkannten und rahmenrechtlich gesicherten pflegerischen Krebsfachweiterbildung für Europa im deutschsprachigen Raum zum Teil noch Pionierarbeit.

Die Qualitätssicherung der Pflege in der Onkologie wird unterstützt durch eine Initiative der Kommission der Europäischen Gemeinschaft innerhalb ihres Programms „Europa gegen den Krebs“: Seit 1991 liegt ein „Basislehrplan für einen weiterführenden Kurs in der Pflege Krebskranker“ vor. Dieser Lehrplan wurde unter anderem von Mitgliedern der Europäischen Krebskrankenpflegegesellschaft (European Oncology Nursing Society, EONS) erarbeitet.

Mit diesem Fachbuch wird somit der Geltungsbereich deutlich, in dem Pflegende zu selbständigen und anerkannten Mitgliedern eines multidisziplinären Teams werden können. Wichtig ist, daß bei der Gestaltung der Rahmenbedingungen, in denen onkologische Pflege stattfindet, Grenzen zur Herausforderung werden.

Alrun Sensmeyer
Chirurgische Universitätsklinik
Heidelberg

Autorenverzeichnis

BAUMELER, MONIKA
Berufsschule für Pflege
Gloriastraße 18, CH-8028 Zürich

BENZ, JÖRG, Prof. Dr. med.
Frauenklinik, Kantonsspital,
CH-8401 Winterthur

BOJOVIC, VERA
Dept. für Frauenheilkunde, Universitätsspital,
Rämistraße 100, CH-8091 Zürich

BUSER, KATHARINA, Dr. med.
Onkologie, Klinik Beau-Site,
Oberweg 14, CH-3013 Bern

CAVALLI, FRANCO, Prof. Dr. med.
Servizio Oncologico, Ospedale San Giovanni,
CH-6500 Bellinzona

EIDNER, ANNELIESE
Chirurgische Universitätsklinik, Proktologische Ambulanz,
Maximiliansplatz, D-91054 Erlangen

FELLINGER, KATHRIN
Heurüti 10, CH-8126 Zumikon

FICHMANN-MERLIN, BEATRICE
Neugutstraße 19, CH-8002 Zürich

GAISSER, ANDREA
Deutsches Krebsforschungszentrum, Krebsinformationsdienst (KID),
Im Neuenheimer Feld 280, D-69120 Heidelberg

HATT, MARIE-CLAIRE
Guggerstraße 10, CH-8702 Zollikon

HILLBRAND, ELMAR, Dr. Dipl.-Ing.
Abt. für Medizinische Physik, Landeskrankenhaus,
A-6800 Feldkirch

HOFMANN, VICTOR, Priv.-Doz. Dr. med.
Klinik im Park,
Seestraße 220, CH-8002 Zürich

HONEGGER, HANS PETER, Prof. Dr. med.
Institut für Medizinische Onkologie und Hämatologie,
Stadtspital Triemli, CH-8063 Zürich

HORNBURG, ELISABETH
Psychosoziale Nachsorgeeinrichtung, Chirurgische Universitätsklinik,
Im Neuenheimer Feld 155, D-69120 Heidelberg

HUMBERT, KLAUS-DIETER, Dr. med.
Deutsches Krebsforschungs-Zentrum, Krebsinformationsdienst (KID),
Im Neuenheimer Feld 280, D-69120 Heidelberg

ILLIGER, HANS JOCHEN, Prof. Dr. med.
Abt. für Hämatologie-Onkologie, Städtische Kliniken,
Dr.-Eden-Straße 10, D-26133 Oldenburg

JAEGER, PETER, Priv.-Doz. Dr. med.
Urologische Klinik, Kantonsspital Winterthur,
CH-8401 Winterthur

KELLER, MONIKA, Dr. med
Institut und Poliklinik für Psychosomatische Medizin der TU München,
Langerstraße 3, D-81675 München

KOFER, EVA
Medizinische Klinik, Allgemeines Krankenhaus,
Garnisongasse 13, A-1090 Wien

KRONER, THOMAS, Dr. med.
Medizinische Poliklinik, Kantonsspital Winterthur,
CH-8401 Winterthur

LAUCHENAUER, HANNAH
Schulthess-Klinik,
Lengghalde 2, CH-8008 Zürich

Ludwig, Heinz, Prof. Dr. med.
Wilhelminenspital, I. Medizinische Abteilung mit Onkologie
Montleartstraße 37, A-1171 Wien

Margulies, Anita
Onkologie, Dept. für Innere Medizin, Universitätsspital,
Rämistraße 100, CH-8091 Zürich

Martz, Georg, Prof. Dr. med.
Oetlisbergstraße 26, CH-8053 Zürich

Matzel, Klaus E., PD Dr. med.
Chirurgische Klinik mit Poliklinik der Universität Erlangen,
Maximilansplatz, D-91054 Erlangen

Metzger, Urs, Prof. Dr. med.
Chirurgische Klinik, Stadtspital Triemli,
CH-8063 Zürich

Müller, Elsbeth, Dr. med.
Birchstraße 44, CH-8057 Zürich

Ollenschläger, Günter, Prof. Dr. Dr. med.
Med. Fakultät der Universität Köln,
Ärztliche Zentralstelle Qualitätssicherung
Herbert-Lewin-Straße 3, D-50931 Köln

Rhomberg, Michaela, Dr. med.
Jesuitengasse 13, A-6800 Feldkirch

Rhomberg, Walter, Prof. Dr. med.
Abt. Strahlentherapie, Landeskrankenhaus Feldkirch,
Carinagasse 47, A-6800 Feldkirch

Rohner, Rosa
Medizinische Poliklinik, Kantonsspital Winterthur,
CH-8401 Winterthur

Röthlin, Markus, Priv.-Doz. Dr. med.
Dept. Chirurgie, Universitätsspital,
Rämistraße 100, CH-8091 Zürich

Sauter, Christian, Prof. Dr. med.
Onkologie, Dept. für Innere Medizin, Universitätsspital,
Rämistraße 100, CH-8091 Zürich

SCHMACKER, RALF
Städtische Kliniken Oldenburg,
Dr.-Eden-Straße 10, D-26133 Oldenburg

SCHMID, BRENDA, OCN
Medizinische Klinik, Kantonsspital,
CH-6000 Luzern

SCHWARZ, REINHOLD, Priv.-Doz. Dr. med.
Psychosoziale Nachsorgeeinrichtung, Chirurgische Universitätsklinik,
Im Neuenheimer Feld 155, D-69120 Heidelberg

SENSMEYER, ALRUN
Chirurgische Universitätsklinik,
Im Neuenheimer Feld 110, D-69120 Heidelberg

SIEGMUND, REINHOLD, Dr. med.
Klinik Sonneneck,
Osterstraße 2, D-25938 Wyck

STOLL, HANSRUEDI, MSC.
SEOP,
Leimenstraße 63, CH-40351 Basel

STREBEL, URS, Dr. med.
Medizinische Klinik, Kreisspital
CH-8708 Männedorf

WILLEMS CAVALLI, YVONNE
Via delle Querce 1, CH-6612 Ascona

WOLFENSBERGER, MARKUS, Prof. Dr. med.
HNO-Klinik, Kantonsspital
CH-4031 Basel

ZINT, CHRISTINA
Abt. Radio-Onkologie, Landeskrankenhaus Feldkirch,
A-6800 Feldkirch

Inhaltsverzeichnis

Aspekte der Psychoonkologie

Häufige klinische und pflegerische Probleme

Notfälle in der Onkologie

Technische Aspekte und Sicherheit der Tumortherapie

Aspekte der onkologischen Forschung und Betreuung

Häufige Tumoren des Erwachsenen: Symptome, Diagnostik, Therapie

Anhang

Liste häufiger Abkürzungen

ADH	antidiuretisches Hormon
AFP	Alphafetoprotein
ALL	akute lymphatische Leukämie
AML	akute myeloische Leukämie
B-Symptome	Nachtschweiß, Gewichtsabnahme und Fieber bei Morbus Hodgkin und Non-Hodgkin-Lymphomen
BMT	engl. „bone marrow transplantation“: Knochenmarktransplantation
BRM	engl. „Biological response modifier“
Ca.	Abk. für lat. „carcinoma“: Karzinom
CA-125	Cancer antigen 125 (Tumormarker)
CA-15-3	Cancer antigen 15-3 (Tumormarker)
CA-19-9	Cancer antigen 19-9 (Tumormarker)
CEA	karzinoembryonales Antigen (Tumormarker)
CIN	zervikale intraepitheliale Neoplasie
CIS	Carcinoma in situ
CLL	chronisch lymphatische Leukämie
CML	chronisch myeloische Leukämie
CR	engl. „complete remission“: komplette Remission, Vollremission
CS	engl. „clinical staging“: klinische Stadieneinteilung
CSF	engl. „colony stimulating factor“: koloniestimulierender Faktor
CT	Computertomographie
DIC	disseminierte intravaskuläre Koagulation, Verbrauchskoagulopathie
DMSO	Dimethylsulfoxid
DNA/DNS	Desoxyribonukleinsäure
EBV	Epstein-Barr-Virus
ER	Östrogenrezeptor
EP, EPO	Erythropoetin
FAB	funktionelle Abdominalbeschwerden
FIGO	Féderation Internationale de Gynécologie et d'Obstétrique
FKJ	Feinnadel-Katheter-Jejunostomie
GF	engl. „growth factor“: Wachstumsfaktor
Gy	Gray; Meßgröße für die Strahlendosis bei Radiotherapie
HBV	Hepatitis-B-Virus
β-HCG	humanes Choriongonadotropin-beta
HD	1. Herddosis 2. engl. „Hodgkin's Disease“: Morbus Hodgkin
HIV	humanes Immunschwächevirus (Aids-Virus)
HPV	humanes Papillomvirus
IE	internationale Einheit
IWF	International Working Formulation
IL	Interleukin
IFN	Interferon

KMT	Knochenmarktransplantation
LAK	lymphokinaktivierte Killerzellen
Laser	Abk. für engl. „light amplification by stimulated emission of radiation“; Erzeugung von parallelen Lichtstrahlen einer bestimmten Wellenlänge mit hoher Lichtdichte
LH-RH	Luteinisierendes-Hormon-Releasing-Hormon
LET	lineares Energietransfer
MAK	monoklonaler Antikörper
MDS	myelodysplastisches Syndrom
MED	1. minimale effektive Dosis 2. minimale Erythemodosis 3. mittlere Einzeldosis
μ, mikro	1 Millonstel
m(o)ab	engl. „monoclonal antibody“: monoklonaler Antikörper
MRT, MRI	Magnetresonanztomographie, Kernspintomographie
NED	engl. „no evidence of disease“: keine Krankheit nachweisbar
NMR	engl. „nuclear magnetic resonance“: Magnetresonanztomographie
NSAR	nichtsteroidale Antirheumatika
PBSCT	periphere Blutstammzellentransplantation
PCA	engl. „patient controlled analgesia“: patientenkontrollierte Schmerztherapie
PDT	photodynamische Lasertherapie
PEG	perkutane endoskopische Gastrostomie
PET	Positronenemissionstomographie
PR	partielle Remission, Teilremission
PS	pathologisches Staging
PSA	prostataspezifisches Antigen
RIA	Radioimmunoassay
RNS, RNA	Ribonukleinsäure
TIL	tumorinfiltrierende Lymphozyten
TNF	Tumornekrosefaktor
TNM	Tumor, Nodus (Lymphknoten), Metastasen
TRUS	transrektaler Ultraschall
TUR	transurethrale Resektion (z.B. bei Prostatahyperplasie, Blasentumoren)
UICC	Unio internationalis contra cancrum; Internationale Union gegen Krebs
U	engl. „unit“: Einheit
ZMV	Zytomegalievirus
ZNS	Zentralnervensystem

Grundlagen der Onkologie

1 Eigenschaften maligner Tumoren

K. Buser

Inhaltsverzeichnis

Krebs ist eine der ältesten Erkrankungen überhaupt und im Grunde eine Begleiterscheinung des Lebens. Bereits in den frühesten Schriften der Völker Asiens, Südamerikas und Ägyptens wird darüber berichtet. Direkte Beweise für das Vorkommen von Krebserkrankungen bei den frühen Kulturen fanden sich bei ägyptischen Mumien, bei denen mit modernen Methoden Knochensarkome nachgewiesen werden konnten. Auch läßt sich anhand typischer Veränderungen bei Knochenfunden aus verschiedenen Epochen die Existenz solcher Erkrankungen nachweisen.

Die Bezeichnung „Krebs" stammt aus dem Griechischen und wurde erstmals von Hippokrates im 5. Jahrhundert v. Chr. verwendet zur Beschreibung einer bösartigen Krankheit, die sich über den ganzen Körper ausbreitet und zum Tode führt. Hippokrates führte die Ursache dieser Krankheit auf eine Störung im Haushalt der Körpersäfte zurück und postulierte damit erstmals eine natürliche Ursache. Bis weit ins Mittelalter hinein war jedoch die Meinung vorherrschend, daß Krebs eine Strafe Gottes sei, die auch heute noch Laientheorien zur Krebsentstehung durchzieht.

Den Grundstein zur modernen Lehre von den Krebserkrankungen legte der Pathologe Virchow, der Ende des 19. Jahrhunderts anhand mikroskopischer Untersuchungen beweisen konnte, daß es sich bei Krebs um eine von körpereigenen Zellen ausgehende Krankheit handelt. In seinem Werk über die bösartigen Geschwülste legte er die noch heute gebräuchliche Einteilung aller Krebserkrankungen nach den Gewebetypen fest.

Leider gehören die Krebserkrankungen auch heute noch zu den gefürchtetsten Erkrankungen und stellen mittlerweile die zweithäufigste Todesursache nach den Herz- und Kreislauferkrankungen dar.

Unter dem Begriff „Krebs“ werden die vielen verschiedenen Formen bösartiger Tumoren zusammengefaßt; der Begriff „Onkologie“ bezeichnet die Lehre von der Entstehung, Diagnostik und Behandlung der Krebserkrankungen.

Gutartiges und bösartiges Wachstum

Das Wachstum von Zellen, Geweben und Organen im menschlichen Körper ist ein streng geregelter Prozeß. Zellersatz und Zelluntergang werden genau kontrolliert. Wird dieser Prozeß gestört, resultiert ein verändertes Wachstumsverhalten. Dieses kann einem normalen Adaptationsvorgang (= Anpassung) entsprechen.

Man unterscheidet folgende Formen der Adaptation:
Hypertrophie: Größenwachstum bereits bestehender Zellen eines Gewebes oder Organs als Anpassung an gesteigerte Bedürfnisse (z.B. Herzhypertrophie bei vermehrter Pumpleistung des Herzens, Sportlerherz).
Hyperplasie: Zunahme der Zellanzahl eines Organs (z.B. zyklische Veränderung der Gebärmutterschleimhaut als Folge des Menstruationszyklus).
Metaplasie: Umwandlung einer Gewebeart in eine andere (z.B. Umwandlung der Bronchialschleimhaut in ein verhornendes Plattenepithel bei Vitamin-A-Mangelsyndrom oder ständiger Reizung).
Atrophie: Abnahme der Anzahl und Größe der Zellen als Ausdruck einer Anpassung an eine reduzierte Stoffwechsellage (z.B. Muskelatrophie bei Bettlägerigkeit).

Im Gegensatz dazu stehen solche Wachstumsstörungen, die durch übermäßiges Zellwachstum charakterisiert sind, ohne daß ein erkennbarer Zusammenhang mit den physiologischen Bedürfnissen des betroffenen Organs besteht. Diese Art von Wachstumsstörung ist kein normaler Adaptationsvorgang, sondern eine Fehlfunktion. Die daraus entstehende Geschwulst nennt man Tumor oder Neoplasie, wobei man zwischen gutartigen (benignen) und bösartigen (malignen) Tumoren unterscheiden muß.

Gutartige (benigne) Tumoren

Benigne Tumoren zeichnen sich durch langsames, umschriebenes Wachstum aus. Einige dieser gutartigen Tumoren stellen ihr Wachstum plötzlich wieder ein und bilden gut abgegrenzte Tumoren, die von einer Bindegewebekapsel umgeben sind. Dazu gehören Lipome und Fibrome. Andere wiederum wachsen expansiv und können normales Gewebe verdrängen. Eine Gewebezerstörung findet in der Regel jedoch nicht statt.

Benigne Tumoren bestehen meist aus gut differenziertem Gewebe mit regelmäßiger Zellstruktur. Zellteilungsfiguren sind sehr selten. Im Gegensatz zu bösartigen Tumoren metastasieren gutartige Geschwülste nicht.

Eine Lebensbedrohung durch solche Tumoren entsteht nur dann, wenn eine natürliche Passage wie in der Trachea, den Ureteren oder im Gastrointestinaltrakt behindert wird. Diese Tumoren können meist chirurgisch radikal entfernt werden und neigen kaum zu Rezidiven.

Bösartige (maligne) Tumoren

Maligne Tumoren entstehen aus Zellen, die sich in Krebszellen umgewandelt haben – ein Vorgang, den wir bis heute noch nicht völlig verstehen. Krebszellen üben nicht mehr die Funktionen aus, die für das Gewebe, aus dem sie sich entwickelt haben, charakteristisch sind.

Maligne Tumoren wachsen in der Regel rasch. Sie bestehen häufig aus undifferenzierten Geweben mit unregelmäßiger Zellstruktur und infiltrieren und zerstören ihre Umgebung durch diffuses Wachstum. Sie haben zudem die Fähigkeit, sich in anderen Körperpartien anzusiedeln (Metastasierung). Die ungehemmte Ausbreitung von malignen Tumoren führt in der Regel zu krankmachenden Begleiterscheinungen und früher oder später zum Tode.

Merkmale der Malignität

Verlust der Wachstumskontrolle

Der Verlust der Wachstumskontrolle ist eine typische Eigenschaft maligner Zellen und Tumoren. Im Normalfall sind Zellersatz und Zellerneuerung in jedem Gewebe oder Organ streng kontrolliert. Es besteht ein Gleichgewicht zwischen Zellverlust und Zellnachschub. Krebszellen wachsen jedoch ungehemmt, und die normalen Regulationsmechanismen sind wirkungslos.

Verlust der Zelldifferenzierung

Die Fähigkeit einer Stammzelle eines Zellverbandes, sich zu einer differenzierten Zelle zu entwickeln, gehört zu den normalen Entwicklungsvorgängen. Tumorzellen haben diese Möglichkeit ganz oder teilweise verloren. Tumorzellen, die einen Großteil der Charakteristika einer differenzierten, normalen Zelle aufweisen, nennt man gut differenziert. Fehlen solche Charakteristika, nennt man die Tumorzelle undifferenziert.

Es gilt die Regel: je undifferenzierter eine Tumorzelle, desto bösartiger ihr Verhalten. Undifferenzierte Tumoren weisen in der Regel auch eine hohe Anzahl von atypischen Mitosefiguren (Zellteilungsfiguren) auf, was auf eine hohe Umsatzrate hindeutet. Deshalb sind solche Tumoren auch häufig gut angreifbar für Zytostatika, weil diese das Zellwachstum und die Zellteilung stören.

Veränderte Zellfunktionen

Tumorzellen weisen in der Regel veränderte Zellfunktionen auf, d.h. sie stellen im Gegensatz zu normalen Zellen entweder keine oder abnorme Zellprodukte her. So können z.B. einige Tumoren in krankhafter Weise Hormone sezernieren und so paraneoplastische Symptome (s.S. 7) hervorrufen.

Instabilität des Chromosomensatzes

Der Chromosomensatz oder das Erbgut normaler Zellen ist äußerst stabil, ganz im Gegensatz zu Tumorzellen. Bei Tumorzellen findet man oft mehrfache Chromosomensätze oder Mutationen einzelner Chromosomen. Diese Instabilität des genetischen Materials hat zur Folge, daß innerhalb eines Tumors verschiedene Zellpopulationen vorkommen können. Diese können beispielsweise auf Zytostatika in unterschiedlicher Weise ansprechen.

Fähigkeit zur Metastasierung

Die Eigenschaft von Tumorzellen, sich aus einem Zellverband zu lösen, in die Blutbahn oder in das Lymphsystem einzudringen, sich in anderen Organen anzusiedeln und dort weiterzuwachsen, ist einzigartig und typisches Merkmal von malignen Tumoren. Solche Tochtergeschwülste, die fernab vom Primärtumor wachsen, nennt man Metastasen.

In Tabelle 1.1 sind die Unterschiede zwischen benignen und malignen Tumoren zusammengefaßt.

Tabelle 1.1. Merkmale von benignen und malignen Tumoren

	Benigner Tumor	Maligner Tumor
Differenzierung	Gut differenziert	Oft fehlende Differenzierung
Wachstum	Langsam, regelmäßig	Oft schnell, unregelmäßig
Mitosefiguren	Häufig normales Aussehen	Häufig atypische Figuren
Invasion	Expansiv	Invasiv, destruktiv
Metastasen	Keine	Meist vorhanden

Das zerstörende, invasive Wachstum maligner Tumoren, der Ausfall von Zellfunktionen sowie die Fähigkeit zur Metastasierung führen in der Regel zu einer ernsthaften Erkrankung mit Begleitsymptomen und haben meist den Tod zur Folge, falls keine adäquate Behandlung durchgeführt wird.

Symptome bösartiger Tumoren

Begleitsymptome bösartiger Tumoren können mannigfaltig auftreten. Sie können einerseits durch das lokale Wachstum des Tumors und seiner Metastasen bedingt sein, d.h. durch Zerstörung oder Kompression normalen Gewebes. Dies kann etwa zu Schmerzen, Blutungen oder Verschluß von Hohlorganen führen.

Andererseits treten bei den meisten Tumorerkrankungen aber auch Begleitsymptome wie Fieber, Abgeschlagenheit, Appetitlosigkeit, verbunden mit Gewichtsverlust, oder Anämie, auf. Diese Krankheitszeichen werden auch ***paraneoplastische Symptome*** genannt. Auslösende Ursachen sind hier Hormone oder hormonähnliche Substanzen, die von den Tumorzellen selbst oder – unter ihrem Einfluß – von normalen Körperzellen produziert werden.

In Tabelle 1.2 sind einige häufige paraneoplastische Symptome zusammengestellt.

An der Entwicklung eines einzelnen Symptoms bei einem Tumorpatienten können verschiedene Faktoren beteiligt sein. Eine Anämie kann z.B. durch eine Blutung aus dem Primärtumor oder einer Metastase, durch Tumorinfiltration des Knochenmarks, durch eine Knochenmarkschädigung nach Chemo- und/oder Radiotherapie oder durch eine paraneoplastische Hem-

Tabelle 1.2. Häufige paraneoplastische Symptome

	Symptom	Verursachende Substanz
Allgemeinsymptome	Fieber	
	Gewichtsabnahme	Interleukine?
	Nachtschweiß	
Stoffwechsel/Hormone	Hyperkalzämie	Parathormonähnliche Substanz
	Cushing-Syndrom	ACTH-ähnliche Substanz
	Hyponatriämie	Vasopressin = ADH
	Gynäkomastie	Beta-hCG
Haut	Pruritus	Unbekannt
	Acanthosis nigricans (dunkle Pigmentierung und Hautverdickung)	Unbekannt
	Ichthiosis (Hautverdickung mit Schuppenbildung)	Unbekannt
Blut	Anämie	Unbekannt
	Gerinnungsstörungen	Unbekannt
Nervensystem	Periphere Neuropathie	Unbekannt

mung der Blutproduktion verursacht sein. Die genaue Abklärung eines Symptoms kann aufgrund der Vielzahl möglicher Ursachen sehr aufwendig sein.

Tumorbiologie und Wachstumsverhalten

Zellzyklus

Voraussetzung für das Verständnis der Entstehung von Tumoren sind Kenntnisse über den Zellzyklus, d.h. die Zellteilung, den Wachstumsvorgang und den Zelltod in den normalen Zellen sowie über die Differenzierungsfähigkeit der normalen Zellen.

Eine normale Zelle durchläuft verschiedene Phasen während ihres Lebens (Abb. 1.1). Sie befindet sich entweder in der *G_0-Phase* (= Ruhephase außerhalb des Zellteilungszyklus) oder im 4teiligen Zellteilungszyklus oder in der Absterbephase, die in der Regel dem planmäßigen Zelltod entspricht. Aber auch ein nicht vorprogrammierter Zelltod (Nekrose) ist möglich; er wird durch äußere Einflüsse verursacht.

Je nach Zelltyp dauert ein Zelleben viele Jahre (Nervenzellen) oder auch nur wenige Tage (Blutkörperchen).

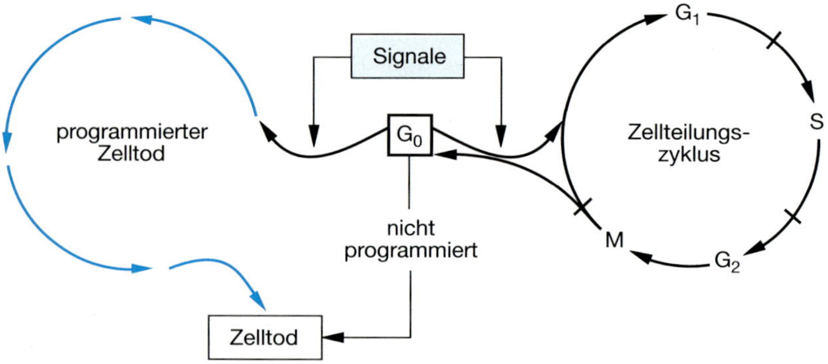

Abb. 1.1. Zellzyklus und programmierter Zelltod. Eine Zelle in der Ruhephase G_0 kann durch externe Signale dazu veranlaßt werden, entweder in den Zellteilungszyklus oder in die Apoptose, d.h. den programmierten Zelltod, einzutreten. (Nach Berges 1993) ***G_1, S, G_2, M***: Phasen der Zellteilung

G_0-Phase

Ein Teil der Zellen befindet sich in der G_0-Phase oder Ruhephase. Diese Zellen sind aus dem Zellteilungszyklus ausgetreten und sind auch nicht im Absterben begriffen. Zellen in der G_0-Phase sind nicht teilungsfähig, jedoch metabolisch aktiv. Bei Bedarf kann ein Teil der Zellen jederzeit wieder in den Zellteilungszyklus eintreten. Der Wiedereintritt in den Zellteilungszyklus wird durch Wachstumsfaktoren, die ihrerseits unter dem Einfluß von Regulationsgenen stehen, gesteuert.

Zellen vermehren sich im Zellteilungszyklus; dieser Zyklus besteht aus 4 Phasen:

G_1-Phase, S-Phase, G_2-Phase und M-Phase.

G_1- und G_2-Phase sind Wachstumsphasen vor und nach der Zell-Teilung; die S-Phase ist die Phase der Chromosomenverdoppelung und die M-Phase die Teilungsphase.

G_1-Phase

In der G_1-Phase im Anschluß an die M-Phase (Mitose) führt die Zelle ihre normalen physiologischen Funktionen aus. Sie stellt Proteine, Nukleinsäuren (RNS) und andere Substanzen her. Zellen, die wieder in den Zellteilungszyklus eintreten, brauchen diese Substanzen für den späteren Zellaufbau. Zellen, die für spezielle Funktionen in einem Gewebe oder Organ vorgesehen sind, differenzieren sich in der G_1-Phase. Die G_1-Phase kann wenige Tage, aber auch Jahre andauern, z.B. im Falle der menschlichen Eizelle.

S-Phase

Als S-Phase bezeichnet man die Synthesephase. In dieser Phase wird im Zellkern Desoxyribonukleinsäure (DNS), der Baustein der Chromosomen, hergestellt. Die normale Chromosomenzahl ist für jede Art spezifisch und beträgt beim Menschen 46. Die 46 Chromosomen teilen sich auf in 22 identische Paare von Autosomen und 2 Geschlechtschromosomen (XX = weibliche Geschlechtschromosomen und XY = männliche Geschlechtschromosomen). Krebszellen haben häufig zusätzliche Chromosomen.

Das Ziel dieser Phase ist die Verdoppelung des Erbgutes (wird später sichtbar in Form eines doppelten Chromosomensatzes). Zellen in der S-Phase sind besonders empfindlich für äußere Einflüsse (z.B. Zytostatika). Die S-Phase dauert bei den meisten Zellen weniger als 10 h.

G_2-Phase

Nach der S-Phase folgt die G_2- oder prämitotische Phase, die nur wenige Stunden dauert. In dieser Phase erfolgt nur noch in geringem Umfang ein Eiweißaufbau und Umbau der Zellmembran im Hinblick auf die Zellteilung. Zellen, die in diese Phase eintreten, enthalten das genetische Material bereits in doppelter Ausführung.

M-Phase

Die M-Phase ist die eigentliche Zellteilung oder Mitose. Das genetische Material ist nun sichtbar in Form eines doppelten Chromosomensatzes. Die

Zelle teilt sich innerhalb weniger Minuten in 2 identische Tochterzellen. Die Chromosomen und das Zytoplasma werden dabei auf beide Zellen aufgeteilt, und der Zellzyklus beginnt von vorn.

Wie erwähnt, ist die Zellteilung strengen Regulationsmechanismen über sog. Wachstumsgene unterworfen; diese wichtigen Gene gehören zu den Onkogenen. Die Dauer der M-, S- und G_2-Phase ist relativ konstant, während die der G_1-Phase variabel ist und damit den gesamten Zellzyklus und damit auch die Zellteilungsrate innerhalb eines bestimmten Gewebes bestimmt. Zellen, die sich rasch teilen, haben eine kurze G_1-Phase; dazu gehören z.B. die Zellen des blutbildenden Systems, aber auch Krebszellen. Sich langsam teilende Zellen (Leber, Haut) haben eine lange G_1-Phase. Im Bedarfsfalle kann die G_1-Phase in jedem Gewebe variiert und den Umständen angepaßt werden.

Nach der Mitose gelangen die Tochterzellen entweder mit Hilfe von Wachstumsfaktoren in einen neuen Zellzyklus oder treten in die Ruhephase G_0 ein. Eine weitere Möglichkeit ist die Differenzierung und Aufnahme von Spezialfunktionen. Alle Körperzellen besitzen die gesamte genetische Information, jedoch wird in jedem Zelltyp nur ein bestimmter Teil der Information genutzt, was zu unterschiedlicher Differenzierung der Gewebe und Organe führt. Differenzierung einer Zelle bedeutet auch immer vorprogrammierte Lebensdauer.

Zelltod

Zellen, die sich weder in der G_0-Phase noch im Zellteilungszyklus befinden, sind für den Zelltod programmiert (Abb. 1.1). Unser Organismus vermag demnach über ein weiteres System – den Zelltod – das Zellwachstum zu regulieren. Mit Hilfe des programmierten Zelltodes wird das übermäßige Wachstum einer Zellpopulation verhindert.

Programmierter Zelltod

Bei diesem Vorgang ist die Zelle aktiv und programmiert ihren Untergang selber. Der Vorgang kann durch Hormone oder andere chemische Substanzen ausgelöst werden. In der Folge kommt es in der Zelle zu einer Reihe von irreversiblen Veränderungen: Einerseits nimmt der Proteingehalt ab und die Kalziumkonzentration in der Zelle zu; dies führt zu einem Wachstumsstopp und einer Auflösung der DNS und des Zellkernes. In der Folge löst sich auch der Zellkörper auf, indem einzelne von Zellwand umgebene Zytoplasmabestandteile abgetrennt werden, die ihrerseits von Freßzellen (Phagozyten) vernichtet werden.

Den Vorgang des programmierten Zelltodes nennt man auch ***Apoptose***. Die Regulation des Zelltodes erfolgt über sog. Apoptosegene; sie gehören wie die Wachstumsgene zu den ***Onkogenen***. (s. Kap. 3).

Nichtprogrammierter Zelltod

Der nichtprogrammierte Zelltod wird durch äußere Einflüsse ausgelöst, ist zufällig und entspricht einer Nekrose. Die Zelle selbst bleibt dabei passiv. Der Zelltod wird meist durch eine Veränderung in der Durchlässigkeit der Zellwand hervorgerufen; daraufhin schwillt die Zelle an und platzt schließlich.

Wachstumsregulation von Zellverbänden

Die Zellteilungsfähigkeit der normalen Gewebe in unserem Organismus ist sehr unterschiedlich. Einzelne Gewebe sind einem dauernden Erneuerungsprozeß unterworfen (Knochenmark, Darmschleimhaut), andere wiederum erneuern sich nur bei einer Verletzung (Lunge, Leber), und wiederum andere haben diese Eigenschaft gänzlich verloren (Nervenzellen, Muskel). Die Regulierung der Zellteilung erfolgt über die variable Dauer der G_1-Phase.

Wie das Wachstum eines ganzen Gewebes, das aus Millionen von Zellen besteht, im einzelnen gesteuert und kontrolliert wird, daß es nur gerade in dem Maße wächst, das für die Funktion eines bestimmten Organs und des Gesamtorganismus notwendig ist, ist noch in weiten Teilen unklar. Es gibt jedoch mehrere Modelle, wie die Organisation der Zellvermehrung innerhalb eines Gewebes funktionieren könnte. Eines dieser Modelle soll im folgenden erläutert werden. Dieses Modell geht davon aus, daß sich regenerierendes Gewebe mehrere Zellpopulationen besitzt, nämlich eine Stammzellenpopulation, eine Übergangszellenpopulation und eine Funktionsendzellenpopulation, die hierarchisch angeordnet sind (Abb. 1.2).

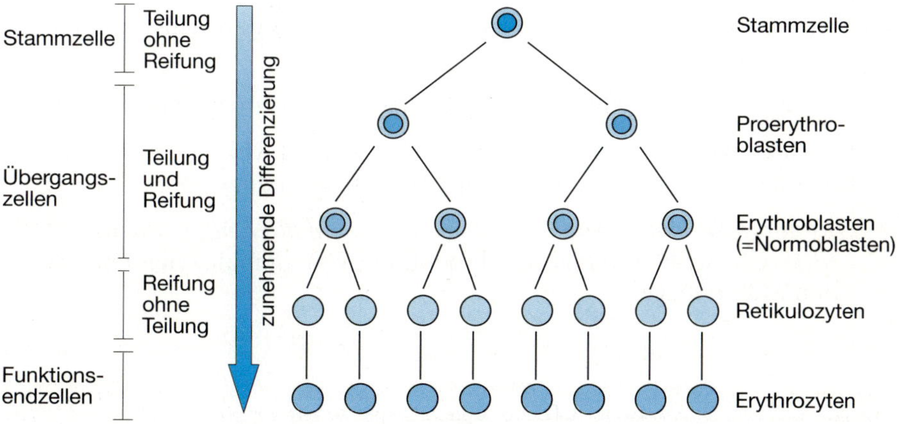

Abb. 1.2. Zellpopulationen eines sich erneuernden Gewebes, dargestellt am Beispiel der Erythropoese (= Bildung der roten Blutkörperchen)

- ***Stammzellenpopulation:*** Die Stammzellenpopulation zeichnet sich durch die Fähigkeit der Regeneration (durch Mitose) aus. Ihre Funktion besteht darin, sich selbst zu erneuern und andererseits den Nachschub für die Funktionsendzellen zu gewährleisten. Stammzellen sind ziemlich undifferenziert, haben eine lange Lebensdauer und behalten ihre Fähigkeit zur Zellteilung ein Leben lang bei. (Beispiel einer Stammzelle: pluripotente Knochenmark-Stammzelle der roten und weißen Blutzellenreihe.)
- ***Übergangszellenpopulation:*** Die Übergangszellenpopulation besteht aus zur Differenzierung bestimmten Vorstufenzellen und aus proliferierenden, reifenden Zellen. Übergangszellen haben eine fest begrenzte und relativ kurze Lebensdauer, da sie ihre Proliferationsfähigkeit im Laufe der Differenzierung verlieren. Die reifenden Zellen zeigen oft eine deutliche, morphologisch definierbare Zellstruktur. (Beispiele von Übergangszellen: Normoblasten = Übergangszellen der roten Blutzellenreihe.)
- ***Funktionsendzellenpopulation:*** Die Funktionsendzellenpopulation besteht aus der Masse der ausgereiften, differenzierten Zellen. Diese Zellen haben in der Regel die Fähigkeit der Zellteilung verloren, ihre Lebensdauer ist begrenzt. (Beispiele von Funktionsendzellen: Erythrozyt = Funktionsendzelle der roten Blutzellreihe.)

Wachstumsfaktoren

Die Wachstumskontrolle eines hierarchisch angeordneten, sich ständig erneuernden Gewebes erfolgt über Wachstumsfaktoren. Man kennt heute bereits eine Reihe solcher Wachstumsfaktoren, die auf die Zelle einwirken und damit regulierend in das Wachstum von Zellpopulationen eingreifen können. In unserem Organismus sind die blutbildenden Zellen des Knochenmarks ein Beispiel für eine hierarchisch gegliederte und durch Wachstumsfaktoren gesteuerte Zellpopulation.
Folgende für die Blutbildung im Knochenmark wichtige Wachstumsfaktoren sind bereits bekannt:

- *Erythropoietin*[1]*:* Erythropoietin stimuliert die Erythrozytenproduktion.
- *Granulozytenkolonie-stimulierender Faktor (G-CSF).*[2] Der Wachstumsfaktor G-CSF stimuliert die Produktion von Granulozyten.
- *Granulozyten- und Makrophagenkolonie-stimulierender Faktor (GM-CSF).*[3] GM-CSF stimuliert die Produktion von Granulozyten und Monozyten/Makrophagen.

[1] Präparatenamen: D: z.B. Erypo. CH: z.B. Eprex, Erypo. A: z.B. Erypo.
[2] Präparatenamen: D: z.B. Neupogen. CH: z.B. Neupogen, Granocyte. A: z.B. Neupogen.
[3] Präparatenamen: D: z.B. Leucomax. CH: z.B. Leucomax. A: z.B. Leucomax.

- *Interleukine:* Interleukine stimulieren die Produktion verschiedener Vorläuferzellen.

Erythropoietin gehört heute in der Behandlung der Anämie bei Nierenkranken bereits zur Routine. Der therapeutische Einsatz anderer Wachstumsfaktoren wird gegenwärtig untersucht. Interessant ist v.a. die Möglichkeit, durch granulozyten- und makrophagen-stimulierende Faktoren die Dauer der Knochenmarkaplasie nach Chemotherapien zu verkürzen. Dadurch können viele infektiöse Komplikationen vermieden werden.

Tumorwachstum und Metastasierung

Krebszellen durchlaufen wie die normalen Zellen den Zellteilungszyklus, bestehend aus G_1-, S-, G_2- und M-Phase. Ablauf und Dauer der Phasen entsprechen denen einer normalen Zelle, d.h. die Dauer des Zellzyklus ist nicht wesentlich verkürzt. Was die Krebszelle von der Normalzelle jedoch unterscheidet, ist die fehlerhafte Verweildauer in der G_1-Phase. So wächst jede Krebszelle mit einer für sie typischen Teilungsrate und bleibt von Adaptationsvorgängen unberührt. Ein weiteres Merkmal der Krebszelle ist das gelegentliche Fehlen oder die Verzögerung des programmierten Zelltodes.

Tumorgewebe sind ähnlich organisiert wie die sich erneuernden normalen Zellpopulationen und deshalb auch aus Zellen verschiedener Reifungs- und Funktionsstadien aufgebaut. Die Ausdifferenzierung ist allerdings oft nicht so ausgeprägt wie die der entsprechenden normalen Zellen. Wie bei den normalen Zellen gibt es aber eine Population sich ständig teilender Zellen, eine Population vorübergehend ruhender Zellen und eine Population inaktiver Zellen, die sich nicht mehr teilen können. Die Koordination und Regulierung des Wachstums durch Wachstumsfaktoren fehlt jedoch völlig. Den Anteil der Zellen, die sich im Zellteilungszyklus befinden, nennt man ***Wachstumsfraktion***.

> Die Kenntnis dieser Zellwachstumsphänomene von Krebszellen ist von wichtiger praktischer Bedeutung. Während die sich erneuernden Zellen einen guten Angriffspunkt für Zytostatika bilden, sind die temporär ruhenden Zellen kaum und die permanent ruhenden Zellen überhaupt nicht durch Zytostatika zu vernichten.

Das Heranwachsen eines bösartigen Tumors aus einer entarteten Zelle bis zum diagnostisch erkennbaren Tumor dauert meist viele Jahre. Man unterscheidet 4 Wachstumsphasen (Tabelle 1.3).

Induktionsphase

In der Induktionsphase erfolgt die maligne Entartung der Zelle. Durch krebserzeugende Einflüsse oder Karzinogene wird die Zelle über einen mehrstufigen Prozeß verändert. Die Einwirkung von Karzinogenen muß meist viele

Tabelle 1.3. Wachstumsphasen

Phase	Dauer[a]
Induktionsphase	15–30 Jahre
In-situ-Phase	5–10 Jahre
Invasionsphase	1–5 Jahre
Disseminationsphase	1–5 Jahre

[a] Die Angaben sind als grobe Schätzungen zu verstehen. Im Einzelfall sind erhebliche Abweichungen möglich.

Jahre andauern, bevor aus einer normalen Zelle eine Krebszelle entsteht. Am Ende dieser Entwicklung gehorcht die Zelle nicht mehr den normalen Kontrollmechanismen von Zellwachstum und Zelldifferenzierung und beginnt, sich selbständig und ungehemmt zu teilen.

In-situ-Phase

In der In-situ-Phase entsteht eine kleine Kolonie von malignen Zellen, die sich im Gewebe schon fest eingenistet haben, aber noch kein invasives Wachstum zeigen. Diese Wachstumsphase ist sehr langsam, da kein eigentliches Blutgefäßsystem besteht und der Transport von Nähr- und Abfallstoffen auf dem Wege der Diffusion durch das umgebende Gewebe erfolgt. Solche In-situ-Karzinome sind meist nur wenige Millimeter groß und flach ausgebreitet. Wenn sie sich in der Haut, der Blasenschleimhaut oder am Gebärmutterhals befinden, können sie vom Arzt bei sorgfältiger Untersuchung frühzeitig entdeckt und behandelt werden. Die In-situ-Phase eines Tumors kann viele Jahre andauern. Tumoren in diesem Stadium werden häufig auch als ***Präkanzerosen*** bezeichnet.

Invasionsphase

In der Invasionsphase beginnt der Tumor rasch zu wachsen. Dies ist nur möglich, wenn der Tumor durchblutet wird. Mit Hilfe des Tumorangiogenesefaktors (TAF), einer Substanz, die von den Tumorzellen selbst produziert wird, werden nahegelegene Blutgefäße zur Bildung neuer Kapillaren angeregt. Der durchblutete Tumor beginnt nun eine Phase raschen Wachstums.

Als Tumorverdopplungszeit bezeichnet man die Zeitspanne, in der sich das Volumen eines Tumors verdoppelt. Die Tumorverdopplungszeit eines Karzinoms z.B. beträgt ca. 2–3 Monate. Das Heranwachsen eines Karzinoms auf eine diagnostisch erkennbare Tumorgröße von 1 cm Durchmesser (ca. eine Milliarde Zellen) erfordert ca. 30–33 Verdoppelungen, was einer Periode von etwa 4–5 Jahren entspricht. Die Tumorverdopplungszeit variiert sehr stark und wird bestimmt durch die Anzahl sich teilender Zellen (Wachstums-

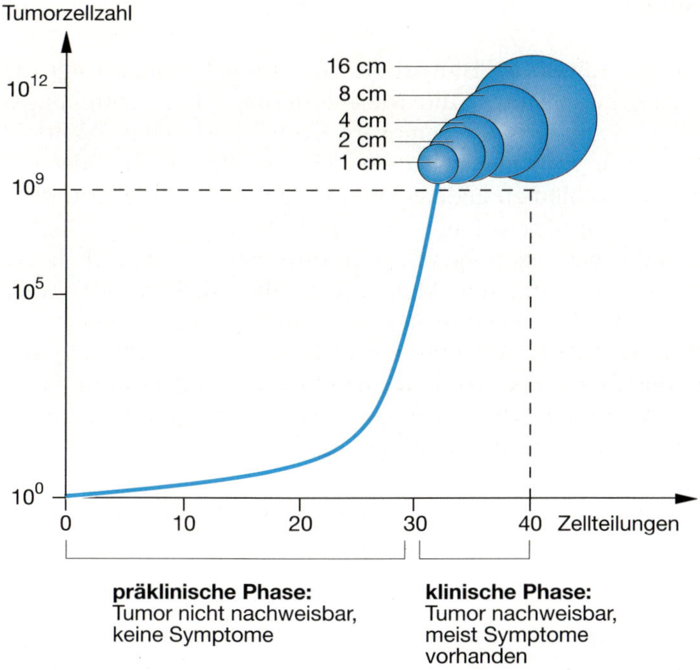

Abb. 1.3. Verdopplungszeit und Wachstum eines Tumors. (Nach Gullino 1977)

fraktion) innerhalb des Tumors. Tumoren mit großer Wachstumsfraktion wachsen schneller als Tumoren mit einer geringen Anzahl sich teilender Zellen (Abb. 1.3).

Während seines Wachstums nimmt der Tumor einen zunehmend bösartigen Charakter an. Während die ersten Abkömmlinge von Tumorzellen noch den normalen Zellen sehr ähnlich sind, entdifferenzieren sich spätere Generationen mehr und mehr. Diese Entdifferenzierung bezeichnet man auch als Tumorprogression. Tumorprogression ist Folge einer natürlichen Selektion von rasch wachsenden Zellen, die allmählich überhand nehmen und in der Folge das Verhalten eines Tumors bestimmen.

Die Vaskularisierung eines Tumors und der Beginn des invasiven Wachstums mit Durchbrechen der Basalmembran und Eindringen in andere Gewebe, Blutgefäße oder Lymphbahnen liegen zeitlich eng beieinander. Die Durchblutung eines Tumors ist neben der Wachstumsfraktion der wichtigste Faktor in der Tumorausbreitung. Die Wachstumsfraktion wird häufig durch bestimmte Hormone beeinflußt. So besitzen gewisse Tumorzellen (Mammakarzinomzellen, Endometriumkarzinomzellen u.a.) sog. Hormonrezeptoren, die das Wachstum ebenfalls beeinflussen können (s. Kap. 10). Auf der Blockierung dieser Rezeptoren beruht die Wirkung antihormoneller Therapien (z.B. Antiöstrogentherapie beim Mammakarzinom).

Metastasierungsphase

Mit dem Einbruch des Tumors in Blutgefäße oder Lymphbahnen folgt die letzte Phase des Tumorwachstums, die Metastasierungsphase (Streuungsphase). In dieser Phase kann sich der Tumor im Körper ausbreiten. Während einzelne Tumorarten sehr früh metastasieren, wie der Brustkrebs oder der kleinzellige Lungenkrebs, bleiben andere Tumorarten wie der Gebärmutterhalskrebs oder der Dickdarmkrebs lange Zeit am Entstehungsort lokalisiert. Das Frühstadium der Metastasierung mit Mikrometastasen ist auch heute noch sehr schwer zu diagnostizieren. Man schätzt aber, daß ca. 50% aller Patienten zum Zeitpunkt der Diagnosestellung und der Primärbehandlung bereits Mikrometastasen haben. Auf dieser Annahme beruht das Prinzip der adjuvanten Systemtherapie: Dabei werden im Anschluß an die chirurgische Behandlung des Primärtumors die vermuteten Mikrometastasen mit einer Systemtherapie (Zytostatika oder Hormone) bekämpft (s. Kap. 6).

Die Metastasierung ist eine der wichtigsten biologischen Eigenschaften maligner Tumoren. Die meisten Krebspatienten sterben nicht am Primärtumor, sondern an dessen Metastasen.

Die ***Entstehung von Metastasen*** erfolgt in mehreren Schritten:

- Einbruch des Tumors in Körperhöhlen, Blutgefäße und Lymphbahnen.
- Loslösung einzelner Tumorzellen vom Zellverband, Abtransport mit dem Blut- oder Lymphstrom oder mit der Flüssigkeit in Körperhöhlen.
- Eindringen der Tumorzellen in Gewebe anderer Körperregionen.
- Veränderung der Absiedelungsstelle derart, daß das Anwachsen und Weiterwachsen der Tumorzellen gewährleistet ist.

Grundsätzlich unterscheiden wir folgende Arten der Metastasierung:

Hämatogene Metastasierung
Sobald ein Tumor eine bestimmte Größe erreicht hat, bei der er vaskularisiert wird und in die Umgebung einzuwachsen beginnt, lösen sich auch einzelne oder Gruppen von Tumorzellen vom Primärtumor ab und werden über die Blutbahn abtransportiert. Wie die Metastasierung genau vor sich geht, ist noch nicht ganz geklärt. Verschiedene Experimente lassen jedoch vermuten, daß bestimmte Krebszellen die Fähigkeit haben, sich vom Primärtumor zu lösen und in die Gefäße zu gelangen. Sobald die Tumorzellen in die Gefäße eingedrungen sind, neigen sie dazu, sich zu kleinen Zellhaufen zusammenzufügen. Die Mehrzahl der freigesetzten Tumorzellen geht rasch zugrunde, und nur wenigen (1%) gelingt es zu überleben. Die überlebenden Tumorzellen haften sich an Blutzellen (Plättchen, Lymphozyten etc.) und bleiben so in den Kapillaren stecken. Daraufhin durchdringen die Krebszellen am neuen Ort die Gefäßwand. Anschließend beginnt der ganze Prozeß von vorn: Auch Metastasen können ihrerseits metastasieren (Abb. 1.4).

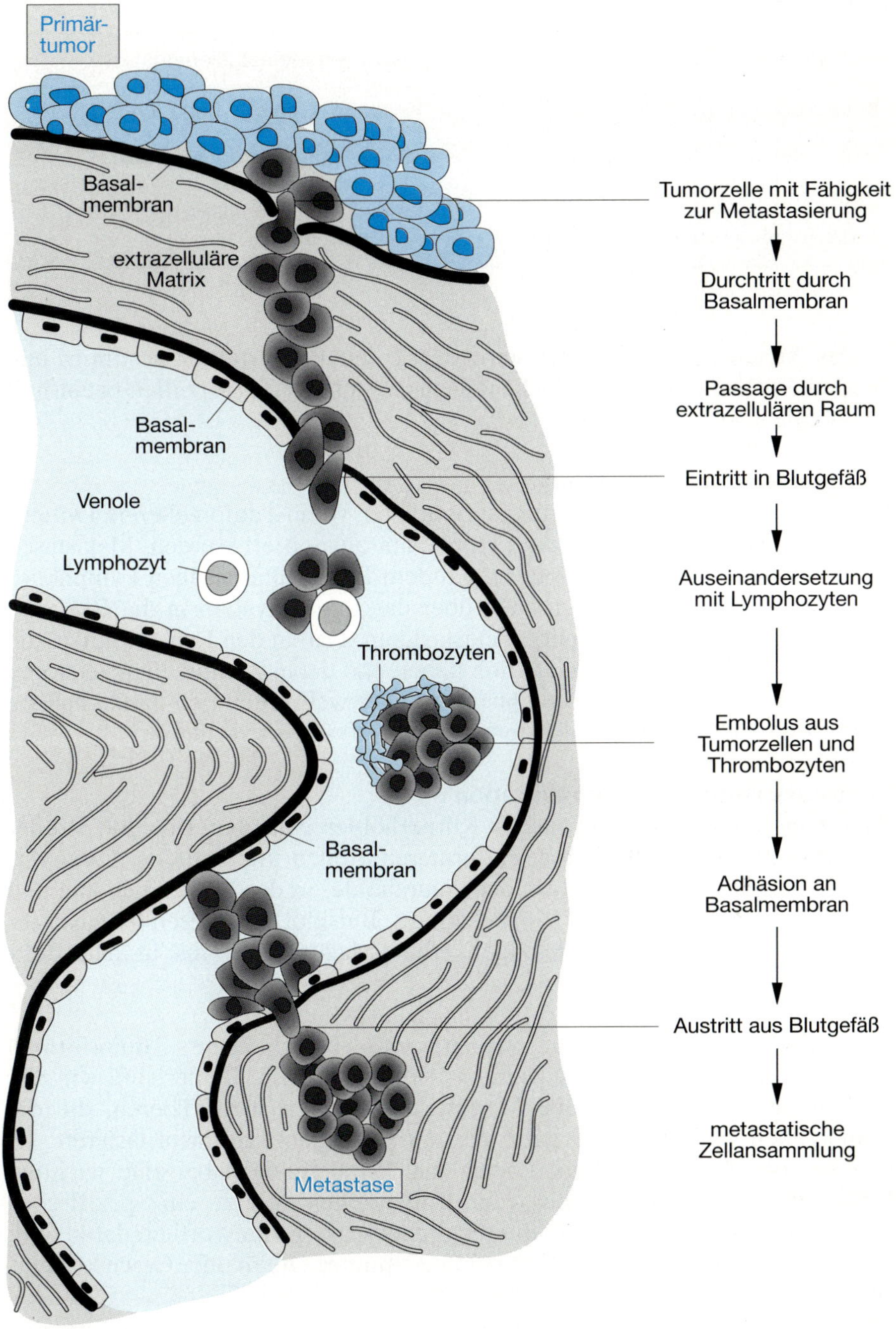

Abb. 1.4. Vorgänge bei der hämatogenen Metastasierung. (Nach Cotran et al. 1993)

Tabelle 1.4. Typische Metastasierungsmuster einiger Tumorarten

Primärtumor	Typisches Metastasierungsziel
Mammakarzinom	Knochen, Gehirn, Lunge, Leber, Niere
Prostatakarzinom	Knochen
Kleinzelliges Bronchialkarzinom	Gehirn, Leber, Knochenmark
Malignes Melanom	Leber, Gehirn, Darm
Nierenzellkarzinom	Lunge, Knochen, Niere
Follikuläres Schilddrüsenkarzinom	Knochen, Lunge

Das Metastasierungsmuster wird durch den Primärtumor bestimmt und möglicherweise durch Oberflächeneigenschaften der Tumorzellen beeinflußt (s. Tabelle 1.4).

Lymphogene Metastasierung
Von lymphogener Metastasierung spricht man, wenn Tumorzellen in Lymphbahnen eindringen und über die Lymphe abtransportiert werden. Metastasen entstehen in der Folge nicht nur in den dem Primärtumor nahen Lymphknoten. Die Tumorzellen können auch über das Lymphsystem in die Blutbahn gelangen und hämatogen weiter metastasieren. Daß in den Lymphknoten, die normalerweise eine Abwehrfunktion haben und dabei Tumorzellen zerstören können, überhaupt Metastasen entstehen, liegt wahrscheinlich daran, daß sie bei zunehmendem Tumorwachstum ihre Filterfunktion verlieren.

Metastasierung durch Implantation
Tumorzellverbände können auch in Körperhöhlen gelangen, sich dort mit der Schwerkraft „absetzen“ und an entfernteren Stellen implantieren. Diese Art der Metastasierung kann z.B. in der Pleurahöhle, in der Peritonealhöhle und im Spinalkanal stattfinden. Ein bekanntes Beispiel für diesen Metastasierungsweg sind z.B. Absiedelungen eines Magenkarzinoms in den Eierstöcken.

Klinische Beobachtungen zeigen, daß verschiedene Tumorformen bestimmte Organe als Metastasierungsziel bevorzugen. Leider sind wir z.Z. noch nicht in der Lage, jene Merkmale genau zu identifizieren, die die Tumorzellen befähigen, in ganz bestimmte Organe zu metastasieren. Es scheint aber, daß die Zelloberfläche von Tumorzellen dabei eine wichtige Rolle spielt. Die Oberfläche jeder Tumorzellen besitzt ein spezifisches Muster von Eiweißmolekülen, die möglicherweise verantwortlich dafür sind, daß ein Tumor besonders häufig in ein bestimmtes Organ oder Gewebe metastasiert.

Tumorimmunologie

Grundlagen

Das Immunsystem ist ein Abwehrsystem des Körpers und schützt ihn vor Viren, Bakterien, Pilzen und anderen krankmachenden Mikroorganismen.

Es besteht aus ganz verschiedenen Zellen, v.a. aus den Monozyten, den Makrophagen und den Lymphozyten. Im Gegensatz zu anderen Geweben haben diese Zellen keinen festen Kontakt untereinander, sondern zirkulieren zwischen Blutbahn, Lymphsystem und den restlichen Geweben. Immunzellen können sich dennoch gegenseitig kontrollieren, indem sie kleinste Mengen von Zytokinen (Botenstoffe) ausscheiden, die im Gegensatz zu den Hormonen, die im Serum nachweisbar sind, nur lokal wirken können. In der Tabelle 1.5 sind einige wichtige Zytokine, die bei der Tumorimmunologie eine Rolle spielen, aufgelistet (s. auch Kap. 11).

Die Hauptaufgabe unseres Immunsystems besteht darin, zwischen „Selbst“ (Zellen des eigenen Körpers) und „Nichtselbst“ bzw. „Fremd“ (Bakterien, Viren etc.) zu unterscheiden. Die Erkennung von „Selbst“ und „Nichtselbst“ erfolgt über Eiweißmoleküle (Antigene) an der Oberfläche der fremden Zelle.

Viren, Bakterien und andere Mikroorganismen besitzen solche fremden Oberflächeneiweiße, die das Immunsystem zur Abwehr anregen. Man unterscheidet zwischen der ***zellvermittelten*** und der ***humoralen Immunabwehr***. Bei beiden Formen spielen Lymphozyten eine wichtige Rolle, wobei B-Lymphozyten (B = „bone marrow“, d.h. Reifungsort: Knochenmark) und T-Lymphozyten (T = Thymus, d.h. Reifungsort: Thymus) unterschieden werden. B- und T-Lymphozyten besitzen spezifische Oberflächenrezeptoren, mit denen sie Antigene erkennen können.

Tabelle 1.5. Einige wichtige Zytokine

Zytokin	Herkunft	Eigenschaften
Interleukin 1 (IL-1)	Monozyten, Makrophagen	Aktiviert T-Zellen
Tumornekrosefaktor (TNF)	Makrophagen	Zytotoxisch für Tumorzellen
Interleukin 2 (IL-2)	Aktivierte T-Zellen	Aktiviert natürliche Killerzellen, Stimuliert Wachstum von B- und T-Zellen
Interleukin 6 (IL-6)	Aktivierte T-Zellen	Fördert Reifung aktivierter T- und B-Zellen
Gammainterferon	Aktivierte T-Zellen	Aktiviert Makrophagen

Humorale Abwehr

Bei der humoralen Abwehr erkennen die B-Lymphozyten die in den Körper eindringenden krankmachenden Mikroorganismen. Die B-Zelle erkennt mit ihren Rezeptoren z.B. ein als fremd identifiziertes Molekül an der Oberfläche eines Bakteriums und stellt in der Folge Antikörper dagegen her. Die Antikörperherstellung verläuft über einen komplizierten Prozeß, bei dem sich die B-Lymphozyten in Plasmazellen differenzieren. Die von den Plasmazellen synthetisierten Antikörper sind Proteine (Immunglobuline). Sie besitzen Bindungsorte, an die das Antigen gekoppelt wird. Mit Hilfe weiterer Komponenten wird das Antigen in der Folge unschädlich gemacht. Daneben werden auch sog. Gedächtniszellen gebildet, die bei einem späteren Kontakt mit dem gleichen Antigen mit einer viel schnelleren Immunantwort und Zerstörung des Antigens reagieren können.

Zellvermittelte Immunität

Die zellvermittelte Immunität wird durch die T-Lymphozyten gesteuert. T-Zellen sind verantwortlich für die Zerstörung von körperfremdem Gewebe sowie infizierter Körperzellen. Sogenannte ***zytotoxische T-Lymphozyten*** erkennen mit ihren Rezeptoren solche Zellen an ihren Antigenen, legen sich an diese Zellen an und zerstören sie in direktem Kontakt. Andere T-Lymphozyten regulieren die Immunantwort. Entsprechend ihrer Funktion unterscheidet man zwischen Helfer- und Suppressor-T-Zellen.

Immunsystem und Krebs

Es liegt auf der Hand anzunehmen, daß unser Immunsystem nicht nur gegen Mikroorganismen, sondern auch gegen Krebszellen gerichtet sein könnte. Bisher fehlen jedoch sichere Beweise, daß unser Körper über spezifische Abwehrmechanismen gegen Tumorzellen verfügt: Bis jetzt konnten beim Menschen noch keine spezifischen Tumorantigene, die das Immunsystem zwischen normalen Zellen und Tumorzellen unterscheiden lassen, nachgewiesen werden.

Krebszellen tragen allerdings gelegentlich sog. tumorassoziierte Antigene. Dabei handelt es sich um Eiweiße, die auch von normalen Körperzellen, von diesen aber nur während einer bestimmten Entwicklungsperiode oder in geringerer Menge, gebildet werden. Deshalb betrachtet das Immunsystem die tumorassoziierten Antigene nicht als „fremd" und bildet keine Antikörper oder zytotoxische T-Lymphozyten dagegen. Beispiele solcher tumorassoziierten Antigene sind das CEA (karzino-embryonales Antigen) oder das Alphafetoprotein, die als sog. Tumormarker diagnostisch von Bedeutung sind (s. unten).

Bei einigen wenigen menschlichen Tumorarten, v.a. beim Melanom und beim Nierenzellkarzinom (Hypernephrom), kann gelegentlich eine Abwehrreaktion beobachtet werden, die möglicherweise immunologischer Natur ist. Meist handelt es sich dabei aber um eine sog. unspezifische Abwehrreaktion, die nicht durch ein spezifisches Antigen ausgelöst und durch ***natürliche Killer-Zellen*** vermittelt wird. Diese natürlichen Killerzellen sind zytotoxische Lymphozyten, die weder B- noch T-Zelleigenschaften besitzen und sich durch verschiedene Zytokine stimulieren lassen. Obwohl die Vorgänge bei diesen zellulären Reaktionen gegen Tumoren weitgehend unklar sind, werden Möglichkeiten immunologischer Behandlungen von Krebs untersucht.

Zu den ersten Versuchen der sog. Immuntherapie gehörten Injektionen mit dem Tuberkulose-Impfstoff BCG (Bacillus Calmette-Guérin), der eine unspezifische Immunstimulation bewirkt. Bei Labormäusen bilden sich nach einer BCG-Impfung gewisse Tumoren zurück. Klinische Erfolge beim Menschen wurden bisher vorwiegend bei lokaler Applikation von BCG in den Tumor oder dessen Umgebung erreicht. Bei gewissen Frühformen von Blasenkarzinomen werden Instillationen von BCG in die Blase durchgeführt. Substanzen, die wie der BCG-Impfstoff auf das Immunsystem wirken, nennt man ***Immunmodulatoren*** („biological response modifiers").

Eine neuere Möglichkeit der sog. Immuntherapie ist die Behandlung von Tumorpatienten mit den oben erwähnten natürlichen Killerzellen. Eigene, im Labor mit Lymphokinen aktivierte Killerzellen (***l***ymphokin***a***ktivierte ***K***illerzellen = ***LAK-Zellen***) wurden Patienten mit Nierenzellkarzinomen und Melanomen rücktransfundiert. Dabei konnten einige Tumorrückbildungen beobachtet werden (s. Kap. 11: „Neue Aspekte der medikamentösen Tumorbehandlung"). Aufgrund der hohen Toxizität kann diese Behandlung nicht als Routinetherapie eingesetzt werden. Sie zeigt jedoch, daß es sinnvoll ist, die Forschungen im Hinblick auf immunologische Therapiemöglichkeiten weiterzuführen.

Eine weitere Richtung in der Tumorimmunologie ist die Herstellung von monoklonalen Antikörpern (Antikörper eines einzigen Typs), die gegen einzelne tumorassoziierte Antigene gerichtet sind. Solche Antikörper werden in Zellkulturen hergestellt. Da diese Antigene – wie erwähnt – nicht tumorspe-

Tabelle 1.6. Einige wichtige Tumormarker

Marker	Vorkommen
Alphafetoprotein	Leberzellkarzinom, Keimzelltumoren des Hodens
Karzinoembryonales Antigen (CEA)	Kolonkarzinom, Magenkarzinom, Mammakarzinom
Prostataspezifisches Antigen (PSA)	Prostatakarzinom
CA-125	Ovarialkarzinom
CA-19-9	Pankreaskarzinom
CA-15-3	Mammakarzinom

zifisch sind, sind die therapeutischen Anwendungen beschränkt (s. dazu auch Kap. 11).

Routinemäßig werden monoklonale Antikörper jedoch in der ***Diagnostik*** von Tumoren angewendet. Mit ihrer Hilfe werden Zellbestandteile oder Produkte von Tumorzellen nachgewiesen. Gelingt der Nachweis solcher Moleküle im Blut oder in anderen Körperflüssigkeiten, muß dies als Hinweis oder „Tumormarker" für einen Tumor gewertet werden (Tabelle 1.6). Allerdings kann ein solcher Marker nie das Haupthilfsmittel für die Diagnose eines malignen Tumors sein. Er dient lediglich zur Bestätigung einer Diagnose. Einige Tumormarker haben sich als nützliches Instrument für die Verlaufskontrolle nach eingeleiteter Therapie erwiesen. (Siehe dazu auch Kap. 5: „Diagnostik von Krebserkrankungen".)

2 Einteilung und Klassifikation maligner Tumoren

K. Buser

Inhaltsverzeichnis

Praktisch jedes Gewebe, Organ oder Organsystem kann Ausgangsort für eine Krebserkrankung sein. So kennen wir heute in der Onkologie mehr als 150 verschiedene Krebsarten.

Genaue Klassifikation und Stadieneinteilung (Staging) einer Krebserkrankung sind Vorbedingung für eine optimale Behandlung. Tumoren können nach vielen verschiedenen Kriterien eingeteilt werden:

Einteilung nach Gewebetyp

Diese Einteilung wird vom Pathologen vorgenommen und beruht auf bestimmten, im Mikroskop erkennbaren Strukturcharakteristika von fixierten Tumorgewebeproben.

Man unterscheidet zwischen Tumoren mit epithelialem Ursprung, den Karzinomen (Mammakarzinom, Kolonkarzinom etc.), Tumoren mit bindegewebigem Ursprung, den Sarkomen (Osteosarkom, Liposarkom etc.), Tumoren mit Ursprung im blutbildenden und lymphoretikulären System, nach Leukämien und Lymphomen (akute und chronische Leukämien, Morbus Hodgkin, Non-Hodgkin-Lymphome, multiples Myelom etc.), Tumoren mit Ursprung im zentralen Nervensystem (ZNS), den Gliomen (Glioblastom, Astrozytom etc.) und Tumoren, die sich schlecht klassifizieren lassen (z.B. malignes Melanom und Mischtumoren).

Krebserkrankungen epithelialer Gewebe

Epithelzellen bilden die äußerste Hautschicht und kleiden verschiedene Drüsen (Schweißdrüsen, Brustdrüsen, Bauchspeicheldrüse usw.) und Organe (Magen-Darm-Trakt, ableitende Harnwege, Genitaltrakt usw.) aus. Krebserkrankungen, die aus epithelialen Geweben hervorgehen, werden ***Karzinome*** genannt. Sie machen etwa 75% aller bösartigen Tumoren beim Menschen aus.

Krebserkrankungen des Binde- und Stützgewebes

Bösartige Erkrankungen des Binde- und Stützgewebes nennt man ***Sarkome.*** Dazu gehören alle Tumoren von Knorpel-, Knochen-, Muskel- und Fettgewebe.

Sarkome sind relativ selten, ihr Anteil an den bösartigen Tumoren beträgt etwa 2%.

Krebserkrankungen des blutbildenden und lymphoretikulären Systems

Leukämien

Die bösartigen Erkrankungen des blutbildenden Systems werden Leukämien genannt und zeichnen sich durch eine Störung der Reifung, Differenzierung sowie abnorme Vermehrung ihrer Stamm- und Vorläuferzellen aus. Die Leukämien entstehen im Knochenmark. Sie gehören zu den häufigsten bösartigen Erkrankungen im Kindesalter.

Maligne Lymphome

Die Krebserkrankungen des lymphoretikulären Systems umfassen in erster Linie die malignen Lymphome und das Myelom. Sie zeichnen sich durch abnormes Zellwachstum im lymphatischen System aus. Der ***Morbus Hodgkin*** ist die bekannteste dieser Erkrankungen und macht fast 50% aller bösartigen Lymphdrüsenerkrankungen aus. Als ***Nicht-*** bzw. ***Non-Hodgkin-Lymphome*** werden alle anderen malignen Lymphome bezeichnet, die nicht dem wohldefinierten Krankheitsbild des Morbus Hodgkin angehören.

Das ***multiple Myelom*** oder Plasmozytom ist eine bösartige Erkrankung der Plasmazellen, die sich aus den B-Lymphozyten ableiten.

In der Krebsstatistik machen die Krebserkrankungen des blutbildenden und lymphoretikulären Systems ca. 10% aller bösartigen Erkrankungen aus.

Krebserkrankungen des zentralen Nervensystems

Hier unterscheidet man zwischen Hirntumoren, Rückenmarktumoren und den seltenen Nerventumoren. Am häufigsten sind Gliome, die sich aus den Stützgeweben des ZNS ableiten lassen. Tumoren des ZNS sind bei Kindern relativ häufig; in der Krebshäufigkeitsstatistik machen sie insgesamt 10% aller Tumoren aus.

Einteilung nach dem Malignitätsgrad

Neben der histologischen Einteilung kommt der Einteilung nach dem Malignitätsgrad (Grading) eines Tumors eine wichtige Bedeutung für Prognose und Therapieplanung zu. Ursprünglich erfolgte das Grading nach der im histologischen Schnittpräparat vorhandenen Anzahl undifferenzierter Zellen:

Grad I	=	0–25% undifferenzierte Zellen;
Grad II	=	25–50% undifferenzierte Zellen;
Grad III	=	50–70% undifferenzierte Zellen;
Grad IV	=	>75% undifferenzierte Zellen.

Aus praktischen Gründen wird jedoch häufig nur eine 3teilige Skala eingesetzt, die neben dem Differenzierungsgrad auch die Wachstumsgeschwindigkeit (Anzahl Mitosen) und das Aussehen der Zellen und Zellkerne mit einschließt:

Grad I	=	gut differenziert;
Grad II	=	mäßig gut differenziert;
Grad III	=	schlecht differenziert.

Einteilung nach dem Stadium

Eine wichtige Einteilung von bösartigen Tumoren ist die Klassifikation nach dem Tumorstadium: Die Tumorerkrankung muß nach der Diagnosestellung in ihrer Ausbreitung, dem sog. „Tumorstadium" erfaßt werden. Die Einteilung nach dem Tumorstadium geht davon aus, daß die Tumorerkrankung vorerst lokalisiert ist, später jedoch in die Umgebung einwachsen oder Metastasen setzen kann (Tabelle 2.1). Die Erfassung des genauen Tumorstadiums gibt Auskunft über die Prognose der Erkrankung und bestimmt das weitere Vorgehen bei der Therapieeinleitung.

Tabelle 2.1. Einteilung von Tumoren nach dem Stadium

Stadium	Erklärung
Stadium 0	Präinvasives Karzinom (Carcinoma in situ)
Stadium I	Frühe lokale Invasion, keine Metastasen
Stadium II	Begrenzte lokale Tumorausbreitung mit minimalem regionalem Lymphknotenbefall
Stadium III	Ausgedehnter lokaler Tumorbefall mit extensivem regionalem Lymphknotenbefall
Stadium IV	Normalerweise inoperable extensive Ausbreitung des Tumors und starker Befall der Lymphknoten; oder jeder Befund mit Fernmetastasen ohne Berücksichtigung der lokalen Tumorausbreitung

Die Stadieneinteilung ist für jede einzelne Tumorart festgelegt. Diese Einteilungen werden in der Regel von internationalen Organisationen wie WHO (Weltgesundheitsorganisation) oder UICC (Union Internationale Contre le Cancer) oder von internationalen Facharztvereinigungen, die sich speziell mit bestimmten Tumoren auseinandersetzen, vorgenommen und immer wieder den neuesten Erkenntnissen angepaßt. Für die ***gynäkologischen Tumoren*** z.B. wurde die Stadieneinteilung ***(FIGO-Stadien)*** von der Internationalen Vereinigung für Gynäkologie und Geburtshilfe FIGO (International Federation of Gynecology and Obstetrics) festgelegt. Als Beispiel sei hier die FIGO-Stadieneinteilung des Korpuskarzinoms angeführt (Tabelle 2.2).

Im Bestreben, eine möglichst präzise, einheitliche und von allen nationalen und internationalen Gremien anerkannte Tumoreinteilung zu schaffen, hat die UICC vor einigen Jahren das schon 1943 entwickelte ***TNM-System*** weiter ausgearbeitet. Diese Methode der Klassifikation berücksichtigt die anatomische Ausdehnung des Tumors (T), das Vorhandensein von Lymphknotenme-

Tabelle 2.2. FIGO-Stadieneinteilung für das Korpuskarzinom

Stadium		Erklärung
Stadium	0	Präinvasives Karzinom
Stadium	I	Karzinom auf das Corpus uteri beschränkt
	Ia	Uteruscavum ≤8 cm oder weniger in der Länge
	Ib	Uteruscavum >8 cm in der Länge
Stadium	II	Karzinom befällt Gebärmutterhals, breitet sich aber nicht über den Uterus aus
Stadium	III	Karzinom breitet sich außerhalb des Uterus aus, befällt die Vagina, bleibt aber auf die eigentlichen Genitalorgane beschränkt
Stadium	IV	
	IVa	Karzinom befällt die Schleimhaut der Harnblase oder des Rektums und/oder breitet sich über das kleine Becken hinaus aus
	IVb	Fernmetastasen

tastasen (N) und von Fernmetastasen (M). Die lokale Ausbreitung des Tumors (T) wird durch Zahlen angegeben, ebenso das Ausmaß des Lymphknotenbefalls (N) und das Vorhandensein von Metastasen (M).

Die Standardisierung der Stadieneinteilung durch die UICC wurde sehr begrüßt, denn nur mit Hilfe einer einheitlichen Nomenklatur können Behandlungsresultate verschiedener Forschergruppen verglichen werden.

Als Beispiel folgt die TNM-Stadieneinteilung des Mammakarzinoms (Tabelle 2.3).

Das TNM-System ist für die Lymphome leider nicht brauchbar, da bei diesen Erkrankungen nicht zwischen Primärtumor, Lymphknotenbefall oder Metastasen unterschieden werden kann. Für die ***Lymphome*** gilt daher die ***Ann-Arbor-Stadieneinteilung*** (Tabelle 2.4). In diesem System wird die anatomische Ausbreitung des Tumors mit den Zahlen I bis IV bezeichnet. Das Fehlen oder Vorhandensein von bestimmten Symptomen wie Fieber oder Nachtschweiß wird mit dem Zusatz A oder B angegeben.

Tabelle 2.3. TNM-Einteilung des Mammakarzinoms

Stadium	Erklärung
T Primärtumor	
T is	Präinvasives Karzinom
T 0	Kein klinisch nachweisbarer Tumor in der Brust
T 1	Tumor 2 cm oder weniger in größter Ausdehnung
T 1a	0,5 cm oder weniger in größter Ausdehnung
T 1b	mehr als 0,5 cm, nicht mehr als 1 cm
T 1c	mehr als 1 cm, nicht mehr als 2 cm
T 2	Tumor, dessen Durchmesser mehr als 2 cm, aber weniger als 5 cm beträgt
T 3	Tumor, dessen Durchmesser mehr als 5 cm beträgt
T 4	Tumor jeder Größe mit direkter Ausbreitung auf die Thoraxwand oder die Haut
T 4a	mit Ausdehnung auf die Brustwand
T 4b	mit Ödem, Ulzeration der Haut oder Satellitenmetastasen
T 4c	Kriterien 4a und 4b gemeinsam
T 4d	entzündliches Karzinom
N Regionäre Lymphknoten	
N 0	Keine regionären Lymphknotenmetastasen
N 1	Tastbare, bewegliche Lymphknotenmetastasen in der gleichseitigen Achselhöhle
N 2	Wie N 1, aber an andere Strukturen oder untereinander fixiert
N 3	Gleichseitige Lymphknotenmetastasen entlang der A. mammaria interna
M Fernmetastasen	
M 0	Keine Fernmetastasen
M 1	Fernmetastasen vorhanden

Tabelle 2.4. Ann-Arbor-Stadieneinteilung der Hodgkin-Krankheit

Stadium	Erklärung
Stadium I	Befall einer einzelnen Lymphknotenregion (I) oder eines einzelnen extralymphatischen Organs (I E)
Stadium II	Befall von 2 oder mehreren Lymphknotenregionen auf der gleichen Seite des Zwerchfells (II) oder lokalisierter Befall eines extralymphatischen Organs sowie einer oder mehrerer Lymphknotenregionen auf der gleichen Seite des Zwerchfells (II E)
Stadium III	Befall der Lymphknotenregionen auf beiden Seiten des Zwerchfells (III), evtl. von einem lokalisierten Befall eines extralymphatischen Organs (III E) oder vom Befall der Milz (III S) oder vom Befall der Milz und extralymphatischer Organe (III SE) begleitet
Stadium IV	Diffuser oder disseminierter Befall eines oder mehrerer extralymphatischer Organe mit oder ohne Lymphknotenbefall
A	Ohne Begleitsymptome
B	Mit Begleitsymptomen: Fieber, Schwitzen, Gewichtsverlust >10% des Körpergewichts

Kombination verschiedener Einteilungssysteme

Bei der Beschreibung von Tumorerkrankungen werden häufig verschiedene Klassifikationssysteme kombiniert, etwa Stadieneinteilung, Histologie und Differenzierungsgrad (Abb. 2.1). Hinzu kommen möglicherweise noch Angaben über das Vorhandensein von Hormonrezeptoren oder anderer prognostisch wichtiger Faktoren.

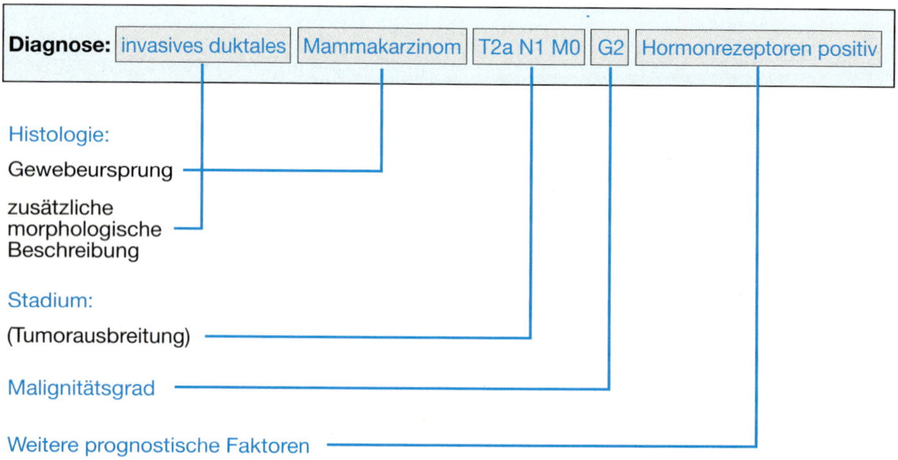

Abb. 2.1. Beispiel für eine Kombination verschiedener Einteilungssysteme; Klassifikation eines Mammakarzinoms

3 Entstehung maligner Tumoren: Ursachen und Risikofaktoren

K. Buser

Inhaltsverzeichnis

Bösartige Tumoren sind letztlich Folge gestörten Zellwachstums und Zellverhaltens. Die Ursachen der Tumorentstehung müssen deshalb in erster Linie auf der Ebene der Zelle und ihrer Funktionen gesucht werden. Entsprechende Grundlagenforschungen, v.a. in der Zellbiologie und Molekulargenetik, haben in den letzten Jahren große Fortschritte gemacht. Von nicht zu überschätzender Bedeutung war dabei die Entdeckung verschiedener Gene, die für die Regulation des normalen Zellverhaltens verantwortlich sind, u.a. der sog. ***Onkogene***. Es ist zu erwarten, daß sich aus diesem Wissenszuwachs neue Behandlungsmöglichkeiten ergeben werden.

Das gegenwärtige Wissen über die Entstehung und Entwicklung bösartiger Tumoren beruht auf 2 weiteren Forschungsrichtungen:

- In experimentellen Untersuchungen an Zellkulturen, z.T. auch an Tieren, wird seit langem erforscht, ob und durch welche Mechanismen chemische Substanzen, Viren oder verschiedene Strahlen bösartige Tumoren auslösen.

- Aus epidemiologischen Untersuchungen sind große Unterschiede in der Häufigkeit einzelner maligner Tumoren in verschiedenen Ländern und in verschiedenen Bevölkerungsgruppen bekannt. Diese Unterschiede können nur zum kleinen Teil durch ***genetische Faktoren*** erklärt werden. Wichtig scheinen unterschiedliche ***Lebensgewohnheiten***, z.B. Unterschiede in den Ernährungsgewohnheiten, im Sexualverhalten, im Gebrauch von Genußmitteln usw.

Leider ist es bisher erst teilweise möglich, bei den Lebensgewohnheiten die einzelnen Faktoren zu definieren, die beispielsweise bei Japanern für das gehäufte Vorkommen von Magenkarzinomen verantwortlich sind. Von praktischer Bedeutung wäre es vor allem, die Nahrungsbestandteile, die evtl. an der Auslösung dieses Karzinoms beteiligt sind, präzise zu definieren und somit eliminieren zu können. Bei anderen Lebensgewohnheiten dagegen sind die für die Krebsentstehung verantwortlichen Faktoren besser bekannt. So werden für die bei Rauchern beobachteten Karzinome v.a. die im Tabakrauch enthaltenen aromatischen Kohlenwasserstoffe verantwortlich gemacht. Bei vielen der mit bestimmten Lebensgewohnheiten verbundenen Tumoren dürften jedoch ***Kombinationen*** mehrerer Einzelfaktoren ursächlich eine Rolle spielen.

Zellbiologie und Molekulargenetik maligner Tumoren

Grundlagen

Die Frage nach den molekularen Mechanismen der ***Krebsentstehung*** (***Karzinogenese***) beschäftigt die onkologische Grundlagenforschung seit Jahren. Heute weiß man, daß die Krebsentstehung ein mehrstufiger Prozeß ist, in dessen Verlauf eine normale Zelle durch Mutation, d.h. eine dauerhafte genetische Veränderung, in eine Krebszelle umgewandelt wird.

Wie viele Schritte aber tatsächlich notwendig sind, um aus einer normalen Zelle eine Krebszelle zu machen, die sich jeglichen Kontrollmechanismen entzieht, und wie sie die Fähigkeit zu invasivem Wachstum und zu Metastasierung erwirbt, ist noch nicht vollständig geklärt. Das heutige Wissen darüber beruht fast ausschließlich auf Laborforschungsergebnissen. Ob die Krebsentstehung im menschlichen Organismus genauso abläuft wie in der Zellkultur, wissen wir nicht. Es ist allerdings nicht anzunehmen, daß der Vorgang grundsätzlich verschieden ist.

> Die meisten Theorien zur Karzinogenese postulieren, daß die maligne Entartung einer Zelle auf eine Störung der Zellteilungsregulation zurückzuführen ist.

Wie wir bereits wissen, unterliegen die Zellen im normalen Organismus einem geregelten Zusammenspiel. Die normalen Zellen vermehren sich nur in dem Maß, wie es für die Funktion der Organe und des gesamten Körpers notwendig ist. Damit dieses Gleichgewicht erhalten bleibt, verfügt jede Zelle über ein kompliziertes Regelsystem, das die Zellteilung überwacht. Die Krebszelle unterliegt diesem Regelsystem nicht mehr. Sie wächst und teilt sich in einem für sie typischen Tempo unabhängig von den anderen Zellen weiter. Diese Eigenschaft vererbt sie auch an ihre Tochterzellen; das zeigt, daß die Krebsentstehung genetische Grundlagen hat.

Um die Theorie der Karzinogenese besser verstehen zu können, bedarf es einiger Erklärungen über den Aufbau einer Zelle.

Der Aufbau aller Teile einer Zelle, auch derjenigen, die für die Regulation der Zellteilung verantwortlich sind, ist im Erbmaterial des Zellkerns, den

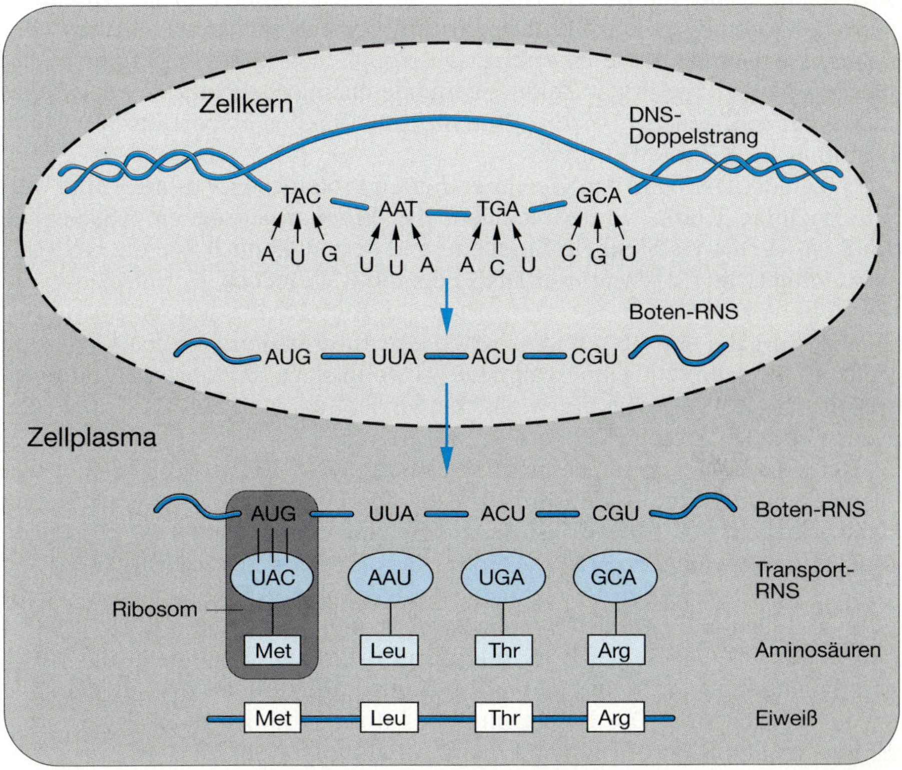

Abb. 3.1. Funktion von DNS und RNS bei der Eiweißsynthese. DNS enthält folgende 4 Basen: ***A*** (Adenin), ***C*** (Cytosin), ***G*** (Guanin) und ***T*** (Thymin). Im DNS-Doppelstrang paart sich A immer mit T und G immer mit C. RNS enthält statt T die Base ***U*** (Uracil), die sich mit ***A*** paart. Je 3 aufeinanderfolgende Basen bilden den Code für eine bestimmte Aminosäure und werden Codon genannt. Die Folge AUG auf der Boten-RNS kodiert beispielsweise die Aminosäure Met (Methionin). ***Met***, ***Leu***, ***Thr***, ***Arg*** sind verschiedene Aminosäuren. Im Ribosom lagert sich 1 Molekül Transport-RNS mit seinem „Anti-Codon" an das entsprechende Codon der Boten-RNS. Jede Transport-RNS transportiert die ihrem Code entsprechende Aminosäure in das Ribosom

Chromosomen, festgelegt. Chromosomen bestehen aus Desoxyribonukleinsäure (DNS); diese wiederum setzt sich aus einem Doppelstrang von ***Nukleotidbausteinen*** zusammen, die sich ineinander legen und ein leiterähnliches Großmolekül bilden. Nukleotide bestehen aus einem Zuckermolekül (Desoxyribose), einer Phosphatgruppe und organischen Basen.

Den Abschnitt auf einem Chromosom, der die Information (den Code) zur Bildung eines bestimmten Proteins (Eiweiße, zusammengesetzt aus Aminosäuren) enthält, nennt man ein ***Gen***. Jedes Chromosom besteht aus einer Vielzahl von hintereinander angeordneten Genen. In diesen Genen liegt die ganze Information über die Zellteilung, Differenzierung und Synthese von Zellbausteinen. Einzelne Gene einer Zelle sind fast immer aktiv; dazu gehören auch Gene, die für die Reparatur von Schäden an der Zelle verantwortlich sind; andere wiederum werden nur auf bestimmte Signale hin aktiv, so z.B. die Gene, die für die Bildung von Milchproteinen in den Brustdrüsenzellen verantwortlich sind. Der Prozeß, wie einzelne Gene aktiviert oder deaktiviert werden, ist noch unklar. Die von Genen kodierten Proteine sind häufig Enzyme, die in der Zelle ablaufende chemische Prozesse oder Reparaturvorgänge steuern. Andere Proteine sind für den Export aus der Zelle bestimmt, so z.B. die Hormone.

Neben der DNS und den von ihr kodierten Proteinen gibt es noch eine weitere wichtige Klasse von Molekülen, die ***Ribonukleinsäuren*** (RNS). Die RNS ist wie die DNS ein Großmolekül und besteht ähnlich wie die DNS aus Nukleotiden. Im Gegensatz zur DNS liegt die RNS jedoch als Einzelstrang in der Zelle vor.

Die Aufgabe der RNS ist es, genetische Information von den Genen im Zellkern zum Proteinsyntheseapparat im Zellplasma (Zytoplasma) zu übertragen. Die RNS ist also ein wichtiges Bindeglied zwischen DNS bzw. den Genen und den Proteinen.

Bei aktiven Genen trennen sich die beiden DNS-Ketten voneinander und öffnen sich so für die Bildung eines RNS-Moleküls. Eine dieser Ketten erhält dann die Funktion einer Matrize, an die die komplementären, passenden Nukleotide aneinandergereiht werden. Das Resultat dieses Vorgangs, den man als ***Transkription*** bezeichnet, ist die exakte Abbildung einer DNS-Sequenz. Den neu gebildeten RNS-Strang nennt man „Boten-RNS" („Messenger-RNS"). Die Boten-RNS transportiert ihre Information in das Zytoplasma und bindet sich dort an die Ribosomen, die für die Proteinherstellung verantwortlich sind. Die Umsetzung der Information der Boten-RNS in ein Protein an den Ribosomen nennt man ***Translation*** (Abb. 3.1).

Die DNS kann durch viele Einflüsse geschädigt werden. Ionisierende Strahlen, chemische Stoffe oder fehlerhafte Replikationsvorgänge können Ursache solcher Schädigungen sein. Meist werden solche Schäden von Reparaturenzymen wieder behoben.

Eine Veränderung in der DNS, die eine irreparable Schädigung der Nukleotidanordnung zur Folge hat, nennt man ***Mutation***.
Betrifft die Mutation ein Gen, das an der normalen Zellteilung, dem Zellwachstum oder der Differenzierung beteiligt ist, kann sich daraus eine Krebszelle entwickeln. Gene, die an solchen Schlüsselpositionen sitzen, daß bei ihrer Veränderung Krebszellen entstehen können, nennt man *Onkogene*.

Onkogene

Gene, die mit Hilfe der von ihnen kodierten Proteine die normale Zellteilung, das normale Zellwachstum und die normale Zelldifferenzierung regulieren, spielen in der Krebsentwicklung wahrscheinlich eine zentrale Rolle. Diese Gene sind die Onkogene. Die von den Onkogenen kodierten Proteine erfül-

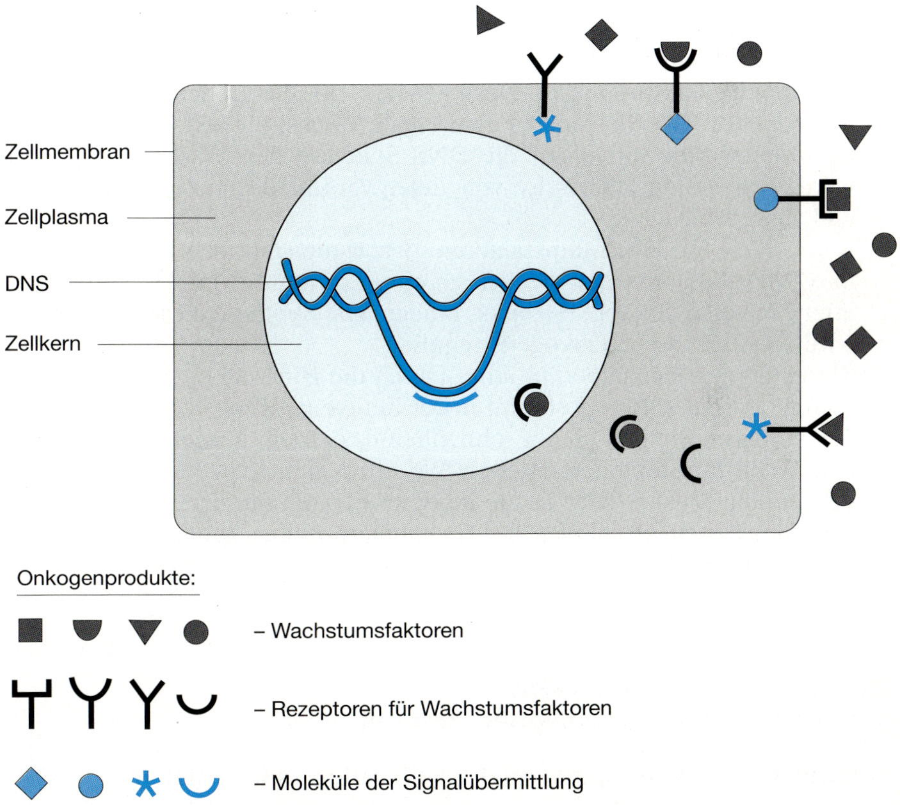

Abb. 3.2. Onkogenprodukte und ihr zellulärer Wirkungsort. Wachstumsfaktoren binden sich an Rezeptoren auf der Zellmembran oder im Zellplasma. Durch diese Bindung werden Signalmoleküle aktiviert, die das Verhalten der Zelle verändern, z.B. die Zellteilung fördern. Die Produktion der Wachstumsfaktoren, ihrer Rezeptoren und der Signalmoleküle wird durch Onkogene reguliert

len eine bestimmte Aufgabe im Zellkern, im Zytoplasma oder in der Zellmembran. In der normalen Zelle steht die Produktion dieser Proteine unter ständiger Kontrolle.

Nach ihrer Funktion unterscheiden wir folgende ***Gruppen von Onkogenen:***

- Wachstums- und Proliferationsonkogene: Sie fördern über die durch sie kodierten Eiweiße die Zellteilung und das Zellwachstum.
- Tumorsuppressorgene (= Antionkogene): Sie bremsen und hemmen Zellteilung und Zellwachstum.
- Apoptoseonkogene: Sie regulieren den programmierten Zelltod (Apoptose; s. Kap. 1).

Alle Onkogene üben ihre Wirkung über Genprodukte, d.h. die von ihnen kodierten Eiweiße, aus. Zu diesen Onkogenprodukten gehören z.B. folgende (Abb. 3.2):

- Wachstumsfaktoren: Das sind Substanzen, die Zellteilung und Wachstum normaler Zellen stimulieren. Dazu gehören z.B. der granulozytenstimulierende Faktor (G-CSF) und der epidermale Wachstumsfaktor (EGF). Diese Faktoren wirken direkt auf die DNS-Synthese ein. Wachstumsfaktoren werden physiologischerweise von vielen verschiedenen Zellen produziert und ausgeschieden.
- Rezeptoren für Wachstumsfaktoren: Wachstumsfaktoren üben nur dann ihre Wirkung aus, wenn sie sich an ein bestimmtes Molekül auf oder in ihrer Zielzelle, den sog. Rezeptor, binden. Die Synthese dieser Rezeptoren wird ebenfalls durch Onkogene reguliert.
- Moleküle der Signalübermittlung: Durch die Bindung eines Wachstumsfaktors an seinen Rezeptor wird in der Zelle eine Kette von Signalen ausgelöst. Diese Signale führen schließlich dazu, daß die Zelle in der durch den Wachstumsfaktor definierten Weise reagiert, d.h. beispielsweise in den Teilungszyklus oder in die Apoptose (programmierter Zelltod) eintritt. Bei diesen Molekülen der Signalübermittlung handelt es sich zum einen Teil um Enzyme, zum anderen Teil um Botenstoffe an der Zellmembran, im Zytoplasma oder im Zellkern.

Mutationen von Onkogenen und die Entwicklung maligner Tumoren

Mutationen von Wachstums- und Proliferationsonkogenen

Eine Mutation bedeutet in der Regel eine Aktivierung dieser Gene. Eine *Punktmutation*, d.h. der Verlust eines einzigen Basenpaares in der DNS eines Proliferationsonkogens, kann schon genügen, um eine Aktivierung dieses Onkogens bzw. des zugehörigen Proteins zu bewirken. Bei vielen Tumoren

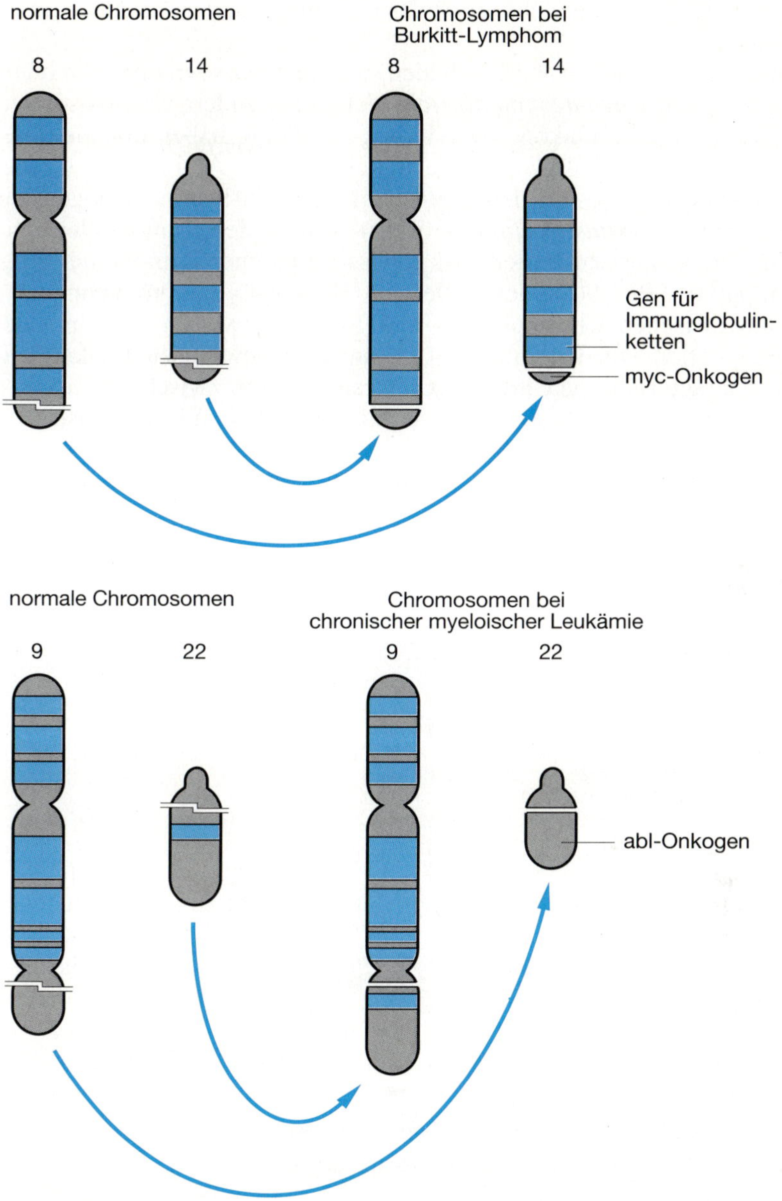

Abb. 3.3. Umlagerung von Chromosomenbruchstücken (Translokation) und beteiligte Onkogene bei chronisch-myeloischer Leukämie und beim Burkitt-Lymphom. (Nach Cotran et al. 1993)

findet man solche mutierten Gene, etwa das ras-Onkogen bei Adenokarzinomen der Lunge.

Manchmal sind es auch größere Schäden, wie ***Chromosomenbrüche*** oder die ***Umlagerung von Chromosomenbruchstücken*** auf andere Chromosomen (Translokation), die eine Onkogenaktivierung zur Folge haben können. Die neue Position des Onkogens kann eine unkontrollierte Aktivierung dieses Onkogens bewirken, da es so den regulatorischen Einflüssen entzogen ist (Abb. 3.3). Typische ***Translokationen*** finden sich in den Tumorzellen der chronisch-myeloischen Leukämien und gewisser maligner Lymphome (z.B. Burkitt-Lymphom). Bei 90% der Fälle von Burkitt-Lymphom kann eine Translokation zwischen Chromosom 8 und 14 nachgewiesen werden. Die leukämischen Zellen von Patienten mit chronisch-myeloischen Leukämien weisen eine charakteristische Chromosomentranslokation zwischen Chromosom 22 und 9 auf, die als das sog. Philadelphia-Chromosom bekannt ist.

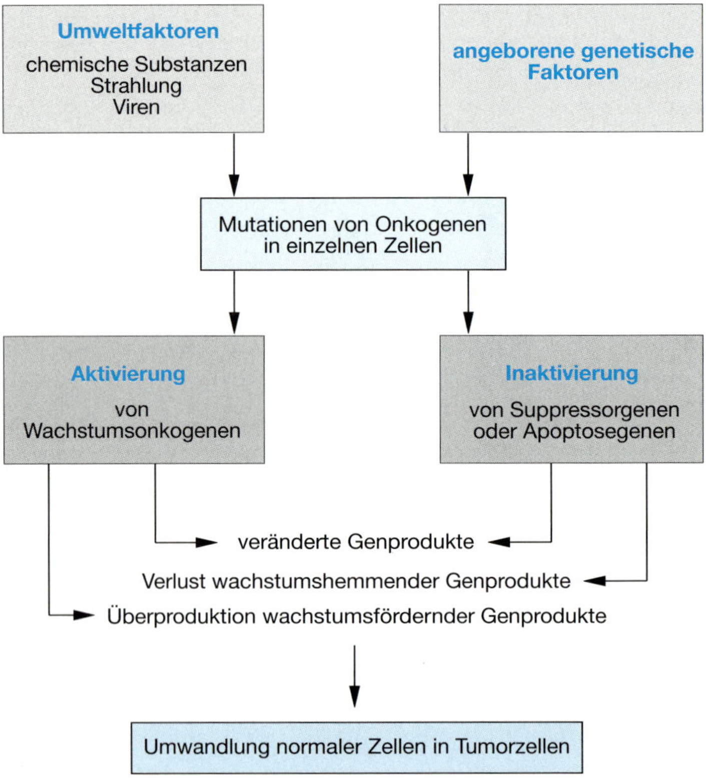

Abb. 3.4. Onkogene und Entwicklung von Tumoren

Die gesteigerte Expression eines Onkogens (Amplifikation) kann sich auch wie eine Onkogenaktivierung auswirken. Solche Amplifikationen wurden beispielsweise für die Onkogene myc und erb bei Neuroblastomen und Mammakarzinomen nachgewiesen.

Wachstumsonkogene können also durch Mutation, Translokation und Amplifikation zu Tumoronkogenen aktiviert werden. Die Folge davon ist eine unkontrollierte Produktion der dazugehörigen Proteine, die ihrerseits eine ungehemmte Zellteilung und ungehemmtes Zellwachstum bzw. die Entstehung eines Tumors bewirken.

Mutation von Tumorsuppressorgenen (Antionkogene)

Nicht nur durch die Aktivierung, sondern auch über die ***Inaktivierung*** von Genen, die im Normalfall die Zellteilung und das Wachstum hemmen, können Tumoren entstehen. Fällt die Tätigkeit eines solchen ***Suppressorgens*** (Antionkogen) aus, kann sich die Zelle ebenfalls den regulatorischen Mechanismen entziehen und sich unkontrolliert teilen. Die Entstehung des Retinoblastoms, einem bösartigen Tumor der Netzhaut, ist mit der Hemmung des Tumorsuppressorgens Rb verknüpft. Mutationen des Gens p53, das wahrscheinlich auch als Suppressorgen wirkt, werden bei vielen Karzinomen beobachtet.

Mutation von Apoptoseonkogenen

Gene, die den programmierten Zelltod steuern, sind weitere Gene in einer Schlüsselposition und gehören somit ebenfalls zu den Onkogenen. Durch die Hemmung dieser Gene wird die Zelle sozusagen unsterblich. Diese Art von Onkogenen, z.B. bcl-2, spielt bei der Entstehung von malignen Lymphomen möglicherweise eine Rolle (Abb. 3.4).

Die Kenntnis über die Wirkung von Onkogenen hat nicht nur eine Bedeutung für das bessere Verständnis der Tumorentstehung, die Bedeutung liegt auch im möglichen Potential für neue Therapieansätze.

Die Entwicklung von Hemmsubstanzen gegen Produkte von wachstumsfördernden Onkogenen ist eine Richtung, die Synthese von Nukleinsäuren, sog. Antisense-Oligonukleotiden, die Transskription und Translation von Onkogenen verhindern sollen, eine andere Richtung der aktuellen Forschung.

Ursachen und Risikofaktoren

Krebsentstehung wurde bisher als Folge einer Mutation von Genen, der sog. Onkogene, dargestellt. Im folgenden soll auf mögliche Ursachen solcher Mutationen, d.h. krebsauslösende Faktoren, näher eingegangen werden.

Erbliche Disposition

Einige Krebsformen treten in manchen Familien gehäuft auf, d.h. die Anlage oder Disposition für eine bestimmte Krebsart wird von Generation zu Generation weitergegeben. Tritt eine Krebserkrankung bei vielen Familienmitgliedern auf, so ist die vererbte Disposition stark und rasch erkennbar; tritt sie selten oder evtl. nicht in jeder Generation auf, ist die Disposition schwach, und es bedarf einer genauen Analyse der Familiengeschichte über mehrere Generationen hinweg, um sie überhaupt nachweisen zu können.

Familiäre Formen von Krebs kennt man beispielsweise beim Brust-, Magen- und Dickdarmkrebs. Innerhalb einer Familie können einzelne Mitglieder aber auch an verschiedenen Krebsformen erkranken. Da bei diesen erwähnten Krebsformen nicht alle Familienmitglieder betroffen sind, muß man annehmen, daß es neben der Disposition noch zusätzlicher karzinogener Faktoren bedarf, um die Krankheit auszulösen.

Unser Wissen über die Vererbung der Krebsdisposition, insbesondere der dafür verantwortlichen Gene, ist noch sehr unvollkommen. Einzig bei der seltenen familiären Form des Retinoblastoms und beim Wilms-Tumor, beides Tumoren, die im Kindesalter auftreten, ist der genetische Defekt bereits bekannt. Mit Hilfe neuer gentechnologischer Untersuchungsmethoden wird es in naher Zukunft jedoch möglich sein, auch andere Mutationen bei familiärer Krebsdisposition zu identifizieren.

Das Retinoblastom ist ein Tumor, der in der kindlichen Netzhaut entstehen kann und bei dem man eine familiäre und eine erworbene Form kennt. Es sind 2 Mutationen nötig, um normale kindliche Retinazellen in Retinoblastomzellen umzuwandeln. Bei der 1. Mutation wird die eine Kopie des Gens, das die Entwicklung der Retinazellen reguliert, so geschädigt, daß es zu ihrer Deletion (Zerstörung) kommt. Patienten, die diese Mutation in ihrem Erbgut aufweisen, sind viel stärker krebsgefährdet als der Durchschnitt der Bevölkerung. Bei einer späteren Mutation kommt es zu einer Deletion der 2. Genkopie und somit zur Umwandlung der normalen Zelle in eine Retinoblastomzelle. Heute weiß man, daß dieses Regulatorgen auf Chromosom 13 liegt; es wird als RB1 bezeichnet. Es ist ein Antionkogen, sein Proteinprodukt ist im Zellkern nachweisbar, wo es die DNS-Synthese hemmt. Fällt das Gen durch Mutation aus, kann sich die Zelle ungehemmt teilen.

Virale Karzinogenese

Die Krebsauslösung durch Viren ist für das Verständnis der Krebsentstehung, insbesondere für die Onkogentheorie, sehr wichtig geworden. In der Tierwelt kennt man viele Viren, die erwiesenermaßen karzinogen wirken können.

> Beim Menschen ist der Stellenwert der viralen Karzinogenese noch unklar. Man schätzt, daß weltweit etwa 5% aller Krebserkrankungen durch Viren mitverursacht werden. Bis heute konnte jedoch der letzte Beweis, daß Viren beim Menschen regelmäßig eine bestimmte Tumorart auslösen, nicht erbracht werden.

Viren sind die häufigsten Infektionserreger beim Menschen. Sie bestehen aus einigen Nukleinsäuremolekülen, die von einem Proteinmantel und in einigen Fällen von einer zusätzlichen Hülle umgeben sind. Nach ihrer Nukleinsäure werden Viren in DNS-Viren und RNS-Viren eingeteilt.

Viren benötigen eine Wirtszelle, um sich vermehren zu können. Die von der viralen Nukleinsäure kodierten Proteine ermöglichen das Eindringen und die Vermehrung in der Wirtszelle: Nach der Anhaftung an eine Wirtszelle penetriert das Virus ihre Zellmembran und verliert dabei seine eigene Schutzhülle. Die virale Nukleinsäure verbleibt entweder im Zytoplasma (RNS), oder sie dringt in den Zellkern (DNS) ein. In der Folge beginnt die Produktion neuer viraler Nukleinsäure und der von ihr kodierten Proteine. Wenige Stunden nach ihrer Infektion können schon zahlreiche neue Viruspartikel in der Wirtszelle nachgewiesen werden.

Viren, die ihre Wirtszelle nicht töten, jedoch so umprogrammieren, daß die Kontrollmechanismen von Zellteilung und Wachstum unterbrochen werden, nennt man ***onkogene*** oder ***karzinogene Viren***. Onkogene Viren sind also verantwortlich für die Umwandlung (***Transformation***) einer normalen Zelle in eine Krebszelle.

Onkogene DNS-Viren

Epstein-Barr-Virus (EBV)

Das weit verbreitete Epstein-Barr-Virus ist Erreger des Pfeiffer-Drüsenfiebers (infektiöse Mononukleose). Etwa 80% aller Erwachsenen in unseren Breiten weisen als Zeichen einer früher durchgemachten Infektion Antikörper gegen dieses Virus auf. Das EBV-Virus wird beim Menschen mit 2 Tumortypen in Verbindung gebracht: mit dem in Zentralafrika vorkommenden Burkitt-Lymphom bei Kindern und jugendlichen Erwachsenen und dem vorwiegend in China vorkommenden undifferenzierten Nasopharynxkarzinom.

Die Vermutung, daß das EBV an der Entstehung des Burkitt-Lymphoms ursächlich beteiligt ist, stützt sich u.a. auf die Tatsache, daß Patienten mit Burkitt-Lymphom regelmäßig sehr viel höhere Antikörpertiter gegen das Virus haben als gesunde Kontrollpersonen. Außerdem können in den Tumorzellen häufig zahlreiche Kopien von viraler Nukleinsäure nachgewiesen werden. Personen, die an Malaria leiden, scheinen zudem besonders anfällig für die Entwicklung eines Burkitt-Lymphoms zu sein, da diese Erkrankung wahrscheinlich zu einer Beeinträchtigung des Immunsystems führt.

Bei dem in China vorkommenden undifferenzierten Nasopharynxkarzinom kann bei allen Erkrankten eine EBV-Infektion nachgewiesen werden. Dieser Nachweis unterstützt die Wichtigkeit dieses Virus bei der Entstehung der Krankheit. Der direkte Beweis, daß das EBV-Virus die Tumorbildung tatsächlich auslöst, fehlt jedoch.

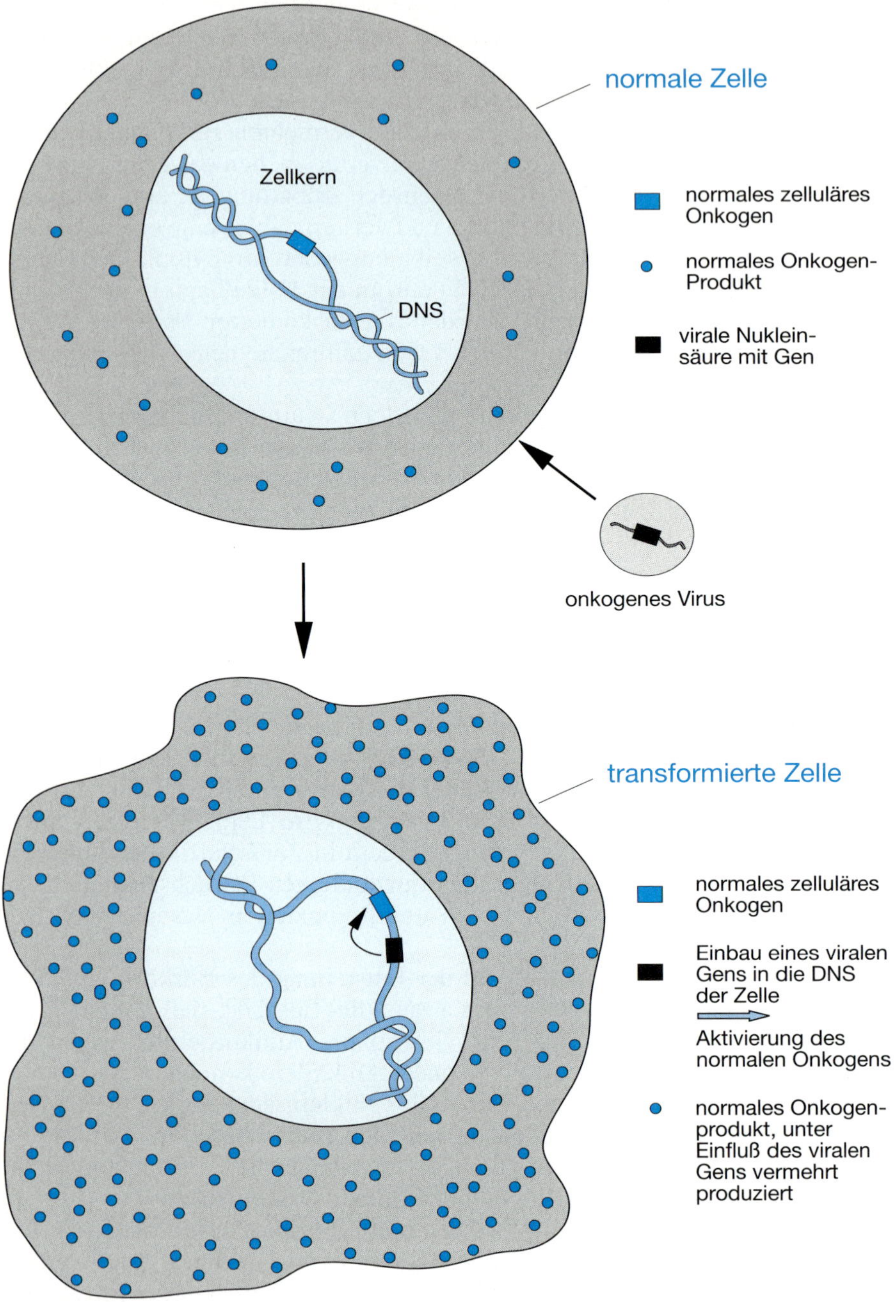

Abb. 3.5. Beispiel für die Wirkung eines onkogenen Virus. Die vermehrte Bildung eines Onkogenprodukts führt zu maligner Transformation (Umwandlung) der infizierten Zelle

Papilloma-Virus (HPV)
Das menschliche Papilloma-Virus ist eindeutig mit der Entstehung von Hautwarzen assoziiert. Aufgrund des regelmäßigen Vorkommens von viraler DNS in Karzinomzellen wird es zudem mit der Entstehung von Gebärmutterhalskrebs in Verbindung gebracht. Von den 50 bisher bekannten HPV-Typen, findet man fast ausschließlich HPV-16 (50%) oder HPV-18 (20%) in diesen Karzinomzellen.

Hepatitis-B-Virus (HBV)
Das Hepatitis-B-Virus wird mit der Entstehung von primärem Leberkrebs in Verbindung gebracht. Virus-DNS von Hepatitis-B-Virus konnte bisher in verschiedenen Zellinien von menschlichem Leberkrebs nachgewiesen werden. HBV-Infekte sind im Fernen Osten und Afrika endemisch, weshalb dort auch die höchste Inzidenz solcher Karzinome zu finden ist. Eine prophylaktische Hepatitis-B-Impfung gilt deshalb als direkte Krebsprophylaxe.

Wie Untersuchungen an Kulturzellen gezeigt haben, erfolgt die ***Transformation einer normalen Zelle*** durch Viren über einen mehrstufigen Prozeß (Abb. 3.5):

Als erstes kommt es zu einem Einbau von karzinogener Virus-DNS in das Chromosomenmaterial der Wirtszelle. Das Genmaterial des Virus wird so zum festen Bestandteil der Wirtschromosomen und bei der Zellteilung an die Tochterzellen weitergegeben. Gleichzeitig verliert das Virus die Fähigkeit, sich weiter zu vermehren. Dieser Vorgang ist der erste Schritt zur Transformation. Anschließend greifen die Produkte der Virus-DNS in die Wachstumsregulation der Zelle ein. Diese Produkte sind Proteine, die die Abhängigkeit der Zelle von Wachstumsfaktoren verändern, oder die wachstumshemmende Proteine, die unter dem Einfluß von Tumorsuppressorgenen stehen, neutralisieren. Mit diesem Schritt ist die Transformation zur Krebszelle abgeschlossen.

Onkogene RNS-Viren

Onkogene RNS-Viren gehören zu den Retroviren. Retroviren besitzen ein Enzym (reverse Transkriptase), das die Rückschreibung von viraler RNS in virusspezifische DNS ermöglicht. Mit Hilfe dieses Enzyms entsteht eine Doppelhelix aus der ursprünglichen RNS und einer neuen komplementären DNS-Kette. Die RNS wird anschließend mit Hilfe eines weiteren Enzyms entfernt, und schließlich wird eine zweite komplementäre DNS-Kette gebildet. Die so entstandene Virus-DNS kann dann in die DNS der Chromosomen der Wirtszelle eingebaut werden. Die von dieser viralen DNS kodierten Proteine können das Verhalten der Zelle so verändern, daß sie transformiert wird.

Das oben erwähnte Enzym *reverse Transkriptase* kommt nur bei onkogenen RNS-Viren vor. DNS-Viren oder nichtonkogene RNS-Viren enthalten dieses Enzym nicht. Der Nachweis von reverser Transkriptase in Krebszellen ist ein Hinweis darauf, daß gewisse Formen von Krebs durch Viren induziert werden können. Vor allem bei Vögeln und Säugetieren hat man die Assoziation von Krebs und onkogenen RNS-Viren nachgewiesen. Beim Menschen kennt man z.Z. nur ein einziges Retrovirus, dessen Beteiligung an der Krebsentstehung feststeht: das HTLV-1.

Menschliches T-Zell-Leukämievirus (HTLV-1)
Das HTLV-1 ist mit einer bestimmten Form von lymphatischer T-Zelleukämie verbunden, die in Japan und Westindien auftritt. Dieses Virus konnte wiederholt in Krebszellen von erkrankten Patienten nachgewiesen werden. Dies ist ein indirektes Indiz für einen ursächlichen Zusammenhang zwischen diesem Virus und der Krebsentwicklung.
Onkogene RNS-Viren transformieren die Wirtszelle also im wesentlichen gleich wie die DNS-Viren, d.h. durch Einbau des Virusgenmaterials in die Wirtschromosomen. Der Unterschied besteht darin, daß bei RNS-Viren zuerst eine DNS-Kopie angefertigt werden muß, bevor es zum Einbau kommen kann.

> Obwohl die virale Karzinogenese beim Menschen, im Vergleich etwa zur Krebsauslösung durch Tabak, von geringerer Bedeutung scheint, ist die weitere Forschung auf diesem Gebiet wichtig. Sie hat auch eine praktische Bedeutung: Impfstoffe gegen krebsauslösende Viren können möglicherweise vorbeugend eingesetzt werden.

Chemische Karzinogenese

Heute sind weit über 100 chemische Verbindungen als mögliche krebsauslösende Substanzen in Diskussion. Diese Stoffe sind überall anzutreffen: in Genußmitteln (Tabak! Alkohol!), am Arbeitsplatz, in Lebensmitteln, etc.

Häufig vorkommende chemische Karzinogene

- *Aromatische Kohlenwasserstoffe*: Sie entstehen bei der Verbrennung von ***Tabak***, beim Grillen von tierischem Fett und sind in geräuchertem Fleisch vorhanden. Sie können sich an die DNS binden und so ihre krebsauslösende Wirkung entfalten.
- *Aromatische Amine*: Diese Stoffe kommen in Anilinfarbstoffen und in der Gummiindustrie vor. Diese Stoffe wirken vorwiegend in der Leber und in der Blase karzinogen.
- *Alkylierende Substanzen*: Sie werden in der Onkologie als zytostatische Medikamente eingesetzt; sie können aber auch selbst als Karzinogene wirken.
- *Verschiedene Substanzen*: Viele andere Substanzen, u.a. Alkohol, Asbestfasern, Chrom, Nickel und Vinylchlorid (ein Kunststoff), sind ebenfalls an der Krebsentstehung beteiligt.

Ablauf der chemischen Karzinogenese

Die karzinogene Wirkung der einzelnen Substanzen erfolgt über mehrere Schritte:

Initiation

Bei der Initiation ist die Zelle krebsauslösenden Substanzen (Initiatorsubstanzen) ausgesetzt, die zu ersten molekularen Veränderungen in der Zelle führen. Die Initiation entspricht einer Mutation, d.h. einem bleibenden DNS-Schaden. Diese ersten Veränderungen in der Zelle sind noch nicht erkennbar, aber irreversibel. Die Initiation allein löst allerdings noch keine Krebsentwicklung aus.

Zu den Initatorsubstanzen gehören alkylierende Substanzen, aromatische Kohlenwasserstoffe, Azofarbstoffe, Nitrosamid.

Latenzphase

In der Latenzphase vermehren sich die initiierten Zellen. Am Ende der Latenzperiode treten die ersten sichtbaren Veränderungen auf. Die Zellen tragen nun bereits Merkmale der Atypie. Dazu gehören: Aufhebung des Einschichtenwachstums eines Epithels oder fehlende interzelluläre Verbindungsbrücken zwischen einzelnen Zellen.

Promotion

Die Umwandlung in eine eigentliche Krebszelle erfolgt, wenn die initiierte Zelle einem weiteren krebsauslösenden Faktor, dem Promotor, ausgesetzt wird. Die Promotion kann durch das gleiche Karzinogen wie bei der Initiation (komplette Karzinogene) oder aber auch durch eine andere karzinogene Substanz (Kokarzinogen) erfolgen.

Promotion allein löst wie die alleinige Initiation keine Krebsentwicklung aus. Zellveränderungen, die durch Promotoren ausgelöst werden, können reversibel sein und sind deshalb nur indirekt auf die DNS gerichtet, wahrscheinlich durch Veränderung der Expression bestimmter Gene. Promotoren haben Schwellenwerte, d.h. unterschwellige Dosen der Promotorsubstanz sind wirkungslos.

Progression

Die Tumorprogression ist gekennzeichnet durch äußere Erkennbarkeit des Tumors, Invasion in umliegende Gewebe und Metastasierung.

Die oben beschriebenen Ereignisse wandeln also eine normale Zelle in eine Krebszelle um. Die Dauer dieser Umwandlungsphase wird wahrscheinlich vorwiegend durch die Dauer und Intensität der Promotionsphase bestimmt.

Strahlen

Täglich sind wir alle Strahlung unterschiedlichster Art, sei es UV-Strahlung oder ionisierender Strahlung, ausgesetzt.

Ionisierende Strahlen

Energiereiche Strahlung, die in der Lage ist, Elektronen von Atomen loszulösen oder Atome und Moleküle in geladene Teilchen aufzuspalten, nennt man ionisierende Strahlung. Sie entsteht beim Zerfall von Atomkernen und beim Abbremsen von Elektronen (Röntgenstrahlen). Ionisierende Strahlen gehören zu den natürlichen Bestandteilen unserer Umgebung. Mehr als 70% der auf uns einwirkenden ionisierenden Strahlen stammen aus unserer natürlichen Umgebung (kosmische Strahlung, Erdstrahlung, Strahlung von Nahrung, Wasser usw.). Die übrige Strahlenbelastung stammt aus Quellen wie Arbeitswelt (diagnostische und therapeutische Radiologie, Uranbergwerke usw.), Atombombenexplosionen und Reaktorunfällen.

Die krebsauslösende Wirkung ionisierender Strahlen gilt als bewiesen. Sie konnte bei den Überlebenden der Atombombenexplosionen des Jahres 1945 in Japan hinreichend dokumentiert werden: Wenige Jahre nach der Explosion kam es zu einem starken Anstieg der Leukämien, während Brust-, Schilddrüsen- und Lungenkrebsfälle erst nach 12–14 Jahren sprunghaft zunahmen.

Auch Radiologen erkrankten in der Anfangszeit der Röntgendiagnostik wegen der damals ungenügenden Schutzmaßnahmen gehäuft an Karzinomen.

Kinder sind im Vergleich zu Erwachsenen anfälliger gegenüber Strahlung und durch sie induzierte Tumoren. Die Anzahl der durch ionisierende Strahlen verursachten Krebstodesfälle liegt bei etwa 3%.

Ionisierende Strahlung wirkt wahrscheinlich über Chromosomenbrüche und andere Veränderungen in der DNS karzinogen.

Sonnenlicht

Die ultravioletten Strahlen (UV) des Sonnenlichts haben krebsauslösende Wirkung und sind die Hauptursache für Hautkrebs, insbesondere das Melanom (schwarzer Hautkrebs). Die Mortalität an malignem Melanom hat bei hellhäutigen Menschen in den letzten Jahrzehnten erschreckend zugenommen. Menschen mit stärker pigmentierter Haut wie etwa Schwarze, Asiaten und Indianer erkranken seltener an einem Melanom. Veränderte Bekleidungsgewohnheiten, der Modetrend, die Haut intensiv zu bräunen, und die Abnahme des Ozongehalts in der Stratosphäre stehen in Zusammenhang mit dem vermehrten Auftreten von Hautkrebs. Man schätzt, daß die vermehrte Lichtexposition 3% aller Krebstodesfälle verursacht.

Das UV-Licht entfaltet seine krebsauslösende Wirkung wahrscheinlich durch die Auslösung von Mutationen an der DNS und durch Blockierung von DNS-Reparaturmechanismen.

Lebensgewohnheiten

Zu den wichtigsten Krebsrisikofaktoren gehören unsere Lebensgewohnheiten, insbesondere das Rauchen, die Ernährung, das Sexualverhalten, der Alkoholkonsum sowie das Verhalten bei Arbeit und Freizeit. 25–40% aller Krebstodesfälle sind nach Schätzungen auf Tabakkonsum zurückzuführen; etwa 30% der Krebstodesfälle stehen im weitesten Sinn in Zusammenhang mit Ernährungsgewohnheiten.

Letztlich sind vermutlich alle mit bestimmten Lebensgewohnheiten zusammenhängenden Krebserkrankungen auf definierbare chemische Substanzen, Viren, Strahlen oder eine Kombination mehrerer dieser Faktoren zurückzuführen. Bei vielen mit bestimmten Krebskrankheiten korrelierenden Lebensgewohnheiten sind jedoch die verantwortlichen Karzinogene erst teilweise oder noch gar nicht bekannt.

Rauchen

Das Inhalieren von Zigarettenrauch ist mit Abstand der bedeutendste Krebsrisikofaktor, der in unseren Lebensgewohnheiten zu suchen ist. 30% aller Krebstodesfälle müssen heute auf Tabakkonsum zurückgeführt werden.

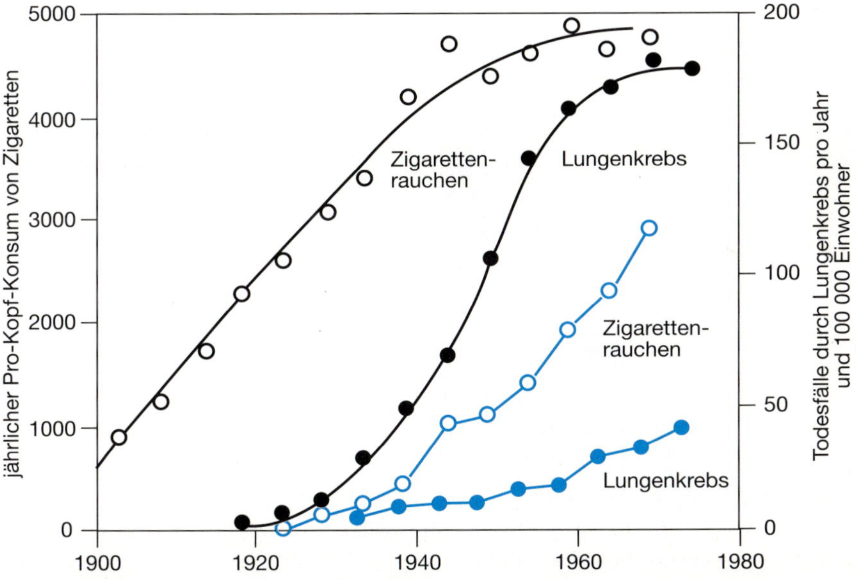

Abb. 3.6. Zigarettenrauchen und Lungenkrebs hängen unzweifelhaft zusammen. Doch aufgrund der großen Zeitspanne zwischen einem erhöhten Zigarettenkonsum und dem vermehrten Auftreten von Lungenkrebs blieb die Beziehung lange unklar. Die gezeigten Daten stammen aus England und Wales. Unter der männlichen Bevölkerung *(schwarze Kreise)* nahm das Rauchen zu Beginn des 20. Jh. zu, doch der entsprechende Anstieg der Zahl von Lungenkrebstoten war nicht vor 1920 zu beobachten. Frauen *(blaue Kreise)* begannen viel später zu rauchen; Lungenkrebs tritt bei ihnen erst jetzt häufiger auf. (Aus Cairns 1978)

Tabakrauch ist ein komplexes Gemisch chemischer Substanzen und enthält u.a. tierexperimentell stark wirksame Karzinogene wie Nitrosamine und polyzyklische Kohlenwasserstoffe (Benzypyrene). Zigarettenrauch ist ursächlich an der Entstehung nicht nur von Lungenkrebs, sondern auch von Mund- und Speiseröhrenkrebs, Harnblasenkrebs und möglicherweise auch Bauchspeicheldrüsenkrebs und Gebärmutterhalskrebs beteiligt. Alkoholkonsum und gleichzeitiges Rauchen erhöhen die Gefahr für Mund- und Speiseröhrenkrebs. Ein zusätzliches Risiko für Lungenkrebs wird bei Zigarettenrauchern mit Asbestexposition vermutet. Es ist erwiesen, daß bei einem Raucher das Risiko, an Lungenkrebs zu erkranken, je nach Anzahl der täglich gerauchten Zigaretten und zusätzlicher Risikofaktoren 20- bis 40mal höher ist als bei einem Nichtraucher.

Daß ein Zusammenhang zwischen Lungenkrebs und Zigarettenkonsum besteht, beweisen die Beobachtungen über lange Zeiträume hinweg. Auch bei Frauen, die viel später zu rauchen begonnen haben und bei denen erst in den letzten Jahren die Lungenkrebshäufigkeit zunimmt, läßt sich dieser Zusammenhang nachweisen (Abb. 3.6).

Die Mortalität an Lungenkrebs hat seit Beginn dieses Jahrhunderts dramatisch zugenommen. Sie liegt heute bei 50 Todesfällen pro Jahr auf 100 000 Einwohner. Auch unter Nichtrauchern hat die Lungenkrebsmortalität zugenommen. Nichtraucher sind einerseits als sog. „Passivraucher" in vielen

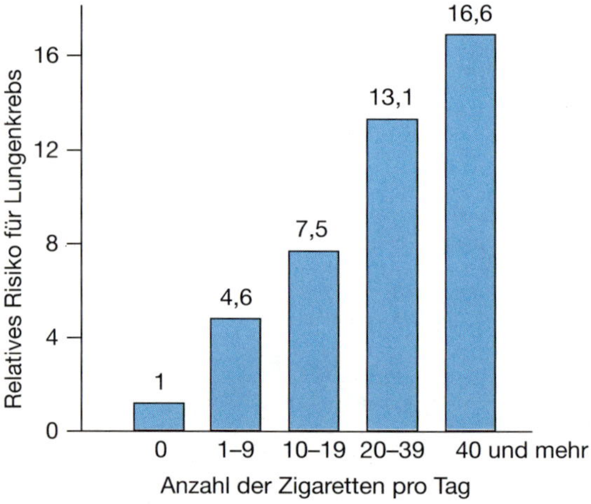

Abb. 3.7. Lungenkrebsrisiko und Zigarettenkonsum. Das Risiko steigt mit der Zahl der täglich gerauchten Zigaretten; es ist bei einem täglichen Konsum von 10–19 Zigaretten gegenüber einem Nichtraucher um das 7,5fache erhöht. Allerdings ist das Risiko, an Lungenkrebs zu erkranken, auch bei einem Nichtraucher nicht gleich Null. (Nach Hammond 1966)

Situationen dem Tabakrauch ausgesetzt. Andererseits spielt wahrscheinlich auch die zunehmende Luftverunreinigung in städtischen Agglomerationen und industrialisierten Gebieten eine gewisse Rolle.

Die im Tabakrauch enthaltenen chemischen Karzinogene sind verantwortlich für die Krebsentwicklung. Es besteht eine direkte Korrelation zwischen der Anzahl der täglich gerauchten Zigaretten und dem relativen Risiko, an Lungenkrebs zu erkranken, wie die Abb. 3.7 zeigt. Hinzu kommen möglicherweise aber noch zusätzliche Faktoren, wie das bei Rauchern beeinträchtigte Immunsystem.

Aufgrund der Tatsache, daß 30% aller Krebstodesfälle auf Tabakkonsum zurückzuführen sind, ist die Aufklärung insbesondere bei jungen Leuten ein wichtiges gesundheitspolitisches Anliegen. Bei jungen Männern ist diese Aufklärung wirksam und manifestiert sich in einer zunehmenden Anzahl von Nichtrauchern. Entsprechend sinkt bei Männern die Sterblichkeit an Lungenkrebs (s. Abb. 4.4, S. 59).

Tabelle 3.1. Beziehungen zwischen Ernährung und Entstehung von Krebs

Nahrungsbestandteil	Einfluß auf die Krebsentstehung	Vermuteter Mechanismus	Tumorarten
Fett	Fördernd	Kokarzinogen	Kolon, Brust, Prostata, Rektum, Endometrium
Körpergewicht Kalorienmenge	Fördernd	Fettgewebe als Speicher für Karzinogene	Kolon, Brust, Prostata, Schilddrüse, Niere, Zervix
Fasern	Hemmend	Verkürzen Darmpassagezeit	Kolon
Früchte, Gemüse	Hemmend	Enthalten Schutzfaktoren	Lunge, Kolon, Brust, Prostata, Blase, Magen, Endometrium
Alkohol	Fördernd	Synergistische Wirkung zusammen mit Rauchen	Lunge, Brust, Rektum, Ösophagus
Gepökeltes Fleisch	Fördernd	Karzinogene	Magen, Ösophagus

Ernährung

Ernährungsgewohnheiten spielen eine wichtige Rolle in der Entstehung einiger Tumoren des Gastrointestinaltrakts, hormonell beeinflußter Krebsarten und vieler anderer Tumoren. Man schätzt, daß etwa 30% der Krebstodesfälle auf unsere Ernährungsgewohnheiten zurückgehen. Allerdings ist hier die Beweiskette, wie einzelne Ernährungsbestandteile krebserregend (oder krebshemmend) wirken sollen, sehr lückenhaft (Tabelle 3.1).

Speiseröhrenkrebs wird durch Alkoholkonsum und Tabakkonsum begünstigt. Welche Nahrungsbestandteile für die Entstehung von Magenkrebs mitverantwortlich sind, ist noch unklar. Aufgrund der Ernährungsweise der Japaner, bei denen ***Magenkrebs*** extrem häufig vorkommt, scheint es aber, daß einerseits gepökeltes und geräuchertes Fleisch – wahrscheinlich aufgrund der Nitrosaminverbindungen – und andererseits sehr scharfe oder gesalzene Speisen krebsauslösend wirken. Die an der Bildung der Nitrosamine beteiligten Nitrite gelangen bei der Konservierung von Fleisch und Fisch in unsere Nahrungskette. Durch die Verbindung von Nitriten mit Aminen, die generell im Eiweiß von Fleisch und Fisch vorkommen, entstehen die potentiell karzinogenen Nitrosaminverbindungen. Als Ursachen für den Rückgang von Magenkrebs in unseren Breitengraden werden der rückläufige Salzkonsum, der verminderte Nitritgehalt der Speisen sowie eine verbesserte Versorgung mit Vitamin C angesehen.

Das Entstehen von ***Dickdarmkrebs*** wird durch schlackenarme, faserarme Kost begünstigt. In Ländern mit hohem Anteil an Pflanzenfasern in der Nahrung wie in Japan und in den Ländern der dritten Welt ist Dickdarmkrebs selten; in den Industriestaaten ist die Nahrung fettreich und faserarm und die Inzidenz von Dickdarmkrebs sehr viel höher.

Bei den ***hormonabhängigen Tumoren*** wie Brustkrebs, Krebs des Gebärmutterkörpers und Prostatakrebs spielt die Aufnahme von Fetten, die den Hormonstoffwechsel beeinflussen, wahrscheinlich eine gewisse Rolle. Diese Vermutung wird durch epidemiologische Studien unterstützt, wonach die Häufigkeit dieser Tumoren direkt mit der täglichen Fettzufuhr, zum Teil auch mit der Körperfettmenge korreliert. Auch sprechen Untersuchungen an Laborratten und Mäusen, bei denen der Fettgehalt der Nahrung untersucht wurde, für einen solchen Zusammenhang. Weshalb Nahrung mit hohem Fettgehalt Krebs auslösen kann, ist noch nicht ganz geklärt. Einerseits hat eine fettreiche Kost in der Regel wenig Ballaststoffe (Nahrungsfasern). Andererseits entstehen wahrscheinlich beim Fettabbau Stoffwechselprodukte, die ihrerseits karzinogen wirken können.

Natürliche Giftstoffe und Stoffwechselprodukte von Pflanzen können bei Labortieren krebsauslösend wirken. Beim Menschen, der nicht so empfindlich wie Tiere auf diese Toxine reagiert, ist eine Beweisführung äußerst schwierig. Solche Toxine können bei der Nahrungsmittelverarbeitung in unsere Speisen gelangen. So finden sich Aflatoxine, die von tropischen Schimmelpilzen stammen, gelegentlich auf unsachgemäß verarbeiteten Nüssen, Reis, Mais und anderem Getreide. Studien an Ratten haben gezeigt, daß Aflatoxine, die über mehrere Monate hinweg eingenommen werden, bei diesen Tieren Leberkrebs auslösen können.

Lebensmittelzusatzstoffe (Konservierungsstoffe, Süßstoffe) sind ebenfalls sehr genau auf eine mögliche kanzerogene Wirkung untersucht worden. Während man bei Ratten eine mögliche Korrelation zwischen der Einnahme von Saccharin und Blasenkrebs herstellen konnte, ließ sich ein entsprechendes Risiko beim Menschen bisher nicht nachweisen.

Neben krebserzeugenden Stoffen enthält unsere Nahrung jedoch auch ***krebshemmende Schutzstoffe*** (s. Tabelle 3.1). Dazu gehören anerkanntermaßen die Vitamine A, C und E. Personen mit chronischem Vitamin-A-Mangel haben ein erhöhtes Risiko für Lungen-, Kehlkopf- und Blasenkrebs. Bei Vitamin-C-Mangel erhöht sich das Risiko für Magen- und Speiseröhrenkrebs. Kalzium bindet freie Fettsäuren im Darm und wirkt so möglicherweise krebshemmend. Selen(ium), ein Spurenelement, verhindert wahrscheinlich die Tumorpromotion durch Karzinogene ebenso wie Karotinoide (Pflanzenfarbstoff, kommt in Karotten vor).

Im allgemeinen sind unsere Kenntnisse über die kausalen Zusammenhänge zwischen Ernährung und Krebsentstehung noch lückenhaft. In den industrialisierten Ländern ist die gesundheitliche Gefährdung durch Fehlernährung jedoch eindeutig erwiesen. Als wichtigste Kanzerogene werden zusammenfassend tierische Fette, Alkohol und der Mangel an Ballaststoffen (Nahrungsfasern) angesehen. Umgekehrt gibt es leider keine wissenschaftlich gesicherte gegen Krebs schützende Diät. Es lassen sich jedoch einige praktische Grundregeln für eine gesunde Ernährung festhalten:

Grundregeln für eine gesunde Ernährung

1. Abwechslungsreiche, vitaminreiche und fettarme Kost. Magere Fleisch- und Milchprodukte auswählen.
2. Faserreichen Produkten (Vollkorn) wann immer möglich den Vorzug geben und in den täglichen Speiseplan einbauen.
3. Saisongerechte Gemüse, Salate und Früchte jeden Tag essen.
4. Stark gesalzene, gepökelte oder geräucherte Speisen auf ein Minimum beschränken.
5. Allzu heiße Speisen und Getränke meiden.
6. Nahrungsmittel schonend zubereiten, zu starkes Braten von Speisen vermeiden.
7. Maßhalten mit Alkohol.
8. Kein Tabakgenuß.
9. Übergewicht vermeiden.

Eine gesunde Ernährung ist in mehrfacher Hinsicht empfehlenswert: Diese Regeln haben nicht nur die Funktion das Risiko einer Krebsentstehung zu verringern, sondern sie gelten auch für die Verhütung von Herz- und Kreislauferkrankungen.

Beruf und Freizeit

Obwohl berufsbedingte Tumorerkrankungen nur einen kleinen Teil (ca. 4%) aller Krebstodesfälle ausmachen, sind sie doch interessant und wichtig, weil sie einerseits besonders gut untersucht sind und andererseits als Beweis für die Verhütbarkeit von Krebs herangezogen werden können.

So hat man bei in der Farbindustrie Beschäftigten eindeutige Zusammenhänge zwischen Exposition gegenüber aromatischen Aminen und Blasenkrebs festgestellt. Ähnliche Zusammenhänge bestehen zwischen Asbestexposition und Lungenkrebs bei Arbeitern in Asbestminen und Verarbeitern von asbesthaltigem Isolationsmaterial oder der Vinylchloridexposition bei Arbeitern in der Gummiindustrie und Leberkrebs.

Eine weitere wichtige Quelle von potentiell karzinogenen Stoffen ist die Kosmetikindustrie. So wurden 1975 in einer Reihe von Haarfärbemitteln karzinogene Stoffe entdeckt. Kosmetikerinnen und Friseusen, die regelmäßig solche Stoffe anwenden, gehören deshalb ebenfalls zu einer Berufsgruppe mit erhöhtem Risiko, an malignen Tumoren zu erkranken.

Für die betroffenen Industriezweige ist das Erkennen solcher Zusammenhänge wichtig, denn nur so können vorbeugende Arbeitsvorschriften erlassen werden. In den europäischen Ländern gelten für Betriebe, in denen die Beschäftigten mit potentiell karzinogenen Stoffen in Berührung kommen, Vorschriften über arbeitshygienische Grenzwerte, die sog. MAK-Werte:

Der ***m***aximale ***A***rbeitsplatz***k***onzentrationswert (***MAK-Wert***) ist die höchstzulässige Durchschnittskonzentration eines gas-, dampf- oder staubförmigen Arbeitsstoffes in der Luft, die bei Einwirkung während einer Arbeitszeit von 8 h täglich und bis zu 42 h pro Woche auch über längere Perioden hinweg die Gesundheit der am Arbeitsplatz Beschäftigten nicht gefährdet. Leider gibt es in vielen Ländern der dritten Welt aber noch keine Vorschriften und Kontrollen über Herstellung und Verwendung sowie über zulässige Arbeitsplatzkonzentrationen bekannter chemischer Karzinogene.

Die Exposition gegenüber Sonnenlicht und darin enthaltenen karzinogenen UV-Strahlen stellte früher v.a. ein mit der beruflichen Tätigkeit verbundenes Risiko von Landwirten, Gärtnern, Seeleuten usw. dar. Heute führt leider – wie bereits erwähnt – die in der Freizeit vermehrt stattfindende UV-Exposition zu einer Zunahme der Erkrankungshäufigkeit und Sterblichkeit an bösartigen Hauttumoren, v.a. dem Melanom.

Medikamente

Einige Medikamente besitzen neben ihrer heilenden Wirkung auch karzinogene Eigenschaften. Dazu gehören v.a. einige Zytostatika. Besonders von alkylierenden Substanzen wie Melphalan[1], Cyclophosphamid[2] und Chloram-

[1] Präparatenamen: D/CH/A: z.B. Alkeran.
[2] Präparatenamen: D/CH/A: z.B. Endoxan.

bucil[3] ist bekannt, daß sie in einem geringen Prozentsatz gesunde Zellen in Krebszellen transformieren und somit selbst Krebs auslösen können. Da ihre therapeutische Wirkung zur Behandlung von Tumoren z.Z. noch unersetzlich ist, kann vorläufig auf solche Substanzen nicht verzichtet werden.

Reserpin ist ein Mittel, das gegen Bluthochdruck häufig eingesetzt wurde und möglicherweise ebenfalls karzinogene Eigenschaften aufweist. So wird ein Zusammenhang zwischen Reserpineinnahme und Brustkrebs vermutet.

Diethylstilbestrol, ein mittlerweile nicht mehr gebrauchtes synthetisches Östrogen, das zur Verhütung von Fehlgeburten eingesetzt wurde, ist wahrscheinlich ebenfalls ein Karzinogen. Es wird angenommen, daß ein Zusammenhang zwischen der Anwendung dieses Medikaments durch die Mutter und dem Auftreten von Vaginalkrebs bei deren Töchtern besteht.

Chronische Einnahme von phenacetinhaltigen Schmerzmitteln ist wahrscheinlich ein Risikofaktor für die Entwicklung von Nieren- und anderen Krebsformen der ableitenden Harnwege.

Die Liste von karzinogenen Stoffen ist nur unvollständig aufgeführt, und es ist anzunehmen, daß in den nächsten Jahren noch weitere Substanzen als Karzinogene nachgewiesen werden.

Sexualität

Das Sexualleben und die Geburtenhäufigkeit spielen ebenfalls eine Rolle bei der Entstehung von verschiedenen Krebstypen.

So sind Gebärmutterhalskarzinome bei Frauen mit spätem Beginn des Sexuallebens seltener als bei Frauen, die früh mit wechselnden Partnern Geschlechtsverkehr haben. Der häufige Nachweis der Papillomaviren HPV-16 und HPV-18 in Tumorzellen von Patientinnen mit Gebärmutterhalskrebs läßt vermuten, daß eine virale Karzinogenese möglicherweise die Grundlage

Tabelle 3.2. Sexuelle Risiko- und Schutzfaktoren bei der Entwicklung weiblicher Tumoren

	Risikofaktoren	Schutzfaktoren
Brustkrebs	– Frühe Menarche – Alter >30 Jahre bei der ersten Geburt – Keine Schwangerschaften	– Frühe Menopause – Viele Schwangerschaften
Korpuskarzinom	– Späte Menopause – Keine Schwangerschaften	– Frühe Menopause – Viele Schwangerschaften
Zervixkarzinom	– Viele wechselnde Sexualpartner	– Virginität

[3] Präparatenamen: D/CH/A: z.B. Leukeran.

dafür ist. Dafür spricht auch, daß bei Männern, bei deren Partnerinnen ein HPV-Nachweis gelang, häufig auch eine HPV-Infektion am Penis nachgewiesen werden kann.

Man vermutet weiter, daß die Sexualhormone, insbesondere hormonelle Änderungen, wie sie bei der Menarche, Schwangerschaft und Menopause auftreten, eine nicht unerhebliche Rolle in der Entwicklung oder Verhinderung von Tumoren spielen.

Die durch das Sexualleben beeinflußten Tumoren (Tabelle 3.2) bei Mann und Frau machen ca. 7% aller Krebstodesfälle aus.

Psychische Faktoren

Seit über das Thema Krebs nachgedacht wird, taucht auch immer wieder die Frage auf, ob psychische Faktoren an der Krebsentstehung ursächlich beteiligt sein können. Tumoren gleicher Histologie, gleicher Lokalisation und im gleichen Stadium können einen ganz unterschiedlichen Krankheitsverlauf zeigen. Dies läßt vermuten, daß zwischen Träger und Tumor Wechselbeziehungen bestehen, die Beziehungen psychischer Natur einschließen können. Als möglicher Mittler zwischen Psyche und Körper wird heute v.a. das Immunsystem in Betracht gezogen.

Da die Krebsentstehung ein äußerst komplexer Vorgang ist und meist Jahrzehnte vergehen, bis eine Krebserkrankung klinisch faßbar wird, ist es oft schwierig festzustellen, ob die klinisch-psychologischen Beobachtungen Ursachen oder bereits Folgen der Tumorerkrankung sind. Entsprechend sind systematische, wissenschaftliche Untersuchungen über psychosozialen Streß und Krebsentstehung methodisch sehr aufwendig und die Resultate der verschiedenen Studien oft widersprüchlich.

Eine eingehendere Diskussion möglicher psychischer Einflüsse auf die Krebsentstehung ist in Kap. 16 („Belastungen im Vorfeld und Verlauf onkologischer Erkrankungen und Anforderungen an die Betreuer") wiedergegeben.

4 Epidemiologie

K. Buser

Inhaltsverzeichnis

Krebserkrankungen stellen ein wichtiges gesundheits- und sozialpolitisches Problem der heutigen Zeit dar. In den westlichen Industrienationen stehen bösartige Tumoren in der Todesursachenstatistik nach Herz-Kreislauf-Erkrankungen an zweiter Stelle. Weltweit rechnet man jedes Jahr mit 6 Mio. Neuerkrankungen.

Die volkswirtschaftliche Bedeutung des Krebsproblems zeigt sich etwa in der Tatsache, daß in den USA die Kosten für die Krebsprophylaxe jährlich 2 Mrd. US-Dollar und die Behandlungskosten ca. 13 Mrd. US-Dollar betragen.

Stellvertretend für die westlichen Industrienationen sind in Abb. 4.1 die wichtigsten Todesursachen in der Schweiz 1991 dargestellt.

Bei der Bekämpfung des Krebsproblems kommt der Epidemiologie eine besondere Bedeutung zu. Die ***Epidemiologie*** ist die Lehre von Häufigkeit und Ursachen von Krankheiten in der Bevölkerung.

In der Onkologie befaßt sich die Epidemiologie mit der *Erfassung von Krebshäufigkeit* (Inzidenz), *Krebssterblichkeit* (Mortalität) und *Krebsursachen.*

- *Inzidenz:* Die Tumorinzidenz ist ein Maß für das Neuauftreten von Tumoren in einer bestimmten Bevölkerung während eines bestimmten Zeitraumes (meist 1 Jahr).
- *Mortalität:* Die Tumormortalität ist ein Maß für die Anzahl Todesfälle an Krebserkrankungen in einer bestimmten Bevölkerung während eines bestimmten Zeitraumes.

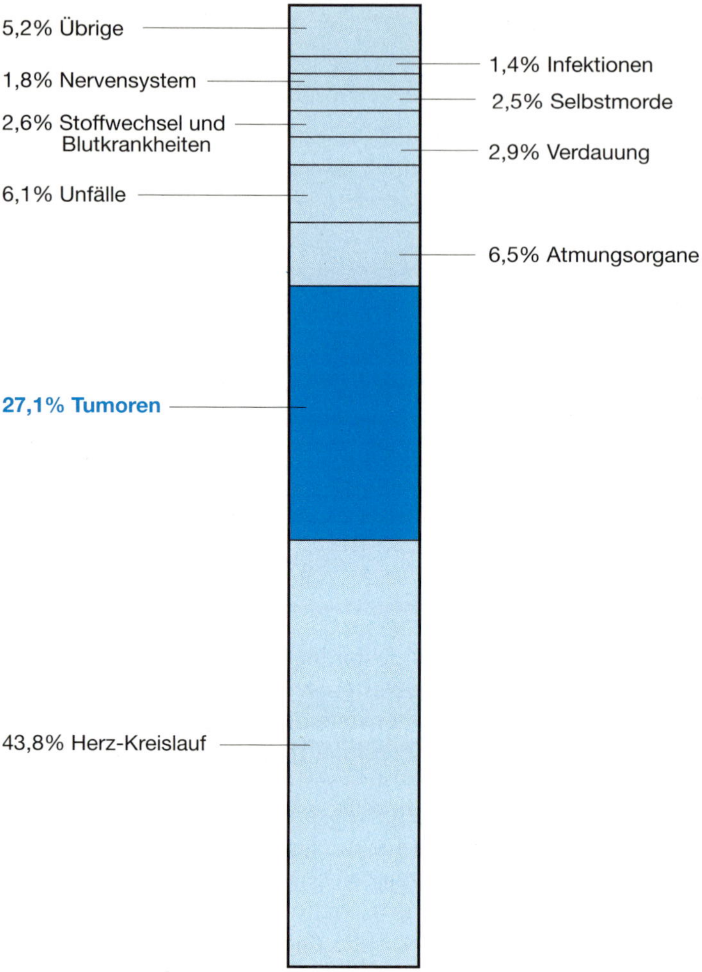

Abb. 4.1. Wichtigste Todesursachen in Prozent (1991, Schweiz). 100% = 62634 Todesfälle. (Nach Bundesamt für Statistik 1992, Bern)

Alle der Weltgesundheitsorganisation (WHO) angeschlossenen Länder kennen die Meldepflicht der Sterbefälle und der Todesursache. Anhand dieser Sterberegister wird die Krebsmortalität berechnet.

In vielen Ländern gibt es bereits nationale Krebsregister, die Inzidenz und Mortalität der Tumorerkrankungen systematisch erfassen.

Methoden der Epidemiologie

Deskriptive Epidemiologie

Die deskriptive (beschreibende) Epidemiologie befaßt sich mit den Krankheitshäufigkeiten in verschiedenen Bevölkerungen und versucht, eine Verbindung zu Umweltfaktoren, zu den Lebensgewohnheiten und der genetischen Konstitution herzustellen.

Analytische Epidemiologie
Die analytische Epidemiologie geht von vorformulierten Hypothesen aus und versucht, diese mit Hilfe von statistischen Methoden zu bestätigen. Der Ansatz dazu kann *retrospektiv* oder *prospektiv* sein.
Bei ***retrospektiven Untersuchungen*** wird ein Kollektiv (eine Gruppe) von bereits erkrankten Personen bezüglich der Begleitumstände untersucht und mit einem möglichst ähnlichen Kollektiv Nichterkrankter verglichen. Aufgrund der evtl. gefundenen Unterschiede zwischen den Kollektiven wird die Richtigkeit oder Unstimmigkeit der Hypothese überprüft.

Bei ***prospektiven Studien*** wird ein Kollektiv Gesunder mit bestimmten Risikofaktoren über längere Zeit mit einem Kollektiv ebenfalls Gesunder ohne die betreffenden Risikofaktoren verglichen. Dabei wird untersucht, in welchem Kollektiv die interessierende Erkrankung wann und wie oft auftritt. Prospektive Studien sind in der Regel zuverlässiger als retrospektive. Wegen der langen Beobachtungszeit sind sie jedoch meist aufwendig und sehr teuer.

Die Erfassung epidemiologischer Daten ist in mehrerlei Hinsicht wichtig: Einerseits richten sich präventive Maßnahmen und Erziehungsprogramme nach diesen Zahlen, andererseits können aufgrund von Schwankungen in der Krebshäufigkeit eines bestimmten Tumors, die oft auf Veränderungen im Lebensstil oder in den Umgebungsfaktoren zurückzuführen sind, neue Erkenntnisse für das Verständnis der Krebsentstehung gewonnen werden.

Krebsmortalität und Inzidenz

Im folgenden soll auf einige epidemiologische Daten der Krebsinzidenz (Krebshäufigkeit) und Krebsmortalität (Krebssterblichkeit) sowie auf Faktoren, die sie beeinflussen, eingegangen werden.

In Europa beläuft sich die jährliche Anzahl von Krebstoten auf ca. 730000 (Krebsmortalität); außerdem treten pro Jahr ca. 1,2 Mio. neue Krebserkrankungen auf (Krebsinzidenz); dabei sind die nichtmelanomartigen Hauttumoren nicht eingerechnet. Wie man aus diesen Zahlen entnehmen kann, sind Inzidenz- und Mortalitätszahlen nicht identisch. Das deutet darauf hin, daß einzelne Tumorarten, wenn sie frühzeitig erkannt und behandelt werden können, nicht unbedingt zum Tode führen.

Krebsmortalität und Krebsinzidenz sind ständigen Veränderungen unterworfen. Auf der einen Seite hat die Häufigkeit und Sterblichkeit einzelner Tumorarten aufgrund des veränderten Lebensstils (Magenkrebs) oder verbesserter Früherkennungsmethoden (Gebärmutterhalskrebs) abgenommen; andererseits haben aber Inzidenz und Mortalität anderer Tumortypen (Lungentumoren bei Frauen wegen vermehrter Tabakexposition) zugenommen.

Etwa die Hälfte aller Krebstodesfälle geht auf Kosten maligner Tumoren in den 3 Organen Lunge, Dickdarm und Brust, gefolgt von Prostata- und Magenkrebs.

Die Krebsinzidenz und Krebssterblichkeit ist bei den Männern insgesamt höher als bei den Frauen. Die Ursache dafür liegt in der unterschiedlichen Häufigkeit der verschiedenen Tumoren bei Mann und Frau. Männer haben eine höhere Inzidenz von Tumoren mit schlechten Heilungsaussichten (Lunge, Magen, Ösophagus, Prostata), während Frauen häufiger an heilbaren Tumoren erkranken (Brust, Gebärmutter).

In Abb. 4.2 sind Inzidenz und Mortalität der verschiedenen Tumortypen für Männer und Frauen getrennt dargestellt.

Epidemiologische Risikofaktoren

Alter

Das Alter ist wohl der wichtigste Risikofaktor für eine Krebserkrankung. Aufgrund der Altersverteilung eines bestimmten Tumors können Rückschlüsse auf die Krebsursache gewonnen werden. Obwohl Krebs in jedem Alter auftreten kann, haben alte Menschen das größte Risiko, an einem bösartigen Tumor zu erkranken. Da in der Regel zwischen der Exposition gegenüber einem krebsauslösenden Stoff (Karzinogen) und dem Ausbruch der Krankheit viele Jahre liegen, sind ältere Menschen zwangsläufig häufiger von Krebskrankheiten betroffen als jüngere. Das Kleinkind macht hier allerdings eine Ausnahme: Während der ersten 5 Lebensjahre ist das Krebsrisiko relativ hoch, bedingt durch typischerweise im Kindesalter auftretende Leukämien und Hirntumoren. Ein Beispiel für einen Tumortyp, der bis zu einem bestimmten Alter an Häufigkeit zunimmt, dann ein Plateau erreicht, bevor die Inzidenz wieder leicht abnimmt, ist der Eierstockkrebs bei der Frau (Abb. 4.3).

Geschlecht

Ein anderer wichtiger Faktor, der bei der Erfassung von epidemiologischen Daten berücksichtigt werden muß, ist der geschlechtsspezifische Unterschied. So zeigt die Krebshäufigkeit vieler Tumoren je nach Alter und Geschlecht ein ungleiches Verteilungsmuster. Bei Kindern unter 10 Jahren erkranken Knaben häufiger an Krebs als Mädchen. Im Alter zwischen 20 und 60 Jahren erkranken mehr Frauen als Männer, wobei in der Altersgruppe der 35- bis 50jährigen die Frauen durch Brust- und Gebärmutterhalskrebs besonders stark gefährdet sind. Nach dem 60. Lebensjahr erkranken wiederum häufiger Männer an Krebs.

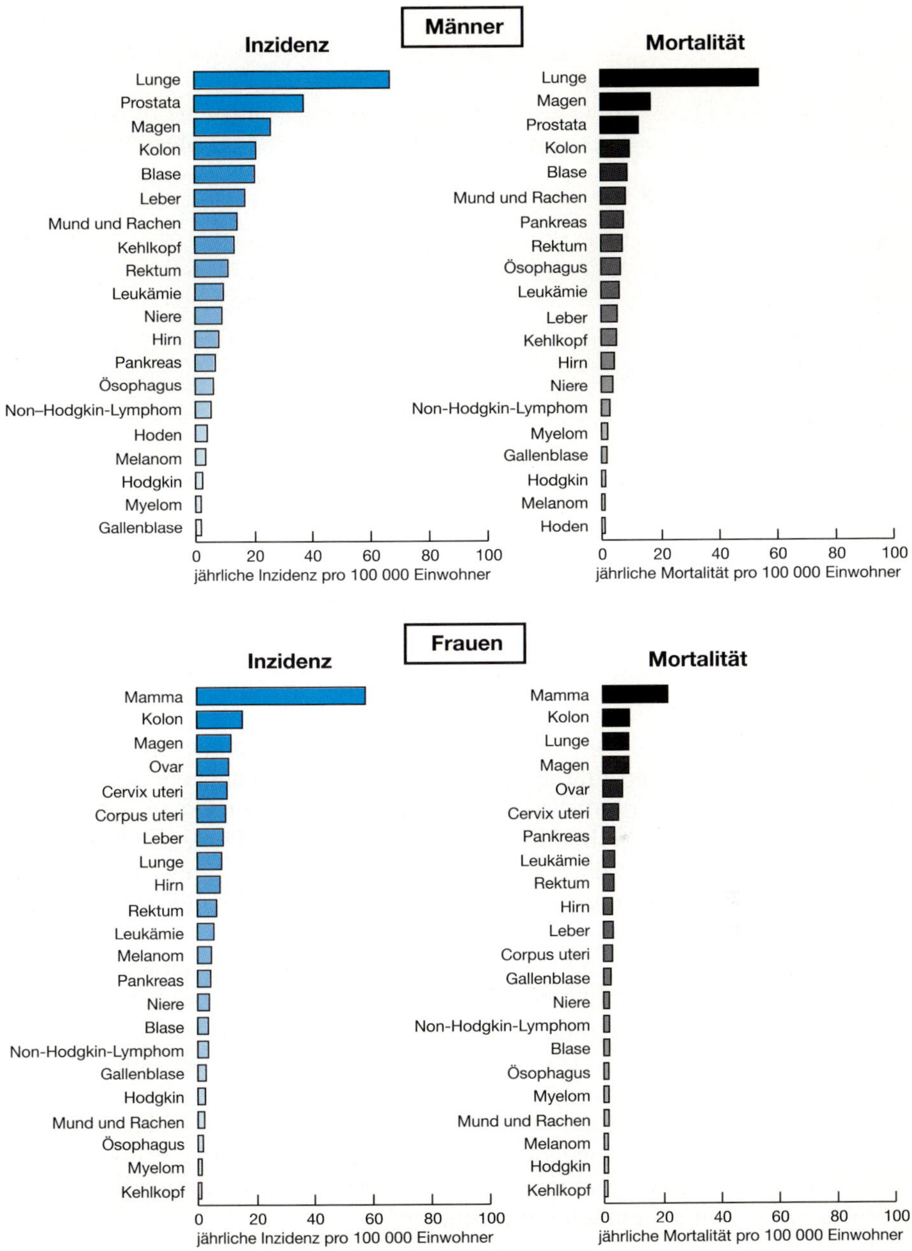

Abb. 4.2. Inzidenz und Mortalität verschiedener Tumoren in Europa (Staaten der Europäischen Gemeinschaft). **a** Männer, **b** Frauen. (Nach Jensen 1990)

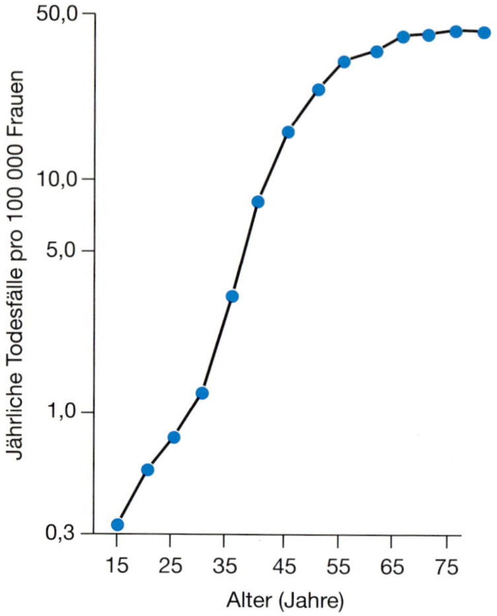

Abb. 4.3. Eierstockkarzinom. Mortalität in Abhängigkeit vom Alter. (Nach Doll u. Peto 1983)

Die Verteilung der Tumorhäufigkeit auf die verschiedenen Organe ist ebenfalls bei Mann und Frau unterschiedlich. Beim Mann steht der Lungenkrebs, bei der Frau der Brustkrebs an erster Stelle der Krebshäufigkeit. Gallenblasentumoren und Schilddrüsentumoren treten bei Frauen zudem etwas häufiger auf als bei Männern. Andere Tumoren wie die Hauttumoren, Augentumoren, Speicheldrüsentumoren und Tumoren des proximalen Kolons treten bei Mann und Frau etwa gleich häufig auf.

Betrachtet man die Summe aller Krebsarten, so sind sowohl Krebshäufigkeit als auch Krebsmortalität bei Männern etwas höher als bei Frauen.

Abbildung 4.4a, b zeigt die Veränderung der Mortalitätsraten der wichtigsten Tumortypen während der letzten 40 Jahre. Während die Lungenkrebsmortalität beim Mann dank veränderter Rauchgewohnheiten abnimmt, steigt sie bei der Frau in den letzten Jahren leider an. Gebärmutterkrebs hat in den letzten Jahren deutlich abgenommen, z.T. dank verbesserter Frühdiagnose. Magenkrebs hat sowohl bei Frauen als auch bei Männern aufgrund geänderter Eßgewohnheiten deutlich abgenommen.

Geographie

Manche Tumorarten zeigen ein spezielles geographisches Verteilungsmuster, andere wiederum treten überall etwa gleich häufig auf. Das Krebsverteilungsmuster in den Entwicklungsländern ist ganz anders als in den westlichen

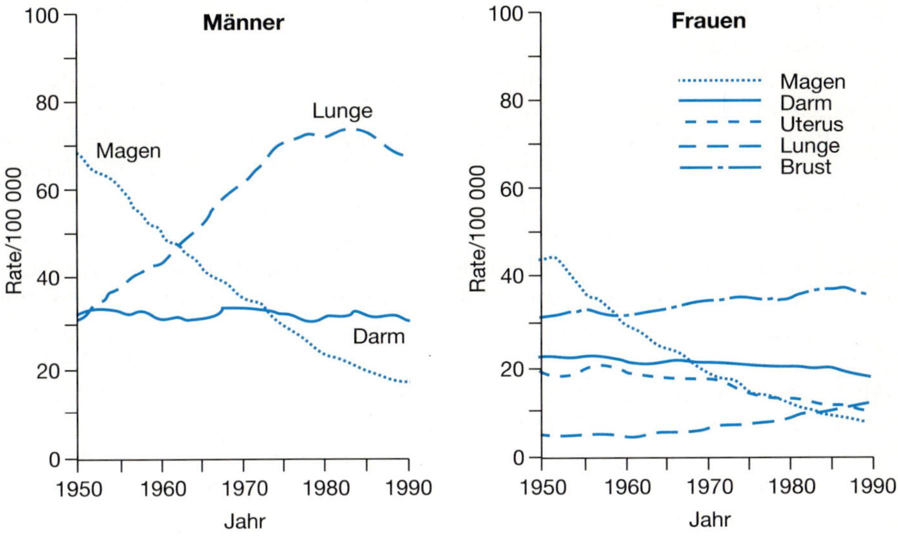

Abb. 4.4. Krebstrends 1950–1990, gleitende Dreijahresdurchschnitte bei Männern *(links)* und Frauen *(rechts)*. (Nach Bopp u. Schüler 1992)

Industrieländern. Selbst innerhalb eines Landes können Unterschiede in der Krebshäufigkeit beobachtet werden. Sie werden i. allg. auf unterschiedliche Umwelt- oder Lebensbedingungen zurückgeführt. Eine interessante Tatsache ist weiter, daß sich bei Emigranten das Krebsrisiko verändern kann. So weiß man von nach Amerika ausgewanderten Japanern, daß das Risiko, an einem Magenkrebs zu erkranken, in der zweiten und dritten in Amerika geborenen Generation deutlich abnimmt. Verteilungsmuster und Häufigkeit der Erkrankung gleichen sich denen der einheimischen Bevölkerung in dem Maße an, in dem die Emigranten sich den veränderten Lebensbedingungen anpassen. Aus diesen Beobachtungen kann geschlossen werden, daß Umwelteinflüsse wichtiger sind als die genetische Disposition einer bestimmten ethnischen Gruppe.

Andere Faktoren

Unterschiede in der Krebshäufigkeit nach ethnischer Zugehörigkeit, Religion oder Sozialstatus sind ebenfalls bekannt.

So haben die amerikanischen Krebsregister für einzelne Tumorarten nicht nur Unterschiede in Inzidenz und Mortalität zwischen der weißen und der schwarzen Bevölkerung festgestellt, sondern auch zwischen der japanischen, chinesischen, koreanischen und lateinamerikanischen. Bei einzelnen Religionsgruppen wie den Mormonen und Adventisten gibt es zudem deutlich weniger häufig Lungenkrebs wegen ihrer Tabak- und Alkoholenthaltsamkeit. Einzelne Krebserkrankungen treten bei niedrigem sozialem Status häufiger auf (Gebärmutterhalskrebs), andere wiederum häufiger bei höherem Sozialstatus (M. Hodgkin).

Unterschiedliche Lebens- und Eßgewohnheiten, unterschiedliche Erziehung, Unterschiede in der Exposition gegenüber (viralen?) Infekten und wirtschaftliche Aspekte, die ihrerseits die Lebensgewohnheiten beeinflussen, sind für die genannten Unterschiede in Inzidenz und Mortalität eher verantwortlich als genetische Faktoren.

Die Gesamtheit der aus epidemiologischen Daten gewonnenen Kenntnisse bestätigt, daß Ernährungsgewohnheiten, Tabak, Alkohol, virale Infekte, Sonnenlichtexposition und andere Umgebungsfaktoren sowie Sexualhormone die wichtigsten bekannten Ursachen für die Krebsentstehung darstellen. Die Kenntnis dieser Faktoren ist Voraussetzung für Prävention und Früherkennung von Krebserkrankungen. Denn neben der Erforschung von neuen therapeutischen Konzepten muß die Krebsforschung in Zukunft auch dahin zielen, Präventions- und Krebsfrüherkennungsprogramme durchzuführen. Nur mit Hilfe solcher Programme kann die Öffentlichkeit auf die bekannten Risiken, die Möglichkeiten ihrer Verhütung und auf Früherkennungsuntersuchungen aufmerksam gemacht werden.

Diagnostik und Therapie maligner Tumoren

5 Diagnostik

A. Gaisser

Inhaltsverzeichnis

Vor jeder Tumorbehandlung steht die sorgfältige Diagnostik. Angesichts der teilweise eingreifenden und nebenwirkungsreichen Therapien gilt der Grundsatz:

Keine Tumortherapie ohne gesicherte Diagnose!

Da Krebserkrankungen in der Regel eine wenig spezifische Symptomatik zeigen, wenn der Tumor nicht schon von außen sicht- oder tastbar ist, stellt sich dies oft als schwierige Aufgabe dar. Frühsymptome fehlen meist, sinnvolle und praktikable Screeningverfahren zur Erfassung von Vor- oder Frühstadien maligner Tumoren existieren nur in sehr begrenztem Umfang. Entsprechende Untersuchungen sind derzeit nur für die Früherkennung von Tumoren der Brust, Portio uteri und Zervix, der Prostata und des Dickdarms verfügbar. Für die meisten Organe und Körperregionen, die alle Ausgangspunkt eines malignen Tumors sein können, gibt es keine solchen Screeningverfahren, die bei gnen Tumors sein können, gibt es keine solchen Screeningverfahren, die bei vertretbarem Aufwand zum gewünschten Ziel – Reduktion von Morbidität und Mortalität durch Erkennung und Behandlung asymptomatischer Krebsfrühstadien – führen könnten. Manchmal wird ein Tumor zufällig durch Untersuchungen oder Eingriffe entdeckt, die eigentlich aus einem ganz anderen Grund durchgeführt wurden. Viel häufiger aber kommt der Tumorpatient mit eher unklaren Beschwerden zum Arzt, die dann im Rahmen einer oft umfangreichen Abklärung zur Diagnose einer Krebserkrankung führen.

Die Untersuchungen zum Ausschluß oder zur Bestätigung einer Krebserkrankung müssen mit großer Sorgfalt erfolgen, denn die exakte Diagnosestellung ist entscheidende Voraussetzung für Planung und Durchführung einer adäquaten und effektiven Behandlung – egal, ob ein maligner Tumor oder eine andere Erkrankung vorliegt.

Grundsätze der Tumordiagnostik

Am Anfang jeder Tumordiagnostik stehen ausführliche Anamneseerhebung und sorgfältige körperliche Untersuchung (s. Übersicht). Je nach Verdachtsdiagnose und Körperregion, auf die das Interesse sich richtet, steht in Ergänzung der klinischen Untersuchung heute eine Vielzahl von Methoden zur Verfügung, die eine Abklärung der Beschwerdeursachen in den meisten Fällen ermöglichen. Dabei ergeben meist erst die sinnvolle Kombination verschiedener Techniken und die Bewertung der Ergebnisse in einer Zusammenschau ein Bild von Art und Ausbreitung der Erkrankung – *die Diagnose.*

Ob es sich bei einer Veränderung tatsächlich um einen bösartigen Tumor handelt, kann nur durch eine Untersuchung der Zellen (Zytologie), besser noch des Zellverbandes (Histologie) festgestellt werden, die deshalb immer erfolgen muß.

Neben der Identifizierung des Tumors schließt die exakte Diagnostik auch eine Erfassung und Klassifizierung der Krankheitsausbreitung, des Stadiums, ein. Dieses sog. „Staging“, das lokale Tumorausdehnung, Lymphknotenstatus und Fernmetastasierung berücksichtigt (vgl. Kap. 2, TNM-Klassifikation, S. 27), hat entscheidende Konsequenzen für die Therapiewahl und wird auch in der Verlaufskontrolle nach Primärtherapie in Abständen wiederholt.

Zu den wichtigsten und aussagekräftigsten Untersuchungsmethoden in der Tumordiagnostik zählen neben Histologie bzw. Zytologie verschiedene Laboruntersuchungen, bildgebende Verfahren wie Röntgentechniken, Szintigraphie, Kernspintomographie (MRT, MRI) oder Sonographie sowie endoskopische Untersuchungen, die im folgenden kurz erläutert werden sollen (zu apparativen Untersuchungen s. auch Tabelle 5.1).

In den seltensten Fällen müssen für die Diagnosestellung alle angesprochenen Methoden zur Anwendung kommen. Je nach Beschwerden oder Verdacht werden einzelne Verfahren miteinander kombiniert und bei Bedarf stufenweise durch weitere ergänzt. Der Einsatz der Untersuchungstechniken

Anamnese und körperliche Untersuchung bei Verdacht auf eine Tumorerkrankung

Anamnese

Persönliche und Familienanamnese:
- frühere Krebserkrankungen (auch „Geschwüre", Muttermale etc.),
- Krebserkrankungen in der Familie (gehäufte Tumorerkrankungen, Präkanzerosen: erbliche Disposition?),
- frühere Bestrahlung, Chemotherapie, Immunsuppression (?),
- chronische Entzündungen (Magen? Darm? Blase?),
- frühere Infektionen (Hepatitis B? Mononukleose? Papillomvirusinfektionen im Genitalbereich/Kondylome?).

Allgemeines Befinden:
- Appetit,
- Veränderungen des Körpergewichts (unerklärte Gewichtsabnahme?),
- Leistungsfähigkeit („Leistungsknick"?),
- Körpertemperatur (unerklärte Temperaturerhöhungen über längere Zeit?),
- Nachtschweiß?,
- Hautsymptome (z.B. Juckreiz?),
- Schmerzen/Mißempfindungen (?).

Risikoanamnese:
- Rauchen,
- Alkoholkonsum,
- Sexualanamnese (Menstruation, Schwangerschaften etc.),
- berufliche oder sonstige Exposition gegenüber karzinogenen Substanzen bzw. Einflüssen (z.B. Asbest, Benzol, starke UV-Exposition).

Körperliche Untersuchung

- Aspekt (Ernährungszustand? Ausdruck?),
- Haut (Blässe? Hautveränderungen? Haare? sichtbare Tumoren?),
- Lymphknoten: sorgfältige und systematische Abtastung aller Stationen (Größe? Verschieblichkeit? Konsistenz?),
- Mund/Rachen,
- Auskultation der Lunge (abgeschwächtes Atemgeräusch? Dämpfung?),
- sorgfältige Abtastung des Abdomens (Lebervergrößerung und -konsistenz? Milzvergrößerung? Tumoren/Resistenzen tastbar?),
- rektale Untersuchung (beim Mann Prostata abtasten!),
- Inspektion und Palpation des Genitales,
- motorische oder sensible Störungen/Ausfälle?

muß situationsgerecht und auch unter Kostengesichtspunkten erfolgen. Über- und Maximaldiagnostik sind deshalb zu vermeiden, nicht zuletzt, um den Patienten nicht unnötig zu belasten. Wo Computertomographie (CT) oder Ultraschall bereits klare Aussagen erwarten lassen, muß nicht gleich die Kernspintomographie zum Einsatz kommen, die andererseits in der Diagnostik von Hirntumoren besser als primäre Maßnahme gewählt werden sollte,

Tabelle 5.1. Wichtige apparative Untersuchungen in der Tumordiagnostik, Zielorgane und Indikationen

Untersuchungstechnik	Zielorgane/Zielregionen
Röntgenuntersuchungen:	
Konventionell	Thorax (Lunge)
	Skelett
	Brust (Mammographie)
Mit Kontrastmittel	ableitende Harnwege (Infusionsurographie)
	Gefäßdarstellungen (Angiographie)
CT	Schädel, Skelett
	(Gehirn)
	Kopf-Hals-Bereich
	Pankreas
	Niere, Urogenitaltrakt
	Retroperitoneum (Lymphknoten!)
MRT (MRI)	Gehirn/ZNS/Spinalkanal
	Kopf-Hals-Bereich (Weichteile!)
	Thorax (Mediastinum, Lungenhilus)
	Abdomen/Becken
	Extremitäten/Weichteile
Sonographie	Abdomen (Leber!)
	Schilddrüse
	Niere
	kleines Becken (Endosonographie)
Szintigraphie	Skelett
	Schilddrüse
Endoskopische Verfahren:	
Bronchoskopie	Trachea, Bronchien
Gastroskopie	Speiseröhre, Magen, Duodenum
Koloskopie	End- und Dickdarm
Zystoskopie	Harnblase
Thorakoskopie	Pleura, Lungenoberfläche
Mediastinoskopie	Mediastinum
Laparoskopie	Bauchfell und intraabdominale Oberflächen (z.B. Leber, Darm)

da sie hier konkurrenzlos ist. Diese Forderungen lassen sich am besten durch genaue und auf sorgfältige Anamnese und auf den klinischen Befund gestützte Vorüberlegungen und Planung des Vorgehens realisieren.

Laboruntersuchungen

Im Rahmen der Tumordiagnostik kommen ergänzend zu klinischen und apparativen Untersuchungen verschiedene labordiagnostische Verfahren zum Einsatz. Aus Blut, Urin und anderen Körperflüssigkeiten ist eine Vielzahl von

Parametern bestimmbar, die als direkte oder indirekte Folge von Tumorerkrankungen verändert sein können. Die Veränderungen sind teils Ausdruck einer allgemeinen Reaktion des Organismus auf die Erkrankung, teils werden sie durch tumorbedingte Schädigung von Geweben oder Organsystemen hervorgerufen. Auch die Tumorzellen selbst bilden in vielen Fällen Substanzen, die bei Gesunden im Blut nicht nachweisbar sind, die sog. Tumormarker. Andererseits können Tumorzellen, besonders die des kleinzelligen Bronchialkarzinoms, auch Hormone oder hormonähnliche Substanzen bilden, die über eine Reaktion des Organismus zu sog. paraneoplastischen Erscheinungen führen.

Laboruntersuchungen geben in der Tumordiagnostik Hinweise auf Art, Lokalisation und Stadium der Erkrankung. Im Rahmen von Therapie und Verlaufskontolle dienen sie der Überwachung von Wirkungen und Nebenwirkungen der Behandlung und der Überwachung von Organfunktionen. Als nichtinvasive Untersuchungsmethoden sind labordiagnostische Maßnahmen für den Patienten wenig belastend und beliebig oft durchführbar, auch in der Verlaufskontrolle. Die geringe Spezifität der gewonnenen Laborwerte erfordert allerdings stets ergänzende Informationen durch klinische und/oder apparative Untersuchungen.

Einen allgemeinen „Krebstest", der mit Sicherheit das Vorliegen einer Krebserkrankung anzeigen würde, gibt es nicht. Alle solche Tests, die verschiedentlich von Außenseitern angeboten werden und den Anspruch haben, aus in Blut oder Urin bestimmten Parametern Rückschlüsse auf eine Krebserkankung oder gar nur die entsprechende Disposition zu erlauben, leisten nicht, was sie vorgeben, und gehören in den Bereich der Paramedizin.

Entsprechend der Vielfalt der Krebserkrankungen und der durch sie bedingten Veränderungen im Stoffwechsel des Organismus ist das Spektrum der möglichen Laboruntersuchungen breit. Aber es werden niemals alle zur Anwendung kommen, sondern in der Regel werden – je nach Verdacht – gezielte Untersuchungen durchgeführt. Bis auf wenige Ausnahmen (v.a. hämatoonkologische Krankheitsbilder) ist keiner der angesprochenen Laborwerte uneingeschränkt typisch oder spezifisch für eine bestimmte Krebserkrankung. Aber diese Werte geben vielfach Hinweise auf die Krankheitsaktivität sowie auf Umfang und Ausmaß der Beteiligung bzw. Schädigung von Organen oder Organsystemen durch die Erkrankung.

Hämatologische Parameter

Ziel der hämatologischen Diagnostik ist die Erfassung von Veränderungen in Zahl und Zusammensetzung der zellulären Blutbestandteile, der Erythrozyten, Leukozyten (Granulozyten und Lymphozyten) und Thrombozyten. Basisuntersuchungen sind Zellzählung, Hämoglobinbestimmung, Anfertigung eines Differentialblutbildes mit Erfassung von Retikulozyten und eventueller Linksverschiebung myeloischer Zellen (vermehrtes Auftreten „jugendlicher“ Reifungsstufen im peripheren Blut) und die Bestimmung der Blutkörperchensenkungsgeschwindigkeit (BKS).

Eine ***Anämie*** kann Folge chronischer Blutungen sein (etwa bei Tumoren im Magen-Darm-Trakt); sie kann hämolytisch bedingt sein oder – als hypochrome Anämie durch Blockierung des Eiseneinbaus in die Erythrozytenvorstufen – Ausdruck einer allgemeinen Reaktion des Organismus auf die schwere und chronische Erkrankung. Auch Infiltration des Knochenmarks mit Tumorzellen und langdauernde Zytostatika- oder Strahlentherapie führen nicht selten zu einer Anämie.

Die weiße Blutzellreihe und die Thrombozytenreifung können ebenfalls durch tumorösen Knochenmarkbefall geschädigt werden, mit der Folge einer ***Leukopenie*** und ***Thrombopenie*** im peripheren Blut. Aufgrund der kurzen Lebensdauer und des hohen Umsatzes dieser Zellen machen sich tumor- oder therapiebedingte Schädigungen des leukozytären und thrombozytären Systems schneller bemerkbar als Störungen der Erytrozytenproduktion.

Entscheidend ist die hämatologische Diagnostik bei malignen Erkrankungen des blutbildenden und des lymphatischen Systems. Bei den vom Knochenmark ausgehenden myeloproliferativen Erkrankungen (z.B. myeloische Leukämien) verdrängen und schädigen die malignen Zellen zunehmend das gesunde Knochenmark; dies führt zu einer Beeinträchtigung der Blutzellenbildung (Hämatopoese). Im Blut sind dann oft extrem hohe Leukozytenzahlen bei verminderten Erythrozyten und Thrombozyten nachweisbar. Auch maligne Lymphome (Morbus Hodgkin und Non-Hodgkin-Lymphome) können das Knochenmark infiltrieren und schädigen. Hier sind es die Lymphozyten, die unkontrolliert proliferieren und oft zu leukämischen Blutbildern führen.

Eine Überwachung des Blutbildes dient bei hämatoonkologischen Krankheitsbildern auch der Therapie- und Verlaufskontrolle: Das Ansprechen auf die gewählte Behandlung macht sich in einer zahlenmäßigen Normalisierung des Blutbildes bemerkbar, bei einem möglichen Rezidiv tritt die betroffene Zellreihe wieder vermehrt in Erscheinung.

Biochemische Parameter

Enzyme und Serumproteine

In Abhängigkeit von der Verdachtsdiagnose werden verschiedene, teils organspezifische biochemische Parameter bestimmt. Dabei geben beispielsweise Enzymveränderungen Hinweise auf Schädigungen bestimmmter Organe, z.B. durch Metastasen oder unerwünschte Wirkungen von Medikamenten.

Immunglobulinveränderungen, die meist im Zusammenhang mit malignen Lymphomen stehen, lassen sich durch die elektrophoretische Auftrennung der Serumeiweiße und anschließende Immunelektrophorese oder Immunfixation (IF) genauer analysieren. Es kann zum einen ein Antikörpermangelsyndrom vorliegen, bei dem in erster Linie die Gammaglobuline betroffen sind; zum anderen werden besonders bei Plasmozytom und Morbus Waldenström (sog. maligne Gammopathien) funktionslose oder inkomplette Immunglobuline von den Tumorzellen gebildet. Sie stellen sich in der Elektrophorese als abnorme Peaks dar (Abb. 5.1 a, b) und sind teilweise, wie etwa das Bence-Jones-Protein, auch im Urin nachweisbar (Bence-Jones-Proteinurie).

Bei Krebserkrankungen, die häufig in das Skelettsystem metastasieren, werden routinemäßig Werte bestimmt, die Rückschlüsse auf den Knochenstoffwechsel zulassen, etwa der Serumkalziumspiegel oder das Enzym alkalische Phosphatase (AP). Leberenzyme wie die γ-GT (Gammaglutamyltranspeptidase) geben Hinweise auf die Leberfunktion und möglichen metastatischen Befall des Organs. Bei Leukämien und Lymphomen ist meist die Laktatdehydrogenase (LDH) erhöht, aber auch bei vielen anderen Tumoren im metastasierten Stadium.

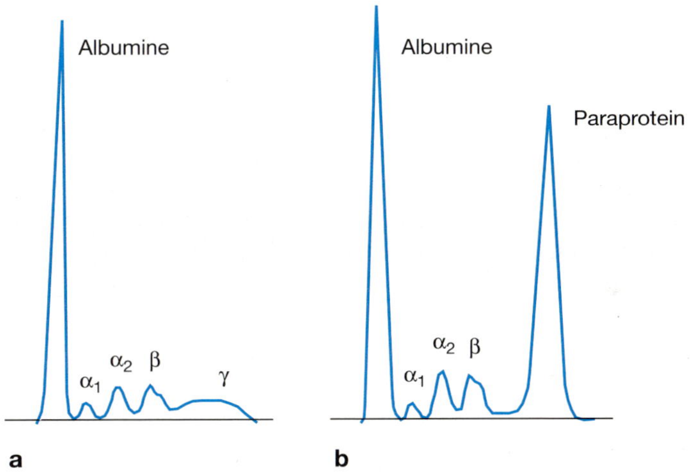

Abb. 5.1 a, b. Elektrophoresediagramme der Serumeiweiße; **a** normal, **b** bei Plasmozytom mit charakteristischem M-Gradienten

Tumormarker

Tumormarker sind körpereigene Substanzen, meist große Zucker-Eiweiß-Moleküle (Glykoproteine), die bei einigen Krebserkrankungen im Blut vermehrt auftreten. Sie werden entweder von den Tumorzellen selbst gebildet, aber auch als Reaktion des Organismus auf die Erkrankung. Diese Tumormarker können, müssen aber nicht erhöht sein. Da sie außerdem auch bei verschiedenen nichtmalignen Erkrankungen ansteigen können, dürfen sie nicht allein zur Stellung der Diagnose herangezogen werden und sind auch zur Früherkennung von malignen Tumoren nicht geeignet. ***Ihre wesentliche Bedeutung haben Tumormarker in der Verlaufskontrolle nach einer Tumortherapie.*** Zu ihrer Bestimmung stehen heute standardisierte Testverfahren zur Verfügung.

Wichtig für die Beurteilung eines Tumormarkerwertes in der Verlaufskontrolle ist die Möglichkeit des Vergleichs mit einem vor Beginn der Behandlung bestimmten Referenzwert. Die Veränderung dieses vor Einleitung einer Therapie festgestellten Wertes kann Hinweise auf die Wirksamkeit der jeweiligen Behandlung geben: Gehen vorher erhöhte Werte z.B. nach Operation des Tumors entsprechend der Abbaugeschwindigkeit des Markers in den Normbereich zurück, spricht dies für eine vollständige Entfernung der Geschwulst. Weiterhin erhöhte oder gar ansteigende Werte deuten auf im Körper verbliebenes Tumorgewebe oder schon bestehende Metastasen hin.

Auch bei Chemo-, Hormon- und Strahlentherapie kann der Verlauf der Markerwerte zur Beurteilung der Therapiewirksamkeit herangezogen werden: Sinken die Werte ab, so deutet dies darauf hin, daß die Erkrankung auf die Therapie anspricht, d.h. die Therapiestrategie wird bestätigt. Bleiben die Werte jedoch hoch oder steigen weiter an, kann dies für einen Abbruch bzw. für Wechsel der Therapie sprechen. Der Patient wird so nicht unnötig durch unwirksame Behandlungsmaßnahmen belastet.

Ansteigende Markerwerte im weiteren Verlauf können schon wesentlich früher ein Tumorrezidiv oder eine beginnende Metastasierung anzeigen als dies andere Untersuchungen (wie Röntgen oder Ultraschall) vermögen. In einigen Fällen kann hier durch frühzeitige Einleitung einer erneuten Therapie die Erkrankung nochmals günstig beeinflußt werden (Abb. 5.2).

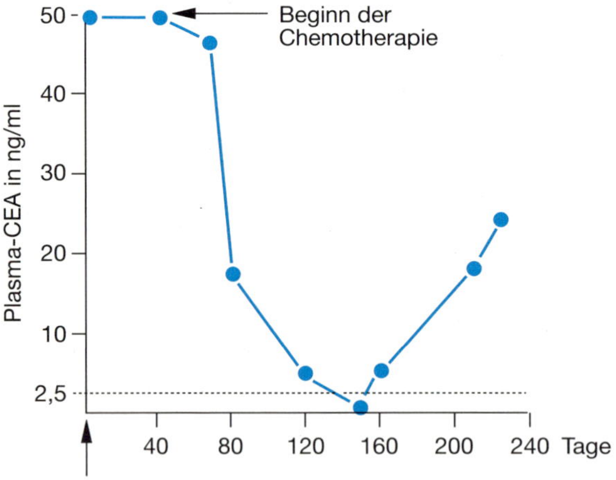

Abb. 5.2. Verlauf des CEA-Titers bei einem Patienten mit metastasierendem Kolonkarzinom unter Chemotherapie. Der Patient hatte eine deutliche Remission. Der CEA-Wert stieg wieder an, bevor das sich ausbildende Rezidiv klinisch nachweisbar wurde

Zeitweise Erhöhungen der Werte können ebenso bei entzündlichen Erkrankungen des Verdauungstraktes, bei Leberzirrhose sowie bei Verschluß der Gallenwege und bei Nierenfunktionsstörungen auftreten; sie werden auch bei Rauchern beobachtet. In diesen Fällen sind die Werte jedoch wechselnd und steigen nicht stetig an. Auch bei Verwendung unterschiedlicher Testverfahren können sich Markerschwankungen ergeben. Deshalb sollten die Bestimmungen stets im gleichen Labor durchgeführt werden.

Bei bekannter Krebserkrankung und kontinuierlich ansteigenden Tumormarkern muß immer an ein Wiederauftreten des Tumors gedacht werden, was zunächst engmaschige Kontrollen und dann ggf. weitere Untersuchungen erforderlich macht.

Für einige der häufigeren Krebserkrankungen existieren mittlerweile schon recht brauchbare und aussagekräftige Marker, deren Bestimmung routinemäßig in die Diagnostik und Verlaufskontrolle integriert ist (s. Übersicht).

Die wichtigsten Tumormarker

(***Fettgedruckt*** sind die Krankheitsbilder, bei denen die Bestimmung des Markers die größte praktische Bedeutung hat)

CEA (karzinoembryonales Antigen; englisch: „carcino-embryonic antigen")
Zellen, die CEA bilden, bauen dieses Molekül in ihre Zellwand ein und geben es auch ins Blut ab. Der Marker ist somit sowohl auf Zellen als auch in Körperflüssigkeiten nachweisbar.
Normalwerte: in der Regel < 3 ng/ml.

Tumoren, die gehäuft mit erhöhten CEA-Werten einhergehen:
- ***Dickdarmkarzinome***
- Magenkarzinom,
- Mammakarzinom,
- Bronchialkarzinom,
- Pankreaskarzinom,
- Ösophaguskarzinom.

Gutartige Erkrankungen, die mit einer CEA-Erhöhung einhergehen können:
- Hepatitis und Leberzirrhose,
- Pankreatitis,
- gutartige Darmerkrankungen (Morbus Crohn, Colitis ulcerosa, Divertikulose/Divertikulitis, kolorektale Adenome),
- Magen- und Zwölffingerdarmgeschwüre.

Auch bei starken Rauchern können die Werte erhöht sein (bis maximal 20 ng/ml). Je höher der Wert, desto höher ist allerdings auch die Wahrscheinlichkeit des Vorliegens eines malignen Tumors.
Die größte Bedeutung hat die CEA-Bestimmung in der Therapie- und Verlaufskontrolle bei kolorektalen Tumoren. Ein CEA-Anstieg weist wesentlich empfindlicher und früher auf ein Rezidiv – lokal oder metastatisch – hin als Röntgenuntersuchungen, Ultraschall oder Darmspiegelung. Auch normale CEA-Werte schließen aber ein Rezidiv nicht aus.

CA15-3
Dieser Marker hat seine größte Bedeutung in der Verlaufskontrolle bei Brustkrebspatientinnen. Die Höhe der Werte steht in Beziehung mit der Krankheitsaktivität und

läßt auch eine Abgrenzung gegenüber gutartigen Erkrankungen der weiblichen Brust zu. Bei gemeinsamer Bestimmung von CA15-3 und CEA wird eine Metastasierung bei Brustkrebs mit über 80%iger Sicherheit erkannt.
Normalwerte: <20–30 U/l.

Tumoren, die gehäuft mit erhöhten CA15-3-Werten einhergehen:
- ***Mammakarzinom***,
- Ovarialkarzinom,
- Bronchialkarzinom,
- Krebserkrankungen des Magen-Darm-Trakts,
- sonstige von Drüsengewebe ausgehende Karzinome.

Gutartige Erkrankungen, die mit einer CA15-3-Erhöhung einhergehen können:
- Hepatitis,
- Leberzirrhose,
- Pankreatitis,
- entzündliche Lungenerkrankungen,
- entzündliche Erkrankungen des Magen-Darm-Trakts.

CA125

CA125 hat als Tumormarker in erster Linie bei Ovarialkarzinomen Bedeutung. In der Verlaufskontrolle weisen Erhöhungen der Werte mit relativ hoher Sicherheit auf ein Rezidiv oder Metastasen hin, wobei normale Werte allerdings nicht ohne weiteres auf Tumorfreiheit schließen lassen.
Normalwerte: <35 U/l (Graubereich: bis 65 U/l)

Tumoren, die gehäuft mit erhöhten CA125-Werten einhergehen:
- ***Ovarialkarzinome***,
- Mammakarzinom,
- Pankreaskarzinom,
- Gallengangskarzinom,
- Nierenzellkarzinom,
- kolorektale Karzinome,
- sonstige Karzinome, die von Drüsengewebe ausgehen.

Gutartige Erkrankungen, die mit einer CA125-Erhöhung einhergehen können:
- Leberzirrhose,
- akute Pankreatitis,
- akute Cholezystitis,
- gutartige gynäkologische Erkrankungen/Entzündungen.

CA19-9

Dieser Marker hat v.a. bei Tumoren des Pankreas, des Magen-Darm-Trakts und der Gallenwege Bedeutung.
Normalwerte: <37 U/ml.

Tumoren, die gehäuft mit erhöhten CA19-9-Werten einhergehen:
- ***Pankreaskarzinom***,
- ***kolorektale Karzinome***,
- Magenkarzinom,
- Gallenwegskarzinom.

Gutartige Erkrankungen, die mit einer CA19-9-Erhöhung einhergehen können:
- akute Cholezystitis,
- akute und chronische Pankreatitis,
- Leberzirrhose,
- Hepatitis und andere Lebererkrankungen,
- Magen- und Zwölffingerdarmgeschwüre.

Beim Pankreaskarzinom ist CA19-9 der Marker der ersten Wahl, bei kolorektalen Karzinomen (Dickdarm- bzw. Enddarmkrebs) Marker der zweiten Wahl nach CEA. Bei Gallenwegskarzinomen kann CA19-9 gemeinsam mit CEA bestimmt werden.

AFP (Alphafetoprotein)
Dieses sog. onkofetale Antigen wird unter normalen Bedingungen während der Embryonalzeit vom Fetus gebildet und gelangt über die Plazenta während der Schwangerschaft auch in den mütterlichen Kreislauf. Deshalb sind in dieser Zeit die AFP-Werte bei Frauen erhöht, mit Spitzenwerten von 200 ng/ml und mehr. Bei verschiedenen Erkrankungen des Fetus können die Werte noch deutlich höher liegen. Bei Kindern sinken die Werte im Verlauf des ersten Lebensjahres auf „Erwachsenenwerte" von etwa 10 ng/ml ab.
Außerhalb der Embryonalzeit stehen erhöhte AFP-Werte mit verschiedenen gutartigen und bösartigen Erkrankungen in Verbindung.
Normalwerte: < 15 ng/ml.

Tumoren, die gehäuft mit erhöhten AFP-Werten einhergehen:
- ***primäres Leberzellkarzinom***,
- ***Keimzellentumoren von Hoden und Ovar*** (außer Seminom und Chorionkarzinom,
- Lebermetatasen anderer Tumoren.

Gutartige Erkrankungen, die mit einer AFP-Erhöhung einhergehen können:
- embryonale Mißbildungen (z.B. Spina bifida, Störungen der Hirnentwicklung),
- Leberzirrhose,
- Leberzellzerfall (z.B. bei Vergiftungen).

Zusammen mit HCG (s. unten) hat AFP eine wichtige Bedeutung in der Überwachung von Keimzelltumoren des Hodens und des Ovars. Dabei sind lediglich Seminome des Hodens und Chorionkarzinome bei der Frau stets AFP-negativ.

HCG (humanes Choriongonadotropin)
HCG wird zu Beginn einer Schwangerschaft von fetalen Zellen gebildet. Es stimuliert den Gelbkörper zur Hormonproduktion, die zum Erhalt der Schwangerschaft nötig ist. Außerhalb der Schwangerschaft deuten erhöhte HCG-Werte fast mit Sicherheit auf einen Keimzelltumor von Hoden oder Ovar bzw. auf ein Chorionkarzinom hin. Für diese Tumoren ist HCG als Marker fast spezifisch und spielt deshalb eine wichtige Rolle in der Therapieüberwachung und Verlaufskontrolle. Wiederansteigen der Werte nach anfänglicher Normalisierung durch die Therapie ist so gut wie beweisend für ein Rezidiv und muß erneute Behandlung zur Folge haben. Sinken die Werte unter einer Behandlung nicht in den Normbereich, ist eine Änderung der Therapie erforderlich.
Normalwerte: in der Regel < 5 mU/ml (abhängig von der Bestimmungsmethode und vom Testhersteller).

Tumoren, die gehäuft mit erhöhten HCG-Werten einhergehen:
- ***Chorionkarzinom***,
- Mischtumoren von Hoden und Ovar.

Gutartige Erkrankungen, die mit einer HCG-Erhöhung einhergehen können:
- Blasenmole.

PSA (prostataspezifisches Antigen)
PSA ist ein für Prostatagewebe spezifischer Marker. Das Zucker-Eiweiß-Molekül ist in Prostatagewebe stets nachweisbar. Im Prostatasekret findet sich ein hoher Gehalt, während im Blut normalerweise nur Spuren vorhanden sind. Bei gutartigen und bösartigen Erkrankungen der Prostata steigen die Werte an. Auch PSA ist also zwar organspezifisch, aber nicht tumorspezifisch. Allerdings ist ein Karzinom um so wahrscheinlicher, je höher die Werte sind.

PSA wird in der Verlaufskontrolle bei Prostatakarzinom bestimmt. Ein Wiederansteigen der Werte deutet schon zu einem Zeitpunkt auf ein Rezidiv hin, zu dem dies durch andere Untersuchungen noch nicht nachgewiesen werden kann.
Normalwerte: < 3 ng/ml, zur besseren Abgrenzung gegenüber der gutartigen Prostatavergrößerung evtl. bis 10 ng/ml.

Auch hier sollte die Blutentnahme für die Bestimmung vor der rektalen Untersuchung erfolgen.

Bildgebende Verfahren

Unter bildgebenden Verfahren werden alle Untersuchungstechniken zusammengefaßt, die eine bildliche Darstellung von inneren Organen oder deren Funktionszustand ermöglichen. Trotz teilweise sehr guter Darstellung von Veränderungen kann aber keines dieser Verfahren die Gewebeuntersuchung ersetzen.

Röntgenuntersuchungen

Am bekanntesten und bereits am längsten im Einsatz ist die Untersuchung mit Röntgenstrahlen. Sie beruht darauf, daß die energiereichen Röntgenstrahlen den Körper durchdringen können, aber dabei von unterschiedlichen Geweben unterschiedlich stark abgeschwächt werden.

Die Untersuchung mit Röntgenstrahlen ist seit den Anfängen dieser Methode Ende des letzten Jahrhunderts kontinuierlich weiterentwickelt worden. Durch Einsatz von Computertechnologie können – wie bei der Röntgencomputertomographie (CT oder CAT) – Schnittbilder in allen horizontalen oder vertikalen Körperebenen angefertigt werden.

Die verschiedenen Röntgentechniken sind eine wesentliche Säule in der Diagnostik von Tumorerkrankungen, weil sie – ggf. in Kombination mit anderen Methoden – die Beurteilung einer großen Zahl von Organen bzw. Veränderungen ermöglichen. Durch Gabe von Röntgenkontrastmitteln in das Gefäßsystem oder in Körperhohlräume läßt sich die Aussagekraft der Untersuchungsmethode in vielen Fällen noch erhöhen, so etwa in der Beurteilung des Darmes oder der ableitenden Harnwege (Kolonkontrastmitteldarstellung bzw. Ausscheidungsurographie). Auch die Gefäßversorgung von Tumoren läßt sich durch Röntgen mit Kontrastmittel gut darstellen. Dies ist besonders bei solchen Tumoren hilfreich, deren Dichte sich nur wenig von normalem Gewebe unterscheidet und die sich somit auf dem Röntgenbild schwer abgrenzen lassen. Die Gefäßneubildung im Tumor ist durch Kontrastmittelgabe dagegen gut sichtbar und erlaubt oft auch eine ungefähre Abschätzung der lokalen Ausdehnung. Kenntnisse der Gefäßversorgung eines Tumors sind darüber hinaus auch für die Planung eines operativen Eingriffs von Bedeutung.

Kernspintomographie oder Magnetresonanztomographie (MRT, MRI)

Obwohl die mit dieser vergleichsweise neuen Methode gewonnenen Bilder aus dem Körperinneren auf den ersten Blick ganz ähnlich aussehen wie die mit CT aufgenommenen, ist das dem Verfahren zugrundeliegende Prinzip völlig anders:

Im Gegensatz zur Röntgentechnik arbeitet die Kernspintomographie nicht mit ionisierenden Strahlen, sondern ***mit einem starken Magnetfeld***, das die positiv geladenen Wasserstoffatomkerne (Protonen) im Körper in eine Richtung orientiert, wie das auch bei Eisenspänen unter Magnetwirkung geschieht. Durch zusätzliche Einstrahlung von Radiowellen nehmen die Protonen Energie auf und werden etwas von ihrer Ausrichtungsachse abgelenkt. Nach Abschalten der Radiowellen fallen die Protonen in ihre Ausgangsposition zurück und geben dabei die aufgenommene Energie in Form schwacher Radiowellen wieder ab, die von einer Antenne aufgefangen und in ein Bild umgesetzt werden können.

Der menschliche Körper besteht zu etwa 70% aus Wasser, einer Verbindung von Wasserstoff und Sauerstoff (chemisch H_2O). Je lockerer ein Körpergewebe ist, desto mehr Wasser und damit Wasserstoff enthält es. Besonders wasser- und damit wasserstoffreich sind Weichgewebe, besonders wasserarm Knochen; darauf beruht das Prinzip der Methode. Umgekehrt wie bei Röntgenuntersuchungen lassen sich mit der Magnetresonanztomographie Weichteile je nach ihrem Wassergehalt besonders gut voneinander abgrenzen. Knochen und Luft stellen sich so gut wie gar nicht dar und erscheinen auf dem Bild schwarz. Die MRT ist besonders aussagekräftig in Körperregionen, wo viele Weichgewebsstrukturen vorhanden sind. Heute kann das Verfahren allerdings für Untersuchungen fast aller Körperregionen eingesetzt werden; es liefert wertvolle Informationen, teils in Ergänzung zur CT. Durch Gabe von speziellen Kontrastmitteln (Gadolinium) kann die Aussagekraft noch gesteigert werden. In einigen Bereichen ist die MRT der CT überlegen, das gilt besonders für Untersuchungen des Gehirns, wo sich Tumoren und Metastasen deutlich besser darstellen lassen. Aber auch im Kopf-Hals-Bereich und an den Extremitäten (Sarkome!) liefert die MRT vielfach zusätzliche und wertvolle Informationen.

Sonographie

Auch diese Methode arbeitet ohne Strahlen. ***Ultraschall***, das heißt hochfrequente Schallwellen weit oberhalb der Hörschwelle, wird über einen speziellen Schallkopf in den Körper gesandt und dort von verschiedenen Geweben in unterschiedlichem Ausmaß absorbiert oder reflektiert. So ist Knochen weitgehend undurchlässig für die Schallwellen, Wasser wird ohne Verlust durchquert. Gewebestrukturen, die in ihrer Dichte dazwischen liegen, reflektieren die Schallwellen in unterschiedlichem Ausmaß. Der auf der Körperoberfläche aufliegende Schallkopf fängt die zurückgeworfenen Wellen wieder auf, ein Computer setzt die Impulse in ein Bild um, auf dem sich Gewebestrukturen voneinander abgrenzen lassen.

Die Sonographie ist in vielen Bereichen sehr aussagekräftig und nicht belastend. Nur bei starkem Aufdrücken des Schallkopfes auf die Körperoberfläche kann die Untersuchung manchmal etwas schmerzhaft sein.

Mit den neuentwickelten Methoden der Endosonographie können die Schallsender auch in Körperhöhlen eingebracht werden, wodurch von außen schwer beurteilbare Bereiche oder Organe auch mit dieser Technik untersucht werden können, z.B. die Prostata vom Enddarm aus oder – bei Frauen – die inneren Genitalorgane, Uterus und Ovarien von der Vagina aus.

Szintigraphie

Dieses nuklearmedizinische Untersuchungsverfahren beruht auf einem anderen Prinzip. Bestimmte Stoffe oder Substanzen können sich in einzelnen Organen bzw. Organsystemen oder auch in bestimmten krankhaften Gewebeveränderungen anreichern. Werden radioaktive Isotope dieser Stoffe (etwa Jod 131, ^{131}I) oder mit radioaktiven Stoffen markierte Substanzen (z.B. Technetium 99m, ^{99m}TC, gekoppelt an Phosphat) intravenös oder peroral in den Körper gebracht, sammeln sie sich in diesen Geweben an und geben dort Strahlung ab. Diese Strahlung kann mit einer über der Körperoberfläche positionierten speziellen Kamera (Scanner, „Gammakamera") registriert, die Intensität der Strahlung aus bestimmten Körperbezirken auf einem Bildschirm in Farbdarstellung umgesetzt werden. Ein wichtiges Beispiel für den Einsatz dieser Methode in der Krebsdiagnostik ist die Skelettszintigraphie mit ^{99m}TC-Phosphatverbindungen, mit der sich solche Knochenbezirke darstellen lassen, wo Abbau- oder Umbauprozesse stattfinden. Auf diese Weise können Knochenmetastasen eines Tumors lokalisiert werden, bevor sie im herkömmlichen Röntgenbild sichtbar sind. Auch im Bereich der Schilddrüsendiagnostik spielt die Szintigraphie mit radioaktivem Jod (^{131}I) eine wichtige Rolle.

Neue Anwendungsmöglichkeiten der Methode in der Tumordiagnostik könnten sich in Zukunft auch durch die sog. Immunszintigraphie ergeben: Mit radioaktiv markierten Antikörpern gegen Tumorzellantigene lassen sich im Idealfall selbst winzige Tumoren nachweisen. Allerdings ist diese Methode praktisch noch nicht ausgereift und bedarf weiterer Optimierung.

Positronenemissionstomographie (PET)

Ein neueres nuklearmedizinisches Untersuchungsverfahren, das derzeit noch überwiegend zu Forschungszwecken eingesetzt wird, ist die Positronenemissionstomographie (PET). Damit lassen sich zum einen gezielt Stoffwechselvorgänge in bestimmten Geweben erfassen, zum anderen ist es möglich, den zeitlichen Verlauf der Verteilung von Stoffen im Körper darzustellen. Je nach Fragestellung benutzt man eine Substanz, von der man wissen möchte, ob und wie stark sie sich in einem Organ oder Gewebe anreichert und dort zu bestimmten Reaktionen führt und „markiert“ sie mit einem Atom, das Positronen aussendet. Positronen sind positiv geladene Elementarteilchen, die sich rasch mit einem negativ geladenen Elektron vereinigen. Die dabei entstehende elektromagnetische Strahlung kann durch geeignete Meßgeräte registriert werden. Im Bereich der onkologischen Diagnostik lassen sich mit der PET folgende Informationen gewinnen:

- Ausmaß der Durchblutung eines Tumors,
- Stoffwechselaktivität im Tumor,
- Anreicherung von Zytostatika und deren Verlauf,
- Bestimmung der Resistenz gegen Zytostatika.

Informationen zur Stoffwechselaktivität in Verbindung mit einer Chemotherapie lassen zu einem früheren Zeitpunkt Aussagen darüber zu, ob die Tumorzellen auf die Behandlung ansprechen, als dies mit CT oder MRT möglich ist. Ein guter „Indikator“ für die Stoffwechselaktivität ist ein Zuckermolekül, das mit einem Positronen aussendenden Fluoratom markiert wird: Je mehr Zucker aufgenommen wird, desto stoffwechselaktiver ist ein Gewebe bzw. ein Tumor. Da Stoffwechselaktivität ein Maß für die Vitalität eines Tumors ist, kann man daran den Erfolg einer Chemotherapie ablesen: Nimmt die Stoffwechselaktivität ab, so spricht das für ein Ansprechen auf die Behandlung, bleibt sie gleich oder steigt sie an, ist von einer Resistenz auszugehen. Bereits vor Beginn einer Chemotherapie ist es möglich, die Empfindlichkeit eines Tumors für ein Medikament zu bestimmen. Auch die Unterscheidung von Narbengewebe und einem Tumorrezidiv gelingt anhand der Stoffwechselaktivität: In einer Narbe ist sie wesentlich geringer.

Endoskopische Techniken

Endoskopie bedeutet „Hineinschauen“ – und das ist es, was diese Verfahren ermöglichen: ein Hineinschauen in von außen nicht beurteilbare Körperhohlräume. Mit einer Optik ausgestattete lichtleitende Glasfasern in starren oder flexiblen Röhren ermöglichen es, fast alle Hohlräume einzusehen und die auskleidenden Wände oder die Oberfläche von Organen auf Veränderungen zu beurteilen. Auch die Endoskopie birgt keinerlei Strahlenbelastung, denn sie arbeitet mit normalem Licht. Allgemein bekannt ist diese Methode etwa als Magen-, Darm- oder Blasenspiegelung. Aber auch im Bereich der Lunge wird sie eingesetzt, um die tieferen Atemwege zu beurteilen (Bronchoskopie). Im Rahmen einer solchen Spiegelung oder Endoskopie können aus dem untersuchten Hohlraum Gewebeproben zur histologischen Untersuchung entnommen werden (Biopsie).

Zur Beurteilung des Mediastinums, von Pleura und Lungenoberfläche sowie der Bauchhöhle kommen invasive endoskopische Verfahren zum Einsatz, d.h. hier muß der Zugang für das Endoskop chirurgisch geschaffen werden (Mediastinoskopie, Thorakoskopie, Laparoskopie). Auch operative Eingriffe in Körperhöhlen sind in geeigneten Fällen bereits endoskopisch möglich, was dem Patienten dann eine Laparotomie ersparen kann.

Invasive diagnostische Verfahren (Zytologie und Histologie, operative Diagnostik)

Die Entscheidung, ob eine Veränderung gutartig oder bösartig ist, kann mit letzter Sicherheit nur durch eine Gewebeprobe aus dem entsprechenden Bezirk getroffen werden.

Auch Aussagen über den Grad der Entdifferenzierung (Grading) und den exakten Typ eines Tumors sind nur durch Untersuchung von Zellmaterial oder Gewebe möglich. Deshalb sollte eines der beiden Verfahren zur Diagnosesicherung immer zum Einsatz kommen.

Die Zell- oder Gewebsentnahme zu diagnostischen Zwecken wird auch als ***Biopsie*** bezeichnet. Der Begriff leitet sich aus dem Griechischen ab: „bio" bedeutet lebend, „opsis" das Betrachten. Biopsie heißt also das Betrachten von Lebendigem, hier von lebendigem Gewebe. Die Proben können auf verschiedene Weise entnommen werden:

- mit einer dünnen Hohlnadel (Feinnadel- oder Aspirationsbiopsie),
- mit einer dickeren Hohlnadel (Stanzbiopsie),
- durch chirurgische Entnahme eines Gewebestückes aus dem tumorverdächtigen Bezirk (Inzisionsbiopsie) oder
- endoskopisch aus Körperhohlräumen wie Bronchialsystem, Magen-Darm-Trakt und Harnblase mit einer Zange (Exzisionsbiopsie, Zangenbiopsie).

Die sicherste Methode ist allerdings die ***diagnostische Exstirpation***, die komplette Entnahme des verdächtigen Bezirks zur histologischen Aufarbeitung.

Die ***Wahl des Biopsieverfahrens*** hängt ganz wesentlich vom zu untersuchenden Organ, von der Gewebeart und von der Größe des verdächtigen Bezirks ab. Darüber hinaus kommt es auch darauf an, ob man Wert auf „zusammenhängendes" Gewebe legt oder ob einzelne Zellen für die Begutachtung genügen. Die Exzisionsbiopsie liefert z.B. Zellen im größeren Gewebeverband, bei der Punktion werden dagegen nur kleinere Gewebeteile oder Einzelzellen für die zytologische Untersuchung gewonnen. Auch durch das Ausstreichen auf dem Objektträger geht der Gewebezusammenhang weitgehend verloren.

Klassische Einsatzbereiche für die Nadelbiopsie ist beispielsweise die Gewinnung von Gewebeproben aus der Leber sowie von Untersuchungsmaterial aus der Schilddrüse und der Prostata.

Sollen dagegen verdächtige Hautveränderungen oder Knoten in der Brust untersucht werden, kommt in aller Regel die Probeexzision zum Einsatz, bei der der verdächtige Bezirk zur histologischen Aufarbeitung komplett entfernt wird.

Zur Gewinnung von Gewebeproben aus Magen, Darm oder Blase wird mit einer speziellen Vorrichtung am Endoskop ein Gewebestückchen entnommen (Zangenbiopsie). Zur Probeentnahme aus dem Mediastinum, aus Pleura, Lunge oder aus der Bauchhöhle kommen invasive endoskopische Verfahren zum Einsatz, bei denen der Zugang für das Endoskop geschaffen werden muß (Mediastinoskopie, Thorakoskopie, Laparoskopie). In bestimmten Fällen ist auch die Laparotomie, also die Eröffnung der Bauchhöhle, erforderlich.

Nadelbiopsien

Nadelbiopsien können mit oder ohne lokale Betäubung durch Einstechen der Nadel in den zu untersuchenden Gewebsbezirk durchgeführt werden. Speziell wenn der Zielbereich nicht von außen sicht- oder tastbar ist, muß die Biopsie unter Kontrolle durch bildgebende Verfahren durchgeführt werden, evtl. nach vorheriger Markierung des verdächtigen Bezirks. Je nach Lage des Zielgebietes und Organs kann die Darstellung mit Hilfe von Ultraschall oder von Röntgenstrahlen erfolgen. Die Probeentnahme erfolgt also in diesen Fällen unter Ultraschallkontolle oder – am Beispiel der Brust – unter mammographischer Kontrolle.

Aspirationsbiopsie

Mit einer feinen Hohlnadel (Feinnadelpunktion, FNP) lassen sich aus verdächtigen Gewebsbezirken Zellen für die zytologische Untersuchung entnehmen. Der Gewebezusammenhang kann nicht beurteilt werden. Ein negativer Befund schließt einen malignen Tumor nicht aus, so daß bei bestehendem Verdacht eine andere Biopsietechnik eingesetzt werden muß.

Anwendungsbeispiele:
- Schilddrüsendiagnostik,
- Mammadiagnostik,
- Prozesse im Brustraum und im retroperitonealen Raum,
- Lymphknotenpunktion,
- Leberpunktion.

Nadel- und Stanzbiopsien

Mit speziellen Biopsienadeln lassen sich Proben aus Organen oder Gewebebezirken entnehmen, die eine bessere Beurteilung des Gewebezusammenhangs ermöglichen. Für verschiedene Organe stehen unterschiedliche Nadeln und Systeme zur Verfügung.

Anwendungsbeispiele:
- Prostatadiagnostik,
- Knochenmarkuntersuchung (Beckenkammbiopsie),
- Leberpunktion,
- Mamma.

Eine spezielle Form der Nadelbiopsie dient der Knochenmarkaspiration aus dem Beckenkamm.

Zangenbiopsie

Dieses Verfahren kommt im Rahmen der endoskopischen Diagnostik zum Einsatz, wenn Gewebeproben aus Körperhohlräumen oder Hohlorganen entnommen werden sollen. Mit einer speziellen und unter Sichtkontrolle von außen steuerbaren Biopsiezange an der Endoskopspitze können kleine Gewebeproben zur histologischen Aufarbeitung aus verdächtigen Bezirken gewonnen werden.

Anwendungsbeispiele:
- Magen-Darm-Trakt (im Rahmen von Gastro- oder Koloskopie),
- Bronchialsystem (im Rahmen einer Bronchoskopie),
- Harnblase (im Rahmen einer Zystoskopie).

Bei der ebenfalls endoskopischen elektrischen Schlingenbiopsie können kleine, exophytisch wachsende Tumoren komplett abgetragen und histologisch untersucht werden.

Anwendungsbeispiele:
- Adenome im Magen-Darm-Trakt,
- Blasenpapillome oder oberflächliche Tumoren.

Inzisionsbiopsie

Entnahme einer Gewebeprobe aus einem Tumor mit dem Skalpell. Das Verfahren sollte nur zur Anwendung kommen, wenn eine komplette Entnahme nicht möglich ist.

Exzisionsbiopsie

Bei diesem Verfahren wird der gesamte tumorverdächtige Gewebebezirk komplett entnommen, nach Möglichkeit mit einem kleinen Randsaum des umgebenden und nichtveränderten Gewebes. Die Exzisionsbiopsie oder diagnostische Exstirpation ermöglicht am besten eine aussagekräftige histologische Untersuchung, da die Zellen in ihrem natürlichen Gewebezusammenhang nebst Bindegewebe und Blutgefäßen gewonnen werden. Deshalb sollte ihr, wo immer möglich, der Vorzug vor anderen Biopsietechniken gegeben werden. Sie kommt auch dann zum Einsatz, wenn die Nadelbiopsie ein unklares Ergebnis liefert. Bei Exzisionsbiopsien ist mitunter eine Vollnarkose erforderlich.

Anwendungsbeispiele:
- Hauttumoren,
- Tumoren der Mamma,
- Weichteiltumoren,
- Lymphknoten.

Im Rahmen der Brustkrebsdiagnostik werden Gewebeuntersuchung und definitive Therapie heute nach Möglichkeit „einzeitig“, d.h. im Rahmen eines einzigen Eingriffs durchgeführt. Der exstirpierte Knoten wird im sog. Schnellschnittverfahren unmittelbar nach Entnahme histologisch aufgearbeitet und beurteilt. Bestätigt sich der Verdacht auf einen malignen Tumor, wird direkt im Anschluß die erweiterte Operation mit Entnahme axillärer Lymphknoten durchgeführt. Dies erfordert selbstverständlich vorher die eingehende Aufklärung und das Einverständnis der Patientin.

Spezielle Formen der invasiven bzw. operativen Diagnostik sind die sog. ***„Staging-Laparatomie“*** und die ***„Second-look-Operation“.*** Beide Verfahren kommen dann zum Einsatz, wenn für die Therapieplanung eine exakte Erfassung der Tumorausbreitung im Bereich des Abdomens erforderlich ist und bildgebende oder andere Untersuchungsmethoden keine sicheren Aussagen erlauben. Im Rahmen einer operativen Eröffnung der Bauchhöhle werden Gewebeproben aus verschiedenen Regionen, z.T. auch aus der Leber, entnommen.

Dabei wird der Begriff der Staging-Laparotomie in der Regel für die prätherapeutische Diagnostik im Rahmem der Festlegung des Tumorstadiums gebraucht, während die Second-look-Operation der Überprüfung der Wirkung einer erfolgten Behandlung dient, z.B. beim Ovarialkarzinom nach Operation und Chemotherapie. In beiden Fällen hat das Ergebnis entscheidende Konsequenzen für die Behandlung.

Risiken der Biopsie

Die Gewinnung einer Gewebeprobe, egal mit welchem Verfahren, ist ein relativ kleiner Eingriff und für den Patienten wenig belastend – abgesehen von der manchmal erforderlichen Vollnarkose. Blutungen und andere Komplikationen sind eher selten. Eine andere Frage, die schon heftig diskutiert wurde, ist das Risiko der Verschleppung von Krebszellen durch die Biopsie. Dieses Risiko besteht bei einer Nadelbiopsie: Zellen des Punktats können im Stichkanal hängenbleiben oder auch in die Blutbahn gelangen, wenn ein

Blutgefäß „angestochen" wird. Speziell auf die Entdeckung derartiger Tumorzellverschleppungen ausgerichtete Untersuchungen haben jedoch ergeben, daß ein „Angehen" dieser Tumorzellen in anderen Körperregionen nur ausnahmsweise vorkommt.

Bestätigt die zytologische oder histologische Untersuchung des Biopsates das Vorliegen eines bösartigen Tumors, so wird in manchen Fällen (z.B. bei Knochen- und Weichteiltumoren) bei der Operation der Stich- oder Schnittkanal mit exzidiert. In anderen Fällen, wo dies nicht möglich ist – z.B. bei Nadelbiopsien aus der Prostata – gibt es keine Hinweise darauf, daß die Gefahr der Zellverschleppung für den weiteren Krankheitsverlauf eine Rolle spielt. Bei der Exzisionsbiopsie mit nach Möglichkeit kompletter Entfernung des verdächtigen Bezirks ist diese Gefahr noch geringer. Gemessen an der Notwendigkeit einer exakten Diagnosestellung, die nur durch die Biopsie möglich ist, sind die Risiken gering.

Psychologische Aspekte und Rahmenbedingungen der Tumordiagnostik

Das Durchlaufen des diagnostischen Prozesses ist für den Patienten oftmals psychisch sehr belastend. Die Phase der Unsicherheit sollte daher durch möglichst raschen und sinnvollen Einsatz der diagnostischen Möglichkeiten so kurz wie möglich gehalten und Wiederholungs- sowie Mehrfachuntersuchungen durch sachgerechte Planung und Durchführung vermieden werden. Einfühlsame und an den individuellen Bedürfnissen orientierte Information des Patienten über Sinn, Ziel, Ablauf und mögliche Nebenwirkungen oder Komplikationen sowie Ablauf der vorgesehenen Untersuchungen trägt zur Beruhigung und auch zur Compliance bei (s. Übersicht S. 82 und Kap. 18: „Infor-

Wichtige Rahmenvoraussetzungen für die diagnostische Phase

Information des Patienten über
- die geplante Prozedur (Abschätzen, wieviel der Patient wirklich erfahren möchte),
- mögliche körperliche Reaktionen und (Miß)empfindungen oder Schmerzen während der Prozedur (z.B. Reaktion auf Kontrastmittel bei CT, Gefühl des Eingeschlossenseins bei CT/MRT etc.); entsprechende Lösungen offerieren (individuelle Handhabung),
- ungefähre Dauer der Untersuchung.

Information für die Pflegenden:
- Zielsetzung der Untersuchung,
- sachgemäße Durchführung (z.B. erforderliche Vorbereitung und Sicherheitsmaßnahmen),
- mögliche unerwünschte Wirkungen oder Komplikationen der Untersuchungsmaßnahme.

mation"). Maximaldiagnostik unter Nutzung aller verfügbaren technischen und apparativen Möglichkeiten belastet den Patienten und das Gesundheitssystem, meist ohne zu klareren Ergebnissen zu führen. Auch in der Tumordiagnostik kann der Grundsatz gelten: „Sowenig wie möglich und soviel, wie im Interesse einer exakten Diagnosestellung – der Grundvoraussetzung für eine optimale Therapiewahl – nötig ist." Angesichts der teilweise eingreifenden und nebenwirkungsreichen Behandlungsmaßnahmen ist dies in der onkologischen Therapie von besonderer Bedeutung.

Diagnostik im Rahmen der Tumornachsorge

Die Forderung „Soviel wie nötig und sowenig wie möglich!" gilt nicht nur für die Primärdiagnostik des Tumors, sondern auch – und ganz besonders – für die Verlaufskontrollen nach erster Behandlung im Rahmen der Tumornachsorge.

> In dieser Phase kommt es besonders darauf an, Organfunktionen zu überwachen und mögliche Komplikationen – seien sie durch die Erkrankung oder durch die erfolgte Therapie bedingt – zu erkennen und zu behandeln. Die Früherkennung von Rezidiven oder Metastasen ist nur dann von Bedeutung, wenn sich daraus therapeutische Konsequenzen ergeben, die zu einer Verlängerung des Überlebens oder zu einer Verbesserung der Lebensqualität führen.

Die Erfahrung zeigt, daß speziell bei soliden Tumoren eine intensive und systematische Suche nach asymptomatischen Rezidiven oder Metastasen nur in wenigen Fällen Einfluß auf die Überlebenszeit hat. Beim Mammakarzinom etwa spielt der Zeitpunkt der Diagnose von asymptomatischen Skelettmetastasen und das Einsetzen einer entsprechenden Therapie keine Rolle für den weiteren Verlauf. In bezug auf einzelne Lebermetastasen kolorektaler Karzinome ist dies nach wie vor umstritten – es gibt sowohl Verfechter als auch Gegner der intensiven Diagnostik im Rahmen der Nachsorge.

Aufgrund dieser Unsicherheiten ist an die Stelle starrer Nachsorgeprogramme mit z.T. häufigen und aufwendigen Untersuchungen in den letzten Jahren ein individualisiertes Vorgehen getreten, das sich am persönlichen Rezidivrisiko, am Nutzen der jeweiligen Untersuchung und an den Bedürfnissen des Patienten orientiert.

6 Prinzipien der Tumorbehandlung

U. Strebel

Inhaltsverzeichnis

Dieses Kapitel gibt einen Überblick über die wesentlichen Therapieprinzipien und Therapieziele. Nach einigen Ausführungen über die Indikation für eine Behandlung und die Planung der Therapie werden die Behandlungsmöglichkeiten besprochen. Besonderes Gewicht wird auf die Therapieziele gelegt: eine Behandlung, die die Heilung der Krankheit zum Ziel hat, unterscheidet sich von einer rein auf Linderung der Beschwerden ausgerichteten Therapie.

Abschließend wird auf die Beurteilung des Therapieerfolgs, Nachsorge und Anforderungen an das Behandlungsteam eingegangen.

Therapieindikationen

Die Diagnose einer bösartigen Geschwulst als solche stellt noch keinen hinreichenden Grund für eine Therapie dar. Dafür sind die Beurteilung der Erfolgsaussichten, die Berücksichtigung der Nebenwirkungen und die Kenntnisse der Krankheitsvorstellungen des Patienten nötig. Je größer die

Chance auf eine Heilung oder eine Verkleinerung des Tumors ist, desto eher wird man zur Behandlung raten und auch die Nebenwirkungen in Kauf nehmen – besonders wenn der Patient durch seine Krankheit in seinem Allgemeinbefinden beeinträchtigt ist.

Es ist wichtig, den Patienten über seine Krankheit, deren Spontanverlauf, die Möglichkeiten und Aussichten einer Behandlung und über die Therapienebenwirkungen zu informieren. Die Behandlung erfolgt nur mit Zustimmung des aufgeklärten Patienten. Vor allem mögliche Nebenwirkungen und Mißerfolge einer Therapie sind dann besser zu tragen, wenn der Patient, sein Arzt, die Pflegenden und die Angehörigen mit der Behandlung einverstanden sind und ihr überzeugt zugestimmt haben. Im Abschnitt „Therapieziele" (S. 88) wird auf den Unterschied zwischen kurativer und palliativer Therapie eingegangen.

Therapieplanung

Bei gesicherter Diagnose und Indikation kann die Therapie geplant werden. Für viele Patienten ist eine Standardtherapie verfügbar. Für andere muß sie in einem interdisziplinären Gespräch zwischen Internisten, Chirurgen und Strahlentherapeuten gefunden werden. Es ist für den Patienten und seine Betreuung sehr wichtig, daß er über das Vorgehen möglichst genau informiert wird, auch über die ungefähre Dauer der Behandlung. Für die spätere Betreuung ist es hilfreich, schon gleich zu Beginn auf mögliche Komplikationen und Mißerfolge einzugehen. Auch Nutzen und Probleme der Nachsorge sollen frühzeitig angesprochen werden.

Behandlungsmöglichkeiten

Für die Behandlung bösartiger Tumoren stehen grundsätzlich 3 verschiedene Therapiearten (Therapiemodalitäten) zur Verfügung:

- *Chirurgie,*
- *Strahlentherapie* und
- medikamentöse oder internistische Behandlung; diese wird wegen ihrer Wirkung im ganzen Organismus auch *Systemtherapie* genannt.

Die einzelnen Therapiemodalitäten können allein oder miteinander kombiniert eingesetzt werden, wobei dies gleichzeitig oder zeitlich gestaffelt erfolgen kann. Idealerweise erfolgt der Einsatz der einzelnen Behandlungsmodalitäten in Absprache zwischen Internisten, Chirurgen und Radiotherapeuten (interdisziplinäre Besprechungen).

Chirurgie (s. Kap. 7)

Die operative Krebsbehandlung ist historisch gesehen die älteste und auch heute noch für die meisten soliden Tumoren die Modalität mit der größten Aussicht auf Heilung. Dies gilt v.a. für die Erstbehandlung. Beispiele sind der Brustkrebs, praktisch alle Tumoren des Magen-Darm-Traktes, Tumoren der Niere, der Blase und der Haut sowie ein Teil der Bronchialkarzinome. Bei einzelnen Erkrankungen (Hodentumoren, kleinzellige Bronchialkarzinome, maligne Lymphome) wurde die Chirurgie in den letzten Jahren aber eindeutig durch die systemische Behandlung und z.T. durch die Strahlentherapie ergänzt oder gar abgelöst.

Strahlentherapie (s. Kap. 8)

Die Behandlung mit energiereichen, ionisierenden Strahlen wurde als zweite Therapieart in die Tumortherapie eingeführt; sie wurde in den letzten Jahren stark verfeinert. Ein Teil der malignen Lymphome und auch einige solide Tumoren sind mittels Bestrahlung allein zuverlässig und mit wenig Nebenwirkungen heilbar. Eine große Bedeutung kommt der Radiotherapie auch in der Schmerzlinderung zu, wo sie sich v.a. bei lokalisierten Prozessen (sog. „Ort der Not") eignet. Die meisten Nebenwirkungen treten akut auf und sind abhängig von der Größe des bestrahlten Feldes und seiner Lage. Die Bestrahlung des Bauchraumes beispielsweise beeinträchtigt den Patienten stärker als die einer Extremität. Langzeitnebenwirkungen müssen v.a. bei heilbaren Tumorkrankheiten berücksichtigt werden.

Systemische Tumortherapie

Unter Systemtherapie versteht man die medikamentöse oder internistische Tumorbehandlung mit Zytostatika (Chemotherapie), Hormonen oder neuerdings mit biologisch aktiven Substanzen (z.B. Interferone, Interleukine). Sie entwickelte sich in den letzten 45 Jahren. Ihr Vorteil liegt in ihrer Wirkung auf den ganzen Organismus. Die Medikamente gelangen über die Blutbahn in praktisch alle Körperregionen. Damit eignet sich die Systembehandlung für Krankheiten, die nicht an einem bestimmten Ort beginnen (z.B. Leukämien) oder die bei Diagnosestellung schon so ausgedehnt sind, daß sie nicht mehr durch Operation oder Bestrahlung bekämpft werden können (metastasierende Tumoren). Die Möglichkeiten der Systemtherapie werden in den Kapiteln 9–12 im Detail geschildert.

Chemotherapie (s. Kap. 9)

Unter Chemotherapie versteht man eine Behandlung mit Zytostatika. Diese Mittel wirken auf die Zellteilung der kranken, in einem geringeren Maße aber auch der gesunden Zellen. Dies erklärt, weshalb nicht nur die Tumorzelle wirksam beeinflußt werden kann, sondern auch unerwünschte Wirkungen an anderen Geweben und Organen auftreten. Häufige unerwünschte Wirkungen der Chemotherapie sind Beeinträchtigung der Blutbildung, Übelkeit, Erbrechen und vorübergehender Haarausfall. Modernere Medikamente, größere Erfahrung in der Dosierung und wirksame Mittel gegen die Übelkeit erlauben heute allerdings eine viel besser verträgliche Therapie.

Hormontherapie (s. Kap. 10)

Viele Tumoren der Brust, der Gebärmutter und der Prostata lassen sich durch Hormone beeinflussen. Das normale Wachstum dieser Organe wird durch Geschlechtshormone gesteuert; deshalb ist es nicht erstaunlich, daß hormonelle Maßnahmen auch auf das Wachstum der entarteten Zellen einen Einfluß haben.
Wir unterscheiden 2 Wirkungsweisen der Hormontherapie:

- die Bildung der Geschlechtshormone wird verhindert;
- die Wirkung der Geschlechtshormone wird mittels Antihormonen beeinträchtigt.

Die theoretisch und oft auch praktisch einfachste Hormonmaßnahme beim Mann und bei der geschlechtsreifen Frau besteht in der chirurgischen Entfernung der Keimdrüsen. Damit wird die Hauptproduktionsstätte der Geschlechtshormone ausgeschaltet. Das gleiche Ziel kann heute auch durch Medikamente erreicht werden, z.B. LH-RH-Analoga zur „medikamentösen Kastration“.

Eine andere Möglichkeit ist die Gabe von Antihormonen. Das bekannteste Antihormon ist Tamoxifen (Nolvadex, Kessar), das die Östrogenwirkung hemmt.

Zytokine (s. Kap. 11)

In den letzten Jahren wurden in verschiedenen Körperzellen Stoffe entdeckt, die Vorgänge im Organismus steuern, z.B. die Geschwindigkeit der Zellteilung oder die Aktivität der Zellen des Immunsystems. Diese Stoffe werden Zytokine oder biologisch aktive Substanzen genannt. Viele von ihnen sind bereits gentechnologisch herstellbar und stehen damit für therapeutische Anwendungen in genügenden Mengen zur Verfügung. Die Therapie mit diesen Substanzen stellt ein ganz neues Prinzip dar, von dem man sich Fortschritte in der Behandlung gewisser Tumoren erhofft. Gut bekannt und sehr wirksam ist die Interferon-Behandlung gewisser Leukämien.

Zu den biologisch aktiven Substanzen gehören auch Stoffe, die die Bildung der einzelnen Blutzellen regulieren. Damit kann man die Nebenwirkungen der Zytostatika auf die Blutbildung teilweise aufheben. So wird eine höhere Dosierung von Zytostatika und Strahlen möglich, von der bessere Heilungschancen einiger Krebsarten erwartet werden.

Therapieziele

Das primäre Ziel der Tumorbehandlung ist die Heilung der Krankheit. In der Onkologie kommt es leider aber oft vor, daß dies nicht möglich ist. Gelegentlich besteht diese Situation schon zum Zeitpunkt der Diagnosestellung, häufiger tritt sie aber erst im Verlauf der Krankheit ein. Eine Besserung der Krankheit durch Einsatz der verschiedenen Therapiemodalitäten ist zwar auch hier möglich, der Therapieerfolg ist aber zeitlich begrenzt. Die Überlebenszeit wird durch diese Behandlung nicht oder nur unwesentlich verlängert. Ziel dieser Behandlung ist damit vorrangig die Linderung der Beschwerden.
Entsprechend dem Therapieziel unterscheiden wir folgende Behandlungsformen:

- kurative Behandlung,
- palliative Behandlung,
- adjuvante Behandlung,
- neoadjuvante Behandlung,
- symptomatische Behandlung.

Kurative Behandlung

Curatio (lat.) bedeutet Heilung. Das Ziel der kurativen Behandlung ist die Heilung des Tumors. Wenige Krebserkrankungen lassen sich in allen Fällen heilen; häufiger ist die Situation, daß nur ein gewisser Teil aller Patienten heilbar ist. *Man spricht daher besser nicht von kurativer Behandlung, sondern von einer Behandlung mit kurativer Absicht.*

Voraussetzung dafür ist ein prinzipiell heilbarer Tumor (z.B. Brust- oder Darmkrebs in frühem Stadium, Hodentumoren, bestimmte Formen von malignen Lymphomen und Leukämien). Um eine Heilung zu erreichen, müssen u.U. mehrere Therapiemodalitäten miteinander kombiniert werden. Da das Behandlungsziel die Heilung der Krankheit ist, werden stärkere unerwünschte Wirkungen in Kauf genommen. Dies gilt v.a. für die akuten Nebenwirkungen, die nach einigen Wochen oder Monaten abklingen (Haarausfall,

Übelkeit, Blutbildungsstörungen). Langfristige Nebenwirkungen möchte man den geheilten Patienten ersparen; allerdings sind solche nicht immer ganz vermeidbar. Zum Beispiel ist eine Beeinträchtigung der Fruchtbarkeit durch Chemotherapie und/oder Bestrahlung möglich. Gehäufte Mißbildungen bei Kindern von Frauen und Männern, die eine Tumorbehandlung durchgemacht haben, werden glücklicherweise nicht beobachtet.

Dauer der kurativen Therapie: Die Operation ist in der Regel ein einmaliger Eingriff, eine Bestrahlung dauert meist 4–6 Wochen, die kurative Chemotherapie in der Regel 3–6 Monate, evtl. auch länger.

Palliative Behandlung

Pallium (lat.) bedeutet Mantel, der den Träger vor den Einflüssen der Witterung schützt. Unter palliativer Behandlung versteht man die Linderung von tumorbedingten Beschwerden durch Verringerung der Tumormasse, ohne daß eine Heilung beabsichtigt wird.

Wie oben erwähnt, kommt es häufig vor, daß der Patient an einer Tumorkrankheit leidet, die wegen ihrer Histologie oder wegen des fortgeschrittenen Krankheitsstadiums nicht geheilt werden kann. Die gleiche Situation ist auch bei einem Patienten mit einem an sich heilbaren Tumor möglich, der wegen seines Alters oder einer gleichzeitig vorhandenen Zweitkrankheit nicht mit der für die Heilung nötigen Intensität behandelt werden kann.

Der Begriff der palliativen Behandlung kann sich auf alle 3 Therapiemodalitäten (Chirurgie, Strahlentherapie, systemische Tumortherapie) beziehen:

- Bei einem Dickdarmkrebs wird beispielsweise ein Darmverschluß *operativ* in palliativer Absicht durch Hemikolektomie mit Entfernung des Primärtumors behoben, auch wenn bereits inoperable Lebermetastasen vorliegen.
- Die *Bestrahlung* einer Skelettmetastase kann Schmerz und Frakturgefährdung beheben, auch wenn andere Metastasen nicht beeinflußt werden.
- Mit *Chemo- oder Hormontherapie* können beispielsweise Ikterus und Schmerzen bei Lebermetastasen eines Mammakarzinoms vorübergehend günstig beeinflußt werden.

Die palliative Behandlung will also die Krankheit nicht heilen, sondern durch Reduktion der Gesamttumormasse die krankheitsbedingten Symptome günstig beeinflussen. Wie bei der kurativen Behandlung kann auch hier nicht in allen Fällen das angestrebte Therapieziel erreicht werden.

Man spricht daher besser nicht von palliativer Behandlung, sondern von einer Behandlung mit palliativer Absicht. Die Überlebenszeit wird selbst durch eine wirksame palliative Therapie nicht unbedingt verlängert. Aus diesem Grunde soll eine palliative Behandlung in der Regel auch erst dann begonnen werden, wenn der Patient Symptome von seiten seiner Tumorkrankheit aufweist.

Das bloße Vorhandensein einer asymptomatischen Metastase ist für den Patienten zwar psychisch belastend, stellt aber noch keinen genügenden Grund für den Beginn einer palliativen Behandlung dar. Daraus ergibt sich, daß es bei einem beschwerdefreien Patienten mit einer unheilbaren Krankheit meist wenig sinnvoll ist, nach Metastasen zu suchen.

Dauer der Therapie: Die *Operation* ist in der Regel ein einmaliger Eingriff. Die Bestrahlung eines einzelnen Orts der Not dauert etwa 2–4 Wochen. Die Wirkung sollte mehrere Monate anhalten. Eine *Bestrahlung* desselben Ortes in voller Dosis ist wegen der zu erwartenden Nebenwirkungen im gesunden Gewebe nicht durchführbar. Eine palliative Behandlung mit *Hormonen* wird im Falle einer guten Wirkung auf den Tumor solange durchgeführt, bis wieder Beschwerden auftreten. Dies kann mehrere Monate bis einige Jahre dauern und ist wegen der fehlenden Nebenwirkungen kaum ein Problem. Eine palliative *Chemotherapie* wird in der Regel ca. 2 Monate über das Verschwinden der Symptome hinaus durchgeführt. Die Therapiedauer liegt oft zwischen 4 und 6 Monaten.

Adjuvante Behandlung

Iuvare (lat.) heißt helfen, *adiuvare* bedeutet: zusätzlich helfen.

Eine adjuvante Behandlung ist theoretisch mit allen 3 obengenannten Therapiearten denkbar. In der Regel versteht man darunter aber eine zusätzliche systemische oder Strahlentherapie nach erfolgter Operation; in einer Situation also, in der der Patient keinen nachweisbaren Krebs mehr hat.

Die theoretischen Überlegungen, die hinter dieser Therapieart stehen, sollen an einem Beispiel erläutert werden:

Eine Frau muß wegen eines Mammakarzinoms an der Brust operiert werden. In 3 von 12 gleichzeitig entfernten axillären Lymphknoten lassen sich maligne Zellen nachweisen. Statistisch ist bekannt, daß $^2/_3$ der Frauen mit Brustkrebs und Lymphknotenbefall 10 Jahre später entweder an einem Rezidiv leiden oder gestorben sind. Nur $^1/_3$ von ihnen ist tumorfrei. Diese Resultate konnten über lange Zeit weder mit einer radikaleren Operation noch mittels lokaler Bestrahlung verbessert werden. Die meisten Rezidive treten auch nicht lokal auf, sondern als Fernmetastasen. Da dasselbe Schicksal auch Frauen mit tumorfreien Lymphknoten trifft (allerdings in einem deutlich geringeren Prozentsatz), muß angenommen werden, daß Rezidive nicht deshalb auftreten, weil zuwenig radikal operiert wurde, sondern weil sich schon lange vor der Operation einzelne Tumorzellen vom Primärtumor losgelöst haben und über die Lymph- oder Blutbahnen in andere Organe gelangt sind, wo sie sich als Mikrometastasen festsetzen und für lange Zeit ruhig verhalten. Aus verschiedenen, nur teilweise bekannten Gründen, können diese Mikrometastasen zu einem späteren Zeitpunkt zu wachsen beginnen und das Schicksal der Patientin bestimmen.

Der Nutzen der Systemtherapie beim metastasierenden Mammakarzinom ist erwiesen. Deshalb lag die Überlegung nahe, den Patientinnen vor dem Auftreten von Metastasen, also möglichst bald nach der vollständigen Operation, eine Systembehandlung zu verabreichen in der Hoffnung, dadurch die Mikrometastasen vernichten und die Heilungschancen der Patientinnen verbessern zu können. Diese Behandlungsart nennt man adjuvant.

Beim brusterhaltend operierten Mammakarzinom wird wegen der Gefahr des Lokalrezidivs eine Bestrahlung des Restdrüsenkörpers empfohlen. Dabei handelt es sich um eine adjuvante Radiotherapie.

In den letzten Jahren wurden adjuvante Behandlungen v.a. auch für Tumoren des Kolons und Rektums entwickelt. Für viele Krebsarten gibt es aber keine wirksame adjuvante Therapie (z.B. Magenkrebs).

Neoadjuvante Behandlung

Neos heißt neu. Unter neoadjuvanter Behandlung verstehen wir eine Systemtherapie, die vor der lokalen, meist chirurgischen Behandlung eines malignen Tumors durchgeführt wird. Ihr Ziel ist die Verkleinerung des Primärtumors (und damit die Verbesserung der Operabilität) und gleichzeitig die Vernichtung allfälliger Mikrometastasen.

Der Nachteil der adjuvanten Therapie ist, daß ihre Wirkung auf den Tumor während der Behandlung nicht beurteilt werden kann. Erfolgt sie neoadjuvant bereits vor der Operation, kann man ihre Wirkung auf den Tumor direkt messen. Zudem ist ein kleiner gewordener Tumor schonender zu entfernen. Es gibt auch Tumoren, die primär nicht oder nur unter Inkaufnahme großer körperlicher Beeinträchtigungen (z.B. Amputation einer Extremität) entfernt werden können. Aus diesem Grunde wird v.a. bei Knochensarkomen, bei Blasenkarzinomen und neuerdings auch beim Mammakarzinom versucht, bereits vor der Operation eine neoadjuvante systemische Behandlung durchzuführen. Erst nach dieser Behandlung erfolgt die Operation, die idealerweise weniger ausgedehnt ist, weil der Tumor unter der neoadjuvanten Therapie kleiner wurde.

Symptomatische Behandlung

Unter symptomatischer Behandlung versteht man eine Therapie, die einzig auf die Linderung von Symptomen ausgerichtet ist.

Im Gegensatz zur palliativen Therapie, bei der eine der 3 klassischen onkologischen Therapiemodalitäten zur Verminderung des Tumors angewendet wird, erfolgt die symptomatische Behandlung meist medikamentös, wie z.B. mit Mitteln gegen Schmerzen, Husten, Fieber usw. Die Gabe von Erythrozytenkonzentraten im Falle eine tumorbedingten Anämie ist ebenfalls ein Beispiel für eine symptomatische Therapie.

Sehr viele Tumorbeschwerden lassen sich aber mit einer palliativen Therapie (v.a. Bestrahlung oder Systembehandlung) gezielter, anhaltender und wirkungsvoller beeinflussen als mit einer symptomatischen Therapie. Trotz der teilweise höheren Nebenwirkungen ist der palliativen Behandlung deshalb oft der Vorzug gegenüber der rein symptomatischen zu geben.

In der Chirurgie wird die Bezeichnung „palliativ" oft auch für Eingriffe benutzt, bei denen die Tumormasse nicht reduziert wird, beispielsweise die operative Stabilisierung einer metastasenbedingten Schenkelhalsfraktur. Im Sinne unserer Definition würde es sich hier nicht um eine palliative, sondern ebenfalls um eine symptomatische Behandlung handeln.

Im Spätstadium einer Krankheit, wenn palliative Maßnahmen nicht mehr wirken oder vom Patienten abgelehnt werden, bleibt oft nur eine gute symptomatische Behandlung und einfühlsame Betreuung.

Im Alltag treten 2 Probleme auf:

- Patienten können Therapien fordern, die realistischerweise außer unerwünschten Wirkungen nichts bringen.
- Ein Patient kann die Wirkung einer Therapie unterschätzen und die unerwünschten Wirkungen übertrieben fürchten.

In beiden Fällen ist es Aufgabe des Arztes und der mitbetreuenden Personen, den Patienten so zu informieren, daß er die Situation ausgewogen beurteilen kann. Letztlich kann der Patient aber vom Arzt ebensowenig eine unwirksame und mit vielen Nebenwirkungen behaftete Behandlung verlangen wie der Arzt den Patienten gegen seinen Willen behandeln darf.

Beurteilung des Behandlungserfolgs

Chirurgie

Für den Chirurgen ist das Resultat eines in kurativer Absicht vorgenommenen Eingriffs meist relativ gut zu beurteilen: Bei der Operation kann er makroskopisch das Gewebe beurteilen und Biopsien aus der Umgebung des Tumors entnehmen. Gelingt es ihm, den Tumor vollständig so zu entfernen, daß alle Resektionsränder auch mikroskopisch tumorfrei sind, wird von einer ***Resektion im Gesunden*** gesprochen. Falls auch die Biopsien aus der Umgebung des Tumors, insbesondere die regionären Lymphknoten, mikroskopisch tumorfrei (= „negativ") sind, ist bei vielen Tumorarten die Voraussetzung für eine definitive Heilung gegeben.

Radiotherapie und systemische Tumortherapie

Für den Behandlungserfolg bei Radiotherapie und medikamentöser Tumortherapie haben sich folgende Bezeichnungen eingebürgert:

- ***Komplette = vollständige Remission*** (Abkürzung: CR)
  Tritt nach einer Bestrahlung oder einer medikamentösen Tumortherapie eine ***vollständige*** Rückbildung ***aller*** Tumorherde auf, wird von einer kompletten Remission gesprochen (lat. *remittere* = zurückwerfen). Es versteht sich von selbst, daß das Erreichen einer kompletten Remission Voraussetzung für eine eventuelle Heilung, d.h. erstes Ziel jeder kurativen Behandlung ist. Umgekehrt ist eine komplette Remission leider noch keine Garantie für eine Heilung, da es auch nach Erreichen einer kompletten Remission zu Rückfällen (= Rezidiven) kommen kann.
  Der sichere Nachweis einer kompletten Remission ist für die Planung der weiteren Behandlung wichtig. Oft werden dazu erneute Biopsien von dem Gewebe vorgenommen, in dem vor der Therapie Tumorzellen nachgewiesen werden konnten. Zeigt die pathologisch-anatomische Untersuchung dieser neuen Biopsien keinen Tumor mehr, spricht man von einer pathologischen (d.h. durch pathologische Untersuchungen bestätigten) kompletten Remission (Abkürzung: pCR).

- ***Teilremission = partielle Remission*** (Abkürzung: PR)
  Unter einer partiellen Remission versteht man eine objektivierbare, meßbare, aber unvollständige Rückbildung des oder der Tumorherde, in der Regel um mehr als 50% des ursprünglichen Tumorvolumens.
  Eine partielle Remission führt oft zu einer deutlichen Rückbildung der tumorbedingten Symptome und entspricht damit dem Ziel der mit palliativer Absicht durchgeführten Tumortherapie. Bei vielen unheilbaren Tumoren, wie z.B. dem metastasierenden Mammakarzinom, ist das Erreichen einer partiellen Remission heute noch das einzige realistische Behandlungsziel.

- ***Stabilisierung der Erkrankung*** (engl. „no change", Abkürzung: NC)
  Von einer Stabilisierung wird gesprochen, falls durch die Behandlung bei einem zuvor rasch wachsenden Tumor das Tumorwachstum gestoppt, aber keine Remission erreicht werden kann. Von einer Stabilisierung spricht man in der Regel auch bei Teilremissionen, bei denen sich der Tumor um weniger als 50% des Ursprungsvolumens verkleinert.
  Für den Patienten ist eine Stabilisierung subjektiv oft nur von geringem Nutzen.

- ***Progredienz*** (engl. „progressive disease", Abkürzung: PD)
  Unter Progredienz (lat. *progredi* = weiterschreiten) versteht man das durch die Tumortherapie unbehinderte Tumorwachstum. Von Progredienz spricht man auch, falls der Tumor nach einer vorübergehenden Remission erneut größer wird.

Zeitpunkt und Methode der Beurteilung

Bei der chirurgischen Tumorentfernung ist eine erste Beurteilung des Erfolgs bereits bei Abschluß der Operation bzw. nach der histologischen Untersuchung des Operationspräparats möglich.

Im Gegensatz zur operativen Entfernung tritt der Behandlungserfolg bei Radiotherapie oder medikamentöser Behandlung meist erst einige Wochen nach Therapiebeginn ein. Eine zu frühe Beurteilung ist sinnlos und läßt keine Entscheidung über die Weiterführung oder den Abbruch der eingeleiteten Behandlung zu. Für die Beurteilung des Therapieresultats sind oft erneute aufwendige Untersuchungen nötig. In erster Linie werden dazu bildgebende Methoden (Röntgenuntersuchungen, Ultraschall, evtl. Computertomographie etc.) eingesetzt. Während der Nachweis einer Tumorprogredienz damit oft eindeutig gelingt, sind diese Methoden für den sicheren Nachweis einer kompletten Remission häufig ungenügend: Ein nach Therapieabschluß im Röntgenbild oder Ultraschall noch nachweisbarer kleiner „Resttumor" kann sowohl noch echtem Tumorgewebe wie auch einer Narbenplatte nach vollständiger Tumornekrose entsprechen. Im ersten Fall würde es sich um eine partielle, im zweiten um eine komplette Remission handeln. Falls die eindeutige Diagnose für die weitere Behandlung unmittelbar wichtig ist, wird man versuchen müssen, mit Biopsien aus dem „Resttumor" die Situation zu klären. Andernfalls wird erst die Beobachtung des weiteren Verlaufs rückblickend eine Beurteilung erlauben.

Nachsorge

Unter Nachsorge oder Verlaufskontrolle verstehen wir die Betreuung des Patienten nach Abschluß der Behandlung. Die Nachsorge hat 3 Hauptziele:

- die psychische Führung des durch seine Krankheit verunsicherten Patienten,
- die Diagnose und eventuelle Behandlung eines Rezidivs und
- die Feststellung von Therapienebenwirkungen, was v.a. bei neueren Therapiearten wichtig ist.

Der umstrittenste Punkt in der Nachsorge ist die Frage nach der Notwendigkeit von Zusatzuntersuchungen. Ein gutes Prinzip ist sicher, dort ein Rezidiv möglichst frühzeitig (was häufig nur mittels Zusatzuntersuchungen möglich ist) zu erfassen, wo eine frühzeitige Feststellung eine nochmalige Heilung oder bessere Palliation des Rezidivs ermöglicht. In allen anderen Fällen verlängert die frühe Aufdeckung von Metastasen nur die bewußte Krankheitsdauer. Leider ist bis heute die Heilung eines Rezidivs nur bei wenigen Tumoren und in wenigen Situationen möglich. Beim Mammakarzinom beispielsweise kann das Lokalrezidiv oder ein Zweittumor in der gesunden Brust nochmals kurativ angegangen werden. Beim Auftreten von asymptomatischen Metastasen ist weder eine Heilung möglich noch bringt eine frühzeitige palliative Behandlung eine Verlängerung der Überlebenszeit. Deshalb sind Zusatzuntersuchungen in der Regel nicht sinnvoll.

Eine spezielle Situation stellen klinische Studien dar, bei denen Zusatzuntersuchungen z.T. zur Beurteilung des Therapieerfolgs notwendig sind.

Behandlungsteam

Zur optimalen Behandlung des krebskranken Patienten gehört sowohl die gute und konkurrenzlose Zusammenarbeit aller an der Betreuung beteiligten Ärzte der verschiedenen Fachrichtungen (interdisziplinäre Tumorbehandlung) als auch das reibungslose Funktionieren des den Patienten umgebenden Beziehungsnetzes aus Arzt, Pflegenden, Psychologen, Sozialarbeitern usw.

- ***Interdisziplinäre Tumortherapie:*** An der Betreuung eines krebskranken Patienten sind häufig mehrere Ärzte verschiedener Fachrichtungen beteiligt. Beispielsweise entdeckt der Hausarzt einen Knoten in der Brust seiner Patientin, die er dem Radiologen zur Mammographie und später dem Chirurgen zur Biopsie schickt. Da bei brusterhaltender Operation eine Strahlentherapie, und bei Befall der axillären Lymphknoten eine adjuvante Systemtherapie nötig wird, ist es sinnvoll, daß der Operateur möglichst frühzeitig Kontakt mit dem Radioonkologen und dem Internisten aufnimmt. Die optimale Behandlung gewisser Tumoren kann oft erst nach interdisziplinärer Besprechung mit allen beteiligten Spezialisten und dem Patienten festgelegt werden.
  An größeren Kliniken sind z.T. interdisziplinäre Tumorstationen eingerichtet, oder es finden regelmäßige interdisziplinäre Fallvorstellungen statt. Auch an kleineren Krankenhäusern ist es möglich, daß die zuständigen (Konsiliar)ärzte frühzeitig einbezogen werden.
- ***Das Behandlungsteam:*** Selbst von Krebs geheilte Menschen benötigen anfänglich eine intensive Betreuung, um sich von dem Schock zu erholen, den die Diagnose Krebs darstellt. In dieser Situation kommt nicht nur dem Arzt eine wichtige Bedeutung zu, sondern auch den Pflegenden, dem Psychologen, dem Sozialarbeiter, dem Seelsorger oder dem Berufsberater. Alle diese Personen bilden ein Behandlungs- oder Betreuungsteam, in dem der notwendige Informationsaustausch stattfindet. Alle müssen im Interesse des Patienten am gleichen Strang ziehen. Balint-Gruppen sind für das Team wertvoll und anstrebenswert. Dazu ist es wichtig, das Ziel der Therapie mit dem Team zu besprechen.

Ohne Zweifel nehmen die Pflegenden bei der Betreuung schwerkranker Patienten eine sehr wichtige Stellung ein. Die enge Beziehung zum leidenden Patienten sollte aber nicht in erster Linie Arbeit und Belastung, sondern Herausforderung und berufliche Befriedigung bedeuten.

7 Tumorchirurgie

U. Metzger

Inhaltsverzeichnis

Die chirurgische Resektion ist sicher die älteste, häufigste und für solide Tumoren wichtigste Behandlungsart. Vor über 100 Jahren schon fand die erste Magenresektion bei Magenkrebs und die erste Operation einer solitären Lungenmetastase statt. Heute wird etwa die Hälfte aller Patienten mit einem soliden Tumorleiden operiert, und von den radikal operierten Patienten dürfen etwa 25% mit einer definitiven Heilung rechnen. Die Heilungsaussichten sind ganz wesentlich abhängig vom Tumorstadium zum Zeitpunkt der Operation, d.h. von einer Früherfassung des Tumors in einem lokalisierten, noch nicht fortgeschrittenen Stadium der Erkrankung (Tabelle 7.1).

Die ursprüngliche Ansicht, daß ein maligner Tumor sich zunächst lange Zeit lokal entwickelt und lokal metastasiert, hat Ende des letzten und zu Beginn dieses Jahrhunderts zu ausgedehnten chirurgischen Resektionen geführt, so z.B. zur Brustamputation beim Mammakarzinom.

Mit zunehmender Kenntnis der Eigenschaften maligner Tumoren hat sich das Bild der Tumorchirurgie grundlegend gewandelt: Verstümmelnde Operationen haben einer vermehrt funktions- und lebensqualitäterhaltenden Operation Platz gemacht. Mit der zunehmenden Wirksamkeit der Chemotherapie und der Radiotherapie ist die Chirurgie zu einem gleichwertigen Partner in einem multimodalen Therapiekonzept geworden.

Tabelle 7.1. Fünfjahresüberlebensraten[a] nach Radikaloperation solider Tumoren

Tumor	Ohne Lymphknotenmetastasen [%]	Mit Lymphknotenmetastasen [%]
Blasenkarzinom	70–80	20–30
Mammakarzinom	75–85	40–60
Kolon-Rektum-Karzinom	60–90	30–50
Larynxkarzinom	70–80	30–50
Bronchuskarzinom (nicht kleinzellig)	40–60	10–20
Magenkarzinom	60–80	10–30
Uteruskarzinom	70–85	40–50

[a] Die Fünfjahresüberlebensraten können nicht bei allen Tumoren mit den Heilungsraten gleichgesetzt werden, da auch mehr als 5 Jahre nach der Operation noch Rezedive auftreten können.

Die Indikation zur Operation und das Ausmaß der Resektion orientieren sich heute viel stärker an der Tumorbiologie und an den weiteren Behandlungsmöglichkeiten. In der Regel ist heute die Behandlung des Krebspatienten eine interdisziplinäre Aufgabe aller an der Diagnose und Therapie beteiligten Disziplinen (Pathologie, internistische Onkologie, Radiotherapie und Chirurgie).

Die Chirurgie wird heute für folgende Zwecke eingesetzt:

- diagnostisch,
- kurativ,
- palliativ,
- rekonstruktiv,
- als Hilfseingriff,
- präventiv.

Chirurgie zur Tumordiagnose

Vor Einleitung einer oft komplizierten, teuren und nebenwirkungsreichen Krebsbehandlung ist eine präzise Tumordiagnose unerläßlich. Hier gilt der erwähnte Grundsatz der modernen Onkologie: ***Keine Tumortherapie ohne gesicherte Tumordiagnose.***

Diagnostische Eingriffe zur Sicherung der Diagnose sind die ***Feinnadelpunktion*** (für eine zytologische Untersuchung) und die ***Probeexzision*** (für eine histologische Untersuchung). Sie werden je nach Lage des Tumors direkt transkutan, endoskopisch oder nach operativer Freilegung des krankhaften Befundes vorgenommen (s. dazu Kap. 5: „Diagnostik“).

Endoskopische Biopsie

Die Gewebeentnahme durch endoskopische Biopsie (z.B. Gastroskopie, Kolonoskopie, Zystoskopie, Bronchoskopie, Mediastinoskopie usw.) ist heute die am häufigsten angewendete Methode zur definitiven Tumordiagnose. Komplikationen bei der endoskopischen Biopsie sind selten (z.B. Blutungen) und verlaufen meist nicht schwerwiegend. Die Hauptgefahr besteht bei dieser Methode darin, daß man sich durch eine negative Biopsie fälschlicherweise in Sicherheit wiegt.

Direkte operative Messerbiopsie

Gelingt mit einer Feinnadelpunktion keine definitive Bestimmung und Klassifikation des Tumorleidens oder ist der Tumor endoskopisch nicht zugänglich, so ist die chirurgische Messerbiopsie die zuverlässigste diagnostische Maßnahme. Sie ist jedoch mit möglichen Komplikationen (Wundheilungsstörung) verbunden. Kleinere Befunde (z.B. Mammaknoten, Lymphknoten) sollen vollständig entfernt (= Exzisionsbiopsie) und deshalb nicht anbiopsiert (Inzisionsbiopsie) werden.

Staging-Laparotomie

Als diagnostische Laparotomie oder Staging-Laparotomie bezeichnet man die Eröffnung der Bauchhöhle mit gezielter Entfernung verschiedener abdominaler Lymphknoten, kombiniert mit Splenektomie und Leberbiopsien, insbesondere beim malignen Lymphom (Morbus Hodgkin). Der Eingriff dient nur der Diagnose eventuell tumorbefallener Organe im Bauchraum, um so eine stadiengerechte Behandlung (Radio- oder Chemotherapie) einleiten zu können; er wird heute immer seltener durchgeführt.

„Second-look"-Laparotomie

Die „Second-look"-Laparotomie dient nach Chemotherapie disseminierter Ovarial- und Hodenkarzinome der Sicherung einer kompletten Remission oder der Entfernung von Resttumorgewebe.

- Bei Ovarialkarzinomen nach initialer Chirurgie und nachfolgender Chemotherapie ist es nicht immer möglich, mit bildgebenden Verfahren eine Vollremission zu dokumentieren. Man kann Resttumorgewebe im kleinen Becken mit Ultraschall oder Computertomographie nicht zuverlässig ausschließen.
- Bei Hodenkarzinomen sieht man auf den Computertomogrammen nach Chemotherapie manchmal lokalisierte Raumforderungen im retroperito-

nealen Bauchraum. Dabei kann es sich entweder um Fibrose, Nekrose oder um vitale Resttumoren handeln.

Um eine komplette Remission zu bestätigen und das weitere Vorgehen zu planen, kann in diesen Fällen die „Second-look-Laparatomie" nötig sein.

Chirurgie zur Tumorbehandlung

Kurative (radikale) Tumorchirurgie

Nach gründlicher Tumordiagnostik und eingehender Untersuchung des Patienten bezüglich seiner allgemeinen und lokalen Operabilität sollte bei soliden Tumoren, die gut lokalisiert sind und noch keine Fernmetastasen gesetzt haben, wenn immer möglich die radikale Tumorresektion angestrebt werden. Als radikal bezeichnet man eine Operation, bei der sowohl makroskopisch wie mikroskopisch der Tumor einschließlich der regionalen Lymphknoten im Gesunden entfernt wird (= R_0-Resektion). Dies bedingt immer eine ***Exzision im Gesunden*** und bei parenchymatösen Organen aus Gründen der Blutversorgung die ***Entfernung eines ganzen Organteils*** (z.B. Lobektomie der Lunge, Lobektomie der Leber, Segmentresektion des Kolons) oder die ***Exstirpation des ganzen Organs*** (z.B. totale Thyreoidektomie, Pneumonektomie, Gastrektomie). Zur Vermeidung einer intraoperativen Tumorzellverschleppung sollen Manipulationen am Tumor vorsichtig durchgeführt und die Venen frühzeitig ligiert werden (= „No-touch-isolation"-Technik).

Unter Berücksichtigung des Prinzips „Soviel wie nötig, sowenig wie möglich" gewannen in letzter Zeit die sog. minimal-invasiven chirurgischen Techniken an Bedeutung, z.B. die endoskopische (laparoskopische) Entfernung eines Dickdarmtumors im Bauchraum. Die Indikationen zu dieser Form der Chirurgie sind noch nicht festgelegt.

Zur Operationsvorbereitung gehört eine eingehende Aufklärung des Patienten und der Angehörigen über:

- Natur und Ausmaß der Erkrankung,
- den vorgesehenen operativen Eingriff,
- die Risiken des Eingriffs und
- die zu erwartenden oder möglichen Spätfolgen.

Dabei hat auch das Pflegepersonal einen wesentlichen Anteil.

Ziel der modernen Krebschirurgie ist neben der Heilung der Tumorerkrankung heute in zunehmendem Maße auch die Erhaltung der Lebensqualität des Patienten. Wann immer möglich, wird eine kosmetisch befriedigende und funktionserhaltende Operation durchgeführt, z.B.

- brusterhaltende Operation des Mammakarzinoms,
- sphinktererhaltende Operation des Rektumkarzinoms,
- gliedmaßenerhaltende Operation bei Knochen- und Weichteiltumoren.

Die moderne Radio- und Chemotherapien haben solche „limitierte" Krebsoperationen möglich gemacht, wobei die Heilung des Patienten noch immer wichtigstes Ziel sein sollte. Es ist falsch, in dieser Hinsicht Kompromisse einzugehen, denn die beste Kosmetik und die beste Funktion nützen dem Patienten wenig, wenn durch ungenügende Tumorresektion die Heilung verpaßt wird.

Dank den Fortschritten in der Anästhesie, der Intensivpflege und verschiedener moderner Operationstechniken hat sich das Risiko eines tumorchirurgischen Eingriffs in den letzten 20 bis 30 Jahren drastisch vermindert. War das Operationsrisiko für größere lungenchirurgische Eingriffe in der Nachkriegszeit noch ganz beträchtlich, kann dieses Risiko heute praktisch vernachlässigt werden, insbesondere wenn man es dem unbehandelten Verlauf der Krebserkrankung gegenüberstellt.

Kurative (radikale) Zweiteingriffe

Lokalrezidive, d.h. Tumorrezidive am Ort des früher exstirpierten Primärtumors, sollen nochmals chirurgisch angegangen werden, wenn dies technisch möglich ist und in der Zwischenzeit keine Fernmetastasen aufgetreten sind (z.B. Exstirpation des Lokalrezidivs eines Mammakarzinoms, eines Kolonkarzinoms, eines Weichteilsarkoms). Häufig sind aber solche Nachresektionen nicht mehr möglich.

Solitäre Metastasen, insbesondere solitäre Lungen- oder Lebermetastasen, können heute mit minimalem chirurgischem Risiko radikal exstirpiert werden, wenn während einer gewissen Beobachtungszeit (1–3 Monate) keine weiteren Metastasen auftreten und der Primärtumor radikal operiert worden ist. Bei einem Teil der Patienten kann durch eine solche Zweitoperation eine definitive Heilung erzielt werden und die Behandlungsergebnisse sind oft mindestens so gut wie bei Primärtumoren derselben Lokalisation.

Bestimmte Patienten werden deshalb zur Früherfassung eines noch symptomfreien umschriebenen Lokalrezidivs oder einer solitären Metastase in regelmäßigen Abständen untersucht. Dies trifft auch bei Resttumoren nach Chemotherapie zu (z.B. bei Hodenkarzinomen).

Palliative Tumorchirurgie

Rund die Hälfte aller tumorchirurgischen Eingriffe erfolgt von Anfang an nicht zur Heilung des Patienten, sondern zur Linderung der tumorbedingten Symptome.

Typische Beispiele sind die Beseitigung eines blutenden oder schmerzenden Tumors oder eines den Magen-Darm-Trakt obstruierenden Tumors (Ileussymptomatik). Hier geht es darum, durch einen möglichst kleinen chirurgischen Eingriff die Komplikation des Tumorleidens zu beseitigen und damit die Lebensqualität des Patienten zu verbessern bzw. zu erhalten. Falls eine Verschlußsymptomatik besteht und eine Tumorexstirpation lokal nicht mehr möglich ist, kann eine Umgehungsoperation durchgeführt werden (z.B. Gastroenterostomie, biliodigestive Anastomose). Typisches Beispiel für eine palliative Tumoroperation ist die Osteosynthese einer pathologischen Fraktur bei Knochenmetastasen mit sog. Verbundosteosynthese (Osteosynthese der Fraktur mit Defektauffüllung durch Knochenzement). Auch hier ist das Ziel der Behandlung die möglichst rasche Mobilisierung des Patienten und die frühzeitige Entlassung aus der stationären Behandlung.

Als Alternativen zur operativen Therapie stehen heute – je nach Situation – zahlreiche andere palliative Maßnahmen zur Verfügung, z.B. Endoprothese bei inoperablem Ösoghaguskarzinom oder bei Gallenwegobstruktion.

Endoskopische Lasertherapie

Zunehmend hat sich bei inoperablen stenosierenden Tumoren des oberen und unteren Gastrointestinaltrakts, sowie des Bronchialsystems die endoskopische Anwendung der Lasertherapie durchgesetzt. Dabei wird v.a. der Nd-YAG (Neodynium-Yttrium-Aluminium-Garnett)-Laser mit einer Wellenlänge von 1064 nm eingesetzt. Der über eine flexible Sonde direkt auf den Tumor gerichtete Laserstrahl bewirkt eine sofortige Nekrose mittels Gewebekoagulation und kann sowohl notfallmäßig als auch bei elektiven Eingriffen angewandt werden. Der Vorteil der Laseranwendung gegenüber anderen Verfahren (Elektrokoagulation, Cryochirurgie) besteht in seiner Komplikationsarmut mit u.a. einer geringen Blutungs- und Perforationsgefahr. Meist reicht eine leichte Sedation des Patienten aus, so daß ambulante Behandlungen möglich sind. Nachteile der Behandlung liegen in der oftmaligen Notwendigkeit mehrerer Therapiesitzungen sowie dem noch hohen Anschaffungspreis des Lasergeräts.

Zytoreduktive Chirurgie („debulking“)

Eine Tumorresektion im Sinne einer ***Verminderung der Tumormasse*** ist gelegentlich indiziert bei hormonell aktiven Tumoren (z.B. Karzinoidtumormetatasen der Leber) oder bei chemosensitiven Tumoren (Ovarialkarzinome, Weichteilsarkome). Durch Reduktion der Tumorzellmasse kann man die Wirksamkeit einer anschließenden Behandlung mit Chemotherapie und Radiotherapie erhöhen. Ein solches Vorgehen ist nur dann sinnvoll, wenn der zu behandelnde Tumor entweder chemo- oder strahlensensibel ist.

Rekonstruktive Tumorchirurgie

Falls nach großen chirurgischen Eingriffen die natürliche Wundheilungen aus anatomisch/funktionellen oder kosmetischen/psychologischen Gründen ein unbefriedigendes Resultat ergibt, können rekonstruktive Eingriffe induziert sein.

Nach kurativer Tumorchirurgie von z.B. Tumoren der Brust, Blase, Weichteile oder im Kopf-Hals-Bereich sind heute Aufbauplastiken für verbesserte Funktionen und besseres Aussehen möglich. Ausführliche Informationen zur Brustrekonstruktion sind in Kap. 30 zu finden.

Hilfseingriffe

Hilfseingriffe sind solche Operationen, die allein den Zweck haben, ***eine nichtoperative Behandlung zu ermöglichen*** oder zu ***erleichtern.*** Dazu gehört v.a. die Implantation von Kathetersystemen mit subkutanem Reservoir zur längerdauernden intravenösen Chemotherapie oder mit subkutaner Pumpe zur längerdauernden Schmerzbehandlung oder zur regionalen, z.B. intraarteriellen Chemotherapie bei Lebermetastasen.
Die Indikation zur kurativen und insbesondere zur palliativen Tumorchirurgie muß individuell in Kenntnis der exakten Tumordiagnose, der Tumorausbreitung, der Prognose, der Patientencharakteristika und der gesamten Patientenumwelt von Fall zu Fall gestellt werden. Neben den medizinischen spielen dabei sehr oft auch psychologische und soziale Faktoren eine ganz entscheidende Rolle. Zusätzliche Informationen von seiten der Pflegenden, die den Patienten längere Zeit betreuen, sind in diesem Zusammenhang oft besonders wertvoll.

Chirurgie zur Tumorprävention

In seltenen Fällen kann die prophylaktische Entfernung eines Organs empfohlen werden, wenn ein erhöhter Vedacht besteht, daß sich in diesem Organ eine Krebserkrankung entwickeln wird. Typische Beispiele für eine solche Operation sind die Entfernung des gesamten Dickdarms bei Colitis ulcerosa oder bei familiärer Polypose und die prophylaktische subkutane Mastektomie bei einer ausgeprägten Mastopathie – beides Krankheiten, die nach einer gewissen Latenzzeit von 10–20 Jahren mit an Sicherheit grenzender Wahrscheinlichkeit zu einer Krebserkrankung führen. Mit Hilfe zahlreicher diagnostischer Tests (histologische Kriterien, histochemische Analysen und Chromosomenuntersuchungen) kann heute dieses Risiko und damit die Indikation zu einer prophylaktischen Operation vermehrt individuell gestellt werden.

Rolle der Pflegenden in der Tumorchirurgie

Die wichtigen und vielseitigen Aufgaben der Pflegenden bei der Betreuung von Tumorpatienten beginnt bereits bei der ambulant oder stationär

durchgeführten Diagnosestellung. Oft sind die Pflegenden die ersten Kontaktpersonen für den von Ängsten geplagten Patienten.
Die pflegerische Arbeit in der präoperativen Phase besteht in der Vorbereitung des Patienten auf die bevorstehende Operation – und zwar sowohl in medizinischer als auch psychologischer Hinsicht. Zu den ***psychologischen Aufgaben*** gehört die Vorbereitung auf mögliche körperliche Veränderungen (z.B. Kolostoma, Tracheostoma oder andere physische Rehabilitationsprobleme) und auf Veränderungen im familiären und beruflichen Umfeld des Patienten. Außerdem müssen die Pflegenden Vermittler zwischen Arzt und Patient oder zwischen Patient und Sozialarbeiter sowie Psychologe oder Seelsorger sein. Wenn mit körperlichen Einschränkungen nach der Operation zu rechnen ist, empfiehlt es sich, den Patienten auf die veränderte Situation vorzubereiten. Es kann auch sinnvoll sein, bereits zu diesem Zeitpunkt Selbsthilfegruppen als Hilfe für den Patienten heranzuziehen.
Wichtig ist auch, daß der Patient darüber informiert wird, daß er bei Schmerzen ausreichende Medikamente erhalten wird und daß die Angehörigen auf Wunsch und mit Einverständnis des Patienten Auskunft erhalten.
In den unmittelbaren postoperativen Tagen stehen Schmerztherapie und Wundpflege im Vordergrund. Der Patient wird sein verändertes Körperempfinden (je nach Eingriff) wahrnehmen müssen. Jeder Patient braucht eine unterschiedlich lange Zeit, sich daran zu gewöhnen, auch wenn er präoperativ gut darauf vorbereitet wurde. Je nach ihrer Art berühren die pflegerischen Tätigkeiten intimste Gefühle des Patienten (Verbandwechsel bei Mastektomie, Stomata), d.h. die Pflegenden manipulieren an Wunden, die der Patient oft noch gar nicht akzeptieren kann. Die Pflegenden sollten spüren, wann der Patient bereit ist, sich mit seiner körperlichen Veränderung auseinanderzusetzen. Sie sollten außerdem diese Tätigkeit möglichst ungestört ausführen können (keine anderen Personen, Pflegenden oder Ärzte im Raum), damit die wichtige Intimsphäre des Patienten gewahrt bleibt.
Ist die frühe postoperative Phase überwunden, sind für die weitere Betreuung des Patienten und seiner Angehörigen folgende Punkte wichtig:

- der Ablauf der Therapie,
- Fragen zur Prognose,
- das Einbeziehen der Patienten und seines Angehörigen in die Pflege und Rehabilitation, z.B. Irrigation eines Stomas, Amputationen.

In dieser Phase ist die Betreuung durch das gesamte Team (Arzt, Pflegende, Physiotherapeut, Sozialarbeiter) von besonderer Bedeutung.

8 Strahlentherapie

W. Rhomberg, C. Zint

Inhaltsverzeichnis

Die Strahlentherapie (Radioonkologie) ist eine eigenständige klinische und wissenschaftliche Disziplin, ihre Aufgabe ist es, maligne Tumoren mit Hilfe ionisierender Strahlen allein oder in Kombination mit anderen Modalitäten zu bekämpfen und zu erforschen.

Diese Fachrichtung verdankt ihre Entstehung der Entdeckung der Röntgenstrahlen durch C. W. Röntgen 1895 und der Radioaktivität durch Becquerel im Jahre 1896. Der günstige Einfluß der damals entdeckten Strahlungen auf bösartige Tumoren wurde rasch erkannt, und schon 1899 konnte in Schweden über die erfolgreiche Behandlung zweier Patienten mit Hautkrebs berichtet werden. Die folgenden Jahrzehnte waren jedoch ein langer und dornenvoller Weg für die Strahlentherapie, da die verfügbaren Techniken nicht reproduzierbar und die Dosimetrie unausgereift waren. Nebenwirkungen waren in vielen Fällen nicht zu vermeiden.

Die Ablösung der konventionellen Röntgenbestrahlungsgeräte durch moderne Hochvoltgeräte nach 1950 und die Entwicklung einer exakten Dosismessung machten eine wirkungsvolle und genaue Strahlenbehandlung möglich und bildeten die Voraussetzung dafür, daß sich die Radioonkologie zu einem eigenständigen Fach entwickeln konnte und sich seit dieser Zeit immer mehr von der allgemeinen Radiologie abgetrennt hat.

Strahlenphysik

Strahlenarten

In der onkologischen Strahlentherapie werden vorwiegend ionisierende Strahlen verwendet. Diese Strahlen bewirken bei ihrem Durchgang durch Luft oder Materie die Bildung elektrisch geladener Teilchen (Ionen) von Atom- oder Molekülgröße. Ionen entstehen dabei aus neutralen Atomen oder Molekülen durch Abspaltung oder Anlagerung von Elektronen.

Betrachtet man das bunte Spektrum der in der Natur vorkommenden Strahlen, so sind die ionisierenden Strahlen kurzwellig und besonders energiereich – im Gegensatz etwa zu den Radiowellen oder dem sichtbaren Licht. Die Stellung der ionisierenden Strahlen im Spektrum der elektromagnetischen Wellen ist in Abb. 8.1 zu sehen.

Für die therapeutische Anwendung stehen 2 ionisierende Strahlenarten zur Verfügung:

- elektromagnetische Photonenstrahlung und
- Korpuskularstrahlung (Teilchenstrahlung).

Elektromagnetische Photonenstrahlung

Dazu zählen ***Röntgenstrahlen***, ***Gammastrahlen*** und ***ultraharte Röntgenstrahlen***. Röntgenstrahlen entstehen durch den Aufprall beschleunigter Elek-

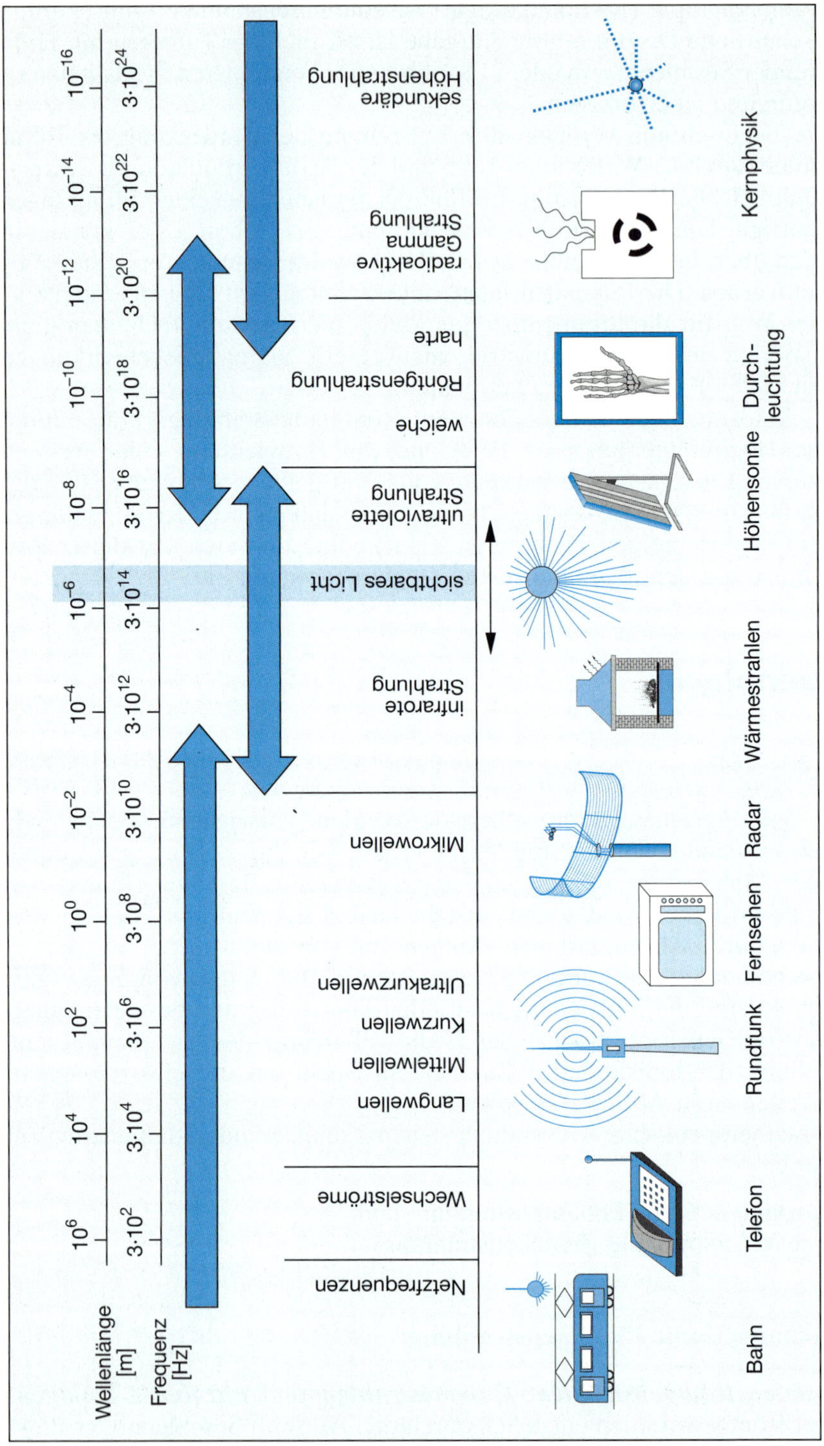

Wellenlänge [m]
Frequenz [Hz]
10^6
10^4
10^2
10^0
10^−2
10^−4
10^−6
10^−8
10^−10
10^−12
10^−14
10^−16
3·10^2
3·10^4
3·10^6
3·10^8
3·10^10
3·10^12
3·10^14
3·10^16
3·10^18
3·10^20
3·10^22
3·10^24
Netzfrequenzen
Wechselströme
Langwellen
Mittelwellen
Kurzwellen
Ultrakurzwellen
Mikrowellen
infrarote Strahlung
sichtbares Licht
ultraviolette Strahlung
weiche
Röntgenstrahlung
harte
radioaktive Gamma Strahlung
sekundäre Höhenstrahlung
Bahn
Telefon
Rundfunk
Fernsehen
Radar
Wärmestrahlen
Höhensonne
Durch-leuchtung
Kernphysik

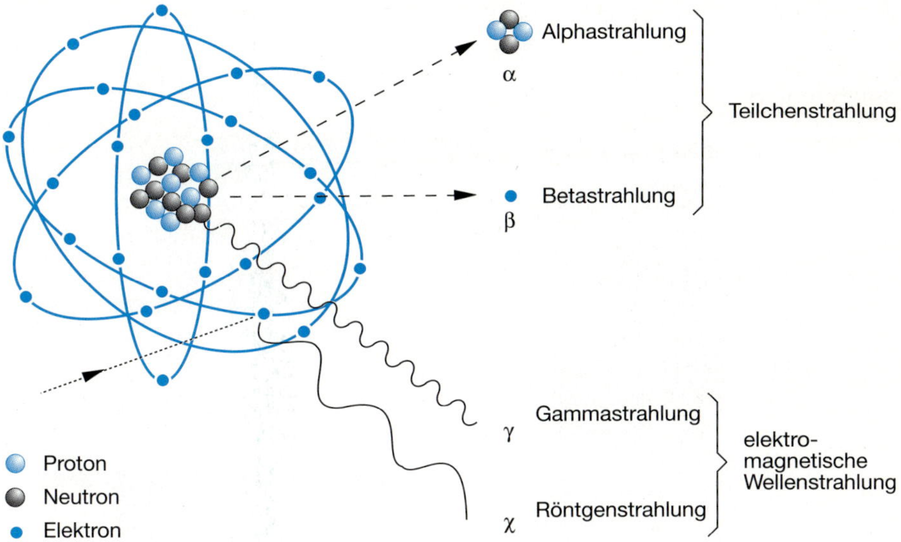

Abb. 8.2. Strahlenarten und ihre Beziehung zum Atom. Die Abbildung zeigt einen Atomkern und die ihn umkreisenden Hüllelektronen. Aus (instabilen) Atomkernen stammen Alpha- (α), Beta- (β) und Gammastrahlen (γ). Daneben gibt es die Röntgenstrahlung, die durch eine Reaktion von Teilchen oder Photonen mit den Hüllelektronen entstehen. Die genannten Strahlenarten kommen in der Natur vor (natürliche Radioaktivität und kosmische Strahlung) und können vom Menschen künstlich erzeugt werden

tronen im Vakuum auf Metalle. Die Reaktion und die Bildung der Strahlen vollzieht sich in der Atomhülle bzw. im elektrischen Feld von Atomen. Gammastrahlen hingegen gehen direkt von einem angeregten Atomkern aus (Abb. 8.2). Ultraharte Röntgenstrahlen sind höherenergetische Röntgenstrahlen im Megaelektronenvolt-(MeV-)Bereich, die in Kreis- und Linearbeschleunigern erzeugt werden (s. Behandlungsgeräte, S. 115).

Korpuskularstrahlung (Teilchenstrahlung)

Die Korpuskularstrahlung umfaßt Strahlen, die aus beschleunigten Bausteinen der Atome bestehen. Darunter fallen Elektronen, Neutronen, Protonen und andere Elementarteilchen (z.B. Pi-Mesonen). Klinisch bewährt haben sich v.a. ***Elektronen***. In experimenteller Form werden Neutronen, Protonen und Pi-Mesonen an Forschungszentren eingesetzt. Ihre Erzeugung ist an große, technisch aufwendige Anlagen gebunden. Gegenwärtig gibt es nur wenige Tumoren, die auf eine der experimentellen Teilchenstrahlungen besser als auf Photonen oder Elektronen reagieren (z.B. Speicheldrüsentumoren und Sarkome auf Neutronen, Uvea-Melanome auf Protonen).

Abb. 8.1. Übersicht über das elektromagnetische Spektrum. (Nach „Physik einmal anders." dtv 1139)

Applikationsformen der Bestrahlung

Teletherapie

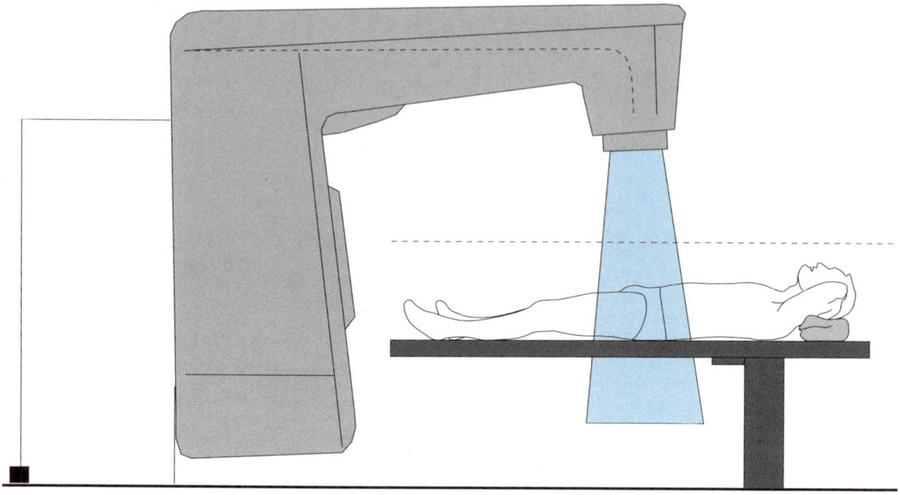

Brachytherapie

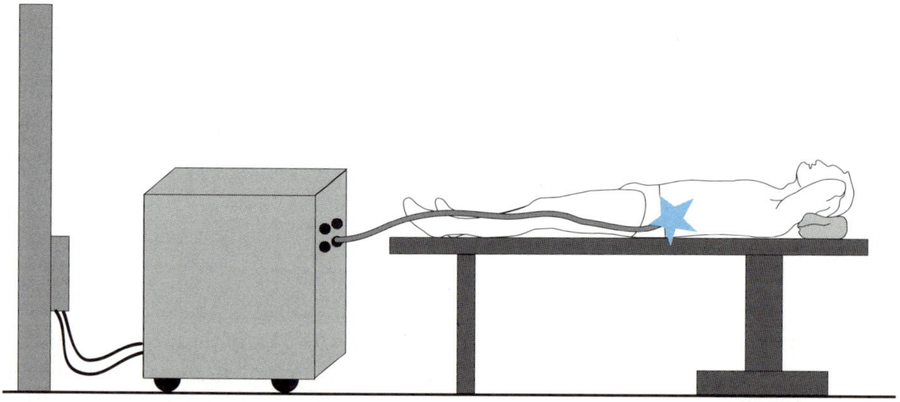

Abb. 8.3 a, b. Grundformen der Bestrahlung. **a** Teletherapie, **b** Brachytherapie

Eine Strahlentherapie kann mit verschiedenen Methoden erfolgen: Bei der ***Teletherapie*** (externe, perkutane Bestrahlung) erfolgt die Bestrahlung einer Tumorregion von außen, wobei die Strahlenquelle bei den üblichen Hochvoltgeräten 80–120 cm von der Oberfläche des Körpers entfernt ist. Dies ist die häufigste und wichtigste Form der Bestrahlung (Abb. 8.3a). (Näheres s. S. 113: „Externe Strahlentherapie"). Die ***Brachytherapie*** (griech. *brachys* =

kurz) bedeutet Kurzdistanztherapie und umfaßt die Anwendung von Radionukliden direkt an Organen oder Geweben. Es kommen verschiedene Techniken zur Anwendung; sie werden auf Seite 116 näher beschrieben.

Maßeinheiten und Begriffe

Die klinisch gebräuchlichsten Dosisbezeichnungen und die Einheit der Aktivität einer radioaktiven Substanz (eines Radionuklids) sind in Tabelle 8.1 zusammengefaßt.

Tabelle 8.1. Radiologische Größen und Einheiten

Größe	Bezeichnung (Einheit) veraltet	neu	Verhältnis von alter zu neuer Einheit
Aktivität eines Radionuklids	Curie (Ci)	Becquerel (Bq)	1 Ci = $3{,}7 \cdot 10^{10}$ Bq
Ionendosis	Röntgen (R)	Coulomb pro Kilogramm(C/kg)	1 R = $2{,}58 \cdot 10^{-4}$ C/kg
Energiedosis	Rad (rad)	Gray (Gy)	1 rad = 0,01 Gy
Äquivalentdosis	Rem (rem)	Sievert (Sv)	1 rem = 0,01 Sv

Da die biologischen Wirkungen ionisierender Strahlung im durchstrahlten Gewebe nicht direkt gemessen werden können, wird die Strahlendosis indirekt auf verschiedene Arten definiert:

Ionendosis: Menge einer elektrischen Ladung, die eine ionisierende Strahlung im elektrischen Feld einer mit Luft gefüllten Ionisationskammer auslöst.

Energiedosis: Absorbierte Energie pro Masseneinheit. Die Energiedosis bezieht sich also nicht mehr auf Luft, sondern auf das tatsächlich durchstrahlte Material, etwa das Gewebe.

Äquivalentdosis: Hier wird die Energiedosis mit einem biologischen Faktor Q multipliziert. Der Bewertungsfaktor Q ist von der Dichte der Ionisationen und damit von der Strahlenart abhängig.

Die wichtigste Dosiseinheit in der praktischen Strahlentherapie ist das ***Gray*** (früher rad). In dieser Einheit der Energiedosis werden alle Strahlendosen am Patienten angegeben.

Dosismessungen können mit verschiedenen Methoden erfolgen. Die entsprechenden Geräte werden Dosimeter genannt. Dosismessungen und Überwachung der Bestrahlungsgeräte fallen in den Aufgabenbereich der medizinischen Physik.

Von den zahlreichen Begriffen in der Strahlentherapie werden wenige herausgegriffen und erklärt. (Die Auswahl richtete sich in erster Linie nach ihrer Häufigkeit im klinischen Gebrauch und nach ihrer Verständlichkeit für den Nichtspezialisten).

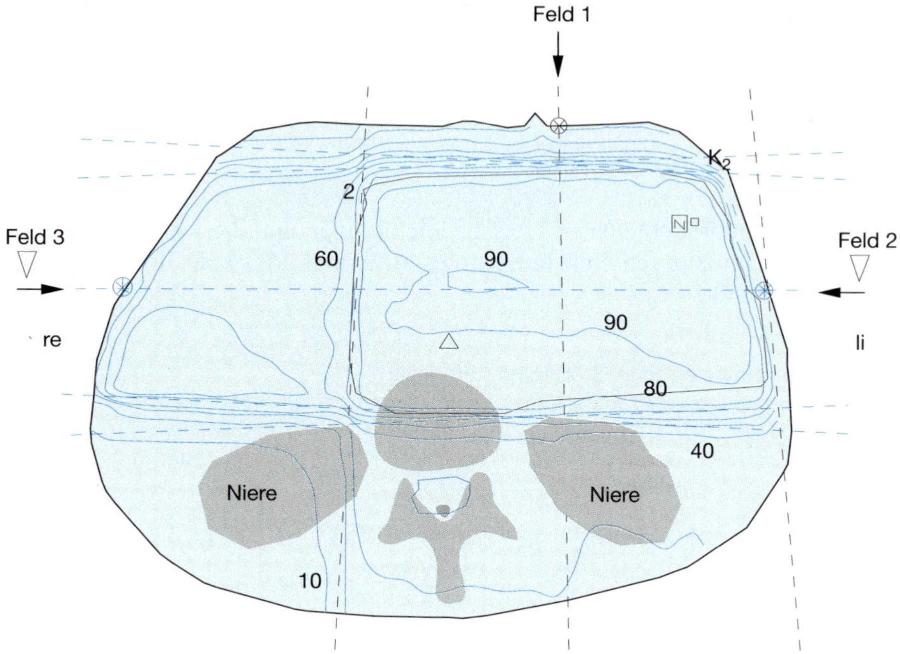

Abb. 8.4. Isodosenplan bei einem Pankreaskarzinom. Plan zur Radiotherapie eines Pankreaskarzinoms mit drei Bestrahlungsfeldern (Feld 1–3). Der Plan wird auf der Grundlage eines Computertomogrammschnittes auf Höhe der Nieren und des Pankreas erstellt. Das Maximum der Strahlendosis soll im Tumorbereich liegen, die Dosen an kritischen Organen wie Nieren oder Rückenmark werden niedrig gehalten. Die Zahlen an den Isodosenlinien bedeuten Prozente der absoluten Dosis

- ***Zentralstrahl:*** Von der Mitte einer Strahlenquelle durch die Mitte eines Strahlenfeldes verlaufender zentraler Strahl.
- ***Fokus-Haut-Abstand:*** Abstand zwischen dem Fokus (Zentrum) einer Strahlenquelle und der dem Fokus zugewandten Körperoberfläche, gemessen entlang des Zentralstrahls.
- ***Oberflächendosis (OD):*** Energiedosis an einer bestimmten Stelle der Körperoberfläche (Oberflächendosis = Einfalldosis = Rückstreufaktor).
- ***Herddosis (HD):*** Energiedosis für Wasser oder Gewebe in einem bestimmten Punkt des Zielvolumens. Zielvolumen ist das Tumorausbreitungsgebiet mit mutmaßlichen mikroskopischen Ausläufern. Der Begriff „Herddosis" wurde in den letzten Jahren abgelöst von den Begriffen ***„Dosis im Zielvolumen"*** (im angelsächsischen Schrifttum „target dose" oder „tumor dose") und Referenzdosis.
- ***Isodosen:*** Linien gleicher Dosishöhe in einem Bestrahlungsplan, ähnlich wie Linien gleichen Luftdrucks bei einer Wetterkarte (Abb. 8.4).

Eindringtiefe von Strahlen

Natürlich vorkommende Alphastrahlen (α-Strahlen) dringen nur wenige Millimeter in das Gewebe ein, Betastrahlen (β-Strahlen) einige Zentimeter. Die

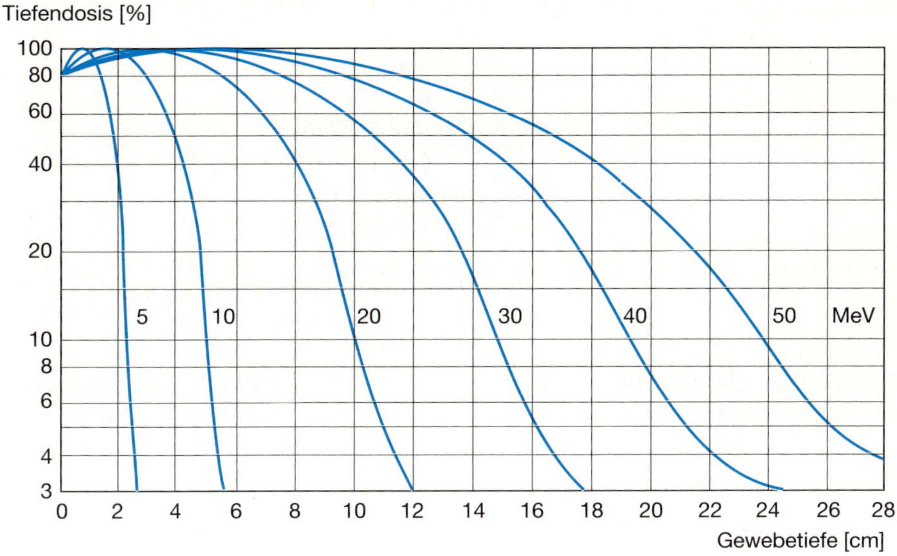

Abb. 8.5. Beispiel von Tiefendosiskurven in der Elektronentherapie

Megavolttherapie arbeitet mit Strahlung im Energiebereich der natürlich vorkommenden Gammastrahlung (γ-Strahlung) sowie mit hochenergetischen Photonen und Elektronen. Sie durchdringt die Materie leichter und führt zu einer höheren Tiefendosis. Damit können tiefer liegende Tumoren besser erreicht werden. Eindringtiefe und Art des Dosisabfalls im Gewebe sind für jede Strahlenart charakteristisch. Sie sind abhängig von der Energie der Strahlen und werden in relativen ***Tiefendosiskurven*** ausgedrückt (Abb. 8.5).

Die Energie einer Strahlung wird in Kiloelektronvolt (keV) und Megaelektronvolt (MeV) angegeben. Je höher der MeV-Wert, desto geringer ist der durch Absorption bedingte Tiefendosisverlust.

Klinische Strahlenbiologie

Strahlenwirkung an der Zelle

Trifft ionisierende Strahlung auf Materie, so kommt es zwischen beiden zu komplexen Wechselwirkungen. Durch diese Wechselwirkungen werden verschiedene Phänomene physikalischer, chemischer und biologischer Natur ausgelöst. Den Ablauf dieser Ereignisse im Organismus bezeichnet man als ***strahlenbiologische Wirkungskette***.

Im folgenden ein vereinfachtes Schema für die zelluläre Ebene:

Energieübertragung
↓
Absorption der Energie
↓
DNS-Strangbrüche und
Kernmembranschädigung
↓
molekulare, biochemische und
physiologische Veränderungen
↙ ↘
Verlust der unbegrenzten zellulären Teilungsfähigkeit
↓
Zelltod

Erholung vom Strahlenschaden (z.B. durch Reparaturenzyme)

Die strahleninduzierten Veränderungen können durch Reparaturenzyme zum Teil wieder ausgeglichen werden (speziell an der DNS). Im Vergleich zur Tumorzelle ist bei der normalen Zelle häufiger mit einer Erholung vom Strahlenschaden zu rechnen, d.h. die Zellen bösartiger Tumoren sind meist empfindlicher gegenüber ionisierender Strahlung als gesunde Körperzellen. Diese Tatsache ist eine wichtige Voraussetzung und Begründung für die therapeutische Anwendung ionisierender Strahlen.

Die ***Sensibilität einer Zelle gegenüber der Bestrahlung*** ist neben der Strahlenart und -dosis auch vom Zellzyklus abhängig. Sie ist am höchsten während der späten G2- und frühen Mitosephase. Auch die Anwesenheit von Sauerstoff beeinflußt die Empfindlichkeit. Viele Untersuchungen haben gezeigt, daß die Wirkung locker ionisierender Strahlen auf Zellkulturen und Organismen höher ist, wenn die Bestrahlung im Vergleich zu sauerstoffarmen Bedingungen in Gegenwart von Sauerstoff durchgeführt wird („Sauerstoffeffekt"). Es wird ein Zusammenhang zwischen dem Anteil an hypoxischen Zellen in Tumoren und dem Problem der Strahlenresistenz angenommen, doch sind die Verhältnisse bei den Tumoren des Menschen diesbezüglich nicht genau geklärt.

Im folgenden werden einige wichtige strahlenbiologische Begriffe erklärt:

- ***LET*** (linearer Energietransfer): Bezeichnet die Eigenheit von Strahlen, pro Wegstrecke viele oder wenige Ionisationen in der durchstrahlten Materie zu verursachen.
- ***RBW*** (relative biologische Wirksamkeit einer Strahlenart): Röntgen- und γ-Strahlen werden mit dem Faktor 1 bewertet. Gewisse Teilchenstrahlungen mit hohem LET haben einen RBW-Faktor zwischen 3 und 10.
- ***Mutation:*** Änderung in der DNS, Änderung des genetischen Codes. Mutationen sind möglich in Körperzellen (somatische Mutation) oder in den Keimzellen der Gonaden (Keimzellmutation, vererbbar).

- ***Fraktionierung:*** Aufteilung der Gesamtdosis einer Strahlenbehandlung in mehrere kleine Einzeldosen.
- ***Protrahierung:*** kontinuierliche Bestrahlung einer Region über Stunden oder Tage bei einer geringen Dosisrate.

Strahlenwirkung am Tumor und in den Normalgeweben

Tumorzellen sind – wie bereits erwähnt – in der Regel strahlenempfindlicher als Normalgewebe und erholen sich langsamer von Strahlenschäden. Durch wiederholte Verabreichung kleiner Dosen kann ein Tumor selektiv zerstört werden.

Bezüglich der ***Strahlenempfindlichkeit*** eines Tumors gibt es keine einheitliche Definition. Im allgemeinen gelten Tumoren als besonders strahlensensibel, wenn sie ohne Schädigung des umliegenden Gewebes vollständig zum Verschwinden gebracht werden können. Meist sind das Tumoren, die vom blutbildenden und lymphatischen Gewebe, vom Keimepithel oder der Haut abstammen. Empfindlichste Normalgewebe sind Knochenmark, Lymphozyten, Keimzellen, Haarfollikel, Augenlinse und Darmepithel.

Je vollständiger die Tumorrückbildung unter einer Bestrahlung ist, desto größer ist die Wahrscheinlichkeit, daß sich der Tumor bleibend zurückbildet. In gewissen Fällen kann auch eine Teilrückbildung (speziell bei fibrotischer Umwandlung) oder ein bloßer Wachstumsstillstand eines Tumors zu einer bleibenden lokalen Tumorkontrolle führen und damit für den Patienten von größerem Wert sein. Dies gilt z.B. für bestimmte Sarkome, für Morbus Hodgkin oder Melanome.

Die Voraussage einer Tumorrückbildung ist nur mit einer statistischen Wahrscheinlichkeit möglich. In der Forschung wird heute nach Tests gesucht, die eine bessere Voraussage im Einzelfall zulassen.

Strahlenwirkungen am Normalgewebe sind klinisch meist Nebenwirkungen gleichzusetzen (vgl. dazu die Übersichten auf S. 136 ff.).

Externe Strahlentherapie (Teletherapie)

Bei der Teletherapie erfolgt die Bestrahlung von außen über eine Strahlenquelle, die sich bei den üblichen Hochvoltgeräten etwa 80–120 cm von der Haut entfernt befindet. Für die externe Bestrahlung werden überwiegend Photonen und Elektronen im Megavoltbereich verwendet (Hochvolt- oder Hartstrahltherapie). Diese harten Strahlen haben den Vorteil, daß sie das Gewebe relativ tief durchdringen. Das Dosismaximum liegt dabei knapp unter der Haut, und die Wirkung des Strahlenbündels fällt zur Tiefe hin ab. Aus diesem Grunde wird bei tiefer gelegenen Tumoren über mehrere Felder aus verschiedenen Richtungen bestrahlt, damit das Dosismaximum auch wirklich am Tumor liegt.

Abb. 8.6. Eindringtiefe von Elektronen und hochenergetischen Photonen: Elektronen *(links)* haben das Dosismaximum an der Oberfläche, Photonen *(rechts)* mehrere Zentimeter tiefer (Aufbaueffekt)

Die Haut wird geschont durch den sog. ***Aufbaueffekt***. Darunter versteht man die Verlagerung des Dosismaximums der Strahlung von der Haut in die Tiefe aufgrund einer vorwärts gerichteten Auslösung von Sekundärelektronen oder Streustrahlen. Dadurch liegt das Maximum nicht mehr an der empfindlichen Haut, sondern erst in einer Tiefe von 0,5–3 cm (Abb. 8.6).

Elektronen (mit Linear- oder Kreisbeschleunigern erzeugt) haben eine begrenzte Eindringtiefe, abhängig von ihrer Energie. Als grobe Faustregel kann gelten, daß die maximale Eindringtiefe (MED) in Zentimetern der Hälfte der MeV-Zahl der Elektronen entspricht. Elektronen niedriger Energie finden ihre Anwendung vorzugsweise bei Tumoren an der Hautoberfläche und im HNO-Bereich.

Verschiedene Formen der externen Bestrahlung können nach der Eindringtiefe, nach der Technik und nach Umfang der Bestrahlung unterschieden werden:

- Nach der Eindringtiefe der Strahlen wird zwischen ***Oberflächen-,*** Halbtiefen- und ***Tiefenbestrahlung*** unterschieden.

- Nach der Technik sind ***Stehfeldbestrahlungen*** (unbewegte Strahlenquelle) von ***Rotationsbestrahlungen*** (bewegte Strahlenquelle) zu unterscheiden. Eine besondere Form der Bewegungsbestrahlung ist die stereotaktische Bestrahlung.
- Spezielle Formen: ***Ganzkörper-*** und Halbkörper***bestrahlungen.*** Sie finden bei der Vorbereitung zu Knochenmarktransplantationen bzw. zur Bestrahlung multipler Metastasen Anwendung.

Behandlungsgeräte

In der Klinik werden ***Telekobaltgeräte*** und ***Linearbeschleuniger*** am häufigsten verwendet. Seltener sind auch noch Kreisbeschleuniger oder Telezäsiumgeräte in Betrieb. Zur Oberflächentherapie von Hauttumoren dienen ***Röntgentherapiegeräte*** mit einer Röhrenspannung zwischen 10 und 100 kV.

Telekobaltgeräte

Telekobaltgeräte werden seit 1950 konstruiert. Sie besitzen eine Kobalt-60-Quelle mit einer gamma-Strahlung, die eine mittlere Energie von 1,25 MeV hat. Abbildung 8.7 zeigt das Prinzip der Telekobaltgeräte:

Im Inneren eines mit Schwermetall abgeschirmten Strahlenkopfes befindet sich eine permanente Strahlenquelle in Form eines ca. 2 cm großen Präparates mit dem Radioisotop Kobalt-60. Diese Quelle wird beim Einschalten der Strahlung über einen drehbaren Zylinder (Abb. 8.7a) oder linear (Abb. 8.7b) an ein Strahlenaustrittsfenster gebracht; die Strahlung wird über verschieden große, regelbare Felder auf den Tumor gerichtet. Am Ende einer Bestrahlungssitzung wird die Strahlenquelle wieder in das Innere des Strahlerkopfes zurückgeführt.

Linearbeschleuniger

Im Gegensatz zum Telekobaltgerät hat ein Linearbeschleuniger keine ständig strahlende Quelle. Man hat auch die Wahl zwischen 2 Strahlenarten: der Elektronen- oder Photonenstrahlung. Die Strahlung wird für jede Behandlung extra erzeugt, und zwar auf folgende Weise:

Beim Einschalten werden mit Hilfe eines Heizstromes an einem Glühdraht Elektronen erzeugt. Diese werden unter elektrische Spannung gesetzt und über den Injektor in das Beschleunigerrohr eingeschossen. Mikrowellen eines Hochfrequenzgenerators (z.B. Magnetron) transportieren und beschleunigen die Elektronen in diesem Rohr. Die Partikel, die nun nahezu Lichtgeschwindigkeit erreichen, treffen auf einen kleinen Metallblock (Target) auf. Beim Aufprall entstehen hochenergetische Bremsstrahlen (Photonen), ähnlich wie

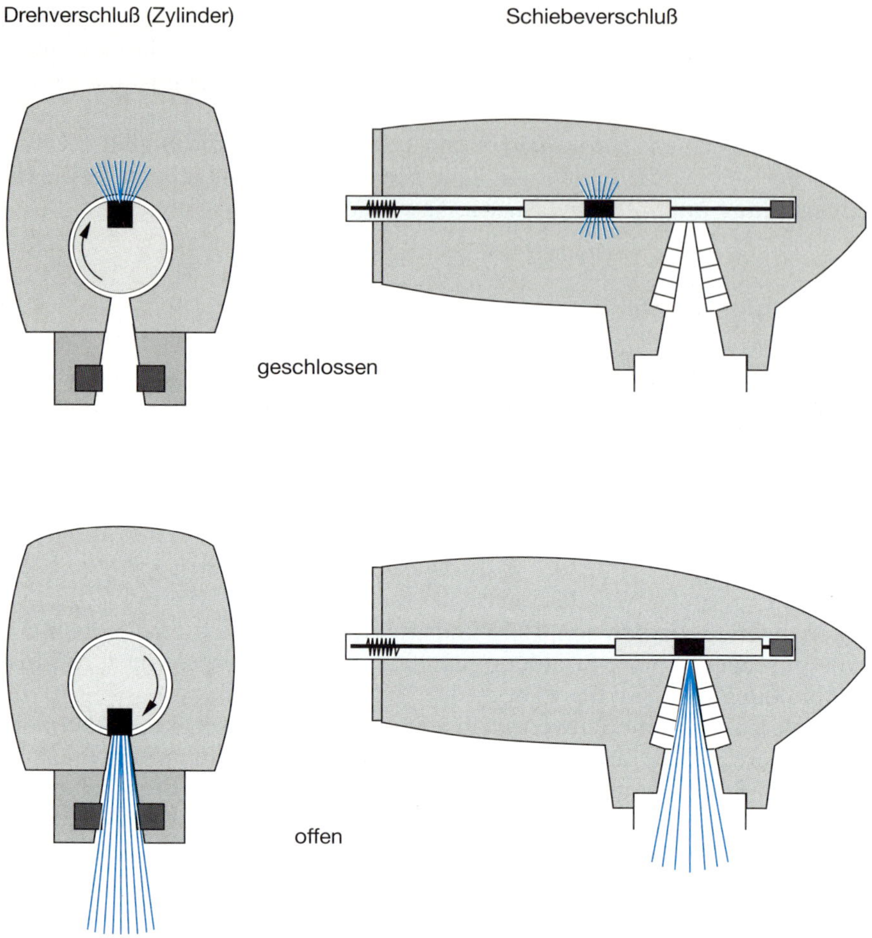

Abb. 8.7. Telekobaltgeräte – Bauprinzipien und Quellenbewegung

beim Vorgang in einer Röntgenröhre. Die Elektronen können aber auch direkt als Elektronenstrahlen aus der Röhre gelenkt und zu Therapiezwecken verwendet werden. Der Aufbau eines Linearbeschleunigers ist in Abb. 8.8 in stark vereinfachter Form dargestellt.

Intrakavitäre und interstitielle Therapie (Brachytherapie)

Begriffe und Definitionen

Intrakavitäre und interstitielle Therapie sind Formen der Kurzdistanztherapie (Brachytherapie), bei der die Strahlenquelle, im Gegensatz zur Bestrahlung

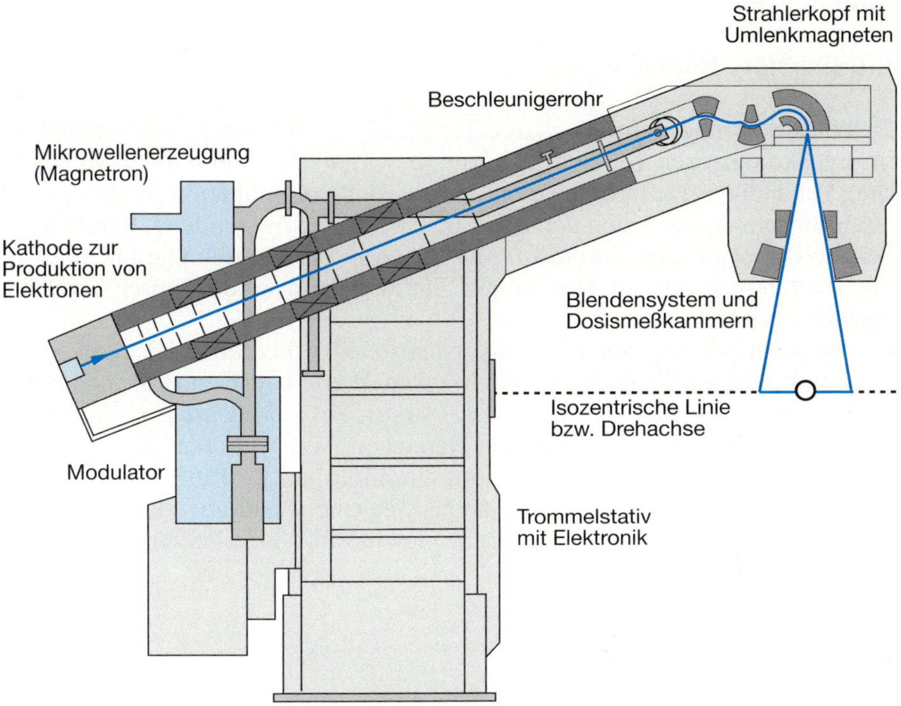

Abb. 8.8. Aufbau eines Linearbeschleunigers (vereinfachtes Schema nach einer Skizze der Fa. Philips)

des Körpers von außen, direkt in oder auf ein Organ oder Gewebe gebracht wird.

> Sinn und Vorteil dieser Therapien ist es, die Strahlung direkt an den Tumor zu bringen und so die weiter entfernt liegenden, normalen Gewebe besser zu schonen.

Cavum bedeutet Hohlraum. Dementsprechend werden bei der intrakavitären Therapie die Strahlenquellen über Hohlsonden oder Tuben in bestehende Körperhöhlen (z.B. Cavum uteri) eingebracht.

Bei der interstitiellen Therapie (Interstitium = Zwischenzellraum) werden Radioisotope mittels Seeds oder schmaler Nadeln in Organe wie beispielsweise die Prostata implantiert. ***Seeds*** sind 2–4 mm lange und etwa 1–2 mm breite Metallteile, die im Inneren ein radioaktives Element umschließen.

Eine Sonderform der Brachytherapie ist die Anwendung ***offener Radionuklide*** (Spezialgebiet Nuklearmedizin).

Indikationen

Intrakavitäre Radiotherapie

Die älteste Form der intrakavitären Technik ist die klassische Radiumeinlage im gynäkologischen Bereich. Eindeutige Vorteile im Sinne einer Verbesserung von Heilungsziffern und damit eine gesicherte Indikation für einen breiteren Einsatz ergeben sich weiterhin nur bei dieser Anwendung, nämlich bei den *Gebärmutter-* und *Vaginalkarzinomen*. Aus Strahlenschutzgründen verlor die Radiummethode an Bedeutung. Sie wird zunehmend durch moderne Nachladeverfahren ersetzt.

Durch Einführung neuer Techniken hat sich das theoretische Einsatzgebiet der intrakavitären Therapie erheblich erweitert und betrifft nun auch Hohlsysteme wie *Nasen-Rachen-Raum*, *Ösophagus*, *Bronchialbaum*, *Gallengänge* sowie *Blase* und *Rektum*. In diesen Bereichen ist die intrakavitäre Therapie technisch und klinisch inzwischen gut durchführbar. Ihr Einfluß auf Überlebenszeiten und Heilungsziffern ist noch offen (meist palliative Indikation). In Einzelfällen kann jedoch der klinische Gewinn für einen Patienten sehr groß sein.

Interstitielle Radiotherapie

Mögliche Anwendungsbereiche der interstitiellen Therapie sind alle Gewebe, in die Seeds oder dünne Nadeln mechanisch leicht eingebracht werden können. Gleichzeitig muß gewährleistet sein, daß z.B. radioaktive Seeds nicht von ihrer Lage abweichen. Es ist deshalb kontraindiziert, Seeds in sehr weiches, nekrotisches Tumorgewebe oder in die Lunge einzubringen. Die interstitielle Implantation von Seeds oder Nadeln hat sich klinisch und technisch in folgenden Bereichen besonders bewährt:

- *Mammakarzinom:* bei brusterhaltender Therapie, speziell zur Dosisoptimierung im Tumorbett.
- *Kopf-Hals-Tumoren:* Zunge, Mundboden; regionäre Rezidive und große zervikale Lymphknotenmetastasen.
- *Prostata:* mittelgroße Tumoren; beschränkte Ergebnisse bei obstruierenden, anaplastischen Karzinomen.
- *Hirntumoren:* kleine Rezidive, solitäre Metastasen.
- *inoperable Weichteiltumoren*, die resistent auf die herkömmliche Therapie sind.
- *Analkarzinom:* zur Dosisaufsättigung nach externer Bestrahlung.

Die Anwendung der interstitiellen Therapie stellt innerhalb der Strahlentherapie eine Option dar; die oben herausgestellten Indikationen sind also nur relativ, da die Heilungsziffern, die mit dieser Technik erzielt werden, gegenüber einer subtilen perkutanen Bestrahlungstechnik nicht in allen Statistiken besser sind. Eine Ausnahme mag hier das fortgeschrittene Zungenkarzinom sein, doch bringt die herkömmliche Seed-Technik hier unzeitgemäße Strahlenschutzprobleme mit sich.

Offene Radionuklide

Radiopharmaka (meist einfache Radionuklide) können zu Therapiezwecken auch oral, intravenös oder intraperitoneal verabreicht werden. Sie reichern sich selektiv in bestimmten Organen an und haben eine Halbwertszeit von Stunden bis Tagen.

Hauptindikation sind papilläre oder follikuläre Schilddrüsenkarzinome (perorale Radiojodtherapie), (^{131}I). Zur Therapie und Prophylaxe von Peritonealkarzinosen werden intraperitoneal radioaktives Yttrium (^{87}Y) und Phosphor (^{32}P) eingesetzt, zur Palliation von Knochenschmerzen Strontium (^{87m}Sr).

Methoden und Technik

Intrakavitäre Therapie

Manuelle Verfahren

Radiumträger, Zäsiumquellen oder Kobalt-Perlen können manuell mittels Zangen und Pinzetten in verschiedene Körperhöhlen (Gebärmutter, offene Nasennebenhöhlen, Rektum) eingelegt werden. Die Liegedauer beträgt bis zu 48 h, die harte Gamma-Strahlung des Radium bringt jedoch erhebliche Strahlenschutzprobleme mit sich. Die manuellen Verfahren dürften in wenigen Jahren als veraltet anzusehen sein.

Nachladeverfahren

Entsprechende Geräte erlauben es, die radioaktiven Quellen ferngesteuert in die vorher im Körper plazierten, inaktiven Sonden einzubringen und sie bei Bedarf wieder auszufahren. Dies geschieht je nach Gerätetyp mechanisch durch Führungsdrähte, an deren Spitze sich eine radioaktive Quelle befindet, oder durch kleine radioaktive Kugeln, die mittels Luftdruck in die Applikatoren und bei Bedarf zurück in den geschützten Tresor geblasen werden. Rechnergestützte Verfahren werden zur Dosisermittlung herangezogen. Die Abb. 8.9 und 8.10 zeigen Applikatoren zur Therapie gynäkologischer Karzinome und ihre Darstellung im Röntgenbild. Das Prinzip des Verfahrens ist in Abb. 8.11 dargestellt.

> Nachladeverfahren sind bei der intrakavitären Therapie die Methoden der Wahl. Die Nachladeverfahren haben den Vorteil des absoluten Strahlenschutzes für Pflegepersonal und Arzt.

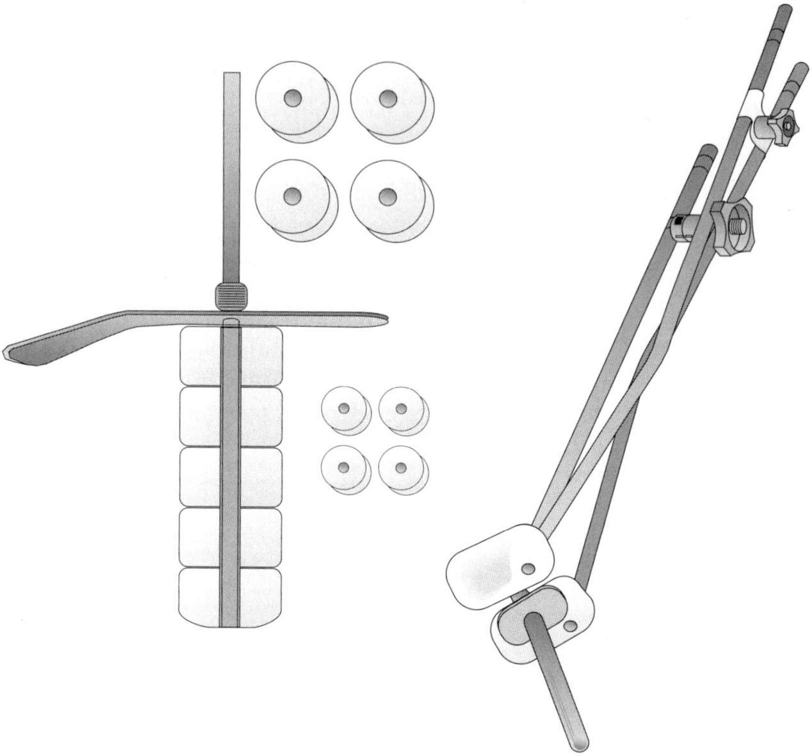

Abb. 8.9. Sogenannter Fletcher-Applikator zur intrauterinen Zäsiumeinlage *(rechts)* und vaginaler Applikator *(links)*

Interstitielle Therapie

Seed-Applikation

Radioaktive Seeds werden mit pistolenähnlichen Applikatoren über eine lange Nadel in räumlichen Abständen von ca. 1 cm ins Gewebe bzw. in den Tumor „eingeschossen". Sie bleiben dort liegen. Der Patient muß die ersten Tage nach der Applikation auf einer strahlengeschützten Bettenstation verbringen, bis die Aktivität des verwendeten Radionuklids auf Werte abgeklungen ist, die den jeweiligen Strahlenschutzgesetzen der Länder entsprechen. Je nach Anzahl der verwendeten Seeds und Art des Nuklids beträgt die Verweildauer des Patienten auf einer solchen Station 5–14 Tage.

Da diese Methode für Anwender und Pflegepersonal mit einer gewissen Strahlenexposition verbunden ist, wird sie nicht in allen Kliniken angewandt.

Nachladeverfahren

Die „Technik der Wahl" ist auch hier das sog. Nachladeverfahren (Afterloading). Der Name der Technik erklärt zum Teil schon den Vorgang: Zuerst

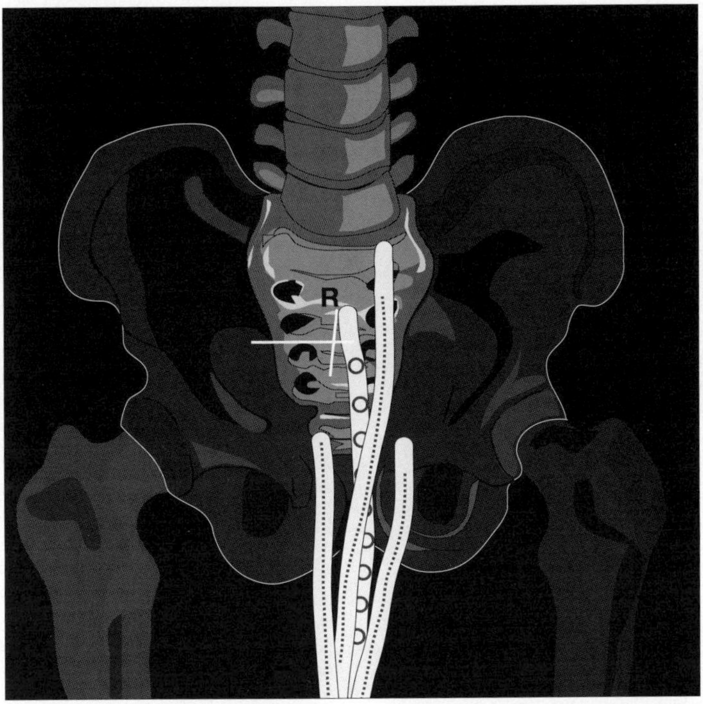

Abb. 8.10. Darstellung eines intrauterin eingelegten Fletcher-Applikators; ***R*** rektale Meßsonde (Röntgenaufnahmen dieser Art dienen zur Dokumentation und Dosisberechnung)

werden die Hohlnadeln oder schmale Plastiktuben im Gewebe plaziert, danach wird geladen, d.h. mittels Fernsteuerung eine radioaktive Quelle (meist an der Spitze eines Führungsdrahtes) in die Hohlnadel vorgefahren. Je nach Gerät ist es möglich, gleichzeitig mehrere Hohlnadeln über mehrere Kanäle zu laden oder eine einzelne Quelle hintereinander in verschiedene Nadeln einfahren zu lassen. In Abhängigkeit von der Aktivität des verwendeten Nuklids werden die Quellen wenige Minuten bis zu 24 h in den Nadeln belassen. Iridium (^{192}Ir), seltener Caesium (^{137}Cs) sind zur Zeit die am häufigsten verwendeten Quellen.

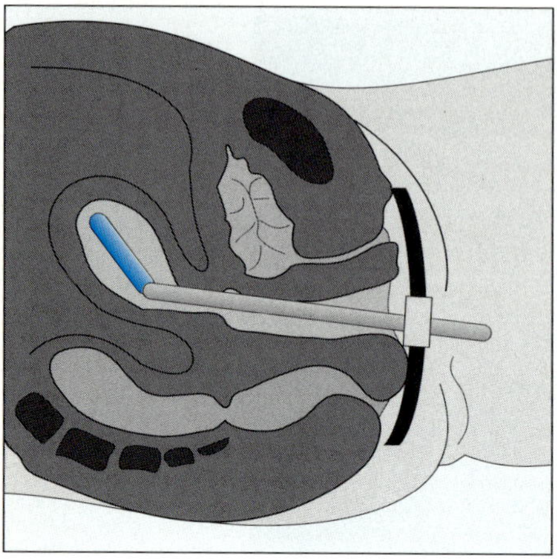

Phase 1

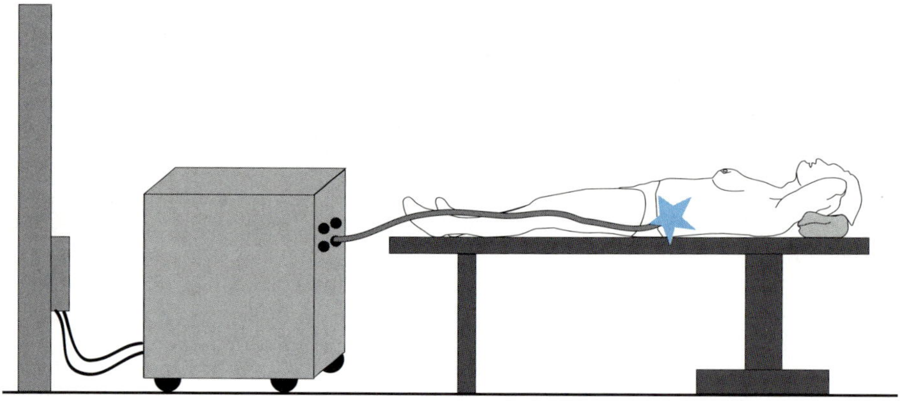

Phase 2

Abb. 8.11. Prinzip des Nachladeverfahrens.

Phase 1: Einlegen eines Hohltubus in den Uterus, Fixierung des Tubus mit vaginaler Tamponade oder perinealer Halteschiene.

Phase 2: Verbindung des Tubus mit dem Tresor und ferngesteuertes Einfahren der radioaktiven Quelle über Verbindungsschläuche. Die Quellen bleiben eine bestimmte Zeit im Tubus liegen und können bei Bedarf jederzeit ausgefahren werden

Pflegerische Maßnahmen bei Brachytherapie

Vorbereitung der Applikation

Die folgenden Ausführungen werden am Beispiel des ***Nachladeverfahrens im gynäkologischen Bereich*** ausgerichtet sein.
In einem Einführungsgespräch mit der Patientin sollen Ängste abgebaut und die Methode erklärt werden.

- Prämedikation nach Verordnung,
- Reinigung und Desinfektion des Operations-Gebietes,
- entsprechende Lagerung des Patienten und sterile Abdeckung,
- Bereitstellung des Instrumentariums und evtl. benötigter Lokalanästhetika.

Applikation

Die Pflegende assistiert beim Einbringer der Quellenträger bei Bedarf. (Der Assistenzbereich der Pflegenden umfaßt auch die Wartung und Sterilisation des jeweils benötigten Instrumentariums). Nach der Plazierung der Applikatoren müssen Röntgenaufnahmen zur Dokumentation und zur Bestrahlungsplanung sichergestellt werden. Vor dem Einfahren der radioaktiven Quellen sollte auf folgende Punkte geachtet werden:

- Bequeme Lagerung des Patienten im Bett, Markierung der Applikatoren und einer benachbarten Hautstelle zur Kontrolle ihrer ursprünglichen Position.
- Entnahme einer Probe von Katheterurin, Anschluß des Katheters an den Drainbeutel.
- Aufzeichnung über das Befinden des Patienten, Puls, Hautverhältnisse, vaginale Sekretion, Funktionieren des Katheters und eventuelle Besonderheiten.
- Instruktion des Patienten über Rufanlage, Radio, Television.
- Überprüfung der Anschlüsse, Bestrahlungsbeginn.

Überwachung und Betreuung des Patienten während der Bestrahlung

- Überwachung des Patienten über Bildschirm.
- Versorgung mit Getränken und leichten Speisen, je nach Bedarf und vorgesehener Liegezeit.
- Stündliche Überprüfung der Position der Applikatoren, evtl. kurzer Lagewechsel des Patienten.
- Schmerzmittel und Sedativa nach Bedarf.
- Ausfüllen des Überwachungsblattes (s. Tabelle 8.3).

- Zurückhaltung mit Flüssigkeitszufuhr, wenn kein Blasenkatheter gelegt wurde.
- Bei unklaren abdominalen Schmerzen, Erbrechen oder vaginalen Blutungen Rücksprache mit dem behandelnden Arzt nehmen.

Maßnahmen bei Therapieende

- Erklärung des Vorgangs der Entfernung der Applikatoren für den Patienten.
- Trennung der Anschlüsse von den Applikatoren.
- Entfernung eines evtl. gelegten Blasenkatheters und der Tamponade (ungewöhnliche Blutung? Puls?)
- Entfernung der Applikatoren; lokale Waschung (evtl. nach der Mobilisation kurzes Bad).
- Beobachtung und kurze Dokumentation des klinischen Zustandes des Patienten. Frage nach abdominellen Schmerzen; Puls- und Blutdruckkontrolle.
- Vorsichtige Mobilisation in Abhängigkeit von der Liegedauer und der Art der angewandten Anästhesie (nach Spinalanästhesie ist beispielsweise mit einem hypostatischen Blutdruckabfall zu rechnen).
- Versorgung der Geräte.

Entlassung des Patienten

- Hinweise auf mögliche Behandlungsreaktionen geben: Dysurie über wenige Tage, selten Diarrhöen, lokales Wundgefühl.
- Eventuell Mitgabe von Medikamenten gegen die oben beschriebenen Symptome, Empfehlung von Kamillosan-Sitzbädern bei stärkerer lokaler Reaktion.
- Eventuell Vaginaldilatator mitgeben.
- Vergabe eines Nachsorgetermins bzw. Termin zur Fortsetzung der Therapie.

Tabelle 8.2 gibt einen Überblick über die Liegezeiten, Tabelle 8.3 zeigt eine Checkliste zur Patientenüberwachung bei intrakavitärer Therapie.

Tabelle 8.2. Liegezeiten bei den gebräuchlichsten Verfahren der intrakavitären Therapie gynäkologischer Tumoren

Methode	Verwendete Radioisotope	Liegezeiten (Bestrahlungszeiten)
HDR-Verfahren (hohe Dosisrate)	^{192}Ir ^{137}Cs ^{60}Co	5–30 min (Minutenbereich)
MDR-Verfahren (mittlere Dosisrate)	^{137}Cs	2–10 h (Stundenbereich)
LDR-Verfahren (niedrige Dosisrate)	^{226}Ra	12–72 h (Tagesbereich)

Tabelle 8.3. Patientenüberwachung bei intrakavitärer Therapie – Checkliste[a]

Name:	**Datum:**	
Vor Beginn der Bestrahlung		
Allgemeinzustand	gut/mäßig/schlecht	
Kreislauf	Puls:	RR:
Befinden nach evtl. Narkose	schlafend–ansprechbar–wach mit/ohne Brechreiz	
Vorbestehende Hautreaktion?	ja	nein
Bauchschmerzen?	ja	nein
Funktioniert Harndrainage?	ja	nein
Wurde Urinprobe entnommen?	ja	nein
Markierung der Applikatorposition?	ja	nein
Während der Bestrahlung		
Überprüfung der Applikatorlage?	Uhrzeiten:	
Schmerzen? (wenn ja: wo/seit wann?)		
Abnorme Sekretion oder Blutung?		
Funktioniert angelegte Harndrainage?		
Klinische Änderungen seit Therapiebeginn?		
Bemerkungen:		
Am Ende der Einlage		
Uhrzeit		
Allgemeinzustand	gut/mäßig/schlecht	
Beschaffenheit der Tamponade	durchschnittliche Befeuchtung, starke Blutdurchtränkung, abnorme putride Sekretion	
Probleme bei Katheterentfernung	ja	nein
Probleme bei Applikatorentfernung?	ja	nein
Applikatoren vollständig entfernt?	ja	nein
Schmerzen? Angst?	ja	nein
Verabreichte Medikamente?		
Kontrolltermin gegeben?		
Bemerkungen:		

[a] Betrifft mehrstündige Einlagen im gynäkologischen Bereich.

Neuere und experimentelle Formen der Strahlentherapie

Die Wirksamkeit der Strahlentherapie kann theoretisch auf verschiedene Weise verbessert werden. Experimentell wird beispielsweise versucht, durch Medikamente oder durch lokale Überwärmung (Hyperthermie) die Strahlenempfindlichkeit des Tumorgewebes zu erhöhen. Diese und andere Methoden werden zur Zeit an verschiedenen Zentren geprüft, sie werden im folgenden beschrieben.

Verstärkung der Strahlenempfindlichkeit

Es gibt eine Reihe von Maßnahmen, die im Experiment eine Verstärkung der Strahlenempfindlichkeit der Zellen hervorrufen. In früheren Jahrzehnten wurde vorwiegend in den angelsächsischen Ländern hyperbarer Sauerstoff angewandt, aufgrund des hohen technischen Aufwands wurden diese Verfahren aber wieder verlassen. Gegenwärtig werden folgende ***Verstärkungsmöglichkeiten*** klinisch geprüft:

Radiosensibilisierende Substanzen

Das sind Stoffe, die die Wirkung der Bestrahlung erhöhen, ohne selbst zytostatisch auf einen Tumor zu wirken. Sogenannte elektronenaffine Substanzen können die Sauerstoffwirkung im Gewebe imitieren. Hauptvertreter dieser Gruppe sind die Nitroimidazole[1], die sich im Gegensatz zu Tierversuchen in der Klinik bisher nicht bewährt haben. Andere sensibilisierende Stoffe sind z.B. Brom-Deoxy-Uridin oder Razoxan (ICRF 159). Razoxan bewirkt neben einer Akkumulierung der Zellen in der strahlenempfindlichen G2-/M-Phase möglicherweise eine Verbesserung der Sauerstoffversorgung von Tumoren über eine Normalisierung der Gefäßneubildung im Tumor. Die beiden letztgenannten Stoffe sind klinisch vielversprechend (Hirntumoren, Sarkome), doch gibt es bezüglich einer breiten klinischen Anwendung von Radiosensitizern noch keinen Konsens.

Zytostatika mit sensibilisierender Wirkung

Von den „echten" Sensitizern sind Zytostatika zu unterscheiden, die neben ihrer Eigenwirkung auf bestimmte Tumoren auch noch die Bestrahlungs-

[1] Präparatenamen: D: z.B. Avilin. CH: z.B. Flagyl, Metrizol. A: z.B. Avilin, Anaerobex.

effekte verstärken, also überadditiv wirken (u.a. Daunorubicin[2], Cisplatin[3], Vindesin[4] u.a.). Sie werden zunehmend häufiger in multimodalen Therapiekonzepten eingesetzt.

Dicht ionisierende Strahlen (High-LET-Bestrahlung)

Die biologische Wirkung der Strahlen bei gleicher physikalischer Dosis ist abhängig von der linearen Ionisationsdichte (LET = „linear energy transfer"). Locker ionisierende Strahlen (niedriger LET) sind Photonen und Elektronen, dicht ionisierende Strahlen (hoher LET) sind u.a. Neutronen, α-Teilchen. Sie unterscheiden sich von Photonen und Elektronen durch folgende Effekte:

- Sie wirken unabhängig vom Sauerstoffmilieu.
- Zellschäden können weniger gut repariert werden.

Daraus resultiert nach heutiger Annahme die höhere relative biologische Wirksamkeit (RBW) dieser Strahlen. Klinisch am besten untersucht sind bisher Neutronen, die in Zyklotronanlagen erzeugt werden. Auf Neutronen sprechen Speicheldrüsentumoren, Sarkome und anaplastische Prostatakarzinome besser an.

Hyperthermie

Lokale Überwärmung von 41 bis 44° scheint einen direkten zytotoxischen Einfluß zu haben und auch den Effekt einer Bestrahlung zu erhöhen. Der bisherige Einsatz bei oberflächlichen Tumoren zeigt, daß sich die Rate kompletter Remissionen am Bestrahlungsort gegenüber einer alleinigen Bestrahlung deutlich erhöhen läßt. Die Anwendung der Oberflächenhyperthermie kann als therapeutische Möglichkeit betrachtet werden – allerdings müssen hier noch klare Indikationen erarbeitet werden. Ihr Einsatz kann bei Patienten mit vorbestrahlten, rezidivierenden oder resistenten Tumoren in Einzelfällen sehr günstige Effekte erbringen.

Bei tief liegenden Tumoren bestehen immer noch methodische Probleme hinsichtlich einer kontrollierten Wärmeapplikation; außerdem ist der Arbeits- und Personalaufwand groß. Dieser Bereich ist deshalb noch als rein experimentell einzustufen.

---

[2] Präparatenamen: D/A: z.B. Daunoblastin, CH: z.B. Cerubidin.
[3] Präparatenamen: D/CH/A: z.B. Platinol, Platinex.
[4] Präparatenamen: D/CH/A: z.B. Eldisine.

Andere Formen experimenteller Strahlentherapie

Änderung des Fraktionierungsmodus

Eine tumorzerstörende Strahlendosis kann nicht als Ganzes gegeben werden, da sonst das umgebende Normalgewebe mit zerstört würde. Man teilt deshalb die vorgesehene Gesamtdosis auf kleinere tägliche Einzeldosen (Fraktionen) auf, die das Normalgewebe nur wenig und den Tumor doch deutlicher schädigen. Man nennt diese Aufteilung in viele kleine Einzeldosen ***Fraktionierung***.

Die übliche Fraktionierung besteht in der Applikation von 5 Einzeldosen pro Woche, wobei durchschnittlich 8–10 Gy pro Woche erreicht werden. Bei Bedarf erfolgen Bestrahlungspausen. Bei schlechter Verträglichkeit hat sich bei manchen Tumoren die „Split-course-Technik" (= Bestrahlung in 2–3 Serien) bewährt; dazwischen liegen geplante Pausen von 2–3 Wochen Dauer. Klinisch experimentell werden z.Z. ***Änderungen der üblichen Fraktionierung*** mit folgenden Ansätzen geprüft:

Hypofraktionierung:

- Gabe von 1–3 höherdosierten Einzeldosen pro Woche, meist verbunden mit einer Reduktion der Gesamtdosis.
- Einsatz vorwiegend bei Palliativbestrahlungen (z.B. Knochenmetastasen), um die Behandlungsdauer zu verkürzen. Wirkungssteigerung bei Melanomen wahrscheinlich.

Hyperfraktionierung:

- 2–3 Bestrahlungen pro Tag mit kleineren Einzeldosen bei gleichbleibender Gesamtbehandlungszeit. Gesamtdosen teilweise leicht erhöht.
- Der Hyperfraktionierung liegt im wesentlichen die Vorstellung zugrunde, eine verbesserte lokale Tumorkontrolle zu erreichen, indem rasch proliferierende Zellen durch kürzere Bestrahlungsintervalle am Wiederwachsen gehindert werden. Bisher zeichnen sich bescheidene Verbesserungen der Ergebnisse nur bei bestimmten Untergruppen von Tumoren im HNO-Bereich ab.

Akzelerierte, hyperfraktionierte Bestrahlung:

- 2–3 Bestrahlungen pro Tag mit nur gering reduzierten Einzeldosen und Gesamtdosen, die ähnlich hoch sind wie bei konventioneller Radiotherapie. Da auch die Wochenendpausen verkürzt oder weggelassen werden, reduziert sich die Gesamtbehandlungsdauer auf etwa 3 Wochen. Im englischen Schrifttum: CHART („continuous hyperfractionated accelerated radiotherapy").
- Hyperfraktionierung und akzelerierte Bestrahlung werden gelegentlich unter dem Überbegriff „Superfraktionierung" zusammengefaßt. Nach ersten Eindrücken Limi-tierung durch vermehrte akute Nebenwirkungen und eine beschränkte Praktikabilität.

Protrahierung:

- Verlängerung der Dauer einer Einzelbestrahlung durch Verminderung der Dosisleistung.

Stereotaktische, fraktionierte Bestrahlung

Über spezielle Apparaturen („Gamma-knife“) oder einfacher mit Linearbeschleunigern, einer speziellen Kopfhalterung und einem entsprechend komplexen Planungsprogramm können sehr hohe Dosen an relativ kleine Organbezirke, z.B. am Gehirn, appliziert werden. Die Methode eröffnet neue Möglichkeiten zur Bestrahlung kleiner Rezidive von Hirntumoren oder einzelnen Metastasen sowie bestimmter gutartiger Leiden (z.B. arteriovenöser Fehlbildungen im Gehirn). Für eine endgültige Abschätzung des praktischen Nutzens dieser Verfahren ist es noch zu früh.

Diverse andere Verfahren

Interessante Ansätze bieten die sog. „Neutroneneinfangtherapie“, Änderungen der Tumordurchblutung, die photodynamische Therapie und die intraoperative Bestrahlung (IORT). Der Stellenwert dieser Verfahren für die Klinik ist offen. Photodynamische Therapie und IORT werden gegenwärtig an speziellen Zentren erprobt.

Möglichkeiten der Strahlentherapie

In diesem Abschnitt wird eine kurze Übersicht über die wichtigsten Indikationen der Strahlentherapie gegeben. Bei der einen oder anderen Indikation sind in der Literatur verschiedene Meinungen zu finden. Dies soll nicht verwundern, denn klinisch-onkologische Forschungen zeigen in zunehmendem Maße, daß es mehrere Wege zur Palliation und auch zur Heilung einzelner Tumoren geben kann. Aus diesem Grunde ist auch das interdisziplinäre Gespräch immer wichtig.

Kurative Radiotherapie nichtoperierter Tumoren

Eine Reihe von Tumoren ist auch ohne Operation durch eine Strahlentherapie in einem hohen Prozentsatz heilbar. Es handelt sich um Geschwülste mit lokaler Wachstumstendenz und einer geringen Neigung zur Fernmetastasierung. Im Einzelfall ist jedoch die Vorhersage einer Heilung unsicher. Hier gelten vielmehr statistische Wahrscheinlichkeiten, die vom Stadium und Reifegrad eines Tumors sowie von oft unbekannten Patientenfaktoren abhängen.

In Tabelle 8.4 sind einige Tumoren angeführt, deren Heilungschance mit alleiniger Strahlenbehandlung über 50% beträgt.

Selbstverständlich sind einige der aufgelisteten Tumoren chirurgisch mit gleicher Wirksamkeit angehbar. Die primäre Radiotherapie hat jedoch ihre Vorteile in einer möglichen Organerhaltung (Larynx, Analregion) oder in der

Tabelle 8.4. Überlebenszeiten *(ÜLZ)* nach 5 Jahren bei primärer kurativer Bestrahlung

Tumorart	Dosen [Gy]	5-Jahres-ÜLZ [%]	Bemerkungen
Basaliom	40–60	96–100	Nase, Lider
Plattenepithelkarzinom der Haut	60	85–90	Hand: eher Operation
Melanom der Konjunktiva	60	90	
Larynxkarzinom (T1–2)	60–68	85–90	Organerhaltung
Zervixkarzinom			
FIGO I	60–70	90–95	
FIGO II	60–70	65–70	
M. Hodgkin (I–IIA)	36–44	85–90	
Analkarzinom	60	80	Organerhaltung
Gliome Grad I+II	56–60	60–70	Erwachsene

kosmetischen Schonung von Bezirken wie Augenlidern oder Nase (Basaliom).

Adjuvante Radiotherapie

Darunter versteht man die zusätzliche Bestrahlung eines Tumorgebietes im Anschluß an eine radikale Operation mit dem Bestreben, mikroskopische Tumorreste zu vernichten. Durch eine adjuvante Radiotherapie kann die Häufigkeit von Lokalrezidiven gesenkt und vielfach die Heilungsrate gegenüber einer alleinigen Operation verbessert werden. Einige typische Beispiele sind:

Gehirntumoren

Gliome (Grad II–IV) des Großhirns sollten postoperativ nachbestrahlt werden, da sich die Überlebenszeiten deutlich verbessern lassen. Definitive Heilungen sind bei Gliomen vom Grad III jedoch selten und beim Glioblastoma multiforme (Gliom Grad IV) Ausnahmen. Für Gehirntumoren im Kindesalter gelten spezielle therapeutische Richtlinien.

Tumoren im HNO-Bereich

Die Indikation gilt für operierte Tumoren aller Stadien. Ausnahme: kleine Primärtumoren ohne Lymphknotenmetastasen oder sonstige Risikofaktoren.
Bei größeren Tumoren wird auch eine präoperative Bestrahlung durchgeführt, immer häufiger wird dabei auch eine Chemotherapie angewendet.
Insgesamt zeichnet sich eine zunehmende Individualisierung der Therapie im Rahmen des interdisziplinären Gesprächs ab – mit dem Ziel, die Zahl der kosmetisch oder funktionell eingreifenden Operationen unter Wahrung der Heilungschancen auf ein Minimum zu beschränken.

Mammakarzinom

Die adjuvante Bestrahlung nach einer brusterhaltenden Operation ist vorläufig eine absolute Indikation. Die Indikation zur adjuvanten Radiotherapie nach Mastektomie wird von Klinik zu Klinik verschieden gehandhabt; in der Regel wird sie bei hohem Rezidivrisiko angewandt.

Bronchialkarzinom

Postoperative Bestrahlungen werden nur bei bestimmten Risikosituationen oder nach Zurücklassen von makroskopischen Tumorresten durchgeführt. Der Schwerpunkt der Strahlentherapie beim Bronchialkarzinom liegt in der – überwiegend palliativen – Bestrahlung inoperabler Tumoren.

Gynäkologische Tumoren

Zervixkarzinom: Adjuvante Bestrahlungen erfolgen beim Stadium IIB (FIGO) oder bei zusätzlichem pelvinem Lymphknotenbefall. Die adjuvante Bestrahlung beim ***Endometriumkarzinom*** beschränkt sich auf die Stadien I und II nach FIGO mit hohem Rezidivrisiko.
Ovarialkarzinom: IB–III. Die Stellung der Radiotherapie im Vergleich zur Chemotherapie im Stadium III des Ovarialkarzinoms ist noch Gegenstand der klinischen Forschung.

Gastrointestinale Tumoren

Gesichert ist der Wert einer prä- und postoperativen Bestrahlung beim ***Rektumkarzinom*** der Stadien Dukes B2 und C (T3, T4, sowie N1 nach UICC). Experimentellen Charakter hat hingegen die adjuvante Radiotherapie beim ***Pankreas***- und ***Magenkarzinom***.

Weichteilsarkome

Deutliche Senkung der Rezidivhäufigkeit gegenüber alleiniger Operation. Extremitätenerhaltende Eingriffe sind dadurch die Regel geworden, wobei radikale Operation und korrekte Bestrahlungstechnik vorausgesetzt werden.

Palliative Radiotherapie

Die Bedeutung und der Nutzen dieser Behandlungsform werden häufig verkannt. Ein Strahlentherapeut wendet etwa 40–60% seiner Zeit für Konsultationen und Behandlungen bei inkurablen Krebserkrankungen auf.

Die therapeutischen Bemühungen sollten um so intensiver sein, je geringer die Zahl der Metastasen ist. Bei solitären oder vereinzelten Herdbildungen ist häufig ein qualitativ hochstehender Lebenszeitgewinn möglich. In diesen Fällen sollte immer auch an die Konsultation eines Chirurgen gedacht werden.

Die Behandlungszeiten sind gegenüber einer kurativen Behandlung kürzer und die Gesamtstrahlendosen geringer. Dementsprechend sind solche Bestrahlungen auch kaum mit Nebenwirkungen verbunden.

Wichtige Indikationen zur palliativen Strahlentherapie:

- Therapieresistente Schmerzen,
- Frakturgefährdung bei Knochenmetastasen,
- obere Einflußstauung (Mediastinaltumoren),
- drohender Querschnitt (epidurale Metastasen),
- Hirnmetastasen,
- Bestrahlung äußerlich störender, inoperabler Tumoren,
- Tumorblutungen,
- Retina- und Orbitametastasen.

Kombination von Radio- und Chemotherapie

Gesicherte Indikationen dazu gibt es bei Tumoren, die zwar durch eine Chemotherapie potentiell kurativ angegangen werden können, bei denen aber Tumorzellreservate bestehen, die durch die Chemotherapie nicht erreicht werden (ZNS-Bestrahlung bei akuter Leukämie im Kindesalter, prophylaktische Schädelbestrahlung bei kleinzelligen Bronchialkarzinomen).

Eine weitere Indikation betrifft Tumoren, die aufgrund einer ausgedehnten Tumormasse oder einer beschränkten Chemosensibilität durch eine Chemotherapie in der Regel nicht in eine komplett Remission gebracht werden können. Durch eine Bestrahlung wird die Chance einer kompletten Remission und damit eines Langzeitüberlebens größer (z.B. bestimmte Stadien maligner Lymphome und Tumoren im Kindesalter).

Adjuvante Bestrahlung und Chemotherapie werden auch nach brusterhaltender Therapie des Mammakarzinoms, speziell bei positivem Lymphknotenbefund in der Prämenopause, angewendet.

Zur Zeit gewinnt die Kombination von Radio- und Chemotherapie bei einer Reihe anderer solider Tumoren an Bedeutung. Es überwiegt dort noch der experimentelle Charakter der multimodalen Therapie.

In der Regel ist mit einer gleichzeitigen Chemo- und Radiotherapie ein deutlicher Anstieg der Toxizität zu erwarten.

Der mögliche Gewinn für den Patienten bleibt daher – auch bei experimentellen Ansätzen – gegenüber den Nachteilen sorgfältig abzuwägen. Im Zweifelsfall sollte vorerst einer sequentiellen Radio-/Chemotherapie der Vorzug gegeben werden.

Ablauf einer Radiotherapie

Vorstellung beim Radiotherapeuten

Die Indikation zur Strahlentherapie wird entweder im Rahmen einer interdisziplinären Tumorbesprechung oder bei einer ersten Vorstellung des Patienten beim Radioonkologen festgelegt. Neben einer Untersuchung und Überprüfung der Stadienabklärung steht nun das Gespräch mit dem Patienten im Vordergrund, in dem eine Aufklärung über Ablauf, Erfolgsaussichten und mögliche Nebenwirkungen der Strahlentherapie gegeben werden muß.

Planung der Bestrahlung

Die Bestrahlungsplanung hat einen medizinischen und einen physikalisch-technischen Teil. Sie läuft in folgenden Schritten ab:

- Festlegung der Region, die bestrahlt werden soll (Bestimmung des Zielvolumens). Dabei stellt sich die Frage, mit welchem Sicherheitsabstand ein Tumor bestrahlt werden soll, ob regionäre Lymphknotenstationen mit eingeschlossen und welche kritischen Organe geschont werden müssen.
- Bestimmung der täglichen Einzel- und der Gesamtdosis.
- Wahl der geeigneten Bestrahlungstechnik und Erstellung eines Isodosenplans auf der Grundlage von CT-Schnitten (oder seltener Körperquerschnittsskizzen). Die Bestrahlung tiefliegender Tumoren über mehrere Felder wird heute routinemäßig mit EDV-gesteuerter Bestrahlungsplanung durchgeführt – in Absprache mit dem Medizinphysiker. Moderne Computertechnik ermöglicht heute auch schon dreidimensionale Planungen.
- Schriftliche Anweisung des vollständigen Bestrahlungsplans.

Lokalisation und Simulation

Unter ***Lokalisation*** verstehen wir die prätherapeutische Bestimmung der Strahleneintrittspforten und der Strahlenrichtung im Körper mit dem Ziel, eine maximale Strahlendosis am Tumor zu applizieren und die umgebenden normalen Gewebe möglichst zu schonen. Bei oberflächlichen Läsionen an der Haut kann dies, sofern darunter keine kritischen Organe zu berücksichtigen sind, durch eine einfache Einzeichnung des Strahlenfeldes an der Haut erfolgen. Bei tiefer liegenden Tumoren genügt dies nicht mehr, die Radiotherapie muß über mehrere Felder erfolgen. Feldgrenzen an der Haut und in der Tiefe werden mit Hilfe eines Simulators bestimmt.

Der ***Simulator*** ist ein spezielles Durchleuchtungsgerät, mit dem die Feldgrößen der Tumorausdehnung im Inneren des Körpers angepaßt werden können. Die Feldgrenzen sind bei der Durchleuchtung über einen Drahtrahmen sichtbar und verstellbar. Die richtige Einstellung eines geplanten Feldes wird durch eine Röntgenaufnahme dokumentiert. Der Simulator verwendet dieselben geometrischen Parameter wie das Bestrahlungsgerät; sie müssen also mit der Einstellung am Bestrahlungsgerät übereinstimmen (Tischposition, Feldgröße und Einstrahlwinkel, Abstand der Strahlenquelle zur Körperoberfläche usw.). Somit wird bei einer Simulation der Bestrahlungsvorgang probeweise nachgeahmt.

Simulation und Bestrahlungsplanung greifen ineinander. Bei der Simulation wird auch die Position des Patienten bei der Bestrahlung festgelegt. Dabei muß eine täglich reproduzierbare Lagerung des Patienten gewährleistet sein. Je nach Bedarf werden auch Bestrahlungshilfen wie Satellitenblenden oder Gesichtsmasken zur Fixierung der Kopf-Hals-Region bereitgestellt.

Durchführung und Dauer der Bestrahlung

Die Durchführung der Bestrahlung erfolgt in einem abgeschirmten Extraraum an den entsprechenden Bestrahlungsgeräten (Telekobaltgerät, Beschleuniger). Die Patienten sind auf einem verstellbaren Tisch gelagert, und der Strahlerkopf des Gerätes wird in einem vorher festgelegten Abstand (80–120 cm) in verschiedenen Winkeln auf die vorgezeichneten Hautfelder gerichtet.

Die Bestrahlungszeit pro Feld liegt größtenteils zwischen 30 Sekunden und 5 Minuten – je nach Gerätetyp, Strahlenart und vorgeschriebener Einzeldosis. Während der Bestrahlung verspürt der Patient in der Regel keine körperlichen Wirkungen. Die Bestrahlungen werden täglich über 1–4 Felder durchgeführt und erstrecken sich bei kurativer Zielsetzung über einen Zeitraum von 5–8 Wochen. Bei Palliativbestrahlungen ist die notwendige Dosis tiefer und die Behandlungsdauer kürzer (1–4 Wochen).

Die Richtigkeit der Feldeinstellung wird mit sog. ***Feldkontrollaufnahmen*** überprüft. Dabei werden weniger empfindliche Röntgenfilme an der Strahlenaustrittsseite des Patienten plaziert und von der therapeutischen Strahlung belichtet. Der gesamte Therapieverlauf wird durch regelmäßige ärztliche Kontrolluntersuchungen überwacht.

Abschluß und Nachsorge

Am Ende der Strahlentherapie stehen eine Abschlußuntersuchung und ein entsprechender Bericht an den Zuweiser und den Hausarzt. Die anschließende Nachsorge wird i. allg. interdisziplinär organisiert sein. Der Radioonkologe ist zur mehrjährigen Nachsorge verpflichtet, da nicht nur Therapieeffekte, sondern auch die Entwicklung subakuter und später Strahlenreaktionen erfaßt werden müssen.

Medizinische und pflegerische Probleme

Medizinische und pflegerische Probleme in der Radioonkologie ergeben sich durch:

- die Tumorerkrankung,
- akute und chronische Strahlenreaktionen,
- psychologische Barrieren gegenüber der Therapie,
- Organisationsfragen.

Strahlenreaktionen sind von mehreren Faktoren abhängig (s. unten). Je mehr Risikofaktoren zusammenkommen, desto höher ist die Wahrscheinlichkeit einer akuten Reaktion oder Spätkomplikation. Lokale Probleme entstehen in der Regel durch die Einwirkung der Strahlen auf das den Tumor umgebende gesunde Gewebe. Gelegentlich werden solche Probleme auch vom Zerfall des Tumors selbst ausgelöst. Die Reaktion läuft innerhalb eines Bestrahlungsfeldes ab. Man unterscheidet akute, subakute und chronische Reaktionen.

Risikofaktoren bezüglich Nebenwirkungen in der Strahlentherapie

Therapiebedingte Faktoren:

Gesamtdosis (erhöhtes Risiko über 60 Gy),
hohe Einzeldosen (bewährt sind 2 Gy pro Tag),
große Bestrahlungsfelder und -volumina,
Anwendung von Neutronen,
Zustand nach Radikaloperation,
gleichzeitige Gabe von Zytostatika.

Patientenbezogene Faktoren:

Kardiovaskuläre Begleitkrankheiten (Hypertonie, Herzinsuffizienz, Diabetes),
hohes Alter, gleichzeitig schlechter Allgemeinzustand,
erhöhter Alkoholkonsum während der Bestrahlung,
genetische Leiden (Ataxia teleangiectasia, Xeroderma pigmentosum),
Kollagenosen,
individuelle, ungeklärte Prädisposition zur Fibrosebildung.

Akute Nebenwirkungen

Die akute Strahlenreaktion tritt während der mehrwöchigen Bestrahlungszeit auf und hat ihre Ursache in einer strahlenbedingten Entzündung rasch proliferierender Gewebe. Hauptsächlich betroffen sind dabei Haut, Schleimhäute und das Knochenmark. Akute Reaktionen sind selten bei der Mitbestrahlung viszeraler Organe und des Stützgewebes. Subakute Reaktionen sind an Lunge und Zentralnervensystem möglich.

Die folgenden Übersichten informieren über die wichtigsten akuten Reaktionen, ihre Prophylaxe und Therapie.

Akute Reaktionen an der Haut (Einzelheiten s. Kap. 24)

Art der Reaktion	Maßnahmen	Vorbeugung
Hautrötung (Erythem)	Azulonpuder, bei starken Schmerzen kurze Therapiepause	Während der Bestrahlung keine Salben oder Kosmetika auf bestrahlte Haut!
Pigmentierung	Azulonpuder, evtl. Bestrahlungspause	
Trockene Hautschuppung	wie oben, häufige Kontrolle	Druck durch Kleider und Überwärmung meiden
Feuchte Hautablösung (Epitheliolyse)	Kortikoid- oder Bepanthen-Salbe, Silber-Sulphadiazine, Bestrahlungspause	Keine Sonnenexposition
Nekrose, Ulzeration (nur bei überhöhten Dosen möglich)	Kortikoide, Actihaemyl, Salben zur Förderung der Epithelisierung und Granulation; antiseptische Lösungen (Gentiana-Violett, Kaliumpermanganat), plastisch-chirurgische Maßnahmen	Beachtung der Dosisgrenzen

Kommentar: Bestrahlte Hautareale können während der Radiotherapie mit Wasser ohne Seife gewaschen und vorsichtig getrocknet werden. Nicht bestrahlte Regionen des Körpers können normal gewaschen werden. Es darf auch geduscht werden, doch sollten die Hautmarkierungen erhalten bleiben (unter Umständen neue Simulation nötig).
Nach Abschluß der Bestrahlung ist in der Regel eine mehrwöchige Pflege mit einem milden Hautöl anzuraten, bis die Haut eine normale Geschmeidigkeit erreicht hat. Eine starre Verordnung einer absoluten Hautschonung (auch vor Wasser und Sonne) über viele Wochen ist nicht gerechtfertigt. Die Intensität der Hautschonung am Ende der Therapie ist von folgenden 3 Umständen abhängig zu machen:
- vom Grad der Hautreaktion,
- von der applizierten Gesamtdosis,
- von der Feldlage (mechanische Reizungen? z.B. Axilla, Inguinalregion).

Akute lokale Reaktionen an den Schleimhäuten (Einzelheiten s. Kap. 25)

Region	Art der Reaktion	Maßnahmen	Vorbeugung
Mund und Rachen	Verschiedene Grade der Mukositis (Schmerzen, Geschmacksverlust)		Meiden von Nikotin, Alkohol und scharfen Gewürzen während der Radiotherapie.Sorgfältige Mundhygiene, prätherapeutische Zahnsanierung, ausreichende Flüssigkeitszufuhr
	– Rötung	Spülung mit Kamillosan, Salbeitee	
	– exsudative fibrinöse Schleimhautreaktion	Therapiepause, Kamillosan, Bepanthen-Tabletten oder -Lösung, Venoruton, Actihaemyl	
	– Bildung von Blasen und Ulzera	Pinselung mit Lokalanästhetika (Xylocain viskös), unter Umständen Nährsonde, Therapiepause	
	– Soorbefall	Mykostatika lokal und systemisch, Gentianaviolett-Pinselung, Therapiepause	
Ösophagus	Ösophagitis (Schluckschmerz)	Schluckweise Trinken von konzentriertem Kamillentee, Breikost, Therapieunterbrechung, evtl. hochkalorische Sondenernährung	Meiden von Alkohol und scharfen Gewürzen
Darm	Enteritis (Diarrhöen)	Imodium, Reasec, leichtverdauliche Diät, Enzyme, Azidophiluspräparate. In schweren Fällen Hyperalimentation, Elektrolytersatz und Azulfidine	Mehrfeldertechnik, unterschiedliche Blasenfüllung an verschiedenen Bestrahlungstagen
Blase	Zystitis (Dysurie, Polyurie)	Blasentee, viel Flüssigkeit, Spasmolytika, prophylaktische Chemotherapie gegen Sekundärinfektionen	Bekämpfung vorbestehender Harnwegsinfekte

Kommentar: Die mit Schleimhautreaktionen verbundenen Symptome klingen in der Regel nach 1–2 Wochen ab, wenn die Therapie rechtzeitig unterbrochen wird. Rechtzeitig heißt: bei progredienter, deutlicher Symptomatik und nach Erreichen einer Dosis von mindestens 15–30 Gy. Im Einzelfall (speziell Enteritis) soll die Bestrahlung auch früher unterbrochen werden.

Akute und subakute Reaktionen an anderen Organen

Region	Art der Reaktion	Dauer (Wochen)	Maßnahmen	Vorbeugung
Zentrales Nervensystem	Somnolenzsyndrom	2–3	Stationäre Pflege ratsam, evtl. Sondenernährung, Dexamethason	Strenge Indikation zur gleichzeitigen Zytostatikatherapie
	Vorübergehende Myelopathie	2–12	Aufklärung des Patienten über Zusammenhänge und gute Prognose des Symptoms	Keine
Lunge	Pneumonitis (Fieber 38–39 °C, trockener Husten)	2–3	Antipyretika, Hustenmittel, Antibiotikaprophylaxe, Kortikoide (?), Atemgymnastik, bei Bedarf Inhalationen	Vermeiden gleichzeitiger Zytostatikagabe, Bestrahlungsvolumen kleinhalten, Nikotinabstinenz (?) Vitamin-B-Komplex (??)
Knochenmark	Periphere Leuko- und Thrombopenie	0,5–2	Blutbildkontrollen. Bei Lc < 2 G/l oder Thrombo < 50 G/l Unterbrechung der Therapie. Blutteilchenersatz oder Antibiotika nur bei Tiefstwerten oder Blutungen bzw. Infekten	Echte Knochenmarkdepression tritt nur bei Großfeldern in Erscheinung, oft nur Reaktion des peripheren Lc-Pools!

Allgemeinsymptome

Es handelt sich um Bestrahlungseffekte, die außerhalb eines bestrahlten Gebietes auftreten. Sie stehen klinisch gegenüber den lokalen Problemen deutlich im Hintergrund. Allgemeinsymptome werden in der Regel nur bei großen Bestrahlungsvolumina und der Mitbestrahlung viszeraler Organe beobachtet. Ihre Pathogenese ist vorläufig ungeklärt.

Von ***klinischer Bedeutung*** sind meist 3 Symptomenkomplexe:

- Übelkeit, Brechreiz und Erbrechen,
- Verminderung des Appetits;
- Müdigkeit.

Ihre Therapie ist symptomatisch (Antiemetika) oder besteht darin, das Bestrahlungsvolumen und die Einzeldosen zu reduzieren oder eine Behandlungspause einzulegen. Die zahlreichen angebotenen Medikamente zur Verringerung dieses sog. „Strahlenkaters" (z.B. Actihaemyl/Solcoseryl, Vitamin-B-Komplex sowie diverse alternativmedizinische Präparate) sind in ihrer Wirkung nicht überzeugend belegt. Ein Wirkungsnachweis ist immer schwer zu erbringen, da eine strahlentherapeutisch induzierte Übelkeit variabel ist, oft auch spontan verschwindet und von psychologischen Faktoren mitbestimmt werden kann. Die genannten Symptome verschwinden in der Regel wenige Tage nach einer kurzzeitigen Unterbrechung oder nach Beendigung der Strahlenbehandlung.

Seltene systemische Probleme nach Strahlentherapie sind:

- Pneumonitis außerhalb eines bestrahlten Feldes,
- splenogene Markhemmung nach Milzbestrahlung,
- spezielle Syndrome nach Ganzkörperbestrahlung.

Die Therapie ist wiederum symptomatisch. Psychische Veränderungen (z.B. Depressionen) sind nicht zu den Allgemeinsymptomen bei Strahlentherapie zu zählen. Meist ist eine Disposition für solche Veränderungen vorgegeben, und unspezifische Belastungen wie Operationen, Infektionen und auch eine Bestrahlung können als Auslöser wirken.

Spätfolgen

Auch mit modernen Techniken läßt sich nicht vermeiden, daß normale, in der Umgebung des Tumors liegende Gewebe bis zu einem gewissen Grade mitbestrahlt werden. Naturgemäß können dort auch Spätfolgen auftreten. Bei sachgemäßer Durchführung der Therapie, Berücksichtigung der Toleranzgrenzen kritischer Organe und bei Beachtung der bekannten Risikofaktoren lassen sich Spätfolgen und Komplikationen auf ein Mindestmaß reduzieren.

Bei kurativer Bestrahlung dürfte die Rate nicht auszuschaltender schwerer Nebenwirkungen derzeit bei 4–8% liegen. Bei Palliativbestrahlungen sind die Dosen geringer und ernste Nebenwirkungen sehr selten. Dies sollte man sich vor Augen halten, wenn in den folgenden Übersichten eine große Zahl möglicher Spätfolgen aufgelistet wird.

Spätfolgen können etwa 6 Monate, aber auch erst bis zu 10 und mehr Jahre nach Abschluß einer Bestrahlung beobachtet werden. Nach Latenzzeiten von 25–40 Jahren können selten auch Zweitmalignome (dann oft Sarkome) in den bestrahlten Gebieten auftreten. Die folgenden Übersichten fassen Spätfolgen und Komplikationen an verschiedenen Körperregionen zusammen und geben Hinweise zu ihrer Behandlung.

Mögliche Spätfolgen einer Bestrahlung des zentralen und peripheren Nervensystems

Komplikation	Behandlung
Gehirnnekrosen (diffuse und umschriebene Form)	Diffus: keine sichere Therapie bekannt Antikoagulanzien? Umschrieben: operative Ausräumung
Zentrale Atrophie mit Ventrikelerweiterung	Keine Therapie bekannt
Myelopathie	Reizsymptomatik: Kortikoide; ansonsten symptomatische Therapie Spasmolytika bei Bedarf.
Schäden peripherer Nerven (Neuritis, Parese)	Schmerzen: Analgetika; Parese: keine Therapie bekannt

Mögliche Spätfolgen im Kopf-Hals-Bereich

Komplikation	Behandlung (Bemerkungen)
Chronische Mundtrockenheit	Vermehrte Mundhygiene, viel Flüssigkeit, langsames Essen; künstlicher Speichel, Mucinol-Tabl.
Narbenfibrosen	–
Perichondritis des Larynx	Fachärztliches Konsilium, evtl. Tracheostoma nötig (gelegentliche Notfallsituation)
Chronische seröse Tympanitis	Symptomatische fachärztliche Behandlung
Knochennekrosen	Übersicht S. 142
Zahnkaries und -nekrose	Zahnärztliche Sanierung (Prophylaxe: Mundhygiene, Fluorgelschiene)
Katarakt	Evtl. Operation
Bulbusfibrose	Bei starken Schmerzen evtl. Enukleation des Auges (selten, nur nach Höchstdosen)
Hypothyreose	Hormonsubstitution bei Bedarf
Schilddrüsenkarzinom	Radikale Operation (selten, lange Latenzzeit)

Mögliche Spätfolgen an den Thoraxorganen

Komplikation	Behandlung (Bemerkungen)
Regionale Lungenfibrose	Symptomatisch; Wirkung von Kortikoiden unsicher, Therapie von Bronchialinfektionen, Atemgymnastik
Ösophagusstriktur	Bougierung
Ösophagusulzeration	Bepanthen-Pastillen, Kamillenlösung trinken lassen
Einschränkung der Motilität des Ösophagus	Chirurgisches Konsilium, Diät
Perikarditis	Therapie meist nicht nötig (oft Nebenbefund im Ultraschall), im Extremfall Perikardektomie
Myokardiopathie	Behandlung der Herzinsuffizienz
Myokardinfarkt	Kardiologische Fachbehandlung (Zusammenhang der Ereignisses mit Radiotherapie nicht gesichert, bei Patienten mit M. Hodgkin vermutet)
Rippennekrosen	s. Übersicht S. 142

Mögliche Spätfolgen am Abdomen

Komplikation	Behandlung
Alle Darmabschnitte: – Striktur – Ulzeration – Blutung	Chirurgische Konsiliarbehandlung, fallweise operatives Vorgehen
Diffuse Enteropathie	s. Kap. 21
Fibrose des Mesenteriums und Retroperitoneums	Urologisches Konsilium bei Affektion der Ureteren
Radiogene Nephritis	Symptomatische Therapie einer eventuellen Hypertonie und ihrer Folgen. Bei bilateraler Nephrosklerose (extrem selten) Nephrektomie und Transplantation, sofern Heilung vom Tumor besteht
Radiogene Hepatitis	Kortikosteroide
Leberfibrose mit Aszites	Maßnahmen wie bei Zirrhose
Exokrine Pankreas-insuffizienz	Enzymsubstitution

Mögliche Spätfolgen und Komplikationen bei Bestrahlungen im Beckenbereich

Komplikation	Behandlung
Chronische Proktitis	Antiphlogistika und Kortikosteroide lokal, Diät, bei Therapieresistenz Kolostomie
Chronische Zystitis	Spasmolytika, Blasenspülungen mit Kamillosan, Kortikosteroiden u.a., Bekämpfung einer Begleitinfektion, im Extremfall Zystektomie
Vaginalnekrosen	Initial starke Analgetika, Nekroseabtragungen, lokale Gabe von z.B. H_2O_2, Antibiotika – langwieriger Verlauf über Monate
Stenose der Urethra	Bougierung
Stenose der Ureteren	Ureterschienung, eventuell Nephrostoma
Stenose von Darmsegmenten	Segmentresektion
Chronische Enteropathie	Sulfasalazin (Salazopyrin, Azulfidine) über 4–6 Wochen, Enzymsubstitution, hochkalorische Ernährung. Bei starken Diarrhöen zusätzlich Imodium oder Reasec. Diät
Rektovaginal- und Vesikovaginalfistel	Ausschaltungskolostomie bzw. Nephrostomie. Rekonstruktive Operationen nur selten und beim Fehlen einer stärkeren Fibrose möglich

Mögliche Spätfolgen an Haut und Extremitäten

Komplikation	Behandlung
Haut	
Teleangiektasien, Atrophie	Allgemeine Hautpflege
Ulzeration	Bepanthen-Roche Salbe, Peru-Balsam, Peroxynorminfiltration, evtl. Exzision und plastische Deckung
Proliferierende Dermatose	Therapie nicht bekannt. Präkanzerose (selten)
Hautkarzinom (Latenz 30–40 Jahre)	Operation
Stütz- und Bindegewebe	
Fibrosen	–
Sekundäres Lymphödem	Lymphdrainagen, Hochlagerung, Vermeiden von Verletzungen, evtl. kardiale Stützung
Gelenkkontraktur	Vorstellung beim Orthopäden bzw. Chirurgen
Lipomatöse Muskelatrophie	–
Gefäßverschluß (selten)	Gefäßchirurgischer Eingriff, Angioplastie
Aseptische Knochennekrose	Häufig ein asymptomatischer Röntgenbefund, Fraktur: Osteosynthese ± Nekroseentfernung; Schmerzen: Nekroseausräumung + stabilisierende Operation
Sarkomentwicklung	Operation (selten, lange Latenz)

Aspekte der Patientenaufklärung

Therapieangst

Wenn ein Patient zur Strahlentherapie überwiesen wird, befindet er sich oft in einem Zwiespalt zwischen Angst vor einer ihm unbekannten Therapie und Einsicht in deren Notwendigkeit. Der Patient hat häufig eine unspezifische Angst gegenüber ionisierender Strahlung – gegenüber diesem geräuschlosen, unbekannten Phänomen, das in weiten Kreisen der Bevölkerung mit Vorurteilen verbunden ist. Die Verarbeitung dieser Probleme verlangt Aufklärung und Hilfestellung durch kompetente Personen.

Notwendige Aufklärung

Die folgende Aufstellung enthält einige Punkte, die zu einem Abbau psychologischer Barrieren gegenüber der Therapie führen können:

- Aufklärung über die Krankheit und die Wirkung der Strahlen,
- Erklärung des Bestrahlungsvorgangs,
- Besprechung der Nebenwirkungen; Abbau von Vorurteilen,
- regelmäßige Betreuung während der Therapie,
- Sicherstellung einer Nachbetreuung,
- Hinweis auf Selbsthilfegruppen.

Die Ängste eines Patienten sind in der Regel um so geringer, je besser er über den Bestrahlungsvorgang und seine Notwendigkeit aufgeklärt wurde. Eine solche Aufklärung ist Voraussetzung für die Entwicklung eines Vertrauensverhältnisses zwischen Patient und Behandlungsteam. Selbstverständlich braucht sie Zeit – und diese Zeit ist leider nicht immer vorhanden. Eine Hilfe können dabei Vordrucke mit entsprechenden anatomischen Skizzen, Verhaltensregeln während der Therapie und Hinweise zu möglichen Nebenwirkungen sein. Sie sind in relativ ausgereifter Form im medizinischen Buchhandel erhältlich.

Bei der Erläuterung möglicher Nebenwirkungen stößt man oft auf ***Vorurteile.*** Die Angst vor übermaßigen Hautreaktionen, wie sie in der Ära der konventionellen Röntgenbestrahlung tatsächlich vorgekommen ist, ist bei modernen Hochvoltgeräten kaum noch berechtigt. Ausnahmen: hochdosierte Bestrahlungen mit Elektronen (seltene Indikation) oder Bestrahlung an Körperstellen, die vermehrten mechanischen Belastungen ausgesetzt sind (Axilla, tiefe Inguinalregion usw.). Ein Haarverlust am Kopf tritt nur ein, wenn der Schädel bestrahlt wird oder gleichzeitig zur Bestrahlung Zytostatika gegeben werden, aber nicht bei Bestrahlung anderer Körperteile. Die Patienten strahlen auch nicht mehr, wenn sie eine perkutane Radiotherapie erhalten haben und aus dem Bestrahlungsraum kommen.

Ein Patient fühlt sich sicherer, wenn er weiß, daß regelmäßige wöchentliche Kurzkontrollen vorgesehen sind und bei Beschwerden jederzeit eine röntgentechnische Assistentin oder der behandelnde Arzt angesprochen werden können. Zur Unterstützung gehört schließlich auch der Hinweis auf die Existenz von Selbsthilfegruppen und auf eine sorgfältige interdisziplinär gestaltete Nachbetreuung nach Abschluß der Strahlentherapie.

Bei weitem nicht jeder Patient einer radioonkologischen Station oder Ambulanz ist unheilbar krank. Rund 50% der Krebsfälle sind heute heilbar. Wir dürfen hier durchaus mit Statistiken argumentieren und manchem Patienten in Abhängigkeit vom Stadium seiner Erkrankung berechtigte Hoffnung auf eine Heilung seines Leidens machen. Selbst wenn eine inkurable Situation vorliegt, darf auf die große Variationsbreite der Krankheitsverläufe hingewiesen werden.

Wenn vom Patienten – wie an manchen Kliniken üblich – eine Einverständniserklärung unterschrieben werden soll, so setzt dies ebenfalls eine entsprechende Aufklärung voraus. Es gibt selten einen Grund, mit dem Patienten nicht offen über seine Krankheit zu sprechen – wobei vorausgesetzt wird, daß dies mit Einfühlungsvermögen geschieht. Das Informationsbedürfnis der Patienten scheint jedoch mit zunehmendem Alter stark abzunehmen (Untersuchungen der Strahlenklinik Essen).

Die Aufklärung und Information von Krebspatienten wird in Kap. 18 ausführlicher behandelt.

Ganz selten besteht eine ***Klaustrophobie*** als ernsthaftes Hindernis gegenüber einer Strahlentherapie. Die Angst kann sich z.B. gegen Gesichtsmasken, wie sie zur Fixierung der Kopf-Hals-Region verwendet werden, oder gegen den geschlossenen Bestrahlungsraum richten. Die Maske kann im Einzelfall immer weggelassen werden, gegen die Raumangst hilft meist der Hinweis auf die bestehende Videoüberwachung des Raumes und die jederzeit mögliche Sprechverbindung zur Röntgenassistentin. In extremen Fällen sollten Psychopharmaka verordnet werden.

Organisatorische Probleme

Eine Strahlenbehandlung dauert in der Regel mehrere Wochen. Damit ist u.a. die Frage eines längeren stationären Aufenthalts verbunden. Wenn die nötige Stadienabklärung abgeschlossen ist und es der Allgemeinzustand des Patienten erlaubt, sollte die Bestrahlung ambulant durchgeführt werden. Dies ist für den Patienten angenehmer, und die Kosten sind trotz des täglichen Transportes geringer als bei einem stationären Aufenthalt. Gründe, die für eine Hospitalisierung auf einer radioonkologischen Bettenstation sprechen, sind:

- starke Reduktion des Allgemeinbefindens,
- weiter täglicher Anreiseweg (über 50–80 km),
- große Bestrahlungsvolumina (Verstärkung von Übelkeit und Erbrechen durch die Autofahrt möglich),

- risikoreiche Krankheitssituation (onkologische Notfallsituationen, Hirnödem, Thrombosen, drohende Querschnittslähmung und therapiebedürftige Begleitkrankheiten).

Ein größeres Informationsbedürfnis besteht bei den Patienten hinsichtlich der Transportmöglichkeiten vom Wohnort zum Krankenhaus und zurück, falls die Behandlung ambulant erfolgt. In früheren Jahren wurde das ***Transportkostenproblem*** in den deutschsprachigen Ländern recht unterschiedlich gehandhabt. Nach einer sehr restriktiven Regelung ist in ***Deutschland*** 1993 eine Novelle des Gesundheitsstrukturgesetzes in Kraft getreten, wonach bei Serienbehandlungen wieder ein voller Kostenersatz für Krankenwagen- oder Taxifahrten durch die Kassen übernommen wird. Lediglich beim Beginn und am Ende der Behandlung wird eine Selbstbeteiligung von jeweils 20,– DM erhoben.

In ***Österreich*** leisten die meisten Krankenversicherungen einen vollständigen Kostenersatz für Fahrten mit Krankenwagen, Taxi oder eigenem PKW. Zwei kleinere Kassen verlangen einen Eigenbeteiligungsbehalt von 20% für die Transportkosten. Gegen Vorlage eines Transportbestätigungsscheins werden die Transportkosten rückerstattet. Ein solcher Schein wird entweder täglich oder am Ende einer Strahlenbehandlung von der Ambulanzschwester oder der röntgentechnischen Assistentin bestätigt. Öffentliche Verkehrsmittel sind dem Patienten nur bei günstigen Verkehrsbedingungen und wenig gestörtem Allgemeinzustand zuzumuten.

In der ***Schweiz*** besteht für die Radiotherapiezentren ein kostenloser Fahrdienst der Krebsligen oder der lokalen Sektionen des Schweizerischen Roten Kreuzes.

Sollte die Versorgung von Haushalt und Familie aufgrund der Behandlung problematisch werden, so können die Sozialdienste der Krankenhäuser eingeschaltet werden, damit Lösungen gefunden werden. Wenn daneben noch finanzielle Engpässe durch Eigenbeteiligung, Kosten durch Prothesen und andere Heilbehelfe auftreten, wird ein Kontakt mit der regionalen Krebsliga oder ähnlichen Institutionen empfohlen.

9 Chemotherapie

Th. Kroner

Inhaltsverzeichnis

Mit der Chemotherapie bösartiger Tumoren verbinden viele Laien, aber auch Angehörige von medizinischen Berufen eine Reihe negativer Vorstellungen: Übelkeit und Erbrechen, Haarausfall, langer Krankenhausaufenthalt, kurz: Verlust an Lebensqualität wird mit dem Begriff der Chemotherapie in Verbindung gebracht. Chemotherapie werde – so jedenfalls eine oft geäußerte Meinung – nur in hoffnungslosen Fällen eingesetzt, alle Bemühungen seien deshalb letztlich vergebens und die Patienten trotz der „Quälerei" zum Tode verurteilt.

Bevor auf dieses weit verbreitete, aber größtenteils falsche Bild näher eingegangen wird, soll der Begriff Chemotherapie definiert werden:

Unter Chemotherapie verstehen wir die Behandlung mit ***Zytostatika*** (von griech. *Zytos* = Zelle, und *Stasis* = Stillstand). Zytostatika sind körperfremde Substanzen, die die Teilung und damit die Vermehrung von Tumorzellen verhindern. Zu den Zytostatika zählen sowohl *synthetisch* hergestellte Produkte (z.B. Cyclophosphamid = Endoxan) als auch viele *natürliche* Substanzen. Zu den natürlichen Zytostatika gehören beispielsweise Extrakte aus einem Immergrün (Vincristin = Oncovin), Pilzprodukte (Doxorubicin = Adriblastin) oder ein Stoff aus der Rinde der pazifischen Eibe (Taxol).
Der Begriff ***Chemotherapie*** wurde bereits 1908 eingeführt, ursprünglich für die Behandlung von Infektionskrankheiten mit chemischen Substanzen. Heute wird er v.a. für die Behandlung von Tumorkrankheiten mit Zytostatika gebraucht, unabhängig davon, ob es sich dabei um synthetische oder um natürliche Substanzen handelt.

Wieweit treffen nun die oben genannten Vorurteile auf die Chemotherapie zu? Es stimmt zwar, daß auch heute noch nur eine Minderzahl der fortgeschrittenen malignen Tumoren durch Chemotherapie geheilt werden kann; und es trifft auch zu, daß Zytostatika nicht nur Tumorzellen, sondern auch gesunde Zellen beeinflussen und somit zu unerwünschten, teils toxischen Wirkungen führen können. Trotzdem ist die pauschale Ablehnung der Chemotherapie nicht begründet. Folgende Erfahrungen sprechen für die Chemotherapie:

- Einige maligne Tumoren sind heute auch in fortgeschrittenen Stadien mit Chemotherapien heilbar (kurative Chemotherapie).
- Die Heilungsaussichten gewisser maligner Tumoren können nach Operation durch eine zusätzliche Chemotherapie verbessert werden (adjuvante Chemotherapie).
- Bei vielen fortgeschrittenen unheilbaren Tumoren kann durch Chemotherapie eine vorübergehende Tumorrückbildung (Remission) erreicht werden (palliative Chemotherapie). Auch wenn es schließlich zum Rückfall kommt, profitieren viele dieser Patienten trotz der Nebenwirkungen der Chemotherapie – gerade in bezug auf ihre Lebensqualität.
- Viele Nebenwirkungen der Chemotherapie sind heute in geschulten und geübten Händen kontrollierbar. Unstillbares Erbrechen beispielsweise sollte heute – wo neue hochwirksame Antiemetika zur Verfügung stehen – nach Chemotherapien nur noch in Ausnahmefällen auftreten.
- Die meisten Chemotherapien können heute ambulant durchgeführt werden. Eine Hospitalisierung ausschließlich zum Zweck der Chemotherapie ist nur in seltenen Fällen angezeigt.

Damit eine Chemotherapie vom Patienten, von seinen Angehörigen, und – nicht zuletzt – von den Pflegenden akzeptiert wird, müssen allerdings bestimmte ***Voraussetzungen*** erfüllt sein:

- Die ***Indikation*** zur Chemotherapie muß durch einen onkologisch erfahrenen Arzt gestellt werden. Dabei muß – wie bei jeder Behandlung – der mögliche Nutzen sorgfältig gegen die zu erwartenden Nebenwirkungen abgewogen werden.
- Der Patient und alle ihn Betreuenden müssen über das Ziel der Behandlung (d.h. ob sie in kurativer oder palliativer Absicht erfolgt), ihren Ablauf und die möglichen Nebenwirkungen ***informiert*** sein. Die Pflegenden können entsprechend ihrer Kompetenz in diesem kontinuierlichen Prozeß der Informationsvermittlung eine wichtige und dankbare Aufgabe wahrnehmen.
- Die ***Durchführung*** der Chemotherapie erfordert von Ärzten und Pflegenden Sorgfalt, Kenntnisse und Erfahrung im Einsatz der Zytostatika und der nötigen supportiven Maßnahmen.

Das Vermitteln von Information über Chemotherapie, ihre Durchführung, die Prophylaxe und Behandlung unerwünschter Wirkungen erfordern Kenntnisse über die Wirkungsprinzipien der Zytostatika. Ziel dieses Kapitels ist die Vermittlung dieser Grundlagen.

Zytostatika

Warum können Tumorzellen durch Zytostatika nicht genauso wirksam bekämpft werden wie Bakterien durch Antibiotika?

Die hohe Wirksamkeit (und geringe Toxizität) von Antibiotika bei bakteriellen Infekten beruht darauf, daß Antibiotika bakterienspezifische Stoffwechselvorgänge stören: Penicillin z.B. hemmt gezielt den Aufbau der Bakterienwand. Menschliche Zellen besitzen keine Struktur, die einer Bakterienwand ähnlich ist. Die Hemmung der Bakterienwandsynthese ist also nur für das Bakterium, nicht aber für den menschlichen Organismus schädlich.

Leider unterscheiden sich Tumorzellen – im Gegensatz zu Bakterien – in ihrem Aufbau und ihrem Stoffwechsel nur wenig von normalen, gesunden Zellen. Dies erschwert die medikamentöse Behandlung, da jeder Eingriff in den Stoffwechsel der Tumorzelle auch einen Eingriff in den Stoffwechsel gesunder Körperzellen bedeutet. Das ist der Hauptgrund für die zum Teil geringe Wirkung bzw. hohe Toxizität der medikamentösen Tumorbehandlung.

> Zytostatika sind Substanzen, die ihre Wirkung in erster Linie im Zellkern entfalten. Sie verändern Zellbestandteile derart, daß eine geregelte Zellteilung verhindert oder die Zelle während der Teilung geschädigt wird.

Die Vorgänge bei der Zellteilung sind – wie erwähnt – bei Tumorzellen und gesunden Zellen praktisch identisch. Die zumindest teilweise selektive Wirkung der Zytostatika auf Tumorzellen ist deshalb schwer zu verstehen. Bei einigen Tumorarten befindet sich ständig ein hoher Anteil von Tumorzellen in den verschiedenen Phasen des Zellteilungszyklus. Bei diesen rasch wachsenden Tumoren (z.B. bei Hoden-Karzinomen, bei einigen akuten Leukämien oder malignen Lymphomen) zeigen Zytostatika verständlicherweise eine besonders gute Wirkung. Schwieriger zu erklären ist die Wirkung der Chemotherapie bei langsam wachsenden Tumoren wie etwa dem Mammakarzinom. Man vermutet eine besondere Verletzlichkeit der Tumorzellen während der Zellteilung.

Wirkungsmechanismen der Zytostatika

Verschiedene Mechanismen sind für die zytostatische Wirkung verantwortlich. Zu ihrem Verständnis ist die Kenntnis der in Kap. 1 beschriebenen Vorgänge bei der Zellteilung nötig.

Hemmung der DNS-Synthese

Verschiedene Zytostatika, die sog. ***Antimetaboliten*** hemmen Enzyme, die zum Aufbau der Nukleinsäuren, d.h. für die DNS- und RNS-Synthese, nötig sind. Ihre Wirkung beruht darauf, daß sie den Enzymen einen „falschen Baustein“ anbieten: das Zytostatikum 5-Fluorouracil stellt einen solchen falschen Baustein (anstelle des normalen Bausteins Uracil) dar (Abb. 9.1).

Hemmung des Spindelapparates

Einige Zytostatika stören als sog. ***Spindelgifte*** die Entwicklung und Funktion des Spindelapparates. Dessen Fasern heften sich während der Mitose an die neugebildeten Chromosomen und ziehen diese in die beiden sich neu bildenden Zellen. Durch Schädigung des Spindelapparates wird die Zellteilung verhindert.

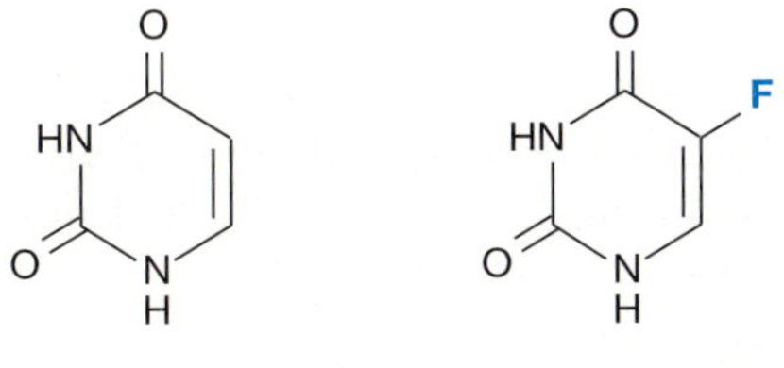

a Uracil **b** 5-Fluorouracil

Abb. 9.1. Das Zytostatikum 5-Fluorouracil **(b)** wird hergestellt, indem an den normalen Zellbaustein Uracil **(a)** ein Fluoratom (*F*) angefügt wird

Veränderung der DNS-Struktur

- ***Durch Vernetzung*** („cross-linking"): Viele Zytostatika gehören zur Gruppe der sog. ***alkylierenden Substanzen***. Diese geben eine Alkylgruppe (z.B. CH_3–) ab, ein sehr leicht reagierendes Molekül, das sich mit DNS-Strängen verbindet. Diese Alkylisierung der DNS führt zu Quervernetzungen der DNS-Stränge und dadurch zur Störung der DNS-Verdoppelung (Replikation) bei der Zellteilung sowie der DNS-Ablesung bei der RNS-Synthese. Auf ähnlichen Quervernetzungen der DNS beruht auch die zytostatische Wirkung der Platinverbindungen.
- ***Durch Interkalation:*** Auch in der Tumortherapie werden ***Antibiotika*** eingesetzt, d.h. Stoffwechselprodukte von Pilzen. Diese Antibiotika haben im Vergleich zu ihrer zytostatischen nur eine geringe antibakterielle Wirkung. Ihre zytostatische Wirkung beruht auf verschiedenen Veränderungen der DNS-Struktur, z.B. durch die sog. Interkalation. Das Antibiotikummolekül schiebt sich dabei zwischen die Windungen der DNS und lagert sich dort so an, daß die Funktion, v.a. die Verdoppelung der DNS, nicht mehr gewährleistet ist.
- Andere Zytostatika hemmen die ***Topoisomerasen***. Das sind Enzyme, die die Stränge der DNS-Doppelspirale an bestimmten Stellen aufwinden, zertrennen und dann wieder verbinden können. Zu den Topoisomerasehemmern gehören v.a. natürliche Zytostatika, wie etwa Etoposid (Vepesid).

Der Wirkungsmechanismus vieler Zytostatika ist noch nicht im Detail geklärt. Einige Zytostatika wirken gleichzeitig über verschiedene Mechanismen.

Einteilung der Zytostatika

Die Einteilung der Zytostatika kann aufgrund verschiedener Kriterien wie Wirkungsmechanismus, chemische Struktur oder Herkunft erfolgen. Eine mögliche Einteilung zeigt Tabelle 9.1.

Aus der Erfahrung ist bekannt, welche Zytostatika aus welchen Gruppen bei bestimmten Tumorarten erfolgversprechend eingesetzt werden können. So spricht etwa die chronisch-myeloische Leukämie in der Regel gut auf Busulfan (Myleran) und andere alkylierende Substanzen an, während sie auf viele Antimetaboliten, z.B. 5-Fluorouracil, praktisch resistent ist. Umgekehrt reagieren Kolonkarzinome meist besser auf 5-Fluorouracil als auf alkylierende Substanzen. Die theoretischen Gründe für diese unterschiedliche Empfindlichkeit sind größtenteils unbekannt.

Für die korrekte Anwendung der Zytostatika ist die Kenntnis der Vorgänge während des Zellzyklus nötig (s. Kap. 1): Die eigentliche Zellteilung, die Mitose oder M-Phase, stellt nur einen kurzen Ausschnitt aus dem Lebenszyklus einer sich teilenden Zelle dar. Vorher durchläuft sie die S-Phase,

Tabelle 9.1. Einteilung der Zytostatika

Gruppe	Beispiele[a]	Wichtige Wirkungsmechanismen
Alkylierende Substanzen	Melphalan Cyclophosphamid Busulfan	„cross-linking“
Antimetaboliten	Methotrexat 5-Fluorouracil Cytosin-Arabinosid	Hemmung der DNS-Synthese
Antibiotika	Doxorubicin Bleomycin Mitomycin C	Interkalation, Hemmung der Topoisomerase
Pflanzenderivate	Vinblastin Vincristin	Hemmung des Spindelapparates
	Paclitaxel	Störung der Mikrotubuli
	Etoposid	Hemmung der Topoisomerase
Diverse	Cisplatin Carboplatin	„cross-linking“
	Mitoxantron	Interkalation, Hemmung der Topoisomerase
	Procarbazin	„cross-linking“

[a] Präparatenamen s. Anhang (S. 841).

während der die für die Teilung nötige neue DNS synthetisiert wird (= Verdoppelung des DNS-Gehalts). Diese S-Phase dauert mehrere Stunden, während der ganze Zellzyklus mindestens 24 h, oft viele Tage, dauert.

Zytostatika, die spezifisch die DNS-Synthese hemmen (wie z.B. die Antimetaboliten Methotrexat oder 5-Fluorouracil), wirken verständlicherweise nur auf Zellen, die sich gerade in der S-Phase befinden. Je länger der Organismus der Wirkung von Methotrexat ausgesetzt wird, desto größer ist die Chance, daß alle Zellen während einer S-Phase geschädigt werden. Ähnliche Überlegungen gelten für alle Zytostatika, die nur in bestimmten Phasen des Zellzyklus wirken, also außer für die Antimetaboliten auch für die Mitosehemmer wie Vincristin (Oncovin) oder Vinblastin (Velbe): Bei diesen sog. ***phasenspezifischen Medikamenten*** sind Art und Dauer der Applikation für Wirksamkeit und Toxizität oft wichtiger als die Gesamtdosis. Für Methotrexat ist z.B. eine Dosis von 2mal 5 mg/Tag während 10 Tagen viel toxischer als eine einmalige Applikation von 100 mg.

Andere Zytostatika üben ihre schädigende Wirkung während des ganzen Zellzyklus aus, auch wenn die Schädigung nur während der Zellteilung manifest wird. Zu diesen sog. ***zyklusspezifischen oder phasenunspezifischen Medikamenten*** gehören v.a. die alkylierenden Substanzen wie Cyclophosphamid (Endoxan), Chlorambucil (Leukeran) etc. Für Wirkung und Toxizität dieser Substanzen ist in erster Linie die Gesamtdosis verantwortlich. So ist beispielsweise die Wirkung von Leukeran praktisch identisch, wenn täglich 10 mg während 10 Tagen oder 100 mg als Einzeldosis verabreicht werden.

Wirksamkeit bei verschiedenen Tumoren

Verschiedene maligne Tumoren sprechen ganz unterschiedlich auf Zytostatikabehandlungen an: Einige Tumoren, z.B. der Morbus Hodgkin, sprechen in der Regel auf eine Chemotherapie sehr gut an, d.h. es kommt zu einer raschen und meist vollständigen Rückbildung (Remission) des Tumors. Bei den meisten Patienten kann so eine definitive Heilung erreicht werden. Man spricht von chemotherapiesensiblen Tumoren. Bei anderen Tumoren, z.B. dem metastasierenden Mammakarzinom, kann bei der Mehrzahl der Patientinnen zwar mit einer vorübergehenden Remission, jedoch praktisch nie mit einer Heilung gerechnet werden. Wieder andere Tumoren, z.B. das Melanom oder das Nierenzellkarzinom (Hypernephrom), sprechen vergleichsweise selten auf eine Chemotherapie an, sie sind primär chemotherapieresistent.

Die Gründe für dieses unterschiedliche Ansprechen sind weitgehend unbekannt. Einigermaßen gesichert scheint lediglich, daß schnell wachsende Tumoren, also Tumoren, bei denen ein Großteil der Zellen sich im Zellzyklus befindet, meist auch chemotherapiesensibel sind. Die folgende Übersicht zeigt die Chemotherapiesensibilität der häufigsten malignen Tumoren.

Das Ansprechen eines Bakteriums auf eine Antibiotikatherapie kann vor der Behandlung durch eine sog. Resistenzprüfung getestet werden. Danach kann der Patient gezielt mit einem wirksamen Antibiotikum behandelt werden. Leider sind bis heute alle Versuche fehlgeschlagen, für Zytostatika ähnliche Tests zu entwickeln. Man ist deshalb gezwungen, bei der Auswahl eines Zytostatikums oder einer Zytostatikakombination für einen bestimmten Patienten empirisch vorzugehen: Es wird eine Therapie eingeleitet, von der aufgrund früherer Untersuchungen statistisch bekannt ist, mit welcher Wahrscheinlichkeit ein Ansprechen des Tumors erwartet werden kann. Das Ansprechen beim individuellen Patienten kann aber nur durch die entsprechende Therapie, d.h. durch einen Therapieversuch festgestellt werden.

Dieser Therapieversuch dauert in der Regel einige Wochen, da zuvor das Behandlungsresultat selten schlüssig beurteilt werden kann. Bei Ansprechen des Tumors wird die Behandlung fortgeführt, bei Nichtansprechen (= Resistenz) abgebrochen. Dieser Therapieabbruch ist für den Patienten oft ein tragischer Moment, besonders wenn keine erfolgversprechenden therapeutischen Alternativen angeboten werden können.

Wirksamkeit der Chemotherapie bei verschiedenen Tumoren

Tumoren mit sehr hoher Empfindlichkeit gegen Chemotherapie

- Heilung durch Chemotherapie auch in fortgeschrittenen Krankheitsstadien möglich.
- Einsatz der Chemotherapie in der Regel mit kurativer Absicht.
  - Morbus Hodgkin,
  - bestimmte Non-Hodgkin-Lymphome,
  - Hodenkarzinome,
  - akute Leukämien,
  - chronisch-myeloische Leukämie (falls anschließend Knochenmarktransplantation möglich),
  - Choriokarzinom/Keimzelltumoren des Ovars,
  - gewisse kindliche Tumoren.

Tumoren mit mittlerer Empfindlichkeit gegen Chemotherapie

- Heilung durch Chemotherapie in metastasierendem Stadium nur selten möglich.
- Palliative Wirkung (evtl. mit Lebensverlängerung) im metastasierenden Stadium durch gute Remissionen bei 30–60% der Patienten zu erwarten.
- Bei adjuvantem Einsatz z.T. Lebensverlängerung, evtl. Heilung zu erwarten.
  - Mammakarzinom,
  - Ovarialkarzinom,
  - kleinzelliges Bronchuskarzinom,
  - kolorektale Karzinome,
  - Blasenkarzinome,
  - Kopf-Hals-Karzinome (ORL-Karzinome),
  - osteogene und Weichteilsarkome,
  - chronische Leukämien,
  - bestimmte Non-Hodgkin-Lymphome,
  - multiples Myelom,
  - bestimmte kindliche Tumoren.

Tumoren mit schwacher bis fehlender Empfindlichkeit gegen Chemotherapie

- Heilung durch Chemotherapie nicht möglich.
- Palliative Wirkung in fortgeschrittenen Stadien nur bei 10–30% der Patienten zu erwarten.
- Keine gesicherte Indikation für adjuvanten Einsatz.
  - Pankreaskarzinom,
  - Ösophaguskarzinom,
  - Magenkarzinom,
  - Prostatakarzinom,
  - Nierenzellkarzinom (Hypernephrom),
  - Leberzellkarzinom (Hepatom),
  - Melanom.

Resistenzentwicklung

Wie oben erwähnt, sprechen einige bösartige Tumoren von Anfang an nicht oder nur ungenügend auf eine Chemotherapie an, man spricht hier von ***primärer Chemotherapieresistenz***.

Häufiger ist wahrscheinlich die ***sekundäre Chemotherapieresistenz***. Man versteht darunter das Auftreten einer Resistenz nach anfänglichem Ansprechen des Tumors. Eine sekundäre Chemotherapieresistenz entwickelt sich bei vielen bösartigen Tumoren, bei denen mit der Chemotherapie nicht rasch eine vollständige Remission erreicht werden kann.

An der Entwicklung der Chemotherapieresistenz sind verschiedene Mechanismen beteiligt:

- Maligne Tumorzellen sind genetisch unstabil (s. Kap. 1): es entstehen ständig Mutationen. Ein bösartiger Tumor besteht deshalb meist aus verschiedenen Populationen unterschiedlicher Tumorzellen mit unterschiedlicher Empfindlichkeit gegenüber Zytostatika. Eine Chemotherapie, die nur zu einer unvollständigen Remission führt, zerstört nur die sensiblen Tumorzellen, während die resistenten Tumorzellen sich weiter vermehren. Die Chemotherapie kann also zu einer ständigen Selektion von therapieresistenten Zellen führen.
- Viele normale Zellen besitzen ein spezielles Eiweißmolekül in der Zellmembran, das als Pumpe funktioniert. Dieses sog. P-Glykoprotein entfernt durch einen Pumpmechanismus toxische Substanzen aus dem Zellinneren. Auch Zytostatika, v.a. sogenannte natürliche Zytostatika, können durch das P-Glykoprotein wieder aus den Zellen entfernt werden, bevor sie ihre zellschädigende Wirkung entfaltet haben. In den letzten Jahren konnte gezeigt werden, daß in Tumorzellen mit zunehmender Resistenz die Konzentration des P-Glykoproteins zunimmt, d.h. daß die Synthese des P-Glykoproteins gesteigert wird. Für die medikamentöse Tumorbehandlung wäre es wichtig, den Pumpmechanismus dieses Moleküls hemmen zu können, da damit die Wirkung der Zytostatika gesteigert bzw. die Entwicklung der Resistenz verzögert werden könnte. Entsprechende Forschungsarbeiten sind im Gange.
- Einige Zytostatika müssen im Inneren der Tumorzelle chemisch verändert, d.h. aktiviert werden, um ihre Wirkung auszuüben. Die für diese Aktivierung nötigen Enzymsysteme können den Tumorzellen bei Mutationen verlorengehen. Diese Mutationen führen so zur Resistenz gegen das entsprechende Zytostatikum.
- Die Wirkung einiger Zytostatika beruht darauf, daß sie sich im Zellinneren an bestimmte, für die Zelle wichtige Enzymsysteme binden und diese blockieren. Durch vermehrte Synthese dieser „Zielenzyme“ kann die Tumorzelle die schädigende Wirkung der Zytostatika aufheben, d.h. Resistenz erwerben. Dieser Resistenzmechanismus kann z.T. durch erhöhte Dosierung des Zytostatikums durchbrochen werden (Beispiel: hochdosierte Methotrexat-Therapie).

- Die Unversehrtheit der Erbsubstanz, der DNS, ist für alle Zellen wichtig. Sie besitzen deshalb Mechanismen zur Reparatur von beschädigten DNS-Stücken, sog. Reparaturenzyme. Diese können veränderte, z.B. durch alkylierende Zytostatika vernetzte DNS-Segmente gezielt aus dem Chromosom entfernen und ersetzen. Eine Vermehrung der Aktivität dieser Reparaturenzyme geht parallel mit einer Resistenz gegen alkylierende Zytostatika.

Man versucht, das Auftreten der Resistenz durch verschiedene Maßnahmen zu verhindern oder zu verzögern; dies sind:

- gleichzeitiger Einsatz von Zytostatika mit verschiedenen Wirkungsmechanismen (Kombinationschemotherapie),
- möglichst hohe Dosierung der Zytostatika,
- Blockierung des P-Glykoproteins.

Toxizität der Zytostatika

Akute und chronische Toxizität

Zytostatika hemmen – wie erwähnt – das Tumorwachstum in erster Linie durch Hemmung und Störung der Zellteilung. Diese Wirkungen sind i. allg. unspezifisch, d.h. gegen alle sich teilenden Zellen gerichtet. Es erstaunt deshalb nicht, daß unerwünschte Wirkungen der Zytostatika sich v.a. an gesunden ***Geweben mit hoher Zellerneuerungsrate*** manifestieren; dazu gehören:

- blutbildendes Knochenmark (Myelotoxizität),
- Schleimhäute des Verdauungstraktes von Mund bis After,
- Haarfollikel,
- Keimzellen der Hoden.

Nebenwirkungen an diesen Geweben treten ***früh*** (innerhalb von wenigen Tagen bis Wochen nach der erstmaligen Verabreichung der Zytostatika) auf. Sie sind auch ***reversibel***, d.h. die toxischen Erscheinungen bilden sich nach Absetzen der Chemotherapie meist vollständig zurück.

Unerwünschte, toxische Wirkungen können aber auch unabhängig von der antiproliferativen, wachstumshemmenden Wirkung der Zytostatika auftreten. Dazu zählen:

- Übelkeit und Erbrechen und

Wirkungen auf

- Nieren und ableitende Harnwege (Nephro- und Urotoxizität),
- Herzmuskel (Kardiotoxizität),
- Haut,
- Lungen,
- zentrales und peripheres Nervensystem (Neurotoxizität),
- Gonaden (Hoden/Ovarien).

Mit Ausnahme von Übelkeit und Erbrechen machen sich diese Nebenwirkungen erst ***spät***, d.h. Monate bis Jahre nach Beginn der Chemotherapie klinisch bemerkbar. Oft handelt es sich dabei um ***chronische Organschäden***. Diese sind meist teilweise oder vollständig ***irreversibel***.

Tabelle 9.2 zeigt eine Übersicht über toxische Wirkungen von Zytostatika auf verschiedene Organe.

Zweitmalignome

Eine spezielle, zum Glück aber *seltene* Nebenwirkung der Chemotherapie (wie auch der Radiotherapie) ist ihre ***kanzerogene Wirkung***; damit ist ihre Fähigkeit gemeint, gelegentlich Zweitmalignome zu verursachen. Diese Zweitmalignome manifestieren sich erst viele Jahre oder Jahrzehnte nach der Therapie, meist also nur bei Patienten, die von ihrem Ersttumor geheilt sind. Bei diesen therapieinduzierten Zweitmalignomen handelt es sich v.a. um akute Leukämien, um maligne Lymphome und um Karzinome. Mit einem besonders hohen Risiko von Zweitmalignomen sind v.a. Langzeitbehandlungen mit Zytostatika aus der Gruppe der alkylierenden Substanzen (etwa Mustargen oder Alkeran) und Kombinationen von Chemo- und Radiotherapie verbunden. Nach Möglichkeit werden heute diese Behandlungen durch weniger kanzerogene ersetzt. Es darf aber nicht vergessen werden, daß Patienten nur deshalb an Zweitmalignomen erkranken können, weil sie vom Ersttumor geheilt wurden. Behandlungsstrategien, die auf eine Reduktion des Risikos von Zweitmalignomen abzielen, dürfen deshalb keinesfalls dazu führen, daß die Heilungschance für den Ersttumor vermindert wird.

Wertigkeit verschiedener Toxizitäten

Es versteht sich von selbst, daß bei ***Patienten mit guter Langzeitprognose***, also mit heilbaren Tumoren, versucht werden muß, chronische, irreversible zytostatikabedingte Organschäden und die Auslösung von Zweitmalignomen zu vermeiden, während eine vorübergehende, akute Toxizität wie Übelkeit/Erbrechen und Haarausfall in Anbetracht der guten Langzeitprognose eher in Kauf genommen werden kann.

Umgekehrt wird man bei palliativen Therapien, d.h. bei ***Patienten mit unheilbaren Tumoren*** und nur kurzer Überlebenszeit, versuchen, im Sinne der Optimierung der Lebensqualität, in erster Linie die akute Toxizität gering zu halten.

Risikofaktoren für das Auftreten unerwünschter Wirkungen

Das Ausmaß der toxischen Wirkungen nach Chemotherapie wird von verschiedenen Faktoren beeinflußt:

- von der Chemotherapie selbst und
- vom Patienten.

Faktoren von seiten der Chemotherapie

Dosis

Die meisten Nebenwirkungen sind ***dosisabhängig***, d.h. sie treten bei höherer Dosierung häufiger und intensiver auf. Diese Nebenwirkungen sind voraussehbar und können – durch Anpassung der Dosis – vermieden oder in der Intensität gesteuert werden. Wesentlich unangenehmer, da nicht voraussehbar, sind ***dosisunabhängige toxische Reaktionen***, wie z.B. gewisse neurologische Störungen (Enzephalopathien) oder Lungenschäden. Glücklicherweise sind solche dosisunabhängigen Reaktionen relativ selten.

Applikationsweise

Bei gleicher Gesamtdosis kann die Toxizität eines Zytostatikums auch von der Art seiner Verabreichung abhängen: Die Aufteilung in Einzeldosen, die Dauer der Infusion, evtl. auch die Tageszeit der Medikamentengabe können die Toxizität beeinflussen.

Faktoren von seiten des Patienten

Leber- und Nierenfunktion

Bei Funktionseinschränkungen von Leber und Niere werden Medikamente verzögert abgebaut und ausgeschieden. Dies führt bei Zytostatika zu stark erhöhter Toxizität. Solche Funktionsstörungen können Folge vorbestehender Erkrankungen (z.B. einer Hepatitis) oder des Tumorleidens sein (z.B. bei einer Metastasenleber).

Auch bei eingeschränkter Diurese (z.B. bei starkem Erbrechen, Durchfall oder zu geringer Flüssigkeitszufuhr) ist die renale Ausscheidung von Zytostatika vermindert und die Toxizität dadurch erhöht.

Alter

Ältere Patienten tolerieren i.allg. Zytostatikatherapien wesentlich schlechter als jüngere Menschen.
Verschiedene Faktoren sind dafür verantwortlich:

- Reduzierte Organreserven: Die Regenerationsfähigkeit des Knochenmarks und anderer Organe nimmt im Alter ab. Bei älteren Patienten ist deshalb nach Chemotherapien mit stärkeren und länger dauernden Blutbildveränderungen zu rechnen.
- Ebenso ist – wegen der im Alter oft eingeschränkten Leistungsreserve des Herzmuskels – Vorsicht beim Einsatz kardiotoxischer Zytostatika, z.B. von Doxorubicin (Adriblastin) geboten.

Tabelle 9.2. Wichtigste toxische Wirkungen von Zytostatika

Organ	Symptome	Dauer bis zum Auftreten	Häufigkeit des Auftretens	Reversibel	Besondere Risikofaktoren	Wichtigste verursachende Zytostatika[a]	Weitere Angaben in
Knochenmark	Neutropenie	Tage bis Wochen	+++	Ja	Tumorbefall des Knochenmarks	Die meisten Zytostatika	Kap. 22
	Thrombopenie	Tage bis Wochen	+++	Ja	Vorhergehende Radiotherapie		
	Anämie	Wochen bis Monate	+++	Ja			
	Leukämie	Jahre	Sehr selten		Kombination mit Radiotherapie	Vor allem alkylierende Substanzen	
Magen-Darm-Trakt	Stomatitis	Tage bis Wochen	+	Ja	Vorhergehende Radiotherapie	MTX, 5-FU, ADM	Kap. 25
	Diarrhö	Tage bis Wochen	+	Ja	Vorhergehende Radiotherapie	Cisplatin, 5-FU	
	Ileus	Tage	++	Ja		Vincristin, Vinblastin, Vindesin	Kap. 21
Nerven	Übelkeit/Erbrechen	Stunden bis Tage	+++	Ja		viele Zytostatika	Kap. 20
	Kleinhirn-Störung (Schwindel/Ataxie)	Tage bis Wochen	(+)	Teilweise		5-FU, PCZ, BCNU	
	Enzephalopathie (Lethargie/(Halluzinationen)	Stunden bis Tage	(+)	Ja	Vorhergehende Radiotherapie	L-Asp, 5-FU, Ara-C, Ifosfamid	
	Innenohrschädigung (Tinnitus/Hochtonschwerhörigkeit)	Tage bis Wochen	+	Teilweise	Gleichzeitige Verabreichung ototoxischer Antibiotika	Cisplatin	
	Meningismus	Stunden bis Tage	+	Ja		Intrathekal: Ara-C, MTX	
	Polyneuropathien (Parästhesien/Muskelschwäche/Ileus)	Tage bis Wochen bis Monate	++	Teilweise		Vincristin, Vinblastin, Vindesin, Cisplatin	
Haarwurzeln	Alopezie	Wochen	+++	Ja		Verschiedene	Kap. 23
Haut- und Schleimhäute	Entzündungen	Tage bis Wochen	+	Ja		Verschiedene	Kap. 25
	Nagelveränderungen	Wochen bis Monate	++	Ja			
	Allergie	Stunden bis Tage	+	Ja			

Keimdrüsen (Hoden/ Ovar)	Hemmung der Keimzellen (Sterilität)	Tage bis Monate	+++	Teilweise		Vor allem alkylierende Substanzen	Kap. 28
	Hemmung der Hormonproduktion (vorzeitiges Klimakterium)	Monate bis Jahre	++	Nein		Vor allem alkylierende Substanzen	
Nieren	Glomeruläre und tubuläre Schäden	Tage bis Wochen	+	Teilweise	Gleichzeitige Verabreichung von nierenschädigenden Antibiotika/ Dehydrierung (Erbrechen)	Cisplatin, MTX (nur hochdosiert), Ifosfamid	
Harnblase	Hämorrhagische Zystitis	Tage bis Wochen	+	Ja	Dehydrierung/lokale Radiotherapie	Cyclophosphamid, Ifosfamid	
Herz	Myokardschäden	Monate	+	Nein	Vorbestehende Myokarderkrankung	ADM und andere Anthrazykline, Mitoxantron, m-Amsa, hochdosiert CTX	
Lunge	Lungenfibrose (Husten/Dyspnoe)	Wochen bis Monate	+	Eventuell	Lokale Radiotherapie	Bleomycin (selten: Busulfan)	
Leber	Enzymerhöhung	Wochen	+	Ja		Methotrexat, Cytarabin	
Muskeln/ Knochen	Schmerzen	Wochen	+	Ja		Procarbazin, Vinblastin, Vincristin, Taxol	
Diverse – Allergien	Bronchospasmus Blutdruckabfall Urtikaria	Minuten bis Stunden	+	Ja		Taxol, Asparaginase, Etoposid	
– Fieber	Fieber	Stunden bis Tage	+	Ja		Bleomycin, Dacarbazin Selten: Cytarabin, Methotrexat	

MTX: Methotrexat, ADM: Adriamycin, PCZ: Procarbazin, BCNU: Carmustin, Ara C: Cytarabin, L-Asp: Asparaginase, CTX: Cyclophosphamid, 5-FU: 5-Fluorouracil.

[a] Präparatenamen s. Anhang

Tabelle 9.3. Vergleich der akuten und chronischen Toxizität von Zytostatika

	Akute Toxizität	Chronische Toxizität
Auftreten nach Beginn der Chemotherapie	Früh (Stunden bis wenige Wochen)	Spät (Wochen bis Jahre)
Reversibel	Ja	Nur teilweise oder nicht
Bedeutung bei palliativer Therapieabsicht	Groß	Gering
Bedeutung bei kurativer Therapieabsicht	Gering	Groß

- Störungen von Abbau und Ausscheidung von Zytostatika: Leber- und Nierenfunktion sind bei älteren Patienten reduziert; dies führt, wie erwähnt, zu erhöhter Toxizität einiger Zytostatika.

Ernährungs- und Allgemeinzustand

Reduzierter Ernährungs- und Allgemeinzustand erhöht das Risiko von schweren Nebenwirkungen.

Vorausgegangene Radio- oder Chemotherapien

Frühere Tumortherapien können auch nach vielen Jahren die Toleranz des Gewebes erheblich einschränken.
Beispiele:

- Erhöhtes Risiko von Entzündungen der Rachenschleimhaut bei Chemotherapie nach früherer Bestrahlung der Halswirbelsäule (Strahlenbelastung der Rachenschleimhäute).
- Erhöhtes Risiko von Leukopenie/Thrombopenie nach früherer Bestrahlung von Skeletteilen (v.a. Wirbelsäule/Becken) oder früherer Chemotherapie mit knochenmarktoxischen Substanzen.
- Erhöhtes Risiko von Zystitis bei Chemotherapie nach früherer Bestrahlung im Beckenbereich.

Möglichkeiten zur Verhütung unerwünschter Wirkungen

Dosisreduktion der Zytostatika

Alle dosisabhängigen Nebenwirkungen können durch Dosisreduktion verhütet oder abgeschwächt werden. Dies ist jedoch immer mit einer Reduktion der erwünschten Wirkung auf den Tumor verbunden.

> Bei Behandlungen mit kurativer Absicht darf die Dosis deshalb nur bei lebensbedrohlicher Toxizität reduziert werden.

Veränderung der Applikationsweise der Zytostatika

Bei zyklusspezifischen Zytostatika (s. S. 151) kann die nichthämatologische Toxizität durch Aufteilung auf mehrere Einzeldosen oder Verlängerung der Injektionszeit bzw. der Infusionsdauer in der Regel reduziert werden. Dies gilt z.B. für Übelkeit und Erbrechen bei alkylierenden Substanzen (Endoxan, Leukeran etc.) oder für kardiale und pulmonale Toxizitäten (Adriamycin bzw. Bleomycin). Umgekehrt kann aber bei phasenspezifischen Zytostatika (z.B. Methotrexat oder Cytosinarabinosid) die Toxizität durch Verlängerung der Verabreichungsdauer erhöht werden!

Spezifische Antidote

Leucovorin

Die Wirkung des Zytostatikums Methotrexat beruht u.a. auf der Hemmung eines Enzyms, das in den Zellen die Folsäure (ein Vitamin) in Leucovorin umwandelt. Leucovorin ist für den Aufbau der Nukleinsäuren nötig. Die durch Methotrexat verursachte Verarmung der Zellen an Leuvovorin führt zu einer Hemmung der Nukleinsäuresynthese und dadurch zum Zelltod. Durch medikamentöse Gabe von Leucovorin ***nach*** der Applikation von Methotrexat wird der methotrexatbedingte Stoffwechselblock umgangen und die zytotoxische Wirkung an Tumor- und gesunden Zellen aufgehoben. Um einen schützenden Effekt auf die gesunden Zellen auszuüben, muß Leucovorin innerhalb von 24–72 h nach Beendigung der Methotrexatgabe verabreicht werden.

Es ist zu beachten, daß Leucovorin nur die toxische Wirkung von Methotrexat reduziert. In Kombination mit anderen Zytostatika, v.a. 5-Fluorouracil, wird deren zytotoxische Wirkung verstärkt!

Mesna (Uromitexan)

Die Zytostatika Cyclophosphamid (Endoxan) und Ifosfamid (Holoxan) und ihre Abbauprodukte werden durch die Nieren ausgeschieden. Sie sind in hohen Konzentrationen toxisch für die Schleimhäute der ableitenden Harnwege. Als Folge hochdosierter Therapien mit Cyclophosphamid und Ifosfamid können deshalb schwere Blasenentzündungen mit Blutungen auftreten. Diese Komplikationen werden durch die Gabe von Mesna vermieden: Diese Substanz verbindet sich in den Harnwegen mit den toxischen Abbauprodukten der Zytostatika zu einem unschädlichen Komplex, d.h. sie führt zu einer regionalen Entgiftung. Die schützende Wirkung von Mesna bezieht sich deshalb nur auf die Harnwege: Die antitumorale Wirkung und die systemischen Nebenwirkungen, etwa am Knochenmark, werden nicht beeinflußt.

Die Gabe von Mesna muß gleichzeitig mit der des Zytostatikums beginnen. Mesna kann peroral oder intravenös, auch in derselben Infusionslösung wie das Zytostatikum, verabreicht werden.

Weitere Möglichkeiten

Es bestehen zahlreiche andere Möglichkeiten zur Verhütung oder Linderung unerwünschter Zytostatikawirkungen. Als Beispiele seien erwähnt:

- Antiemetika zur Verhütung von Übelkeit und Erbrechen (s. Kap. 20);
- die Gabe von knochenmarkstimulierenden Faktoren zur Verkürzung der Dauer der Neutropenie (s. Kap. 22);
- Rücktransfusion von Stammzellen der Blutbildung nach hochdosierten, knochenmarktoxischen Chemotherapien (s. Kap. 12).

Anwendungsformen der Chemotherapie

Kombinationschemotherapie und Monotherapie

Die Chemotherapie der meisten bösartigen Tumoren wird durch den gleichzeitigen, kombinierten Einsatz verschiedener Zytostatika durchgeführt: Man spricht von ***Kombinationschemotherapie***.

Diese Kombinationen werden oft nach den Anfangsbuchstaben der einzelnen Zytostatika benannt. Beispiele oft eingesetzter Kombinationen sind:

CMF	(= ***C***yclophosphamid, ***M***ethotrexat, 5-***F***luorouracil): Mammakarzinom,
BEP	(= ***B***leomycin, ***E***toposid, ***P***latin): maligne Hodentumoren;
MOPP/ABV	(= ***M***ustargen, ***O***ncovin, ***P***rocarbazin, ***P***rednison/***A***driamycin, ***B***leomycin, ***V***inblastin): Morbus Hodgkin.

Zu einiger Verwirrung führt immer wieder die Tatsache, daß in diesen Abkürzungen derselbe Buchstabe für unterschiedliche Zytostatika stehen kann: z.B. das „P" in BEP für ***P***latin, in MOPP aber für ***P***rednison und ***P***rocarbazin.

Eine Zusammenstellung gebräuchlicher Kombinationen und ihrer Abkürzungen findet sich im Anhang dieses Buches. (Abkürzungen von Zytostatika und Zytostatikakombinationen; s. S. 843 ff.).

Für die bessere Wirksamkeit der Kombinationschemotherapie im Vergleich zur Therapie mit Einzelsubstanzen gibt es verschiedene Gründe:

- Der kombinierte Einsatz von Zytostatika mit unterschiedlichen Wirkungsmechanismen soll die Entwicklung von resistenten Tumorzellen verhindern: Tumorzellen, die gegen eines der in der Kombination eingesetzten Zytostatika resistent sind, reagieren u.U. auf andere Zytostatika empfindlich.

- Einige Zytostatika üben in Kombination eine stärkere Wirkung aus, als wenn sie allein gegeben werden. Die Wirkung von 2 kombinierten Zytostatika kann größer sein als die Summe der Einzelwirkungen; man spricht von der potenzierenden Wirkung der Kombination.
- In Kombinationen werden nach Möglichkeit Zytostatika eingesetzt, denen die Wirkung gegen die Tumorzellen gemeinsam ist, deren Nebenwirkungen aber unterschiedliche Organsysteme betreffen (Prinzip der „nicht-überlappenden Toxizität"). Dies erlaubt die gleichzeitige Verabreichung von mehreren Zytostatika in maximaler Einzeldosis (s. Beispiel in Tabelle 9.4).

Eine Kombinationschemotherapie bringt aber nicht für alle bösartigen Tumoren Vorteile. Für die palliative Behandlung der chronischen Leukämien oder einiger Non-Hodgkin-Lymphome ist die Behandlung mit einzelnen Zytostatika als sog. ***Monotherapie*** noch immer die bevorzugte Behandlungsmethode.

Hochdosierte Chemotherapie

Für viele Zytostatika besteht eine enge Beziehung zwischen Dosis und Wirkung: Je höher die Dosis, desto besser die Wirkung auf die Tumorzellen, desto stärker aber auch die unerwünschten Wirkungen, also die Toxizität an gesunden Zellen und Geweben. Wegen dieser Toxizität können Zytostatika oft nicht so hoch dosiert werden, wie es für die völlige Zerstörung der Tumorzellen nötig wäre.

Die unerwünschten, toxischen Wirkungen treten bei steigender Dosierung in einer für jedes Zytostatikum typischen Reihenfolge an verschiedenen Organsystemen auf. Als ***dosisbegrenzende Toxizität*** bezeichnet man diejenige unerwünschte Wirkung eines Medikaments, die eine weitere Dosissteigerung unmöglich macht. Für die meisten Zytostatika ist dies die Knochenmarktoxizität. Die limitierende Toxizität kann sich aber auch an anderen Organen zeigen, so z.B. an der Lunge oder am Nervensystem.

Im Bestreben, höhere Zytostatikadosen zu verabreichen, um dadurch eine bessere Tumorwirksamkeit zu erreichen (sog. Dosiseskalation), versucht man, die dosislimitierende Toxizität spezifisch zu verhüten oder zu behan-

Tabelle 9.4. Beispiel: BEP-Kombination für maligne Hodentumoren

	Erwünschte Wirkung	Unerwünschte Wirkung			
	Tumorzellen	Blutbildung	Schleimhäute	Niere	Nervensystem
Bleomycin	+++	(+)	+	–	–
Etoposid (Vepesid)	+++	++	+	–	–
Cis**p**latin (Platinol)	+++	(+)	–	+	+

Tabelle 9.5. Beispiele von dosisbegrenzender Toxizität und Möglichkeiten der Prophylaxe und Behandlung (*KM* Knochenmark)

Zytostatikum	Dosisbegrenzende Toxizität		
	Organ	Prophylaxe	Behandlung
Melphalan	Knochenmark	–	KM-stimulierende Faktoren (G-CSF, GM-CSF) KM-Ersatz (Transplantation, Retransfusion)
Ifosfamid	Niere	Mesna	–
	Knochenmark	–	KM-stimulierende Faktoren (G-CSF, GM-CSF) KM-Ersatz (Transplantation, Retransfusion)
Cisplatin	Niere	Forcierte Diurese	–
	Nervensystem	–	–
Bleomycin	Lunge	–	–
Methotrexat	Schleimhäute	Leucovorin	–
	Knochenmark	Leucovorin	–

deln. Einige Möglichkeiten dazu zeigt Tabelle 9.5. Besonders die Techniken des Knochenmarkersatzes (z.B. durch Knochenmarktransplantation) haben es erlaubt, die Dosis bestimmter Zytostatika wesentlich zu steigern. Dadurch konnten die Behandlungsresultate einiger Tumorarten verbessert werden. (Weitere Angaben zu den Techniken des Knochenmarkersatzes s. Kap. 12.)

Regionale Chemotherapie

Unter regionaler Chemotherapie verstehen wir die direkte Applikation von Zytostatika in ein Blutgefäß, das eine tumorbefallene Region versorgt. Dadurch wird lokal eine höhere Zytostatikakonzentration erreicht als bei einer systemischen, intravenösen oder peroralen Verabreichung.

Eine regionale Chemotherapie ist unter bestimmten Voraussetzungen indiziert bei:

- Primärtumor oder ***lokalisierten*** Metastasen, die weder chirurgisch noch radiotherapeutisch angegangen werden können;
- Tumoren mit schlechtem Ansprechen auf eine systemische Chemotherapie (höhere lokale Zytostatikakonzentration).

Eine regionale Chemotherapie ist nicht angezeigt bei:

- generalisierter Metastasierung,

- Tumoren mit gutem Ansprechen auf eine systemische Chemotherapie (größerer Aufwand der regionalen Therapie).

Es werden 2 Formen der regionalen Chemotherapie unterschieden: regionale Perfusion und regionale Infusion.

Regionale Perfusion

Die regionale Perfusion wird praktisch nur an Extremitäten durchgeführt: Arterie und Vene werden kanüliert. Die Zirkulation der Extremität wird dann vom Körperkreislauf abgekoppelt und an einen maschinellen extrakorporalen Kreislauf angeschlossen. Die Extremität wird mit Hilfe dieses extrakorporalen Kreislaufs mit Zytostatika perfundiert, gleichzeitig in der Regel auch überwärmt (hyperthermische Perfusion). Systemische Nebenwirkungen sind dabei wegen der Abkoppelung vom Körperkreislauf ausgeschlossen.

Der technische Aufwand für diese Behandlung ist groß, sie ist deshalb wenigen spezialisierten Zentren vorbehalten und kommt v.a. bei Melanomen und Sarkomen an Extremitäten zur Anwendung.

Regionale Infusion

Bei der regionalen Infusion wird ein Zytostatikum direkt in ein zum Tumor führendes Gefäß infundiert. Die Zytostatikakonzentration am Tumor ist höher als bei systemischer Verabreichung. Da die Verbindung zum Körperkreislauf durch die Venen erhalten ist, ist mit systemischen Nebenwirkungen (und Wirkungen) zu rechnen.

Leber

Infusion der Leberarterie (A. hepatica) oder der Pfortader (V. portae). Einsatz v.a. bei Lebermetastasen von Dickdarmkarzinomen.

Kathetereinlage in der Regel durch chirurgischen Eingriff. Zytostatikaapplikation meist durch subkutan implantierten Port, oft mit Hilfe tragbarer (oder implanticrter) Pumpen (s. Kap. 36 und 37).

Komplikationen: Gallengangsentzündungen und Thrombosen der katheterisierten Lebergefäße.

Die Anwendung der regionalen Chemotherapie von Lebermetastasen muß im Einzelfall sorgfältig geprüft werden: Die höhere Ansprechrate wird mit einem größeren Risiko von Komplikationen und einem beträchtlichen technischen Aufwand erkauft.

Andere Organe

Regionale arterielle Infusionen werden gelegentlich auch bei Tumoren im Kopfbereich und an den Extremitäten durchgeführt.

Intrakavitäre Chemotherapie

(lat.: *cavum* = Höhle)

Bei bestimmten Indikationen können Zytostatika direkt in eine Körperhöhle instilliert werden.

Intrathekale Therapie

(griech.: *Theke* = Behälter; hier: Liquorraum)

Zytostatika werden direkt in den Liquorraum (Subarachnoidalraum) instilliert.

Systemisch (intravenös oder peroral) verabreichte Zytostatika erreichen den Liquorraum nur in sehr geringer Konzentration: Bei intakten Hirnhäuten verhindert die sog. Blut-Liquor-Schranke den Austritt der Zytostatika aus dem Blut in den Liquorraum. Falls im Liquorraum angesiedelte maligne Zellen behandelt werden sollen, müssen die Zytostatika deshalb in der Regel direkt in den Liquorraum eingebracht werden. Dies kann auf 2 Routen geschehen:

- Intraventrikuläre Therapie:
  Instillation der Zytostatika in einen Seitenventrikel des Großhirns. Voraussetzung ist die neurochirurgische Einführung eines Katheters durch die Schädeldecke; der Katheter wird mit einem subkutanen Reservoir unter der Kopfhaut verbunden (Ommaya-Reservoir, s. Kap. 36).
- Lumbale Therapie:
  Instillation von Zytostatika in den Spinalraum bei einer Lumbalpunktion. Es wird die gleiche Technik wie bei der diagnostischen Lumbalpunktion angewandt.

Indikationen

Die intrathekale Chemotherapie wird zur Behandlung oder Prophylaxe einer malignen Meningeose, d.h. eines Tumorbefalls der Hirn- oder Rückenmarkhäute durchgeführt.

Eine maligne Meningeose kann sich v.a. bei Leukämien (Meningeosis leucaemica), bei Non-Hodgkin-Lymphomen (Meningeosis lymphomatosa), seltener auch bei soliden Tumoren, z.B. dem Mammakarzinom (Meningeosis carcinomatosa) entwickeln.

Die medikamentöse *Behandlung* der Meningeose erfordert über Monate wiederholte Applikationen von Zytostatika. Die Implantation eines Ommaya-Reservoirs kann in diesen Situationen nützlich sein.

Bei akuten lymphatischen Leukämien und bestimmten Non-Hodgkin-Lymphomen wird oft zur *Verhütung* einer Meningeose bereits während oder unmittelbar nach Abschluß der systemischen Chemotherapie eine sog. ZNS-Prophylaxe durchgeführt: Zur Prophylaxe genügen in der Regel etwa 6 intrathekale Zytostatikaverabreichungen, die meist in wöchentlichen Abständen durchgeführt werden. Ein Ommaya-Reservoir ist bei dieser kurzen Therapiedauer in der Regel nicht indiziert. Die prophylaktische intrathekale Zytostatikatherapie wird gelegentlich mit einer niedrig dosierten Bestrahlung des Hirnschädels kombiniert, da bei lumbaler Applikation der Zytostatika an den Hirnhäuten im Bereich der Schädelbasis keine genügende Konzentration erreicht wird.

Geeignete Medikamente
- Methotrexat,
- Thio-Tepa,
- Cytosin-Arabinosid,
- Kortikosteroide.

Zytostatika und Kortikosteroide, die in Mehrfachvials für die *intravenöse* Therapie geliefert werden, enthalten zum Teil bakteriostatische Zusätze oder Zusatzstoffe zur Verbesserung der Löslichkeit. Für die *intrathekale* Therapie dürfen ***nur Medikamente ohne Zusatzstoffe*** verwendet werden, da diese neurotoxisch sein können.

Intraperitoneale Chemotherapie

Die intraperitoneale Chemotherapie, also die direkte Instillation von Zytostatika in die Bauchhöhle, hat gegenüber der intravenösen Verabreichung aus pharmakologischer Sicht gewisse Vorteile: Durch die intraperitoneale Gabe können in der Bauchhöhle höhere Medikamentenkonzentrationen erreicht und über längere Zeit erhalten werden als dies bei der systemischen Verabreichung möglich ist. Dies ist bei Tumoren, die sich auf dem Peritoneum ausbreiten, theoretisch von Vorteil. Zu diesen Tumoren gehören v.a. das Ovarialkarzinom: Hier findet sich als Metastasierung oft ausschließlich ein diffuser Tumorbefall des Peritoneums (Peritonealkarzinomatose). In dieser Situation kann eine intraperitoneale Chemotherapie sinnvollerweise eingesetzt werden.

Bei der intraperitonealen Anwendung gelangen die Zytostatika nicht auf dem Blutweg in den Tumor, sondern durch Diffusion aus der Bauchhöhle. Das Medikament gelangt so allerdings höchstens wenige Millimeter tief in genügender Konzentration in das Tumorgewebe. Deshalb ist die intraperitoneale Anwendung nur bei sehr kleinen peritonealen Tumorknötchen sinnvoll.

Geeignete Zytostatika
- Cisplatin,
- Carboplatin,
- Doxorubicin,
- Mitoxantron,
- 5-Fluorouracil.

Die Instillation der Zytostatika geschieht über einen intraperitonealen Katheter. Da meist wiederholte Therapien nötig sind, wird der Katheter oft operativ implantiert und mit einem subkutanen Port verbunden (s. Kap. 36).

Die intraperitoneale Chemotherapie ist aufwendig. Zudem werden nicht selten katheterbedingte Komplikationen wie Blockierung, lokale Peritonitis, gelegentlich auch Darmperforationen beobachtet. Ein definitiver Vorteil gegenüber der systemischen Chemotherapie konnte bisher nicht nachgewiesen werden, die Indikationen sind noch nicht gesichert.

Intravesikale Chemotherapie

Bei Frühformen des Blasenkarzinoms können – zusätzlich zur operativen Tumorentfernung – Medikamente direkt in die Blase instilliert werden.

Geeignete Medikamente

Zytostatika:	*Andere:*
– Doxorubicin,	– BCG (Bacillus Calmette-Guérin).
– Mitomycin C.	

Die Medikamente werden durch einen Blasenkatheter verabreicht.

Nebenwirkungen: Häufig Zystitis („chemisch" oder durch BCG). BCG-Instillationen können gelegentlich zu systemischen Infektionen mit dem Bacillus Calmette-Guérin führen.

Intrapleurale/intraperikardiale Chemotherapie

Die Instillation von Zytostatika in den Pleura- oder Perikardraum wird praktisch nur zur symptomatischen Behandlung von rezidivierenden malignen Ergüssen durchgeführt. Ziel ist nicht die Behandlung des Tumors, sondern die Unterdrückung der Ergußbildung. Zytostatika werden deshalb bei dieser Indikation i. allg. nicht zur Zerstörung von Tumorzellen eingesetzt, sondern zur Auslösung einer unspezifischen Entzündung, die ihrerseits zur Verklebung der Perikard- bzw. Pleurablätter führt. Es werden deshalb neben Zytostatika zahlreiche andere entzündungsauslösende Substanzen angewendet.

Geeignete Medikamente

Zytostatika:	*Andere Medikamente:*
– Bleomycin.	– Tetrazykline,
	– Talkpuder.

Transdermale Chemotherapie

Eine lokale transdermale Chemotherapie ist gelegentlich bei oberflächlichen malignen Hautveränderungen sinnvoll. Bei Hautinfiltraten von Mammakarzinomen und malignen Lymphomen kann das Zytostatikum Miltefosin (z.B. Miltex) als Lösung lokal aufgetragen werden. Es zeigt keine systemischen Nebenwirkungen.

Entdeckung und Entwicklung neuer Zytostatika

Während des 1. Weltkrieges fanden Militärärzte bei Soldaten, die den Einsatz von Senfgas (einem chemischen Kampfstoff) überlebten, einen vorübergehenden, oft dramatischen Abfall der Blutleukozyten. Diese Beobachtungen führten zur Erforschung von Senfgasabkömmlingen für die Behandlung von Leukämien. 1941 wurden die ersten Patienten mit Leukämien und malignen Lymphomen mit dem Senfgasabkömmling *Mustargen,* einem noch heute gebräuchlichen Zytostatikum, behandelt. In der Folge wurden zahlreiche, chemisch ähnlich wirkende alkylierende Substanzen entwickelt.

In den 50er Jahren forschten amerikanische Mediziner nach neuen Mitteln zur Behandlung des Diabetes. Dabei untersuchten sie Wirkstoffe eines Immergrüns (Vinca rosacea), dem in der Volksmedizin eine heilende Wirkung bei Zuckerkranken zugesprochen wurde. Einige Extrakte des Immergrüns zeigten im Tierexperiment eine starke Knochenmarkhemmung als Hinweis auf die zytostatischen Eigenschaften der Vinca-Substanzen. Aus diesen Forschungen gingen schließlich die Zytostatika *Vinblastin* (z.B. Velbe) und *Vincristin* (z.B. Oncovin) hervor, die noch heute eingesetzt werden.

Das erste Beispiel eines nicht zufällig entdeckten, sondern quasi konstruierten Zytostatikums ist das *Methotrexat:* In den 40er Jahren wurde die Rolle der Vitamine bei verschiedenen Tumorkrankheiten erforscht. Dabei fanden sich bei Kindern mit Leukämien niedrige Blutspiegel von Folsäure, einem Vitamin. In der falschen Annahme, ein Folsäuremangel sei Ursache der Leukämie, wurden die Kinder mit Folsäure behandelt. Dieser Behandlungsversuch schlug fehl: Die Leukämie verschlimmerte sich. Damit war klar, daß Folsäure eine Vermehrung der leukämischen Zellen bewirkte. Der erniedrigte Blutspiegel war auf einen Verbrauch der Folsäure durch die Leukämiezellen zurückzuführen. Folgerichtig wurde versucht, einen *Hemmstoff* der Folsäure zu finden. Durch geringe Veränderungen am Molekül gelang es, einen Folsäure-Antagonisten zu entwickeln, das *Methotrexat.* Dieses erwies sich bei kindlichen Leukämien und später auch bei anderen Tumoren als hochwirksames Zytostatikum.

Diese Beispiele aus der Geschichte der Chemotherapie zeigen 2 mögliche Wege der Medikamentenforschung: Einerseits werden auch heute noch natürliche Substanzen wie Extrakte aus einheimischen und tropischen Pflanzen, Produkte von Bodenpilzen etc. geprüft, in der Hoffnung, „zufällig" eine zytostatisch wirksame Substanz zu finden. Andererseits versucht man, synthetische Substanzen zu konstruieren, die gezielt auf immunologische und metabolische Vorgänge im Tumorgewebe einwirken. So eröffnen die neuen Erkenntnisse über molekulargenetische Vorgänge in den Tumorzellen (s. Kap. 3) theoretisch die Möglichkeit, Onkogene oder ihre Produkte durch neue Medikamente zu blockieren oder zu inaktivieren. Von der ersten Synthese eines neuen Medikaments bis zu seiner Anwendung am Patienten ist es jedoch ein weiter Weg. In Kap. 40 wird der Ablauf der klinischen Prüfung neuer Medikamente näher beschrieben.

10 Hormontherapie

TH. KRONER

Inhaltsverzeichnis

Hormone und Tumorwachstum

Hormone sind Substanzen, die Wachstum und Funktion verschiedener Organe und Gewebe regulieren. Sie werden in den Hormondrüsen produziert und erreichen ihre Zielorgane auf dem Blutweg. Einige Hormone stimulieren in ihren Zielorganen physiologischerweise die Zellteilung, z.B. Östrogene in der Brustdrüse und der Gebärmutterschleimhaut, Androgene in der Prostata, das thyreoideastimulierende Hormon in der Schilddrüse. Diese Hormone spielen auch bei der Entstehung von Tumoren ihrer Zielorgane eine Rolle. Oft bleibt diesen Tumoren die Hormonempfindlichkeit ihres Ursprungsgewebes erhalten, d.h. sie sind für ihr Wachstum auf die Zufuhr des Hormons angewiesen und bilden sich bei Fehlen des Hormons zurück. Wir sprechen hier von ***hormonabhängigen Tumoren***. Diese Hormonabhängigkeit wird bei der Hormontherapie therapeutisch eingesetzt. Abbildung 10.1 zeigt – stark vereinfacht – die endokrine Kontrolle von Organen mit hormonempfindlichen malignen Tumoren.

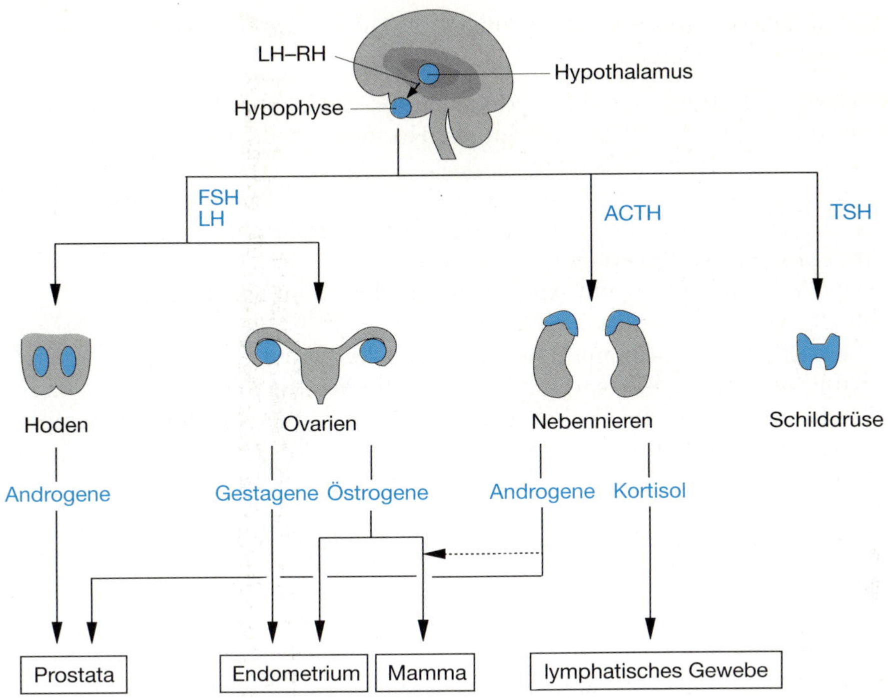

Abb. 10.1. Endokrine Kontrolle einiger Organe mit hormonempfindlichen malignen Tumoren. *LH-RH* Releasing-Hormon des LH, *LH* luteinisierendes Hormon, *FSH* follikelstimulierendes Hormon, *ACTH* NNR-stimulierendes Hormon, *TSH* schilddrüsenstimulierendes Hormon, *NNR* Nebennierenrinde

Die Wirkung eines Hormons an seiner Zielzelle wird durch sog. ***Hormonrezeptoren*** vermittelt. Dies sind Moleküle auf oder in der Zielzelle, die selektiv ein bestimmtes Hormon binden können. Durch die Bindung des Hormons an seinen Rezeptor wird in der Zelle der für das betreffende Hormon typische Effekt ausgelöst. Jedes Hormon hat seinen eigenen Rezeptor. Deshalb wirkt ein Hormon nur an Zellen, die diesen Rezeptor bilden können. Östrogene beispielsweise stimulieren die Gebärmutterschleimhaut (Endometrium) zum Wachstum (in Endometriumzellen finden sich viele Östrogenrezeptoren), nicht aber die Zellen anderer Schleimhäute, z.B. der Blase, die keine Östrogenrezeptoren aufweisen. Es ist heute möglich, die Konzentration von Rezeptoren im Gewebe zu messen. Dies geschieht mit immunhistologischen oder chemischen Methoden an operativ oder bioptisch entnommenen Gewebsteilen. Ein Gewebe wird aufgrund dieser Untersuchungen je nach Konzentration des Rezeptors als positiv oder negativ für diesen Rezeptor bezeichnet. Die Zellen eines Mammakarzinoms können beispielsweise hohe Konzentrationen von Östrogenrezeptoren (ER), aber nur sehr geringe Konzentrationen von Progesteronrezeptoren (PgR) aufweisen. In diesem Fall spricht man von einem ER-positiven, PgR-negativen Tumor (ER+, PgR–).

Die ***Hormonbehandlung*** eines malignen Tumors kann prinzipiell auf verschiedene Arten erfolgen:

- Operative Entfernung oder medikamentöse Stillegung der Drüse, die ein für das Tumorwachstum wichtiges Hormon produziert, sog. ablative (abtragende) Hormontherapie.
  Beispiele: Orchidektomie bei Prostatakarzinom, Behandlung mit LH-RH-Analogen (s. unten) bei Prostata- oder Mammakarzinom.
- Blockierung der Rezeptoren eines Hormons.
  Beispiel: Behandlung mit Antiöstrogenen bei Mammakarzinom.
- Blockierung der Synthese eines Hormons.
  Beispiel: Aromatasehemmung bei Mammakarzinom.
- Zuführung eines anderen Hormons, das die Wirkung des für das Tumorwachstum wichtigen Hormons aufhebt, sog. additive Hormontherapie (Addition = Zugabe).
  Beispiel: Behandlung mit Gestagenen bei Mammakarzinom.

Allen Methoden ist gemeinsam, daß sie letztlich die Bildung funktionierender Hormon-Rezeptor-Komplexe reduzieren. Eine Wirkung der Hormontherapie ist deshalb nur bei Tumoren zu erwarten, die den entsprechenden Rezeptor in genügender Konzentration aufweisen. Dies konnte beim Mammakarzinom bestätigt werden: 60% der Patientinnen mit ER-positiven Tumoren sprechen auf eine Hormontherapie an, bei ER-negativen Tumoren beträgt die Ansprechrate lediglich 5–10%.

Eine Hormontherapie hat – aufgrund des nichtzytotoxischen Wirkungsmechanismus – meist wesentlich weniger unerwünschte Wirkungen als eine Chemotherapie. Sie kann deshalb auch bei älteren und bei geschwächten Patienten eingesetzt werden, für die eine Chemotherapie nicht mehr in Frage kommt. Insbesondere ist bei Hormontherapien nicht mit einer Hemmung der Knochenmarkfunktion zu rechnen. Damit entfällt die Notwendigkeit regelmäßiger hämatologischer Kontrollen. Auch andere häufige unerwünschte Wirkungen der Chemotherapie wie Haarausfall oder Schleimhauttoxizität treten bei Hormontherapien nicht auf.

Bei metastasierenden Tumoren können mit Hormontherapien keine Heilungen erreicht werden, auch komplette Remissionen sind selten. Bei Patienten mit hormonempfindlichen Tumoren werden aber oft sehr lange, gute Teilremissionen beobachtet. Diese sind für die Patienten besonders wertvoll, da sie mit wenig Nebenwirkungen verbunden sind.

Kommt es nach einer Remission zu einem Rückfall, kann mit einer anderen Hormontherapie oft eine erneute Remission erreicht werden (sequentielle Hormontherapie). Die gleichzeitige Anwendung verschiedener Hormontherapien hat sich – im Gegensatz zur Kombinationstherapie der Zytostatika – bis jetzt nicht bewährt.

Mammakarzinom

Eine Hormontherapie kann beim Mammakarzinom adjuvant, d.h. unmittelbar nach kurativer Operation des Primärtumors, oder palliativ, d.h. beim Auftreten von Metastasen, durchgeführt werden. Die adjuvante Hormontherapie führt zu einer Verlängerung der mittleren Überlebenszeit, wahrscheinlich auch zu einer erhöhten Heilungsrate. In der palliativen Situation können wertvolle Remissionen erreicht werden.

Die Hormontherapie des Mammakarzinoms zielt auf eine Hemmung der Östrogensynthese oder eine Hemmung der Bindung von Östrogenen an die Östrogenrezeptoren der Tumorzellen. Beide Mechanismen führen zu einer Rückbildung des Tumors, da die Tumorzellen für ihre Proliferation auf Östrogene angewiesen sind. Die Methoden zur Erreichung dieses Ziels sind bei prä- und postmenopausalen Frauen verschieden, entsprechend den Unterschieden in der Produktion und im Stoffwechsel der Östrogene vor und nach der Menopause (s. Abb. 10.2 und 10.3).

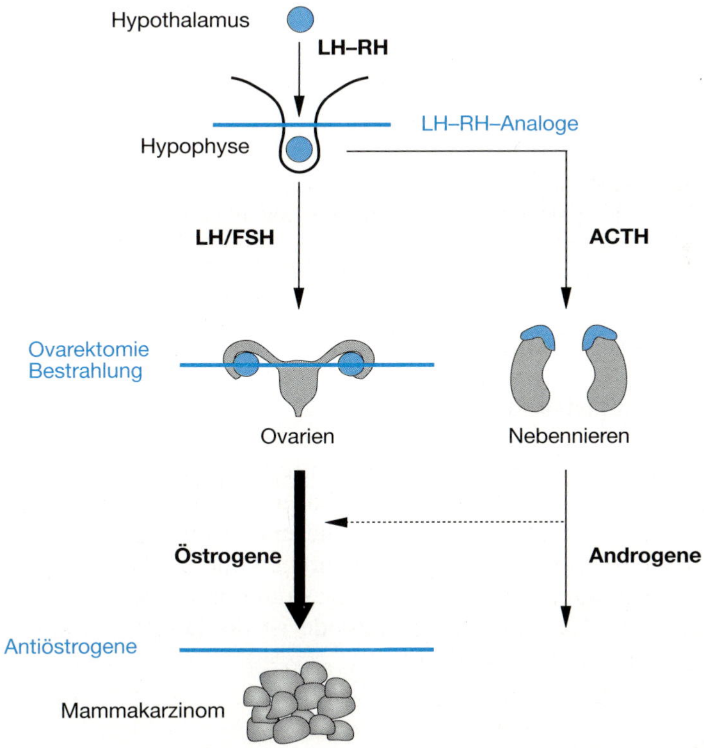

Abb. 10.2. Östrogensynthese bei ***prämenopausalen*** Frauen.
Blau: Möglichkeiten der therapeutischen Beeinflussung eines hormonabhängigen Mammakarzinoms

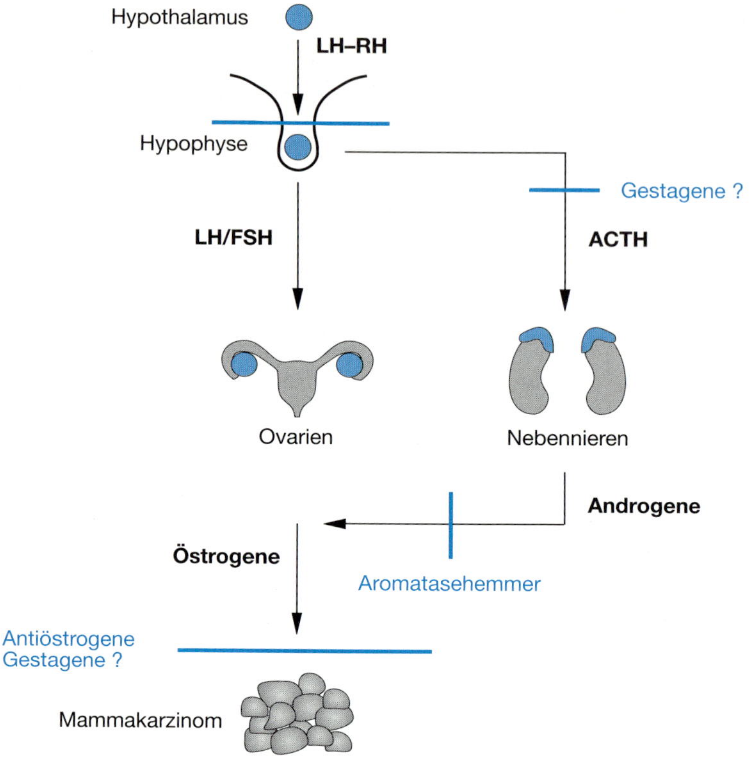

Abb. 10.3. Östrogensynthese bei ***postmenopausalen*** Frauen. *Blau:* Möglichkeiten der therapeutischen Beeinflussung eines hormonabhängigen Mammakarzinoms

Hormontherapie in der Prämenopause

Ovarektomie/Strahlenkastration

Die beidseitige Ovarektomie, d.h. die operative Entfernung der Eierstöcke, ist die älteste Methode einer Hormontherapie bei bösartigen Tumoren: Bereits 1894 führte der schottische Chirurg Beatson die ersten Ovarektomien bei Patientinnen mit fortgeschrittenen Mammakarzinomen durch. Die Östrogenproduktion der Ovarien kann auch durch eine Bestrahlung aufgehoben werden (Strahlenkastration). Nachteil dieser Methode ist die längere Zeitdauer bis zum Eintritt der gewünschten Wirkung.

LH-RH-Analoge

Als LH-RH-Analoge bezeichnen wir synthetische Verbindungen, die die Wirkung des im Hypothalamus produzierten Hormons LH-RH (***R**eleasing**h**ormon für *l*uteinisierendes ***H***ormon) an der Hypophyse blockieren. Dies führt zu einer Hemmung der Ausschüttung von luteinisierendem Hormon (LH) und follikelstimulierendem Hormon (FSH) aus der Hypophyse. In der Folge kommt die Funktion der Eierstöcke und damit Östrogensynthese und Eireifung zum Erliegen. Man bezeichnet die Behandlung mit LH-RH-Analogen deshalb auch als medikamentöse Kastration. Die LH-RH-Analoge werden in Abständen von 4 Wochen intramuskulär oder subkutan injiziert. Ihre Wirkung ist reversibel, d.h. nach Absetzen der Therapie nehmen die Ovarien ihre Funktion wieder auf. Die Therapie hat außer den unerwünschten klimakterischen Symptomen des Östrogenentzugs praktisch keine Nebenwirkungen. Die Medikamente sind allerdings teuer, und die monatlichen Injektionen werden von vielen Patientinnen als lästig empfunden.

Es sind verschiedene Präparate im Handel (Buserelin[1]; Gonadorelin[2]; Goserelin[3]; Leuprorelin[4]).

Die Wirkung von Ovarektomie, Strahlenkastration und Behandlung mit LH-RH-Analogen ist letztlich die gleiche, nämlich die Einleitung einer verfrühten Menopause. Als unerwünschte Wirkungen können deshalb bei allen Methoden klimakterische Beschwerden wie Hitzewallungen oder Schweißausbrüche auftreten. Es versteht sich von selbst, daß diese Symptome nicht mit östrogenhaltigen Medikamenten behandelt werden dürfen. Tabelle 10.1 zeigt einen Vergleich der genannten Methoden.

Antiöstrogene

Wichtigster Vertreter dieser Medikamentengruppe ist Tamoxifen[5]. Tamoxifen wird an den zellulären Östrogenrezeptor gebunden, wo es hauptsächlich als Antagonist des Östrogens wirkt und die Östrogenwirkung blockiert. In Tumorzellen hemmt Tamoxifen Zellteilung und Wachstum. Der Wirkungsmechanismus ist komplex und noch nicht im Detail geklärt. Unklar ist u.a., inwiefern Antiöstrogene unabhängig von Östrogenrezeptoren (z.B. über die Stimulation von Wachstumsfaktoren) eine Wirkung ausüben können.

Tamoxifen ist sehr gut verträglich. Zur Zeit wird deshalb sogar der prophylaktische Einsatz bei gesunden Frauen, die ein erhöhtes Risiko haben, später an Brustkrebs zu erkranken, geprüft.

Abbildung 10.2 zeigt schematisch die Möglichkeiten der Hormontherapie in der Prämenopause.

---

[1] Präparatenamen: D/CH/A: z.B. Suprefact.
[2] Präparatenamen: D/CH/A: z.B. Decapeptyl, Relefact.
[3] Präparatenamen: D/CH/A: z.B. Zoladex.
[4] Präparatenamen: D/CH/A: z.B. Carcinil, Enantone, Lucrin.
[5] Präparatenamen: D/CH/A: z.B. Nolvadex, Kessar.

Tabelle 10.1. Vergleich der Methoden zum Östrogenentzug bei prämenopausalen Frauen mit Mammakarzinom

	LH-RH-Analoge	Ovarektomie	Strahlenkastration
Wirkungseintritt (Versiegen der Östrogenproduktion)	Nach 2–3 Wochen	Sofort	Nach 4–8 Wochen
Eingriff	Reversibel	Irreversibel	Irreversibel
Behandlungs-dauer	Monatlich zu wiederholende Injektionen	Einmaliger chirurgischer Eingriff	Ambulante Bestrahlung, Dauer zirka 3–5 Tage
Effekt	Menopause	Menopause	Menopause

Hormontherapie in der Postmenopause

Antiöstrogene

Tamoxifen gilt wegen der sehr guten Verträglichkeit als Behandlungsmethode der ersten Wahl bei postmenopausalen Frauen mit hormonabhängigem Mammakarzinom. Tamoxifen hat neben der antiöstrogenen Wirkung auch einen gewissen agonistischen, d.h. östrogenähnlichen Effekt. Dieser kann sich bei älteren Patientinnen in unerwünschter Weise mit Wasserretention oder Vaginalfluor manifestieren.

Aromatasehemmer

In der Postmenopause bilden die Eierstöcke keine Östrogene mehr. Trotzdem werden im Körper nach wie vor in geringen Mengen Östrogene produziert (Abb. 10.3): In den Nebennieren gebildete Androgene werden durch das Enzym Aromatase in Östrogene umgewandelt. Diese genügen für die Stimulation hormonabhängiger Karzinome. Aromatase findet sich in vielen Geweben, v.a. aber in Fettzellen. Die Wirkung der Aromatase kann durch Medikamente, die sog. Aromatasehemmer, blockiert werden. Dies führt zu einem Abfall des Östrogenspiegels und bei hormonabhängigen Tumoren zu einer Tumorrückbildung.

Es stehen verschiedene Aromatasehemmer zur Verfügung: Aminoglutethimid[6] kann peroral eingenommen werden. Bereits in einer Dosis von 250–500 mg/Tag kann es zu zentralnervösen *Nebenwirkungen* wie Schläfrigkeit und Schwindel führen. Bei ca. 20% der Patientinnen tritt zu Behandlungsbeginn vorübergehend ein Hautausschlag auf. Bei höheren Dosen – die

[6] Präparatenamen: D/CH/A: z.B. Orimeten.

heute allerdings nur noch selten verwendet werden – tritt auch eine Hemmung der Nebennierenrindenfunktion auf, d.h. es muß zusätzlich Kortison substituiert werden.

Seit kurzem stehen mit Formestan[7] und Anastrozol[8] neue, besser verträgliche Aromatasehemmer zur Verfügung. Formestan wird alle 2 Wochen intramuskulär, Anastrozol täglich peroral verabreicht.

Gestagene

Als Gestagene werden das Gelbkörperhormon Progesteron und davon abgeleitete Substanzen bezeichnet. Sie sind beim Mammakarzinom in der Postmenopause wirksam. Ihr Wirkungsmechanismus ist umstritten. Diskutiert wird sowohl eine Hemmung der ACTH-Synthese wie auch eine direkte Wirkung auf die Tumorzellen, dies evtl. über eine Beeinflussung der Synthese der Östrogenrezeptoren. Für die Behandlung des Mammakarzinoms müssen Gestagene in relativ hohen, unphysiologischen Dosen verabreicht werden. Dies hat oft Nebenwirkungen zur Folge:

Mögliche Nebenwirkungen von Gestagenen:

Phlebothrombose	➜	Lungenembolien
Wasserretention	➜	Herzinsuffizienz
		Gewichtszunahme
		Hypertonie
Hyperglykämie	➜	Manifestation eines zuvor latenten Diabetes mellitus

Verschiedene Gestagenpräparate stehen zur Verfügung:
Megestrolacetat[9], peroral 160–320 mg/Tag.
Medroxyprogesteron[10], peroral oder i.m. in verschiedenen Dosierungen.

Prostatakarzinom

Die Entwicklung der normalen Prostata wird durch Androgene, d.h. männliche Geschlechtshormone (v.a. Testosteron) gefördert und durch Östrogene gehemmt. Dem Prostatakarzinom bleibt diese Hormonabhängigkeit, zumindest zu Beginn der Erkrankung, erhalten. Abbildung 10.4 zeigt einen Überblick über die Möglichkeiten, diese Hormonabhängigkeit therapeutisch zu nutzen. Alle Methoden zielen darauf, die Verbindung von Androgenen mit den entsprechenden Rezeptoren in der Tumorzelle zu verhindern.

Hormontherapien werden beim primär inoperablen oder metastasierenden Prostatakarzinom eingesetzt. Damit können bei etwa 75% der Patienten vor-

[7] Präparatenamen: D/CH/A: z.B. Lentaron.
[8] Präparatenamen: D/CH/A: z.B. Arimidex.
[9] Präparatenamen: D/CH/A: z.B. Megestat, NIA.
[10] Präparatenamen: D/CH/A: z.B. Clinovir, Farlutal, Provera.

übergehende Tumorrückbildungen verbunden mit Verbesserung der Lebensqualität erreicht werden. Heilungen sind mit Hormontherapien nicht möglich.

Orchidektomie

Die operative Entfernung der Hoden ist technisch einfach. Der Wirkungseintritt ist schnell, Schmerzlinderung bei Skelettmetastasen oder Besserung von Miktionsstörungen kann oft innerhalb weniger Tage nach der Operation beobachtet werden. Jüngere Patienten lehnen die Orchidektomie wegen der Aussicht auf den definitiven Verlust von Libido und Potenz oft ab.

LH-RH-Analoge

Ähnlich wie bei prämenopausalen Frauen (s. S. 175) kann mit LH-RH-Analogen eine medikamentöse Kastration vorgenommen werden. Der Eingriff ist

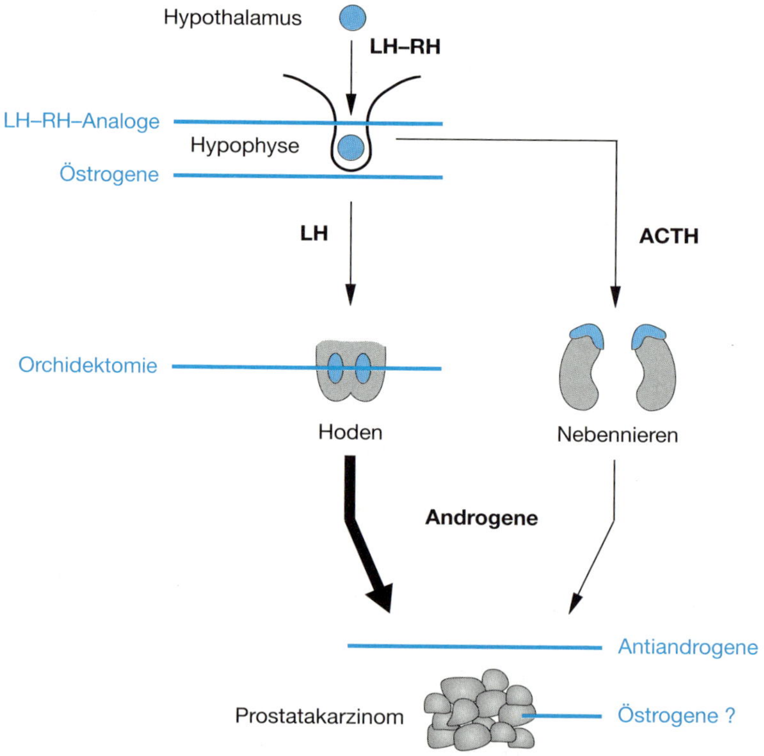

Abb. 10.4. Androgensynthese beim Mann. *Blau:* Möglichkeiten der therapeutischen Beeinflussung eines Prostatakarzinoms. *LH-RH* Releasing-Hormon für LH, *LH* luteinisierendes Hormon, *ACTH* nebennierenrindenstimulierendes Hormon

im Gegensatz zur operativen Kastration reversibel, was ihn für viele Patienten akzeptabel macht.

Antiandrogene

Antiandrogene sind synthetische Substanzen, die die Bindung der Androgene an ihren Rezeptor in den Tumorzellen blockieren. Sie sind gut verträglich; gelegentlich wird eine leichte Übelkeit angegeben. Im allgemeinen führen sie nicht zu Libidoverlust und Impotenz. Sie werden oft als Zweittherapie nach operativer oder medikamentöser Kastration eingesetzt, um auch die Wirkung der in den Nebennierenrinden produzierten Androgene zu blockieren.

Als Antiandrogene stehen z.B. Flutamid[11] und Bicalutamid[12] zur Verfügung. Beide werden peroral eingenommen.

Östrogene

In hohen Dosen führen Östrogene über eine Hemmung der hypophysären LH-Sekretion zum Versiegen der Androgensynthese in den Hoden. Die Blutspiegel von Testosteron sinken dabei auf Werte, wie sie nach Kastration gefunden werden. In Prostatakarzinomzellen wurden auch Rezeptoren für Östrogene nachgewiesen. Neben der indirekten Wirkung der Östrogene durch den Testosteronentzug ist deshalb auch ein direkter Effekt auf die Karzinomzellen anzunehmen.

Die Östrogenbehandlung führt zu Libidoverlust und Impotenz, daneben zu einem oft schmerzhaften Größenwachstum der Brust, der sog. Gynäkomastie. Dieser muß vor Beginn der Östrogentherapie durch eine Bestrahlung (Mamillenhemmbestrahlung) vorgebeugt werden. Davon abgesehen werden unter Östrogenen in der für die Tumorbehandlung nötigen hohen Dosierung oft schwere, z.T. lebensbedrohliche Komplikationen beobachtet. Die Indikation zur Östrogentherapie muß deshalb vorsichtig gestellt werden.

Mögliche unerwünschte Wirkungen von hochdosierten Östrogenen:

Übelkeit/Erbrechen		
Libidoverlust/Impotenz		
Gynäkomastie		
Wasserretention	➜	Herzinsuffizienz
Erhöhte Gerinnungsneigung	➜	Thromboembolien
	➜	Herzinfarkt

Ein bei Prostatakarzinomen häufig eingesetztes Östrogen ist das Fosfesterol[13]. Es kann intravenös oder peroral verabreicht werden.

---

[11] Präparatenamen: D/CH/A: z.B. Flucinom.
[12] Präparatenamen: D/CH/A: z.B. Casodex.
[13] Präparatenamen: D/CH/A: z.B. Honvan.

Schilddrüsenkarzinome

Gut differenzierte Schilddrüsenkarzinome werden, wie das normale Schilddrüsengewebe, durch das Hypophysenhormon TSH (thyreoideastimulierendes Hormon) zum Wachstum angeregt. Durch die medikamentöse Zufuhr von Schilddrüsenhormonen kann die Produktion von TSH unterdrückt werden. Nach operativer Entfernung von gut differenzierten Schilddrüsenkarzinomen wird deshalb zur Rezidivprophylaxe eine perorale Dauerbehandlung mit Schilddrüsenhormonen eingeleitet und die Dosis so hoch festgesetzt, daß die TSH-Produktion völlig unterdrückt wird.

Endometriumkarzinome

Die physiologischen Veränderungen der Gebärmutterschleimhaut während des Monatszyklus werden durch Östrogene und Gestagene gesteuert. Für die Proliferation sind in erster Linie Östrogene verantwortlich. Etwa 30% der Endometriumkarzinome sind hormonabhängig. Gestagene bewirken eine vorübergehende Rückbildung des Tumors. Sie werden bei inoperablen oder metastasierenden Endometriumkarzinomen eingesetzt. Nebenwirkungen s. S. 177.

Maligne lymphatische Erkrankungen

Glukokortikoide sind Hormone der Nebennierenrinde. Natürliche Glukokortikoide wie Kortisol und verwandte synthetische Verbindungen wie Prednison oder Dexamethason werden bei vielen Erkrankungen therapeutisch eingesetzt. Rezeptoren für Glukokortikoide finden sich in verschiedenen Geweben, so auch in Zellen des lymphatischen Systems. Im Gegensatz zu allen anderen bis jetzt diskutierten Hormonen zeigen Glukokortikoide an Lymphozyten keinen wachstumsfördernden, sondern einen zelltoxischen Effekt.

Auch in vielen malignen Zellen des lymphatischen Systems können Glukokortikoidrezeptoren nachgewiesen werden. Die physiologische zytotoxische Wirkung der Glukokortikoide kann deshalb bei vielen bösartigen Erkrankungen des lymphatischen Systems therapeutisch genutzt werden. Mit Glukokortikoiden als Monotherapie werden bei malignen lymphatischen Erkrankungen vorübergehende Remissionen erzielt. Die Kombination mit Zytostatika verstärkt ihre Wirkung. Solche Kombinationen werden zur Behandlung der lymphatischen Leukämien, des Morbus Hodgkin, der Non-Hodgkin-Lymphome und des multiplen Myeloms erfolgreich, oft auch kurativ, eingesetzt.

11 Neue Möglichkeiten der medikamentösen Tumorbehandlung

Th. Kroner

Inhaltsverzeichnis

In den vergangenen Jahren hat sich das Wissen um zellbiologische und molekularbiologische Vorgänge sprunghaft erweitert. Es wird sogar von einer „neuen Biologie“ gesprochen. Für die Onkologie sind im Hinblick auf neue Behandlungsmöglichkeiten mehrere Aspekte dieser Entwicklung wichtig:

- ***Immunologie:*** Die Struktur und Funktion der Immunglobuline (Antikörper) ist schon länger bekannt. In der Onkologie sind sie zum Nachweis der Tumormarker in diagnostischem Einsatz. Therapeutisch wird ihre Verwendung als sog. Immuntoxine geprüft (s. unten). In den letzten Jahren konnten nun auch die Botenstoffe der zellgebundenen Immunität, sog. Zytokine, isoliert und zum Teil auch bereits therapeutisch eingesetzt werden.
- ***Onkogene und Wachstumsfaktoren***: Das neue Wissen über die Rolle der Onkogene und Wachstumsfaktoren bei der Tumorentstehung (s. Kap. 3) ermöglicht Spekulationen, wie diese therapeutisch beeinflußt werden könnten. So bestehen bereits Vorstellungen darüber, wie pathologisch aktivierte Onkogene deaktiviert („abgeschaltet“) oder fehlende Antionkogene (Tumorsuppressorgene) repariert werden könnten. Bis zum therapeutischen Einsatz entsprechender Substanzen an tumorkranken Menschen ist aber noch ein weiter Weg zurückzulegen.
- ***Molekular- und Gentechnologie***: Die Methoden der Molekular- und Gentechnologie machen es möglich, daß Substanzen wie Zytokine, Wachstumsfaktoren oder Antikörper, die im Körper nur in geringen Konzentrationen vorkommen, isoliert und in genügenden Mengen für diagnostische oder therapeutische Zwecke zur Verfügung gestellt werden können.

Im folgenden werden einige neuere medikamentöse Behandlungsmethoden aufgeführt, die bereits im klinischen Einsatz stehen. Mit wenigen Ausnahmen können ihre Indikationen jedoch noch nicht als gesichert gelten.

Zytokine

Zellvermehrung und -wachstum werden im gesunden Organismus durch ein komplexes, vernetztes System von Regulations- und Wachstumsfaktoren, die sog. Zytokine, geregelt. Es handelt sich dabei um von verschiedenen Zellen gebildete Eiweißstoffe. Diese binden sich an spezifische Rezeptoren auf der Oberfläche der Zielzellen. Durch diese Bindung werden in den Zielzellen Signale ausgelöst, die – je nach beteiligtem Zytokin, Rezeptor und Zielzelle – zur Zellteilung, zur Synthese verschiedener Zellprodukte oder auch zum Absterben der Zelle führen können. Eine einzelne Zelle kann auf ihrer Oberfläche Hunderte bis Hunderttausende von Rezeptoren für ein oder mehrere Zytokine aufweisen.

Zytokine wirken i. allg. ***lokal***, d.h. an Zellen in ihrer unmittelbaren Nachbarschaft (juxta- und parakrine Wirkung). Die zytokinproduzierende Zelle kann sich durch ihr Produkt auch selbst beeinflussen (autokrine Wirkung).

Hormone können als spezielle „Zytokine" betrachtet werden. Ihre Wirkung wird ebenfalls durch spezifische Rezeptoren vermittelt, und wie Zyto-

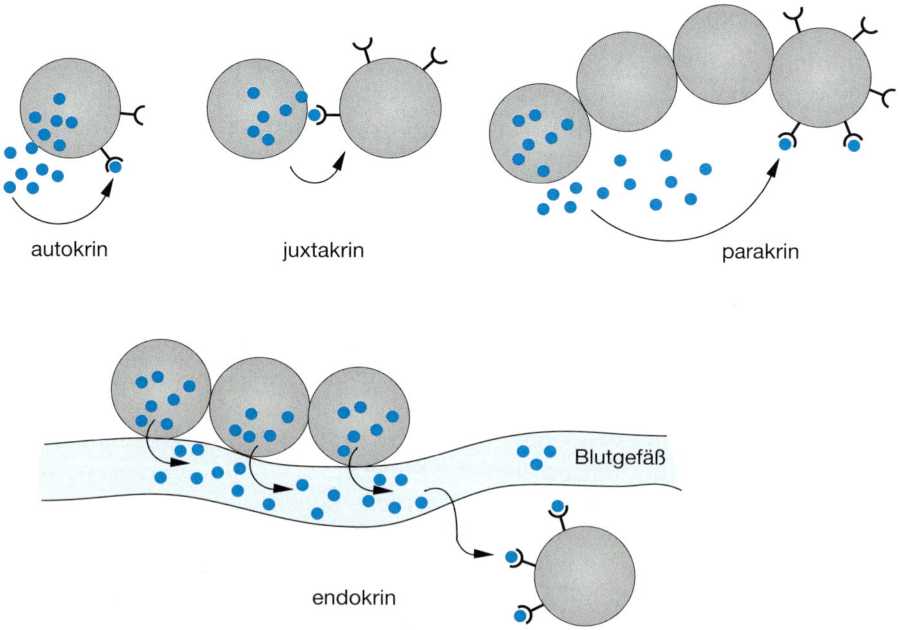

Abb. 11.1. Produktions- und Wirkort verschiedener Botenstoffe

kine dienen sie der Regulation von Wachstum und Zellfunktionen. Im Gegensatz zu Zytokinen werden sie in speziellen Organen (Hormondrüsen) gebildet und wirken nicht lokal, sondern auf entfernte, auf dem Blutweg erreichte Zielzellen (endokrine Wirkung) (Abb. 11.1). Die Abgrenzung zwischen Hormonen und Zytokinen ist aber vielfach unscharf und künstlich.

Ursprünglich wurde der Begriff „Zytokine" nur für Substanzen verwendet, die regulierend auf das Immunsystem einwirken. Sie wurden damit von anderen Wachstumsfaktoren, z.B. den Wachstumsfaktoren der Blutbildung, abgegrenzt. Heute gilt der Begriff Zytokin jedoch immer mehr als Oberbegriff, unter dem verschiedene Gruppen von regulatorischen Molekülen zusammengefaßt werden.

Die Bezeichnungen dieser Gruppen (Interleukine, Interferone, Wachstumsfaktoren etc.) werden ebenfalls unterschiedlich und verwirrend gehandhabt. Die Bezeichnungen sind einesteils historisch, anderenteils von der Funktion her zu verstehen. Tabelle 11.1 zeigt eine Auswahl von Zytokinen. Einige davon werden bereits in der Behandlung bösartiger Tumoren eingesetzt, sie werden in der Folge kurz diskutiert.

Interferone

Die Interferone wurden bereits 1957 wegen ihrer antiviralen Eigenschaften entdeckt. Sie werden von virusbefallenen Zellen produziert und schützen benachbarte, noch nicht infizierte Zellen vor einer viralen Infektion. Diese Wirkung ist – im Gegensatz zum immunologischen Schutz durch Antikörper – nicht virusspezifisch, also nicht auf das erstinfizierende Virus beschränkt. Sie beruht wahrscheinlich auf einer Hemmung der Virusvermehrung in den Zellen. Daneben wirken Interferone auch antiproliferativ, d.h. sie hemmen die Zellteilung. Dies geschieht durch das Zusammenspiel mit Wachstumsfaktoren und Rezeptoren, deren Synthese durch Interferone stimuliert und gehemmt werden kann. Es ist diese wachstumshemmende Wirkung, die das Interesse für die Anwendung von Interferonen in der Onkologie geweckt hat.

Interferone sind eine Gruppe von verwandten Eiweißen. Von den verschiedenen Inferonen – Alpha (α), Beta (β), Gamma (γ) wird bis heute nur das α-Interferon[1] klinisch in größerem Umfang eingesetzt. Das natürliche Interferon kann nur in geringen Mengen aus Leukozyten gewonnen werden. Es wird deshalb heute mit gentechnologischen Methoden hergestellt und dann als ***r***ekombinantes ***h***umanes Interferon, abgekürzt rhIFN bezeichnet.

Indikationen

Die Wirksamkeit von α-Interferon (IFN-α) ist besonders gut dokumentiert bei der Behandlung der Haarzelleukämie. Es handelt sich dabei um eine sel-

[1] Präparatenamen: D/CH/A: z.B. Intron, Roferon.

Tabelle 11.1. Zytokine: Wirkung und therapeutische Möglichkeiten

Gruppe	Name	Ursprungszelle	Wirkungen (Auswahl)	Therapeutische Möglichkeiten
Interferone (IFN)	IFN-α	Leukozyten	Antiviral, proliferationshemmend, immunmodulatorisch	Remissionen bei Haarzelleukämie, chronisch-myeloischer Leukämie, Nierenzellkarzinom, Melanom. Wirkung bei Kolonkarzinom? Erhaltungstherapie bei Myelom. Antiviral bei chronischer Hepatitis
	IFN-γ	Lymphozyten, Monozyten	Aktiviert Lymphozyten und Makrophagen	?
Interleukine (IL)	IL-1	Monozyten, Fibroblasten, Endothelzellen und andere mehr	Siehe Abb. 11.2	?
	IL-2	T-Lymphozyten	Stimuliert T-Lymphozyten	Wirksam bei Nierenzellkarzinom und Melanom
	IL-4	T-Lymphozyten	Wachstumsfaktor für B-Lymphozyten	?
	IL-6	Monozyten, Endothelzellen und andere	Wachstumsfaktor für reife B-Lymphozyten (Plasmazellen)	Antikörper gegen IL-6 bei Myelom?
Wachstumsfaktoren der Blutbildung	G-CSF	Endothelzellen, Stromazellen des Knochenmarks, Monozyten, Lymphozyten	Stimuliert Granulopoese und Funktion der Granulozyten	
	M-CSF		Stimuliert Granulo- und Monopoese und Funktion der Endzellen	Beschleunigung der Knochenmarkserholung nach hochdosierten Chemotherapien. Gewinnung von Vorläufer-

	GM-CSF		Stimuliert Granulo- und Monopoese und Funktion der Endzellen	zellen der Blutbildung aus peripherem Blut für autologe Retransfusion
	IL-3	Lymphozyten, Monozyten, Endothelzellen	Wachstumsfaktor der Blutbildung für Erythropoese, Thrombopoese, Myelopoese	
	Erythropoietin	Endothelzellen der Nieren, Leberzellen	Stimulation der Erythropoese	Anämie bei chronischen Nierenkrankheiten
Tumornekrosefaktoren	TNF-α	Monozyten, Lymphozyten	Zytotoxisch. Verstärkt Phagozytose. Wirkt auf Endothelien.	?
Transformierende Wachstumsfaktoren	TGF-α	Verschiedene Zellen	Wachstumsstimulation, v.a. von Endothelzellen	?
	TGF-β	Verschiedene Zellen	Wachstumsstimulation oder Hemmung, je nach Zielzelle und Gegenwart anderer Zytokine	?

tene, der chronisch-lymphatischen Leukämie ähnliche Blutkrankheit. Auch bei der chronisch-myeloischen Leukämie, dem Plasmozytom und einigen malignen Lymphomen wird IFN-α eingesetzt. Bei diesen Krankheiten sind allerdings auch verschiedene Zytostatika wirksam. Die genaue Stellung von IFN-α im Behandlungsplan dieser Krankheiten ist deshalb noch unklar.

Auch verschiedene solide Tumoren, z.B. das Kaposi-Sarkom und das Nierenzellkarzinom, zeigen ein Ansprechen auf IFN-α. Im Rahmen von Studien wird u.a. auch bei Dickdarmkarzinomen der kombinierte Einsatz von IFN-α und Zytostatika untersucht.

Durchführung der Therapie

Die Interferonbehandlung erfolgt durch subkutane oder intramuskuläre Injektionen, meist über viele Monate, zu Beginn in der Regel täglich, später ein- bis dreimal wöchentlich. Falls möglich, wird der Patient instruiert, die Injektionen selbst durchzuführen.

Unerwünschte Wirkungen

Obwohl es sich bei Interferon um eine natürliche, körpereigene Substanz handelt, ist bei ihrer therapeutischen Anwendung mit verschiedenen, z.T. schweren Nebenwirkungen zu rechnen. Grund dafür sind die unphysiologisch hohen Dosen, die bei der Behandlung systemisch verabreicht werden.

Die häufigsten Nebenwirkungen werden als „grippeähnlich" beschrieben. Dies ist nicht erstaunlich, sind doch die Symptome der Grippe zumindest teilweise auf Zytokine zurückzuführen, die als Reaktion auf den Virusinfekt im Körper gebildet werden. Diese Nebenwirkungen treten von Beginn der Interferontherapie an auf und äußern sich mit Kopfschmerzen, Gliederschmerzen, Mattigkeit, Fieber, evtl. Schüttelfrost. Sie können meist durch die Einnahme von Paracetamol[2] so weit gemildert werden, daß die Behandlung weitergeführt werden kann.

Unangenehmer sind zentralnervöse Nebenwirkungen, die sich meist erst nach einer Therapiedauer von mehreren Wochen bis Monaten manifestieren. Die Patienten klagen über Depressionen, Konzentrationsschwäche und Gedächtnisstörungen. Auch immunologische Störungen (Lupus erythematodes, Hypothyreose) werden nach längerer Anwendung beschrieben und zwingen ebenfalls zum Absetzen der Behandlung.

---

[2] Präparatenamen: D: z.B. Ben-u-ron, CH: z.B. Panadol, Ben-u-ron, A: z.B. Apacet.

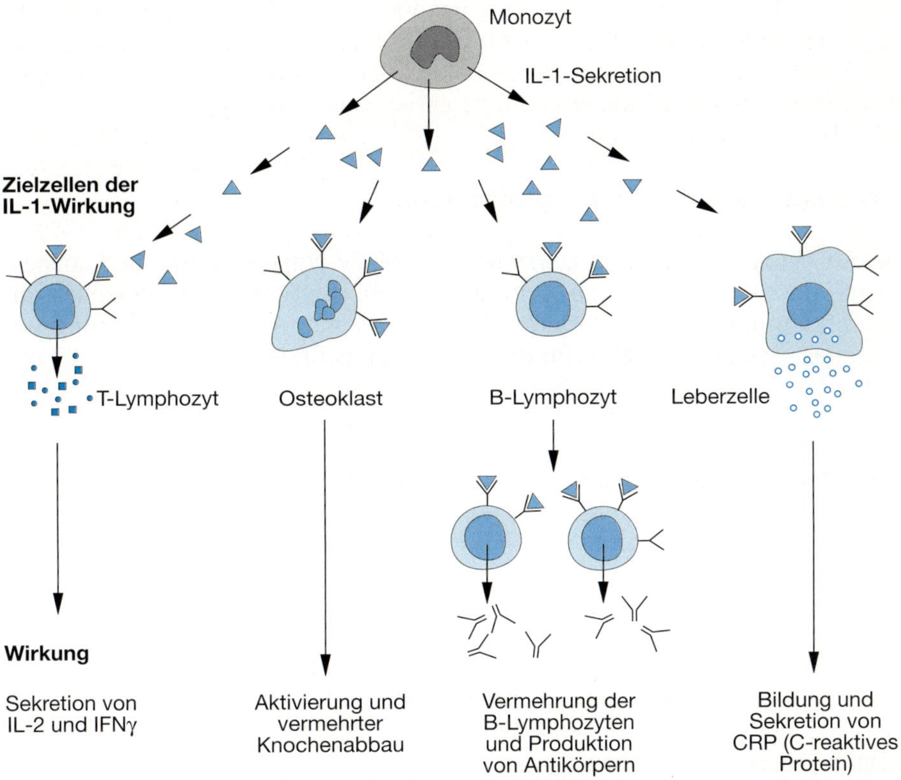

Abb. 11.2. Wirkung von Interleukin 1 (IL-1) auf verschiedene Zielzellen. ▲ IL-1, Y Rezeptor für IL-1, ● IFNγ (Interferon γ), Y Antikörper, ❑ IL-2 (Interleukin-2), ○ CRP (C-reaktives Protein)

Interleukin 2

Interleukin 2 (IL-2) ist ebenfalls ein Zytokin. Da es von Lymphozyten produziert wird, bezeichnet man es auch als Lymphokin. Es wird von T-Lymphozyten nach Aktivierung durch IL-1 gebildet (Abb. 11.2), aktiviert seinerseits T-Lymphozyten und stimuliert sie zur Teilung und Vermehrung. Experimentell können durch derart aktivierte Lymphozyten in Zellkulturen Tumorzellen zerstört werden. Man bezeichnet diese aktivierten Lymphozyten als ***l***ymphokin-***a***ktivierte ***K***illerzellen (LAK-Zellen).

Rekombinantes menschliches IL-2 kann therapeutisch eingesetzt werden. In klinischen Versuchen zeigten sich Erfolge bei Patienten mit fortgeschrittenem Melanom und Nierenzellkarzinom, beides Tumoren, die mit herkömmlichen Chemotherapien kaum zu beeinflussen sind.

Die Behandlung ist aufwendig und toxisch. Die hohen IL-2-Dosen führen zu Übelkeit, Erbrechen und Durchfällen. Kritischer sind der Blutdruckabfall und ein sog. „Kapillar-Leck-Syndrom", das zu einem Austritt von Plasma in das Gewebe führt und sich mit Lungenödem und Nierenversagen äußert. Die Therapie muß deshalb unter stationären Bedingungen durchgeführt werden.

Es ist zu hoffen, daß in naher Zukunft ein weniger toxisches Therapieschema für die Anwendung von IL-2 entwickelt wird.

Wachstumsfaktoren der Blutbildung

Diese Zytokine werden in zunehmendem Maße eingesetzt, um die knochenmarktoxische Wirkung von Zytostatika abzuschwächen. Sie erleichtern die Durchführung von hochdosierten Chemotherapien und die Gewinnung von Stammzellen aus dem Blut für die sog. Stammzellretransfusion (s.S. 163 und 198).

Tumornekrosefaktoren

Als Tumornekrosefaktoren (TNF) bezeichnet man Zytokine, die von Makrophagen und Lymphozyten produziert werden. Ihre physiologische Bedeutung ist zum großen Teil unklar. In Zellkulturen führen TNF zum Absterben von Tumorzellen. Die Anwendung an Patienten scheiterte bisher an den toxischen Nebenwirkungen bei der systemischen Verabreichung. Es wird deshalb versucht, patienteneigene tumorinfiltrierende Lymphozyten gentechnologisch so zu verändern, daß sie größere Mengen von TNF produzieren und gezielt im Tumorgewebe ausscheiden.

Kombinationen von Zytokinen

Experimentell kann in Zellkulturen gezeigt werden, daß die Wirkung eines Zytokins von seiner Konzentration und der Konzentration anderer Zytokine in komplexer Weise abhängt und durch diese sowohl gesteigert wie auch abgeschwächt werden kann. Diese gegenseitige Beeinflussung der Zytokinwirkungen wird intensiv erforscht. Für die praktische Anwendung von Zytokinkombinationen an Patienten fehlen die Grundlagenkenntnisse. Trotzdem werden empirisch verschiedene Kombinationen untersucht, z.B. die Kombination IL-2/IFN-α.

Monoklonale Antikörper und Immuntoxine

Monoklonale Antikörper sind in Zellkulturen hergestellte Immunglobuline, die nur mit einem einzigen, definierten Antigen reagieren. Sie finden in der Diagnostik bereits viele Anwendungen. Sie werden z.B. für die Bestimmung von tumorassoziierten Antigenen wie CEA oder CA 15-3 (s. Kap. 5) verwendet.

Die therapeutische Anwendung in der Onkologie ist vorläufig leider enttäuschend. Die Bindung von Antikörpern an Tumorzellen hat für sich allein keinen genügenden zytotoxischen Effekt. Man hat deshalb radioaktive Substanzen oder Zellgifte (Toxine) an Antikörper gekoppelt. Ihre zytotoxische Wirkung wurde dadurch gesteigert, aber ebenso die Toxizität auf gesundes Gewebe. Weitere Entwicklungen müssen abgewartet werden.

Differenzierungstherapie mit Retinoiden

In einem normalen Gewebe besteht ein Gleichgewicht zwischen Vermehrung (Proliferation) und Ausreifung (Differenzierung) der Zellen. Bei bösartigen Tumoren ist dieses Gleichgewicht gestört: Eine maligne Zelle kann als eine primitive Zelle angesehen werden, die die Fähigkeit zur Differenzierung verloren hat, dafür aber eine verstärkte Proliferationstendenz zeigt. Es wird schon längere Zeit versucht, therapeutisch in diese gestörte Regulation einzugreifen und mit Medikamenten den Differenzierungsblock zu lösen.

Vitamin A (Retinol) spielt neben der Sicherung der Netzhaut-(Retina-)Funktion eine wichtige Rolle bei der Steuerung von Wachstum und Differenzierung vieler Gewebe, v.a. der Haut und der Schleimhäute. Abkömmlinge des Vitamin A, sog. Retinoide, sind daher auch wichtige Medikamente bei der Behandlung von Hautkrankheiten, z.B. der Psoriasis.

Bei einer speziellen Leukämie, der akuten Promyelozytenleukämie, ist es nun gelungen, mit einem Retinoid (Tretinoin = All-trans-Retinsäure; z.B. Vesanoid) bei 60–80% der Fälle komplette Remissionen zu erreichen. Dabei konnte festgestellt werden, daß ein Teil der leukämischen Zellen tatsächlich zu normalen Blutzellen ausreifte.

Allerdings ist auch die Retinoidtherapie nicht frei von Nebenwirkungen. Je nach Retinoid werden in unterschiedlichem Maße Kopfschmerzen, Hautveränderungen, Leberschäden und – besonders schwerwiegend – Fruchtschäden bei der Einnahme während der Schwangerschaft (Teratogenität) beobachtet.

Im Gegensatz zur Zytostatikatherapie, durch die die Tumorzellen abgetötet werden, werden bei der Retinoidtherapie die Tumorzellen in Normalzellen umgewandelt. Es wird nun mit großem Einsatz versucht, dieses Prinzip der Differenzierungstherapie weiterzuentwickeln. Dies geschieht in verschiedenen Richtungen: So werden neue Retinoide entwickelt, die organspezifischer die Zelldifferenzierung beeinflussen und weniger Nebenwirkungen aufweisen sollen. Gleichzeitig wird versucht, durch die Kombination mit Zytokinen, z.B. IFN-α, die Wirkung auf die Zelldifferenzierung zu verstärken.

Die vorläufigen Resultate der Retinoidforschung geben zu der Hoffnung Anlaß, daß in Zukunft verschiedene bösartige Tumoren mit einer sog. Differenzierungstherapie behandelt, vielleicht auch verhütet werden können.

12 Knochenmarktransplantation und andere Knochenmarkersatzmethoden

Th. Kroner

Inhaltsverzeichnis

Das Knochenmark hat die Aufgabe, Blutzellen zu produzieren, also Erythrozyten, Leukozyten und Thrombozyten. Ein Knochenmarkersatz kann in 2 völlig verschiedenen Situationen nötig werden:

- Bei schwerer, irreversibler Schädigung des Knochenmarks durch eine ***angeborene oder erworbene Knochenmarkerkrankung***, z.B. bei Thalassämien und Leukämien.
  Durch das Transplantationsverfahren müssen zuerst die kranken Knochenmarkzellen zerstört und dann durch die des gesunden Spenders ersetzt werden. In diesen Situationen kommt in der Regel eine allogene Knochenmarktransplantation (s. unten) zum Einsatz.
- ***Zur Unterstützung einer hochdosierten, knochenmarktoxischen Chemo- und Radiotherapie.***
  Durch extrem hohe Dosen von Zytostatika, evtl. kombiniert mit Bestrahlungen, werden bestimmte maligne Tumoren, die mit konventionellen Behandlungen nicht geheilt werden können, erfolgreich kurativ behandelt (z.B. Rückfälle von fortgeschrittenen Non-Hodgkin-Lymphomen). Diese hochdosierten Chemotherapien führen zu einem schweren Knochenmark-

versagen; deshalb muß ein Knochenmarkersatzverfahren angeschlossen werden. Oft wird bei dieser Indikation ein sog. autologer Knochenmarkersatz (s. unten) durchgeführt.

Für die verschiedenen Indikationen stehen heute mehrere ***Methoden des Knochenmarkersatzes*** zur Verfügung:

- allogene Knochenmarktransplantation: Übertragung von Knochenmarkzellen eines fremden Spenders auf den Patienten;
- autologe Knochenmarktransplantation: Rücktransfusion von patienteneigenen Knochenmarkzellen;
- Rücktransfusion von autologen, aus peripherem Blut gewonnenen Stammzellen der Blutbildung.

Diese Methoden unterscheiden sich in ihren Indikationen und Komplikationen. Sie werden deshalb im folgenden getrennt diskutiert.

Allogene Knochenmarktransplantation

Ziel der allogenen Knochenmarktransplantation ist der Ersatz des erkrankten Knochenmarks des Patienten durch das gesunde Kochenmark eines Spenders. Als Spender kommen unter bestimmten Voraussetzungen Geschwister oder nichtverwandte Personen (allogene Transplantation), evtl. ein eineiiger Zwilling (syngene Transplantation) in Frage.

Indikationen und Einschränkungen

Bei folgenden Krankheiten gilt die Indikation zur allogenen Knochenmarktransplantation als gesichert:

Leukämien:
- akute myeloische Leukämie,
- akute lymphatische Leukämie,
- chronisch-myeloische Leukämie,
- myelodysplastische Syndrome.

Wegen des sonst hohen Rezidivrisikos werden in der Regel Patienten mit akuten Leukämien nur in Remission, Patienten mit chronisch-myeloischer Leukämie nur in der chronischen Phase transplantiert.

Schwere aplastische Anämien

Angeborene Erkrankungen:
- schwere Thalassämien,
- schwere Immunmangelzustände.

Andere Indikationen, z.B. bestimmte Non-Hodgkin-Lymphome oder das multiple Myelom, werden z.Z. in verschiedenen Zentren geprüft.

Die Sterblichkeit an transplantationsbedingten Komplikationen steigt nach dem 30. Lebensjahr steil an. Die meisten Zentren setzen deshalb für die allogene Transplantation eine obere *Altersgrenze* zwischen dem 40. und 45. Lebensjahr fest.

Neben der Altersgrenze wird die Möglichkeit der allogenen Knochenmarktransplantation v.a. durch die begrenzte Anzahl möglicher Knochenmarkspender eingeschränkt.

Auswahl des Knochenmarkspenders

Voraussetzung für das Gelingen einer Organtransplantation ist die Gewebeverträglichkeit, d.h. eine möglichst gute Übereinstimmung der sog. Transplantationsgruppeneigenschaften (HLA *H*umane *L*eukozyten-*A*ntigene) zwischen Spender und Empfänger. Unterschiedliche AB0-Blutgruppen sind dagegen für eine Transplantation nicht von Bedeutung: Nach der Transplantation wird der Empfänger die Blutgruppe des Knochenmarkspenders aufweisen.

Völlige Übereinstimmung im HLA-System besteht nur zwischen eineiigen Zwillingen; diese syngene Transplantation bereitet immunologisch keine Probleme. Zwischen zwei Geschwistern besteht aufgrund der Erbgesetze eine Chance von 25%, daß die für die Transplantation erforderliche HLA-Übereinstimmung (HLA-Kompatibilität) besteht. Findet sich unter den Geschwistern kein kompatibler Spender, kann ein nichtverwandter kompatibler Spender gesucht werden. Dazu stehen weltweit in EDV-verbundenen Registern die Daten von über 1 Mio. HLA-typisierten Blutspendern zur Verfügung. Trotzdem ist – wegen der überaus großen Zahl möglicher HLA-Typen – die Chance gering, einen kompatiblen Fremdspender zu finden.

Ablauf der allogenen Knochenmarktransplantation

Konditionierung

Vor der Transplantation muß das erkrankte Knochenmark (die Tumorzellen) des Empfängers zerstört und sein Immunsystem – zur Vermeidung von Abstoßungsreaktionen – geschwächt (supprimiert) werden. Dies geschieht durch eine hochdosierte Chemotherapie, meist kombiniert mit einer Ganzkörperbestrahlung. Diese sog. Konditionierung dauert einige Tage.

Knochenmarkentnahme und „Transplantation"

Unmittelbar nach Abschluß der Konditionierung werden dem Spender unter Anästhesie an den Beckenkämmen durch mehrfache Punktionen zirka 1000 ml Knochenmarkblut entnommen. Dieses wird filtriert und dann dem Empfänger durch einen zentralvenösen Katheter zugeführt. Die transfundierten Knochenmarkzellen siedeln sich im Knochenmark des Empfängers an und führen im Verlauf von wenigen Wochen wieder zu einer ausreichenden Produktion von Blutzellen. Die eigentliche Transplantation ist demnach ein technisch wenig aufwendiger Vorgang, der für den Empfänger keinen chirurgischen Eingriff bedeutet. Der Spender bleibt wenige Tage hospitalisiert, für ihn bedeutet der Eingriff, abgesehen von der Anästhesie, kein Risiko.

Sterilpflege

Die Konditionierung sowie die Behandlung der immunologischen Reaktionen (s. unten) führen zu einer hochgradigen Abwehrschwäche. Der Patient ist anfällig für schwere Infekte mit Viren, Bakterien und Pilzen und wird während einiger Wochen in einer Sterilpflegeeinheit behandelt. Nach Ablauf dieser Zeit ist i. allg. die Produktion der Blutzellen wieder intakt. Der Patient kann dann meist aus dem Krankenhaus entlassen werden. Die Erholung der Immunabwehr dauert allerdings viele Monate. Deshalb sind engmaschige ambulante Kontrollen zur frühzeitigen Erfassung von Komplikationen weiterhin nötig.

Komplikationen

Während die eigentliche „Transplantation" einen einfachen und komplikationsarmen Eingriff darstellt, sind in den Wochen und Monaten danach zahlreiche, schwere und evtl. tödliche Komplikationen möglich. Es handelt sich dabei in erster Linie um die sog. Graft-versus-host-Reaktion und die bereits erwähnten Infekte. Weitere Probleme entstehen durch verschiedene Spätfolgen der Therapie, leider auch durch Tumorrezidive.

Graft-versus-host-Reaktion

(engl.: *Graft* = Transplantat; lat.: *versus* = gegen; engl.: *host* = Wirt, Empfänger)

Mit dem Knochenmark werden auch T-Lymphozyten (Zellen des Immunsystems) des Spenders übertragen. Diese erkennen die Zellen des Empfängers („host") als „fremd"; ihre Immunantwort führt zu entzündungsähnlichen Reaktionen von Geweben des Knochenmarkempfängers. Diese zeigen sich v.a. an der Haut, den Schleimhäuten des Magen-Darm-Traktes und der Leber. Die ersten Symptome sind Hautausschläge, Durchfälle und Ikterus, verstärkte Immunschwäche und hohes Fieber. Diese akute Graft-versus-host-Reaktion (Abkürzung: GVHR) kann abheilen, in eine Monate bis Jahre dauernde chronische Form übergehen oder zum Tode führen.

Durch Entfernung der T-Lymphozyten aus dem Transplantat konnte die Intensität der Graft-versus-host-Reaktion weitgehend vermieden werden. Wenn man diese Technik bei Leukämien anwendet, wird – wie bei der syngenen Knochenmarktransplantation – jedoch eine erhöhte Zahl von Rezidiven beobachtet. Man schließt daraus, daß die transplantierten Lymphozyten nicht nur eine Graft-versus-host-, sondern auch eine erwünschte Graft-versus-Leukämie-Reaktion bewirken, d.h. daß sie Leukämiezellen zerstören können.

Als GVHR-Prophylaxe werden für wenige Monate Immunsuppressiva eingesetzt; eine Langzeitprophylaxe ist – im Gegensatz zur Transplantation solider Organe, z.B. der Niere – nicht nötig.

Infektionen

Abbildung 12.1 zeigt schematisch einige häufige Infekte und den typischen Zeitpunkt ihres Auftretens nach allogener Knochenmarktransplantation.

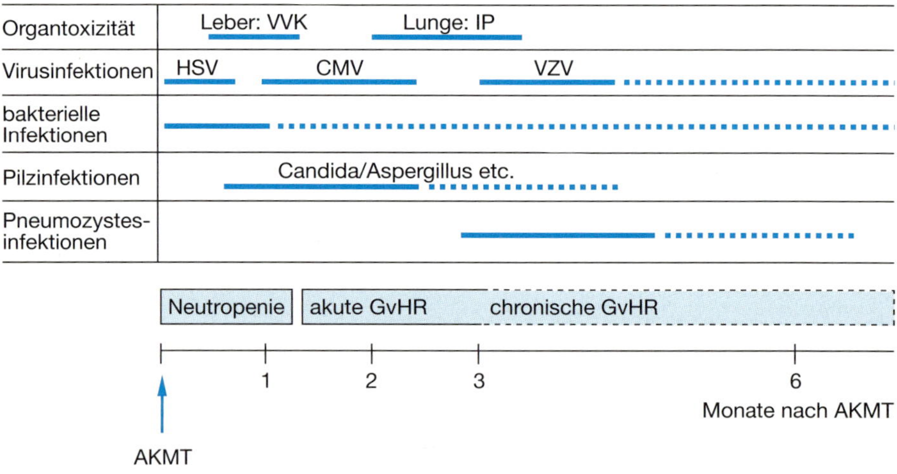

Abb. 12.1. Allogene Knochenmarktransplantation; zeitliche Folge häufiger Komplikationen.
VVK Venenverschlußkrankheit, *IP* interstitielle Pneumonie, *HSV* Herpes-simplex-Virus, *CMV* Zytomegalievirus, *VZV* Varizella-Zoster-Virus, *AKMT* allogene Knochenmarktransplantation, *GVHR* Graft-versus-host-Reaktion

Spätkomplikationen

Eine chronische Graft-versus-host-Reaktion und verschiedene Spätfolgen der Therapie können die Lebensqualität der Langzeitüberlebenden nach allogener Transplantation in unterschiedlicher Weise beeinträchtigen. Tabelle 12.1 zeigt eine Übersicht über häufige Spätkomplikationen.

Ergebnisse und Prognose

Die Erfolgsaussichten der allogenen Knochenmarktransplantation hängen von vielen, im Einzelfall unterschiedlich zu gewichtenden Faktoren ab. Zu den wichtigsten prognostischen Faktoren gehören:

- Alter des Patienten,
- Art der Grundkrankheit,
- Stadium der Grundkrankheit.

Für Patienten mit akuten Leukämien und chronisch-myeloischer Leukämie beträgt die Wahrscheinlichkeit, 5 Jahre nach allogener Transplantation zu überleben, bei rechtzeitiger Durchführung 50–70%. Etwa 15–25% der Patienten sterben an Komplikationen der Transplantation, meist in den ersten 3 Monaten; weitere 15–25% erleben einen Rückfall der Leukämie. Nichtmaligne Grundleiden haben eine Heilungschance von über 80%.

Für jüngere Patienten sind die Aussichten günstiger, da sie wesentlich seltener schwere Frühkomplikationen erleiden. So wurde für Patienten unter 16 Jahren eine Überlebenschance von 74% gefunden, für Patienten über 32 Jahre nur von 35%.

Neben dem Alter spielt bei Leukämien das Stadium der Krankheit zum Zeitpunkt der Transplantation eine wichtige prognostische Rolle: Eine Transplantation in der ersten Remission führt zu deutlich besseren Resultaten als eine Transplantation in fortgeschrittenen Stadien.

Die individuelle Entscheidung für oder gegen eine allogene Knochenmarktransplantation kann, z.B. bei einem Patienten mit einer chronisch-myeloischen Leukämie, sehr schwierig sein: Die Krankheit ist ohne allogene Knochenmarktransplantation unheilbar, hat aber eine relativ günstige Kurzzeitprognose. Durch die Transplantation wird wegen des Komplikationsrisikos die Kurzzeitprognose deutlich verschlechtert. Dies ist abzuwägen gegen die Chance der Heilung, d.h. die Verbesserung der Langzeitprognose.

Autologe Knochenmarkretransfusion

Nur für eine Minderheit der Patienten, für die eine allogene Knochenmarktransplantation in Frage kommt, kann ein kompatibler Knochenmarkspender gefunden werden. Dies hat dazu geführt, die Möglichkeiten der autologen

Tabelle 12.1. Mögliche Spätfolgen nach allogener Knochenmarktransplantation

Organ	H	Spätfolgen	Wichtigste Ursachen	Behandlung und Prophylaxe
Auge	2	Grauer Star (Kararakt)	GKB	Kataraktoperation
Schleimhäute	2	Sicca-Syndrom (Mundtrockenheit/ Konjunktivitis)	GVHR	Augentropfen, Immunsuppressiva
Zähne	2	Karies	GVHR/GKB	Zahnpflege
Haare	1	Haarverlust (reversibel)	GKB	–
Herz	3	Insuffizienz	Kardiotoxische Medikamente	Herz-Kreislauf-Mittel
Niere	3	Insuffizienz	Nephrotoxische Medikamente (Cyclosporin/ Antibiotika)	Absetzen der Medikamente
Lunge	3	Pneumopathie	GKB/Chemotherapie/Infekte	Keine
Leber	3	Chronische Hepatitis	Viren/GVHR	Keine
Schilddrüse	3	Hypothyreose	GKB	Substitution mit Schilddrüsenhormon
Hypophyse	2	Wachstumshemmung bei Kindern	GKB	Substitution von Wachstumshormon
Gonaden (Hoden/Ovar)	1	Bei Kindern: – verzögerte geschlechtliche Entwicklung	GKB/Chemotherapie	Hormonersatz
		Bei Männern/Frauen:		
	1	– Sterilität		Keine
		– vorzeitiges Klimakterium – Osteoporose bei Frauen		Hormonersatz
Alle Organe	3	Zweitmalignome	GKB/ Chemotherapie	

H: Häufigkeit 1 = regelmäßig (90%), 2 = häufig (20–40%), 3 = selten (10%), *GKB:* Ganzkörperbestrahlung, *GVHR:* Graft-versus-host-Reaktion

Knochenmarktransplantation zu erforschen. Bei dieser Methode ist der Patient zugleich Knochenmarkspender und -empfänger: eigenes (autologes) Knochenmark wird ihm entnommen und zu einem späteren Zeitpunkt – nach einer hochdosierten Chemotherapie mit dem Ziel der vollständigen Zerstörung aller Tumorzellen – wieder rücktransfundiert. Da keine körperfremden Zellen übertragen werden, handelt es sich eigentlich nicht um eine Transplantation. Man bezeichnet die Methode deshalb auch besser als ***Rücktransfusion von autologem Knochenmark***.

Diese Methode ist für Patienten geeignet, für die kein HLA-kompatibler Spender gefunden werden kann, bzw. für Tumorleiden, bei denen das Knochenmark selbst nicht befallen ist. Es besteht kein Risiko einer Graft-versus-host-Reaktion. Dafür besteht die Gefahr, v.a. bei Tumoren mit Knochenmarkbefall, daß mit dem Knochenmark auch Tumorzellen rücktransfundiert werden. Es wird deshalb in einigen Zentren versucht, das Knochenmark vor der Rücktransfusion von evtl. vorhandenen Tumorzellen zu befreien (engl.: „purging"), s. unten.

Indikationen

Die autologe Knochenmarkretransfusion ermöglicht es, die knochenmarktoxischen Folgen einer hochdosierten Chemotherapie zu umgehen. Sie kommt deshalb für Tumoren in Frage, bei denen mit hochdosierten Chemotherapien, evtl. kombiniert mit Bestrahlung, wesentlich bessere Langzeitresultate erzielt werden als mit weniger knochenmarktoxischen Behandlungen. Voraussetzung ist allerdings, wie erwähnt, daß das Knochenmark nicht oder nicht massiv durch Tumorzellen infiltriert ist.

Die Möglichkeiten der autologen Knochenmarkretransfusion werden z.Z. intensiv erforscht. Die nachfolgend genannten Indikationen sind deshalb *nicht* als gesichert zu betrachten:

- Morbus Hodgkin: nach Rezidiv;
- Non-Hodgkin-Lymphome: nach Rezidiv, bestimmte Risikogruppen evtl. bereits in Erstremission;
- maligne Hodentumoren: bestimmte Risikogruppen.

Weitere mögliche Indikationen, z.B. beim Mammakarzinom, bei Leukämien und Sarkomen werden z.Z. untersucht.

Technik

Die Knochenmarkentnahme verläuft wie bei der allogenen Knochenmarktransplantation. Für das „Purging" bei Verdacht auf Tumorbefall kommen verschiedene Techniken zur Anwendung. Es wird beispielsweise versucht, Tumorzellen im entnommenen Mark durch Zytostatika oder durch spezifische Antikörper zu zerstören.

Das Knochenmark wird nach der Entnahme tiefgefroren. Wenige Tage nach der hochdosierten Chemotherapie wird es wieder aufgetaut und dem Patienten durch ein Vene rücktransfundiert.

Komplikationen und Probleme

Bei der autologen Knochenmarktransplantation entfallen zwar die Probleme der Graft-versus-host-Reaktion, trotzdem handelt es sich nicht um eine risikofreie Methode. Die therapiebedingte Sterblichkeit beträgt 5–15% in den ersten Monaten. Probleme entstehen in erster Linie durch Komplikationen an den Lungen (Pneumonitis) und der Leber (Venenverschlußkrankheit) sowie infolge von Infekten, die auftreten, bevor das rücktransfundierte Mark wieder funktionsfähig ist. Das Hauptproblem stellen aber Rezidive der Grundkrankheit dar. Diese treten auf, wenn der Tumor durch die hochdosierte Chemotherapie nicht genügend behandelt wurde oder wenn das retransfundierte Mark Tumorzellen enthielt.

Ergebnisse

Die Technik der autologen Knochenmarkretransfusion ist in Entwicklung. Vergleiche mit der allogenen Knochenmarktransplantation einerseits und mit einer Chemotherapie ohne Knochenmarkretransfusion andererseits sind erst beschränkt möglich. Es scheint aber festzustehen, daß für einzelne Patienten, v.a. solche mit malignen Lymphomen, die Prognose durch die autologe Knochenmarkretransfusion verbessert werden kann.

Rücktransfusion von Stammzellen aus peripherem Blut

Stammzellen und andere Vorläuferzellen der Blutbildung finden sich hauptsächlich im Knochenmark. Es ist aber schon länger bekannt, daß einzelne dieser Zellen auch im peripheren Blut vorkommen. Bei der mikroskopischen Untersuchung des Blutbildes lassen sie sich nicht von kleinen Lymphozyten unterscheiden. Ihr Nachweis im Blut erfordert deshalb besondere Techniken, entweder Zellkulturen oder den immunologischen Nachweis besonderer Antigene auf der Oberfläche dieser Zellen, v.a. des sog. CD34-Antigens.

Unter normalen Umständen finden sich im Blut nur wenige Vorläuferzellen. Durch Gabe von Wachstumsfaktoren der Blutbildung (G-CSF, GM-CSF, s. Kap. 11) kann ihre Anzahl erhöht werden; auch in der Erholungsphase nach einer intensiven Chemotherapie können sie vermehrt im Blut nachgewiesen werden.

Wie Stammzellen aus dem Knochenmark können auch aus dem Blut gewonnene Vorläuferzellen eingesetzt werden, um die knochenmarktoxischen Wirkungen einer hochdosierten Chemotherapie abzufangen. Voraussetzung ist lediglich die Gewinnung einer genügenden Anzahl dieser Zellen. Dies ist möglich durch Blutentnahmen nach Stimulation mit Wachstumsfaktoren oder Chemotherapie. Die Blutentnahmen geschehen mit Hilfe von Blutzellseparatoren, wie sie bei Blutspendern für die Gewinnung von Blutplättchen eingesetzt werden. Die so gewonnenen autologen Stammzellen und Vorläuferzellen werden tiefgefroren und – in Analogie zur autologen Knochenmarktransplantation – nach der hochdosierten Chemotherapie aufgetaut und dem Patienten wieder transfundiert. Sie siedeln sich im Kochenmark an und führen zu einer relativ raschen Erholung der Blutbildung.

Gegenüber der autologen Knochenmarktransplantation besitzt diese Methode den Vorteil, daß zur Entnahme keine Anästhesie nötig ist. Auch scheint die Dauer der Aplasie bei der Verwendung von Vorläuferzellen aus dem Blut kürzer zu sein als bei der Verwendung von Knochenmark. Langzeitresultate zum Vergleich der beiden Methoden stehen noch aus, mögliche Indikationen werden im Rahmen von Studien untersucht.

13 Unbewiesene Methoden in der Tumortherapie

G. Martz

Inhaltsverzeichnis

Tumorkranken und ihren Angehörigen wird häufig geraten, neben (oder anstelle) der Therapie der Schulmedizin sog. alternative oder paramedizinische Methoden anzuwenden; berichten doch die Medien immer wieder über spektakuläre Erfolge von alternativ-medizinischen Behandlungen. Die verunsicherten Patienten scheuen sich oft, darüber mit ihrem Arzt zu reden und wenden sich eher an den Pflegenden. Deshalb ist es wichtig, daß sich die Betreuer von Krebskranken auch über solche Heilmittel und Heilverfahren informieren.

Für kaum eine andere Krankheit werden so viele Medikamente, Methoden und Diäten auf pseudowissenschaftlicher Grundlage angeboten wie für Krebserkrankungen.

Diese Tatsache spiegelt nur zum Teil das heutige Ungenügen der naturwissenschaftlich begründeten Behandlungsmethoden wider; zum Teil ist sie auch Ausdruck einer tiefsitzenden Angst aller Menschen vor Krebs – aber auch eines oft unberechtigten Pessimismus vieler Ärzte.

Die Medien (Presse, Funk und Fernsehen) nutzen die Krebsangst der Bevölkerung in unverantwortlicher Weise aus, indem sie die neuesten „Durchbrüche" in der Behandlung und deren meist obskure Erfinder in oft unangemessener Weise hochspielen.

Definition

> Unter dem Begriff Alternativ- oder Paramedizin (auch Erfahrungsmedizin, natürliche, biologische, holistische, ganzheitliche, sanfte Medizin genannt) verstehen wir alle Behandlungsverfahren und Medikamente, die nicht zu jener naturwissenschaftlich begründeten Medizin (= Schulmedizin) gerechnet werden, die heute an den Universitäten gelehrt wird und die unserem Gesundheitssystem zugrunde liegt.

Wesentliches Charakteristikum dieser Methoden ist ihre nach den Kriterien der Wissenschaftlichkeit ***unbewiesene Wirksamkeit***, d.h. es fehlen in aller Regel Ergebnisse kontrollierter Studien mit großen Patientenkollektiven. Die macht eine objektive Beurteilung der Wirksamkeit unmöglich.

Die gebräuchlichen unbewiesenen Methoden können von Land zu Land und von Kultur zu Kultur verschieden sein. Oft stellen sie Modeströmungen dar und ihre Popularität hängt wesentlich von der Ausstrahlung der Person ab, die diese Methoden propagiert.

Die Bezeichnung „Alternativmedizin" macht deutlich, daß eine Alternative zu der universitären „Schulmedizin" offeriert werden will.

Der ebenfalls häufig gebrauchte Ausdruck „Erfahrungsmedizin" will darauf hinweisen, daß im Gegensatz zur modernen „Schulmedizin" eine teilweise jahrhundertelange Erfahrung die Grundlage bildet (Homöopathie, Akupunktur etc.), was dem Patienten ein Gefühl der Sicherheit geben soll. Diese Betrachtungsweise verkennt die Tatsache, daß die heutige naturwissenschaftlich orientierte, sog. „Schulmedizin" diagnostische und therapeutische Maßnahmen nur dann anwendet, wenn deren Wert durch statistisch untermauerte ***Erfahrung*** (in der Regel durch kontrollierte klinische Studien) erwiesen ist. Somit ist die sog. „Schulmedizin" die eigentliche „Erfahrungsmedizin". Die anderen Formen sind – ganz gleich, welche Terminologie nun gebraucht wird, allesamt unbewiesene Methoden der Krebsbehandlung.

Problematik

Die Vertreter der Alternativmedizin kritisieren die Schulmedizin und die Schulmediziner kritisieren die Alternativmedizin. Die folgende Gegenüberstellung der am häufigsten geäußerten gegenseitigen Vorwürfe (Tabelle 13.1) macht die prinzipiellen Unterschiede der beiden Medizinsysteme deutlich.

Tatsächlich gibt es heute – in der Euphorie des medizin-technisch Machbaren – in der Schulmedizin viele negative Auswüchse und Übertreibungen, die eine „alternative" Gegenströmung als verständlich und zum Teil sogar als berechtigt erscheinen lassen.

Für viele Gesundheitsstörungen, die die Menschen unserer Zeit zum Arzt führen, ist es möglich, statt chemischer Präparate wie Tranquilizer, Psychopharmaka oder Sedativa, eine „natürliche" Heilmethode anzuwenden. Dies

Tabelle 13.1. Kontroverse zwischen Schulmedizin und Alternativmedizin. (Nach Borbély 1988)

Befürworter der Alternativmedizin	
Vorteile der Alternativmedizin	Nachteile der Schulmedizin
Ganzheitlich	Organbezogen
Geistig-seelische Aspekte einbeziehend	Materialistisch, auf somatische Aspekte beschränkt
Menschlich	Technokratisch
Sanft	Aggressiv
Naturheilmittel „Apotheke Gottes"	Synthetische, chemische Substanzen
Bewährt	Neuartig
Praktisch keine Nebenwirkungen	Nebenwirkungen ausgeprägt
Arzt nimmt sich Zeit	Arzt unter Zeitdruck
Befürworter der Schulmedizin	
Vorteile der Schulmedizin	Nachteile der Alternativmedizin
Wirksamkeit an Patientenkollektiv nachgewiesen, reproduzierbar	Wirksamkeit nicht statistisch überprüft, aus Einzelfallberichten abgeleitet
Therapie auf empirischer und/oder naturwissenschaftlicher Grundlage	Therapie auf Dogmen basierend
Offen gegenüber Kritik	Kritik ablehnend
Auf rationaler Grundlage	Irrational, oft mystisch, magisch
Erfahrungsaustausch intensiv, international	Erfahrungsaustausch spärlich, höchstens lokal
Dem Stand des Wissens immer neu angepaßt, Methoden immer wieder in Frage gestellt	Starr, dogmatisch; Fortschritte des medizinischen Wissens, im Krankheitsverständnis nicht berücksichtigend

gilt für unspezifische, oft vegetativ bedingte Beschwerden wie Kopf- und Rückenschmerzen, Nervosität, Schlaflosigkeit etc. ohne nachweisbare pathophysiologische Grundlage. Die Wirksamkeit von z.B. Homöopathie, Akupunktur, Phytotherapie bei solchen funktionellen Beschwerden ist unbestritten. Ein wichtiger Teil dieses Effekts wird sicher durch die großzügig bemessene Zeit erreicht, die der „Ganzheitsmediziner" seinem Patienten widmet. Aber auch das Mystische und häufig Fremdartige, das vielen Alternativmethoden anhaftet, ist für manche Patienten attraktiv und trägt zur wohltuenden Wirkung bei.

Eine Tumorkrankheit ist jedoch keine solche vage Störung des Befindens, sondern bedeutet immer einen gravierenden körperlichen Befund, der objektiv nachweisbar ist.

Die meisten Formen und Stadien der Tumorkrankheit sind einer schulmedizinischen Behandlung zugänglich; diese Behandlung kann in zunehmendem Maße nicht nur zu einer Linderung der Beschwerden, sondern zu einer definitiven Heilung führen.

Es ist gut verständlich, daß ein Tumorpatient einer unbewiesenen Methode, die als nebenwirkungsfreie Behandlung gepriesen wird, den Vorzug gibt, wenn ihm damit eine Alternative zu den mit Nebenerscheinungen belasteten Verfahren der Medizin (Chirurgie, Zytostatika, Radiotherapie) angeboten wird. Da es sich bei den meisten Tumoren um chronische Leiden mit spontan wechselndem Verlauf handelt (Phasen der Zustandsverschlechterung lösen stationäre Phasen und solche der klinischen Besserung ab), werden vorübergehende Besserungen des Befindens oft fälschlicherweise als Folge einer durchgeführten paramedizinischen (oder schulmedizinischen) Maßnahme interpretiert. Nur eine große klinische Erfahrung und kontrollierte prospektive Studien können vor derartigen Fehlinterpretationen schützen.

Seitdem wir über eine allgemein anerkannte Methodologie und über genaue Richtlinien zur Einführung einer neuen Behandlung in die Klinik verfügen, ist die Beurteilung einer Therapiemethode oder eines Medikaments leichter geworden.

Eine Behandlungsart darf erst dann als wirksam für die meisten Patienten gelten, wenn kontrollierte klinische Studien ihren Wert nachgewiesen haben.

Dazu sind in der Regel prospektive vergleichende Untersuchungen gemäß einem exakt festgelegten Protokoll notwendig (s. S. 743, Kap. 40).

Solche sorgfältigen klinischen Studien führen die Verfechter von unbewiesenen Methoden vorläufig nicht durch. Sie stützen sich auf subjektive Eindrücke und oft schlecht dokumentierte Einzelfälle, häufig auf Dankesschreiben von zufriedenen Patienten. Bei vielen durch unbewiesene Behandlungen „Geheilten" war z.B. das Vorliegen einer Tumorkrankheit nie objektiv nachgewiesen worden.

Es muß heute als unethisch bezeichnet werden, einem Tumorpatienten routinemäßig eine Therapie zu verabfolgen, deren Nützlichkeit und Verträglichkeit nicht nach den geltenden erprobten Regeln untersucht worden ist. Die unbewiesenen Methoden können somit für Tumorpatienten keine Alternative zur Schulmedizin darstellen.

Einige unbewiesene Medikamente und Methoden sollen nicht nur therapeutisch, sondern auch prophylaktisch wirken: So soll die regelmäßige Einnahme von (meist „natürlichen") Mitteln oder das Einhalten einer bestimmten Diät vor dem Entstehen bösartiger Tumoren schützen bzw. vor einem Rezidiv bei geheilten Tumorpatienten. Auch Präkanzerosen (Frühformen von Krebs) sollen sich zurückbilden können. Nach anthroposophischer Auffassung soll bei gesunden Menschen durch intensive Mistelbehandlung eine „Krebstendenz" positiv beeinflußt werden können, wobei diese „Tendenz" mittels eines Labortests festgestellt wird. Auch dies ist aus naturwissenschaftlicher Sicht nicht haltbar.

Es wird eine ganze Reihe weiterer unbewiesener Tests zur Krebsdiagnose angeboten, die einer kritischen wissenschaftlichen Beurteilung ebenfalls nicht standhalten. Auf diese Weise wird mit der Krebsangst viel Geld gemacht – Wunderglaube und Geschäftemacherei liegen sehr eng beieinander.

Medikamente und Methoden ohne nachgewiesene therapeutische Wirkung

Präparate

Es ist kaum möglich, alle im deutschen Sprachgebiet verbreiteten unbewiesenen Methoden in der Krebsbehandlung zu erwähnen. In der folgenden Übersicht sind die zur Zeit gebräuchlichsten Präparate aufgeführt. Als Grundlage diente eine Zusammenstellung der Deutschen Krebsgesellschaft e.V.

I. Präparate aus Pflanzen	
Anticancerlin	Anticancerlin-Extrakt aus Sarcandra glabra Nakei; die Pflanze ist botanisch noch nicht erfaßt
Bromelain 200	aus dem Stamm der Ananaspflanze
CH 23 (Antimalignozyt)	Herbacid und Trägersubstanzen
Chiang Pan	N-Hydroxycantharidinimid
Coriosta Stoffwechselkonzentrat	Extrakt aus Weizenkeimlingen und aus Meeresalgen etc.
Eurixor	Extrakt aus Mistelkraut mit Mistellektin[a]
Extractum eleutherococcus fluidum	Extrakt aus der Wurzel des Eleutherococcus-Strauches
Helixor	Lösung zur s.c.-Injektion: wäßriger Auszug aus Herba Visci albi
Iscador[b]	Injektionslösung: wäßriger Auszug fermentiert aus Viscum album

Es werden Extrakte aus Misteln aufgearbeitet (meistens homöopathisch), die auf verschiedenen Baumarten wachsen: Tannen, Apfelbaum, Kiefern, Eichen, Ahorn, Birke, Esche, Mandel u.a.m.

Bis vor einigen Jahren hieß es, daß diese Mistelextrakte nicht nur eine „Krebstendenz" oder eine Präkanzerose günstig beeinflussen, sondern auch etablierte Tumoren zur Rückbildung bringen können. Die zur Stützung dieser These angeführten klinischen Berichte waren jedoch nicht überzeugend, weshalb in den anthroposophisch geführten Spezialkliniken zur Behandlung von Geschwulstkranken heute die Kombination von Mistelextrakten mit Radiotherapie und/oder Zytostatika praktiziert wird.

[a] Neuere Ansätze zielen darauf, definierte Einzelsubstanzen aus dem Mistelextrakt auf ihre Anwendbarkeit in der Tumortherapie zu prüfen (Mistellektine).

[b] Es sind, wie oben angegeben, neben Iscador zahlreiche andere Mistelpräparate im Handel.

Kombucha	Kombucha Pilzgeflecht aus Symbiose von Hefezellen mit verschiedenen Bakterienarten; Zubereitung als Teegetränk
Krallendorntee	
Kroletten	Rote-Bete-Pulver, Milchsäure, Vitamin C
Petrasch Anthozym	Preßsaft aus Radix betae, Milchsäure, Aqua purificata, Fe(II)-laktattrihydrat, Askorbinsäure, Kalziumlaktat, Kalium, Magnesium, Johannisbeer-Rohsaft, Muskatellerwein
Plenosol	Extrakt Visci albi
Red Beet	Rote Bete in Pulverform
Vysorel (Isorel)	Auszug aus Viscum album
Zell-Oxygen Hefepräparate	Hefezellenprodukt mit Weizenkeimextrakt

II. Präparate aus chemisch definierten Stoffen

A-Mulsin-Hochkonzentrat	Retinolpalmitat (Vitamin A)
Asparagin	Kalium- und Magnesiumhydrogenaspartat mit Vitaminen
Furfurol	
Ge 132	
Gelum oral-rd	
Mikroplex Kupfer-Gold-Silber	
Protecton	Selenhefe
Redox-Injektopas	
Selenase	reines Selen
Zellatmungsaktivator A	Natriumsuccinat, Tiosinamin
Zinkorotat	

III. Präparate aus Organen

Cefaktivon novum	Blutextrakt
Factor AF2	Polypeptide, Glykopeptide, Glykolipide, Nukleotide
Frigocyt-Thymus	Thymuszellsuspension
Immunocyt	Kombinationspräparat aus: Nabelschnur, Thymus, Milz, Sternalmark
Intergen	Thyreoidea, Knoblauchöl u.a.m.
MembranoSOME	Chorion, avetale Leber u.a.m.
Mes-Acton	Warmblüterorgane
Neoblastine	Enzyme
Neythymun	Organlysate aus tierischem Gewebe
Ney Tumorin	Organlysate aus tierischem Gewebe
Polyerga	Auszug aus retikuloendothelialen Organen
Resistocell	Mesenchym von Schafsfeten
RESomill	fetale Mesenchymzellen
Siccaccll-Thymus	„Niehans-Zellen", (hauptsächlich aus Schafsfeten)
Splen-Uvocal	Milzextrakt
Thymex-L	Thymusextrakt
Thymus-Dragées Wiedemann	Thymus-Pulver vom Kalb
Thymus-Uvocal	Kälberthymusextrakt
Tp-1 Serono	Thymostimulin vom Kalb
vit Organ Präparat Nr. 1	Leber
vit Organ Präparat Nr. 70	Anteil der mütterlichen Plazenta

Wobe-Mugos (Tabletten), Lidocain-Lösung, Lutschdragées, Zäpfchen, Dragées, Klistier-Tabletten	Trypsin, Chymotrypsin, Papainasen, aus Kalbsthymus
Zellatmungsaktivator A Komplex	Plazentaautolysat (human) nach Filatow
Zellkur-Standard-Kombination 16	aus fetalem Rindergewebe
Zellmedin-Thymus 200	Thymuspulver

Die meisten der unter III aufgeführten Präparate sollen die Abwehrkraft des Krebskranken stärken (Immunstimulanzien).
Die wissenschaftlich meßbare Immunitätslage eines Patienten sagt jedoch kaum etwas aus bezüglich Krebsabwehr. Klinisch relevante Immunparameter werden heute intensiv erforscht.

IV. Homöopathika

Abnoba viscum	Preßsaft von Viscum album
Anti-Blasto-A-Injektopas/Anti-Blasto-B-Injektopas	Viscum album u.a.m.
Carbonyl-Gruppen	
Cobra-Gastreu	Acidum lacticum, Cobra = Naja tripudians u.a.m.
EAP 61	Echinacea angustifolia u.a.m.
Flenin	Apis, Arsenicum u.a.m.
Gerner Mixtura	Kalium bicarbonicum, Pepsinum, Petroleum, Ginseng u.a.m.
Injectio Lymphatica EKF	Digitalis, Petroleum, Nodus lymphaticus u.a.m.
Iscucin-Viscum	Verschiedene Mistelextrakte
JUV 110	Viscum album u.a.m.
Karzinomnosochenpräparate (Heel): Carcinominum, Compositum, Carcinoma bronchium I, Carcinoma coli, Carcinoma hepatis, Carcinoma laryngis, Carcinoma mammae, Carcinoma uteri	„Fermente" aus verschiedenen Organen
Konstosin	Eisen, Ascorbinsäure (Vit. C), Arsenicum album, Viscum album u.a.m.
Lachemistol	Lachesistoxin, Viscum album
Lymphaden	Kombinationspräparat
Rabjuven	Kombinationspräparat
Regenaplex Tropfen	Kombinationspräparat
Spenglersan-Kolloid liquidum	Antigene, aus Bouillonkulturen gewonnene hochvirulenten Tuberkelstämmen
Stronglife	Kombinationspräparat
Stropheupas forte	Kombinationspräparat
Tumoglin	Kombinationspräparat
Wala-Präparate	Kombinationspräparat

V. Mikroorganismen und deren Stoffwechselprodukte oder deren Antigene enthaltende Präparate	
Jomol	Bakterienwandbestandteile aus Rhodococcus rhodochrous
Mutaflor	lebende Keime von Escherichia coli
Symbioflor-Präparate	steriles Autolysat von Escherichia coli und Streptococcus faecalis
VI. Varia	
Eisernes Mittel	Kombinationspräparat
Horvi-Schlangen-Reintoxine	Kombinationspräparat
Organ-Serum-Thymus	Kombinatinspräparat

Unabhängig von ihrer Zusammensetzung – pflanzlich, aus tierischen Organen und Geweben oder chemisch definiert – wird die Anwendung der meisten der genannten Präparate von den Anbietern zur Unterstützung einer konventionellen Tumortherapie empfohlen. Häufig wird eine Minderung der Nebenwirkungen von Chemo- und Radiotherapie angegeben (z.B. Mistelpräparate, Eleukokk, Faktor AF2, NeyTumorin etc.). Daneben soll durch unspezifische Aktivierung von Zellen der Immunabwehr und durch Stimulation der Ausschüttung von Zytokinen wie Interleukine und Tumornekrosefaktor (z.B. Eurixor) das Rezidiv- und Metastasierungsrisiko gesenkt werden. Teilweise soll sogar eine direkte Tumorhemmung durch Eingriff in den Stoffwechsel der Krebszellen (z.B. Polyerga, NeyTumorin) oder durch Anregung zur Differenzierung, d.h. Ausreifung, erfolgen.

Abgesehen davon, daß kontrollierte Studien, die diese Wirkungen zweifelsfrei belegen könnten, in den meisten Fällen fehlen, können bei unsachgemäßer Anwendung auch verschiedene, evtl. schwerwiegende Nebenwirkungen resultieren, am häufigsten allergische Reaktionen durch die körperfremde Eiweiße, besonders bei den Präparaten aus Organen und Organbestandteilen, aber auch Fieber und Kopfschmerzen.

Darüber hinaus ist weitgehend unklar, welche immunologischen Veränderungen im einzelnen ausgelöst werden und ob und wie diese das Krankheitsgeschehen beeinflussen können. Da auch bei den derzeit intensiv naturwissenschaftlich untersuchten Formen der Immuntherapie mit definierten Einzelsubstanzen, z.B. mit Interferonen, Interleukinen oder Tumornekrosefaktoren, die Effekte komplex und in ihren Wirkungen – positiv wie negativ – bei weitem noch nicht vollständig verstanden sind, muß dies erst recht bei der Verabreichung von unstandardisierten Substanzgemischen der Fall sein, deren Wirkungen im Organismus kaum nachvollzogen werden können.

Da grundsätzlich jedes Medikament unerwünschte Wirkungen verursacht, muß vor der Einnahme solcher alternativer „Heilmittel" gewarnt werden, liegen doch für diese Substanzen keine sorgfältigen Untersuchungen bezüglich unerwünschter Wirkungen vor.

Ernährung

Es wurden bisher ca. 50 verschiedene „Krebsdiäten" beschrieben, die in die folgenden Untergruppen aufgeteilt werden können:

- Heilfasten,
- Säfte: besonders Rote-Bete-Saft (oder Randensaft), Kuren; besonders nach Breuss,
- Rohkost-Diäten, vegetarische, vollwertige Kost,
- spezielle Diäten, z.B. Öl-Eiweißkost nach Budwig, Hay'sche Trennkost, „makrobiotische" Diäten.

Einige dieser Diäten versprechen den Patienten eine Heilung ohne Beiziehung einer medizinischen Behandlung.

> Gegen das Einhalten einer ausgeglichenen Diät ist nichts einzuwenden – gefährlich für jeden Tumorpatienten können jedoch Langzeitfasten oder einseitige Diäten sein.

Die Schweizerische Krebsliga hat das Thema „Krebs und Ernährung" in einer übersichtlichen Broschüre dargestellt, zu Händen von solchen Kranken, die durch das Befolgen von Ernährungsvorschriften selbst aktiv etwas für ihre Gesundheit tun wollen. Auch die Deutsche Gesellschaft für Ernährung gibt Richtlinien heraus (Adressen s. Anhang). Einige Beispiele werden in Tabelle 13.2 leicht gekürzt wiedergegeben.

Andere Methoden

Neben Handauflegen, magnetischen Behandlungen, Telepathie etc. hat heute wahrscheinlich die Simonton-Methode (Visualisierung) die meisten Anhänger. Sie besteht darin, daß die Patienten sich intensiv auf die Zerstörung der Krebszellen in ihrem Körper durch die weißen Blutzellen konzentrieren. Wissenschaftliche Beweise für die Wirksamkeit dieser Methode liegen bis heute nicht vor.

Verbreitung der unbewiesenen Methoden unter Tumorpatienten und Pflegenden

Die Tumorkrankheiten nehmen sowohl im öffentlichen Bewußtsein als auch in der medizinischen Praxis und Klinik eine Sonderstellung ein. „Krebs" ist für die meisten Menschen keine Krankheit wie jede andere. Sie ist mit Phantasien und Vorstellungen behaftet, die sich von denen, die z.B. die Begriffe Tuberkulose oder Herzinfarkt umgeben, stark unterscheiden. Die Emotionen

Tabelle 13.2. Verschiedene Gruppen der sog. „Krebsdiäten"

Gruppe	Vertreter	Behauptete angebliche Wirkung/Durchführung
Heilfasten	Kapferer, Bauer, Buchinger u.a.	– bei allen chronischen Krankheiten zur Entschlackung und zur Steigerung der Abwehrkräfte – durch die entspeichernde und reinigende Wirkung als Krebsprophylaxe geeignet
Saft und eiweißarme Kuren	Schroth, Brandt, Breuss, Wendt u.a. Diese Vertreter sind von der Idee ausgegangen, daß eine Heilfastenkur gefährlich werden kann; sie haben ihre „Diäten" daher „gemildert"	*Beispiel-Breuss:* – Krebs entsteht durch lokale Blutverarmung infolge chronischen Drucks (zuviel solide Speise im Magen usw.) – Krebs lebt von festen Speisen; Menschen können allein mit Gemüsesäften auskommen *Durchführung der Krebskur:* Dauer 42 Tage – Man trinkt ca. 1 l Gemüsesaftmischung nach Breuss pro Tag. – Je nach Tumorart ist ein bestimmter Tee zu trinken. – Bei Leukämien muß durch Selbstsuggestion das seelische Übel behandelt werden. – Die Wohnung muß mit Weihrauch entgiftet werden. – Das Bett darf nicht auf Wasseradern stehen.
Rohkostdiäten	Burger, Kousmine, Waerland, Günter, Wigmore u.a.	*Beispiel Kousmine* (für alle degenerative Erkrankungen): – Krebs ist eine mögliche Abwehrreaktion der Zellen gegen äußere Einflüsse – einer allgergieähnliche Reaktion. – Durch eine Fehlfunktion der Darmwand, sollen die im Körper eintretenden Keime und Gifte von dem Tumor aufgefangen und vernichtet werden. Sobald die Darmwand durch die Diät saniert ist, braucht der Körper den Tumor nicht mehr als Abwehrorgan. *Durchführung:* – Zu Beginn 3 Tage mit Obstsäften fasten. – Danach an die Richtlinien der „vitalstoffreichen" Ernährung halten (Getreide/Rohkost/Fleischfrei). – Die Diät mit Einläufen aus Kamillentee und Sonnenblumenöl unterstützen.
Vegetarische, vollwertige Kostformen	Zabel, Anemüller, Gerson u.a.	Basiert auf Warburgs Theorie: „Krebs ist eine Allgemeinerkrankung aufgrund von Stoffwechselstörungen!" *Beispiel Gerson:* – Das Natrium-Kalium-Gleichgewicht des Körpers soll beeinflußt werden. Ein normaler Stoffwechsel wird erreicht. *Durchführung:* – Salzfrei. – Besteht v.a. aus Säften, rohen Früchten, Salaten, gekochtem Gemüse, Hafer, salzlosem Roggenbrot. Frischer Kalbslebersaft wird als Ergänzung getrunken. – Entgiftung des Körpers durch Einläufe. – Anregung der Verdauung durch künstlichen Magensaft.

Gruppe	Vertreter	Behauptete angebliche Wirkung/Durchführung
Spezielle Kuren und Diäten	Grüninger, Seeger, Iweman, Budwig u.a.	Im günstigsten Fall kann das Krebsleiden geheilt werden! *Beispiel Seeger:* Rote-Bete-(Randen-)Kur Der Krebs ist ausgelöst durch einen irreversiblen Prozeß des Zellatmungsferments aus den Mitochondrien. – Krebszellen zeigen einen anaeroben Stoffwechsel auf; durch Substanzen aus den roten Beten hat man eine Ersatzkette für diese Zellatmungsferment. *Durchführung:* – Randen essen wird als Substitutionstherapie betrachtet. – Man sollte lebenslänglich 1–2 kg, zerkleinerte, rohe Rote Bete (Randen) pro Tag essen (oder 3–6 dl Saft trinken)
Eigenständige Medizinkonzepte	Anthroposophische Heilkunde, Milchsäuretherapie, Erde-Wasser-Element-Theorie; Steiner, Kuhl, Kappeler	*Beispiel Kuhl* – Milchsäurekost: – Basiert auf Warburgs Theorie, daß die Gärung in den Zellen (Sauerstoffmangel) für das Tumorwachsum verantwortlich ist. *Durchführung:* – Laktovegetabil, d.h. aus Milch und Milchprodukten, Gemüse und Obst bestehende Kost, enthält einen Überschuß an basischen Stoffen – Fettarm ernähren; keine tierischen Fette außer Sauerrahmbutter. – Verbot von Zucker, Honig und allen gesüßten Lebensmitteln und von entwerteten Stärkeprodukten.

und Bilder, die die Krankheit Krebs sowohl bei dem, der von ihr spricht, als auch bei dem, der von ihr betroffen ist, hervorruft, sind in der Regel dieselben, die mit der inneren Vorstellung des Tieres Krebs verbunden sind:

Krebse sind Nachttiere, meist in unsichtbaren Tiefen lebend, sich in unkoordiniertem, unberechenbarem „Krebsgang" räumlich verschiebend, durch harte Schalen vor Angriffen geschützt, weitgehend unverwundbar. Sie sind aggressiv, jagen ihr Opfer mit starrem, durchdringendem Blick, lassen denjenigen, den sie gepackt haben, nicht mehr los, verursachen Schmerzen, sind unbarmherzig und verschlingend. In Verfolgung ihrer eigenen Ziele des Wachstums und der Vermehrung ihrer primitiven, seelenlosen und unzerstörbaren Substanz, fordern sie ihre Opfer, die von ihnen schließlich ohne Vorwarnung und ohne daß ein Entrinnen noch möglich wäre, aufgefressen werden (nach Meerwein 1981).

Dieses unheimliche und mystische Bild, das wir alle von den Krebskrankheiten haben, mag ein Grund dafür sein, daß wir zu „mystischen" Behandlungen greifen. Ein weiterer Grund ist wohl darin zu sehen, daß die Medien die (oft sehr ausgeprägten) unerwünschten Wirkungen der schulmedizinischen Behandlungen hervorheben – häufig ohne die Therapieerfolge zu erwähnen – und sie der guten Verträglichkeit der alternativen Methoden gegenüberstellen, wobei von letzteren ebenso geflissentlich die Mißerfolge und Nebenerscheinungen verschwiegen werden.

Der im Verlauf einer Krebstherapie plötzlich geäußerte Wunsch eines Patienten nach einer alternativen Behandlung kann bedeuten, daß dieser Patient nicht mehr genügend Vertrauen zu seinem Arzt hat. Es ist wichtig, dies zu wissen und mit einem solchen Kranken die Motivation für seine Hinwendung zur Alternativmedizin abzuklären. Oft steckt dahinter auch der verständliche Wunsch, selbst etwas zum Heilungsprozeß beizutragen. Ein derartiger aktiver Beitrag zur Therapie kann – je nach Einstellung des Patienten – durchaus in der Anwendung einer Alternativbehandlung bestehen, z.B. „vollwertige Diät" oder auch Mistelinjektionen. Es gelten jedoch dafür die weiter unten genannten Voraussetzungen.

Weil die Überzeugung „Krebs ist unheilbar" tief im allgemeinen Bewußtsein verwurzelt ist, glauben Tumorpatienten und ihre Angehörigen, daß „man ja doch nichts machen könne" und daß deshalb in dieser Verzweiflung und Hilflosigkeit jede Außenseitermethode versucht werden kann und soll. Sicher spielt auch die allgemein feststellbare Abkehr von der als übertrieben empfundenen Technisierung und Wissenschaftlichkeit unserer Zeit eine Rolle. Auch Ärzte und Pflegende sind von diesen Emotionen nicht ausgeschlossen.

Zur Feststellung der Verbreitung ***alternativmedizinischer*** Verfahren bei Tumorpatienten wurden in den letzten Jahren verschiedene Umfragen in der Schweiz und in Österreich (Zürich, St. Gallen, Graz, Basel) durchgeführt. Sie ergaben alle dasselbe Bild:

Mehr als die Hälfte der Krebspatienten wendet früher oder später Präparate und Methoden mit unbewiesener Wirksamkeit an.

Zwei von drei Tumorpatienten setzen sich mit unbewiesenen Methoden auseinander, die meisten von ihnen wenden sie an, meist neben der (und zusätzlich zur) schulmedizinischen Behandlung. Ärzte und Pflegende sind mit der Problematik der Anwendung von alternativen Methoden häufig konfrontiert. Doch ist das konkrete Wissen über angebliche Wirkung, unerwünschte Wirkung und Ablauf mangelhaft.

Anläßlich zweier onkologischer Fortbildungsveranstaltungen wurden Pflegende aus Zürich und Luzern gebeten, zu über 100 Mitteln und Methoden der Alternativmedizin anzugeben, ob sie von diesen Mitteln/Methoden einmal gehört haben, ob sie Krebspatienten kennen, die eine dieser Methoden angewandt haben und ob sie sich selbst darüber speziell informiert haben. Von den 63 befragten Pflegenden hatten sich 65% mit keiner Methode näher auseinandergesetzt. Mehr als die Hälfte gab an, von 6–15 Methoden etwas gehört zu haben. Fast 80% von ihnen kannten Patienten, die eine oder mehrere Alternativmethoden angewendet haben. Die meisten Kenntnisse hatten die Pflegenden über die Fußreflexzonenmassage, die Mistelpräparate, die Akupunktur, die aktive Imaginationstherapie nach Simonton und das Heilfasten (S. P. Hauser).

Die Pflegenden im Spannungsfeld zwischen Schulmedizin und unbewiesenen Methoden

Die Betreuer eines Tumorkranken – und dies gilt für Ärzte, Pflegepersonal und Sozialarbeiter – sollen ihm und evtl. seinen Angehörigen zu Fragen der Alternativmedizin neutral und informativ Auskunft geben. Das Ziel ist, dem Patienten und seiner Familie zu helfen, eine gute, überlegte Entscheidung zu treffen. Oft empfiehlt es sich, dieses Thema spontan zur Sprache zu bringen, damit der Patient sich von seinen Betreuern verstanden fühlt und kein Vesteckspiel treiben muß, wenn er eine nichtschulmedizinische Behandlung anwenden möchte. Er soll deswegen weder Schuldgefühle haben müssen noch sich lächerlich vorkommen. Auf diese Weise kann er auch vor unsinnigen oder schädlichen Methoden geschützt werden. Jede Situation muß individuell betrachtet werden. Man sollte herausfinden, was der Patient von der unbewiesenen Methode erwartet (kurative Resultate, Linderung usw.) Falls der Vorschlag von seiten der Familie kommt, sollte man fragen, ob dies schon mit dem Patienten besprochen worden ist und was die Familie von der unbewiesenen Methode erwartet.

Dem Tumorpatienten sollte Verständnis entgegengebracht werden, wenn er unkonventionelle Behandlungsweisen in Betracht zieht. Die Pflegenden sollten ihn beraten und ggf. den Arzt einschalten, jedoch nicht von sich aus und ohne Rücksprache mit dem behandelnden Arzt zu unbewiesenen Therapiemethoden raten oder solche sogar anwenden. Eigene Einstellungen und Überzeugungen könnten die Patienten falsch beeinflussen und verunsichern. Eine zu starke, negative Reaktion könnte die Offenheit des Patienten für weitere Gespräche blockieren.

Wichtig ist die Information des Patienten über die von ihm angestrebte Alternativmethode. Eine wertvolle Quelle stellt die von der Schweizerischen Gesellschaft für Onkologie und der Schweizerischen Krebsliga herausgegebene Dokumentation dar, die kostenlos beim Sekretariat der Schweizerischen Krebsliga in Bern erhältlich ist (Beschreibung – in Form von Merkblättern – der unbewiesenen Methoden und Heilmittel von der „Studiengruppe über Methoden mit unbewiesener Wirkung in der Onkologie"; Adresse s. Anhang).

In gewissen Situationen kann jedoch die Anwendung einer alternativen Behandlung verantwortet werden. Voraussetzung dafür ist grundsätzlich der Wunsch des Tumorpatienten nach solchen Maßnahmen. Ein auf naturwissenschaftlicher Basis stehender Arzt oder solche Pflegende dürfen u.E. nie z.B. eine Mistelkur oder eine Akupunktur etc. als alleinige Krebstherapie vorschlagen (Ausnahmen s. weiter unten).

Zeigt der Patient eine Neigung zu einer alternativmedizinischen Behandlung, d.h. fragt er danach oder bringt er z.B. entsprechende Präparate ins Krankenhaus mit, ist deren Anwendung in bestimmten Situationen im Einzelfall vertretbar:

- parallel zu einer Chemo-, Hormon- oder Radiotherapie, d.h. als unterstützende Maßnahme, mit Wissen und Einverständnis des behandelnden Arztes;
- bei schulmedizinisch nicht therapierbaren oder ausbehandelten, präterminalen oder terminalen Patienten.

- bei durch Schulmedizin (Operation, Strahlen- oder Chemotherapie) geheilten Patienten, die aus Angst vor einem Rezidiv unbedingt eine weitere Behandlung verlangen.

In jedem Fall muß ein ausführliches Gespräch mit dem Patienten über den Stellenwert der von ihm gewünschten Alternativmethode geführt werden. In diesen Situationen ist darauf zu achten, daß die gewählte unbewiesene Methode den Zustand des Krebspatienten nicht verschlechtern kann, was z.B. bei einseitigen Diäten möglich wäre.

Ein gleich guter Effekt kann bei vielen Patienten auch durch altbewährte Hausmittel außerhalb eines mystischen Heilsystems erreicht werden, z.B. durch Kräutertees, lokale Kompressen, hochkalorische Nahrung etc. Mit solchen Mitteln können die Pflegenden mit Geschick und Einfühlsamkeit viel zum Wohlbefinden der Tumorpatienten beitragen.

Aspekte der Psychoonkologie

14 Aufgaben und Einrichtungen der Psychoonkologie

R. Schwarz, E. Hornburg

Im selben Maße, wie die Zahl der Krebskranken anwächst, die wirksam behandelbar sind, nimmt die Zahl derer zu, deren Erkrankung in ein chronisches Stadium einmündet und die infolgedessen oft langwierige, psychisch und physisch belastende Therapien auf sich nehmen müssen. Der Verlängerung der Überlebenszeit steht häufig eine Einbuße an Lebensqualität gegenüber mit einer erhöhten psychosozialen Krankheitsanfälligkeit, die ihrerseits vielfältige supportive Behandlungsmaßnahmen erfordert.

Die offensichtliche Notlage der Erkrankten und deren Angehörigen zu lindern, erschien ein Gebot der Menschlichkeit und wurde erklärtes Ziel der vor ca. 15 Jahren gegründeten psychoonkologischen Modelleinrichtungen. Die Diskrepanz zwischen den persönlichen Katastrophen, die mit einer Krebsdiagnose verbunden sind, und den begrenzten mitmenschlichen Hilfsmöglichkeiten im Klinikalltag begründete das ursprüngliche Anforderungsprofil an den psychoonkologischen Dienst, der in der Tradition von Fürsorge und Seelsorge gesehen wurde und noch wird, und an die Pädagogik da, wo Fortbildungen, z.B. für Pflegende und Laienhelfer, gewünscht werden.

Im stationären Bereich entstand im Laufe der Zeit ein stark in Anspruch genommenes charakteristisches Angebot:

- Sozial- und Rehabilitationsberatung,
- Krisenintervention in Einzel- und Familiengesprächen,
- Entspannungstherapie und kreative Behandlungsansätze,
- Einzel-, Familien- und Gruppenpsychotherapie,
- Sterbebegleitung,
- gemeinsame klinische Visite, Teambesprechungen, Supervision,
- Förderung von Selbsthilfeinitiativen und Laienengagement,
- Angehörigenberatung etc.

Trotz der hohen Akzeptanz psychosozialer Dienste und deren Schlüsselstellung im Bereich Nachsorge und Rehabilitation bleiben diese Angebote z.Z. auf einige onkologische Zentren beschränkt.

Dabei liegt die Verantwortung für die allgemeine psychosoziale Betreuung zunächst bei den Berufsgruppen, denen Behandlung und Pflege der Patienten obliegt. Bei besonderen sozialen und seelischen Notlagen, mangelnder psychosozialer Kompetenz bei Ärzten und Pflegenden oder bei deren emotionaler und zeitlicher Überlastung sind zusätzlich fachpsychoonkologische Dienste erforderlich – psychoonkologisch weitergebildete Ärzte oder Psychologen, Sozialarbeiter und auch Pflegende –, deren Aufgabe neben der Patientenbetreuung auch in der Unterstützung und Weiterqualifizierung der primär in der Versorgung Tätigen besteht.

Primäres auf die Patienten bezogenes Ziel aller Betreuung muß sein, die Belastung durch Krankheit und Behandlung lindern zu helfen, d.h. die Auseinandersetzung des Kranken mit der neuen Lebenssituation unterstützend zu begleiten.

Weiterführende Literatur

Kübler-Ross E (1971) Interviews mit Sterbenden. Kreuz, Stuttgart
Meerwein F (1981) Einführung in die Psychoonkologie. Huber, Bern
Schwarz R, Bernhard J, Flechtner M et al. (1991) Lebensqualität in der Onkologie. Zuckschwerdt, München Bern Wien San Francisco
Sontag S (1978) Krankheit als Metapher. Hanser, München Wien

15 Bewältigungsstrategien (Coping) bei Tumorerkrankungen

R. Schwarz, E. Hornburg

Inhaltsverzeichnis

Definition und Problematisierung des Begriffs

„Den Krebs besiegen" – ***„Coping with Cancer"*** – nannte der Pionier der psychosozialen Krebsforschung, Avery D. Weisman, sein Buch, das die Auseinandersetzung Krebskranker mit ihrem Leiden beschreibt. „Coping", übersetzt als *bewältigen, beherrschen, meistern, besiegen,* umreißt hier ein Programm, das mehr einem Vorsatz als einer realistischen Möglichkeit gleicht. Angesichts der Tatsache, daß die Ursachen von Krebserkrankungen immer noch nur unvollständig bekannt sind, stellen vielfach Früherkennung und Frühbehandlung die einzigen echten Heilungschancen dar, so daß von wirklichem Besiegen kaum gesprochen werden kann. Allerdings ist jeder organische Krankheitsprozeß – bei Krebs gilt dies wegen der Unkalkulierbarkeit des Verlaufs besonders – begleitet von seelischen und sozialen Beeinträchtigungen, die ebenfalls verarbeitet und überwunden werden müssen. Mit „Coping" meint Weisman dann auch eher die Auseinandersetzung mit diesen psychosozialen Krankheitsfolgen – also:

- Wie versuchen Menschen unter schweren Belastungen ihre seelische Gesundheit und soziale Balance zu erhalten oder wieder herzustellen?
- Wovon hängen Erfolg oder Mißerfolg dieser Bemühungen ab?

Es geht also einerseits um die äußere, besonders aber um die innere Realität „Krebs", um die bedrohlichen, schrecklichen Bilder und um die individuell oft zusätzlich krankmachenden Vorstellungen von dieser Krankheit – vielleicht als Strafe, als Todesurteil, als Unrecht – begleitet von Siechtum, Schmerz und Abhängigkeit.

In diesem Sinne spricht die selbst betroffene amerikanische Schriftstellerin Susan Sontag von der Metapher, dem Sinnbild Krebs: „... und daß die ehrlichste Weise, sich mit ihr auseinanderzusetzen – und die gesündeste Weise, krank zu sein, darin besteht, sich soweit wie möglich vom metaphorischen Denken zu lösen, ihm größtmöglichen Widerstand entgegenzusetzen" (Sontag 1978).

Zusammenfassend ließe sich „Coping" definieren als ein Problemlösungsprozeß, der auf Belastungsverminderung abzielt, durch Änderung der bedrohlichen Situation, der inneren Einstellung zu der Bedrohung, ggf. auch durch Eingehen von Kompromissen, um größtmögliche emotionale Stabilität wiederzugewinnen.

Belastende Lebensereignisse, „Streß"

Lange Zeit wurden Belastungen gleichgesetzt mit Krankheit, d.h. je stärker der Streß, um so schlechter das Befinden. Die Streßforschung verfuhr nach dem Vorbild der mechanischen Materialprüfung, bei der z.B. die Stabilität von Werkstücken unter Spannung (Streß) getestet wird. Übertragen auf den Menschen gilt Streß als Gefährdung eines inneren Gleichgewichts, dem der Organismus allerdings Regulationsmechanismen entgegensetzt. Krankheit wäre dann vielmehr Resultat einer Überforderung der regulativen Kräfte und erst in zweiter Linie Funktion der Belastung; denn diese ist bis zu einem gewissen Grade sogar für die seelische und körperliche Gesundheit erforderlich. Zur Unterscheidung zwischen gesunderhaltender und krankmachender Wirkung wurden die Begriffe Eustreß und Disstreß eingeführt.

Im Gegensatz zu einem Werkstück kann sich der Mensch also auf Belastungen einstellen, ihnen ausweichen, Widerstand entgegensetzen, sie verändern. Wir wissen, daß Menschen in vergleichbaren Situationen unterschiedlich reagieren. Diese Verschiedenheit hängt ab von der unterschiedlichen Art und Weise, Belastungen wahrzunehmen, ihnen begegnen zu können und von den zur Verfügung stehenden Hilfsquellen. Um in der Lage zu sein, einem unter Belastung stehenden kranken Menschen beizustehen, brauchen wir somit Informationen über seine Verhaltensweisen, seine Fähigkeiten im Umgang mit anderen und sein soziales Netz, das im Krankheitsfall mitmenschliche und materielle Unterstützung leisten kann.

Krebs als Krise

Die Erkrankung an einem Krebsleiden bedeutet für die meisten Menschen eine existenzielle Erschütterung, die ihr Anpassungsvermögen zumindest kurzfristig übersteigt und eine krisenhafte Entwicklung einleitet. Im Gegensatz zu biographisch vorauszusehenden, entwicklungsbedingten Krisen sprechen wir hier von einer traumatischen Krise als einer Ausnahmesituation mit folgenden Charakteristika:

- Das Ereignis trifft meist unerwartet auf einen unzureichend vorbereiteten Menschen.
- Die körperliche, seelische und soziale Existenz erscheint in Gefahr.
- Über den Fortgang besteht Ungewißheit, da verläßliche Orientierungshilfen und Vorerfahrungen fehlen.
- Bewährte Methoden der Konfliktlösung greifen nicht.
- Die Grenzen des individuellen Anpassungsvermögens sind erreicht oder überschritten.
- Der Handlungsspielraum ist gering.
- Fluchtmöglichkeiten sind eingeschränkt.

Selbst wenn Tumorerkrankungen typische Auslöser von traumatischen Krisen darstellen, ist das Erleben doch stark gefärbt von persönlichen Vorerfahrungen, von der Stellung des Betroffenen im Lebenszyklus und von möglichen entwicklungsbedingten Lebensveränderungskrisen. So wird der Jugendliche, der in Ablösung vom Elternhaus begriffen ist, durch die Krankheit in eine erneut auflebende Abhängigkeit geraten. Der 40jährige, der in einem Rückblick auf seine Lebensgeschichte ohnehin gerade versäumten Gelegenheiten, „dem ungelebten Leben“, nachtrauert, befindet sich in einer anderen Situation als ein beruflich Erfolgreicher, der mit der Sicherung des Erreichten befaßt ist oder als der 60- bis 70jährige, der ohnehin gezwungen ist, sich mit Problemen des Alterns auseinanderzusetzen.

Unsere Sicht des Patienten darf also nicht auf seine Krankheit verengt bleiben. Neben sozialen und lebensgeschichtlichen Charakteristika besitzt jeder Mensch Persönlichkeitsanteile, die aufgrund früherer Erfahrungen mehr oder weniger brüchig sind, wo Aufgaben der psychologischen Entwicklung unvollständig gelöst sind. Daraus resultieren Stärken oder Schwächen, die in einer aktuellen Krisenlage richtungweisend sein können und die das Handeln steuern im Sinne einer produktiven Weiterentwicklung, aber auch eines unschlüssigen Verharrens oder eines Rückgriffs („Regression“) auf kindliche Verhaltensweisen.

Dieser komplexe Hintergrund, gebildet durch die Art der Erkrankung, die soziale und persönliche Situation und die jeweils speziellen Lebenserfahrungen, stellt bei Krebspatienten die Basis für das Erleben der Folgeprobleme durch die Behandlungsmaßnahmen und den Krankheitsverlauf dar.

Phasen und Formen der Bewältigung

Trotz aller individueller Unterschiede haben sich eine Reihe von Reaktionsweisen herauskristallisiert, die als Schritte (Phasen) auf dem Wege zur Bewältigung gelten können. Vielen Phasenmodellen liegt das 4-Stadien-Modell zugrunde, in das Cullberg den Krisenverlauf allgemein eingeteilt hat.

Krisenverlauf nach Cullberg

Cullberg hat den Krisenverlauf in 4 Phasen eingeteilt:

1. Phase:	Schockphase
2. Phase:	Reaktionsphase
3. Phase:	Bearbeitungsphase
4. Phase:	Phase der Neuorientierung

Die initiale ***Schockphase*** stellt einen Ausnahmezustand dar, in dem die Wirklichkeit kaum wahrgenommen werden kann. In dieser Zeit besteht eine eingeschränkte Merkfähigkeit, woran besonders zu denken ist, wenn wichtige Informationen vermittelt werden sollen (s. Kap. 18). Wir können nicht damit rechnen, daß die Patienten sich an solche Mitteilungen später korrekt erinnern. Deshalb hat es sich als nützlich erwiesen, bei Situationen, deren Bedrohlichkeit vorhersehbar ist, eine Begleitperson hinzuzuziehen.

Die besonders schmerzhaft erlebte ***Reaktionsphase*** folgt auf die schließlich unvermeidbare Konfrontation mit der Realität und spiegelt die damit verbundenen Gefühle wider.

Der Übergang zur dritten, der ***Bearbeitungsphase,*** ist sehr anfällig für Verzögerungen auf dem Weg zum inneren Gleichgewicht; die Erstarrung in Depression aus Unfähigkeit zur Trauer, aus unüberwindbar erscheinenden Verletzungen und Kränkungen oder nicht verwundenen Verlusten erfordert nicht selten psychotherapeutische Unterstützung.

Ziel dieses inneren Prozesses ist es, eine ***Neuorientierung*** zu erreichen – mit veränderten Sinnfindungen und neuen Zielvorstellungen, was auch angesichts lebensbedrohlicher Erkrankungen möglich ist. Falls Bearbeitung und Neuorientierung nicht gelingen, steigert sich die Krise bis hin zu depressiven Entwicklungen.

Während bei akuten, einmaligen Krisen eine Überwindung des Traumas, ja sogar eine produktive Neuorientierung möglich erscheint, muß bei Tumorpatienten mit größeren Schwierigkeiten gerechnet werden; insbesondere dann, wenn keine Heilungschancen bestehen, sind chronische Verläufe vorauszusehen. Selbst der „geheilte" Patient lebt unter dem Stigma „Krebs" permanent in einem Zustand gesteigerter Verwundbarkeit. Er hat das Urvertrauen zu seinem Körper verloren und kämpft oft in hypochondrischer Weise mit immer wieder aufflackernden Krankheitsängsten. Die Merkmale von „krebstypischen" Krisen und darauf abgestimmten Interventionsmöglichkeiten sind in den Tabellen 15.1 und 15.2 zusammengestellt.

Vereinfacht gesehen begegnen uns 2 Typen von Krisenverläufen:
Viele traumatische Krisen zeichnen sich aus durch ein offenes Reaktionsmuster mit Erregungszuständen, Verwirrtheit, Angstattacken und hysterisch anmutenden oder aggressiven Durchbrüchen. Verläufe dieser Art sind zwar im Augenblick sehr spektakulär und auch beunruhigend, schaffen langfristig jedoch bessere Voraussetzungen für eine Konfliktbearbeitung.

Tabelle 15.1. Krisenmerkmale

Allgemein	Krebstypisch	Chronifizierung
Unerwartetes, traumatisches Ereignis	Serie von Traumata	Fortbestehen der Belastung
Gefahr für soziale, physische und psychische Existenz	Latente Angst vor Rezidiven	Selbstzerstörerisches „Coping“
Keine bewährten Verhaltensweisen verfügbar	Kontrollverlust, keine völlige Wiederherstellung	Sekundärer Krankheitsgewinn
Konfrontation unausweichlich	Metapher „Krebs“	

Tabelle 15.2. Interventionsebenen während des Krisenverlaufs. (Nach Cullberg)

Phase	Seelisch	Sozial	Körperlich
Schock	Katharsis, Regression zur Entlastung und Erholung	Gegenwart des Betreuers	Kurzfristige Medikation
Reaktion	„Dosierte Konfrontation“ Eigenaktivität fördern Informieren	Soziale Beziehungen stärken zu Famlie, Freunden, Betreuern, Selbsthilfe	Funktionelle Entspannung (Jacobson)
Bearbeitung	Reflexion der Krisenreaktion, Trauerarbeit begleiten, verbliebene und neue Befriedigungsmöglichkeiten herausarbeiten	Sozialberatung, Familienberatung	Anschlußheilbehandlung, Rehabilitation
Neuorientierung	Gesprächskontakt halten, ggf. Psychotherapie	Rehabilitation	Medizinische Nachsorge, Nachbetreuung

Die offensiven, dramatisch anmutenden Ausbrüche führen zu einer inneren Entlastung, einer Katharsis. Indem auf diese Weise Krankheit und Krankheitsfolgen in den weiteren Lebensentwurf integriert, werden können, entstehen bessere Voraussetzungen für eine Neuorientierung *(einbeziehender oder integrierender Bewältigungsstil).*

Die „stumme“ oder „stille“ Krise entwickelt sich demgegebenüber unbemerkt. Der Patient erscheint teilnahmslos, depressiv, gelähmt; vielleicht äußert er verdeckt Suizidgedanken: Von dem inneren Aufruhr dringt nichts nach außen, im Gegenteil herrscht eine katatonieähnliche Starre, die als Versuch zu verstehen ist, sich selber von der Katastrophe „Krebs" abzuschotten, den gesamten Vorstellungskomplex zu isolieren. Im Falle der stummen Krise mit *isolierendem oder angrenzendem Bewältigungsstil* droht eine chronische Entwicklung, v.a. wenn die auslösende Belastung fortbesteht und wenn ein hoher „sekundärer Krankheitsgewinn" in Aussicht steht.

Manche Patienten erlangen durch die Krankenrolle unangemessene, die Abhängigkeit eher verstärkende Entlastung von Verpflichtungen oder greifen zu letztlich selbstschädigenden Kompensationsversuchen mit Medikamenten, Drogen, Alkohol etc. Patienten in einer chronischen Krise sind in Gefahr, sich aufzugeben und abzukapseln; sie sind oft voller Verbitterung und unausgesprochener Ressentiments. Komplizierend kommen funktionelle körperliche Störungen hinzu wie Kreislaufbeschwerden, Appetit- und Schlaflosigkeit, Schmerzen oder große Schmerzempfindlichkeit und hypochondrische Symptome.

Patienten in einer chronischen Krise stellen große Anforderungen an die Behandelnden und Pflegenden. Neben der objektiven Schwierigkeit im Umgang mit ihnen provozieren sie Ärger und Ablehnung bei Betreuern und Angehörigen – Gefühle, die sich diese meist nicht eingestehen mögen, die aber dennoch ein schlechtes Gewissen verursachen.

Auf der Basis von Cullbergs Krisenmodell sind verschiedene Phasenschemata entstanden, um den Verlauf der Auseinandersetzung mit seelischen Erschütterungen anhand beobachtbarer psychischer Phänomene zu beschreiben.

„Psychosoziales Staging" nach Weisman

Das Modell von A. D. Weisman („psychosoziales Staging") ist ergänzend zur klinischen Stadieneinteilung einer Tumorerkrankung gedacht und formuliert spezifische Bewältigungsaufgaben.

Krisenmodell nach Weisman:

1. Phase:	Existentielle Bedrohung
2. Phase:	Anpassung und Streßreduktion
3. Phase:	Progression der Erkrankung
4. Phase:	Präterminales und terminales Stadium

Die erste Krankheitsphase beginnt mit der Information über die Diagnose. Sie ist geprägt von einer akuten Belastungsspitze, dem Gefühl der massiven, ***existenziellen Bedrohung***. Dieser psychische Zustand hält etwa 3–4 Monate (ca. 100 Tage) an.

In einer anschließenden Phase der ***Anpassung und Streßreduktion*** sieht Weisman ein psychosoziales Pendant des onkologischen Geschehens, das sich jetzt in einer Plateauphase ohne massive Symptome befindet. Dementsprechend ist die Dauer kaum eingrenzbar; das Streßempfinden erscheint generell reduziert, und die Patienten können langsam zu ihrer Autonomie zurückfinden.

In das 3. Stadium, das der ***Progression***, tritt der Patient ein bei fortschreitender Krankheit durch Rezidiv oder Metastasierung. Diese Phase ist gekennzeichnet durch Verschlechterung des körperlichen Befindens, durch Abmagerung, Erschöpfung, Schmerzen; im seelischen Bereich spiegelt sie sich durch Angst, Depression und Verzweiflung wider.

In der 4. Krankheitsphase, dem ***präterminalen und terminalen Stadium***, lassen die körperlichen Kräfte rapide nach, und das Ende zeichnet sich ab.

Phasenmodell nach Kübler-Ross

Elisabeth Kübler-Ross nimmt in ihrem Phasenmodell keinen direkten Bezug auf das biologische Krankheitsgeschehen, sondern bezieht sich mehr auf die seelischen Prozesse, die das krankheitsbedingte Geschehen begleiten und die als psychische Bewältigungs- und Reaktionsformen verstanden werden können. Die zeitliche Reihenfolge stellt allerdings mehr eine Aufzählung regelmäßig beobachtbarer psychischer Phänomene dar, keinesfalls sind gesetzmäßig sich ablösende Entwicklungsschritte vorgegeben.

Phasen nach E. Kübler-Ross:

1. Nicht-wahrhaben-Wollen und Isolierung
2. Zorn
3. Verhandeln
4. Depression
5. Zustimmung

Die Phase der ***Verleugnung*** oder nach Kübler-Ross des Nicht-wahrhaben-Wollens und der Isolierung erlaubt es, die Wirklichkeit vom Bewußtsein fernzuhalten, bis der Patient im Zuge der Behandlung oder im Gespräch mit anderen sich zu einer langsamen Konfrontation mit der Realität bereit findet. Im Übergang beobachten wir nahezu regelmäßig einen Zustand zwischen Wissen und Nichtwissen („middle knowledge") als Zeichen für das Bedürfnis nach innerem und äußerem Interpretationsspielraum.

Was bedeutet die Verleugnung für den weiteren Behandlungsverlauf?

Der strikt verleugnende Patient (vgl. isolierender Bewältigungsstil) wird lange Zeit verstreichen lassen, bis er – eine wirksame Früherkennung vereitelnd – die krebsverdächtigen Symptome zur Kenntnis nimmt und abklären läßt. Im Hinblick auf die klinisch-onkologischen Erfordernisse ist mit selbstschädigendem Verhalten durch Therapieabbrüche oder Ablehnung von Behandlungsangeboten zu rechnen; entgegen weitverbreiteten Annahmen verweigern solche Patienten auch die sog. alternativen Therapiemethoden. Nachsorgeuntersuchungen werden nicht wahrgenommen, fallen ebenso der Verleugnung zum Opfer. Ein Verleugnen wirkt sich um so negativer aus, je mehr die aktive Mitarbeit des Patienten gefragt ist; in der passiv erlittenen Schocksituation der Diagnosemitteilung hat sie dagegen eine wichtige Schutzfunktion.

Wie sollen Pflegende und Ärzte mit der Verleugnung umgehen?
Die Versuchung, die anfänglich adaptive Verleugnung aufrechtzuerhalten, ist auch für die Betreuer sehr groß. Bietet doch der Patient eine Möglichkeit an, die alle Beteiligten belastende Krankheitsproblematik „zu vergessen". Da jedoch zu erwarten ist, daß der Patient die Verleugnung nicht lange durchhalten wird, und um eine spätere Enttäuschung über die „Unaufrichtigkeit" der Behandelnden und Pflegenden zu vermeiden, sollten diese um eine neutrale Unbestechlichkeit bemüht sein, die ihnen zwar erlaubt, illusionären Gedankenflügen der Patienten zu folgen, die sie aber nicht die Realität aus den Augen verlieren läßt. Der Patient kann die Verleugnung nur dann lockern, wenn er spürt, daß die Pflegenden und Ärzte bereit sind, auch über belastende Themen wie Behinderungen, Abhängigkeit und Sterben zu sprechen; d.h. der Patient kann im Schutz einer vertrauensvollen Beziehung von sich aus auf den Schutz der Verleugnung verzichten. Zu vermeiden ist auf jeden Fall, die Abwehr des Patienten durch wiederholte, forcierte Aufklärungsaktionen zu durchbrechen.

Wenn die Verleugnung brüchig geworden ist, setzen oft massive Aggressionen, Schuldzuschreibungen und Neidgefühle ein, die Kübler-Ross unter den Begriff „Zorn" zusammenfaßt. Ein literarisches Dokument dieser Entwicklungsstufe kennen wir von dem Autor Fritz Zorn, der diesen Affekt zu seinem Pseudonym gewählt hat und der dieses Gefühl durch den Buchtitel „Mars" (Gott des Krieges) in die nächste Potenz erhob.

Wut und Zorn finden v.a. in 2 Formen Ausdruck: in offener Weise durch aggressives Verhalten gegen alles und jeden oder verdeckt in einer mehr untergründigen Feindseligkeit. Dahinter steht die Angst, von persönlich wichtigen Menschen verlassen zu werden, und vor der inneren zerstörerischen Kraft, vergegenständlicht im Krebs.

Dieses Dilemma – gleichzeitig Angst und Aggression zu spüren – kann zu Kompromißbildungen führen, wie die allen bekannten Euthanasiewünsche.

In dieser Phase besteht die Gefahr, daß sich das Behandlungs- und Pflegeteam verärgert zurückzieht, den Patienten für undankbar hält und womöglich sogar mit verdeckten, unbewußten Racheaktionen antwortet. Beim Umgang mit solchen Patienten ist zu bedenken, daß es sich um eine Reaktionsweise handelt, die aus dem persönlichen Erleben der Krankheit zu verstehen ist. Dann wird das Mißverständnis weniger leicht aufkommen, daß der Zorn gegen Behandelnde und Pflegende persönlich gerichtet sei, die sich statt dessen eher als „Klagemauer" verstehen können und dadurch dem Patienten ermöglichen, Wut und Neid z.B. auf die Gesunden zu äußern.

Obwohl der Patient sich nun der Schwere seines Leidens und dessen Unheilbarkeit bewußt ist, versucht er dennoch, Aufschub zu erlangen; er will ***„verhandeln“***. Wenn er dieses oder jenes Opfer brächte, vielleicht würde ihn dann das Schicksal noch ein wenig verschonen. Solche „Opfer“ zeigen sich oft in der Hinwendung zu unbewiesenen Behandlungsmethoden, für die die Patienten bereit sind, große Summen aufzuwenden und Verzichtleistungen zu erbringen.

Depressive Symptome finden sich im gesamten Verlauf von Krebserkrankungen, sie sind gleichzeitig der Hintergrund des Verlusterlebens generell. Die Verdichtung auf eine Phase der Krankheitsauseinandersetzung durch Kübler-Ross entspricht am ehesten einer gewissen Akzentsetzung.

Die Depression des Krebskranken speist sich aus mehreren Quellen; so zweifeln viele Erkrankte an ihrem persönlichen Wert durch eine reale oder phantasierte Einbuße an körperlicher Attraktivität, an Selbständigkeit oder durch den Verlust ihrer sozialen Position. Gedanken werden lebendig an Versäumnisse der Vergangenheit; Trauer kommt auf über das so empfundene „ungelebte Leben“, oder es werden schmerzhaft erlebte Verluste aus der Vergangenheit erneut spürbar.

Von einem depressiven Erleben geprägt ist auch die Trauer in Erwartung eines drohenden Verlustes; der Patient nimmt Abschied von seinen Vorlieben, von seinen Sehnsüchten, von Menschen, die für ihn wichtig sind. Vor die Frage gestellt, weiterzukämpfen oder zu resignieren, neigen Patienten jetzt oft zum Aufgeben.

Die Pflegenden sollten hier ihrem Bedürfnis widerstehen, durch übertriebene Aktivität die eigene Hilflosigkeit angesichts eines sich vollziehenden Patientenschicksals bekämpfen zu wollen.

Ein zustimmendes ***Akzeptieren*** kommt zwar in wenigen Fällen vor, meist fürchten sich die Patienten aber und erwarten in trauriger Resignation das Ende, wobei die Gegenwart einer vertrauten Person eine große Hilfe ist.

Der unbestreitbare Wert der Beschreibung dieser seelischen Erscheinungen durch Kübler-Ross liegt in der Verstehenshilfe für die seelische Not der Krebspatienten, die sich in vielfältiger Weise ausdrücken kann. Eine feste, regelhafte Abfolge von Entwicklungsschritten, die jeder Mensch auf dem Wege zu seinem Ende durchlaufen muß, gibt es jedoch nicht.

Zusammenfassung der grundlegenden Bewältigungseinstellungen

Obwohl gerade im onkologischen Krankheitsgeschehen sehr viele verschiedene Belastungsfaktoren wirken und unterschiedliche Anpassungsanforderungen an den Patienten stellen, lassen sich dennoch einige übergeordnete Prinzipien aufzeigen. Allgemein gesehen ist im Zusammenhang mit einem lebensbedrohlichen Ereignis zweierlei zu gewährleisten:

- die Sicherung der persönlichen Existenz und
- die Aufrechterhaltung eines inneren, seelischen Gleichgewichts.

Unter einem inneren Gleichgewicht verstehen wir die relative Stabilität von Selbstwert, Selbständigkeit, Autonomie und Sicherheitsgefühl auch in bedrohlichen Situationen. Dabei sind verschiedene Haltungen denkbar: Kontaktvermeidung, Bagatellisierung, also eine Verleugnung der Gefahr, ein Sichablenken oder Vermeiden von bedrohlichen Beobachtungen und Assoziationen bis hin zu einem hilflosen Versinken in Ängsten oder depressiv gefärbten Erwartungen des Unausweichlichen. Dem steht eine Auseinandersetzung mit dem Geschehen durch aktive Informations- und Kontaktsuche, gedankliches „Probehandeln" und ggf. eine Neubewertung der Situation gegenüber. Nur dadurch wird eine rationale Entscheidung und Einschätzung ermöglicht, inwieweit sich die problematische Lage verändern läßt, welche Handlungskonsequenzen sich aus der veränderten Situation ergeben, wie und woher Hilfe zu erlangen ist (vgl. einbeziehend-integrierender gegenüber ausgrenzend-isolierender Bewältigungsstil).

Nach der übereinstimmenden Meinung vieler Rehabilitationsfachleute stellen sich folgende grundlegende ***Anpassungsaufgaben für körperlich versehrte Menschen***:

- Abstimmung mit den Besonderheiten der Behandlungsinstitution und ihren Maßnahmen und Auseinandersetzung mit konkreten körperlichen Schädigungen;
- Aufrechterhaltung des emotionalen Gleichgewichts und eines positiven Selbstbildes;
- Bewahren positiver sozialer Beziehungen zu Familie und persönlich wichtigen anderen Menschen, v.a. auch zu den Angehörigen des Rehabilitationsteams;
- Vorbereitung auf eine unsichere, von gravierenden persönlichen Verlusten bedrohte Zukunft.

Die Bewältigung dieser Aufgaben soll folgendes erreichen helfen:

- eine Prävention medizinischer Komplikationen bei Erhalt der körperlichen Beweglichkeit und der Fähigkeit zur Selbstversorgung;
- die Herstellung und Sicherung eines relativ stabilen Rahmens für die Gestaltung des eigenen Lebens;
- die Erhaltung der Produktivität bezogen auf die unmittelbare Berufstätigkeit, aber auch auf berufliche Ausbildung, Aktivitäten in Erziehung und Haushaltsführung, Hobbys und weitere, nicht unmittelbar berufsbezogene Aktivitäten.

Letztlich bleibt die Frage, welche Bewältigungseinstellungen und welche konkreten Verhaltensweisen anpassungsförderlich sind und möglicherweise auch mit einem besseren medizinischen Krankheitsverlauf einhergehen. Was in diesem Sinne „richtig“ ist, ist aus wissenschaftlicher Perspektive noch weitgehend unbeantwortet. Die klinische Erfahrung mit der Betreuung krebskranker Menschen hat gezeigt, daß immer dann, wenn Menschen zu flexiblem Einsatz sowohl von Verleugnung als auch von couragiertem Zugehen auf andere fähig sind, wenn eine Balance zwischen situationsangemessener, partieller Übertragung von Verantwortung auf andere und selbständiger, aktiver Auseinandersetzung gefunden ist, die Kooperationsfähigkeit und Entscheidungsfreiheit des Patienten insgesamt erhalten und Autonomie, selbst beim Pflegebedürftigen, gewahrt bleiben können.

Ungünstige und den weiteren Krankheitsverlauf eher belastende Reaktionsweisen stellen ein nicht selten zu beobachtendes Schwanken zwischen Depressivität, Verzicht und Verweigerung von Verantwortung einerseits und andererseits „Größenphantasien“ bei überzogenem Selbständigkeitsideal dar. Dieses Verhalten wird auf der Handlungsebene begleitet von appellativem, gelegentlich sogar als erpresserisch empfundenem Agieren, das nicht selten in selbstschädigende Kreisläufe einmündet. Übertriebener Aktivismus bedeutet nicht nur deshalb, weil gehandelt wird, ein „besseres“ Coping. Auch Handeln kann in den Dienst der Verleugnung treten. Es leuchtet unmittelbar ein, daß die Formen des Umgangs mit Erkrankung im konkreten Einzelfall unterschiedlich sein müssen, je nach Eigenarten des Verlaufs, nach therapeutischer Beeinflußbarkeit, nach Schwere der Symptomatik und physischer/psychischer Beeinträchtigung, und daß ein und dasselbe Verhalten je nach Erfordernis der Situation anpassungsförderlich oder hinderlich sein kann.

16 Belastungen von Krebspatienten und Anforderungen an ihre Betreuer

R. Schwarz, E. Hornburg

Inhaltsverzeichnis

Neben den regelmäßig anzutreffenden Reaktionen auf das onkologische Krankheitsgeschehen trägt jede Leidensgeschichte persönlich geprägte Besonderheiten, auf die sich die Betreuenden einstellen müssen.

Diese individuelle Spezifität bezieht sich auf die jeweiligen Krankheitsphasen, aber auch auf Akzeptanz und Verträglichkeit der erforderlichen Therapiemaßnahmen sowie auf Beeinträchtigungen und Behinderungen seitens der erkrankten Organsysteme.

Etappen im Krankheitsgeschehen

Bevor wir auf die Verlaufseigentümlichkeiten im Krankheitsgeschehen eingehen, soll die verbreitete Ansicht diskutiert werden, daß es Lebensereignisse und psychosoziale Einstellungen gibt, die von vornherein das Krankheitsrisiko für Krebs erhöhen.

Streßbewältigung und Krebsentstehung

Die Annahme, daß der gelungenen bzw. mißlungenen Bewältigung von Krisen im Leben ein besonderer Stellenwert in der Verursachung auch körperlicher Erkrankungen zukommt, legte die Idee nahe, auch im Vorfeld onkologischer Leiden nach solchen Merkmalen zu suchen. Dabei schien sich ein spezielles Verhaltensmuster bei Reaktionen insbesondere auf Verlusterfahrungen herauszukristallisieren, das unter dem Etikett „Krebspersönlichkeit" beschrieben wurde. Personen, die vor diesem Hintergrund zu Krebserkrankungen disponiert sein sollen, werden wie folgt charakterisiert:

Schon bei geringen Belastungen reagierten sie mit Vermeidenshaltung, Verleugnung und Verdrängung; sie seien unfähig, Ärger und Wut auszudrücken; nach dem Verlust nahestehender Personen verharrten sie lange Zeit in Hoffnungslosigkeit und passiv akzeptierender Haltung, sie seien autoritätsgläubig, wenig flexibel und in unkritischer Weise religiös. Die zwischenmenschlichen Beziehungen werden als flach und instabil beschrieben, Erotik und Sexualität sind gehemmt, dem eigenen Körper werde insgesamt wenig Beachtung geschenkt.

Die Tatsache nun, daß bei vielen funktionellen Störungen und bei Krankheiten mit psychosomatischer Komponente wie Asthma bronchiale, Migräne, essentiellem Bluthochdruck, Psoriasis etc. ähnliche Persönlichkeitseigenschaften als mitbedingenden Faktoren genannt werden, läßt Zweifel an der Krankheitsspezifität des Verhaltensmusters aufkommen. Außerdem stellt sich die Frage, ob es sich bei den genannten Eigenschaften nicht eher um Ausdrucksformen, um Folgen der Krebserkrankung handelt als um Ursachenfaktoren. Diese Hypothese hat sich durch neuere Untersuchungen zu diesem Thema bestätigt.

Das bedeutet allerdings nicht, daß psychosoziale Faktoren oder Verhaltensweisen keine Rolle im onkologischen Krankheitsprozeß spielen. Es darf inzwischen als bewiesen gelten, daß eine Reihe von Verhaltensweisen, wie Nikotin- und Alkoholabusus, intensive Exposition gegenüber UV-Strahlen (also intensives Sonnenbaden) und vielleicht auch bestimmte Ernährungsgewohnheiten das Erkrankungsrisiko für bestimmte Tumoren stark erhöhen. Die Tatsache, daß viele Menschen trotz besseren Wissens an diesen Risiken festhalten, ist ein nicht immer leicht verständliches psychosoziales Phänomen.

Wenn individuelle Merkmale der Streßbewältigung auch nicht unwidersprochen als ursächliche Faktoren für Krebserkrankungen gelten können, so spielen solche Überlegungen im Bewältigungskontext dennoch keine geringe Rolle. Nicht selten erklären sich Patienten selbst ihre Erkrankung durch seelische Erschütterungen; der Begriff des „Kummerkrebs" scheint recht gebräuchlich zu sein. Solche Erklärungsversuche gehören in einen Copingzusammenhang und sind auf jeden Fall ernst zu nehmen, ohne die Patientensicht unbedingt selbst teilen zu müssen. Die Bedeutung dieser persönlichen Ursachenzuschreibung weist nämlich auf ein Problem hin, das den Patienten sehr stark belastet, so stark, daß er es mit einer lebensbedrohlichen Krankheit in Zusammenhang bringt.

An dieser Stelle gilt es, zweierlei zu unterscheiden: einerseits das betreuerische Ziel, jeden einzelnen Patienten in seinem Krankheitserleben zu verstehen, aus seiner persönlicher Lebenswelt heraus, und andererseits die verallgemeinernde Überlegung zum Stellenwert psychosozialer Faktoren in der Krebsentstehung, die in einen wissenschaftlichen Kontext gehört und die für die Betreuung des einzelnen Kranken von nur geringem Nutzen ist. Ganz im Gegenteil bringt die unkritische Verbreitung der Theorie einer „Krebspersönlichkeit" eher zusätzliche Belastungen und eine Behinderung der Krankheitsbewältigung mit sich; wie die oben aufgezählte Eigenschaftsliste zeigt, wird dadurch den Krebskranken zu ihrer körperlichen Erkrankung noch ein seelisches Leiden angesonnen, sie werden gleichsam psychiatrisiert und fühlen sich oft beschuldigt, selbst in vermeidbarer Weise zu ihrer Erkrankung beigetragen zu haben. Zu der bedauerlichen Ausgrenzung vieler Krebskranken schon durch ihr bedrohliches Leiden kommt noch eine weitere Isolierung durch solche psychopathologischen Zuschreibungen hinzu, die ein aktives Umgehen und eine offene Auseinandersetzung mit der Krankheit und den Menschen eher erschwert.

Prädiagnostische Phase

Weitere sehr bedeutsame Phänome der vordiagnostischen und prätherapeutischen Krankheitsetappe stehen in enger Beziehung zum persönlichen Bewältigungsstil von krisenhaften Entwicklungen. Gemeint sind das Früherkennungsverhalten („Vorsorge") und die Verzögerung der Diagnostik nach dem Auftreten krebsverdächtiger Symptome. Krankheitszeichen im Vorfeld vieler Karzinomdiagnosen (Blut in Sputum, Urin oder Stuhl, Verhärtung in der Brustdrüse, tastbare Lymphknoten etc.) sind in hohem Grade alarmierend und lösen Krisensituationen aus, deren Bewältigung von den bereits benannten persönlichen und auch von soziokulturellen Gegebenheiten abhängen. Die Bereitschaft, sich Vorsorgeuntersuchungen zu unterziehen und ohne Verzögerung die Diagnostik eines verdächtigen Befundes zu betreiben, haben ähnliche Persönlichkeitshintergründe, wobei die soziale Schicht, der Bildungsstand und der Informationsgrad über medizinische Zusammenhänge eine zusätzliche, nicht zu unterschätzende Rolle spielen. Ein Teil der Diagnoseverzögerung wird von den Ärzten herbeigeführt, die nicht immer die Bedrohlichkeit der Symptomatik sofort erkennen bzw. adäquat abklären.

Ausgehend vom Patienten werden die längsten Verzögerungszeiten bei solchen Menschen beobachtet, die die Symptomwahrnehmung in fatalistischer Weise unterdrücken oder verleugnen, und bei solchen, die sich durch Passivität, Negativismus und Ängstlichkeit auszeichnen. Wenig tragfähige soziale Beziehungen, niedrige soziale Schicht und Desinteresse an gesundheitlichen Dingen wirken in dieselbe Richtung – allerdings auch ein aufklärungsfeindlicher, die Ängstlichkeit eher schürender Umgang mit der Krebsdiagnose. Wir kennen zwar eine persönlichkeitsabhängige, früherkennungswidrige Copingeinstellung beim Patienten, aber auch eine Haltung im medizinischen System, die sich durch einen autoritären, die individuellen Krankheitserfahrungen ignorierenden Umgang auszeichnet und die schon im präventiven Bereich eher zur Vermeidung beiträgt als zum Sichanvertrauen.

Diagnostische Phase – Aufklärung des Patienten

Diagnostik vollzieht sich durch das Sammeln und Interpretieren von Informationen. Wenngleich sich der Prozeß der Diagnosesicherung in der Regel in kleinen Schritten vollzieht, in die der Patient als Objekt und als Subjekt verwickelt ist und die er mit seinen Phantasien begleitet, wird „Aufklärung" im Vorverständnis vieler Menschen als einmaliges Ereignis mißverstanden. Die Diagnoseaufklärung steht oft sinnbildlich für das ganze Krebsproblem. Die zum Teil bei Ärzten immer noch anzutreffende Tendenz, die Diagnose zu verschweigen, ist zu verstehen als der unterschwellige Wunsch, den Krebs ganz zu verleugnen, durch Verneinung aus der Welt zu schaffen – als ob sich mit dieser Diagnose ein unentrinnbares, sofort vollstrecktes Todesurteil verbände, das man dazu noch verkünden oder verschweigen könne.

Zu diesen Vorbehalten gegen die Aufklärung trägt sicher auch die Tatsache bei, daß die Mitteilung der gesicherten Diagnose eine akute Krisensituation heraufbeschwört, mit oft massiven Reaktionen auf seiten der Patienten im Sinne der „Schockphase" nach Cullberg oder der Phase des „Nicht-wahrhaben-Wollens" nach Kübler-Ross.

Daß die meisten Patienten dennoch eine Mitteilung der Diagnose wünschen, beweist eine Reihe wissenschaftlicher Untersuchungen. Das legt gleichzeitig die Hypothese nahe, daß die Aufklärung mehr ein Problem der Ärzte als eines der Patienten ist. Ohne hier in ganzer Breite auf das Für und Wider der Patienteninformierung eingehen zu wollen (s. hierzu Kap. 18), seien einige Punkte angesprochen, die deutlich machen, daß die Kontroverse über die Diagnoseaufklärung, wenn nicht praktisch gelöst, so doch faktisch entschieden ist. Abgesehen von dem Wunsch der meisten Patienten nach ausreichender Information, dem gemäß eines Selbstbestimmungsrechts der Menschen schon aus ethischer Sicht Rechnung zu tragen ist, setzt die rechtswirksame Einwilligung in krebsspezifische Therapieformen eine umfassende Informiertheit voraus. Möglichkeiten der Rehabilitation und sozialrechtliche Unterstützungsangebote kann auch nur der wissende Patient in Anspruch nehmen. Unabhängig von den sachlichen Erfordernissen zeigt die Tatsache, daß sich eine Krebsdiagnose vor dem Betroffenen kaum verheimlichen läßt, daß es im Prinzip nicht mehr um ein Entweder-Oder der Diagnosemitteilung geht, sondern vielmehr um das Wie; d.h. es muß eine Form der Aufklärung gefunden werden, die das Vermögen der Patienten, seine Krankheit zu bewältigen, unterstützt. Dazu trägt am meisten das Angebot einer vertrauensstiftenden Beziehung zu Arzt und Pflege- bzw. Behandlungsteam bei. Durch ein kompetentes, stabiles Umfeld wird der weiteren Aushöhlung des ohnehin stark belasteten Selbstbewußtseins und Sicherheitsgefühls des Erkrankten und seiner Angehörigen entgegengewirkt, und es entstehen Voraussetzungen für eine durch äußere Querelen, Mißtrauen und Heimlichkeiten ungestörte Auseinandersetzung mit der neuen Situation.

Es versteht sich somit von selbst, daß eine Informierung von Angehörigen hinter dem Rücken der Patienten abzulehnen ist. Die inneren Prozesse der Krankheitsbewältigung werden nachhaltig unterstützt durch ein soziales Umfeld, das vorübergehend und in flexibler Weise verlorengegangene Fähigkeiten des Patienten übernehmen kann, ohne ihn zu infantilisieren und seiner Selbstbestimmung zu enteignen.

Dieser im Sinne des Patienten verantwortliche Umgang ist v.a. bei extremen Bewältigungseinstellungen gefragt. Ganz allgemein können wir zwischen 2 entgegengesetzten Reaktionsstilen unterscheiden:

- aktive Grundhaltung mit kämpferischer Konfrontation und
- defensives Zurückweichen in Hoffnungslosigkeit und Verleugnung (s. Kap. 15).

Bezogen auf die Diagnoseaufklärung begegnen uns als Extremform dieser Tendenzen radikal informationsfordernde oder informationsvermeidende Menschen.

Obwohl wir davon ausgehen können, daß die meisten über ihre Krankheit informiert sein wollen und daß diese Information im Gespräch zwischen Arzt und Patient vermittelt wird, so begegnen wir durchaus auch Patienten, die den Eindruck erwecken, nichts wissen zu wollen, und die in konsequenter Weise auch keine direkten Fragen stellen. Dieses Verhalten stellt eine Abwehr im Sinne der Verleugnung oder Vermeidung dar, mit dessen Hilfe gefürchtete Wirklichkeitsbestandteile vom Bewußtsein ausgeschlossen oder in der Phantasie umgestaltet werden. Eine solche innere Abwehr gegen die Wirklichkeit stellt einen seelischen Schutz dar, um Zeit zu gewinnen und um sich langsam der Konfrontation mit einer schmerzlichen Realität zu nähern. Meistens ist diese Verleugnung, die im Grunde ein latentes, furchtbesetztes Wissen voraussetzt, nicht in allen Situationen durchgängig und auch nicht allen Personen gegenüber gleich. Vielfach sind Patienten erst dann in der Lage, die Realität ihrer Krankheit zur Kenntnis zu nehmen, wenn sie sich versichert haben, daß eine tragfähige persönliche Beziehung trotz der Erkrankung bestehen bleibt. Bei den sehr seltenen Fällen, die auf einem hartnäckigen „Nicht-wissen-Wollen“ bestehen, sollte der Betreuer seine Bemühungen um einen guten Gesprächskontakt dennoch nicht aufgeben. Solche Patienten fühlen ihr oft starkes Unabhängigkeits- oder Autonomiestreben durch die Krankheit gefährdet, und die Verleugnung hat etwas von einer trotzigen Selbstbehauptung an sich, der wir keine Gegengewalt entgegensetzen sollten.

Oft sind es aber nicht nur Eigenschaften der Patienten, die keine Fragen aufkommen lassen. Die im Falle einer Krebsdiagnose immer bereitstehende Verleugnungsneigung wird mitunter gerne vom Betreuungsteam aufgegriffen und dient als Begründung für eine zurückhaltende Informationsstrategie.

Bei den aktiv erscheinenden Patienten, die Fragen stellen und dadurch anbieten, in ein Gespräch einzutreten, fühlen sich alle Beteiligten erst einmal wohler und haben weniger Schwierigkeiten, auch unangenehme Mitteilungen zu machen. Gleichwohl besteht auch hier eine Gefahr – die der Überinformation. Patienten suggerieren durch ihr eher aggressives, d.h. auf den Arzt zugehendes Verhalten eine stabile psychische Disposition, so daß ihnen oft zuviel zugemutet wird; dabei wird jedoch die Tatsache verkannt, daß diese Aggressivität eine Art Vorwärtsverteidigung darstellt, die nicht etwa psychische Stabilität, sondern eher große Ängstlichkeit bedeutet. Eigentlich erwartet der Patient eine gute Nachricht und wehrt die Angst vor der Krebsdiagnose durch forsches Verhalten ab. Nach der Mitteilung der letztlich dann noch ungünstigen Information bricht er nicht selten zusammen und kommt in eine um so tiefere psychische Krise.

Im Normalfall finden wir bei jedem Menschen beide Tendenzen in wechselnder Ausprägung. Zur Unterstützung einer aktiven, selbstverantwortlichen, „integrativen" Auseinandersetzung mit der Krebsdiagnose hat es sich als nützlich erwiesen, die Seite der Autonomie und Selbstbestimmung zu stärken, die auf Informiertsein angewiesen ist.

Die innere Haltung der ärztlichen und pflegerischen Betreuer dient dem Patienten als Modell.

Wenn das Betreuungsteam selber auf der Seite der Verleugnung steht, bedeutet das für den Patienten, daß die Wahrheit, die er sehr wohl ahnt, so schlimm sein muß, daß keiner sie aussprechen darf und daß seine finstersten Phantasien wohl zutreffen.

Primärtherapie und Rehabilitation

Die Behandlung des Krebsleidens mutet den Patienten zusätzlich zu der Tatsache, an Krebs erkrankt zu sein, z.T. massive Eingriffe in die körperliche Integrität zu. Unter dem Eindruck einer Krebsdiagnose jedoch erscheinen vielen Menschen selbst Organverluste mit schweren Behinderungen im Gefolge als tolerierbarer Preis für das Überleben.

Trotz allem gilt es, den lähmenden Schock soweit zu überwinden, daß eine zukunftsorientierte, rehabilitationsförderliche Einstellung entsteht, was einige Zeit in Anspruch nehmen kann, v.a. wenn eine lange, belastende Behandlung erforderlich ist. Vielfach reicht die vom Gesetzgeber vorgegebene Zeit der Krankengeldzahlung nicht aus, und die Berentung leistet einem passiven Rückzug Vorschub, anstatt die Rehabilitation zu fördern. Psychische Störungen nach der Krebserkrankung und Therapie sind in den ersten 2 Jahren gegenüber der Allgemeinbevölkerung deutlich vermehrt; insbesondere Depressivität, Angstzustände und funktionelle Organstörungen werden häufig beobachtet, die sich allerdings später dem Bevölkerungsdurchschnitt wieder angleichen. Eine erhöhte Anfälligkeit, auf Belastungen mit seelischer

Dekompensation zu reagieren, bleibt jedoch erhalten, insbesondere nach neuerlichen, auch krankheitsfremden Traumatisierungen.

Wenn am Ende einer auch belastenden Therapie die berechtigte Hoffnung auf Heilung besteht, sind – individuelle Unterschiede hier außer acht gelassen – die Aussichten auf eine Rehabilitation und psychosoziale Integration günstig, besonders dann, wenn es dem Patienten gelingt, die anfänglich eher mechanisch gegebene Zustimmung zur Therapie innerlich nachzuvollziehen, die Krebserkrankung mit ihren Folgen als gegeben hinzunehmen und einen Neubeginn zu versuchen.

Stadium der Nachsorge

Das Ende der Therapie, das oft mit der Entlassung aus der Klinik zusammenfällt, wird vielfach sehnlichst erwartet, mit dem Gefühl, dann das Schlimmste überstanden zu haben. Auch der Begriff „Nachsorge" vermittelt den Eindruck, jetzt sei alles durchgestanden. Fast immer gerät der Patient aber statt dessen in eine neue innere Notlage. Auch in Fällen ohne sichtbare Behinderung wird „Gesundheit" bzw. „Krankheit" zu einem Dauerthema. Selbst bei berechtigter Hoffnung auf Heilung schwebt die Angst vor einem Rückfall wie ein Damoklesschwert über dem aus klinischer Obhut Entlassenen. Dem zunehmenden Bewußtsein, jetzt für sich selber verantwortlich zu sein bzw. abwarten zu müssen, ob der eingeschlagene therapeutische Weg sich bewähren wird, entspricht eine ständige Alarmbereitschaft, auch bei bis dahin als harmlos erachteten Symptomen, was sich zu Panik und einer sekundären Hypochondrie steigern kann.

In diesem Zusammenhang nehmen die regelmäßigen Untersuchungstermine einen besonderen und doppelgesichtigen Stellenwert ein: Einerseits beschwören sie die alten, bedrohlichen Gefühle und die Ängste vor einem Rezidiv herauf; andererseits versprechen sie die Aussicht auf Beruhigung, wenn nämlich das Ergebnis der Untersuchung lautet: „Ohne Befund", also ohne Hinweis auf Rezidiv und Metastasen. Die Entlassung aus Klinik und Therapie bedeutet somit auch einen Verlust, den Verlust einer schützenden Umgebung, in der konsequent der Krebs bekämpft wird, wo Eigenverantwortung hintangestellt werden kann und in der auf der anderen Seite die solidarische Gemeinschaft der Kranken zusammensteht.

Die Welt der Gesunden auf der anderen Seite konfrontiert den „Geheilten" mit zahlreichen Forderungen; die dem Krankenhaus delegierte Entscheidung muß nun eigenverantwortlich nachvollzogen werden, und weitere gesundheitsbezogene Schritte sind selbst zu vertreten.

Darüber hinaus ist der ehemalige Patient der Alltagswelt wieder ausgesetzt, die unverändert Rollenerwartungen in Familie, Beruf und sozialem Kontext stellt und zu der ein neues Gleichgewicht zu finden ist. Nicht selten werden Übergänge in andere soziale Rollen vollzogen, die mit Abstiegen bezüglich Hierarchie und Prestige verbunden sein können. Die körperliche Versehrtheit selbst wird neben der objektiven Behinderung als Wertverlust empfunden, sowohl im materiell-ökonomischen Bereich, sichtbar an schlechteren Berufschancen, als auch psychologisch durch ein erschüttertes Selbstwertgefühl.

Während „Coping" bisher auf den innerseelischen Bereich bezogen auf eine klinische Sondersituation beschränkt war, erweitert sich das Feld nun beträchtlich; für manche Betroffene bieten Selbsthilfegruppen übergangsweise die Möglichkeit, in beschränkter Öffentlichkeit unter Gleichen soziale Umgangsformen bei veränderten Bedingungen einzuüben, am Modell der anderen das aktive Zugehen auf die Mitmenschen zu erproben und am Beispiel der Leidensgefährten Möglichkeiten der Neuorientierung und das Erschließen neuer Befriedigungsquellen gedanklich vorwegzunehmen. Bei körperlicher Behinderung gelten die alten Vergleichs- und Gütemaßstäbe nicht mehr; das Anspruchsniveau kann sich nicht mehr an den Gesunden orientieren.

Vielfach wird auch versucht, einer therapeutischen Untätigkeit in der Nachsorgephase zu begegnen durch Hinwendung zu „alternativmedizinischen" Angeboten, die den Eindruck des passiv Abwartenmüssens mildern können.

Inwieweit das Gleichgewicht Umwelt–Person in akzeptabler Weise wiederhergestellt werden kann, hängt allerdings nur zum Teil von dem Betroffenen selbst ab. Die Unterstützung seitens Angehöriger und Freunde ist von großem Wert, nicht nur durch materielle und praktische Hilfen, sondern auch bei der Wiedererlangung eines stabilen Selbstwertgefühls. In der Wahrnehmung von Wertschätzung durch andere kann der Betroffene auch selbst den erlittenen Wertverlust ausgleichen. Keine geringe Rolle spielt dabei die Tatsache, daß Krebserkrankungen immer noch als Stigma gelten in dem Sinne, daß Träger eines solchen Leidens gemieden werden als trügen sie das Kainsmal auf der Stirn. Es gibt kaum eine Krankheit, die ein ähnlich schlechtes Image hat wie Krebs. Dieses schlechte Image überträgt sich unwillkürlich auch auf dessen Träger. Besonders Vorstellungen, Krebs sei ansteckend oder die Erkrankung sei eine Bestrafung für begangene Sünden, tragen zu der Aussonderung Krebskranker bei. Solche in der Bevölkerung weit verbreiteten Ansichten haben allerdings ebenfalls Copingfunktion – und zwar für die Gesunden, die sich dadurch von den eigenen verborgenen Ängsten distanzieren können, möglicherweise selber an Krebs zu erkranken.

Progredienz

Wenn ein Rezidiv oder Metastasen auftreten und die Ängste der Nachsorgephase plötzlich Realität werden, kommt die gesamte affektive Kaskade mit gesteigerter Heftigkeit wieder in Gang; das erneute Fortschreiten des Leidens stellt auch in psychischer Hinsicht eine stärkere Belastung dar als die Primärbehandlungsphase, die trotz allem noch von einigem Optimismus getragen war. In dem Maße, wie die Hoffnung auf Heilung schwindet, erschöpfen sich zumindest anfänglich die Copingmöglichkeiten, und psychische Dekompensationen sind kaum vermeidbar.

Sowohl die Ängste vor Ausgrenzung, Einsamkeit, aber auch vor Autonomieverlust als auch die Beziehungssituation mit Ärzten, dem Pflegeteam und den Angehörigen bilden ein schwer auflösbares Gewirr. Insbesondere die Arzt-Patient-Beziehung gerät durch die zunehmende Abhängigkeit, aber auch durch Enttäuschung und Wutgefühle unter Druck. Gerade solche gegensätzlichen Emotionen belasten weitere Behandlungsversuche, die nun oft mehr der Symptomkontrolle als einer positiven Beeinflußung des Grundleidens dienen. Es gibt nicht wenige Patienten, die trotz großer Angst vor schwerer Krankheit und Schmerz eine wirksame Analgetikatherapie ausschlagen, weil mit der Einwilligung in eine hochdosierte und konsequente Schmerzbehandlung die Anerkennung der Unheilbarkeit gleichgesetzt wird.

Zur Aufrechterhaltung des inneren Gleichgewichts treten nun radikale Bewältigungsversuche ein. So finden wir häufig das Phänomen der Spaltung in Gut und Böse, Idealisieren und Entwerten. Die Klinik, in der der Patient sich zu dieser Zeit befindet, wird beispielsweise hochstilisiert, während andere Ärzte und Krankenhäuser in den dunkelsten Farben gezeichnet und mit nahezu leidenschaftlichem Haß verfolgt werden. Die Suche nach einem Schuldigen trägt zu einer inneren Ausgeglichenheit bei; das Böse und Unsichere gehört nicht zum Patienten selbst, sondern findet sich außerhalb. Parallel dazu werden Vorsätze der Nachsorgephase unter großem Verzweiflungsdruck wieder aufgegriffen. Um die Phantasie der Heilung aufrechterhalten zu können, sind die Patienten noch mehr bereit, große Opfer zu bringen, vielleicht aus dem unbewußten Wunsch der Wiedergutmachung heraus und der magischen Vorstellung, Gesundheit gegen Verzicht einhandeln zu können.

Da insbesondere Patienten in dieser Erkrankungsphase einen großen Anteil der Klientel einer onkologischen Station bilden, wird das Behandlungs- und Pflegeteam hauptsächlich in die Konflikte dieser Krankheitssituation hineingezogen. So mag sehr rasch der Eindruck entstehen, daß Krebserkrankungen generell diesen Verlauf nehmen und daß Therapieansätze durchweg wirkungslos bleiben. Diese pessimistische Einschätzung beruht im wesentlichen darauf, daß geheilte Patienten und Patienten in der Nachsorgephase eher selten gesehen werden, so daß nur der Teil des Krankheitsspektrums mit infaustem Verlauf in Erscheinung tritt.
Den Pflegenden wie auch den Patienten fällt es in dieser Situation schwer, positive Aspekte, zumindest relative Fortschritte und verbleibende Befriedigungsmöglichkeiten wahrzunehmen und daraus Kraft für den weiteren Weg zu schöpfen.

Präterminale und terminale Phase

Inwieweit Begriffe wie Menschlichkeit, Lebensqualität und Nächstenliebe ernst zu nehmen sind und nicht nur Sonntagsreden dekorieren, erweist sich im Umgang mit Todkranken und Sterbenden. Je fortgeschrittener die Krankheit, je schlechter die Prognose, um so mehr hängt das Befinden der Patienten von den Rahmenbedingungen ab. Die besonderen Ängste vor Alleingelassen-Werden, Vereinsamung und Unaufrichtigkeit finden eine Entsprechung in der sozialen Realität, in der der Tod und alles, was damit zusammenhängt, noch immer unter einem Tabu steht, das sich erst allmählich zu lockern beginnt.

Zeichen dafür sind das wachsende Interesse einer Reihe gesellschaftlicher Gruppen am Problem von Sterben und Tod. So entwickeln sich vielerorts Initiativen, die das Sterben zu Hause oder in menschenwürdig gestalteten Hospizen oder Palliativstationen propagieren. Auch in der naturwissenschaftlichen Medizin wird palliativ- und supportivmedizinischen Problemen vermehrt Aufmerksamkeit geschenkt.

Wenn der Patient in der Lage sein soll, den Zustand verstärkter Hinfälligkeit und Abhängigkeit hinnehmen zu können, muß eine fürsorgliche Pflegeroutine aufrechterhalten bleiben, die auch Körperkontakte nicht vermeidet und die auf individuelle Wünsche des Kranken bereitwillig eingeht. Parallel dazu ist die Unterstützung der Angehörigen wichtig, die selbst Hilfe brauchen, um ihrem Kranken auch in den letzten Stunden beistehen zu können. Für den Patienten ist es hilfreich, wenn er von negativen Gefühlen hinsichtlich seiner Vergangenheit und seines Körpers in seiner Hinfälligkeit Abstand gewinnen kann, wenn er seinem Leben rückblickend einen Sinn geben kann, der gute, tragende Erinnerungen an Personen seiner Lebensgeschichte wiederbelebt. Voraussetzung dafür ist die Fähigkeit zur Trauer um den Verlust der äußeren Welt und des eigenen Körpers sowie der Verzicht auf die Verwirklichung noch offener Wünsche.

> Ziel ärztlicher und pflegerischer Bemühungen um den Patienten in der Terminalphase einer Krebserkrankung sollte es sein, dem Sterbenden die Erfahrung des Gehaltenwerdens zu vermitteln, ohne durch sinnlose therapeutische Maßnahmen den möglicherweise bereits akzeptierten Tod herausschieben zu wollen.

Therapiemaßnahmen

Das Krankheitserleben unter der Diagnose „Krebs“ wird in hohem Maße und etappenweise ausschließlich von der Therapie bestimmt. Nicht immer ist von vornherein klar, was schlimmer ist, die Behandlung oder die Krankheit. Im Vergleich zu anderen Leiden gibt es in der Onkologie kaum Möglichkeiten, therapeutische Maßnahmen gegen den Tumor ohne Beeinträchtigung des Organismus durchzuführen, und bei fortgeschrittener Erkrankung fällt eine ausgewogene Entscheidung zwischen radikalem Heilungsversuch und palliativer Schadensminimierung nicht immer leicht.

Traditionellerweise wird unterschieden zwischen chirurgischer, internistischer und radiologischer Therapie; jede kann für sich oder auch kombiniert in kurativer oder palliativer Absicht eingesetzt werden, wobei Chemotherapie und Strahlenbehandlung auch adjuvant Verwendung finden. Zusätzlich bedienen sich Patienten in wachsender Zahl auch unbewiesener Heilmethoden. Letztere eingeschlossen kommt den verschiedenen Behandlungsmethoden eine jeweils eigene psychologische Bedeutung zu.

Chirurgische Therapie

Ziel der chirurgischen Therapie ist die restlose Entfernung des Tumorgewebes. Trotz verbreiteter Ängste, die übrigens oft auf scheinbare Randerscheinungen der Operations- und Narkosevorbereitungen verschoben sind, gilt die radikale Operation am ehesten als Garant einer Heilung, wofür auch große Opfer in Kauf genommen werden. Dabei sind die Ausmaße und Spätwirkungen der operativ bedingten Einbußen, Entstellungen und Behinderungen im Augenblick der Entscheidung für oder gegen den Eingriff nicht immer realistisch einschätzbar; besonders Tumoren im HNO-Bereich, Genitalerkrankungen, Malignome des Magen-Darm-Trakts etc. hinterlassen massive Veränderungen im Körperbild, an die eine Anpassung nur schwer gelingt.

Strahlentherapie

Einem weit verbreiteten Vorurteil zufolge gilt die Indikationsstellung für eine Strahlentherapie als schlechtes Omen, als Zeichen der Unheilbarkeit. Da sich die therapeutische Wirksamkeit einer unmittelbaren Kontrolle entzieht und auch nur schwer vorstellbar ist, wird der Radiotherapie vielfach kein sehr hohes Vertrauen entgegengebracht. Zusätzlich belastend werden die Isolation während der Behandlung und die überwältigenden Apparaturen empfunden. Es hat sich gezeigt, daß ein Teil der Befürchtungen durch gründliche und leicht verständliche Information, durch freundliche Ausstattung der Räumlichkeiten und mitmenschliche Anteilnahme von seiten des Personals gemildert werden kann.

Chemotherapie

Wie die Radiotherapie, so zeichnet sich auch die antineoplastische Chemotherapie oft durch schwerwiegende therapieassoziierte Belastungen und unerwünschte Wirkungen aus; körperliche Begleiterscheinungen wie Haarausfall, erhöhte Infektionsgefahr, schmerzhafte Veränderungen an den Schleimhäuten, Leber-, Lungen- und Nierenschädigungen lassen sich nicht immer vermeiden.

In den psychosomatischen Bereich – d.h. hier durch die seelische Mitbeteiligung akzentuierte körperliche Reaktionen – fallen einige unerwünschte Wirkungen, unter denen die Patienten besonders leiden: Regelmäßig werden – wenn auch in unterschiedlicher Ausprägung – Übelkeit und Erbrechen, Depressivität, emotionale Labilität, Schlaflosigkeit und starke Angstgefühle geschildert.

Diese Symptomatik verstärkt sich oft im Laufe der Therapie und wird als besonders gravierend empfunden bei Behandlungen aus adjuvanter Indikation oder im palliativen Bereich. ***Solange der Patient eine kurative Wirkung annehmen oder auch spüren kann, ist die Toleranz gegenüber den Nebenwirkungen höher.*** Als besonders quälend werden solche Symptome empfunden, die schon in Erwartung der Therapie auftreten („antizipatorische" Übelkeit und Erbrechen). Nach dem Muster des klassischen Konditionierens verknüpfen sich neutrale Erscheinungen, z.B. eine bestimmte Farbe, ein Geruch, Baulichkeiten oder sogar Personen, mit der aversiven Wirkung der Behandlung, so daß sie ihren neutralen oder auch positiven Charakter verlieren und für sich allein die Nebenwirkungen auslösen können. Gerade diese Symptome sind oft resistent gegen Antiemetika und führen in gravierenden Fällen sogar zum Abbruch der zytostatischen Behandlung.

Patienten sind nun kaum in der Lage, sich gleichzeitig mit der Problematik einer Krebsdiagnose und deren Implikationen, den Belastungen und Folgen der Therapie und dazu noch mit den allgemeinen Lebensumständen im Zeichen einer Krebserkrankung oder gar mit aktuell entstandenen Konflikten auseinanderzusetzen. Wenn in vielen Krisensituationen ein aktives, problemlösendes Handeln konstruktive Lösungen verspricht, so ist unter belastenden therapeutischen Bedingungen gerade eine entgegengesetzte Haltung von Vorteil. Die Fähigkeit, sich dem therapeutischen Team anvertrauen zu können und vorübergehend auf Kontrolle zu verzichten, erscheint dem aktuellen Befinden und der Krisenbewältigung eher förderlich. Voraussetzung seitens der Institution ist allerdings eine reibungslose, kompetente und sichere Handhabung der technischen Erfordernisse ohne lange, zusätzlich ängstigende Wartezeiten bei einer möglichst gleichbleibend stabilen Zugewandtheit.

Unter z.T. extrem belastenden therapeutischen Prozeduren sind Patienten oft wenig geneigt, auf Gesprächsangebote im Sinne eines konfliktorientierten psychotherapeutischen Dialogs einzugehen. Viele Patienten brauchen vorerst die Möglichkeit, sich von den phantasierten oder realen Folgen ihres Leidens innerlich zu distanzieren. Diese gefühlsmäßige Abschottung stellt im Falle einer objektiven Lebensbedrohung einen notwendigen Schutzmechanismus dar, den der Patient zur Überwindung dieser Extremsituation braucht. Neben einer sicherheitsgebenden Umgebung mit konstanten Bezugspersonen sind jetzt am ehesten psychotherapeutische Interventionen sinnvoll, die dem Schutzbedürfnis entgegenkommen. Gleichzeitig wäre es wünschenswert, die wechselseitige Verstärkung von Angst, Verkrampfung und therapiebedingten Nebenwirkungen zu unterbrechen. In dieser Phase der Betreuung haben sich deswegen z.B. Entspannungsverfahren bewährt, die zudem auch eine deutliche Verminderung von Übelkeit und Erbrechen bewirken können. Insbesondere die Symptome im Vorfeld der Therapie sind durch Entspannungsinduktion günstig zu beeinflussen.

Die von vielen Patienten gleichwohl gewünschten Möglichkeiten zum Gespräch über die Unsicherheiten von Gegenwart und Zukunft, ggf. auch im Lichte der Erfahrungen der Vergangenheit, und über belastende Konflikte im persönlichen sozialen Netz können besser genutzt werden, wenn sich eine hilfreiche, auch psychotherapeutische Beziehung auf dem Wege eines konkreten Tuns etabliert hat.

In zunehmendem Maße wird bekannt, daß sich viele Patienten vor allem im fortgeschrittenen Stadium ihrer Erkrankung alternativmedizinischen Verfahren zuwenden. Darunter fallen unspezifische Immunstimulanzien, pflanzliche Heilmittel, diätetische Maßnahmen, Abschirmung gegen Erdstrahlen, Wasseradern u.v.a. Fragen nach der spezifischen Wirksamkeit dieser Maßnahmen einmal ausgeblendet, haben diese Aktivitäten eine wichtige Funktion im Krankheitsbewältigungsprozeß. Insbesondere die Kranken, die immer wieder von ängstigenden Gedanken an ihre Krebserkrankung überschwemmt werden, finden Entlastung in der Vorstellung, auch selber aktiv etwas zur Besserung ihres Befindens und zu ihrer Gesundung beitragen zu können. Sie schaffen sich durch die selbstgewählten zusätzlichen Therapieversuche den Freiraum, dessen sie sich durch die „totale Institution" Krankenhaus oft beraubt fühlen.

Spezielle Probleme bei einzelnen Tumorerkrankungen

Für die persönliche Einstellung und das Verhalten des Patienten sind nicht allein histologische Diagnose und Prognose maßgebend. Mindestens so wichtig für die Einschätzung der späteren Anpassungsschwierigkeiten und Benachteiligungen sind die spezifischen Folgeprobleme, die bei bestimmten Tumorlokalisationen zu erwarten sind, v.a. wenn sie mit äußerlicher Versehrtheit, mit Veränderungen der Körperfunktionen, Behinderungen und Beeinträchtigungen einhergehen.

Mammakarzinom

Die aus psychologischer Sicht bestuntersuchte Tumorerkrankung ist das Mammakarzinom. Obwohl organerhaltende Eingriffe zunehmend an Bedeutung gewinnen, steht die Bedrohung des Verlustes der Brust im Vordergrund und stellt nach dem ersten Schock nicht selten den Hauptbelastungsfaktor dar. Die Brustamputation wird gleichgesetzt mit Verlust von Attraktivität, wird erlebt als Bruch im weiblichen Selbstgefühl und mit der Vorstellung verbunden, in Zukunft auf Partnerschaft und Sexualität verzichten zu müssen. Psychische Symptome wie Angst und Depression, zusammen mit Sexualproblemen, mit Verlust der Libido, mit Suizidgedanken, Alkohol- und Psychopharmakaabusus sind nicht selten.

Besonders stark belastet sind meist alleinstehende oder jüngere Frauen. Diese sekundären Probleme nach Brustkrebserkrankungen können durch organerhaltende Operationstechniken oder Aufbauplastiken generell verringert werden; darauf deuten eine Reihe positiver wissenschaftlicher Ergebnisse hin. Auch dem klinischen Eindruck nach hilft vielen Frauen ein solcher minimaler oder rekonstruktiver Eingriff über Persönlichkeitskrisen hinweg. Auf der anderen Seite leidet eine andere Gruppe stark unter Komplikationen und ist mit dem kosmetischen Resultat nicht zufrieden. In diesen Fällen sind anscheinend auch die psychischen Spätwirkungen eher noch gravierender.

Gastrointestinale Tumoren

Tumoren im gastrointestinalen Bereich, deren operative Therapie die Anlage eines künstlichen Darmausgangs erfordert, ziehen hauptsächlich Störungen der sozialen Integration und der Sexualität nach sich. Die Beeinträchtigung des Selbstwertgefühls durch das anatomisch veränderte Körperbild verdichtet sich brennpunktartig auf die persönliche Hygiene; es kann zu wahnhaften Entwicklungen wie Geruchshalluzinationen und Verkennung der Reaktionen anderer kommen. Auch Sauberkeits- und Zwangsrituale sind nicht selten. Besonders bei Tumorpatienten ist eine sachkundige Beratung über die Stomaanlage und -pflege wichtig. Inzwischen gibt es speziell ausgebildete Stomatherapeuten/-innen, die eine optimale Pflege und Anleitung der Patienten anbieten; auch Mitglieder der Selbsthilfevereinigung „ILCO“ bieten sich als Ansprechpartner an.

Kopf-Hals-Tumoren

Die schwerwiegenden Folgen von Tumorerkrankungen im Kehlkopf- und Gesichtsbereich wie Stimmverlust und häufig extreme Entstellungen sind bekannt. Neben einer exakten Prothetik haben sich Übungen im Bereich der sozialen Kompetenz als förderlich für die in vielen Fällen kaum zu leistende Krankheitsanpassung erwiesen. Die Fertigkeit, die die Patienten im Erlernen der Ösophagussprache nach Kehlkopfoperationen erlangen, hängt ganz wesentlich von ihrem Krankheitsbewältigungsstil ab; neben einer kundigen Anleitung ist gerade hier eine aktive Einstellung und die Hilfe des sozialen Umfelds entscheidend für die Motivation, sich diesem mühsamen Sprechtraining zu unterziehen.

Neue, in Erprobung befindliche stimmerhaltende Operationsmethoden stellen hier einen ganz wesentlichen Fortschritt dar.

Hodentumoren

Die häufigsten Malignome bei jungen Männern sind die Hodentumoren; abgesehen von den Behandlungsfolgen rangieren sexuelle Störungen und evtl. Selbstwertprobleme verständlicherweise an erster Stelle. Kompensatorisch wenden sich die Patienten oft riskanten Sportarten zu wie Bergsteigen, Motorradfahren etc.

Tumoren des Uterus

Auch beim Zervix- und Korpuskarzinom stehen sexuelle Störungen im Vordergrund. Die Entfernung des Uterus ruft vielfach starke Ängste und Depressionen hervor, verbunden mit der Trauer über Einbußen an Weiblichkeit, über den phantasierten Verlust physischer Attraktivität mit der Folge sexueller Funktionsstörungen. Gerade die immer wieder diskutierten Überlegungen über verhaltensbedingte Risikofaktoren wie häufig wechselnde Sexualpartner führen zu Schuld- und Schamreaktionen und bedingen Ansteckungsängste auf seiten des Partners (hierzu Kap. 28).

Lebensqualität

Angesichts der begrenzten Behandlungsmöglichkeiten bei einigen Krebserkrankungen, insbesondere bei progredienten Verläufen, und wegen der oft beträchtlichen Nebenwirkungen der Therapie macht die Entscheidung für die richtige Behandlung hinsichtlich ihrer Art, Radikalität und Dauer oft große Schwierigkeiten, da Lebensverlängerung nicht selten auf Kosten der Lebensqualität zu gehen scheint.

Daß eine Neubesinnung medizinischer Zielsetzungen in Gang ist, wegen der sich deutlich abzeichnenden Grenzen der kurativen Therapierbarkeit, wird an der zunehmenden Beachtung auch des individuellen, subjektiven Befindens der Kranken als Zielkriterium der Behandlung deutlich.

In jüngster Zeit wird der Begriff „Lebensqualität" in 2facher Bedeutung verwendet:

- einmal als Kürzel „LQ", als eine konkrete Meßgröße v.a. in Therapievergleichsstudien (Zugewinn an Lebensqualität vs. Zugewinn an Überlebenszeit),
- zum anderen als Betrachtungsebene des alltäglichen Erlebens von Krebskranken, wie es der pflegerischen und ärztlichen Sorge anempfohlen ist (Erhalt von Autonomie, Schmerzfreiheit etc.).

Der Wissenschaftler nun, der sich um die Messung von Lebensqualität bemüht, wird „analytisch" vorgehen, d.h. den gesamten Bedeutungsraum des Begriffs in einzelne Bereiche zerlegen, auf die sich die zahlenmäßige Erfassung konzentrieren kann. Meist handelt es sich dann um einzelne Beschwerden und Symptome, so daß hier das Wort „Lebensqualität“ eigentlich nicht der angemessene Begriff ist. Nach einer allgemeinen Übereinkunft soll nur dann von Lebensqualität gesprochen werden, wenn neben körperlichen Beeinträchtigungen auch seelische und soziale Aspekte Berücksichtigung finden (Schwarz et al. 1991)[1].

Die psychosoziale Onkologie sieht sich hier in 2 Lagern zugleich: Einmal ist sie daran interessiert, in der naturwissenschaftlichen Tradition Probleme der Meßbarkeit von Lebensqualität lösen zu helfen; zum anderen hat sie es als eine Disziplin der psychosomatisch orientierten Krankenversorgung mit individuellen menschlichen Notlagen zu tun.

Gerade die betreuerisch tätigen Psychoonkologen begegnen dem Begriff „Lebensqualität“, v.a. wegen dessen suggestivem, bagatellisierendem und oft auch sentimentalem Klang, mit großer Skepsis, während andererseits sehr begrüßt wird, daß auf dem Wege der interdisziplinären Kooperation der Patient die Chance erhält, auch als Subjekt Eingang zu finden in die Onkologie, die dadurch ein wenig mehr „ganzheitlich“ wird.

[1] Literatur s. Kap. 14, S. 218.

17 Bezugspersonen und soziale Situationen

R. Schwarz, E. Hornburg

Inhaltsverzeichnis

Familie

Vertrauensvolle Bezugspersonen haben einen unschätzbaren Wert für die Bewältigung von Krisen und für den späteren Anpassungsprozeß. Idealerweise sind feste Bindungen zuverlässige Quellen von Trost, Zuneigung und Wertschätzung; sie können als Garanten für die Sorge um das Wohlergehen des Patienten gelten, sind Gefährten auch in Kummer, Not, Angst, Entmutigung und Schwäche. Vertraute Menschen geben Rat, holen Informationen ein, stehen dem Patienten in praktischen Dingen bei und unterstützen ihn ggf. auch finanziell. Falls erforderlich, sind sie bereit, vorübergehend Entscheidungsfunktion zu übernehmen.

Das trifft, mit einigen Besonderheiten, auch für die Bewältigung der seelischen Belastungen und die Anpassung an die krankheitsbedingten Veränderungen im Leben des Krebskranken zu. Die Einstellung der Angehörigen, ihre ermutigende und stützende Zuwendung ist auch ohne idealisierende Überhöhung von großer Bedeutung – sie wird allerdings häufig etwas voreilig für selbstverständlich erachtet. Die Betroffenheit der Familienangehörigen und die große Belastung, die eine Krebserkrankung auch für sie bedeutet, wird häufig übersehen. Hilfsblockaden, die aus der Mitbetroffenheit resultieren, können dann leicht als Hilf- oder gar Lieblosigkeit mißdeutet werden.

Andererseits sind die Familienverhältnisse von Krebskranken nicht a priori besser als die von Gesunden. Konflikte, Rivalitäten, starke affektive Spannungen stellen auch hier eher die Regel dar als die Ausnahme. Darüber hinaus verfügen viele, insbesondere ältere Menschen über keine engen Verwandtschaftsbeziehungen mehr, und nicht wenige Kranke lassen sich lieber von guten Freunden als von den Verwandten betreuen, eingedenk der Tatsache, daß persönliche Beziehungen nur dann hilfreich sein können, wenn sie nicht wegen ihrer Konflikthaftigkeit selbst ein Belastungsfaktor sind.

Auf jeden Fall sollte die psychosoziale Betreuung eines Tumorkranken das soziale Netz miteinbeziehen; bestehen zumindest potentiell tragfähige Familienbeziehungen, so ist die gesamte Familieneinheit als „Betreuungsfall" zu betrachten.

Mit welchen Vorgängen ist nun im Familienverband zu rechnen, wenn eines seiner Mitglieder an Krebs erkrankt? Regelmäßig treten Schuldgefühle auf, besonders bei Eltern krebskranker Kinder, aber auch bei Partnern und Kindern Tumorkranker. Das schlechte Gewissen, das einzelne Familienmitglieder ohnehin oft untereinander haben, läßt auf die Frage: „Was habe ich falsch gemacht?" fast immer eine belastende Antwort finden.

Rückzug der Angehörigen vom Patienten

Die Angst vor dem Verlust, vor dem Verlassenwerden und die vorweggenommene Trauer bestimmen den Umgang mit den Kranken, v.a. wenn sich der aufklärende Arzt zu irgendwelchen Terminangaben bezüglich der verbleibenden Lebensspanne hat hinreißen lassen. Hilf- und Ratlosigkeit angesichts der Beschwerden und des fortschreitenden Leidens sind auch für den Begleiter schwer zu ertragen. Viele Angehörige wissen sich und dem Patienten nicht zu helfen, wenn er sich z.B. infolge von Chemotherapie häufig erbrechen muß. Eigene Todes- und Krankheitsängste werden wach, wenn der Lebenspartner an einer existenzbedrohenden Krankheit leidet. Im günstigsten Falle lassen sich diese Ängste und Probleme im Kreise der Familie besprechen, wodurch das Gefühl der Sicherheit und der gegenseitigen Verläßlichkeit wachsen kann. Meist ist es aber so, daß die Ohnmacht der Angehörigen und deren Verlustangst sie auf sich selber zurückwirft, so daß sie nicht in der Lage sind, mit dem Erkrankten darüber zu reden, da sie fürchten, ihn und sich selbst noch mehr zu belasten. In dieser Situation brauchen Angehörige gelegentlich mehr Hilfe als der Betroffene selbst. Oft kann man die paradoxe Beobachtung machen, daß Patienten ihre gesunden Angehörigen trösten, da sie spüren, daß der andere sich verschließt, sich innerlich zurückzieht.

Überforderung und Überfürsorglichkeit

Nach Überwindung der akuten Krankheitsphase kommt es nicht selten rasch zum „Übergang zur Tagesordnung", d.h. dem ehemaligen Patienten werden die Aufgaben in Familie oder Beruf genauso wie vorher übertragen, „als ob nichts gewesen wäre", um die Angst der vergangenen Wochen vergessen zu machen und der Besorgnis über ein mögliches Rezidiv keinen Raum zu geben.

Die entgegengesetzte, überfürsorgliche Haltung ist für den Kranken genauso schwierig, wenn nämlich die Angehörigen sich völlig mit dem Patienten identifizieren. Sie übernehmen – vielleicht aus latenten Schuldgefühlen heraus – die volle Verantwortung für ihn, schirmen ihn gegen alle Anforderungen und vermeintlichen Unannehmlichkeiten des Alltags ab. Der Patient, dem alles aus der Hand genommen wird, kann dann seinerseits leicht passiv, mißtrauisch, ängstlich und klagsam werden. Die Rehabilitation wird auf diese Weise erschwert, zumal der Kranke nicht selten vorschnell in den Rentenstatus gedrängt wird. Mit ihrem unstillbaren Informationsbedürfnis und den immer neuen Vorschlägen bezüglich Therapie und Pflege stellen solche Angehörige manchmal ein Problem für die Betreuer dar. Andererseits versuchen sie, Informationen, die der Arzt und die Pflegenden an den Patienten adressieren, zu filtern, um – wie sie sagen – Belastungen vom Kranken fernzuhalten.

Eine solche Aufklärungsstrategie findet leicht Anklang, war es doch früher ohnehin üblich, die Diagnose – wenn überhaupt – nur dem/den Angehörigen mitzuteilen. Wie fatal ein solcher Umgang mit Informationen sein kann und wie dadurch der Patient noch mehr in die Isolation gerät, wird anhand der beiden Reaktionstypen offenkundig:

Im ersten Fall, dem ***schrittweisen Rückzug der Angehörigen vom Patienten***, werden die Angehörigen sehr oft überfordert durch die meist ja viel radikalere Information, die die Ärzte den Verwandten zu geben geneigt sind. Dies belastet schließlich die Beziehungen innerhalb der Familie noch mehr. Durch das ständige Bewußtsein einer schlechten Prognose ist beispielsweise der Partner nicht mehr in der Lage, unbefangen mit dem Kranken zu sprechen.

Im Fall der ***überfürsorglichen Entmüdigung*** hat der Kranke ohnehin das Gefühl, daß Arzt, Angehörige und Krankenschwestern in heimlicher Komplizenschaft gegen ihn stehen. In der Tat konspiriert hier der Arzt mit den Angehörigen, was eine solidarische Haltung dem Patienten gegenüber ausschließt.

Um dem Kranken die Familie als Ort der inneren und äußeren Stütze zu erhalten, muß versucht werden, entweder dem Rückzug der Familie oder ihrer Selbstüberforderung durch Überfürsorglichkeit vorzubeugen.

Im ersten Fall ist der Patient überlastet, indem er gezwungen wird, seine Krankheit zu bagatellisieren und die Angehörigen zu trösten. Der zweite Familientyp führt zur totalen Entmündigung, zum Verlust der gewohnten Funktion in der Familie und zu einer inneren Isolation des Kranken – und gleichzeitig zur Überforderung des Familiensystems durch ein totales Überengagement.

Partnerschaft und Sexualität

Ein zentraler Aspekt des Familienlebens ist das intime Miteinander von Mann und Frau, das in Erotik und Sexualität einen wesentlichen Ausdruck findet.

Gespräche über sexuelle Probleme fallen gerade im Kontext chronischer Tumorerkrankungen besonders schwer, da hier zwei Tabubereiche – Krebs und Sexualität – zusammenkommen. Andererseits werden gerade durch Krebserkrankungen Probleme von Nähe und Sexualität in extremer Weise berüht. Das wesentliche dabei ist nicht allein die Krebserkrankung, sondern vielmehr die sekundären, durch therapeutische Maßnahmen bewirkten Änderungen des Körpergefühls, besonders deutlich bei Mastektomie, Hysterektomie oder kastrierenden Eingriffen. Die Krebserkrankung macht nicht nur „krank", sondern „anders" – und oft für sich selbst nicht mehr akzeptabel. Selbstliebe und Selbstachtung aber sind Voraussetzungen für die Liebe zu einem anderen Menschen – und für die Bereitschaft, auch Liebe anzunehmen; Siegmund Freud formulierte treffend: „Liebe zur eigenen Person ist das Geheimnis der Schönheit."

Ziel der Betreuung wird es sein, bei der Wiederherstellung der notwendigen Eigenliebe und Selbstachtung behilflich zu sein. Dazu gehört nicht selten eine elementare Aufklärung über Anatomie und Physiologie der Geschlechtsorgane und der krankheitsbedingten Veränderungen. Oft empfiehlt es sich, in das Gespräch über die Lebensweise nach der Krebsoperation auch den Partner miteinzubeziehen.

Aus Kenntnis der Tatsache, daß nach verstümmelnden Operationen sowohl bei Frauen als auch bei Männern mit Störungen des sexuellen Erlebens gerechnet werden muß, stellt sich die Frage, ob diese Thematik nicht offensiv angesprochen werden muß. Durch das selbstverständliche Thematisieren dieser Lebensbereiche wird es den Patienten leichter fallen, auch ihrerseits weitergehende Fragen zu stellen (s. hierzu Kap. 28).

Die Pflegenden

Die Schwester und der Pfleger üben ihren Beruf in großer Nähe zum schwerkranken Menschen aus, sowohl im konkreten Sinne (Intimität körperlicher Verrichtungen) als auch durch ihre – zumindest potentielle – Verfügbarkeit als Ansprechpartner für alle Fragen und Kümmernisse.

Die Pflegenden sind unmittelbar konfrontiert mit den beschriebenen krisenhaften Entwicklungen im Zusammenhang mit dem Krankheitsgeschehen und erleben die emotionale Erschütterung der Kranken und ihrer Angehörigen hautnah mit.

Diese Nähe erschwert die oft gleichfalls notwendige Distanzierung und Abgrenzung und das adäquate Vertreten eigener Interessen.

Belastung – Entlastung

Wie für den Patienten, so gilt es auch für die Pflegenden, geeignete Bewältigungswege und Strategien zu finden, um die eigene Lebens- und Arbeitskraft zu erhalten.

Voraussetzungen dafür sind – und zwar nicht nur auf onkologischen Stationen – Rahmenbedingungen, die eine befriedigende Arbeitsatmosphäre gewährleisten. Dazu gehören u.a. gut geplante, sinnvolle Arbeitsabläufe und eine gut durchdachte Organisationsform. Dadurch werden Kräfte und auch Zeit frei, die den Patienten zugute kommen können.

Angesichts vieler Negativbeispiele erscheint es nicht unwichtig, darauf hinzuweisen, daß auch die räumliche Arbeitsumwelt einen beträchtlichen Beitrag zur Arbeitszufriedenheit leisten kann – dazu gehören Farben, Pflanzen, Bilder und Aufenthaltsräume für die Pflegenden und für die Angehörigen der Patienten.

Supervisionen, psychosozial ausgerichtete Stationskonferenzen oder Balint-Gruppen sind auf einer onkologischen Station unverzichtbar – auch als Möglichkeit zur eigenen Entlastung und zur Selbstreflektion. Voraussetzung ist ein wohlwollend-akzeptierendes und vertrauensstiftendes Miteinander. Nicht gegeneinander, sondern miteinander Lösungen zu finden, ist die Devise.

Gute Teamarbeit und Festigung der beruflichen Kompetenz gedeihen am besten in einer Atmosphäre, die von einer sicheren beruflichen Identität getragen ist, in der kontinuierlich fachliche, aber auch persönliche Weiterbildung gefördert wird, wo auf die Gefahr der Überforderung geachtet und eine geteilte Verantwortung praktiziert wird.

Nicht zuletzt ist es notwendig, in einer gesunden Selbstverantwortung sich auch um die Lösung persönlicher Konflikte zu bemühen – zum einen um zu einen die Lebensfreude steigernden und gesundheitsfördernden Freizeitverhalten zu finden und zum anderen um ein soziales und emotionales Unterstützungssystem pflegen zu können.

Patient – Pflegende – Angehörige

Die Beziehung zwischen Patient und Pflegenden erlaubt es nicht, sich aus der Vielschichtigkeit der emotionalen Reaktionsweisen des Krebspatienten und seiner Angehörigen herauszuhalten. Die Pflegenden sind in dieses Spannungsfeld kraft ihres beruflichen Auftrags miteinbezogen. Die Nähe zum Patienten kann nicht vermieden werden, da sie allein schon durch die körperliche Berührung immer wieder hergestellt wird. Die Pflegenden sind häufig Vermittler zwischen Patient und Arzt, auch zwischen Patient und Angehörigen; sie sind Tröster und Vertrauenspersonen, sie hören zu, sie lindern und erklären; in sie setzen der Patient und auch die Angehörigen hohe Erwartungen. In einem gut funktionierenden Behandlungsteam haben die Pflegenden den intensivsten Kontakt zum Patienten. Es liegt nahe, daß Angst, Hilflosigkeit, Trauer und Enttäuschung, Ohnmacht, Auflehnung und Wut sich nicht nur beim Patienten äußern, sondern sich auch auf die Pflegenden übertragen und von beiden Seiten als zusätzliche Belastungsfaktoren bewältigt werden müssen.

Eine ganzheitliche, auch an psychosozialen Aspekten ausgerichtete Pflege fordert, dem Körperlichen nicht etwa weniger, sondern dem Seelischen mehr Beachtung zu schenken. Sie entbindet die Pflegenden aber nicht von der kritischen Reflexion über Nähe und Distanz, Zuwendung und Abgrenzung.

„Wer weniger gibt als nötig, ist ein Dieb; wer mehr gibt, ist ein Mörder", sagt ein türkisches Sprichwort. Das heißt, geben wir dem Patienten weniger als er braucht, dann enthalten wir ihm etwas vor; geben wir ihm aber mehr, verhindern wir evtl. durch unsere Überaktivität, daß der Patient seine eigenen Kraftquellen erkennen und einsetzen kann. Das gleiche gilt auch für die Angehörigen des Patienten; die unterstützende Hilfe der Familie kann für Patient und Pflegende aber sehr nützlich sein. Um diese zu fördern, sollte den Angehörigen im Krankenhaus Beachtung geschenkt werden, denn die Ratlosigkeit der Familie wird kaum wahrgenommen und häufig unterschätzt.

Kooperation

Wenn eine integrative Sichtweise das Handeln in der Pflege bestimmt, dann ist die Kooperation mit anderen Berufsgruppen auch auf onkologischen Stationen unerläßlich. Kooperation erfordert nicht nur eigenen Einsatz und das Zugehen auf andere, sondern bringt auch Gewinn für den einzelnen und für das gesamte Team und stellt damit einen wichtigen Entlastungsfaktor dar. Eine häufige Störungsquelle vertrauensvoller Zusammenarbeit findet sich in Rivalitäts- und Konkurrenzgefühlen, die nicht zuletzt auch von Schwerkranken und deren Angehörigen geschürt werden können und die sich in unausgesprochenen, unterschwelligen Ansprüchen äußern – vielleicht eher noch durch eine Haltung, die vermittelt: „Wem gehört eigentlich der Patient?" Die Pflegenden haben hier sicher am meisten mit Neidgefühlen, Besitzansprüchen und Kränkungen zu kämpfen, denn sie sind es ja, die am Patienten handeln, die ihn pflegen und die am längsten mit ihm zusammen sind. In einem gelungenen Miteinander geht es um gegenseitige Wertschätzung und nicht darum, wem der Patient mehr oder weniger „gehört", denn schließlich gehört der Patient nur sich selbst.

Kooperation heißt auch, den Informationsfluß untereinander in gegenseitiger Akzeptanz offen zu gestalten, Informationen weder zurückzuhalten noch in falsche Kanäle zu lenken. Die Aufklärung des Patienten z.B. sollte in positiv gelebter Kooperation eine gemeinsame Aufgabe sein, denn auch hier sind die Pflegenden diejenigen, die häufig als Übersetzer für den Patienten zur Verfügung stehen müssen.

Kooperation muß erarbeitet, sie kann nicht per Dekret verordnet werden. Die innere Bereitschaft dazu und das bewußte Handeln in diesem Sinne steigern Arbeitszufriedenheit und Effizienz; sie stellen die Basis dar, auf der jede Arbeit am und mit dem Patienten ruht.

Um diesen Anforderungen gerecht zu werden, sind eine entsprechend ausgerichtete Qualifikation der Pflegenden und ein positiv-kämpferisches Engagement notwendige Bedingungen, die sie zum Partner für den Arzt und alle übrigen Teammitglieder und nicht nur zu Erfüllungsgehilfen machen. Nur im partnerschaftlichen Umgang können die Pflegenden ein gefestigtes berufliches Selbstverständnis erreichen, das sie vor dem Ausgebranntwerden (Burnout) schützt, indem die Sorge um sich selbst gleichwertig neben die Sorge um den anderen tritt. Sie werden dem Patienten dann bessere Betreuer sein und die Qualität und Effizienz des gesamten Teams positiv beeinflussen.

Die Ideologie, im Stillen anspruchslos zu dienen, gehört lange schon der Vergangenheit des Krankenpflegeberufs an.

> Moderne Krankenpflege ist ein Beruf und eine gerecht zu entlohnende Tätigkeit, die sich der Pflege des kranken Menschen im professionellen Sinne widmet, ausgerichtet an allgemein akzeptierten Gütemaßstäben. Diese Professionalität begründet den Anspruch auf partnerschaftliche Kooperation durch einen breiten, in gründlicher Ausbildung erworbenen Wissensfundus im Bereich des medizinisch-pflegerischen und psychosozialen Umgangs mit kranken Menschen.

Auch persönliche Qualitäten, die dem Pflegeberuf als typisch unterstellt werden (Fürsorglichkeit, Barmherzigkeit, Selbstlosigkeit, Aufopferungsbereitschaft, Einfühlungsvermögen, ständige Hilfsbereitschaft), bedürfen z.T. einer Revision, einer (selbst)kritischen Kontrolle, ausgerichtet auf deren Funktionalität und Nützlichkeit für den Kranken. Auch in diesem Sinne beinhaltet Krankenpflege – onkologische Pflege – viel Fremd- und Selbstverantwortung, bei allerdings häufig zu geringem Mitspracherecht.

> In der Reflexion solcher Fragen ist das Erkennen der eigenen Belastungsgrenzen und des konkreten Belastetseins der erste Schritt auf dem Weg, eine innere Einstellung zu finden und entsprechende äußere Bedingungen zu schaffen, um keinen Raubbau an sich selbst zu treiben oder zuzulassen; beim derzeitigen Stand der onkologischen Krankenpflege sind hier explizit auch berufspolitische Aktivitäten einzubeziehen.

Helferpersönlichkeit und Burnout

Die vielseitigen Probleme, das facettenreiche Bewältigungs- und Abwehrgeschehen im Verlauf von tumorbedingten Krisen machen deutlich, daß der Krebskranke gerade die Zuwendung der Pflegenden besonders benötigt.

Berufliche und persönliche Qualifikation sind Grundvoraussetzungen für eine heilsame pflegerische Beziehung zum Patienten sowie für eine effektive Kooperation aller an der Betreuung und Pflege Beteiligten – zum Wohle des Kranken. Dabei zeichnet sich die Pflege in der Onkologie durch einen besonders hohen, der Intensivmedizin vergleichbaren Arbeitsaufwand bei maximalem persönlichem und technischem Einsatz aus, dessen Ergebnis wegen der zahlreichen infausten Verläufe, den ständigen Trennungserfahrungen durch sterbende Patienten, kaum eindeutige Erfolgserlebnisse im Sinne von Heilung vermittelt.

Ein Arbeitsumfeld wie dieses birgt Gefahren; die Spannweite der Reaktionen ist sehr groß:

- reale Überlastung bis hin zu einer inneren Selbstüberforderung aus unrealistischen Zielvorstellungen heraus;
- Erleben der eigenen Grenzen als persönliches Versagen, worauf zunächst mit enormen zusätzlichen Anstrengungen reagiert wird, bis schließlich die Phase des Rückzugs folgt;
- Erschöpfung und Verdruß.

Solche Mechanismen können und wollen wohl oft nicht in ihren Anfängen erkannt und bekämpft werden. Streß und Überforderung können gerade in helfenden Berufen mit ihren andauernden emotionalen Belastungen im Zusammenhang mit langfristigem, intensivem und engagiertem Einsatz für andere Menschen zum „Ausgebranntsein" („Burnout") führen, oft nach einer Phase paradox erscheinender Befriedigung. Die Sequenz „erst Feuer und Flamme – dann Ausgebranntsein" ist gerade auf onkologischen Stationen nicht selten und zeichnet eine Reaktionsweise aus, die Schmidbauer zur Metapher vom „hilflosen Helfer" veranlaßt hat. Die Gefahr für das Ausgebranntsein liegt zum einen in der Persönlichkeitsstruktur mancher Helfer selbst begründet, wenn sie eigene Wünsche nach Nähe, Zuwendung und Anerkennung, gepaart mit einem brüchigen Selbstwertgefühl im Beruf ausleben oder kompensieren wollen. Die berufsmäßige Helferrolle scheint hier eine legitime Basis zu bieten, da die Hilfsbedürftigkeit der Patienten Wünsche nach Gebrauchtwerden, Nützlichsein und Selbstwert befriedigen läßt.

Dem Burnout des Helfers wird weiter Vorschub geleistet durch die äußere Realität der Institution Krankenhaus mit ihren hierarchischen Strukturen, ihren oft ungenügenden Rahmenbedingungen wie Personal- und Zeitmangel, Rollenkonflikten, Problemen mit Vorgesetzten usw. Dazu kommt die hohe Fluktuation, bedingt durch Ausscheiden gerade der Erfahrenen, und ein ständiges Nachrücken von Berufsanfängern. Schließlich sind es auch die Patientenschicksale, die chronische Hilfsbedürftigkeit, die es der „Helferpersönlichkeit" schwer machen, sich in adäquater Form abzugrenzen.

Für die „maligne" Reaktionsform des Burnout verantwortlich sind somit neben den äußeren Gegebenheiten des Berufsalltags auch die inneren, auf Gratifikation durch die Patienten angewiesenen Einstellungen des Helfers selbst. Diesem Prozeß arbeitet das historisch gewachsene Bild der Krankenpflege sogar noch in die Hände. Gerade engagierte Helfer haben häufig das

Gefühl, hinter ihren eigenen Ansprüchen zurückzubleiben. Die Diskrepanz zwischen Anspruch und Wirklichkeit ist nur schwer erträglich und führt früher oder später zu tiefer Enttäuschung und Resignation, v.a. wenn – wie im Falle der Onkologie – der „Lohn" der unermüdlichen Fürsorge ausbleibt.

Kurz zusammengefaßt besteht das Helfersyndrom aus einem Komplex verschiedener Einzelprozesse; dazu gehören z.B.:

- der übersteigerte Einsatz der Kräfte aufgrund eines fehlgeleiteten Ideals, denn eine „gute" Schwester oder ein „guter" Pfleger zeichnet sich dadurch aus, bis zur Erschöpfung zu arbeiten und stets verfügbar zu sein;
- die Gefahr, in eine nach oben offene Spirale von Leistungsansprüchen und Unzulänglichkeitsgefühlen zu geraten;
- der Versuch der Selbstbelohnung im Sinne eines verinnerlichten selbstwertstützendes Selbstbildes, orientiert an der biblischen Gestalt des „barmherzigen Samariters".

Schließlich vollzieht sich früher oder später ein radikaler innerer Einstellungswandel, der als „Ausgebranntsein" erlebt und beschrieben wird. Dieser berufliche Überdruß geht einher mit einer Erschöpfung der physischen und psychischen Kräfte, mit erhöhter Krankheitsanfälligkeit, psychovegetativen Beschwerden wie Kopfschmerzen, Kreislaufproblemen, Schlafstörungen und zunehmender Gereiztheit. Gleichzeitig geht die Arbeitsfreude verloren, Sympathie und Respekt vor den Kranken schwinden – bemerkbar auch an einer inhumanen Sprache; parallel dazu findet ein sozialer Rückzug statt mit rigider Trennung zwischen Berufs- und Privatleben.

18 Aufklärung und Information von Tumorpatienten

M. Keller, E. Müller

Inhaltsverzeichnis

In diesem Kapitel werden Fragen und Probleme einer offenen Kommunikation mit Krebskranken in den verschiedenen Krankheitsphasen diskutiert. Die derzeit übliche Aufklärungspraxis kommt den Wünschen und Bedürfnissen der Patienten nur zum Teil entgegen. Ziele und Inhalte von Information und Aufklärung in den verschiedenen Krankheitsphasen werden dargestellt sowie Hinweise und Anregungen gegeben, die zu einer besseren Information der Patienten beitragen und die Kommunikation mit den medizinischen Betreuern erleichtern können. Dabei wird die Situation der Pflegenden und ihre Rolle im Aufklärungsprozeß besonders berücksichtigt.
So werden die professionellen Betreuer in zweifacher Hinsicht gefordert:

- Sie müssen die Auseinandersetzung mit schwerer Krankheit, Tod und Sterben stellvertretend für die Gesellschaft, zu der sie gleichzeitig auch gehören, übernehmen.
- Die alltägliche Begegnung mit Ohnmacht und Hilflosigkeit rührt genauso an eigene Ängste, an das „Berührungsverbot" des Tabus, und löst zunächst die gleichen Reaktionen des Vermeidens und Umgehens aus.

Ärztliches Handeln versteht sich vorrangig als Kampf für das Leben, gegen Ohnmacht und Tod; auch um handlungsfähig zu bleiben, müssen die „Schattenseiten" eher abgewehrt und von der Kommunikation ferngehalten werden. Möglicherweise fällt es Pflegekräften leichter, innerhalb eines ganzheitlichen Pflegeverständnisses die Beziehung und Kommunikation mit Krebskranken als zentralen „heilenden" Bestandteil ihres Behandlungsauftrages anzusehen.

Die hier genannten Aspekte werfen ein Licht auf die Komplexität des Themas; sie deuten an, warum offene Kommunikation für alle Beteiligten, Betroffene wie Angehörige, Ärzte und Pflegende immer wieder so schwierig ist. Die Begründerin des Hospizgedankens, C. Saunders, veranschaulicht dies mit einer Fallvignette:

> Ein Patient fragte mich eines Tages: „Werde ich sterben?" – Ich war zunächst irritiert, und sagte dann: „Ja." – „Wird es lange dauern?" – „Nein", antwortete ich. Er meinte: „Danke, daß Sie mir das so offen gesagt haben. Es ist schwer, es gesagt zu bekommen, aber ich glaube, es ist auch schwer, wenn man es aussprechen muß."

Einstellung von Ärzten und Patienten zur Aufklärung

In den letzten Jahrzehnten hat sich unter den Ärzten ein bemerkenswerter Wandel im Aufklärungsverhalten, zumindest bezüglich der Diagnosemitteilung, vollzogen. Während es bis zum Ende der 60er Jahre eher die Ausnahme war, daß Patienten über ihre Krebsdiagnose aufgeklärt waren, sind es heute – Schätzungen zufolge – weniger als 10% der Kranken, denen ihre Diagnose nicht mitgeteilt wird. Die Ärzte sahen es als Teil ihrer ärztlich-menschlichen Verantwortung, darüber zu entscheiden, ob ein Mensch in der Lage ist, die Diagnose zu ertragen oder nicht. Sie befürchteten vor allem, mit der Diagnosemitteilung den „Lebenswillen der Kranken zu zerstören", sie der Verzweiflung und Hoffnungslosigkeit auszuliefern und sie in den Selbstmord zu treiben. Vermutlich spielten dabei eigene Krebs- und Todesängste eine Rolle.

Inzwischen haben die Ärzte von Kranken selber lernen können, daß es möglich ist, mit einer Krebserkrankung zu leben, ohne zu verzweifeln. Die Suizidrate von Tumorpatienten als Folge der Diagnosemitteilung ist nicht höher als in der Normalbevölkerung; sie ist, Untersuchungen aus Schweden und den USA zufolge, jedoch erhöht bei terminal Kranken mit schweren Schmerzzuständen. Verzweiflung und Hoffnungslosigkeit scheinen eher abhängig von der Art und Weise und nicht von der Tatsache der Diagnosemitteilung zu sein.

Das Informationsbedürfnis der Patienten

Wesentlich öfter als von den meisten Ärzten vermutet, ahnen bzw. wissen Patienten bereits von ihrer Krebserkrankung; Angst und Unsicherheit machen sie besonders hellhörig für Mitteilungen und nonverbale Signale: „Ich habe gelernt, zwischen den Zeilen zu lesen."

Befragungen von großen Patientengruppen kamen zu dem übereinstimmenden Ergebnis, daß mehr als 90% der Gesunden und Kranken über eine Krebserkrankung aufgeklärt werden wollen, während der Anteil derer, die uneingeschränkt, auch über eine schlechte Prognose, informiert werden möchten, bei ca. 60–70% liegt. Die Behandlungsmöglichkeiten für viele Krebserkrankungen haben sich deutlich verbessert. Wesentlich häufiger als früher werden Therapiemaßnahmen mit kurativem oder palliativem Ziel durchgeführt; sie setzen das ausdrückliche Einverständnis des Patienten und die Aufklärung über die Krebsdiagnose voraus.

Auch als Folge einer veränderten Rechtsprechung mit der Forderung nach uneingeschränkter Aufklärung des Patienten, insbesondere über mögliche Therapiefolgen, haben die Ärzte ihre Zurückhaltung bei der Mitteilung einer Krebsdiagnose aufgegeben. Der früheren „Verantwortung" der Ärzte bezüglich möglicher schädlicher Auswirkungen einer Diagnosemitteilung steht inzwischen das ***Selbstbestimmungsrecht*** des Kranken gegenüber als verbindliche Handlungsanweisung für alle medizinischen Betreuer.

Das Für und Wider der Aufklärung sollte keine Frage der Ideologie sein, zwischen Positionen wie „Bei mir wird jeder Patient gründlich aufgeklärt" und Verfechtern der „schonenden Lüge": „Es ist doch besser für ihn, wenn er noch ein paar unbeschwerte Monate hat." Entscheidend ist in jedem Fall das Bedürfnis und der Wunsch des Patienten, zu welchem Zeitpunkt er wieviel über seine Krankheit erfahren möchte; zu berücksichtigen ist auch sein Recht auf Nichtaufklärung. Das läßt sich aber nur im individuellen Gespräch, im zeitlichen Verlauf und innerhalb einer Vertrauensbeziehung herausfinden.

Allgemein ist das Informationsbedürfnis der Patienten viel größer als von vielen Ärzten angenommen wird; eine der häufigsten Klagen von Patienten ist die mangelnde Zeit und Gesprächsbereitschaft, aber auch widersprüchliche und mißverständliche Mitteilungen der Ärzte.

Information oder Aufklärung?

Die Begriffe werden häufig nebeneinander, als Synonyme verwendet; besonders für die Beziehung zwischen Betreuer und Patient und im subjektiven Erleben der Kranken haben sie aber durchaus unterschiedliche Bedeutung, so daß eine abgrenzende Definition der beiden Begriffe sinnvoll scheint.

Information

Information beschreibt die Übermittlung eines sachlichen Inhalts in einer Richtung, vom „Sender" zum „Empfänger", wobei davon ausgegangen wird, daß die Mitteilung vorhersagbar und unverändert beim Empfänger ankommt. Dies ist um so wahrscheinlicher, je „neutraler“ eine Mitteilung ist, je weniger sie emotionale Reaktionen beim Empfänger auslöst, die zu einer Verzerrung der wahrgenommenen Mitteilung führen können. Voraussetzungen sind ein übereinstimmendes Kommunikationssystem, z.B. gleiche Sprache, und eine nicht wesentlich beeinträchtigte Empfangsqualität, z.B. durch Schwerhörigkeit oder kognitive Einschränkungen beim Empfänger.

Sowohl auf der Seite des Patienten als auch des Betreuers können Störungen dazu führen, daß die Information anders ankommt als beabsichtigt. Ursachen können vom Betreuer ausgehende nonverbale Signale sein oder Stimmung und emotionale Befindlichkeit des Patienten. Daher sollte bei jeder gegebenen Information immer durch Rückfragen geklärt werden, ob und wie sie beim Patienten angekommen ist.

Aufklärung

Angemessene Information ist eine notwendige, aber nicht ausreichende Bedingung für Aufklärung. Aufklärung läßt sich beschreiben als dialogischer Kommunikationsprozeß über einen längeren Zeitraum in einer Beziehung zwischen 2 gleichberechtigten Partnern, die beide sowohl „Sender“ als auch „Empfänger“ sind. Gegenüber der reinen Vermittlung von Fakten soll die subjektive Bedeutung deutlich werden, die die Mitteilung einer Krebsdiagnose oder Progredienz für den Patienten hat, wie sie sich auf sein Leben auswirkt und welche Gefühle dadurch ausgelöst werden.

Aufklärung bedeutet für den Patienten den Prozeß einer schrittweisen inneren Annäherung an die veränderte Wirklichkeit; er beginnt mit dem Krebsverdacht und ist ständigen, oft unvermuteten Veränderungen und Entwicklungen, wechselnden Stimmungen und oft widersprüchlichen Überzeugungen während des gesamten Krankheitsverlaufs unterworfen. Allein der Patient bestimmt das Tempo und das Ziel, jenseits von Kategorien wie „richtig“ oder „falsch“. Wenn der Betreuer dem Patienten verläßliche Kontinuität und Einfühlung vermitteln kann, ermöglicht er damit dem Patienten die Erfahrung einer offenen Kommunikation, wo er sich mit seinem Erleben, mit seinen Gefühlen mitteilen und verstanden fühlen kann.

Gründe für Information und Aufklärung von Krebspatienten

Entgegen den von manchen Ärzten geäußerten Befürchtungen über schädliche Auswirkungen „schlechter Nachrichten“ schildern Patienten vorwiegend positive Erfahrungen. Auch wenn die Mitteilung einer Krebsdiagnose oder Progredienz bei fast allen zunächst ein schockartiges Erleben, einen seelischen Ausnahmezustand auslöst, mit heftigen Gefühlen, „den Boden unter den Füßen verloren" zu haben, mit dem Eindruck des Unwirklichen, als sei „alles nur ein böser Traum", berichten die meisten über die Erfahrung, daß dieser Zustand vorübergehend ist, daß er Tage, manchmal wenige Wochen andauert.

- Für die meisten Krebskranken ist selbst eine „schreckliche Gewißheit" leichter zu ertragen als die Unsicherheit, in der sie, zwischen Hoffen und Bangen, den eigenen ängstigenden Phantasien ausgeliefert sind.
- Das Wissen um die Krankheit, konkrete Informationen, etwa über Untersuchungsbefunde oder über den Therapieverlauf, sind Hilfen zur Orientierung gegen das Gefühl von Hilflosigkeit; sie ermöglichen die gedankliche Auseinandersetzung, konkrete Vorstellungen und damit das Gefühl, die Krankheit zumindest gedanklich „in den Griff" zu bekommen. Die Kranken können, wenn auch zeitlich begrenzt, Perspektiven und Hoffnung auf Nahziele entwickeln.
- In der emotionalen Auseinandersetzung erleben sie, daß Depression und Verzweiflung vorübergehen, daß es „wieder anders werden" kann, und gewinnen damit Vertrauen in die eigenen Fähigkeiten der Bewältigung; dies geschieht auch in der Erinnerung an frühere erfolgreich überstandene Krisen.
- Entgegen der kommunikativen Isolation, in die nichtaufgeklärte Patienten geraten, haben aufgeklärte Patienten die Möglichkeit zu intensivem Austausch mit den medizinischen Betreuern, Angehörigen und Freunden; und sie können Unterstützung im sozialen Umfeld suchen, z.B. bei Selbsthilfegruppen.
- Die meisten Formen der Tumorbehandlung sind eingreifend: Operationen können zu bleibenden Verlusten von Organen oder Körperfunktionen führen, Strahlen- und Chemotherapie haben Nebenwirkungen. Nur durch ausreichende und angemessene Information, ein gründliches Abwägen von Schaden und Nutzen, können Patienten einer Therapie im Sinne eines „informed consent" zustimmen, mit weniger Ablehnung und Angst gegenüber der Behandlung und mit nachweislich besserer Verträglichkeit.

Allerdings fühlen sich manche Patienten durch die zunehmende Tendenz zur ***Überinformation*** zusätzlich belastet, wenn sie über detailgenaue Einzelheiten ihrer Krankheit Bescheid wissen. Einerseits möchten sie nicht mehr auf die Kenntnis ihrer Tumormarker verzichten, aber andererseits leben sie in der ständigen Angst vor dem nächsten Ergebnis. Sie nehmen weniger ihr körperliches Befinden und dafür mehr die Befunde wahr. Ängstigendes Wissen kann die Lebensqualität auch einschränken.

Ärzten und Patienten fällt es oft leichter, sich über sachlich-medizinische Aspekte zu verständigen und so die Auseinandersetzung darüber zu umgehen, was die Befunde für den Patienten bedeuten. Man spricht über die Metastasengröße, die Höhe der Tumormarker, und vermeidet, über die Angst vor dem Sterben zu reden.

Im Zeitalter des aufgeklärten Patienten entwickeln sich neue Abwehrstrategien und Interaktionsformen, sowohl beim Patienten als auch in der Arzt-Patient-Beziehung. Scheinbar paradoxerweise sind gut informierte Patienten nicht immer auch gut aufgeklärt, manche von ihnen nehmen dieses Defizit auch wahr: „Ich weiß Bescheid von meinen Metastasen im Bauch, in der Haut, aber ich erfahre nicht, was eigentlich mit mir los ist".

Auf diese ***Diskrepanzen*** zwischen kognitivem Wissen und emotionalen Verstehen vermehrt zu achten, ist eine Aufgabe nicht nur der Ärzte, sondern auch der Pflegenden.

Funktion und Aufgaben der Pflegenden im Aufklärungsprozeß

„Das Aufklärungsgespräch muß durch den Arzt erfolgen, es darf nicht an nichtärztliches Personal delegiert werden" (Richtlinien der Deutschen Krebsgesellschaft 1984). So eindeutig grenzt die Rechtslage Kompetenzen ab, mit der Pflegende nicht selten ihre Position begründen, Aufklärung gehöre nicht zu ihren Aufgaben. Legt man ein ganzheitliches Pflegeverständnis zugrunde, dann sind Beziehung und Kommunikation mit dem Patienten zentrale Aufgaben des Behandlungsauftrages, für die viele Pflegende, nicht selten im Gegensatz zu unerfahrenen Ärzten, eine besondere Kompetenz erworben haben. Der Rückzug hinter die formal-rechtliche Situation würde einen Verzicht auf diese Kompetenz und eine Selbstbeschränkung bedeuten.

Daß Pflegende eine wichtige Funktion bei der Aufklärung haben und auch behaupten sollten, kann wie folgt begründet werden:

- Die Pflegenden haben wesentlich mehr und intensiveren alltäglichen Kontakt mit den Patienten als die meisten Ärzte; sie registrieren aus dem „körpernahen" Kontakt, aus Äußerungen und nonverbalen Signalen viel von den Gefühlen, Stimmungen und Reaktionen des Patienten, die dem Arzt kaum zugänglich sind. Ärzte sind auf diese Beobachtungen angewiesen.
- In der Onkologie erfahrene Pflegende können den Patienten wichtige Kenntnisse und Erfahrungen vermitteln, die sie im Umgang mit Folgen von Chirurgie, Chemo- und Strahlentherapie haben, und dadurch Ängste der Patienten verringern.
- Patienten vertrauen sich mit ihren Nöten und Sorgen, aber auch scheinbar banalen Mitteilungen, oft leichter den Pflegekräften an; wenn sie z.B. bei der Visite etwas nicht verstanden haben, fragen sie lieber eine Schwester oder einen Pfleger, um keinen „dummen" Eindruck beim Arzt zu machen. Pflegende übernehmen oft eine „Dolmetscherrolle" zwischen Arzt und Patient.
- Oft ist es auch Aufgabe der Pflegenden, mit dem Patienten gemeinsam „schlechte Nachrichten" zu verarbeiten oder Mißverständnisse mit dem Arzt zu klären.

- Manche Patienten spalten scheinbar widersprüchliche oder unverträgliche Gefühle auf: Während sie mit dem Arzt ihre optimistische, hoffnungsvolle Seite, ihr Einverständnis und Vertrauen teilen, bringen sie bei den Pflegenden ihre Verzweiflung, Angst oder auch ihre Wut und ihr Mißtrauen unter, ohne sich dessen bewußt zu sein. Nur wenn sich alle Mitglieder des Teams untereinander austauschen, lassen sich die verschiedenen Tendenzen des Patienten, die nicht selten zu Spannungen im Team führen, verstehen und integrieren.

Pflegende sollten ihre wichtige Rolle und ihre Fähigkeiten bei Information und Aufklärung nicht nur verteidigen, sondern gegenüber den anderen Berufsgruppen auch offensiv vertreten.

Voraussetzung für eine offene Kommunikation mit den Patienten ist die ebenso offene Kommunikation zwischen den Mitgliedern des Teams. Dazu sind regelmäßiger Austausch und gegenseitige Information über die Situation des Patienten unerläßlich. So sollte sich der Arzt vor einem anstehenden Gespräch mit dem Patienten mit den Pflegekräften austauschen und das Ergebnis, seinen Eindruck, nach dem Gespräch zurückvermitteln, um einen gleichen Informationsstand im Team zu ermöglichen und um gemeinsam das weitere Vorgehen, etwa die Miteinbeziehung von Angehörigen, zu planen. Das Minimum sollte eine Vermerk in der Patientenkarte sein.

Eine typische Situation, die nicht selten zu Spannungen zwischen Pflegenden und Ärzten führt, entsteht, wenn ein Patient stark verleugnet und den Pflegenden gegenüber äußert, nichts über seine Krankheit zu wissen: „Hier erfährt man ja von niemandem etwas.“ Der Arzt wird, leicht vorwurfsvoll, aufgefordert, doch endlich mit dem Patienten über seine Diagnose zu sprechen. Dabei stellt sich nicht selten heraus, daß der Patient aufgeklärt wurde, aber sein Wissen verleugnen muß. Der gegenseitige Austausch über Gespräche mit dem Patienten hilft, solche meist aggressiv getönten Spannungen zu klären oder zu vermeiden.

Neben dem informellen Austausch erfordert bessere Kommunikation im Team formelle, institutionalisierte Strukturen in Form von Stationsbesprechungen, Falldarstellungen oder Supervisionen.

Die Initiative für solche strukturellen Verbesserungen geht selten von Ärzten aus. Oft ist es die Aufgabe der Pflegenden, solche Veränderungen voranzutreiben; allerdings sind sie dabei auf die Unterstützung und das Einverständnis der Vorgesetzten, der Ärzte und Pflegedienstleiter, angewiesen. Mit anfänglichen Widerständen und Rückschlägen sollte man rechnen und genügend Ausdauer aufbringen, um sich dadurch nicht entmutigen zu lassen; die Erfolge rechtfertigen oft den Einsatz.

Themen und Inhalte der Aufklärung in den verschiedenen Krankheitsphasen

Es wird allgemein unterschätzt, daß Patienten und Angehörige ein großes Bedürfnis nach Informationen haben. Die Flut der „Pseudoinformation", besonders aus der Regenbogenpresse, die gutgemeinten Ratschläge von Nachbarn und Freunden irritieren und verunsichern sie zusätzlich, so daß die meisten sich von ihren medizinischen Betreuern Orientierung und umfassende Antworten auf ihre Fragen wünschen.

Themen und Fragen ändern sich in Abhängigkeit vom zeitlichen Verlauf, von den verschiedenen Phasen der Erkrankung, der Art der Tumorbehandlung, der persönlichen Lebenssituation. Patienten sollten mit ihren offenen Fragen, auch wenn sie banal klingen mögen, ernst genommen werden und zufriedenstellende Antworten bekommen. Dies ist ein wichtiger Beitrag, um Vertrauen aufrechtzuerhalten und die Patienten vor fragwürdigen oder unseriösen Behandlern zu schützen.

Die Übersicht (s. unten) gibt einen Überblick über die wichtigsten Themen, mit denen sich Krebskranke in den verschiedenen Phasen der Erkrankung beschäftigen. Das bedeutet nicht, daß alle Patienten diese Fragen haben oder stellen oder daß diese Informationen in jedem Fall gegeben werden sollen; entscheidend ist, daß die Fragen, die der Patient gerade jetzt stellt, so umfassend wie möglich beantwortet werden.

Phase der Diagnostik und Diagnosemitteilung

Die Diagnose „Krebs" wird von den meisten Patienten zunächst wie ein Todesurteil erlebt; deshalb sollte man versuchen, den globalen Begriff Krebs zu differenzieren und auf die Heterogenität der verschiedenen Krebserkrankungen in ihrem Verlauf und in bezug auf Möglichkeiten der Behandlung hinzuweisen. Die Darstellung des medizinischen Befunds sollte mit verständlichen Begriffen, sachlich, ohne beschönigende Umschreibungen („Geschwür", „Wucherung") und ohne Dramatisierung („ein kindskopfgroßer Tumor") die für den Patienten wichtigen Fakten enthalten, ohne ihn mit medizinischen Details zu überfrachten. Manche Patienten erleben es als hilfreich, Röntgen- oder sonographische Aufnahmen gezeigt und erklärt zu bekommen.

Notwendigkeit und Ziel der oft belastenden Untersuchungen sollten mit dem Patienten ausführlich besprochen werden, um ängstigende Phantasien zu verringern. Befunde sollte man erst mitteilen, wenn sie endgültig und ausreichend sicher sich. Widersprüchliche Informationen tragen, ebenso wie „lautes Nachdenken" und differentialdiagnostische Erwägungen vor dem Patienten, nicht zum Eindruck von Kompetenz, sondern zu Irritation und Unsicherheit auf seiten des Patienten bei.

Phase der Behandlung

Für alle Formen der Therapie sollte immer das Ziel (kurativ oder palliativ) deutlich benannt, Vor- und Nachteile, Nutzen und Risiken gegeneinander abgewogen werden. Von großer Bedeutung ist eine möglichst verbindliche Planung des Therapieablaufs, damit sich die Patienten konkrete Vorstellungen machen können. Bagatellisierung und Verharmlosung verringern kaum die Angst, sondern führen häufig zu enttäuschtem Vertrauensverlust. Die schrittweise Ausdehnung der Therapiedauer, die „Salamitaktik", ist allenfalls für die Betreuer schonend, für Patienten dagegen außerordentlich belastend, z.B. wenn aus ursprünglich 3 geplanten Chemotherapiezyklen doppelt so viele werden.

Bei ***operativen Eingriffen*** sollten die zu erwartenden Einbußen an körperlichen Funktionen, die Auswirkungen auf das Körperselbstbild, auf Sexualität und Fertilität immer ***vorher*** ausführlich besprochen werden, um dem Patienten die gedankliche Antizipation und Verarbeitung zu ermöglichen. Patienten erleben diese Informationen nahezu immer als entängstigend. Dazu gehören auch erste Hinweise auf Möglichkeiten der Rehabilitation, z.B. prothetischer Ersatz. Zumindest bei Eingriffen mit unmittelbaren Auswirkungen auf Partnerschaft und Sexualität, z.B. bei Mammaamputation, Hoden- oder Rektumtumoren sollte der Partner von vornherein einbezogen werden. Gelegentlich kann der Erfahrungsaustausch mit Patienten bereits präoperativ sinnvoll sein.

Besonders bei der häufig mit angstvollen Phantasien assoziierten ***Strahlen- und Chemotherapie*** ist es wichtig, auf Vorerfahrungen und Informationen und auf die individuell sehr unterschiedlichen Ängste einzugehen: „Welche Vorstellungen verbinden sich für Sie mit der Behandlung?" – Die eingehende, sachliche Darstellung des Behandlungsziels, die Schilderung des Behandlungsablaufs (eine Einführung „vor Ort" vor der Strahlenbehandlung wird von vielen Patienten sehr begrüßt), von Wirkweise und zu erwartenden Nebenwirkungen sind wichtige Orientierungshilfen und werden fast immer als entängstigend erlebt.

Folgen und Nebenwirkungen sollten weder verharmlosend dargestellt noch übertrieben werden, etwa durch Nennung aller seltenen Nebenwirkungen. Die Angst vor Nebenwirkungen läßt sich verringern, wenn die verfügbaren Möglichkeiten ihrer Prävention und Behandlung erläutert werden (z.B. Emesisprophylaxe, Haut- und Schleimhautschutz, Perücke). Von besonderer Bedeutung ist es, die Kooperation des Patienten zu unterstützen bzw. zu fördern (besonders bei ambulanter Behandlung). Dazu gehört auch eine vorwiegend positive Einstellung zur Therapie, die mit dem Patienten gemeinsam, am besten in mehreren Gesprächen, erarbeitet werden sollte. Die meisten Patienten sind dankbar für Anregungen, wie sie selber den Behandlungsprozeß unterstützen und Nebenwirkungen verringern können (hierzu gehört z.B. der Hinweis auf Entspannungsverfahren).

Merkblätter mit wichtigen Informationen für die unterschiedlichen Bestrahlungsregionen oder Chemotherapieschemata sind eine gute zusätzliche Informationsquelle, aber keinesfalls ein Ersatz für die persönliche, an den Bedürfnissen der Patienten orientierte Aufklärung.

Angehörige sollten möglichst in den Aufklärungsprozeß miteinbezogen werden. Bei ambulanter Behandlung ist dies unerläßlich.

Übergang vom Krankenhaus in die häusliche Versorgung

Am Übergang von der (meist stationären) Primärbehandlung in den häuslichen Alltag bewegen die Patienten viele Fragen in bezug auf die weitere Lebensführung. Sie brauchen Orientierungshilfen für den Schritt in die ungewisse Zukunft, der so sehr ersehnt wie befürchtet wird. Den häufigen Ausspruch: „Leben Sie einfach weiter wie bisher" erleben viele Patienten keineswegs so entlastend wie beabsichtigt; oft fühlen sie sich mit ihren Anliegen wenig ernst genommen. Fragen zur richtigen Ernährung, zu Möglichkeiten unterstützender Behandlung, etwa die „Stärkung der Abwehr", haben für sie einen zentralen Stellenwert und werden nicht selten übergangen, z.T. auch deshalb, weil es wenig gesichertes Wissen auf diesem Gebiet gibt. Das Motiv, das hinter diesen Fragen steht, ist der Wunsch, selbst aktiv zu werden, einen eigenständigen Beitrag zur Gesundung zu leisten. Noch immer fürchten Patienten, das Vertrauen ihrer Ärzte zu verlieren, wenn sie mit ihnen über ***„alternative" Behandlungsformen*** sprechen; um Patienten vor potentiellen Schäden oder finanziellen Opfern zu schützen, sollte dieses Thema möglichst von den Betreuern aktiv angesprochen werden (s. hierzu auch Kap. 13).

Die Frage „Wie geht es weiter?" sollte immer auch die Auswirkungen von Krankheit und Behandlung auf körperliche Aktivitäten, auf Partnerschaft und Sexualität, auf Beruf, Familienleben und veränderte soziale Rollen mit einbeziehen.

Alle Möglichkeiten gezielter ***Rehabilitation*** (z.B. Krankengymnastik, Lymphdrainage, Stomatraining, Logopädie) sollten dem Patienten bekannt sein. Dazu gehört auch der Hinweis auf Selbsthilfegruppen und psychosoziale Beratung. Auch sind nur wenige Patienten ausreichend über ihre ***sozialrechtlichen*** Ansprüche informiert.

Jede ***Nachsorgeuntersuchung*** weckt bei Patienten unvermeidbar Ängste und Unsicherheiten, aber verspricht auch eine gewisse Sicherheit und Entlastung, wenn „alles in Ordnung" ist. Zweck und Bedeutung der einzelnen Untersuchungen müssen mit den Patienten genau besprochen werden, um unrealistische Erwartungen und unnötige Ängste zu vermeiden, z.B. die Sorge um hohe Strahlenbelastungen. Es ist alles andere als beruhigend, wenn sie zu hören bekommen, daß das „bei Ihrer Krankheit nichts ausmacht". Auf die Gefahr der Überinformation wurde bereits hingewiesen.

Phase der Progredienz

Kommt es zu einer Progredienz der Erkrankung, zu einem Rezidiv oder Metastasen, stellen sich zunächst ähnliche Fragen wie zum Zeitpunkt der

Themen und Inhalte der Aufklärung/Information

Diagnosemitteilung:
- Krankheitsstadium,
- Heilungschancen,
- Sinn und Ziel der Untersuchen,
- Behandlungsvorschlag.

Behandlungsmaßnahmen:

Operation:
- Vorgehen,
- Auswirkungen auf körperliche Funktionen,
- Sexualität, Fertilität.

Strahlentherapie und Chemotherapie:
- Behandlungsziel (kurativ/palliativ),
- Behandlungsablauf,
- Nebenwirkungen (körperlich und seelisch),
- Folgen und Einschränkungen,
- Prävention/Behandlung von Nebenwirkungen,
- eigene Möglichkeiten zur Bewältigung.

Übergang Krankenhaus – häusliche Versorgung:

Fragen zur Lebensführung:
- Ernährung,
- körperliche Aktivitäten,
- Sexualität;
- gezielte Reha-Maßnahmen (Krankengymnastik, Lymphdrainage, Stomatraining, Logopädie, Prothesen, Hilfsmittel).

Sozialrechtliche Ansprüche:
- Kuren,
- Schwerbehindertenausweis,
- Selbsthilfegruppen, psychosoziale Betreuung,
- häusliche Pflege und Versorgung.

Nachuntersuchungen:
- Ziel und Risiken regelmäßiger Kontrollen.

Rezidiv/Progredienz:
- Mitteilung von Befunden und deren Bedeutung,
- Behandlungsmöglichkeiten:
  klare Definition des Behandlungsziels,
  Auswirkung auf Lebensqualität,
  supportive/symptomorientierte Behandlung;
  Beratung zu „alternativen" Behandlungsmethoden,
  Prognose: keine Zeitangaben!

Terminalphase:
- Möglichkeiten stationärer, ambulanter und Hospizpflege,
- Information über Schmerzbehandlung/supportive Maßnahmen.

Erstdiagnose, zusätzlich Fragen nach der Prognose, nach der Dauer und Qualität des verbleibenden Lebens und nach Möglichkeiten und Sinn weiterer Behandlungen. Der Patient sollte, soweit möglich, über deren Nutzen und Einfluß auf die Lebensqualität (Besserung oder Einschränkung) aufgeklärt und selbst an der Entscheidung mitbeteiligt sein. Da viele Patienten froh um jeden Strohhalm, jedes Behandlungsangebot sind, ist das meist palliative Ziel weiterer Therapiemaßnahmen klar zu benennen. Damit nimmt man dem Patienten nicht die Hoffnung, sondern vermeidet Illusionen und spätere Enttäuschungen.

In der Phase der Progredienz läßt sich häufig eine zunehmende Diskrepanz zwischen Information und Aufklärung beobachten. Den Ärzten fällt es oft schwer, die begrenzte Lebensperspektive und das Gefühl von Hilflosigkeit angesichts eingeschränkter Behandlungsmöglichkeiten zu benennen. Die Patienten suchen nach Möglichkeiten, an die sie ihre Hoffnung knüpfen können. In einer oft „stummen Absprache" werden sachlich-medizinische Themen wie Metastasengröße und Tumormarkerwerte „verhandelt", über ihre Bedeutung wird geschwiegen. In dieser kommunikativen Grauzone nehmen Patienten Umbewertungen der Erklärungen des Arztes vor; Begriffe wie: das Tumorwachstum „zum Stillstand" bringen, die Metastasen „in den Griff kriegen" werden gleichbedeutend mit Heilung oder langfristigem Überleben. Ärger und enttäuschter Rückzug sind häufig, wenn die Therapie nicht den erhofften Erfolg hat.

Orientiert an den Ängsten der Patienten, v.a. vor Schmerzen, sollten ausführlich und frühzeitig die Möglichkeiten supportiver Behandlung mit der Aussicht auf weitgehende Beschwerdefreiheit besprochen werden. Wenn der Patient nicht befürchten muß, „aufgegeben" zu werden, weil er nicht mehr heilbar ist, wenn er sich darauf verlassen kann, daß alle Möglichkeiten ausgeschöpft werden, um seine Beschwerden zu verringern, ermöglicht man ihm damit eine Umbewertung von Hoffnung: auf weitgehende Selbstbestimmung und bestmögliche Linderung von Beschwerden.

In der Terminalphase sollten Patient und Angehörige über Möglichkeiten der Pflege zu Hause, im Hospiz oder im Krankenhaus informiert sein und ihre Wahl treffen können.

Wie läßt sich der Transfer von Informationen verbessern?

In einer Untersuchung erinnerten sich Patienten an ca. 60% der gegebenen Informationen, weniger als die Hälfte konnten die Nebenwirkungen einer Behandlung wiedergeben. Neben den schon erwähnten Voraussetzungen wie angemessene Sprache sollte man berücksichtigen, daß die emotionale Befindlichkeit – z.B. ausgeprägte Angst, Depression oder der Diagnoseschock – die Konzentrations- und Gedächtnisfähigkeit erheblich beeinträchtigen können: „Ich habe alles nur noch wie durch einen dichten Nebel gehört."

Zur Verbesserung des Informationstransfers tragen folgende Punkte bei:

- Diagnosemitteilung und Aufklärung über Therapiemaßnahmen sollten möglichst nicht auf einmal, sondern in mehreren Gesprächen vermittelt werden.
- Die Information sollte in verständlicher Sprache, in kleinen Mengen „dosiert" verabreicht und wiederholt werden. Möglichst keine Informationen über Telefon!
- Patienten sollten aufgefordert und ermutigt werden, auch wiederholt nachzufragen. Es gibt keine „dummen Fragen".
- Rückfragen an den Patienten sollten klarmachen, was von der gegebenen Information „angekommen" ist und wie sie verstanden wurde.
- Entscheidend ist, was der Patient verstanden hat, nicht, was ihm gesagt worden ist. (Subjektive Bewertungen können, besonders unter dem Einfluß angstvoller Phantasien, erhebliche Verzerrungen der Wahrnehmung zur Folge haben, die für Professionelle in der Alltagsroutine des Medizinbetriebs schwer nachvollziehbar sind, z.B. die „markerschütternde" Reaktion auf die Ankündigung eines Knochenmarkszintigramms.)
- Merkblätter oder graphische Darstellungen tragen zum besseren Verständnis bei, Informationen sind damit jederzeit verfügbar und abrufbar.
- Die Beteiligung eines Angehörigen erleichtert das Verständnis und ermöglicht in gemeinsamer Erinnerung an das Gespräch die gedankliche Verarbeitung.

Wie führt man ein Aufklärungsgespräch?

Gesprächsführung läßt sich aus einem Buch weder lernen noch umfassend vermitteln; wenn hier dennoch einige Aspekte zum „Wie" eines Aufklärungsgesprächs erwähnt werden, so mit 2 Zielen:

- Zur ***Ermutigung:*** Gesprächsführung ist lernbar, wobei es weniger auf die richtige „Technik" als vielmehr auf eine innere „Haltung" ankommt.
- Zur ***Orientierung:*** Einige Gesichtspunkte, die bei Aufklärungsgesprächen beachtet werden sollten, lassen sich als eine Art „Checkliste" zur eigenen Orientierung für das Gespräch verwenden.

Das Aufklärungsgespräch läßt sich als ein Dialog innerhalb einer Vertrauensbeziehung zwischen 2 Subjekten verstehen. Ziel ist es, mit dem Patienten gemeinsam sein subjektives Erleben der Krebserkrankung, seine Gefühle und Reaktionen, seine Fähigkeiten zur Bewältigung und sein Bedürfnis nach Unterstützung zu erfahren und mitteilbar zu machen.
Beschreiben läßt sich die „Haltung" des Betreuers durch

- Empathie, einfühlende Teilnahme,
- Echtheit oder Aufrichtigkeit,
- emotionale Wärme und positive Wertschätzung.

Die ***Einfühlung*** in das Erleben des Patienten erfordert Anteilnahme und gleichzeitig ausreichende Distanz, um das eigene Erleben reflektieren zu können und damit „handlungsfähig“ zu bleiben. Konkret heißt das z.B., sich in die Verzweiflung eines Menschen einzufühlen, ohne selber zu verzweifeln. Das gelingt leichter, wenn man während des Gesprächs versucht, die eigenen Gefühle und ihre Veränderungen für sich wahrzunehmen.

Echtheit bedeutet Übereinstimmung zwischen dem, was man sagt, und dem, was man denkt bzw. fühlt. Schulterklopfender Optimismus wie „das schaffen Sie schon“, während man die infauste Prognose vor Augen hat, wäre demnach nicht „echt“ und wird auch von Patienten als unglaubwürdig erlebt. Drückt man dagegen seine Besorgnis aus, fühlen sich Patienten eher ernstgenommen, aber nicht „aufgegeben“.

Positive Wertschätzung vermittelt dem Patienten, daß er mit seiner Erkrankung und seinem Erleben nicht lächerlich, schwach, wertlos geworden ist.

> Um die Situation des Patienten kennenzulernen, sollte man ihm zunächst ermöglichen, in freier Form darzustellen, was er an Wissen, an Vorinformationen, Befürchtungen und Gedanken zu seiner Erkrankung mitbringt. Das Ungewohnte dieser Situation läßt sich durch offene Fragen erleichtern: ***„Ich versuche mir vorzustellen, wie es Ihnen bisher mit Ihrer Erkrankung gegangen ist.“*** Dabei sollte man zu erfahren versuchen, welche Ängste und Sorgen, welche Fragen den Patienten beschäftigen.

Konkrete ***Vorinformationen*** zu den folgenden Themen sind oft aufschlußreich:

- aktuelle Lebenssituation (Beruf, Partnerschaft, Familie);
- Vorerfahrungen mit Krebserkrankungen in der Familie, bei Freunden, Kollegen; sie können prägende Einflüsse auf das eigene Krankheitserleben haben;
- Verfügbarkeit und Qualität sozialer Beziehungen (auf wen kann sich der Patient verlassen, woher bekommt er emotionale Unterstützung?);
- Gelegentlich kann das Wissen um lebensgeschichtliche Prägungen und traumatische Erfahrungen aufschlußreich sein, um das subjektive Krankheitserleben zu verstehen.

Mit diesem Vorwissen werden die Einstellung des Patienten zu seiner Erkrankung und sein Informationsbedürfnis meist recht deutlich. Manchmal ist ein Hinweis auf individuell unterschiedliche Einstellungen von Patienten hilfreich: „Manche Patienten möchten sehr genau über ihre Erkrankung Bescheid wissen, anderen ist es lieber, nicht so viel zu erfahren. Wie ist das bei Ihnen?“

Der Patient entscheidet, was er im Augenblick erfahren möchte und was nicht.

Mit dem Angebot, ihm das jeweilig gewünschte Ausmaß an Auskunft zu erteilen, wird sein Recht auf Selbstbestimmung respektiert und die Möglichkeit miteinbezogen, daß es im weiteren Verlauf zu einer Entwicklung und

Veränderung mit anderen Fragen und neuen Themen kommen kann: „Ich erfahre alles, was ich wissen will. Aber es gibt auch Fragen, die ich bisher nicht gestellt habe."

Der Patient sollte spüren können, daß seine Gefühle, auch heftige Affekte von Verzweiflung, Enttäuschung, Angst und Wut, einfühlbar und der Situation angemessen, daß sie „normal" sind. Schonhaltung und Scham über „schlimme Gefühle" führen häufig dazu, daß Patienten sich gerade in ihrem gefühlshaften Erleben kaum äußern oder versuchen, sich „nichts anmerken" zu lassen. Oft steckt dahinter auch die Befürchtung, gerade mit den „negativ" erlebten Gefühlen für die Umgebung nicht aushaltbar zu sein. Die Erfahrung, daß solche Gefühle mitgeteilt und ausgehalten werden können, daß Reden nicht „alles noch schlimmer" macht, wird oft als erleichternd erlebt und kann zu einer besseren Kommunikation im sozialen Umfeld beitragen.

Die Abwehr in ihren verschiedenen Formen (v.a. Verleugnung, Nichtwahrhaben-Wollen) ist ein notwendiger Schutzmechanismus gegen bedrohliche Angst; sie sollte in ***fast*** jedem Fall registriert und respektiert werden. Ausnahmen sind die seltenen Fälle von selbstschädigendem Verhalten, z.B. die Ablehnung einer Operation mit Aussicht auf Heilung. Die Abwehr durch Verleugnung ist nur selten eindeutig, fast immer finden sich gleichzeitig Wissen und Nicht-wahrhaben-Wollen. Im Verlauf der Krankheitsbewältigung verändert sich die Verleugnung häufig hin zu größerer Akzeptanz der Krankheit.

> Mit dem Patienten gemeinsam sollte man immer versuchen, Ziele und Inhalte realistischer Hoffnung zu formulieren. Die oft geäußerte Befürchtung, einem Patienten mit der Mitteilung einer unheilbaren oder tödlichen Erkrankung die Hoffnung zu nehmen, läßt sich aus der Erfahrung nicht bestätigen. Die Ziele der Hoffnung verändern sich mit dem Krankheitsverlauf: von der anfänglichen Hoffnung auf Heilung zur Hoffnung auf eine begrenzte Lebenszeit mit weitgehender Beschwerdefreiheit und Selbstbestimmung oder auf konkrete Nahziele, z.B. die Geburt des Enkels. Gegen die Angst vor Isolation kann man dem Patienten die Hoffnung auf verläßliche und tragfähige Beziehungen vermitteln.

Die ***Frage nach der Prognose*** ist oft schwer zu beantworten. Vermeiden sollte man in jedem Fall zeitliche Angaben über die verbleibende Lebenszeit; sie werden wie ein Schicksalsspruch erlebt und vernachlässigen die oft erstaunlichen individuellen Unterschiede in der Überlebenszeit.

Fast alle Patienten äußern, offen oder in versteckter Form, Gedanken oder Befürchtungen über Sterben und Tod. Mit dem Angebot, ihre Gedanken und Gefühle zum Ausdruck zu bringen, spüren sie unausgesprochen, daß man das Thema nicht fürchtet oder zu vermeiden versucht, und erleichtert es ihnen, sich mitzuteilen; dabei entscheidet der Patient allein darüber, ob und wann er es will. Manchmal entwickelt sich ein unausgesprochenes gemeinsames Wissen, ein Einverständnis, daß man nicht jetzt, aber vielleicht zu einem späteren Zeitpunkt über Sterben und Tod sprechen kann.

Die Rolle der Angehörigen bei der Aufklärung

Angehörige, v.a. Partner und Kinder, sind durch eine Krebserkrankung mindestens ebenso belastet wie die Patienten selbst; sie sehen sich mit ihrem Wunsch, in Aufklärung und Therapieentscheidungen miteinbezogen zu werden, häufig nicht genügend berücksichtigt.

Nicht nur in Ausnahmefällen werden sie über die Krebsdiagnose oder die schlechte Prognose in Kenntnis gesetzt, ohne oder bevor der Patient aufgeklärt ist. Genau genommen verletzt diese gängige Praxis das Selbstbestimmungsrecht des Patienten. Nur auf seine ausdrückliche Erlaubnis hin sind die medizinischen Betreuer zur Auskunftserteilung an Drittpersonen berechtigt. Vertrauen und offene Kommunikation in der Familie werden zusätzlich beeinträchtigt, wenn nicht alle den gleichen Informationsstand haben. Für Angehörige kann es eine unzumutbare Belastung sein, ihr Wissen für sich behalten und ihre Besorgnis vor dem Patienten verbergen zu müssen.

Wenn möglich, sollte dem Patienten von Anfang an angeboten werden, Angehörige in Aufklärung und Therapieentscheidung miteinzubeziehen. Wenn entweder durch die Erkrankung (z.B. Tumoren der Genitalorgane) oder durch die Behandlung (Chemotherapie, Operationen) Sexualität oder Fertilität beeinträchtigt werden, sollte regelmäßig ***vor*** dem Behandlungsbeginn ein aufklärendes Paargespräch stehen. Dabei sollten körperliche ***und*** psychologische Auswirkungen der Behandlung auf die Partnerbeziehung eingehend besprochen und Unterstützung von psychosozialen Einrichtungen angeboten werden. Dieses Vorgehen verbessert die gemeinsame Bewältigung und verringert das Risiko von Konflikten bzw. Krisen in der Partnerschaft.

Erhebliche Unsicherheit herrscht oft bezüglich der Frage, ob und in welcher Form erkrankte Kinder über ihre Krebserkrankung aufgeklärt werden sollen. Die Eltern sind meistens ausgesprochen dankbar, wenn man Für und Wider eingehend mit ihnen bespricht und sie zu einer dem Entwicklungsstand des Kindes angemessenen Form der Aufklärung ermutigt.

Gerade in fortgeschrittenen Krankheitsstadien sind Angehörige angewiesen auf gezielte Informationen: sowohl darüber, wie sie den Patienten emotional unterstützen können, als auch über geeignete supportive Maßnahmen, mit denen sie zur Linderung von Beschwerden, v.a. von Schmerzen, beitragen können. Dies gilt auch für Orientierungshilfen zu sog. alternativen Therapieformen, nach denen Angehörige, in der Hoffnung auf einen rettenden Strohhalm, oft suchen.

Ein schwer zu lösendes Problem können Angehörige sein, die darauf bestehen, den Patienten nicht über seine Erkrankung oder die Prognose aufzuklären, weil er es „nicht ertragen" würde. Hinter dieser Haltung verbergen sich fast immer massive Ängste der Angehörigen oder Konflikte in der Partnerschaft. Der Hinweis auf die rechtliche Situation ist nur selten erfolgreich.

Wenn es gelingt, mit den Angehörigen die Gründe für ihre Befürchtungen zu verstehen, wird ein gemeinsames Gespräch mit Patient und Angehörigen fast immer als entlastend erlebt. Wenn sich kein Konsens erreichen läßt, sollte man sich am Recht des Patienten auf Aufklärung orientieren und dessen eigenes Informationsbedürfnis herausfinden.

Information durch die Medien

Patienten mit einer Krebserkrankung stehen heute einer verwirrenden und oft widersprüchlichen Flut von Informationen aus Büchern, Zeitschriften, Rundfunk und Fernsehen gegenüber. Viele dieser Beiträge haben den allgemeinen Wissensstand wesentlich angehoben. Allerdings werden Patienten immer wieder durch unverantwortliche Meldungen verunsichert und trügerischen Hoffnungen, etwa auf ein neues „Heilmittel" oder eine Diät gegen Krebs, ausgesetzt. Sie sind daher auf das Wissen ihrer Betreuer, auf verständnisvolle und sachliche Orientierungshilfen angewiesen, die unnötige Ängste vermeiden helfen und die Patienten vor potentiell schädlichen Behandlungsmethoden oder finanziellen Verlusten schützen.

Der Krebsinformationsdient (KID) oder regionale Institutionen der Deutschen Krebsgesellschaft, die Schweizerische Krebsliga und die Österreichische Krebshilfe bieten zusätzliche fachkompetente Informationen (Adressen s. Anhang).

Häufige klinische und pflegerische Probleme

19 Schmerz

V. Hofmann, A. Margulies

Inhaltsverzeichnis

Jeder Mensch erlebt in seinem Leben wiederholt Schmerzepisoden. Der Schmerz ist eine höchst subjektive, individuelle und persönliche Erfahrung. Daher ist es unmöglich, die Schmerzen einer anderen Person nachzuempfinden. Die Beschreibung der Schmerzen ist immer unvollständig. Je stärker die Schmerzen sind, desto schwieriger wird die Beschreibung der Symptome. Es handelt sich unbestreitbar um eine Wahrnehmung in einem oder mehreren Teilen des Körpers, die unangenehm ist und emotional verarbeitet wird. In der täglichen Medizin sind Schmerzen häufig der erste Grund, weshalb Patienten medizinische Hilfe suchen.

Aus der Sicht des Krebspatienten ist der Schmerz die am meisten gefürchtete Folge der Krebserkrankung. Die frühere Erfahrung des Patienten im Umgang mit Schmerzen und seine Fähigkeit, die Symptome zu verbalisieren, beeinflussen die jetzige Verarbeitung von Schmerzen. Nicht nur die vergangene Erfahrung spielt eine wichtige Rolle, sondern auch der soziokulturelle Hintergrund, die aktuelle Grundstimmung des Patienten, das Alter, das Geschlecht usw.

Eine befriedigende Definition des Schmerzes gibt es nicht. Die Internationale Gesellschaft zum Studium des Schmerzes (International Association for the Study of Pain/IASP) schlägt folgende Definition vor:

Schmerz ist eine unangenehme sensorische und gefühlsmäßige Erfahrung, die mit akuter oder potentieller Gewebsschädigung einhergeht oder in Form solcher Schädigungen beschrieben wird. Er tritt bei Krebspatienten sowohl in akuter wie in chronischer Form auf.

Das Wissen über Krebsschmerzen ist durch zahlreiche Publikationen und Fortbildungen verbessert worden. Auch in der Behandlung von Schmerzen wurden in den letzten Jahren große Fortschritte erzielt. Trotzdem werden häufig nicht alle therapeutischen Möglichkeiten ausgeschöpft. Ungenügend behandelte Schmerzen bedeuten eine große Belastung für die Patienten, und die Pflegenden werden sich ihrer Hilflosigkeit bewußt. Für die Pflegenden sind Grundlagenkenntnisse des Schmerzphänomens wichtig, um dessen Entstehung besser zu verstehen und um an den entscheidenden Behandlungen mitwirken und die vielfältigen möglichen pflegerischen Maßnahmen einsetzen zu können.

Pathophysiologie

Unabhängig von ihrer Ursache werden Schmerzen durch die Reizung spezieller peripherer Rezeptoren, der Nozizeptoren, ausgelöst. Nozizeptoren befinden sich in großer Zahl in der Haut, aber auch in tiefen Organschichten. Sie reagieren auf eine Vielfalt von chemischen, thermischen und mechanischen Reizen.

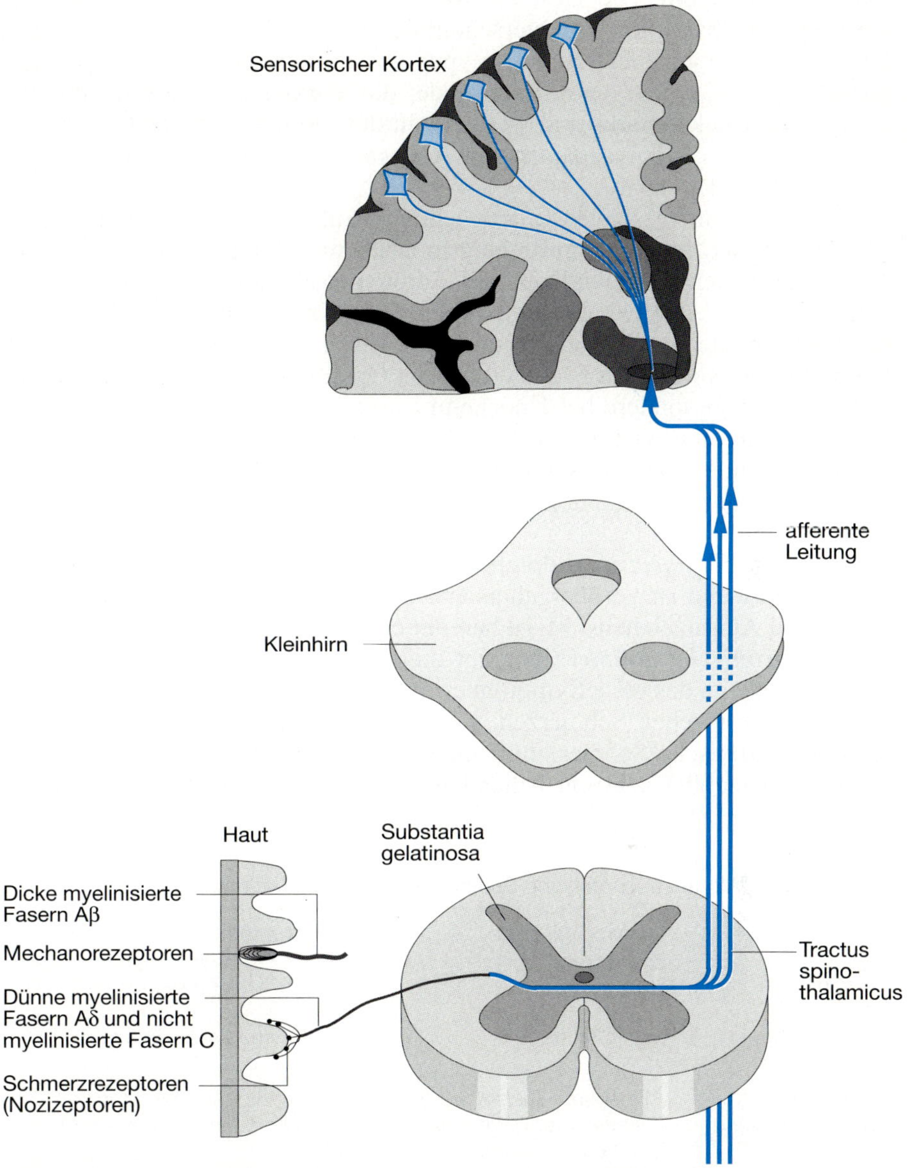

Abb. 19.1. Vereinfachte Anatomie der schmerzleitenden Systeme (schematisch)

Die Schmerzempfindung gelangt ins zentrale Nervensystem über 2 verschiedene (A- bzw. C-) Nervenfasern. Der 1. Weg verläuft über die A-Fasern. Das sind dünne, markhaltige, myelinisierte Fasern; sie haben eine niedrige Reizschwelle. Daneben finden sich die C-Fasern, die entweder kein oder nur sehr wenig Myelin enthalten. Sie führen die Schmerzimpulse rasch ins zentrale Nervensystem. Die Geschwindigkeit der Schmerzübermittlung hängt vom Myelingehalt und vom Querschnitt der Nerven ab. Es scheint, daß beide Fasern auch verschiedene Schmerztypen übermitteln. Die Schmerzen gelangen über die markhaltigen A-Fasern oder die marklosen C-Fasern zum Hinterhorn des Rückenmarks und werden von dort vom peripheren Ganglion in einem komplexen polysynaptischen Netzwerk auf zentrale Bahnen umgeschaltet (Abb. 19.1).

Neurotransmitter spielen eine wichtige Rolle bei der Überleitung und Modulation der Schmerzempfindung in Rückenmark und Gehirn. Zu diesen Neurotransmittern gehören Dopamin, Serotonin, Noradrenalin und die endogenen Opiate (z.B. Enkephalin, β-Endorphin). Therapeutisch wird versucht, diese verschiedenen Neurotransmitter spezifisch zu hemmen oder zu stimulieren. Opiate werden zur Blockierung von Opiatrezeptoren eingesetzt. In der Peripherie, insbesondere bei Knochenmetastasen, spielt die Freisetzung von Prostaglandin eine wichtige Rolle bei der Schmerzentstehung. Hier werden Prostaglandinhemmer zur Schmerzlinderung eingesetzt.

Krebsschmerzen können sich als akut und/oder chronisch manifestieren (Tabelle 19.1).

Der ***akute Schmerz*** wird durch ein eng umschriebenes, definiertes Ereignis ausgelöst und ist vorübergehender Natur. Er funktioniert im Sinne eines Warn- und Alarmzeichens. Meist bereitet er keine therapeutischen Probleme.

Der ***chronische Schmerz*** beginnt meist schleichend, ohne daß sich der Patient genau an das erste Symptom erinnern kann. Definitionsgemäß spricht man von chronischen Schmerzen, wenn diese mindestens 3 Monate andauern. Der chronische Schmerz hört nicht auf, sein Ende ist nicht abzusehen, wenn er nicht oder schlecht behandelt wird. Er erfüllt nicht mehr die not-

Tabelle 19.1. Akute vs. chronische Schmerzen bei Tumorpatienten

	Akute Schmerzen	***Chronische*** Schmerzen
Beginn	Plötzlich	Langsam progredient
Dauer (vor Therapiebeginn)	Kurz (Stunden)	Lang, periodische Exazerbationen
Prinzipien der Behandlung	– Rascher Einsatz von Medikamenten mit dem Ziel eines hohen Medikamentenspiegels – Meist gutes und rasches Ansprechen auf die Behandlung	– Einen konstanten Medikamentenspiegel aufrechterhalten – Prophylaktische Einsätze von Medikamenten mit dem Ziel eines konstanten Medikamentenspiegels über lange Zeit
Einfluß auf die Psyche	Wird gut verarbeitet	Bei ungenügender Therapie Angst, Depressionen, Veränderungen der Persönlichkeit, wenn Medikamentenspiegel nicht erreicht ist

wendige Alarmfunktion wie der akute Schmerz. Chronische Schmerzen führen nicht nur zu einer Einschränkung der Körperfunktion und der Leistungsfähigkeit, sondern bei ungenügender Behandlung auch zu einer Veränderung der Persönlichkeit und des psychosozialen Verhaltens. Es resultiert dann die sich selbst unterhaltende Schmerzkrankheit, die nicht nur somatisch, sondern auch psychologisch behandelt werden muß. Der Tumorschmerz hat meist chronischen Charakter; akute Exazerbationen oder Durchbrüche können gelegentlich den Schmerz verstärken.

Pathophysiologisch werden Krebsschmerzen in 3 Kategorien eingeteilt (Tabelle 19.2):

- somatogene Schmerzen,
- viszerale Schmerzen und
- neurogene Schmerzen.

Die Einteilung in diese Kategorien ist wichtig für eine korrekte Diagnose und für die Planung der Schmerzbehandlung.

Tabelle 19.2. Schmerztypen

	Somatogener Schmerz	Viszeraler Schmerz	Neurogener Schmerz
Ursache	Reizung von Nozizeptoren in Haut, Weichteilen oder Knochen	Befall von thorakalen oder abdominalen Hohlorganen	Periphere Nervenläsion, Plexusriß, postherpetischer Schmerz
Subjektiv	Konstanter Schmerz, gut lokalisiert, dumpf oberflächlich	Schlecht lokalisiert, krampfartig, pulsierend	Brennen, Stechen, Elektrisieren, Zerreißen
Zusatzbefunde		Häufig Nausea/ Erbrechen, Schwitzen	Störung der Sensibilität (Hypästhesie, Hypalgesie, Hyperalgesie, Dysäthesie
Ansprechen auf Analgetika	Meist gut	Meist gut	Meist schlecht

Somatogener Schmerz

Der somatogene Schmerz entsteht durch Aktivierung der Nozizeptoren in Knochen, Muskeln und Gelenken. Er ist meist gut lokalisiert, konstant und wird oft als dumpf beschrieben.

Knochenmetastasen sind das beste Beispiel für diesen Schmerztyp. Er ist auch der am häufigsten auftretende Schmerz bei Krebspatienten. Objektiv weist die Sensibilitätsprüfung keine Veränderungen nach.

Somatogene Schmerzen werden durch Analgetika gut beeinflußt.

Viszeraler Schmerz

Der viszerale Schmerz entsteht durch Infiltration, Kompression oder Dehnung von thorakalen oder abdominalen Organen. Dieser Schmerz ist meist schlecht lokalisiert und wird als pulsierend, gelegentlich krampfartig beschrieben. Nausea, Erbrechen und Schwitzen begleiten gelegentlich diesen Schmerztyp. In einigen Fällen wird der viszerale Schmerz nicht an seinem Entstehungsort, sondern an einem anderen Körperteil empfunden (z.B. Schulterschmerzen bei Zwerchfellreizung).

Viszerale Schmerzen werden durch Analgetika gut beeinflußt.

Neurogener Schmerz

Der neurogene Schmerz, auch Deafferenzierungsschmerz genannt, ist gekennzeichnet durch eine brennende Schmerzqualität, kombiniert mit Sensibilitätsstörungen in seinem Ausbreitungsgebiet. Er entsteht durch eine Schädigung des peripheren und/oder Zentralnervensystems, durch eine Tumorkompression oder Infiltration der peripheren Nerven eines Plexus oder durch eine Rückenmarkläsion. Zu den Deafferenzierungsschmerzen gehören z.B. Schädigungen am Plexus brachialis oder am lumbosakralen Plexus. Der Schmerz wird meist als brennend, elektrisierend oder stechend beschrieben. Es handelt sich um einen konstanten Grundschmerz, auf den sich kurze und intensive Schmerzattacken in Form von elektrischen Schlägen oder „Dolchstößen" aufpfropfen können.

Objektiv erlaubt die Sensibilitätsprüfung den Nachweis entweder einer quantitativen Störung mit Abnahme oder Verlust des Tastgefühls (Hypästhesie oder Anästhesie), der Schmerzempfindung (Hypalgesie oder Analgesie) oder des Temperatursinns (Thermohypästhesie oder Thermoanästhesie). Es kann sich aber auch um Störungen mit übertriebenen Sinnesempfindungen (wie Hyperästhesie oder Hyperalgesie) handeln.

Diese Schmerzform kann nach traumatischer oder iatrogener Läsion (z.B. nach chirurgischen Eingriffen) eines peripheren Nervs, eines Plexus oder am Rückenmark entstehen. Dazu gehören auch die postherpetischen Nervenschädigungen oder der Phantomschmerz.

Neurogene Schmerzen sind durch Analgetika schlecht beeinflußbar.

Ursachen der Schmerzen bei Tumorpatienten

Nicht alle Tumorpatienten leiden unter Schmerzen. Insgesamt ca. 60% aller Tumorpatienten erleben im Verlauf ihrer Krankheit einmal Schmerzepisoden. Die prozentuale Aufteilung der ***Schmerzursachen*** ist wie folgt (Abb. 19.2):

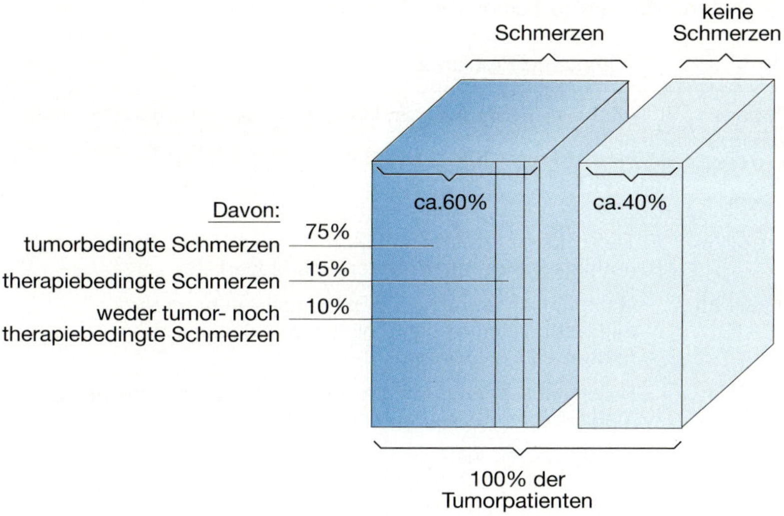

Abb. 19.2. Anteil der verschiedenen Schmerzursachen bei Tumorpatienten

- Bei ca. 75% der Patienten werden die Schmerzen direkt durch den Tumor ausgelöst. Die häufigsten Krebsschmerzen entstehen durch Knochenmetastasen, Nervenkompressionen oder Infiltration eines Höhlenorgans. Die Knochenschmerzen, die etwa 50% der tumorassoziierten Schmerzen verursachen, werden durch direkte Zerstörung der Knochen mit Reizung und Kompression von benachbarten Nerven, Weichteilen oder anderen Gewebsstrukturen hervorgerufen.
  Tumorschmerzen werden weit häufiger beobachtet bei Patienten mit Bronchuskarzinom, Mammakarzinom, urogenitalen Karzinomen und primären Knochentumoren, weniger dagegen bei Patienten mit Lymphomen oder Leukämien. Bei der Entwicklung von Schmerzen spielt auch die Ausdehnung des Tumors eine bedeutende Rolle.
- Bei 15% der Krebspatienten können die Schmerzen als Folge der Behandlung auftreten (Narbenschmerzen, Postmastektomiesyndrom, Postthorakotomiesyndrome, Strahlenreaktion, Gewebsnekrose durch paravenös applizierte Zytostatika usw.).
- Weniger als 10% sind Schmerzen, die nicht durch das Tumorgeschehen ausgelöst werden, z.B. bei schon bestehender Arthritis, Migräne, Rückenschmerzen.

Die Tabellen 19.3–19.5 zeigen wichtige Beispiele von Tumorinfiltrationen und dadurch bedingten Schmerzen.

In Tabelle 19.6 sind Beispiele von iatrogenen Schmerzen im Zusammenhang mit ihrer Abklärung und Behandlung aufgelistet.

Tabelle 19.3. Schmerzen infolge Tumorinfiltration in die Knochen

Lokalisation	Symptome/Probleme
Hals- und obere Brustwirbelkörper	Intensive Schmerzen im Nacken, Ausstrahlung in Schultern
Kreuzbefall (LWK1–LWK5)	Kreuzschmerzen (Ausstrahlung in die Beine)
Sakrum	Tiefe Rückenschmerzen, oft mit Erleichterung beim Stehen und Intensivierung im Sitzen und Liegen
Femurkopf/-schaft	Gelegentlich verhältnismäßig geringe Schmerzen, muß rechtzeitig wegen Gefahr der pathologischen Fraktur erkannt werden.
	Prophylaktische Operation zur Verhütung der Fraktur als medizinische Maßnahme diskutieren.
Beckenringfraktur	Häufig wegen Instabilität sehr schmerzhaft Kann nicht operiert oder ruhiggestellt werden. Schmerzbestrahlung häufig unwirksam

Tabelle 19.4. Schmerzen in folge Nerveninfiltration oder Kompression

Lokalisation	Symptome/Probleme
Periphere Nerveninfiltration	Persistierendes Brennen, Hypästhesie, Dysästhesie, Schmerzen nur auf einer Seite, Schmerz beginnt häufig vor Sensibilitätsverlust
Plexus-brachialis-Infiltration	Ausstrahlender Schmerz in Arm und Schulter Parästhesie Finger IV und V
Plexus-lumbalis-Infiltration	Bei Infiltration LWK1 bis S1 ausstrahlende Schmerzen über Inguinalgegend, Oberschenkel, Knie, Waden und Fuß, Schmerzen beginnen häufig vor den anderen Symptomen wie Parästhesien, Reflexausfälle
Plexus-sacralis-Infiltration	Schmerzen im Becken; Schmerzen im Darm
Epidurale spinale Kompression	Intensive lokale Schmerzen, Gefahr der Paraplegie

Tabelle 19.5. Schmerzen infolge Organbefall

Lokalisation	Symptome/Probleme
Hirn	Kopfschmerzen, v.a. im Liegen
Pleura	Pleurabefall mit *wenig* Erguß kann Schmerzen verursachen; atemabhängig – intensiver bei tiefem Atmen
Leber	Schmerzen durch Kapseldehnung, gelegentlich Schmerzen in der rechten Schulter
Hohlorgan	Krämpfe, z.B. bei Blasenkarzinomen

Tabelle 19.6. Iatrogene Schmerzen

Zeitpunkt	Eingriff
Während und nach diagnostischen Eingriffen:	– Gefäßpunktion (Blutentnahme, Angiographie) – Lumbalpunktion, Knochenmarkpunktion – Endoskopie – Biopsien
Nach chirurgischen Eingriffen:	– Akute postoperative Schmerzen – Chronische postoperative Schmerzen: Postmastektomiesyndrom Postthorakotomiesyndrom Phantomschmerz nach Amputation Lymphödem nach Mammaamputation
Nach Chemotherapie:	
– sofort bis einige Tage später	– Mukositis – Myalgie/Arthralgie – Paravenöser Austritt von Medikamenten (Vincristin, Adriamycin)
– Wochen bis Monate später	– Periphere Neuropathie (Vincaalkaloide) – Aseptische Knochennekrosen (Kortison)
Nach Radiotherapie:	
– akut	– Akute Strahlenreaktionen – Mukositis – Abdominalkrämpfe
– chronisch	– Knochennekrose

Beurteilung des Schmerzes

Die erste Beurteilung der Schmerzangaben des Patienten erfolgt meist durch den Arzt.

Die Beurteilung durch die Pflegenden findet sehr häufig während der Schmerzbehandlung statt und muß entsprechend kontinuierlich dokumentiert werden. Man kann von einem „positiven Dreiecksverhältnis" zwischen dem Patienten, dem Arzt und den Pflegenden sprechen, denn ohne Einbeziehung aller Beteiligten kommt man u.U. zu einer falschen Beurteilung des Schmerzes, und die Linderung könnte verzögert werden.

Bestimmte Faktoren können am Anfang der Beurteilung integriert werden, andere werden während des Krankheits-/Therapieverlaufs berücksichtigt.

Folgende Aspekte sind bei der Beurteilung des Schmerzes wichtig:

- Lokalisation,
- Intensität,
- Art (Qualität),

- Begleitfaktoren, die das Auftreten der Schmerzen beeinflussen,
- Einfluß der Schmerzen auf das Verhalten des Patienten,
- psychosoziale Faktoren,
- Folgen der Schmerzen,
- Wirksamkeit früherer Therapien,
- Coping: Verarbeitung der Schmerzen durch den Patienten.

Lokalisation

Die Lokalisation der Schmerzen ist ein wichtiger Ansatz. Falls der Patient den Schmerzort mit einem Finger zeigen kann, ist er meist oberflächlich und gut lokalisiert. Häufig wird der Schmerz an mehreren Stellen beschrieben und kann durch verschiedene Organmetastasen hervorgerufen werden (Knochenschmerzen, Pleuraerguß, Peritonealkarzinose etc.). Ein Körperschema ist nützlich, damit der Patient allein oder zusammen mit der Pflegenden die Schmerzpunkte einzeichnen kann (Abb. 19.3). Dies kann bestimmte Vorteile bringen:

- Der Patient kann unausgesprochene Schmerzpunkte einzeichnen.
- Sprachliche Schwierigkeiten werden überbrückt.
- Die Krankenschwester kann genau die Schmerzausdehnung erfassen und diese mit dem Patienten verbalisieren.
- Schmerzen können auch durch andere Ursachen ausgelöst werden, die nicht mit dem Tumor im Zusammenhang stehen. Bei jedem Schmerzzustand muß an die Möglichkeit einer nicht tumorbedingten Genese gedacht werden.

Intensität

Wie stark empfindet der Patient seine Schmerzen? Es gibt verschiedene einfache und wertvolle Methoden zur Erfassung der Schmerzintensität. Diese Informationen soll man mit dem Patienten mündlich oder schriftlich erarbeiten. Das Resultat muß schriftlich festgehalten werden. Abbildung 19.4 zeigt einige mögliche Variationen.

Art

Die Art, wie ein Patient seine Schmerzen beschreibt, ist sehr individuell. Je nach persönlichem Empfinden wird sich die Beschreibung ändern: pulsie-

Abb. 19.3. Schmerzbeurteilungsblatt. (Mit freundlicher Genehmigung von The C. V. Mosby Company)

Schmerzbeurteilungsblatt

Datum ______________

Name ______________________ Alter __________ Zi.Nr./extern __________

Diagnose ______________________ Arzt ______________________

Krankenschwester ______________________

1. Ort: Markiert von Patient oder Schwester

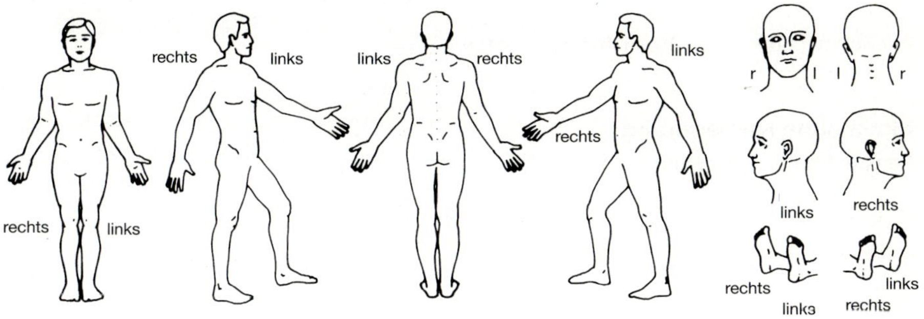

2. Stärke von Patient beurteilt/Skala: ______________________
   jetziger Schmerz ______________________
   stärkster Schmerz ______________________
   beste Schmerzlinderung ______________________
   tolerierbare Intensität ______________________
3. Art: (Aussage der Patienten) z.B. stechend, pulsierend u.s.w. ______________________
4. Wann/Dauer: ______________________
5. Wie äußert sich der Patient über die Schmerzen: ______________________
6. Was lindert? ______________________
7. Was verursacht und verstärkrt? ______________________
8. Wirkung der Schmerzen: (reagierte Körperfunktion, beeinträchtigte Lebensqualität) ______
   Begleitsymptome (z.B. Nausea) ______________________
   Schlaf ______________________
   Appetit ______________________
   Physische Bewegungen ______________________
   Zwischenmenschliche Beziehungen ______________________
   Psychische Veränderungen ______________________
   Konzentration ______________________
   Verschiedenes ______________________
9. Weitere Kommentare: ______________________
10. Behandlungsplan/Pflegeplan: ______________________

Der Patient wird gebeten, auf einer Skala die von ihm empfundene Schmerzintensität zu markieren oder zu zeigen

Numerische Skala

Schriftlich oder mündlich
Senkrecht oder waagrecht

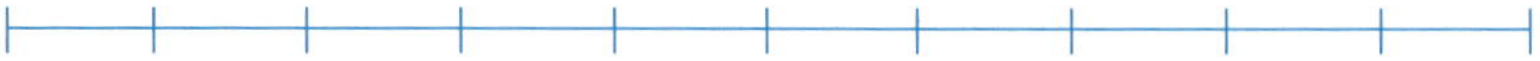

0 10

0 = Schmerzfrei 10 = unerträgliche Schmerzen

Skala ohne Numerierung

Senkrecht oder waagrecht

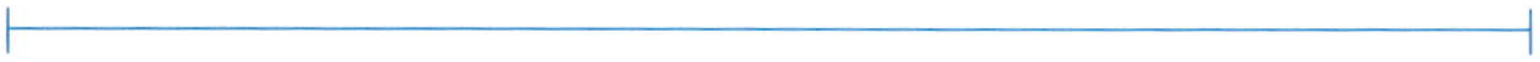

(keine Schmerzen) (stärkste Schmerzen)

Mündliche qualitative Skala

☐ Schmerzfrei → ☐ Leicht ertragbare Schmerzen → ☐ Mäßig ertragbare Schmerzen → ☐ Starke Schmerzen → ☐ Unerträgliche Schmerzen

Diese Wortskala kann auch vom Patienten schriftlich angekreuzt werden.

Abb. 19.4. Beispiele für eine Beurteilungsskala

rend, brennend, stechend usw. Die Beschreibung kann wertvolle Informationen enthalten und wichtige Hinweise auf die Schmerzursachen geben, z.B. Knochenbefall oder Nerveninfiltration; außerdem kann sie die Pflege- und Behandlungsentscheidung stützen.

Begleitfaktoren

Verschiedene Faktoren, die häufig übersehen werden, können die Schmerzen beeinflussen. Dazu gehören die Körperlage, der Aktivitätsgrad, die Eßgewohnheiten, der Einfluß des Wetters usw. Deshalb sollte der Patient stets gefragt werden, welche Faktoren seine Schmerzen verschlimmern/erleichtern, wann die Schmerzen auftreten, wie lange sie dauern. Die Begleitfaktoren können nicht immer beseitigt werden, müssen aber zur Kenntnis genommen werden.

Beobachtung und Überwachung des Verhaltens des Patienten

Die Pflegenden sollten den Patienten, der unter Schmerzen leidet, gut beobachten. Dabei spielen die körperlichen Bewegungen und der Gesichtsausdruck eine wichtige Rolle. Die Atemfrequenz, die Pulsgeschwindigkeit und der Blutdruck sind unzuverlässige Schmerzindikatoren, da chronische Schmerzen in der Regel weder einen Blutdruckanstieg noch eine Tachykardie verursachen. Gelegentlich sind schriftliche Notizen des Patienten sehr nützlich, um den Effekt der Therapie richtig zu beurteilen.

Nimmt der Patient nur Schmerzmittel, wenn die Schmerzen unerträglich sind? Wann treten die Schmerzen auf? Wann werden die Schmerzmittel eingenommen? Werden die Anordnungen befolgt?

Psychosoziale Faktoren

Jeder Schmerz beeinflußt die Stimmungslage eines Menschen. Angst und Depressionen spielen bei chronischen oder immer wieder auftretenden Schmerzen eine wichtige Rolle. Sie steigern die Empfindlichkeit gegenüber Schmerzen. Gefühle der Angst, der Depression und gelegentlich der Aggression interagieren ständig miteinander. Nicht nur der Patient wird durch die Stimmungslage beeinflußt, sondern auch die Pflegenden, die Ärzte, die Freunde und die Familie stehen unter dem Einfluß ihres eigenen Wissens und ihrer Gefühle. Schmerzen können auch den ausgeglichensten Patienten emotional und psychisch aus dem Gleichgewicht bringen. Die Beziehungen zu Familienmitgliedern, Freunden und Pflegepersonal können stark belastet werden. Die Bedeutung der psychosozialen Faktoren wird häufig unterschätzt. Das folgende Diagramm (Abb. 19.5) illustriert Beispiele für die vielseitigen und komplexen Einflüsse auf die Schmerzempfindung und -verarbeitung.

Folgen der Schmerzen

Vieles verändert sich im Leben des Krebspatienten, der mit Schmerzen konfrontiert wird. Die Einschränkung seiner körperlichen und geistigen Aktivität hängt oft von der Schmerzintensität ab. Für die Planung der Pflege sind folgende Informationen über den Patienten wichtig:

- Arbeitsfähigkeit,
- Eßgewohnheiten,
- Mobilität,
- Schlaf,
- zwischenmenschliche Beziehungen,
- Wirksamkeit der Schmerzbehandlung,
- Erwartungen des Patienten bezüglich der Schmerzlinderung.

Copingstrategien zur Schmerzbewältigung

Wichtige Informationen über den Umgang mit aktuellen und früheren Problemen und Krisensituationen und ihre Bewältigung kann der Patient selbst

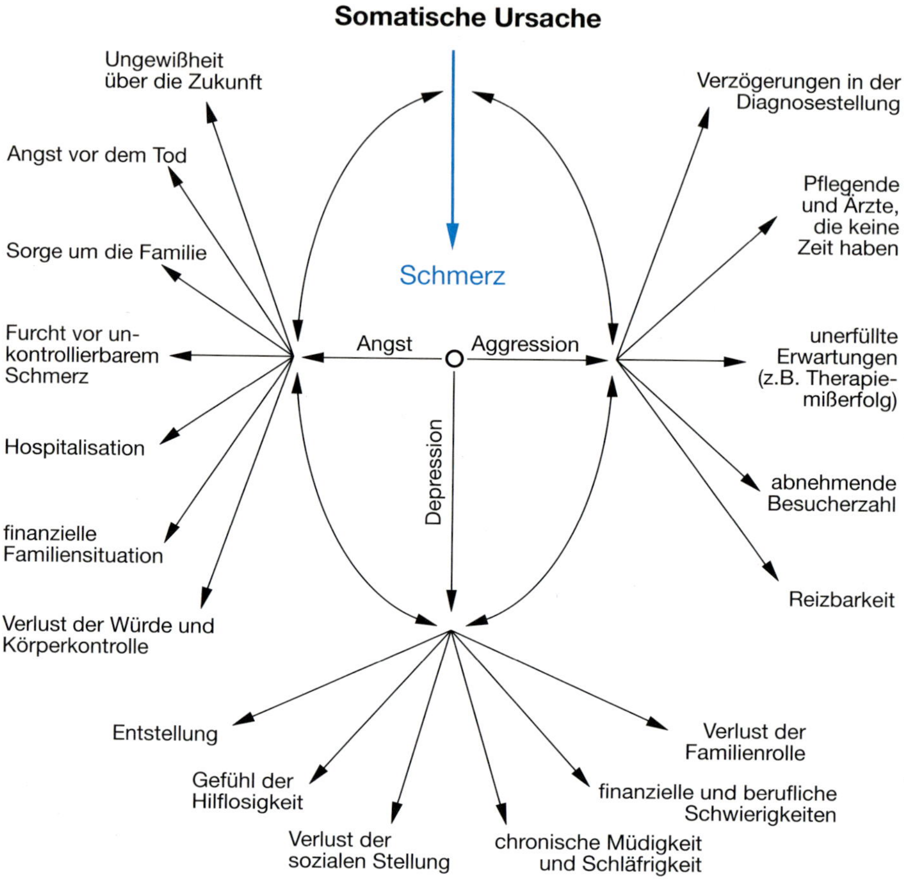

Abb. 19.5. Psychische und psychosoziale Auswirkungen des Schmerzerlebens

geben. Diese Information liefert den Pflegenden wichtige Hinweise, um die Reaktionsweise des Patienten verstehen und dem Patienten helfen zu können.

Die Patienten wissen oft selbst am besten, was ihnen bei früheren Schmerzepisoden Erleichterung gebracht hat. Vielfach können nichtmedikamentöse Methoden wie Massagen, Wickel etc. Erleichterung verschaffen. Gelegentlich können aber negative Erfahrungen mit Schmerzmitteln die Kooperation des Patienten erschweren. Bei Patienten, die bei früherer Einnahme von starken Analgetika erbrochen haben, beobachtet man häufig eine große Angst und Abneigung gegenüber Schmerzmitteln. Wenn die Patienten mit den Schmerzmitteln gleichzeitig Antiemetika erhalten, werden die Schmerzmittel häufig viel besser oder sogar nebenwirkungsfrei toleriert.

Medizinische Maßnahmen

Schmerzbehandlung durch spezifische Tumortherapie

Die beste Schmerzbehandlung bei tumorbedingtem Schmerz ist immer eine wirksame kausale Tumortherapie, d.h. eine Entfernung oder Verkleinerung des schmerzauslösenden Tumors durch chirurgische Maßnahmen oder eine Chemo- bzw. Radiotherapie.

Die Wahl der Behandlung hängt von verschiedenen klinischen Faktoren ab: Lokalisation der Schmerzen, Lokalisation der Metastasen, Vorbehandlung, Alter, Lebenserwartung, Erwartungen des Patienten.

Chirurgie

Die Chirurgie ist die wirksamste Behandlung des lokalisierten Primärtumors. In vielen Fällen kommt sie aber auch zur Behebung von schmerzauslösenden Veränderungen in Frage, z.B. frakturgefährdete osteolytische Metastasen an den Oberschenkeln. Die chirurgische Therapie bewirkt hier eine hervorragende Schmerzlinderung und erlaubt eine rasche Mobilisierung der Patienten.

Chemotherapie

In den meisten Fällen wird die Chemotherapie zur Behandlung von disseminierten Tumorleiden eingesetzt. Der Vorteil der Chemotherapie besteht darin, daß sie neben einer guten Schmerztherapie auch noch andere tumorbedingte Probleme günstig beeinflussen kann, bei Mammakarzinom z.B. eine Behandlung des Tumors, der metastasenbedingten Knochenschmerzen und der Atemnot wegen Pleuraerguß.

Radiotherapie

Bei Tumorschmerzen wirkt die Radiotherapie über verschiedene Mechanismen:

- Sie vermindert den Druck auf die Nerven.
- Sie bremst die lokale Tumorinfiltration.
- Sie vermindert den Druck auf Höhlenorgane.
- Sie kann auch eine Begleitentzündung hemmen.

Der Einsatz einer palliativen Radiotherapie muß in einem Gesamttherapiekonzept diskutiert werden. Die Radiotherapie ist sinnvoll, wenn Schmerzen streng lokalisiert sind, z.B. bei Hals-Nasen-Ohren-Tumoren, Plexusinfiltrationen sowie isolierten Knochenmetastasen. Die Radiotherapie führt bei Skelettmetastasen in der Regel bei 90% der Patienten zu einer Schmerzlinderung. Bei vielen Patienten wandern die Schmerzen von einer Knochenstelle zur anderen. In diesen Fällen wird nur die schmerzhafte und konstant symptomatische Stelle bestrahlt. Stumme (asymptomatische) Metastasen sollten im Prinzip nicht prophylaktisch bestrahlt werden. Die Entscheidung muß aber individuell getroffen werden. Die Bestrahlung bedeutet für den Patienten, daß er während mehrerer Wochen täglich zur Behandlung gehen muß. Patienten in schlechtem Zustand müssen wegen des Transportproblems oder anderer organisatorischer Überlegungen hospitalisiert werden.

Tabelle 19.7 faßt einfache Richtlinien für die Indikation bzw. Kontraindikation für den Einsatz von spezifischen tumortherapeutischen Methoden zusammen.

Tabelle 19.7. Schmerzlinderung durch spezifische Tumortherapie

	Palliative Chemo- oder Hormontherapie	Palliative Radiotherapie	Palliative Chirurgie
Indikationen	– Guter Allgemeinzustand – Keine oder nur ungenügende Vorbehandlung mit Zytostatika – Tumortyp wahrscheinlich chemo- oder hormonsensibel (z.B. Mammakarzinom, multiples Myelom) – Multiple Metastasenlokalisationen.	Konstanter Schmerz an wenigen Lokalisationen	– Darmverschluß, Ureterverschluß – Exulzierender, blutender Tumor – Pathologische Knochenfraktur – Drohende Knochenfraktur (Femur!)
Kontraindikationen	– Schlechter Allgemeinzustand, – Massive Vorbehandlung mit verschiedenen antitumoralen Medikamenten – Resistenter Tumor – Eingeschränkte Leber- oder Nierenfunktion – geringe Beschwerden im Verhältnis zu den erwarteten Nebenerscheinungen der Behandlung, Kurze Lebenserwartung.	Radioresistenter Tumortyp, Maximale Vorbestrahlung, Kurze Lebenserwartung	

Medikamentöse Schmerzbehandlung

Die medikamentöse Schmerzbehandlung mit Schmerzmitteln (= Analgetika) soll, unabhängig von einer evtl. gleichzeitig durchgeführten spezifischen Tumortherapie, die Schmerzempfindung beeinflussen. Dabei wird nur das Symptom und nicht die Ursache behandelt. Ziel der medikamentösen Schmerzbehandlung ist idealerweise die vollständige Schmerzfreiheit. In vielen Fällen gelingt allerdings nur eine partielle Schmerzreduktion, die aber die Lebensqualität bereits wesentlich verbessern kann. Denn normale tägliche Funktionen sind teilweise wieder möglich, und der Patient hat wieder eine relativ ungestörte Nachtruhe (Schlaf).

Beim Einsatz von Analgetika muß der akute Schmerz vom chronischen Schmerz getrennt betrachtet werden.

Der ***akute Schmerz*** ist meist intensiv und von relativ kurzer Dauer. Beispiele sind spontane Frakturen, Ureterkolik, Nierenkolik bei Verschluß des Harnwegs. Er tritt bei Krebspatienten relativ selten auf. Die Behandlung akuter Schmerzen hat folgende Ziele:

- Der Schmerz muß rasch behoben werden, zum Teil unabhängig von den unerwünschten Wirkungen.
- Die Sedation durch Schmerzmittel ist nicht unerwünscht.
- Die Wirkung der Behandlung muß von relativ kurzer Dauer sein (2–4 h).
- Die Behandlung kann standardisiert werden.
- Die Behandlung wird häufig parenteral durchgeführt.

Weitaus häufiger sind beim Krebspatienten die ***chronischen Schmerzen*** durch Skelettmetastasen und Infiltrationen von Weichteilen oder anderen Organen. Für die Behandlung chronischer Schmerzen gilt folgendes:

- Die ***Verhütung (Prophylaxe)*** des Schmerzes steht im Vordergrund.
- Die unerwünschte Wirkung der Langzeittherapie muß berücksichtigt werden.
- Die Sedierung ist meist unerwünscht.
- Die Wirkung der Behandlung soll so lange wie möglich anhalten.
- Die Behandlung muß individuell angepaßt werden.
- Die Behandlung soll nach Möglichkeit oral durchgeführt werden.

Das oberste Ziel in der Behandlung von chronischen Schmerzen ist die ***Schmerzprophylaxe***. Von besonderer Bedeutung ist, daß die Medikamente
- regelmäßig,
- nicht nach Bedarf oder erst bei Auftreten des Schmerzes,
- nach der Anpassung der pharmakologischen Eigenschaften wie Wirkungsdauer, Ort (peripher/zentral), Halbwertszeit usw.,
- sinnvoll kombiniert

verabreicht werden.

Man versucht, durch strenge Beobachtung des schmerzlindernden Effekts der Einzeldosis und der Dosierungsintervalle Schmerzdurchbrüche zu verhindern, ohne nachbehandeln zu müssen. Die Dosis muß immer angepaßt werden. Die Kenntnis der Halbwertszeit des Medikaments ist von größter Bedeutung, um das oben genannte Ziel zu erreichen. Man beobachtet bei dieser konsequenten, regelmäßigen (nicht bei Bedarf) Verabreichung der Schmerzmittel, daß der Patient oft mit weniger Analgetika eine Schmerzlinderung erfährt (Abb. 19.6).

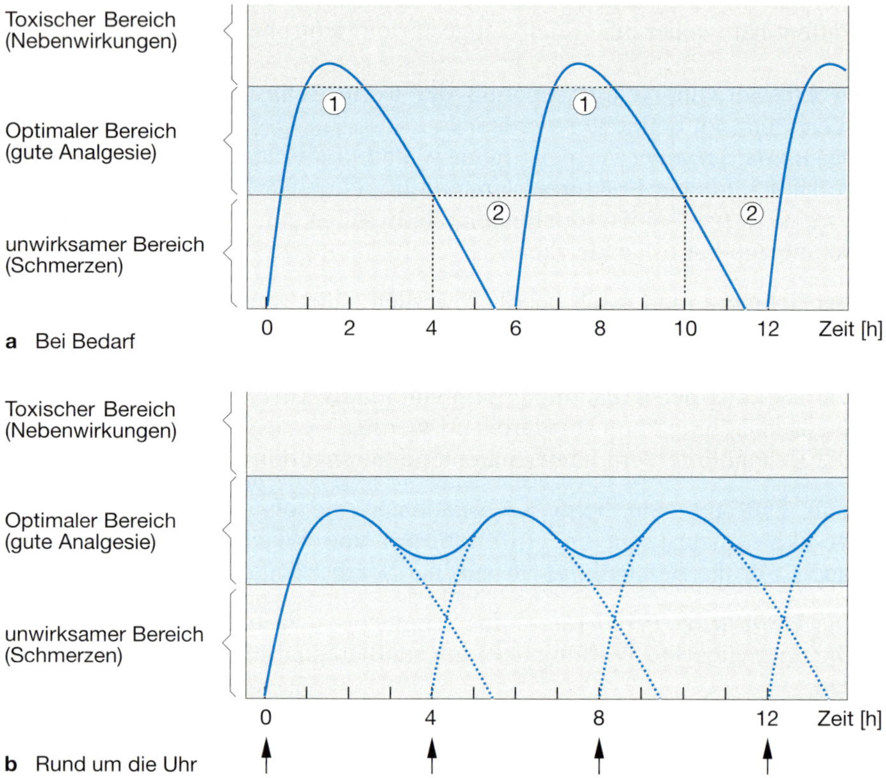

Abb. 19.6 a. Plasmakonzentration des Analgetikums bei Behandlung „bei Bedarf". Wiederholung bei einer Plasmahalbwertszeit von 4 h: Die hohe Einzeldosis führt zu Nebenwirkungen, trotzdem verspürt der Patient wegen des zu großen zeitlichen Intervalls zwischen den Einzeldosen Schmerzen. *1* Zeitspanne mit toxischer Konzentration (Nebenwirkungen); *2* Zeitspanne mit ungenügender Konzentration (Schmerzen); ↑ Einzeldosen des Analgetikums. **b** Plasmakonzentration des Analgetikums bei Behandlung zu festen Zeiten („rund um die Uhr"). Regelmäßige, 4stündliche Gabe eines Analgetikums mit einer Plasmahalbwertszeit von 4 Stunden: Bei einer im Vergleich zu Abb. 19.6 a deutlich geringeren Einzeldosis verspürt der Patient keine Schmerzen, der toxische Bereich wird nie erreicht. ↑ Einzeldosen des Analgetikums

Analgetika können vereinfacht in 2 Kategorien unterteilt werden:

- peripher wirksame nichtopiathaltige Analgetika und
- zentral wirksame Opiate.

Die nichtopiathaltigen Analgetika üben ihre Wirkung peripher aus, während die Opiate im Zentralnervensystem wirksam sind. Neuere tierexperimentelle Studien zeigen jedoch, daß auch peripher wirkende Analgetika eine zentral analgetische Wirkung ausüben können.

Nichtopiathaltige Analgetika

Die nichtopiathaltigen Analgetika entfalten ihre Wirkung in der Peripherie, am Ort der Schmerzentstehung. Sie sind geeignet für die Behandlung von Schmerzen mit entzündlicher Komponente, v.a. bei Skelettmetastasen. Zu dieser Gruppe gehören verschiedene Substanzen mit unterschiedlicher chemischer Struktur und pharmakologischer Wirkung (Tabelle 19.8).

Die nichtsteroidalen Entzündungshemmer (NSAR = nichtsteroidale Antirheumatika) besitzen folgende Eigenschaften:

- antiinflammatorisch (entzündungshemmend),
- analgetisch (schmerzstillend),
- antipyretisch (fiebersenkend).

Acetylsalicylsäure[1] und andere NSAR hemmen die Synthese von Prostaglandinen. Die Prostaglandine entstehen in entzündetem Gewebe, wie es sich oft in der Umgebung von Tumoren findet; als Entzündungsmediatoren sind sie an der Ausbildung der Entzündungssymptome wie Schwellung, Rötung und Schmerz beteiligt.

Tabelle 19.8. Nichtopiathalte Analgetika

Stoffname	Präparatename	Richtlinie für Einzeldosis [mg]	Intervall [h]
Paracetamol	D: z.B. Ben-U-ron CH: z.B. Panadol A: z.B. Apacet	500–1000	4–6
Prostaglandinsynthesehemmer (NSAR):			
Acetylsalicylsäure	D/CH/A: z.B. Aspirin	500–1000	4–6
Diclofenac	D/CH/A: z.B. Voltaren	25–50 100 (Retard)	8 24
Ibuprofen	D/CH/A: z.B. Brufen	200–600	6–8
Mefenaminsäure	D: z.B. Parkemol CH: z.B. Ponstan A: z.B. Parkemol	500	6–8
Indometacin	D: Amuno CH: Indocid A: Indocid	25–50	6

[1] Präparatename s. Tabelle 19.8.

Tabelle 19.9. Unerwünschte Wirkungen der nichtopiathaltigen Schmerzmittel

Schmerzmittel	Wirkungsort	Unerwünschte Wirkung
Aspirin und andere Prostaglandinsynthese-hemmer	Gastrointestinaltrakt	Erosive Gastritis Dyspepsie Übelkeit/Erbrechen Übelkeit, Oberbauchschmerzen, Durchfälle, Verstopfung
	Hämostase:	Hemmung der Plättchen-Aggregation (Blutungsgefahr)
	ZNS	Kopfweh, Tinnitus, Schwindel
	Allergische Reaktionen:	selten vasomotorische Rhinitis, neurovaskuläres Ödem, Urtikaria, Brochialasthma, Schock
	Niere	Wasserretention
Paracetemol	Leber	Hepatopathie

Die Mehrzahl der unerwünschten Wirkungen der NSAR werden auf die Hemmung der Prostaglandinsynthese zurückgeführt: Übelkeit, Durchfälle, Wasserretention, Hemmung der Plättchenaggregation (Tabelle 19.9).

Die NSAR sind besonders zur Behandlung von Knochenschmerzen geeignet. Es sollte bedacht werden, daß der Patient beim Lesen der Packungsbeilage den Hinweis „Antirheumatika" sieht und möglicherweise daraus schließt: „Jetzt habe ich auch Rheuma – aber was habe ich gegen die Tumorschmerzen zu nehmen?" Um dieses Mißverständnis zu vermeiden, soll man beim Rezeptieren oder beim Gespräch erklären, daß die entzündungshemmende Wirkung auch für den Tumorschmerz effektiv ist. Wenn die Wirksamkeit der NSAR abnimmt, soll man mit Opiaten kombinieren oder ersetzen.

Neben den nichtsteroidalen Antirheumatika verfügen wir über andere wirksame nicht opiathaltige Analgetika wie Paracetamol[2]. Paracetamol besitzt keine entzündungshemmende Wirkung, ist jedoch antipyretisch und analgetisch wirksam. Paracetamol ist außergewöhnlich gut verträglich; nur bei langdauernder höherer Dosierung besteht die Gefahr einer Hepatotoxizität.

Opiate

Opium wird aus dem eingetrockneten Saft des Schlafmohns (Papaver somniferum) gewonnen. Es wird seit Jahrtausenden zur Behandlung von Schmerzen eingesetzt. ***Morphin***, der Prototyp der Opiate, wurde bereits im letzten

[2] Präparatename s. Tabelle 19.8.

Jahrhundert aus Opium isoliert. Durch Abwandlung von Morphin wurden halbsynthetische Opiatanalgetika hergestellt, z.B. ***Heroin***. Vor 50 Jahren wurden die ersten vollsynthetischen zentralwirksamen Analgetika entwickelt: ***Pethidin***[3] und ***Methadon***. Später folgten ***Pentazocin***, ***Buprenorphin***, ***Tramadol*** und andere, heute häufig verwendete Derivate.

Die Opiate (Tabelle 19.10) wirken durch Bindung an Opiatrezeptoren im peripheren und zentralen Nervensystem. Aufgrund des Bindungsverhaltens an diese Rezeptoren unterteilt man die Opiate in 3 große Klassen:

- die Agonisten (Prototyp Morphin),
- die gemischten Agonisten/Antagonisten (Prototyp Pentazocin) und
- die Antagonisten (Prototyp Naloxon).

Der Agonist löst bei Bindung an den Rezeptor den schmerzlindernden Effekt aus, während der Antagonist keine schmerzlindernde Wirkung hat, den Agonisten aber vom Rezeptor verdrängen kann (eine Eigenschaft, die bei Überdosierung mit Agonisten genutzt wird).

Der gemischte Agonist/Antagonist weist sowohl die volle agonistische als auch antagonistische Wirkung am Rezeptor auf.

Die Dosis-Wirkungs-Beziehung der gemischten Agonisten/Antagonisten ist in einem gewissen Bereich linear. In diesem Bereich werden Schmerzen durch steigende Dosierung besser kontrolliert. Über einer gewissen Dosierung kommt es zu einem Wirksamkeitsplateau mit nachfolgendem Wirkungsabfall (sog. „Plateau-Effekt"). Bei zunehmenden Schmerzen erreicht man deshalb mit Dosissteigerung der Agonisten/Antagonisten ***keine*** bessere Schmerzkontrolle (Abb. 19.7a).

Tabelle 19.10. Nomenklatur und Definitionen

Begriff	Definition
Opiat	Umfaßt alle opiatähnlichen Substanzen, die an Opiatrezeptoren binden können. Herkunft: endogen (körpereigen) oder exogen (natürlich oder synthetisch)
Rezeptor	Zelluläre Bindungsstelle für Opiate; die 3 wichtigsten sind My [μ], Kappa [κ] und Sigma [Σ]
Reine Agonisten	Opiate, die an einen spezifischen Rezeptor binden und dort die maximale Wirkung auslösen (z.B. Morphin, Kodein, Pethidin)
Gemischte Agonist/Antagonisten	Substanzen, die sowohl agonistische als auch antagonistische Eigenschaften besitzen. Sie blockieren teilweise die Wirkung von Agonisten (z.B. Pentazocin)
Antagonisten	Binden an spezifische Rezeptoren, wo sie die Wirkung blockieren oder einen Agonisten verdrängen (z.B. Naloxon).

[3] Präparatename s. Tabelle 19.11.

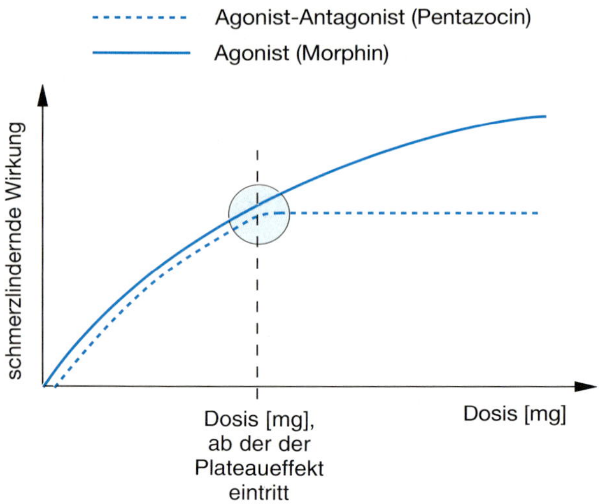

a

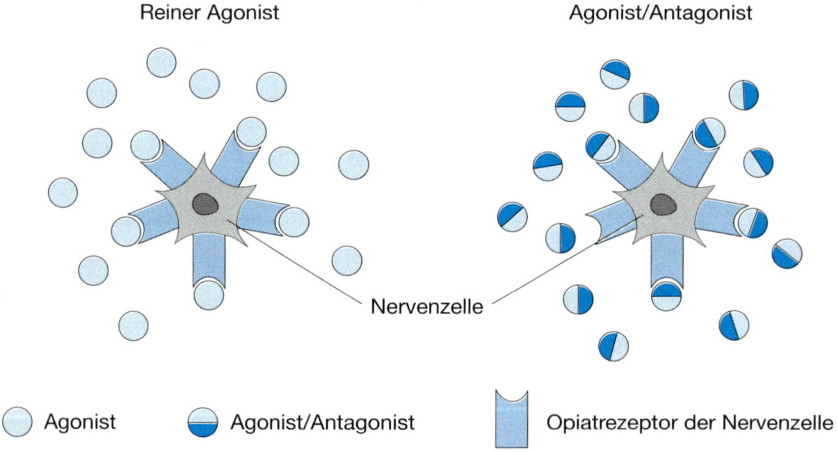

b

Abb. 19.7 a, b. Der Plateau-Effekt bei Gabe eines reinen Agonisten bzw. eines Agonist/Antagonist. **a** Graphische Darstellung der Dosis-Wirkungs-Beziehung. **b** Schematische Darstellung der Bindung der Opiate an den Opiatrezeptor

Agonisten wie Antagonisten werden an Opiatrezeptoren gebunden. Wenn ein Antagonist einem Agonisten den vorhandenen Rezeptorplatz streitig macht, wird die schmerzlindernde Wirkung des Agonisten vermindert. Deshalb dürfen gemischte Agonisten/Antagonisten nicht mit Agonisten kombiniert werden (Abb. 19.7b).

Zu den reinen Agonisten gehören neben Morphin u.a. Kodein, Methadon und Pethidin. Werden die Schmerzen ungenügend beeinflußt, muß ein stärkeres Opiat eingesetzt werden. Opiate wie Morphin, sind die wichtigsten Analge-

Tabelle 19.11. Opiate

Stoffname	Präparatename	Dosis Intervall [h]	Applikationsweg
Agonisten:			
Morphin		4–6	i.v., i.m., s.c., p.o. rektal
Morphin Retard-Form!		8–12	p.o.
Nicomorphin	D/CH/A: z.B. Vilan	4–6	p.o., s.c., i.v., rektal
Codein		4–6	p.o.
Hydromorphon		4–6	i.v., i.m., rektal
Pethidin	D: z.B. Dolantin CH: z.B. Dolantin A: z.B. Arodan	4–6	p.o., i.v., i.m., s.c., rektal
Tramadol[a]	D/CH/A: z.B. Tramal	3–5	p.o., i.v., i.m., s.c., rektal
Tilidin[a]	D: z.B. Valoran N, CH: z.B. Valoran A: nicht im Handel	4–6	p.o., i.v., i.m., s.c., rektal
Gemischte Agonisten/Antagonisten:			
Pentazocin	D: z.B. Fortral CH: Fortalgesic A: z.B. Fortral	2–4	p.o., i.v., i.m., s.c., rektal
Buprenorphin[a]	D/CH/A: z.B. Temgesic	8–12	p.o. (sublingual), i.v., i.m., s.c.

[a] Abweichende Klassifikation möglich.

tika bei der Behandlung von starken Tumorschmerzen (Tabelle 19.11). Sowohl in der englischsprachigen als auch in der deutschsprachigen Literatur zum Schmerzproblem finden sich abweichende Klassifikationen der in Tabelle 19.11 aufgeführten Opiate. Buprenorphin, Tramadol und Tilidin werden zum Teil als Agonisten, als gemischte Agonisten/Antagonisten und in einigen Fällen als partielle Agonisten aufgeführt, je nachdem wie ihre Wirkung am Rezeptor eingeschätzt wird.

Beim Einsatz von Opiaten müssen mehrere Faktoren berücksichtigt werden, z.B. Alter, Gewicht, Ernährungszustand, Nieren- und Leberfunktion. Bei deutlich eingeschränkter Leber- und Nierenfunktion werden Opiate langsam abgebaut und ausgeschieden. Die Dosis muß im Verlauf der Therapie reduziert werden, um eine Akkumulation zu vermeiden.

Bei älteren oder untergewichtigen Patienten sollen die Medikamente initial niedriger dosiert werden. Die Dosierung muß außerdem der Schmerzintensität rasch angepaßt werden. Bei vielen Patienten kann die Gabe von Opiaten nach Beseitigung der Schmerzen durch eine wirksame spezifische Tumortherapie (z.B. Radiotherapie oder Chemotherapie) reduziert oder völlig abgesetzt werden.

Häufige physische Probleme bei Opiatbehandlung

Unerwünschte Wirkungen bei der Opiattherapie sind teilweise unvermeidlich. Mit Maßnahmen, die regelmäßig und prophylaktisch eingesetzt werden, kann der Patient viele unangenehme Symptome vermeiden. Die häufigsten physischen unerwünschten Wirkungen der Opiate, die der Patient und in der Folge auch Pflegende und Arzt miterleben, sind Nausea/Erbrechen, Obstipation und Sedation. Es ist aber immer eine Beurteilung des gesamten Krankheitsbildes notwendig, um gegebenenfalls andere Ursachen dieser Symptome erkennen zu können.

Nausea und Erbrechen:

Nicht alle Patienten unter Opiatbehandlung schildern Nausea/Erbrechen als problematisch. Bei einem Teil der Patienten aber können Nausea und Erbrechen eine Opiatbehandlung unmöglich machen. Deshalb müssen zusammen mit Opiaten Antiemetika verabreicht werden. Diese können prophylaktisch mit der ersten Opiatdosis verabreicht oder in Reserve gehalten werden, falls die genannten Symptome etwas später auftreten. Diese unerwünschte Wirkung ist i. allg. kurz (ca. 1 Woche), und die Antiemetika können dann reduziert oder sogar abgesetzt werden.

Die Pflegenden können während dieser Zeit den Patienten über opiatinduzierte Nausea und/oder Erbrechen informieren und entsprechend unterstützende Maßnahmen ergreifen (s. Kap. 20). Die korrekte Verabreichung der Antiemetika ist sehr wichtig.

Obstipation:

Fast alle Patienten, die wegen chronischer Schmerzen Opiate erhalten, werden wegen der daraus resultierenden verminderten Darmmotilität eine Obstipation erleben. Dieser Zustand kann sehr belastend sein und sogar selbst Schmerz auslösen. Deshalb müssen Laxanzien prophylaktisch und frühzeitig (mit Beginn der Opiatbehandlung) eingesetzt werden. Denn solange der Patient die Opiate einnimmt, bleibt die Obstipation bestehen. Es ist in jedem Fall wünschenswert, die Obstipation zu verhüten und nicht erst dann zu behandeln, wenn der Patient bereits darunter leidet.

Laxanzien werden vom Arzt verordnet, aber die Pflegenden können auch hier sehr viel dazu beitragen, um die opiatinduzierte Obstipation zu mildern.

- Dem Patienten erklären, daß Obstipation eine erwartete und während der ganzen Dauer der Opiattherapie anhaltende unerwünschte Wirkung ist und behandelt werden kann.
- Dem Patienten erklären, daß die Obstipation behandelt werden kann und muß.
- Nach früheren Stuhlgewohnheiten fragen (viele Leute sind an einen täglichen Stuhlgang gewöhnt, manche fast davon besessen); der Begriff „Obstipation“ wird von den Patienten sehr individuell interpretiert.

- Erklären, daß ein täglicher Stuhlgang zwar wünschenswert, aber alle 2–3 Tage auch akzeptabel ist.
- Nach Verordnung Laxanzien verabreichen – prophylaktisch regelmäßig und vom 1. Tag der Opiattherapie an.
- Nach der Wirksamkeit früher eingenommener Laxanzien fragen.
- Die Wirkung vieler Laxanzien ist abhängig von der Flüssigkeitszufuhr; daher ist die Einnahme von mindestens 2 l Flüssigkeit pro Tag zu empfehlen. Die Flüssigkeitsmenge soll langsam gesteigert werden, um Krämpfe und Blähungen zu vermeiden.
- Eventuell Digitaluntersuchung durchführen und den trockenen, eingedickten Stuhl entfernen, bevor andere Maßnahmen ergriffen werden.
- Einlauf nach Verordnung.
  (Siehe Kap. 21: Diarrhö und Obstipation).

Sedation:

Schläfrigkeit und Trägheit werden zu Beginn der Opiat-Schmerztherapie mit Opiaten beobachtet; normalerweise vermindert sich die Sedation nach ein paar Tagen bzw. klingt ganz ab. Sie ist aber dosisabhängig, d.h. mit einer Steigerung der Dosis ist die Sedation wieder vorübergehend präsent. Nicht zu vergessen ist, daß der Patient auch von unbehandelten oder schlecht behandelten Schmerzen sehr müde sein kann. Durch eine gute Schmerztherapie, auch dank eines längeren tieferen Schlafs, kann er wieder zu Kräften kommen.

Die Pflegenden können gemeinsam mit dem Patienten dazu beitragen, einige dieser Probleme zu beseitigen, indem sie:

- dem Patienten erklären, daß bei einer längeren konstant dosierten Medikamenteneinnahme die Sedation abnehmen wird;
- beobachten, ob der Patient unter der Müdigkeit leidet;
- den Patienten nach dem für ihn tolerierbaren Sedationsniveau fragen (gewisse Patienten nehmen lieber etwas mehr Schmerzen in Kauf, um wach zu bleiben); stört die verminderte Konzentrationsfähigkeit seine Beziehungen zur Familie, seine Entscheidungsfähigkeit?;
- den Patienten erklären, daß das häufige Schlafbedürfnis am Anfang eine normale Folge von schmerzverursachter Schlaflosigkeit sein kann.

Unter einer gut eingestellten Opiattherapie ist die Sedation bei Patienten in gutem Allgemeinzustand in der Regel gering. Eine Opiatbehandlung allein bedingt weder eine Arbeitsunfähigkeit noch verhindern sie in jedem Fall das Führen von Motorfahrzeugen. Genauere Informationen sollten der behandelnde Arzt einholen.

Falls der Patient sediert ist und trotz gesteigerter Dosis keine Schmerzlinderung eintritt, soll man auch an andere physische Symptome, z.B. Hyperkalzämie, andere Medikamente oder psychische Probleme denken.

Atemdepression:

Als Folge der physiologischen Wirkung der Opiate kann in ***sehr*** seltenen Fällen eine dosisabhängige Atemdepression auftreten. Die Atemdepression wird bei oraler Applikation der Opiate praktisch nie beobachtet und nur selten bei korrekter dauernder parentaraler Verabreichung. Bei i.v.-Bolus oder i.th.-Applikation kann sie aber ein Problem darstellen. Beide Applikationsarten sind bei chronischen Tumorschmerzen jedoch selten indiziert. Bei parenteraler Verabreichung muß anschließend die Respiration des Patienten sorgfältig beobachtet werden.

Bei peroraler Verabreichung und solange der Patient eine regelmäßige Atemfrequenz aufweist, schlucken kann oder Schmerzangaben macht, ist die Atemdepression kein Problem. Eine genaue schriftliche Dokumentation der Verabreichung auf einem Verlaufsblatt ist von großer Bedeutung; sie vermittelt ein genaues Bild über das Verhältnis von Dosis und Nebenerscheinungen. Dies ist besonders wichtig für Pflegende, die den Patienten nicht gut kennen, die z.B. nach einem Urlaub zurückkommen oder die Schicht wechseln müssen, sowie für Angehörige, die einen Patienten zu Hause betreuen und sich dabei abwechseln. Ein solches Verlaufsblatt kann auch vom Patienten selbst oder von seinen Angehörigen geführt werden (Abb. 19.8).

Atemdepression bei bewußtlosen/sterbenden Patienten:

Der sterbende/bewußtlose Patient mit Tumorschmerzen hat – wie jeder andere Patient mit chronischen Tumorschmerzen – ein Recht auf eine adäquate, gut überlegte Schmerzbehandlung.

Schmerztherapie ist für den Patienten auch zu diesem Zeitpunkt wichtig. Ungenügende Schmerzkontrolle verursacht zusätzlich Unsicherheit und Angst bei den Angehörigen. Der Patient ist unruhig und zeigt – falls kein verbaler Austausch möglich ist – mit körperlichen Reaktionen, z.B. mit Zucken oder Stöhnen, daß er unter Schmerzen leidet. Für die Familienangehörigen bedeutet das oft eine schwere Belastung und bleibt als negative Erinnerung im Gedächtnis haften.

Die Pflegenden haben manchmal Mühe, Sterbenden oder Bewußtlosen Opiate zu verabreichen, weil sie denken: „Mit dieser Dosis werde ich sicher eine Atemdepression verursachen!“ Sie befürchten, man könnte ihnen vorwerfen, Euthanasie zu betreiben. In einer solchen Situation kann der Arzt die Pflegenden wesentlich unterstützen, indem er sowohl den Pflegenden als auch der Familie folgendes erklärt:

- Das Opiat wird mit einer Dauerinfusion (nicht Bolus) verabreicht; wenn der Patient schon während einer längeren Zeit mit Opiaten behandelt worden ist, besteht kaum die Gefahr einer Atemdepression.

Abb. 19.8. Schriftliche Dokumentation der Opiatverabreichung auf einem Verlaufsblatt. (Mit freundlicher Genehmigung von The C. V. Mosby Company)

Patient Frau F. Muster

Datum

Beurteilungsskala 0–10 (0 = keine Schmerzen; 10 = unerträgliche Schmerzen)

Analgetika 2% Morphin-Lösung (1 Tropfen=1mg) p.o.

Zeit	Skala	Medikament	Dosis	R	P	BP	Sedation	Übelkeit/ Erbrechen (U/E) *	Plan–Kommentar
8^{00}	9	Mo.	10Tr.	20			Wach		
12^{00}	6	Mo.	20Tr.				Wach		Schmerzniveau ist nicht akzeptabel
16^{00}	6	Mo.	20Tr.				Wach		
20^{00}	5	Mo.	15Tr.				Schläfrig		Pat. sagte, daß sie das erste Mal seit Wochen schlafen kann
24^{00}	4	Mo.	15Tr.	16			Schläfrig		
0^{00}	0	Mo.	15Tr.						
8^{00}	2	Mo.	15Tr.					U/E	
12^{00}	2	Mo.	15Tr.	12			Augen sind zu, aber Pat. gibt Antwort, wenn angesprochen		
16^{00}	6	Mo.	25Tr.	18					während der Besuchszeit Bewegungsschmerz ausgelöst
20^{00}	2	Mo.	15Tr.						
24^{00}	0	Mo.	15Tr.						Pat. sagte, dieses Niveau ist akzeptabel. Weiterfahren bei Skala "2)
4^{00}	0	Mo.	15Tr.	12					
8^{00}	2	40 MST		16					Durchbruchschmerz nach Besuchszeit
16^{00}		Mo.	10Tr.						
20^{00}		40 MST		16			döst, aber ist gut ansprechbar		

* Diese Rubrik kann auch für andere Informationen gebraucht werden

- Der Patient leidet nach wie vor unter Schmerzen.
- Ohne Schmerztherapie muß der Patient sicher mehr leiden.

Andere unerwünschte Wirkungen:

Andere somatische und psychische unerwünschte Wirkungen sind in der folgenden Übersicht aufgelistet. Vorsicht ist bei Harnretention geboten. Sie kann als lästige und schmerzhafte Komplikation gelegentlich auftreten. Deshalb muß bei Unterbauchschmerzen die Urinausscheidung überprüft werden, und es dürfen nicht einfach mehr Schmerzmittel verabreicht werden.

Unerwünschte Wirkungen der Opiate

Zentral:
- Übelkeit/Erbrechen,
- Sedation, Benommenheit, Verwirrtheit, Koma,
- Hustendämpfungen, Atemdepression,
- Schwindel,
- Euphorie/Dysphorie (Depression).

Peripher:
- Obstipation,
- Anorexie, Inappetenz,
- Pyloriskonstriktion (Verzögerung der Magenentleerung),
- Ureterkonstriktion,
- Kontraktion der Harnblasenmuskulatur,
- Gefäßdilatation, Hypotonie,
- Hautpruritus, Schwitzen, Flush,
- Schleimhauttrockenheit.

Ängste und Befürchtungen im Zusammenhang mit Opiaten

Einem optimalen Einsatz der Opiate in der Behandlung chronischer Tumorschmerzen stehen nicht nur die genannten physischen und psychischen unerwünschten Wirkungen im Wege. Häufiger verhindern unbegründete Ängste und Befürchtungen eine wirkungsvolle Schmerztherapie. Man liest, hört und sieht in den Medien dauernd Beiträge über Drogenprobleme, die Krankheiten und das Elend, das die Drogensüchtigen oft begleitet. Diese Berichterstattungen verursachen übertriebene Ängste und Vorurteile. Außerdem ist ein weitverbreitetes ungenügendes Wissen über die Pharmakologie der Opiate zu beobachten. Dies hat die Ärzte, das Pflegepersonal und die Patienten dazu gebracht, Dosierungen der Schmerzmittel „nach Gefühl" statt nach den Regeln der Pharmakotherapie zu verordnen bzw. zu verabreichen.
Eine Statistik aus dem Jahr 1988 zeigt, wie unterschiedlich Opiate für medizinische Zwecke in verschiedenen Industrieländern eingesetzt bzw. verordnet werden: in Deutschland sind es 0,77 in Österreich 0,66, in der Schweiz 3,44 und in Großbritannien 11,42 kg pro 1 Mio. Einwohner.

Definitionen

> ***Sucht:*** Chronischer, zwanghafter Gebrauch einer Substanz, der zu einer physischen, psychischen oder sozialen Beeinträchtigung der Konsumenten führt und trotzdem fortgesetzt wird.
> ***Toleranz:*** Die körperliche Adaptation (Gewöhnung) an eine Substanz auf physiologischer Ebene, die eine abnehmende Wirksamkeit bei wiederholter Anwendung herbeiführt.
> ***Physische Abhängigkeit:*** Zeigt sich durch Entzugserscheinungen bei abruptem Absetzen der Behandlung.
> ***Mißbrauch:*** Jede regelwidrige Verwendung einer Substanz, verbunden mit einer Schädigung des Konsumenten oder anderer Beteiligten in physischer, psychischer, ökonomischer, juristischer oder sozialer Hinsicht.

Vorurteile gegenüber den Opiaten:

Zahlreiche Fragen zu Opiaten und Opiatmißbrauch tauchen immer wieder auf. An dieser Stelle können nur einige der häufigsten falschen Auffassungen von Patienten, Pflegenden und Ärzten besprochen werden. Sie sind nur einige der Probleme, die eine adäquate Schmerzbehandlung verhindern.

Vorurteil: ***„Opiate machen süchtig und abhängig.“*** In dieser verallgemeinernden Form stimmt die Aussage nicht. Wenn Opiate bei Tumorpatienten zur Bekämpfung von Schmerzen eingesetzt werden, entsteht nicht die gleiche psychische Abhängigkeit von Opiaten wie sie bei Drogensüchtigen beobachtet wird. Der Patient nimmt das Medikament, damit er schmerzfrei ist, aber nicht, um ein Glücksgefühl zu erleben. Der Tumorpatient hört mit der Einnahme von Opiaten auf, wenn kein Grund mehr zur Einnahme besteht, d.h. wenn er keine Tumorschmerzen mehr hat.

Es gibt allerdings auch bei Tumorpatienten eine gewisse physische Abhängigkeit von Opiaten. Beim abrupten Absetzen der Behandlung werden Entzugserscheinungen auftreten. Auch sterbenden/bewußtlosen Patienten muß man die Opiate weiter verabreichen, um Entzugssymptome wie Durchfall, Unruhe usw. zu vermeiden. Die Entzugserscheinungen sind aber nur theoretisch ein Problem; sie schränken eine wirksame Anwendung dieser Medikamente durch den Arzt nicht ein. Wenn infolge einer wirksamen Tumorbehandlung der Schmerz nachläßt, geschieht das nicht von einem Tag auf den anderen; entsprechend reduziert der Patient seine Opiatedosis langsam, bis er das Schmerzmittel nach einigen Wochen schließlich ganz absetzt. Entzugssymptome treten bei dieser langsamen Dosisreduktion nicht auf.

Vorurteil: ***„Opiate verlieren mit der Zeit ihre Wirkung.“*** Diese Aussage ist Ausdruck einer weitverbreiteten, aber unbegründeten Angst vor einem Wirkungsverlust der Opiate. Viele glauben, daß man die starken opiathaltigen Schmerzmittel nicht „zu früh“ einsetzen sollte, daß diese im späteren Verlauf ihre Wirkung verlieren und dann, „wenn man es wirklich braucht“, nicht mehr nützen. Diese Haltung führt dazu, daß wirksame Schmerzmittel oft erst sehr spät eingesetzt werden und daß der Patient mit dem Medikament „spart“, d.h. weniger als die verordnete Dosis einnimmt. Die Folge dieser Haltung führt auch dazu, daß der Arzt die Schmerzmittel zu niedrig dosiert oder daß die Pflegenden nach eigenem Ermessen weniger Schmerzmittel als verordnet verabreichen.

Wohl ist im Verlauf einer Schmerztherapie wegen der Toleranzentwicklung eine Dosiserhöhung erforderlich, um die analgetische Wirkung aufrecht zu erhalten, aber dies ist problemlos möglich, da die unerwünschten Wirkungen nicht entsprechend zunehmen. Man darf nicht vergessen, daß die progrediente Tumorerkrankung auch eine Erhöhung der Dosis erfordern wird.

Vorurteil: ***„Opiate verordnen bedeutet: Endstadium."*** Dieses Vorurteil ist sehr oft zu Beginn einer Opiatbehandlung anzutreffen. Viele der Beteiligten fürchten bei der Verordnung von Opiaten, daß die Krankheit ein sog. Endstadium erreicht hat und der Arzt den Patienten aufgegeben hat. Dies ist keineswegs so: Starke Tumorschmerzen sollen mit den nötigen Schmerzmitteln behandelt werden, unabhängig davon, wie gut oder schlecht die Prognose ist. Der Einsatz von Opiaten schließt die Einleitung oder Weiterführung einer gleichzeitigen spezifischen Tumortherapie nicht aus. Gelegentlich erlaubt sogar erst eine wirksame Schmerzlinderung die Einleitung einer Behandlung, z.B. wenn ein Patient wegen der Schmerzen sonst nicht ruhig unter dem Bestrahlungsapparat liegen könnte.

Vorurteil: ***„Opiate schwächen."*** Diese Aussage resultiert oft aus den Bildern der Medien oder aus eigenen Beobachtungen auf der Straße von ausgemergelten, kranken Drogenabhängigen. Patientenbezogen ist diese Befürchtung nicht gerechtfertigt, denn der schlechtere Gesundheitszustand der Drogenabhängigen hat mit den Opiaten nur indirekt zu tun und beruht v.a. auf der Verwahrlosung, die mit den unhygienischen Rahmenbedingungen ihrer Lebensweise zusammenhängt. Sedieren ist nicht gleich bedeutend mit Schwächen. Bei Krebspatienten führt erst der durch die Schmerzbehandlung wieder ermöglichte Schlaf nach vielen wegen Schmerzen durchwachten Nächten zur Erholung und Kräftigung.

Vorurteil: ***„Spritzen wirken besser als Tabletten."*** Diese Aussage wird von vielen Patienten, Pflegenden und Ärzten gemacht. Die Empfehlung zur oralen Einnahme der Opiate stößt beim Patienten oft auf Widerstand. Für ihn besteht eine klare Hierarchie in der Wirksamkeit verschiedener Medikamente: Tropfen sind schwach, Tabletten sind schon etwas wirksamer, aber immer noch schwächer als Spritzen. Die wirksamste Applikationsform scheint vielen eine parenterale Verabreichung zu sein.

Diese Hierarchievorstellung führt dazu, daß sich manche Patienten nicht ernst genommen fühlen, wenn ihnen gegen starke Schmerzen ein Opiat in Tropfenform empfohlen wird. Hier muß ein informierendes Gespräch erfolgen und dem Patienten folgendes vermittelt werden:

Analgetika wirken bei peroraler Aufnahme als Tropfen oder Tabletten ***genauso stark*** wie bei Verabreichung als Injektion oder als Infusion. Bei der Injektion tritt die Wirkung nur etwas früher ein als bei der peroralen Einnahme. Der rasche Wirkungseintritt spielt aber bei der ***prophylaktischen Ein-***

nahme bei chronischen Tumorschmerzen keine Rolle. Anders ist dies bei akuten Schmerzen, z.B. bei einem Unfall; hier muß rasche Schmerzfreiheit durch eine Injektion erreicht werden.

Die perorale Schmerzmittelzufuhr, z.B. Morphinlösung, ist wirksam, einfach zu handhaben und billig. Sie macht den Patienten unabhängig von Arzt und Pflegenden, auf die er sonst bei den Injektionen angewiesen ist. Im übrigen kann die eigentliche Injektion über eine längere Therapiedauer auch als sehr schmerzhaft empfunden werden, z.B. bei kachektischen Patienten. Dank der langsameren Aufnahme führt die perorale Schmerzmittelzufuhr zu konstanteren Konzentrationen im Organismus, was für die Schmerzprophylaxe wünschenswert ist. Injektionen sind mit größeren Konzentrationsschwankungen verbunden: Unmittelbar nach der Injektion werden hohe, oft toxische Konzentrationen erreicht, die dann aber rasch wieder abfallen, oft in einen Bereich, der schon unter der wirksamen Konzentration liegt.

Opiatapplikation

Entscheidend für eine erfolgreiche Schmerzlinderung bei chronischen Schmerzen ist die regelmäßige und prophylaktische Einnahme der Schmerzmittel, denn nur eine wirksame Schmerzprophylaxe kann die Lebensqualität des Patienten verbessern. Die Analgetikaverabreichung muß den pharmakologischen Eigenschaften (Wirkungsdauer, Halbwertszeit, Kombinationskompatibilität usw.) angepaßt werden. Nur so können Schmerzdurchbrüche verhindert werden. Chronische Schmerzen dürfen unter keinen Umständen ohne einen gut überlegten Therapieplan behandelt werden. Dem muß der Arzt genügend Zeit einräumen. Er muß einen einfachen Plan aufstellen; dabei ist neben der Initialdosis eine sinnvolle Reservedosis des gleichen Medikamentes vorzusehen. Sofern der Patient von dieser Reservedosis regelmäßig Gebrauch macht, muß die Therapie angepaßt werden.

Orale Verabreichung:

In den meisten Fällen kann mit einer einfachen und relativ billigen oralen Behandlung eine optimale Schmerzprophylaxe erreicht werden. Auf jeden Fall soll man solange wie möglich der oralen Behandlung den Vorzug geben.

Morphin kann als ***wäßrige Lösung*** (2%), als Morphinsulfat oder -hydrochlorid gegeben werden. Das Dosisverhältnis ist dann einfach zu rechnen: 1 Tropfen = 1 mg. In dieser Form kann die exakte Schmerzmitteldosis besonders gut/genau ermittelt werden. Morphin in flüssiger Form hat einen bitteren Geschmack; deshalb benötigen einige Patienten ein geschmacksveränderndes Aroma.

Seit wenigen Jahren steht Morphin auch in ***Tablettenform*** zur Verfügung. Tabletten setzen Morphin langsam frei (Retard-Tabletten) und werden in der Regel nur 2-, evtl. 3mal pro Tag verabreicht. Diese Retardform des Morphins ist zwar sehr brauchbar, aber eine rasche Dosisanpassung ist nicht möglich. Der Arzt kann aber z.B. Morphinlösung 2% als Reserve mit einer Retardtablettenbehandlung kombiniert verordnen (1 mg Morphin Retard = 1 mg Morphinlösung). Morphin-Retard ist auch als Suspension erhältlich.

Die *Vorteile der oralen Opiattherapie* sind:

- einfache Applikationsart,
- billig (v.a. bei Morphinlösung),
- konstanter Medikamentenspiegel bei regelmäßiger Anwendung,
- äquivalente Wirkung zu parenteraler Gabe bei korrekter Dosierung,
- keine Belastung durch die Verabreichung (z.B. wiederholte Nadelstiche),
- kann in Reichweite des Patienten sein,
- Unabhängigkeit des Patienten: er kann das Opiat selbst einnehmen und ist nicht wie bei einer Injektion auf Hilfe angewiesen.

Nachteil:

- unsichere Resorption bei Patienten mit Magen-Darm-Probleme, besonders mit Retardform.

■ Achtung!: Morphinretardtabletten dürfen *NICHT* zermörst werden!

Subkutane Injektion:
Die Verabreichung ist einfach, sie verursacht relativ wenig Schmerzen und wird der intramuskulären Applikation vorgezogen. Häufig können die Patienten die Behandlung als Bolus selbst durchführen. Die Dosis kann leicht angepaßt werden. Sie ist hauptsächlich indiziert, wenn gastrointestinale Obstruktionen oder Malabsorption vorliegen.

Intramuskuläre Injektion:
Diese Applikationsform ist gelegentlich schmerzhaft. In der Regel können die Patienten die Behandlung nicht selbst durchführen. Unsichere Resorption bei reduziertem Muskelfettgewebe. Sie wird selten angewendet; ***bei chronischen Schmerzen ist die Indikation beschränkt.***

Rektale Applikation:
Suppositorien werden sehr wenig eingesetzt. Es stehen vorläufig nur wenige Präparate zu Verfügung, die rektal appliziert werden können. Sie sollten nur für Patienten vorgesehen werden, bei denen die perorale Behandlung erschwert ist. Rektal applizierte Morphinretardtabletten sind nicht besonders geeignet für eine dauernde optimale Schmerzbehandlung. Morphinretard-Suppositorien werden voraussichtlich bald eingeführt.

Transdermale Applikation:
Transdermale Systeme in Pflasterform werden zur Zeit in Europa getestet und voraussichtlich in den nächsten Jahren eingeführt.

Intravenöse Injektion:
Sie kann intermittierend als Bolus in variablen oder in fixen Abständen verabreicht werden.

Für die Behandlung von chronischen Schmerzen ist der i.v.-Bolus nicht besonders geeignet; vor allem bei wiederholter i.v.-Bolusapplikation (in relativ kurzen Abständen) besteht das Risiko einer Atemdepression. Ein stark schwankender Medikamentenspiegel ist unvermeidlich. Der Patient ist von einer Person, die die Injektion verabreicht, abhängig.

Dauerinfusion:
Obwohl die meisten Tumorpatienten ihre schmerzlindernden Medikamente peroral einnehmen, gibt es Zeitpunkte oder Situationen, in denen die perorale Verabreichung unmöglich wird.

Die Indikation für die Anwendung solcher parenteraler Dauerinfusionen (subkutan oder intravenös) besteht für Patienten, die:

- Medikamente nicht peroral einnehmen können (bei schwerer Stomatitis, Nausea/Erbrechen, gastrointestinalen Problemen wie Obstruktion oder Resorptionsstörungen und bei bewußtlosen Patienten, die vorher während langer Zeit Opiate per os erhielten;
- keine Suppositorien ertragen (bei Mitbetroffenheit des Rektums, Knochenmarkdepression);
- an Thrombozytopenie oder anderen Gerinnungs- oder Kreislaufstörungen leiden oder eine zu kleine Muskelmasse aufweisen, so daß keine i.m.-Injektionen möglich sind.

Mit Infusionspumpen ist heute eine genau dosierte Dauerinfusion von Schmerzmitteln in Krankenhäusern möglich. Mit dem Einsatz von tragbaren Infusionspumpen kann auch ambulanten Patienten eine Schmerztherapie mit Dauerinfusion ermöglicht werden. Je nach den Bedürfnissen und der körperlichen Verfassung des Patienten kann die Dauerinfusion subkutan oder intravenös angewandt werden. Seltener kommt auch ein intrathekaler oder epiduraler Zugang in Frage. Neben der Dosis der Dauerinfusion muß eine Reservedosis genau festgelegt werden. Nach 24 h wird der Medikamentenbedarf für die nächsten 24 h festgelegt.

Die ***Vorteile*** dieser Methode sind:

- Ein konstanter Medikamentenspiegel kann erreicht werden.
- Die Dosiserhöhung ist möglich ohne die Probleme der i.v.-Bolusverabreichung.
- Sterbende Patienten können weiterbehandelt werden.

Daneben gibt es auch einige ***negative Aspekte*** der Subkutan-Verabreichung:

- Eine lokale Reizung an der Infusionsstelle kann entstehen. Diese kann vermindert werden, indem man die Infusionsstelle häufig genug wechselt (im Schnitt etwa alle 3 Tage).
- Wenn zusätzlich zur Analgesie eine Flüssigkeitssubstitution erfolgt, kann es vorkommen, daß das verabreichte Flüssigkeitsvolumen die Resorptionskapazität des Gewebes übersteigt. Die Infusion muß häufig gestoppt werden; dies verursacht einen nicht konstanten Medikamentenspiegel.

Die intravenöse (i.v.) Dauerinfusion ist eher unproblematisch. Nach einer gewissen Zeit können allerdings Phlebetiden an der Injektionsstelle auftreten.

Andere Probleme können durch das implantierte System oder die Pumpe verursacht werden. Genauere Informationen s. Kap. 36 und 37.

Epidurale/intrathekale Applikation:
In gewissen Fällen bietet die direkte Applikation von Opiaten in das Zentralnervensystem eine wertvolle Alternative. In der Regel wird Morphin oder Buprenorphin eingesetzt. Beide Substanzen sind in sehr geringen Mengen hochwirksam. Wegen dieser Wirksamkeit sind die unerwünschten Wirkungen manchmal schwieriger zu kontrollieren als bei anderen Verabreichungsarten, z.B. Toleranzniveau, Atemdepression.

Patientenkontrollierte Schmerztherapie („patient controlled analgesia", PCA):
Bis vor kurzem war der Patient bezüglich der Verabreichung von Schmerzmitteln vom Arzt oder von den Pflegenden abhängig. Grundsätzlich sollte aber jede Schmerztherapie bei chronischen Schmerzen vom Patienten kontrolliert werden: Er entscheidet, wann er die Medikamente benötigt, ob die Wirkung ausreichend ist oder nicht und auch, wann er die Reservemedikamente benötigt.

Obwohl die PCA per os noch nicht etabliert ist, ist sie bei Kooperation der Patienten gut vorstellbar und auch einfach durchzuführen.

Diese relativ neue Methode wurde aufgrund zahlreicher Berichte über eine unzureichende medikamentöse Schmerzbehandlung entwickelt. Sie beruht auf der Annahme, daß der Patient selbst am besten über seine Schmerzen Bescheid weiß und daher seine Medikamente auch zur richtigen Zeit und in der erforderlichen Dosis einnehmen kann.

Einige Studien bestätigten, daß die Patienten sich tatsächlich nur die Dosis verabreichen, die die Schmerzen kontrolliert. Der Patient erhält eine tragbare Infusionspumpe mit einer Dosiersicherheitsvorrichtung. Die Patienten ziehen diese Verabreichungsart vor, weil sie mehr Selbständigkeit zuläßt als die pflegeabhängigen parenteralen Therapien. Man kann diese Methode auch im Krankenhaus anwenden.

Mit PCA kann der Patient folgendes selbständig tun:

- die Dosis der Schmerzmittel erhöhen oder erniedrigen,
- mit zusätzlicher Verabreichung der eingerechneten Dosis des Bolus plötzliche, bewegungsabhängige Schmerzepisoden, andere Durchbruchschmerzen oder Toleranzniveauschwankungen beseitigen,
- sich selbständig betreuen.

Komplikationen sind selten. Eine sorgfältige und ausführliche Beratung des Patienten ist natürlich Voraussetzung, um die PCA korrekt durchzuführen. Dabei kann man bereits erkennen, welche Patienten für diese Methode geeignet sind und ob sie fähig sind, diese Methode anzuwenden.

Auch die Kosten sind zu berücksichtigen, da die Pumpen relativ teuer sind.

Schema zur Schmerzbehandlung bei Tumorpatienten

Die Schmerzen sollen nach einem einfachen Konzept behandelt werden. Die Medikamente müssen dem Schmerz ***stufenweise angepaßt*** und ***richtig kombiniert*** werden.

- Bei mäßigen Schmerzen mit v.a. entzündlichen Komponenten werden nichtopiathaltige Analgetika eingesetzt.
- Bei ungenügendem Ansprechen und starken Schmerzen werden Opiate eingesetzt (evtl. auch Opiate von Anfang an).
- Nichtopiathaltige Analgetika und Opiate können miteinander kombiniert werden.

Bei Umstellung von oraler auf parenterale Morphinapplikation genügen ca. 50% der oralen Tagesdosierung.

Die WHO hat ein 3-Stufen-Schema als Richtlinie für die Schmerzbehandlung vorgeschlagen. Das „Stufenschema" zwingt den unerfahrenen behandelnden Arzt die Schmerztherapie logisch aufzubauen. Der Nachteil ist, daß häufig zu lange zugewartet wird, bis eine Opiattherapie eingesetzt wird.

Begleitmedikamente

Zahlreiche nichtanalgetisch wirkende Medikamente können die Schmerztherapie sehr günstig beeinflussen:

- Neuroleptika, Anxiolytika, Antidepressiva,
- Kortikosteroide.

Neuroleptika, Anxiolytika, Antidepressiva:

Neuroleptika werden meist zur Bekämpfung der Angst eingesetzt. *Chlorpromazin*[4] wirkt zusätzlich auch antiemetisch. Chlorpromazin wird in einer Dosierung von 10–25 mg p.o. alle 4–8 Stunden gegeben. In Kurzinfusion wird Chlorpromazin in Dosierungen von 12,5–25 mg gegeben. *Haloperidol*[5] wird üblicherweise bei agitierten Tumorpatienten mit Verwirrtheitszuständen eingesetzt. Es wirkt ebenfalls antiemetisch, ist aber weniger sedierend als Chlorpromazin. Als Initialdosis werden 1–2 mg oral 1- bis 2mal täglich empfohlen. Haloperidol kann auch parenteral verabreicht werden. Die gefährlichste Nebenerscheinung sind die extrapyramidalen Reaktionen.

Verschiedene Tranquilizer wirken z.T. anxiolytisch. Deshalb können sie ohne wesentliche Nebenerscheinungen die Grundstimmung des Patienten günstig beeinflussen. In Frage kommen Substanzen wie *Bromazepam*[6] 3mal 3 mg täglich oder *Chlorazepam*[7] 2mal 10 mg täglich – beide peroral.

Antidepressiva wie *Clomipramin*[8] oder *Maprotilin*[9] können ebenfalls eine reaktive Depression günstig beeinflussen. Die Substanzen werden peroral

[4] Präparatename: D/CH/A: z.B. Largactil. [5] Präparatename: D/CH/A: z.B. Haldol.
[6] Präparatename: D/CH/A: z.B. Lexotanil. [7] Präparatename: D/CH/A: z.B. Tranxilium.
[8] Präparatename: D/CH/A: z.B. Anafranil. [9] Präparatename: D/CH/A: z.B. Ludiomil.

appliziert, können aber u.U. auch intravenös verabreicht werden. Sie verursachen Mundtrockenheit, Obstipation, Harnverhalten und gelegentlich Verwirrtheit.

Kortikosteroide:
Kortikosteroide wirken antiphlogistisch und sind bei Schmerzen wegen Nerven- oder Rückenmarkkompression geeignet. Bei Hirnödem gehen die Kopfschmerzen nach Gabe von Kortikosteroiden rasch zurück. Kortikosteroide wirken kurzfristig auch stimmungsaufhellend und regen den Appetit an. Nach langer Applikation können jedoch Euphorie und Affektlabilität auftreten.

Zahlreiche Patienten fürchten den Einsatz von Kortison. Richtig ist, daß Kortison, falls keine Kontraindikationen bestehen, für kurze Perioden (Tage bis einige Wochen) auch in hoher Dosierung meist ohne Nebenerscheinungen eingenommen werden kann.

Neurochirurgische Behandlung von Tumorschmerzen

Eine neurochirurgische Behandlung kann bei Patienten, die trotz medikamentöser Behandlung unter Schmerzen leiden, deren Ursache klar definiert werden kann, in Betracht gezogen werden. Da aber die meisten Tumorpatienten diffuse Schmerzen haben, sind solche Methoden nur begrenzt anwendbar.

Destruierende Schmerzausschaltung

Die Unterbrechung einer afferenten Schmerzleitung kann auf verschiedenen Ebenen zwischen Peripherie und Gehirnzentren erreicht werden. Diese Methode ist in den letzten Jahren selektiver geworden. Heute kann die Schmerzempfindung bei Erhaltung des Tastsinnes ausgeschaltet werden. Häufig kann eine gute Analgesie ohne Anästhesie erreicht werden. Viele operative Eingriffe sind entwickelt worden, die meisten wurden allerdings wieder aufgegeben. Die Chordotomie war früher die verbreiteste neurochirurgische Schmerzoperation. Die Zerstörung des Tractus spinothalamicus auf Höhe C1/C2 erlaubt es, die Methode auf Patienten in schlechtem Allgemeinzustand zu erweitern. Der Eingriff ist meist mit einem Minimum an operativem Trauma und Streß verbunden. Er kann in Lokalanästhesie durchgeführt werden und erlaubt eine intraoperative Kontrolle des Analgesieniveaus. In 75% der Fälle kann mit guten Resultaten gerechnet werden.

Die Beschwerden können aber bereits Monate nach der Operation wieder auftreten, und nach 3 Jahren sind nur noch 25% der operierten Patienten schmerzfrei. Aus diesen Gründen wird dieser Eingriff nur bei terminalen Karzinompatienten mit einseitig lokalisierten Schmerzen empfohlen.

Der Eingriff kann unangenehme postoperative Dysästhesien zur Folge haben, und bei bilateraler Operation sind Sphinkterschwäche und Gang-

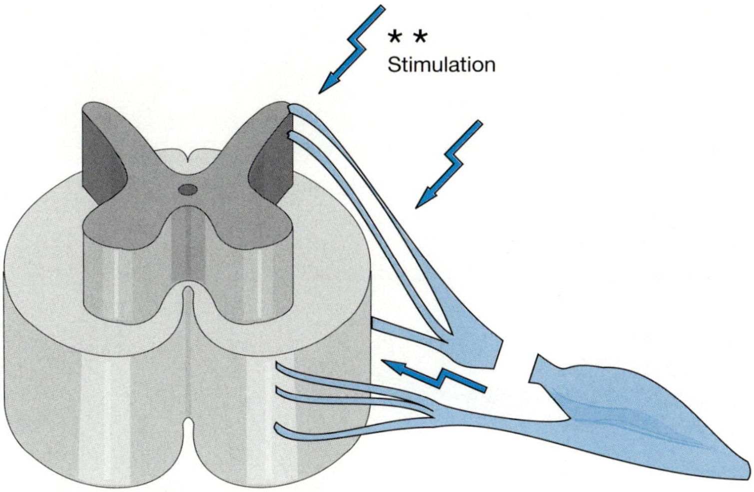

Abb. 19.9. Chordotomie: Durchtrennung des Tractus spinothalamicus; dadurch werden Berührungs-, Bewegungs- und Vibrationsempfindung geschont. ** Elektrische Neurostimulation: Reifung der berührungsempfindlichen Fasern, die die schmerzspezifischen Bahnen bei Deafferenzschmerzen blockieren

störungen häufig. Mit Einführung der intrathekalen und intraventrikulären Applikation von Opiaten bei karzinombedingten Schmerzen hat die Chordotomie weiter an Bedeutung verloren (Abb. 19.9).

Nichtdestruierende Schmerzausschaltung

Neurogene Deafferenzierungsschmerzen werden am besten durch Neurostimulation behandelt. Dieses Verfahren kommt in Frage bei postganglionären Deafferenzierungsschmerzen eines größeren Areals, z.B. nach Plexusschädigung durch Strahlen, Stumpfschmerz oder Phantomschmerz. In diesen Fällen werden die hinteren Stränge des Rückenmarks auf der Schmerzseite elektrisch gereizt. Bei ganglionären Deafferenzierungsschmerzen, z.B. bei Ausriß eines Plexus oder postherpetischen Schmerzen, werden somatotopische Strukturen im sensiblen Thalamuskern auf der Schmerzgegenseite stimuliert.

Intrathekale/epidurale Opiatapplikation (Abb. 19.10)
Der Nachweis von Opiatrezeptoren im Gehirn und Rückenmark hat der Applikation von Morphinderivaten direkt an den Ort des Rezeptors den Weg geöffnet. Die größte Konzentration von Rezeptoren im Rückenmark findet sich in den Hinterhörnern. Die Anwendung beim Menschen hat bestätigt, daß eine ausgeprägte analgetische Wirkung erreicht werden kann. Die pro 24 h benötigte Morphinmenge ist bei intrathekaler Applikation i. allg. 20mal kleiner als bei systemischer Verwendung (z.B. 5 mg statt 100 mg).

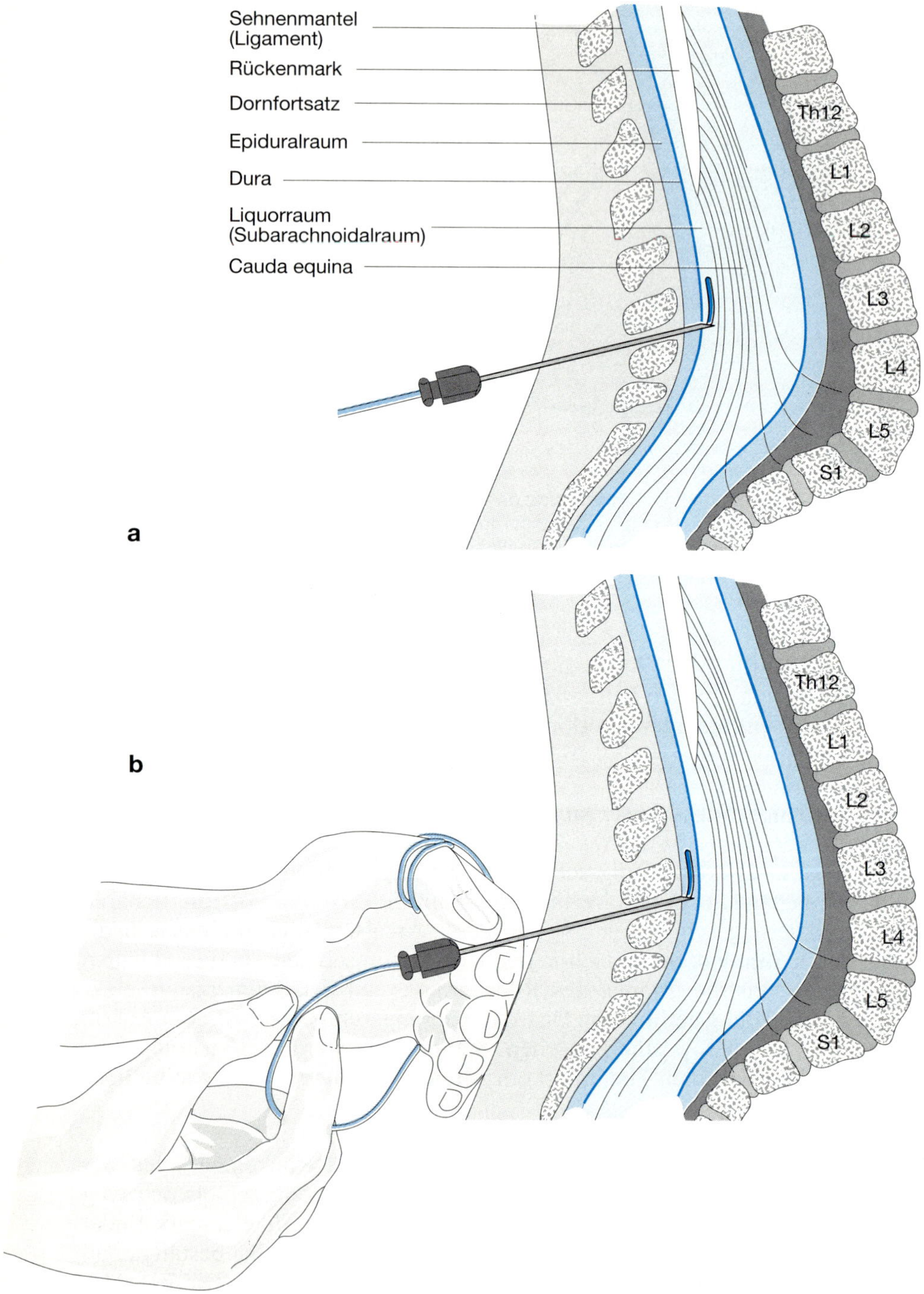

Abb. 19.10 a, b. Applikation von Opiaten intrathekal (Liquorraum) oder epidural (außerhalb des Liquorraumes). **a** Intrathekal (spinal), **b** epidural (peridural, extradural)

Technisch gesehen wird ein Katheter in den intrathekalen Raum hineingeschoben bis auf die Höhe der Brustwirbel. Der Katheter wird mit einem unter der Bauchhaut implantierten Reservoir verbunden. Das Reservoir kann noch mit einer subkutan implantierten oder externen Pumpe verbunden werden.

Vor der definitiven Implantation eines intrathekalen Opiatapplikationssystems muß geprüft werden, ob die systemische Applikation von Morphin oder Buprenorphin wirksam ist. Anschließend wird Morphin oder Buprenorphin in Einzelinjektionen intrathekal injiziert. Nur wenn dieses Vorgehen wirksam ist, wird der definitive Katheter implantiert.

Bei der epiduralen Applikation sind höhere Opiatmengen notwendig, um den gleichen Effekt zu erreichen.

Pflegerische Maßnahmen

Patienten bei der Verarbeitung der Schmerzerfahrung zu helfen, ist eine Herausforderung für die Pflegenden, die mit Tumorpatienten arbeiten. Oftmals werden sie Personen begegnen, die tumor- oder therapiebedingt Schmerzen erwarten oder haben. Die Dauer des Patientenkontakts ist oft längerfristig; es kommt vor, daß die Pflegenden die einzigen verfügbaren Bezugspersonen für diese Patienten sind. Sie können daher einen wichtigen Beitrag zur Planung und Ausführung eines Schmerzlinderungskonzepts leisten.

Bei jedem Krebspatienten mit Schmerzen sind die Probleme, sowohl die physischen als auch die psychischen, etwas anders gelagert. Wichtig ist auch, daß die Pflegenden verstehen, daß ihr Patient u.U. multiple Schmerzstellen haben konnte; in diesem Fall muß ein noch differenzierterer Pflegeplan ausgearbeitet werden.

Um die Probleme ganz oder wenigstens teilweise lösen zu können, ist der ***Pflegeplan*** für die Pflegenden das Schlüsselelement. Er gründet auf folgenden Punkten:

- Beurteilung der Schmerzen von seiten des Patienten, des Arztes und der Pflegenden.
- Laufende Maßnahmen zur Schmerzlinderung.
- Evaluation und Neubeurteilung der Maßnahmen.
- Dokumentation der Ergebnisse.

Bei Patienten mit Schmerzen kommen oft verschiedene Pflegemaßnahmen (simultan oder aufeinanderfolgend) zur Anwendung. Sie können allein getroffen oder mit den medizinischen Maßnahmen kombiniert werden. Der Pflegeplan enthält die Kombinationen und den gewählten Zeitpunkt der Maßnahmen. Es soll in Zusammenarbeit mit dem Patienten, den Ärzten, anderen Fachleuten des Teams oder mit den Angehörigen entwickelt werden.

Zu den pflegerischen Maßnahmen gehören:

- Verabreichung von Medikamenten.
- Physikalische Maßnahmen.
- Verminderung schmerzerzeugender Reize.
- Hilfe für Ruhe und Entspannung.
- Andere Methoden der Schmerztherapie.
- Ablenkung.
- Schmerzerklärungen/Informationen.
- Aufbau einer Beziehung zum Schmerzpatienten.
- Umgang mit Kontaktpersonen.
- Hinzuziehen anderer Fachkräfte.

Bei der Wahl dieser Maßnahmen ist das Mitentscheiden des Patienten, soweit er dazu in der Lage ist, sehr wünschenswert.

Verabreichung von Medikamenten

Für diesen unerläßlichen Teil der Schmerzbehandlung sollten die Pflegenden folgende Voraussetzung erfüllen:

- Sie verfügen über Grundkenntnisse der Analgetika, kennen Verabreichungsarten, Dosierung, mögliche Kombinationen, erwartete Wirkung und unerwünschte Wirkungen.
- Sie wissen, wie den unerwünschten Wirkungen vorgebeugt werden kann, oder erstellen, falls die unerwünschten Wirkungen schon vorhanden sind, einen Behandlungsplan mit dem Patienten und dem Arzt.
- Sie verabreichen die Medikamente zur angegebenen Zeit und korrekt in der verordneten Dosis. Sie warten nicht, bis der Patient selbst um Schmerzmittel bitten muß.
- Sie dokumentieren die Wirkung und – falls vorhanden – die unerwünschten Wirkungen des Medikaments genau.
- Sie benachrichtigen den Arzt, falls das verordnete Analgetikum anders als erwartet (zu wenig/zu stark) wirkt.
- Sie sprechen mit dem Arzt unbedingt frühzeitig, falls sie selbst nicht mit der Verordnung einverstanden sind. Auf keinen Fall soll das Medikament ohne schriftliche Verordnung weggelassen oder in reduzierter Dosis verabreicht werden.

Der persönliche Beitrag der Pflegenden während der Verabreichung des Schmerzmittels kann ebenso wichtig sein wie das Medikament selbst. Dabei sollten sich die Pflegenden wie folgt verhalten:

- Den Patienten ermutigen, aktiv an der Planung schmerzlindernder Maßnahmen teilzunehmen.
- Durch eine direkte verbale Ankündigung zu Beginn der Schmerzbehandlung dem Patienten ihre Haltung zeigen, nämlich daß sie seine Schmerzen

ernst nehmen und ihm helfen wollen, diese auf ein erträgliches Maß zu reduzieren.

- Eine positive Haltung zeigen, da dies die Wirkung der Schmerztherapie beeinflussen kann.
- Bis zur maximalen Wirksamkeit der medikamentösen Behandlung können einige Tage verstreichen, d.h. man muß den Patienten unterstützen und ihm verstehen helfen, daß die „Schmerzfreiheit" vielleicht nicht gerade am 1. Tag eintritt.
- Falls eine Linderung der Schmerzen eingetreten ist, sollte die Tatsache betont werden, daß ein solcher positiver Verlauf auch weiterhin möglich sein wird. Dies gilt besonders für Patienten, die ständig Angst haben vor der Rückkehr der Schmerzen, bei denen die Pflegenden aber davon überzeugt sind, daß die Schmerzen unter Kontrolle sind.

Physikalische Maßnahmen

Es ist nicht ungewöhnlich, daß durch das Auslösen bestimmter Hautreizungen eine Schmerzlinderung erreicht werden kann. So gewöhnlich, wie ein Teil dieser Maßnahmen zu sein scheint, so einfach ist es für alle Pflegenden, sie in die tägliche Schmerztherapie zu integrieren. Die Entscheidung, eine physikalische Maßnahme einzusetzen, verlangt auch die Überlegung: Welche Methode ist am geeignetsten? – Was ist kontraindiziert? – Wo soll man es applizieren (ist die Schmerzstelle ungeeignet oder unerreichbar), wie lange und wie oft? – Was ist für den Patienten am angenehmsten?

Falls möglich, sollten die Pflegenden mit dem Arzt über die Maßnahme reden. Die Zusammenarbeit mit einem ausgebildeten Physiotherapeuten kann sehr hilfreich sein.

Zu den physikalischen Maßnahmen gehören z.B.

- Wärmeapplikation,
- Kälteapplikation,
- Einreibung,
- Massage.

Wärmeapplikation

Diese altbewährte Art der Schmerzlinderung hilft bei indirekter Wirkung oft zur Muskelentspannung. Die Wirkung ist jedoch nicht sehr dauerhaft, denn das Gewebe verliert diese Wärme nach der Entfernung der Wärmequelle ziemlich rasch. Für Patienten mit oberflächlichen Tumoren oder Metastasen soll diese Berührungstechnik erst mit dem Arzt besprochen werden.

Folgende Applikationsmethoden können angewandt werden:

- feuchte Kompressen, Wickel,
- trockene Wärme, z.B. Heizkissen, Gelbeutel (Hot-Cold Pack),
- konventionelle Bäder, Sitz- oder Sprudelbäder mit oder ohne Badezusatz.

Kälteapplikation

Kälte kann je nach Applikationsdauer länger wirken als Wärmeapplikation, denn sie wird, je nach Gewicht der Patienten, durch die isolierende Wirkung des Fettgewebes in der Muskulatur zurückgehalten. Die Vasokonstriktion bleibt auch etwas länger erhalten als die Vasodilation.
Beispiele für diese Methode sind:

- trockene Kältepackungen (selbstgemacht mit Eis oder Gelbeutel),
- feuchte Wickel (mit oder ohne Eis).

Zu dieser Methode gehört auch die direkte (ohne Schutzhülle) Eisapplikation. Für Tumorpatienten, die sehr ängstlich und empfindlich auf den Einstich reagieren, kann bei kurzen, schmerzhaften Eingriffen, die weniger als 10 min dauern (z.B. Knochenmarkpunktionen, Lumbalpunktionen), kombiniert mit einem Lokalanästhetikum die Applikation von Eis versucht werden. Das Eis wird ca. 15 Sekunden auf die Haut gepreßt, anschließend wird die Haut für die weitere Prozedur desinfiziert. Kälte kann bei postherpetischen Neuralgien nützlich sein, besonders weil übliche Analgetika oft nicht wirken. Man benutzt je nach Größe der Hautfläche entweder ein Stück Eis oder ein weiches, in Wasser-Eis-Gemisch eingetauchtes Tuch. Dieses wird mit einer leichten, streichelnden Bewegung über der empfindlichen oder schmerzhaften Stelle appliziert. Applikationsdauer ist ca. 5–10 min, je nach Verträglichkeit des Patienten.

Einreiben

Das Einreiben einer Salbe oder Lotion (z.B. Mentholpräparate) erzeugt manchmal eine Schmerzlinderung, wahrscheinlich aber nicht durch die direkte Wirkung, sondern eher im Sinne einer Ablenkung: manche Patienten verspüren ein kühles, andere ein warmes Gefühl. Man darf die Präparate aber nicht auf offene Stellen oder direkt auf Schleimhäute applizieren.

Massage

Falls die Methode nicht medizinisch kontraindiziert ist, kann durch eine Massage physische und psychische Entspannung erreicht werden. Am häufigsten wird die Rücken- und Schulterpartie massiert. Man kann aber auch die Extremitäten, Hände und Füße einbeziehen. Seitens der Patienten wird eine Massage im peripheren Gebiet des Schmerzes manchmal angenehmer empfunden als direkt am Ort des Schmerzes. Die Art der Massage hängt ab von der Erfahrung der Pflegenden, von den Wünschen des Patienten oder dessen der Familie. Die Berührung vermittelt einen menschlichen Kontakt und wirkt beruhigend – besonders dann, wenn sie in einer Entspannungsphase durchgeführt wird. Hast wirkt Kontraproduktiv.

Vor- und Nachteile der physikalischen Maßnahmen

Vorteile der beschriebenen physikalischen Methoden:

- Sie sind meist sehr einfach auszuführen und kaum mit Verletzungsrisiken verbunden.
- Diese Methoden verlangen sehr wenig Patientenaktivität. Das ist für den Patienten in schlechterem Allgemeinzustand oder in schlechter emotionaler Verfassung günstig.
- Verschiedene Methoden können eingesetzt werden.
- Man kann Verwandte und Freunde in die Pflege integrieren.
- Sie können im Krankenhaus wie auch zu Hause ohne Schwierigkeiten eingesetzt werden.

Als ***Nachteile*** der physikalischen Maßnahmen sind zu sehen:

- Die Wirksamkeit ist nicht immer voraussehbar.
- Der Patient könnte die Wirksamkeit unterschätzen, da die Methoden so einfach und unspektakulär sind.
- Die Erleichterung ist eher von kurzer Dauer und meist auf die Körperoberfläche beschränkt.
- Man muß oft einige Methoden versuchen, bevor eine wirksame Maßnahme gefunden wird.

Man darf bei starken Schmerzen von den Methoden keine Schmerzfreiheit erwarten, aber sie bieten eine Möglichkeit, die Schmerzintensität zu lindern oder zu verändern (stechender Schmerz wird stumpf usw.). Da diese Methoden meist eine direkte menschliche Berührung beinhalten, könnte auch diese in der Wirksamkeit eine Rolle spielen, denn das Verhältnis zwischen Patienten und Pflegenden wird dadurch verstärkt.

Verminderung schmerzerzeugender Reize

Es gibt einige unangenehme Reize, die sowohl im Krankenhaus als auch zu Hause Schmerzen verursachen oder verstärken können. Andererseits existieren viele Möglichkeiten, diese Reize zu reduzieren oder sogar zu verhindern.

Bewegungsschmerz

Diese Schmerzquelle wird von sehr vielen Patienten als besonders störend empfunden. Sie schränkt einen Patienten in seinem normalen Tagesablauf, im Haushalt, bei der Arbeit usw. ein und bindet den stationären Patienten noch stärker an ein begrenztes Gebiet – an sein Bett.

Am häufigsten ist der Bewegungsschmerz bei Knochenmetastasen zu finden. Hilfen, die die Pflegenden anbieten können, sind:

- Anpassungen bei den einfachsten Aktivitäten des täglichen Lebens des Patienten, wie Waschen, Essen, Lagerungswechsel, beim Betten.
- Vermeiden großer Streckbewegungen; gewisse Gegenstände, z.B. Papiertaschentücher, Getränke, Radio/Telefon, in die Nähe des Patienten stellen.
- Kleidungsstücke vereinfachen, z.B. keine Kleiderverschlüsse (wie Reißverschlüsse und Knöpfe) an ungeeigneter Stelle, Schuhbänder usw.
- Vereinfachen der Arbeitsumgebung (Haushalt mit entsprechenden Geräten, bewußtere Körperhaltung, Büromöbel umstellen usw.).
- Einen harten Stuhl, ob im Krankenhaus oder zu Hause, polstern oder die Sitzfläche erhöhen.

Schmerzen beim Verbandwechsel

Der Schmerz beim häufigen Wechsel des Heftpflasters kann ebenso groß sein wie der durch die offenen Hautstelle selbst. Einige Möglichkeiten wären:

- eine Alternative zu Heftpflastern finden,
- bei bestimmten Verbandwechseln Oberflächenanästhetikum verwenden.
- Schmerzmittel vor dem Verbandwechsel verabreichen (s. Kap. 24: Hautveränderungen).

Schmerzhafte Läsionen im Mundbereich

Mukositis (Stomatitis) kann zu sehr schmerzhaften Läsionen führen. Für detaillierte pflegerische Maßnahmen s. Kap. 25: Schleimhautveränderungen.

Verdauungsprobleme

Erbrechen, Obstipation oder Diarrhö können Schmerzen auslösen. Für detaillierte Information s. Kap. 20 und 21.

Störende Umgebungsfaktoren

Antipathien gegenüber anderen Patienten oder ständiger Lärm im Zimmer können den Schmerzzustand verschlechtern. Ein Wechsel dieser Verhältnisse kann den Schmerz u.U. vermindern.

Die Gerüche von nekrotisierenden Tumormassen können für den Patienten, seine Zimmergenossen oder die Familie schwere physische und psychische Auswirkungen haben.

Hilfe für Ruhe und Entspannung

Ein erschöpfter und angespannter Patient kann weniger gut mit seinen Schmerzen umgehen. Seine subjektiven, evtl. negativen Gefühle können einen Teufelskreis hervorrufen: Schlechter Schlaf und Ruhelosigkeit führen zu einer Herabsetzung der Schmerzschwelle; diese wiederum verstärkt die physischen Schmerzsymptome und die Angst; die Folge davon ist erneut, daß der Kranke vom Schlaf und von der Entspannung abgehalten wird (s. Kap. 26).

Andere Methoden der Schmerztherapie

Techniken wie Hypnose, Biofeedback, Akupunktur, Akupressur, Fußreflexzonenmassage, TENS („transcutaneous electrical nerve stimulation"), Entspannungstherapien, Meditation usw. sind andere Methoden, die zur Schmerzlinderung angepriesen werden. Nicht alle Methoden aber sind anwendbar bei Tumorpatienten mit chronischen Schmerzen. Werden die Pflegenden mit diesen Prozeduren konfrontiert, müssen sie genügend informiert sein, um eine qualifizierte Antwort darauf geben zu können, ob diese Methoden überhaupt in Frage kommen. Es soll keinesfalls ein vorschneller Versuch mit diesen Methoden unternommen werden, denn die meisten Patienten können sich nicht „auf Befehl" oder Vorschlag entspannen bzw. meditieren usw. Dabei ist zu berücksichtigen, ob der Patient bereits Erfahrungen mit Entspannungsmethoden hat. Nur ausgebildete Fachleute sollen diese Methoden anwenden.

Ablenkung

Das Prinzip der Ablenkung besteht darin, daß die Aufmerksamkeit des Patienten auf die Ablenkung gerichtet und er damit vom Schmerz abgelenkt wird. Die verschiedenen Stimuli in Form einer Sinnesreizung (Hören, Sehen, Tasten) lindern in Wirklichkeit nicht die Schmerzen, aber sie verbessern die Schmerzverträglichkeit bis zum Wirkungseintritt der medikamentösen Maßnahmen. Schematisch ist dieser Ablauf in Abb. 19.11 dargestellt.

Ablenkung kann Ängste vermindern, eine Verbalisierung oder Körperaktivität fordern, die Wahrnehmung der Schmerzintensität vermindern, die Schmerzverträglichkeit erhöhen. Sie darf durchaus lustig sein.

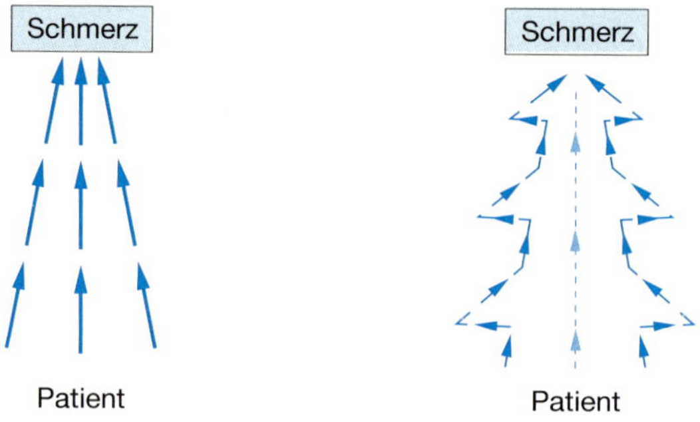

a ohne Ablenkung **b** mit Ablenkung

Abb. 19.11. Schematische Darstellung der Schmerzablenkung

Mögliche Ablenkungsmethoden sind z.B.:

- Fernsehen mit oder ohne eine andere Person in der Nähe,
- ein Bild malen,
- ein Spiel spielen (z.B. Karten, Schach usw.), Ergotherapie,
- körperliche Aktivität (leichte Bewegungen), falls nicht kontraindiziert,
- ein vertrautes Ereignis oder Erlebnis beschreiben,
- Musik oder lustige Hörspiele hören,
- Beschreibung des täglichen Arbeits- oder Einkaufsweges,
- Gebet nach eigenem Glauben oder eine Form der Mediation.

Vorteile dieser Methoden sind:
- Sie sind mit wenig Risiko verbunden.
- Der Patient braucht i.allg. geringe physische Anstrengungen, um mitmachen zu können.
- Sie sind für kurzfristige Schmerzepisoden gut geeignet (z.B. bei schmerzhaften Behandlungen, Verbandwechseln).
- Sie können den Wünschen und Bedürfnissen der Patienten angepaßt werden.

Nachteile dieser Methode sind:
- Viele Ablenkungen verlieren ihre Wirkung, wenn sie über lange Zeit auf die gleiche Weise verwendet werden.
- Sie sind nicht sehr gut geeignet für Schmerzperioden, die länger als eine Stunde dauern.
- Man muß oft verschiedene Ablenkungsmethoden ausprobieren, um herauszufinden, welcher Stimulus den Patienten wirklich ablenkt und bei ihm am erfolgreichsten ist. Dies fordert eine große Anstrengung und zeitliches Engagement von den Pflegenden.
- Patienten mit chronischen, nicht oder schlecht kontrollierbaren Schmerzen haben oft nicht viel Energie für Ablenkungsmanöver übrig.

Ablenkungsmethoden sollen nicht an die Stelle der Verabreichung der notwendigen Schmerzmedikamente treten.

Aufklärung und Information des Patienten

Unwissenheit über Schmerzen kann die Angst verstärken; dies wiederum erhöht die Intensität der Schmerzantwort. Erhält der Patient genaue Informationen über seine Schmerzen, besonders über deren physiologische Ursachen, dann eventuell vermindert dies seine Angst, und er kann dadurch seine Aufmerksamkeit auf andere Aktivitäten lenken, die bis zu einem gewissen Grad seine Schmerzen lindern können. Folgende Punkte sollen dabei beachtet werden:

- Der Arzt hat den Hauptbeitrag zu leisten mit der erstmaligen Information des Patienten.
- Er muß die Pflegenden anschließend über den Umfang der gegebenen Information zum Thema Schmerz informieren *oder*:
- Die Pflegenden sind anwesend während der Information des Patienten durch den Arzt.
- Die Pflegenden können dem Patienten erklären, daß – falls eine Maßnahme seine Schmerzen nicht lindert – andere Maßnahmen möglich sind.

Der gewählte Zeitpunkt der Aufklärung hängt davon ab, wie der Patient mit seinen Schmerzen umgeht und welche Faktoren seine Reaktionen beeinflussen. Manchmal leidet der Patient unter so starken Schmerzen, daß ein Gespräch nicht angebracht erscheint. Die Pflegenden dürfen die Bereitschaft für ein Gespräch nicht überschätzen. In diesem Fall sollten sie die nötigen Schmerzmedikamente verabreichen und erst dann Anleitungen geben, wenn die Schmerzerleichterung eingetreten ist.

Akute Schmerzen im Zusammenhang mit Eingriffen oder mit der Therapie sollten nicht vernachlässigt werden, auch nicht bei Vorhandensein von chronischen Tumorschmerzen:

- Biopsien, Knochenmarkpunktionen und verschiedene Röntgenuntersuchungen können Schmerzen hervorrufen. Kenntnisse über die Art des Schmerzes, die der Eingriff verursacht (Stechen, Brennen, Spannen usw.), über seine Dauer und Möglichkeit der Linderung helfen dem Patienten, den Eingriff erträglicher zu machen.
- Therapiebedingte Schmerzen (chirurgische, radiotherapeutische oder chemotherapeutische) sollen entsprechend diskutiert werden, um mit den Patienten mögliche Lösungen zu finden.
- Die Applikation von Analgetika-Cremen kann schmerzhafte Punktionen erträglicher machen (z.B. Emlacreme); sie sind 1 Stunde vor der Punktion aufzutragen.
- Aussagen wie „jetzt wird es weh tun“ oder „jetzt sticht's“ ohne ***vorherige*** Erklärung sollten vermieden werden.

Gerade wegen der Individualität des Patienten muß genau überlegt werden, ob, wie und wann die Aufklärung über bevorstehende Schmerzen erfolgen soll, z.B. vor einer speziellen Behandlung oder einem chirurgischen Eingriff. Dies bezieht sich insbesondere auf die Situation, in der keine Krebsschmerzen bemerkbar sind, der Patient aber Angst hat vor dem Auftreten unkontrollierbarer Schmerzen.

Auf alle Fälle ist eine situationsangepaßte Erklärung notwendig (s. auch Kap. 18: Aufklärung und Information von Krebspatienten).

Aufbau einer Beziehung zum Schmerzpatienten

Nicht jeder Patient glaubt einfach, daß die Pflegenden zuverlässig für ihn sorgen. Viele Fragen können auftauchen bezüglich Vertraulichkeit, Erwartungen, Kompetenz zur Hilfeleistung in den physischen und emotionalen Aspekten der Schmerzen. Im Krankenhaus wie auch in der häuslichen Betreuung sollten die Pflegenden versuchen, eine Beziehung zum Patienten aufzubauen, um sein Schmerzerlebnis verstehen zu können. Verschiedene Vorgehensweisen sind dabei möglich:

- Der Patient muß wissen, daß die Pflegenden seine Beschwerden ernst nehmen, egal ob morphologische Befunde vorliegen oder nicht (Schmerz von Knochenmetastasen kann bis 3 Monate vor radiologischer Objektivierung auftreten).
- Bei schmerzhaften Eingriffen kann ein Gespräch über das Ausmaß der daraus resultierenden Schmerzen zur Verminderung der Angst führen. Die Gefühle des Patienten besser wahrzunehmen, hilft ihm, die Angst vor dem Verlust der Kontrolle über die Situation zu bewältigen. Die Pflegenden sollten das Verhalten des Patienten dem Schmerz gegenüber ernst nehmen. Der Patient schämt sich manchmal seiner Reaktionen und denkt, sie seien für andere unverständlich oder unangebracht.
- Die Pflegenden helfen dem Patienten vor allem dadurch, wenn sie es akzeptieren, daß er seine wirklichen Gefühle zu erkennen gibt und ausdrückt. Sie geben dem Patienten dadurch die Möglichkeit, weinen oder schreien zu dürfen. Die Energie, die der Patient für die Verdrängung eines Gefühls braucht, ermüdet ihn und macht ihn für Schmerzreize noch empfänglicher.
- Dem Patienten beistehen, realistische Ziele für sein alltägliches Leben zu finden – totale Schmerzfreiheit ist nicht immer ein realistisches Ziel.
- Die Pflegenden stellen Augenkontakt her, wenn der Patient Schwierigkeiten hat, seine Schmerzen zu verbalisieren, z.B. bei fremdsprachigen Patienten oder wenn der Patient sehr erschöpft ist.
- Die Pflegenden erzählen etwas aus ihrem Erlebnisbereich, z.B. Bücher die sie selbst gelesen haben oder etwas aus dem täglichen Leben, z.B. über Freizeitbeschäftigungen.
- Um einen körperlichen Kontakt herzustellen, kann man die Hand evtl. auf eine schmerzende Stelle legen.

Viele Pflegende möchten liebend gern etwas tun. In einigen Situationen gibt es für sie jedoch nichts, was sie aktiv beitragen können. Wie komplex diese Situation sein kann zeigt Abb. 19.5 (s.S. 288). Manchmal braucht es etwas Zeit, bis der Patient ein Schlüsselerlebnis äußert. Ein mehrmaliger, kurzer 5- bis 10minütiger Besuch im Zimmer könnte eine Beziehung verstärken und vielleicht eine der geschlossenen Türen öffnen. Beim Patienten zu sein, heißt nicht nur physisch präsent zu sein, obwohl es manchmal auch nur dies ist, sondern vielmehr Verfügbarkeit und Offenheit dem Patienten gegenüber auszudrücken, auch wenn man konkret wenig unternehmen kann, um die Schmerzen zu lindern.

Umgang mit Kontaktpersonen des Patienten

Während der Schmerzepisoden brauchen Menschen, die mit dem Patienten in Kontakt kommen, manchmal ebensoviel Hilfe und Beistand durch die Pflegenden wie der Patient selbst. Dies betrifft Angehörige, Freunde, Bekannte und andere Teammitglieder. Die Pflegenden können aber das Potential jeder Person ausfindig machen und in den Pflegeplan integrieren, denn:

- Ein Besucher sorgt für eine längerdauernde Ablenkung und vermindert die Einsamkeit und Langeweile im Krankenhaus bzw. zu Hause.
- Eine solche Person kann den Patienten in bezug auf die Wirksamkeit einer schmerzlindernden Methode ermuntern.
- Ein Seelsorger des entsprechenden Glaubens hilft dem Patienten im geistlichen Bereich seines Lebens.

Die Pflegenden können darüber hinaus

- andere helfende Möglichkeiten vorschlagen, z.B. Bücher oder bevorzugte Nahrungsmittel, Musikkassetten usw. mitbringen lassen;
- die Angehörigen um Hilfe bitten, wichtige Informationen zu übermitteln, falls der Patient Schwierigkeiten damit hat, sich auszudrücken;
- eine Person, die zur Linderung der Schmerzen des Patienten beiträgt, ermutigen, fortzufahren mit den Besuchen, Telefonaten, Briefen usw.;
- einen Besucher darin unterstützen, etwas mitzubringen, was dem Patienten schon einmal die Schmerzen gelindert hat, sofern es vom Arzt nicht als kontraindiziert bezeichnet wird.

Eine ***negative Interaktion*** entsteht oftmals, wenn der Besucher selbst Angst vor Schmerzen hat oder wenn der Wunsch, dem Patienten zu helfen oder ihn zu beschützen, enttäuscht wird. Der Patient klagt vermehrt über Schmerzen und reagiert mit Durchbruchschmerz unmittelbar nach dem Besuch. Häufig reagiert dann das Team selbst gegenüber dieser Person unfreundlicher als es eigentlich angebracht wäre. Sollte eine Person durch ihre Anwesenheit und ihr Verhalten die Verschlechterung der Schmerzsituation bewirken, kann die/der Pflegende:

- versuchen, die Angst und die Wut dieser Person zu mindern;
- den Patienten ansprechen und fragen, ob er selbst einen Zusammenhang zwischen Besucher und Schmerzepisoden sieht; wenn ja, könnte so vorgegangen werden:
  - falls der Patient dies wünscht, die Person bitten, vorläufig von weiteren Besuchen abzusehen, oder
  - alle Besucher bitten, sich bei dem Pflegenden zu melden, bevor sie ins Zimmer des Patienten gehen.

Hinzuziehen anderer Fachkräfte

Während sie ihre Pläne ausführen, werden die Pflegenden oft bei all ihren Aktivitäten und Versuchen, dem Patienten zu helfen, eine riesige Last verspüren. Ist es nicht so, daß sie manchmal selbst vielleicht zuviel Verantwortung übernehmen? Es gibt zahlreiche Teammitglieder, die ebenfalls mithelfen können und auch sollten, das Ziel der Schmerzlinderung zu erreichen. Zum Beispiel können Sozialarbeiter, Psychologen/Psychiater, Ernährungsberaterinnen, Ergotherapeuten, Physiotherapeuten und Seelsorger direkt bei den Patienten oder indirekt über die Pflegenden ihren Beitrag zu Schmerzlinderung leisten.

Der Umgang mit Schmerzen in der häuslichen Pflege

Entscheiden sich Krebspatienten in Absprache mit ihren Angehörigen, zu Hause gepflegt zu werden, kommt dem Problem der Schmerzbehandlung noch eine zusätzliche Bedeutung zu. Eine zunehmende Zahl von Patienten will zu Hause gepflegt werden. Damit ruht ein großer Teil der Verantwortung für Pflege und Behandlung der Patienten auf den Schultern der Angehörigen, die oft wenig Unterstützung erfahren.

Die häufigsten Klagen der Patienten, die mit Schmerzen zu Hause sind, beruhen auf der Tatsache, daß die Schmerzen sie bei der täglichen Arbeit im Büro oder im Haushalt, bei den sexuellen Beziehungen, bei Erholung und Schlaf und/oder in ihrer Unabhängigkeit stören.

Obwohl es wenige Untersuchungen zum Umgang mit Schmerzen in der häuslichen Pflege gibt, zeigt sich doch folgende Tendenz:

- Manche Patienten nehmen, bzw. ihre Angehörigen verabreichen Medikamente in niedrigen Dosierungen oder weniger häufig als verordnet – aus Angst vor der Abhängigkeit und infolge von Mißverständnissen bezüglich der Dosierung oder wegen einer allgemeinen Skepsis gegenüber der Schmerzbehandlung (vgl. Vorurteile gegenüber Opiaten, S. 302).
- Nichtpharmakologische Methoden, z.B. Wärme, Massagen, Seelsorge, werden zu Hause häufiger angewandt.

Vielleicht zeigt dies, daß der Patient gewillt ist, zu Hause mehr Unannehmlichkeiten auf sich zu nehmen, um eine Hospitalisierung zu umgehen, und/oder daß vorher besprochene unbegründete Ängste wieder zum Vorschein kommen.

Viele Fragen in Zusammenhang mit Schmerzen werden oft nicht geäußert: Wird sich der Schmerz verschlimmern? Warum kann der Schmerz nicht kontrolliert werden? Wie lange können Patienten mit Schmerzen auf Dauer zu Hause betreut werden?

Die ***Pflegemaßnahmen*** umfassen daher folgendes:

- Den Patienten besuchen, wenn möglich bevor er aus dem Krankenhaus entlassen wird oder möglichst sofort anschließend zu Hause, um eine bestmögliche Kontinuität der im Krankenhaus begonnenen Schmerzbehandlung zu erreichen.
- Hilfestellung für Patient und Angehörige geben, um den Sinn und die Notwendigkeit der verordneten Schmerzmedikamente zu verstehen; für korrekte Einnahme sorgen; mündliche und schriftliche Anweisungen geben.
- Genügend Zeit einplanen für Angehörige, die die Schmerzbehandlung selbst ausführen.
- Gespräch über die Vorbehalte gegenüber den eigentlichen Medikamenten und Diskussion evtl. bestehender Befürchtungen initiieren.
- Hilfe leisten, um korrekte nichtpharmakologische Maßnahmen zu wählen.
- Nach unerwünschten Wirkungen Ausschau halten und entsprechende Maßnahmen treffen.
- Eine Kontaktliste erstellen (24 h) für Notsituationen.

Ein Problem könnte für die Pflegenden selbst auftreten, und zwar bezüglich ihrer Kompetenzen in der Dosierung der Schmerzmittel. Manche Ärzte geben Pflegenden „freie Hand“ bei der Dosisanpassung, unabhängig davon ob diese nun viel oder eher wenig Erfahrung mit Tumorpatienten und der Schmerzbehandlung haben. Sollten sich Pflegende in dieser Situation überfordert fühlen, müssen sie dies früh genug dem behandelnden Arzt deutlich sagen können.

Für die Schmerztherapie bei Patienten, die zu Hause gepflegt werden, benötigen die Pflegenden u.U. auch ein größeres zeitliches Engagement (längerer Weg, mehrmaliges Vorbeischauen oder Telefonieren; s. Kap. 41).

„Therapieresistente Schmerzen – warum?“

Die Schmerzen bei einem Tumorpatienten werden verursacht durch eine sehr komplizierte Interaktion von physischen und psychosozialen Faktoren. Obwohl eine Vielzahl an medizinischen Möglichkeiten und Pflegemaßnahmen zur Verfügung steht, um einem Tumorpatienten mit seinen Schmerzen zu helfen, gibt es viele Patienten, die keine oder nur eine geringfügige Schmerzlinderung erfahren. Warum? Folgende Faktoren können dabei eine wichtige Rolle spielen:

- schlechte Pharmakotherapie,
- Deafferenzierungsschmerzen (neurogene Schmerzen),
- psychosoziale Probleme.

Schlechte Pharmakotherapie

In mehreren aktuellen Studien ist festgestellt worden, daß bei Tumorpatienten mit Schmerzen eine Unterbehandlung besteht. Das Resultat: viel unnötiges Leiden. Zu einer Unterbehandlung mit Analgetika können ein oder mehrere der folgenden Faktoren führen:

- zu niedrig dosierte Analgetika,
- ungenügende Medikamente,
- falsche Therapieintervalle,
- falsche Kombinationen,
- zu häufiger Wechsel der Analgetika, bevor die Dosis ausgeschöpft ist,
- falsche Applikationswege, z.B. p.o. bei gestörter Magen-Darm-Funktion,
- ungenügende Beurteilung des Patienten.

Genaue Kenntnisse der pharmakologischen Eigenschaften können solche Probleme lösen bzw. ihr Auftreten verhindern.

Deafferenzierungsschmerzen

Nicht alle Krebsschmerzen können mit Schmerzmitteln gelindert werden. Bestimmte Schmerzarten, z.B. Nerveninfiltration oder -kompression (z.B. bei Infiltration von Rektumkarzinomen), postherpetische Neuralgien, Muskelkrämpfe u.a. sprechen schlecht oder gar nicht auf Schmerzmittel an. Diese Situation ist aber relativ selten.

Mögliche Lösung dieses Problems wäre, daß man dem Patienten zu verstehen gibt, daß man ihm seine Schmerzen glaubt, auch wenn es keine „sichtbaren" Befunde gibt und ihm einen guten Schlaf ermöglicht. Eventuell wäre die Organisation eines Neurochirurgiekonsiliums notwendig.

Psychosoziale Probleme

Einige psychosoziale Faktoren können die Schmerzlinderung negativ beeinflussen: Ängste, vorgefaßte Meinungen, falsche Wahrnehmungen, religiöse Ansichten, Kommunikationsschwierigkeiten.

Patientenbezogene Probleme

Seitens des Patienten können sich unausgesprochene Ängste, Sorgen und sonstige nichttumorbedingte Probleme als Schmerzklagen äußern. Der Patient redet selten über solche Ängste – eher darüber, daß er Schmerzen hat; er wartet auf die Reaktion der Pflegenden/der Ärzte.

Der Patient klagt trotz steigender Dosis der Analgetika über Schmerzen. Hat er so starke Schmerzen oder nicht? Nicht selten wird dies vom Personal und der Familie falsch interpretiert. Je nach klinischem, sichtbarem Befund beginnen die Pflegenden und die Ärzte, an der Glaubwürdigkeit zu zweifeln und u.U. dem Patienten gegenüber aggressiv zu reagieren.

Eine einfache Lösung gibt es nicht. Falls therapieresiste Schmerzen andauern, sollte man an solche verdrängten Ängste denken und versuchen, mit dem Patienten ins Gespräch zu kommen. Sehr schwierig zu entscheiden ist: Was ist problematischer für den Patienten, die Angst oder der Schmerz? Außerdem können weitere Probleme auftreten:

- Der Patient und seine Angehörigen wissen zu wenig Bescheid über die Schmerzbehandlung; z.B. herrscht oft eine übermäßige Angst vor dem Gebrauch von Schmerzmitteln, besonders Opiaten. Hier wäre wichtig zu wissen, ob der Patient oder jemand aus seiner näheren Umgebung eine Medikamentenabhängigkeit miterlebt hat.
- Da der Patient die Pflegenden nicht stören oder den Arzt nicht von der eigentlichen Tumortherapie ablenken will, hält es sich zurück mit Klagen über Schmerzen.
- Um die Progression der Krankheit nicht wahrzunehmen, vermeidet der Patient Aussagen über die zunehmenden Schmerzen.
- Als Folge seiner Erziehung mag der Patient auch der Überzeugung sein: „Das ist meine Strafe, und ich muß das aushalten.“

Um einen Teil dieser Probleme lösen zu können, muß der Patient gut beobachtet werden, insbesondere sein Verhalten während der Schmerzepisoden. Falls solche Situationen auftreten, muß man sich zusammen mit dem Arzt genügend Zeit für Erklärungen und Informationen nehmen. Unter Umständen müssen Psychologen oder Seelsorger der Konfession des Patienten einbezogen werden!

- Auch das Krankenhaus verursacht Probleme, wenn der Patient von einer Abteilung in eine andere wechselt und die Koordination der Schmerztherapie unterbrochen wird. Eine konsequentere schriftliche Dokumentation der Schmerzen in der klinischen Umgebung (Beurteilungs- und Verlaufsblatt) muß für Kontinuität sorgen.

Probleme der Pflegenden

Weder Pflegende noch Ärzte sind immer vor vorgefaßten Meinungen und Vorurteilen über Schmerzen gefeit. Sogar erfahrensten Pflegenden werden manchmal die Klagen eines Patienten über Schmerzen überhören, unterschätzen oder gar daran zweifeln.

Margret McCaffery, eine amerikanische Schmerzforscherin, hat aufgrund jahrelanger Untersuchungen eine ganze Reihe von Reaktionen aufgezeichnet. Ein paar interessante, adaptierte Beispiele sollen hier erwähnt werden:

- Es ist Sache des Pflegeteams, über die Existenz und Art der Schmerzen eines Patienten zu entscheiden.
  Aber: Nur der Patient kann über die Existenz und Art seiner Schmerzen Auskunft geben, da sie ja nur von ihm selber gespürt werden.
- Alle wirklichen Schmerzen haben eine physiologische, feststellbare Ursache.
  Aber: Jeder Schmerz ist real, was auch immer seine Ursache ist. Fast alle Schmerzen haben sowohl physiologische als auch psychische Komponenten. Rein psychogene Schmerzen sind, v.a. bei Tumorpatienten, selten, aber oft dominierend, v.a. bei sog. resistenten Schmerzen.
- Tumorpatienten mit Schmerzen sollen lernen, ihre Schmerztoleranz zu erhöhen. Je länger die Schmerzen anhalten und je länger der Patient schon Schmerzen hat, desto höher ist seine Schmerztoleranz.
  Aber: Die Schmerztoleranz ist sehr individuell, sie variiert je nach Patient und beim selben Patienten auch je nach Situation. Patienten mit chronischen Schmerzen haben häufig eine niedrigere Schmerztoleranz. Um eine gute Schmerztherapie zu erzielen, muß die Schmerztoleranz des Patienten unbedingt respektiert werden.
- Unsere persönlichen Wertvorstellungen und die eigene Intuition bei der Beurteilung der Glaubwürdigkeit anderer ist ein zuverlässiges Mittel, um herauszufinden, ob ein Patient die Schmerzen simuliert oder sie tatsächlich empfindet.
  Aber: Persönliche Wertvorstellungen und die Intuition sind keine fachlichen Beurteilungskriterien. Es geht ja letztlich nicht um die Glaubwürdigkeit des Patienten.

Es ist anzunehmen, daß man bei etwas selbstkritischerer Haltung falsche eigene Auffassungen und Ansichten, die aus Vorurteilen und vorgefaßten Meinungen bezüglich Schmerzen und Schmerzbehandlungen entstehen, revidieren könnte.

Folgende weitere Probleme sind zu beachten:

Mangelhafte Ausbildung und ungenügendes Wissen über Schmerzen:
Neuere Erkenntnisse zur Schmerztherapie bei Tumorpatienten kommen häufig in der Grundausbildung und Weiterbildung zu kurz. Verschiedene Studien zeigen eindeutig, daß ein Mangel an Fachwissen und Kenntnissen der therapeutischen und pflegerischen Möglichkeiten besteht. Dies wiederum führt nur zu weiterer Unsicherheit und unzutreffenden Ansichten über Krebsschmerzen.

Natürlich kann man dieses Problem nicht auf einmal lösen. Das Thema Schmerztherapie in der Grundausbildung muß bald eine stärkere Gewichtung finden, damit Patienten nicht unnötig leiden müssen. Zusätzliche und vertiefte Kenntnisse der pharmakologischen Prinzipien sind wichtig für die Schmerzlinderung. Im zukünftigen Schulprogramm könnte eine anfängliche Sensibilisierung in die Curricula eingebaut werden; als Folge würden diplomierte Pflegende besser motiviert sein, selbst den verschiedenen Medikamentenbeschreibungen Informationen zu entnehmen, sie wieder zu lesen oder neu zu entdecken. Krankenhäuser oder externe Pflegeeinrichtungen könnten Kontaktadressen zusammenstellen für den Bezug von schriftlichen oder mündlichen Informationen über laufende Schmerzbehandlungen. Bei schwierigen Schmerzsituationen oder unsicheren Informationen sollen die Pflegenden sich bei erfahrenen Fachleuten erkundigen oder sich darüber informieren lassen.

Zeitmangel:
Das ewige Problem des Zeitmangels wird häufig als Ursache für die ungenügende Auseinandersetzung mit dem unter Schmerzen leidenden Tumorpatienten genannt. Bei dem heutigen Personalmangel ist dies sicher teilweise berechtigt. Wie oft geht man von der Arbeit weg mit dem Gefühl, daß etwas nicht gut gelaufen ist bezüglich der Schmerzlinderung von Herrn X. – „Was habe ich unterlassen?" Ein Faktor ist hier die Flexibilität der Pflegenden und Bereitschaft anderer Mitglieder des Pflegeteams zur Mitarbeit. Kann Zeit eingespart werden bei klinisch unbedeutenden täglichen Routinemaßnahmen? Kommen diese gewonnenen 10 oder 20 Minuten dem Patienten zugute? Rücksprache mit Mitarbeitern, anderen Kolleginnen/Kollegen muß gesucht werden, falls Maßnahmen nicht ausreichend sind, das Team unterschiedliche Meinungen hat oder aus eigener Angst oder Unkenntnis widerwillig und nicht bereit ist zu handeln.

Eine klare Verteilung der Verantwortlichkeit – Wer macht was für die Schmerzlinderung? – kann auch Zeit sparen.

Pflegeforschung:
Die Pflegeforschung, obwohl noch sehr neu in Europa, kann sicher wichtige Resultate beisteuern zu den Erkenntnissen auf verschiedenen Gebieten, z.B. Beurteilungsmethoden, Medikamentenverabreichung, nichtpharmakologische Maßnahmen usw. Vermehrte Teilnahme an Fortbildungskursen über die Schmerzproblematik bringt meist irgendeine neue oder vergessene Information oder Anregung, die man evtl. in den Schmerzlinderungsplan einbauen könnte.

Für viele Pflegende sind die erwähnten Situationen, die diskutierten Probleme und die vorgeschlagenen Maßnahmen nichts Neues. Viele tumorbedingte Schmerzen können mit Analgetika oder mit einer Kombination von Medikamenten mit nichtpharmakologischen Maßnahmen gelindert werden. Manchmal ist es jedoch schwer verständlich, warum trotzdem so viele Patienten unter Tumorschmerz leiden müssen. Obwohl wirksame Therapien und pflegerische Maßnahmen zur Verfügung stehen, setzt man diese nicht immer richtig ein! Die Schwierigkeit besteht darin, eine Problemsituation richtig wahrzunehmen und zu beurteilen und das vorhandene Wissen zum richtigen Zeitpunkt anzuwenden.

Mit der korrekten Ausführung der zur Zeit verfügbaren Therapien, mit der kontinuierlichen Beurteilung der Schmerzen von seiten des Patienten und des Teams, der Beurteilung der Wirksamkeit der Maßnahmen und der zuverlässigen Weitergabe der Information an die übrigen Mitglieder des Teams könnte man dem Ziel einer befriedigenden Schmerzkontrolle einen großen Schritt näherkommen.

Es ist allgemein bekannt, daß mehr für den Tumorpatienten mit Schmerz getan werden kann und sollte. J. Spross schreibt: „Ich glaube, wir sollten die Kunst und die Wissenschaft der Schmerzlinderung so anwenden, wie wenn ein Leben davon abhinge.“

20 Übelkeit und Erbrechen

H. P. Honegger, B. Fichmann-Merlin

Inhaltsverzeichnis

Übelkeit und Erbrechen sind außerordentlich unangenehme Störungen, vor allem wenn sie wiederholt auftreten. Die möglichen Ursachen sind mannigfaltig: Bei bösartigen Erkrankungen werden sie entweder durch den Tumor oder seine Komplikationen oder durch therapeutische Maßnahmen hervorgerufen. Übelkeit und Erbrechen können zu einer starken Beeinträchtigung des Allgemeinzustands führen; falls sie durch therapeutische Maßnahmen verursacht sind, können sie sogar Ablehnung einer Behandlung zur Folge haben. Ziel dieses Kapitels ist es, die wichtigsten Grundlagen zu vermitteln und Anleitungen für die antiemetische Therapie und für pflegerische Maßnahmen zu geben.

Pathophysiologie des Erbrechens

Biologisch entspricht das Erbrechen einem Schutzmechanismus: Es erlaubt einem Lebewesen, giftiges Material aus dem Magen zu entfernen. Da schon ein unangenehmer Anblick oder ein übler Geruch zur Auslösung des Brechaktes genügen, kann der Darm so etwa vor Aufnahme und Weiterverarbeitung von verdorbenen Nahrungsmitteln und Giften geschützt werden. Nach Aufnahme von giftigen Substanzen bzw. nach deren Übertritt in die Blutzirkulation wird darüber hinaus ein Chemodetektor (Chemorezeptoren-Triggerzone) stimuliert, der die Anwesenheit einer nicht bekömmlichen Substanz registriert und den Brechakt und damit die Entfernung der Noxe einleitet.

Auslösung des Erbrechens

Erbrechen wird ausgelöst durch Reize aus den Regionen des Rachens, des Magens und Duodenums (Afferenzen via N. vagus und Sympathikus), des höheren Zentralnervensystems sowie durch die Stimulation des Labyrinths und/oder der Chemorezeptoren-Triggerzone (Abb. 20.1).

Chemorezeptoren-Triggerzone

Die Chemorezeptorentriggerzone besteht aus spezialisierten Zellen, die im Boden des 4. Ventrikels im Stammhirn gelegen sind. Sie stehen in engem Kontakt mit dem Liquor cerebrospinalis und der Blutzirkulation; die Kapillaren dieser Region sind gefenstert. Die Zellen können daher chemische Substanzen im Liquor cerebrospinalis wie auch im Blut direkt registrieren, sie liegen also außerhalb der sog. Blut-Hirn-Schranke. Die Chemorezeptoren-Triggerzone enthält eine Vielzahl von Rezeptoren und wird durch chemische Einflüsse aus Blut und Liquor gereizt. Medikamente wie Morphin, Digitalis

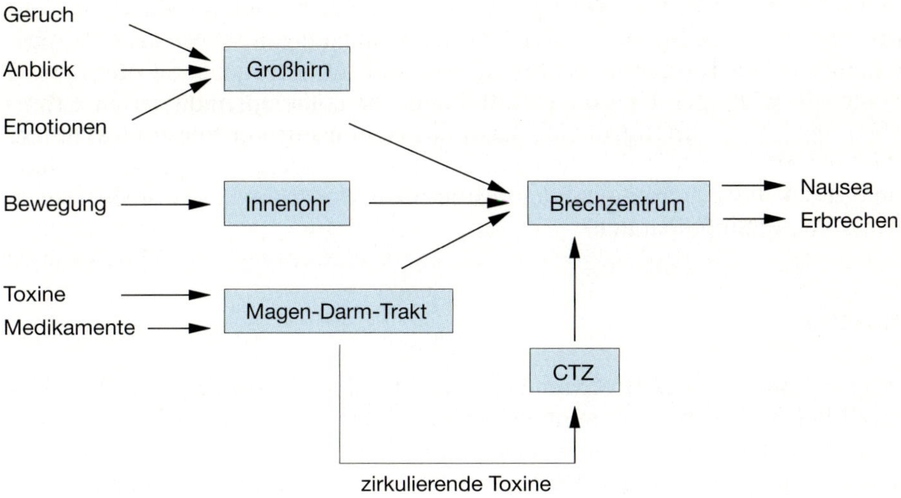

Abb. 20.1. Schematische Darstellung der Pathophysiologie des Erbrechens (*CTZ* Chemorezeptoren-Triggerzone)

etc. und auch Zytostatika oder deren Stoffwechselprodukte aktivieren die Chemorezeptoren-Triggerzone und lösen Impulse aus, die wiederum das Brechzentrum aktivieren können.

Brechzentrum

Die Integration der emetogenen Reize und die Organisation der entsprechenden Antwort wird durch eine spezielle Region des Gehirns ausgeführt – das Brechzentrum. Dabei handelt es sich eher um eine funktionelle Einheit und weniger um eine genau definierte anatomische Struktur. Das Brechzentrum liegt im Stammhirn.

Neurotransmitter

Die Neutrotransmitter sind chemische Substanzen, die im Nervensystem bei der Übertragung von Reizen und Signalen eine Rolle spielen. Die Rezeptoren für verschiedene Neurotransmitter, die einen Einfluß auf den Brechakt ausüben, sind bekannt. Im Bereich der Chemorezeptoren-Triggerzone spielen Rezeptoren für Dopamin, Histamin, Opiate und cholinerge Substanzen eine Rolle. Auch Serotoninrezeptoren sind in dieser Region vorhanden. Zytostatika vermögen wahrscheinlich verschiedene Rezeptoren für Neutrotransmitter zu beeinflussen. Die Rolle der einzelnen Rezeptoren bei der Auslösung des zytostatikainduzierten Erbrechens ist noch nicht vollständig geklärt.

Einige Antiemetika wirken als Antagonisten direkt auf verschiedene Neurorezeptoren, z.B. Metoclopramid[1] als Dopaminantagonist. Als neueste Antiemetika stehen Serotoninrezeptorantagonisten zur Verfügung. Serotonin wird heute als wichtiger Überträgerstoff beim chemotherapieinduzierten Erbrechen angesehen. Im Tiermodell kann ein Hemmstoff der Serotoninsynthese das platininduzierte Erbrechen vollständig verhindern. In gleichem Maße unterdrücken die Serotoninantagonisten beim Menschen das Erbrechen nach Gabe von Platinpräparaten.

Brechakt

Nach Stimulation des Brechzentrums laufen folgende Vorgänge ab: Vor dem eigentlichen Brechakt kommt es zu verstärktem Speichelfluß, zu Blässe, Schwitzen und Tachykardie. Danach wird ein rhythmisches Aufstoßen beobachtet. Nach einem tiefen Atemzug wird der Atem angehalten und der weiche Gaumen angehoben: Damit ist die nasale Passage verschlossen. Auch die Glottis verschließt sich, wodurch eine Aspiration vermieden wird. Unmittelbar vor dem eigentlichen Brechakt erschlafft der Korpus des Magens (vagaler Effekt), dann erfolgt die Kontraktion des Duodenums, die den Dünndarminhalt in den Magen preßt (retrograde Kontraktion). Sobald der Dünndarminhalt den Magen erreicht hat, beginnt die Austreibungsphase: Zwerchfell und Atemmuskulatur ziehen sich zusammen, der abdominale Druck wird erhöht, der gastroösophageale Sphinkter erschlafft, wodurch die Expulsion des Mageninhalts ermöglicht wird. Die koordinierte Tätigkeit der respiratorischen und abdominalen Muskeln treibt den Mageninhalt hinaus. Der Brechakt wiederholt sich mehrfach und führt zu einer Reduktion des Übelkeitsgefühls.

Definitionen

- ***Übelkeit (Nausea):***
  Subjektive Empfindung von Unwohlsein in Rachen- und/oder Magengegend, Neigung zum Erbrechen. Übelkeit kann einhergehen mit Schwitzen, Speichelfluß, Blässe und Tachykardie.

- ***Erbrechen** (lat. **Vomitus,** griech. **Emesis**):*
  Kräftiger Auswurf von Mageninhalt aus dem Mund; als sog. „Trockenerbrechen" wird ein Brechakt ohne Auswurf von Mageninhalt bezeichnet.

[1] Präparatenamen: D/CH/A: z.B. Paspertin.

- ***Antizipatorische Übelkeit/antizipatorisches Erbrechen (lat. vorwegnehmend):***
  Unwohlsein bzw. Erbrechen Stunden bis Tage vor oder in Erwartung einer Chemotherapie. Resultat einer Konditionierung durch vorausgegangene, oft unangenehme Erfahrungen während der Chemotherapie. Ausgelöst z.B. durch bekannte optische Eindrücke oder Gerüche usw.

- ***Verzögert auftretende Übelkeit und Erbrechen:***
  Übelkeit und Erbrechen, die 24 h nach Chemotherapie oder noch später beginnen und/oder über 24 h hinaus anhalten. Meist weniger schwerwiegend als das akute Erbrechen; besonders häufig nach Cisplatintherapie. Von Bedeutung für Dehydratation und Gewichtsverlust und damit für den Allgemeinzustand. Ursache sind evtl. verzögert ausgeschiedene Zytostatika und/oder deren Metabolite.

Übelkeit und Erbrechen treten bei Tumorpatienten meist gemeinsam und oft gleichzeitig auf. Es ist aber darauf hinzuweisen, daß, v.a. nach Chemotherapien, Erbrechen ohne Übelkeit auftreten kann und daß umgekehrt viele Patienten nur unter mehr oder weniger starker Übelkeit leiden, ohne zu erbrechen.

Ursachen und Komplikationen des Erbrechens bei Tumorpatienten

Bei Patienten mit bösartigen Erkrankungen können viele z.T. behandelbare Gründe für Nausea und Erbrechen vorliegen, die primär keine direkte Beziehung zur Tumortherapie haben. Die häufigsten und schwerwiegendsten Formen von akuter Übelkeit und Erbrechen treten in der Regel aber nach Chemotherapie, etwas weniger ausgeprägt nach Radiotherapie auf.

Akutes Erbrechen oder längerdauerende Übelkeit bzw. Erbrechen können zu einer erheblichen Beeinträchtigung des Allgemeinzustands führen. Bleibt die Ursache unerkannt oder wird das Erbrechen irrtümlicherweise den Zytostatika zugeschrieben, bedeutet dies eine erhebliche Gefährdung des Patienten. Unklares Erbrechen bei Tumorpatienten darf nicht verharmlosend als Nebenwirkung der Zytostatika angesehen werden.

Auf spezielle Situationen, bei denen sich das Erbrechen ungünstig auswirkt, soll noch kurz hingewiesen werden: Besonders problematisch ist zytostatikainduziertes Erbrechen bei aspirationsgefährdeten Patienten, z.B. mit Rekurrensparese etc. Auch bei Vorliegen einer hämorrhagischen Diathese kann Erbrechen mit der dabei einhergehenden Belastung der Schleimhäute zu einer Verstärkung von Blutungen führen.

In den folgenden Übersichten sind Ursachen von Übelkeit und Erbrechen sowie Komplikation des Erbrechens zusammengefaßt.

Ursachen von Übelkeit und Erbrechen bei Tumorpatienten

Direkte Komplikationen des Primärtumors oder der Metastasen:

Magen-Darm-Trakt:
- Stenosen im Ösophagus,
- Stenosen am Magenausgang,
- Ileus,
- Lebermetastasen.

Zentralnervensystem:
- Hirnödem,
- erhöhter Hirndruck,
- Hirnmetastasen,
- Störungen des Vestibularapparates.

Atemwege:
- starker Husten.

Metabolische Komplikationen des Tumorleidens:

Urämie
Elektrolytstörungen
Hyperkalzämie
Nebenniereninsuffizienz

Psychische Faktoren:

Aufregung
Angst
Erschöpfung

Therapiefolgen:

Medikamente
- Zytostatika/Hormone
- Analgetika (Opiate, nichtsteroidale Antirheumatika)
- Digitalis, Antibiotika, Kalzitonin etc.

Radiotherapie

Komplikationen des Erbrechens

Störungen des Wasser- und Elektrolythaushalts:
- Dehydratation/Exsikkose,
- Hypochlorämie und Alkalose durch Verlust von Magensäure,
- können zu Nierenversagen führen.

Gewichtsverlust.

Schleimhäute:
- Risse und Blutungen in der Schleimhaut von Ösophagus und Magen (Mallory-Weiss-Syndrom).

Lunge:
- Aspirationspneumonie.

Skelett:
- pathologische Rippenfrakturen.

Verweigerung einer eventuell kurativen Chemotherapie.
Konditionierung auf weiteres (antizipatorisches) Erbrechen.

Tabelle 20.1. Emetische Wirkung der wichtigsten Zytostatika[a]

Emetische Wirkung	Zytostatika/Dosis	Emetische Wirkung Beginn [h]	Dauer [h]
Sehr hoch	Cisplatin >75 mg	1– 6	4–48
	Dacarbazin >500 mg	1– 3	1–12
	Nitrogen-Mustard	0,5–2	8–24
	Cyclophosphamid >1 g	4–12	4–10
	Cytarabin 1 g	6–12	3– 5
	Streptozotocin	1– 4	12–25
Hoch	Cisplatin <75 mg	1– 6	4– 8
	Dacarbazin <500 mg	1– 3	1–12
	Cyclophosphamid =1 g	4–12	4–10
	Cytarabin 250 mg–1 g	6–12	3– 5
	Doxorubin >75 mg	4– 6	6–12
	Methotrexat >250 mg	4–12	3–12
	Procarbacin	24–27	6–12
	Carmustin	2– 4	4–24
	Lomustin	2– 6	4– 6
	Actinomycin-D	2– 6	12–24
	Carboplatin >400 mg	3– 6	6–24
Mittel	Cyclophosphamid <1 g	4–12	4–10
	Cytarabin <250 mg	6–12	3– 5
	Doxorubin 20–75 mg	4– 6	6–12
	Methotrexat 100–250 mg	4–12	3–12
	5-Fluorouracil >1 g	3– 6	?
	Ifosfamid	1– 2	bis 24
	Mitomycin-C	1– 4	48–72
	Daunorubicin	2– 6	>24
	Asparginase	1– 3	6–24
	Teniposid	3– 6	6–12
	4-Epiadriamycin	2– 6	6–24
Schwach	Cyclophosphamid p.o.	–	–
	Doxorubicin <20 mg	4– 6	6–12
	Mitoxantron	–	–
	Methotrexat <100 mg	4–12	3–12
	5-Fluorouracil 1 g	3– 6	?
	Etoposid	3– 8	bis 12
	Fludarabin	–	–
	Paclitaxel	–	–
	Vinblastin	–	–
	Docetaxel	–	–
	Melphalan p.o.	–	–
	Chlorambucil p.o.	–	–
	Busulfan p.o.	–	–
	Hydroxyurea p.o.	–	–

[a] Präparatenamen siehe Anhang A.

Therapieinduzierte Übelkeit und Erbrechen

Der Mechanismus, durch den Zytostatika oder Radiotherapie Nausea und Erbrechen verursachen, ist nicht vollständig geklärt. Ob das Medikament selbst, einer seiner Metabolite oder ein durch das Medikament oder seine Metabolite stimulierter Neurotransmitter die entscheidenden Rezeptoren aktiviert und so Übelkeit und Erbrechen verursacht, ist nicht bekannt. Unklar ist zudem, warum verschiedene Zytostatika in unterschiedlichem Ausmaß zu Übelkeit und Erbrechen führen, obwohl z.B. ihre chemische Struktur oder ihr Wirkungsmechanismus im Bereich des Zellstoffwechsels (zytostatischer Effekt) ähnlich sind. Meist verstreicht eine gewisse Zeit zwischen der Zytostatikagabe und dem Beginn der Übelkeit und des Erbrechens – ganz im Gegensatz zur Gabe von Apomorphin, das direkt das Brechzentrum beeinflußt und sofort zum Erbrechen führt.

Patienten unter Chemotherapie leiden zu verschiedenen Zeitpunkten an Nausea und Erbrechen: am häufigsten „akut", d.h. etwa 2–4 h nach der Chemotherapie, oder aber antizipatorisch, also vor bzw. in Erwartung einer Chemotherapie, oder verzögert, d.h. 24 und mehr Stunden nach Chemotherapie.

Neben Art, Dosis und Applikationsweise der Zytostatika sind weitere Faktoren bekannt, die Intensität und Verlauf von Übelkeit und Erbrechen nach Chemotherapie wesentlich beeinflussen:

- Patienten mit *langdauerndem Alkoholabusus* leiden seltener unter Nausea und Erbrechen nach Chemotherapie. Dies gilt ganz besonders für die platininduzierte Emesis.
- Patienten, die bei einem *ersten Chemotherapiezyklus* ungenügend auf die verabreichten Antiemetika angesprochen haben, zeigen häufig eine unbefriedigende Kontrolle von Nausea und Erbrechen auch bei weiteren Zyklen.
- *Das Alter* der Patienten spielt bei therapieinduzierter Übelkeit und Erbrechen nur indirekt eine Rolle: Junge Patienten vertragen Dopaminrezeptorantagonisten hochdosiert schlechter als ältere Patienten und neigen besonders zu extrapyramidalen Nebenwirkungen (s.S. 350). Bei jüngeren Patienten können deshalb diese wirksamen Antiemetika oft nicht genügend hoch dosiert werden. Die Serotoninantagonisten dagegen ziehen keine extrapyramidalen Nebenwirkungen nach sich und können altersunabhängig in genügender Dosis eingesetzt werden.
- *Psychische Faktoren* wie Ängstlichkeit, Depression, Affektlabilität führen dazu, daß eingreifende Therapien schlechter vertragen werden.
- Auch *Unsicherheit des Pflegepersonals* führt dazu, daß Patienten bei der Applikation der Therapie Angst empfinden und sie entsprechend schlechter vertragen.

Akute Übelkeit und Erbrechen bei Chemotherapie

Die akute Emesis beginnt in der Regel 2–4 h nach Chemotherapie, kann aber auch erst nach 10–12 h auftreten. Die Medikamente, die am häufigsten Übelkeit auslösen, verursachen auch die unangenehmsten Brechepisoden. Dosis und Art der Administration eines Zytostatikums beeinflussen Häufigkeit und Dauer von Nausea und Erbrechen.

Eine verlangsamte Applikationsart (z.B. durch Dauertropfinfusion statt i.v.-Bolusapplikation bei Platin und Doxorubicin) zieht weniger Brechepisoden nach sich. Tabelle 20.1 teilt die gebräuchlichsten Zytostatika nach Ausmaß des Erbrechens in verschiedene Gruppen ein. *Die einzelnen Patienten reagieren aber individuell sehr unterschiedlich auf die emetogene Wirkung.*

Verzögerte Übelkeit und Erbrechen nach Chemotherapie

Verzögerte Übelkeit und verzögertes Erbrechen treten hauptsächlich nach hochdosierter Platinapplikation auf (meist nach 2–4 Tagen) und können mehrere Tage, evtl. Wochen, anhalten. Eine vollständige Kontrolle der Emesis während der ersten 24 Stunden schließt verzögerte Nausea und Erbrechen nicht aus.

Antizipatorische Übelkeit und Erbrechen bei Chemotherapie

Das antizipatorische Erbrechen wurde bereits erläutert: Es handelt sich um einen konditionierten Reflex, ausgelöst durch die Situation (Sprechzimmer, Krankenhaus) oder andere therapiebezogene Faktoren (Ärzte, Pflegende etc.). Entscheidender Faktor ist die Chemotherapie. Je stärker Übelkeit und Erbrechen während einer ersten Therapie sind, um so eher wird sich die antizipatorische Übelkeit einstellen. Für ihre Prophylaxe ist es wichtig, daß bereits beim ersten Chemotherapiezyklus die wirksamsten Antiemetika zur Anwendung kommen. Ist die antizipatorische Nausea einmal vorhanden, kann sie kaum beeinflußt werden.

Der Patient sollte speziell danach gefragt werden, da ihm ein Zusammenhang mit der Chemotherapie nicht von vornherein klar ist. Verzögerte Nausea verhindert Flüssigkeits- und Nahrungsaufnahme und führt zu verminderter körperlicher Aktivität.

Übelkeit und Erbrechen nach Radiotherapie

Auch Patienten unter Radiotherapie erleben Übelkeit und Erbrechen als unangenehme Nebenwirkungen. Das Ausmaß der Übelkeit variiert stark; i. allg. beeinträchtigt die Nausea unter Radiotherapie das Allgemeinbefinden weniger stark als unter Polychemotherapie. Die Übelkeit kann hier allerdings länger anhalten, wenn Bestrahlungen fraktioniert über 30–40 Behandlungstage durchgeführt werden. Das heißt, daß Übelkeit und Erbrechen zunehmen und den Patienten über Wochen begleiten und belästigen können.

Besonders häufig wird Erbrechen bei Bestrahlung des oberen Abdomens und des Beckens beobachtet. Aber auch Patienten, bei denen andere Körperregionen bestrahlt werden, verspüren gelegentlich Übelkeit. Je größer ein Strahlenfeld und je höher die Einzeldosis pro Bestrahlungssitzung ist, desto höher ist die Wahrscheinlichkeit des Erbrechens.

Die Ätiologie des radiotherapieinduzierten Erbrechens bleibt unklar. In Tierversuchen fand man, daß Übelkeit bei Bestrahlung des oberen Abdomens möglicherweise durch eine Freisetzung von Modulatoren aus dem oberen Teil des Duodenums, z.B. Serotonin, Prostaglandine und Enkephalin, bedingt ist. Diese Substanzen sind imstande, die Chemorezeptoren-Triggerzone im Gehirn zu stimulieren.

Medizinische Maßnahmen

Die ideale antiemetische Therapie wäre imstande, das durch die Chemotherapie bedingte Erbrechen vollständig und ohne unerwünschte Wirkungen zu verhindern. Dies gelingt heute oft, aber leider nicht immer: Bei einer hochdosierten Chemotherapie mit optimaler antiemetischer Behandlung

- verspüren ca. 25% der Patienten keine Übelkeit oder Erbrechen;
- sind bei ca. 65% der Patienten Übelkeit und/oder Erbrechen vorhanden, aber erträglich;
- leiden ca. 10% der Patienten unter starker, subjektiv unangenehmer Übelkeit und/oder Erbrechen.

Wichtige Voraussetzung für eine wirksame antiemetische Behandlung ist eine umfassende ***Information des Patienten*** über die Chemotherapie, die zu erwartenden unerwünschten Wirkungen und die geplanten antiemetischen Maßnahmen. Diese Informationen werden in erster Linie durch den Arzt gegeben. Die Pflegenden werden diese Informationen vertiefen und allenfalls ergänzen. Das Einbeziehen des Patienten in die Maßnahmen gegen die Nebenwirkungen fördert die Bereitschaft und die Fähigkeit, diese zu tolerieren. Unabhängig von der Wahl eines bestimmten antiemetischen Medikaments gelten für die antiemetische Therapie folgende Richtlinien:

- Antiemetika müssen *prophylaktisch* gegeben werden. Je nach emetischer Wirkung der geplanten Chemotherapie (s. Tabelle 20.1) muß die antiemetische Therapie bereits *vor* Beginn der Chemotherapie einsetzen, meist bereits am Vorabend der Chemotherapie. Übelkeit und Erbrechen müssen vorbeugend verhindert werden. Die antiemetische Therapie kommt zu spät, wenn es dem Patienten bereits übel ist oder er gar schon erbricht.
- Die Antiemetikaprophylaxe muß *genügend lange* dauern: Antiemetika werden in der Regel über 2–5 Tage nach Abschluß der Chemotherapie gegeben, u.U. auch länger; nach Chemotherapie mit Platin kann es auch noch später zu erneuter Übelkeit und Erbrechen kommen (s.S. 337).

Übermäßige Nausea und Erbrechen, die oft Folge einer ungenügenden antiemetischen Therapie sind, sollten kein Grund sein, eine kurative zytostatische Therapie abzusetzen oder die Dosis zu reduzieren. Bei kurativer Therapieabsicht erfolgt eine Änderung der Therapie in der Regel nur bei fehlender Tumorwirkung oder bei lebensbedrohender Toxizität.

Antiemetika

Bei der Behandlung von Übelkeit und Erbrechen spielen antiemetisch wirksame Medikamente, die Antiemetika, eine zentrale Rolle. Verschiedene Stoffe aus verschiedenen pharmakologischen Gruppen besitzen antiemetische Eigenschaften. Antiemetika aus verschiedenen Stoffgruppen unterscheiden sich in ihrem Wirkungsmechanismus und ihren Nebenwirkungen. Tabelle 20.2 gibt einen Überblick über gebräuchliche Antiemetika.

Tabelle 20.2. Übersicht über die wichtigsten Antiemetika

Stoffgruppe	Substanznamen	Präparatenamen (Auswahl)		
		Deutschland	Schweiz	Österreich
Dopaminrezeptorenblocker	Metoclopramid	Paspertin	Paspertin, Primperan	Paspertin
	Domperidon	Motilium	Motilium	Motilium
	Haloperidol	Haldol	Haldol	Haldol
	Droperidol	Dehydrobenzperidol, Thalamonal	Dehydrobenzperidol	Dehydrobenz peridol Thalamonal
	Chlorpromazin		Largactil	Largactil
Serotoninrezeptorantagonisten	Ondansetron	Zofran	Zofran	Zofran
	Granisetron		Kytril	
	Tropisetron	Navoban	Navoban	
Antihistaminika	Diphenhydramin	Benadryl	Benadryl	Benadryl
Kortikosteroide	Dexamethason	Decadron, Fortecortin	Decadron	Dexamethason
Benzodiazepine	Lorazepam	Tavar	Temesta	Temesta
	Diazepam	Valium	Valium	Valium
	Flunitrazepam	Rohypnol	Rohypnol	Rohypnol

Im folgenden werden Eigenschaften und Anwendungsformen wichtiger Antiemetika beschrieben.

Dopaminrezeptorenblocker

Metoclopramid

Eines der wichtigsten Antiemetika, das allerdings in hohen Dosen selbst wieder störende Nebenwirkungen verursacht.

Wirkungsmechanismus:
- Dopaminrezeptorblockade im ZNS,
- peripher Beschleunigung der Magenentleerung.

Maximaldosis:
- 10 mg/kg KG in 24 h.

Halbwertszeit:
- 4 h, bei Niereninsuffizienz verlängert!

Vorsichtsmaßnahmen:
- bei Niereninsuffizienz Dosis anpassen.

Unerwünschte Wirkungen:
- Zentralnervensystem:
  - Sedation/Schläfrigkeit;
  - v.a. bei jüngeren Patienten vor dem 30. Lebensjahr und bei hohen Dosierungen (über 1 mg/kg KG) treten extrapyramidale Störungen auf (s.S. 350).
- Magen-Darm-Trakt:
  - Diarrhö (häufig).
- Kreislauf:
  - vorübergehender Blutdruckanstieg.
- Endokrinium:
  bei Medikation über mehrere Wochen:
  - evtl. Gynäkomastie,
  - evtl. Milchsekretion (Galaktorrhö).

Vor allem bei Chemotherapien, bei denen starkes Erbrechen zu erwarten ist, wird Metoclopramid oft als Infusion verordnet (Maximaldosis: 10 mg/kg/24 h); Tabelle 20.3.

Domperidon

Antiemetikum mit günstigem Einfluß auf die Magenentleerung und etwas schwächerer zentraler Wirkung.

Wirkungsmechanismus:

- Dopaminrezeptorenblockade im ZNS, v.a. im Bereich der Chemorezeptoren-Triggerzone.
- Beschleunigung der Magenentleerung durch Erhöhung des Muskeltonus im unteren Ösophagussphinkter und durch Verminderung des Muskeltonus am Pylorus.

Tabelle 20.3. Dosierungen und Wirkungen bei Kurz- und Dauerinfusion von Metoclopramid

Infusionsart	Dosis	Zeitlicher Ablauf	Bemerkungen
Kurzinfusion	1–2 mg/kg KG als Einzeldosis; NaCl 0,9% über 15 min	Alle 2 h, insgesamt 5mal	Wirksam bei Platintherapie; extrapyramidale Nebenwirkungen bei jungen Patienten und v.a. nach mehrtägiger Therapie Nebenwirkungen: Diarrhö
Dauerinfusion	Initial: 1,0 mg/kg KG als Einzeldosis in 100 ml 0,9% NaCl über 15 min; 0,5 mg/kg KG/h für 10 h (Dauertropfinfusion)	Initial eine Kurzinfusion, gefolgt von der 8- bis 10stündigen Dauerinfusion	Weniger extrapyramidale Nebenwirkungen, weniger Diarrhö

Übliche Dosierung bei Chemotherapie:
- 1–2 Tabletten à 10 mg alle 4 h,
- 10–60 mg als Suppositorium alle 4–8 h, maximal 240 mg pro 24 h.

Halbwertszeit:
- 8 h.

Unerwünschte Wirkungen:
- Durchfall (häufig);
- selten extrapyramidale Störungen (s.S. 350).

Haloperidol

Neuroleptikum, das v.a. in der Psychiatrie bei Psychosen und Erregungszuständen eingesetzt wird. Wegen seiner psychomotorisch dämpfenden und antiemetischen Wirkung oft auch als Antiemetikum bei Chemotherapien angewandt.

Wirkungsmechanismus:
- Dopaminrezeptorblockade im ZNS,
- praktisch keine Wirkung am Magen-Darm-Trakt.

Übliche Dosierung als Antiemetikum:
- 2- bis 3mal 0,5 bis 2,0 mg täglich p.o.,
- 2,5–5 mg i.v. bzw. i.m.

Maximaldosis:
- als Antiemetikum 5–10 mg täglich,
- in der Psychiatrie werden Tagesdosen bis 100 mg eingesetzt.

Halbwertszeit:
- 15–25 h.

Vorsichtsmaßnahmen:
- Dosisanpassung bei Nieren- oder Leberinsuffizienz,
- reduziert in höheren Dosen das Reaktionsvermögen: Vorsicht im Straßenverkehr oder beim Bedienen von Maschinen.

Unerwünschte Wirkungen:
- Zentralnervensystem:
  - Sedation/Schläfrigkeit,
  - bei höherer Dosierung extrapyramidale Störungen (s.S. 350).

Droperidol (DHBP)

Neuroleptikum, das wegen seines raschen Wirkungseintritts v.a. in der Anästhesie als Prämedikation eingesetzt wird. Wegen der rasch einsetzenden antiemetischen Wirkung auch bei Chemotherapien als Zusatzantiemetikum angewandt.

Wirkungsmechanismus:
- Dopaminrezeptorblockade im ZNS,
- periphere Wirkung an Gefäßmuskulatur (adrenolytische Wirkung).

Übliche Dosierung als Antiemetikum:
- 0,5 bis 1 mg alle 4 h.

Maximaldosis als Antiemetikum:
- 7,5 mg pro Tag.

Halbwertszeit:
- 2 h (!).

Vorsichtsmaßnahmen:
- Kann arterielle Hypotonie auslösen. Vorsicht bei gleichzeitiger Hypertoniebehandlung!

Unerwünschte Wirkungen:
- Zentralnervensystem:
  - bei höheren Dosen extrapyramidale Störungen (s.S. 350).
- Kreislauf:
  - Hypotonie und Tachykardie durch periphere Vasodilatation.

Chlorpromazin

Langwirksames Neuroleptikum mit deutlich sedierender und antiemetischer Wirkung. In Deutschland nicht mehr im Handel.

Wirkungsmechanismus:
- zentral: Dopaminrezeptorblockade im ZNS,
- peripher: Antihistaminwirkung, anticholinergische und adrenolytische Wirkung.

Übliche Dosierung als Antiemetikum:
- p.o.: 2- bis 4mal 25–50 mg pro Tag,
- i.v.: 150–200 mg pro 24 h als Dauertropfinfusion, 25–50 mg in 100 ml 0,9%igem Kochsalz als Kurzinfusion alle 6–8 h,
- rektal: 25–100 mg pro Tag.

Halbwertszeit:
- ca. 40 h.

Vorsichtsmaßnahmen:
- wirkt sedierend, beeinträchtigt die Reaktionsfähigkeit (Vorsicht im Straßenverkehr und beim Bedienen von Maschinen);
- kann v.a. nach parenteraler Applikation zu Blutdruckabfall führen.

Unerwünschte Wirkungen:
- Zentralnervensystem:
  - extrapyramidale Störungen (s.S. 350),
  - Sedation/Schläfrigkeit.
- Autonomes Nervensystem:
  - Kreislauf (Hypotonie),
  - Schleimhäute (Mundtrockenheit),
  - Augen (Akkomodationsstörungen).
- Leber:
  - Cholestase.
- Seltene Nebenwirkungen:
  - Knochenmarkdepression.

Serotoninrezeptorantagonisten (5-Hydroxytryptamin 3-Rezeptorblocker)

Wirkungsmechanismus:
- Blockiert die S_3-Rezeptoren für Serotonin peripher und zentral

Tabelle 20.4 gibt einen Überblick über die Halbwertszeit und die üblichen Dosierungen von 3 verfügbaren Serotoninrezeptorantagonisten.

Unerwünschte Wirkungen (soweit bisher bekannt).
- Kopfschmerzen,
- Obstipation,
- Diarrhö,
- Somnolenz (sehr selten).

Wichtig: keine extrapyramidalen Nebenwirkungen!

Tabelle 20.4. Halbwertszeit und Dosierungen einiger Serotoninrezeptorantagonisten

	Granisetron (Kytril)[a]	Ondansetron (Zofran)[a]	Tropisetron (Navoban)[a]
Halbwertszeit ($t_{1/2}$)	ca. 5–9 h	3–6 h	8–42 Stunden; große individuelle Unterschiede
Dosierung	2- bis 3mal 3 mg i.v. in KI über 5 min	0,15 mg/kg KG i.v. in KI über 15 min 1 Tbl. alle 8 h (4 oder 8 mg)	5 mg/24 h in KI[b] über 15 min 5 mg: 1 Tbl./24 h

[a] Name des Präparats.
[b] KI Kurzinfusion.

Anmerkung:
Viele Daten über diese neuen Antiemetika werden z.Z. erarbeitet oder sind noch nicht bekannt. Dosisangaben müssen gemäß neuer Publikationen überprüft werden und sollten nicht unkritisch übernommen werden, das gilt ganz besonders für die Anwendung dieser Medikamente bei Kindern und bei Niereninsuffizienz generell. Der Nutzen dieser Medikamente zur Vermeidung der verzögerten Übelkeit ist noch nicht erwiesen. Die hohen Kosten verlangen eine sorgfältige Indikationsstellung.

Antihistaminika

Antihistaminika werden üblicherweise v.a. bei allergischen Reaktionen (Heuschnupfen, Urtikaria etc.) eingesetzt. Antihistaminika mit ausgeprägter zentralnervöser Hemmwirkung können auch als Antiemetika zur Verhütung von See- und Reisekrankheit verwendet werden. Bei chemotherapiebedingtem Erbrechen ist ihr antiemetischer Effekt relativ gering, sie werden deshalb hier meist mit anderen Antiemetika kombiniert. Antihistaminika reduzieren das Risiko extrapyramidaler Störungen bei Gabe von Dopaminantagonisten.

Diphenhydramin
Wirkungsmechanismus:
- Blockierung der Histaminrezeptoren im ZNS,
- Blockierung der Histaminrezeptoren in der Peripherie (glatte Muskulatur, Drüsen der Schleimhäute etc.).

Halbwertszeit:
- 4–8 h.

Übliche Dosierung bei Chemotherapie:
- 50 mg alle 6 h.

Vorsichtsmaßnahmen:
- Reduziert das Reaktionsvermögen: Vorsicht im Straßenverkehr und beim Bedienen von Maschinen.

Unerwünschte Wirkungen:
- ZNS:
  - ausgesprochene Sedation, Müdigkeit, Benommenheit,
  - Doppelbilder, Akkomodationsstörungen.
- Peripher:
  - Erzeugt eigenartigen bitteren Geschmack auf der Zunge,
  - Herzklopfen und Tachykardien,
  - Trockenheit in Mund und Nase,
  - Diarrhö/Obstipation,
  - evtl. Miktionsstörungen.

Kortikosteroide

Die Hormone der Nebennierenrinde üben zahlreiche Funktionen in der Regulation des Stoffwechsels und des Immunsystems aus. Seit kurzem ist auch eine Wirkung gegen das akute zytostatikainduzierte Erbrechen bekannt. Der Mechanismus dieser antiemetischen Wirkung ist vorläufig unklar.

Als Antiemetika werden v.a. die rasch wirksamen, parenteral verabreichbaren Glukokortikosteroide Dexamethason und Methylprednisolon eingesetzt, meist kombiniert mit Antiemetika vom Typ der Dopaminrezeptorblocker.

Übliche Dosierung als Antiemetika:
- Dexamethason:
  10–20 mg p.o. oder als Kurzinfusion vor Beginn der Chemotherapie, evtl. nach 3 bis 4 h wiederholen.
- Methylprednisolon:
  40–250 mg p.o. oder als Kurzinfusion vor Beginn der Chemotherapie, evtl. wiederholen.

Halbwertszeit:
- ca. 3 h.

Vorsichtsmaßnahmen:
- Übliche Kontraindikationen der Glukokortikosteroide beachten (Magen-Darm-Ulzera, Diabetes mellitus, Infekte, Psychosen etc.).
- Intravenös nur als Kurzinfusion über mindestens 5 min, um Brennen und Juckreiz perianal und am Damm zu verhindern.
- Bei lymphoproliferativen Erkrankungen (Non-Hodgkin-Lymphome, lymphatische Leukämien) kann durch Glukokortikosteroide ein akutes Tumorlysesyndrom ausgelöst werden; dieses muß durch entsprechende Vorsichtsmaßnahmen verhindert werden.

Unerwünschte Wirkungen:
- Übliche Nebenwirkungen der Glukokortikosteroide,
- Bei kurzdauernder Gabe in hoher Dosierung sind besonders zu beachten:
  - Schlaflosigkeit, Nervosität,
  - Hyperglykämie,
  - Juckreiz und Brennen perianal (nur bei i.v. Bolusinjektion von hohen Einzeldosen).

Als Antiemetika werden die Glukokortikosteroide i. allg. nur intermittierend und während kurzer Zeit eingesetzt. Mit einem Cushing-Syndrom ist deshalb nicht zu rechnen.

Benzodiazepine

Tranquilizer und Anxiolytika (angstlösende Medikamente). Einige Benzodiazepine haben einen stark sedierenden Effekt und werden deshalb als Schlafmittel und zur Narkoseeinleitung eingesetzt. Benzodiazepine allein haben nur eine schwache antiemetische Wirkung, unterstützen aber die Wirkung anderer Antiemetika.

Wirkungsmechanismus:
- Zentral: Bindung an spezifische Rezeptoren im ZNS.

Vor allem die als Schlafmittel eingesetzten Benzodiazepine mit raschem Wirkungseintritt können zu *anterograder Amnesie* führen: Den Patienten fehlt die Erinnerung an die der Medikamenteneinahme folgenden Stunden. Diese „Gedächtnislücke" ist bei der antiemetischen Therapie erwünscht.

Unerwünschte Wirkungen:
- Benommenheit, Schwindel,
- Verwirrungszustände,
- selten paradoxe Reaktionen mit Erregungszuständen, Angst, Halluzinationen,
- Kopfschmerzen,
- Hypotonie,
- Inkontinenz, evtl. Harnretention.

Bei massiver Überdosierung kann der Benzodiazepinantagonist Flumazenil[2] eingesetzt werden.

Vorsichtsmaßnahmen:
- Alle Benzodiazepine reduzieren über längere Zeit (viele Stunden, oft Tage) das Reaktionsvermögen. Nach Verabreichung können die Patienten nicht aktiv am Straßenverkehr teilnehmen!

Lorazepam
Übliche Dosierung bei Chemotherapie:
- 1–2,5 mg 1/2 h vor Chemotherapie, evtl. nach 8 h wiederholen.

[2] Präparatename: D/CH/A: z.B. Anexate.

Halbwertszeit:
- 12–16 h (!)

Flunitrazepam
Benzodiazepin mit starker schlafauslösender Wirkung und raschem Wirkungseintritt, wird üblicherweise als Schlafmittel und zur Narkoseeinleitung eingesetzt.Übliche Dosierung bei Chemotherapien:
- 1 mg p.o. oder i.v. als Kurzinfusion über 15 min 1/2 h vor Chemotherapie; evtl. nach 8 h wiederholen.

Halbwertszeit:
- 20–30 h (!)

Diazepam
Übliche Dosierung bei Chemotherapien:
- Tabletten à 2–10 mg 1/2–2 h vor Beginn der Chemotherapie, evtl. nach 8 h wiederholen.
- 5–20 mg langsam i.v., evtl. als Infusion, vor Beginn der Chemotherapie.

Halbwertszeit:
- 40–50 h (!)

Verabreichung der Antiemetika

- Generell wird bei *akuter* Übelkeit und Erbrechen die ***Bolusinjektion*** von Antiemetika bevorzugt.
- Mit ***Kurzinfusionen*** können höhere Dosen eingesetzt werden, ihre Verträglichkeit ist besser.
- Längerdauernde ***Dauertropfinfusionen***, gewöhnlich über 6–10 h, dienen dazu, einen konstanten, Wirkspiegel aufrechtzuerhalten. Hauptvorteil ist, daß damit z.B. beim Metoclopramid unerwünschte Wirkungen wie extrapyramidale Reaktionen und Diarrhö seltener werden. Die Dauertropfinfusion von Chlorpromazin eignet sich für eine kontrollierte Sedation. Dieses Vorgehen kann in seltenen Fällen die einzige Möglichkeit zur Durchführung einer Chemotherapie sein.
- Für ambulante Therapien sind ***Suppositorien*** und ***Tabletten*** die bevorzugten Arzneimittelformen, sofern sie eine genügende Menge des Wirkstoffs enthalten.
- ***Retardpräparate*** sind günstig für die Behandlung der ambulant auftretenden längerdauernden Nausea.
- ***Transdermale therapeutische Systeme (TTS)***, bei denen eine Kontrollmembran die kontinuierliche Abgabe eines Wirkstoffes, z.B. Scopolamin, aus dem Wirkstoffreservoir an die Haut steuert, sind für leichte Beschwerden in einer ambulanten Phase geeignet.
- Antiemetika sind nur auf ärztliche Verordnung zu verabreichen.

Behandlung der antizipatorischen Übelkeit

Die beste Behandlung von antizipatorischer Übelkeit und Erbrechen ist die Prophylaxe durch eine optimale Applikation der Antiemetika beim ersten Chemotherapiestoß. Neben Verhaltensregeln und Relaxationstechniken bewährt sich die Gabe eines Schlafmittels in Kombination mit einem peroralen Antiemetikum schon 1–2 Tage vor der zu erwartenden Chemotherapie.

Behandlung der verzögerten Übelkeit

Die verzögerte Emesis ist v.a. nach hochdosierter Platinapplikation häufig. In einer Studie hat sich die Kombination von Dexamethason und Metoclopramid über 4 Tage nach der Chemotherapie peroral gegeben – bewährt.

Kombinationen verschiedener Antiemetika

Antiemetika, die sich durch einen unterschiedlichen Wirkungsmechanismus und v.a. durch nicht überlappende Toxizität auszeichnen, können mit Erfolg kombiniert werden. Dies ist sinnvoll, da so gleichzeitig die Nebenwirkungen der Antiemetika und der toxische Effekt der Chemotherapie vermindert werden können. Auch pathophysiologisch gesehen ist es angezeigt, verschiedene Antiemetika mit unterschiedlichen Wirkungsmechanismen gleichzeitig einzusetzen, da man annehmen muß, daß Zytostatika auf verschiedene Weise emetogen wirken. Üblicherweise wird ein die Neurotransmitter blockierendes Medikament mit einem Kortikosteroid kombiniert, ergänzt durch ein Benzodiazepin oder ein Antihistaminikum. Einige gebräuchliche Kombinationen zeigt Tabelle 20.5.

Unerwünschte Wirkungen der Antiemetika

Auch die Antiemetika, die zur Behandlung der unerwünschten Wirkungen der Chemotherapie eingesetzt werden, können ihrerseits wieder zu unerwünschte und für den Patienten sehr unangenehmen Nebenwirkungen führen. Im Vordergrund stehen die extrapyramidalen Nebenwirkungen der Antiemetika vom Typ der Dopaminrezeptorenblocker.

Extrapyramidale Nebenwirkungen

Das extrapyramidale System ist ein Teil des Zentralnervensystems. Es ist im Zwischen- und Mittelhirn, v.a. in den Stammganglien, lokalisiert. Es reguliert die unwillkürliche Körperhaltung und den Muskeltonus und koordiniert bei willkürlichen Bewegungen die Mitbewegungen anderer Körperteile. Dopamine sind wichtige Überträgersubstanzen im extrapyramidalen System.

Tabelle 20.5. Beispiele für Antiemetikakombinationen[a]

	Anwendung Vor Chemotherapie	Nach Chemotherapie
Metoclopramid	x	x (mehrmals)
Dexamethason	x	x (evtl. mehrmals)
Lorazepam	x	–
Metoclopramid	x	x
Dexamethason	x	x
Diphenhydramin	x	x
Metoclopramid	x	x
Methylprednisolon	x	x
Flunitrazepam	x evtl.	
Metoclopramid	x	?
Methylprednisolon	x	?
Dexamethason	x	?
Serotoninantagonist	x	x

[a] Präparate siehe Tabelle 20.2.

Eine Störung des Dopaminstoffwechsels liegt der häufigsten Erkrankung des extrapyramidalen Systems, dem Parkinson-Syndrom, zugrunde. Es erstaunt deshalb nicht, daß die als Antiemetika eingesetzten Dopaminrezeptorantagonisten am extraphyramidalen System unerwünschte Wirkungen zeigen.

Extrapyramidale Nebenwirkungen unter antiemetischer Therapie können akut, innerhalb von Minuten als Muskelkrämpfe, sog. dystone Reaktionen, auftreten. Diese für Patienten und Pflegende eindrückliche Manifestation stellt diagnostisch keine Probleme. Zu den ***akuten*** extrapyramidalen Nebenwirkungen gehören:

- Blickkrämpfe,
- Zungenkrämpfe,
- Schlundkrämpfe,
- Krämpfe der Hals- und Nackenmuskulatur.

Schwieriger ist die Erkennung der ***subakuten*** extrapyramidalen Nebenwirkungen:

- Nervosität/Unruhe,
- Akathasie: Bewegungsdrang, Rastlosigkeit, „Zappeligkeit",
- Schlaflosigkeit.

Die extrapyramidale Nervosität und Unruhe, kombiniert mit ebenfalls durch die Antiemetika bedingter Sedation und Schläfrigkeit, führt zu einem eigenartigen psychischen Zustand, der vom Patienten und von den Pflegenden oft nicht mit den Antiemetika, sondern direkt mit der Chemotherapie in Verbindung gebracht wird. Oft treten diese Symptome erst einige Tage nach Beginn der antiemetischen Behandlung auf; auch dies erschwert ihre Zuordnung zu den Nebenwirkungen der Antiemetika. Häufig werden die Nervosität und Unruhe auch einfach der „Angst vor der Chemotherapie“ zugeschrieben oder gar nicht bemerkt, da sie sich – im Gegensatz zu akuten Muskelkrämpfen – weniger dramatisch äußern. Auch diese Nebenwirkungen sollten aber als solche erkannt werden, da sie relativ einfach zu behandeln sind. Die Pflegenden müssen deshalb Patienten unter Antiemetika besonders gut beobachten und evtl. gezielt nach den Symptomen der motorischen Unruhe befragen.

Tabelle 20.6 zeigt einige Faktoren, die das Auftreten von extrapyramidalen Nebenwirkungen beeinflussen.

Tabelle 20.6. Risikofaktoren für extrapyramidale Nebenwirkungen bei Antiemetika vom Typ der Dopaminrezeptorblocker

Einflußfaktoren	Risiko für extrapyramidale Nebenwirkungen	
	Hoch	Niedrig
Alter des Patienten	unter 30 Jahre	über 30 Jahre
Dosierung des Antiemetikums	Hoch	Niedrig
Applikationsart	i.v.-Bolus	i.v.-Dauerinfusion
Applikationsdauer	Tage	Stunden

Behandlung

Für die Behandlung der extrapyramidalen Nebenwirkungen steht mit dem Biperidin[3] ein schnell und sicher wirkendes Medikament zur Verfügung; $^1/_2$–1 Ampulle i.v. (2,5–5 mg) löst bei akuten dystonen Reaktionen sehr rasch die Muskelkrämpfe. Biperidin kann bei subakuten extrapyramidalen Nebenwirkungen auch peroral gegeben werden (Akineton Tbl. zu 2 mg, Akineton ret. zu 4 mg). Die perorale Form eignet sich auch zur Prophylaxe. Als Nebenwirkungen des Akinetons wiederum können Mundtrockenheit, Akkomodationsstörungen und selten Tachykardien auftreten.

Die Häufigkeit und Intensität von extrapyramidalen Nebenwirkungen kann durch geeignete ***prophylaktische Maßnahmen*** vermindert werden:

- keine Kombination mit Phenothiazinen (z.B. Phenergan, Largactil),
- eher Dauerinfusion als Bolusinjektion,
- evtl. Vorbehandlung mit Diazepinen oder Diphenhydramin.

Besondere Bedeutung kommt der Klasse von Antiemetika zu, die sich durch Fehlen von extrapyramidalen Nebenwirkungen auszeichnen. Die Serotoninrezeptorenblocker verfügen über eine mittlerweile gesicherte Antiemetikawirkung bei Cisplatintherapie, verursachen aber keine Dyskinesien. Allerdings sind auch sie nicht vollständig nebenwirkungsfrei.

---

[3] Präparatename: D/CH/A: z.B. Akineton.

Sedation

Viele antiemetisch wirksame Substanzen zeigen auch eine sedierende Wirkung. Bei den zur antiemetischen Therapie eingesetzten Benzodiazepinen steht die Sedation sogar im Vordergrund und ist wahrscheinlich indirekt verantwortlich für den antiemetischen Effekt dieser Medikamente.

Eine gewisse Sedation ist während der Chemotherapie oft gar nicht unerwünscht. Bei ambulanten Therapien ist aber an die teils lange Halbwertszeit der Antiemetika zu denken: Eine leichte Schläfrigkeit als Folge der Antiemetika ist in vielen Fällen über Tage zu beobachten. Sie wird von den Patienten fälschlicherweise oft auf die Zytostatika zurückgeführt.

Der Patient und seine Angehörigen sind auf diese Schläfrigkeit hinzuweisen und z.B. vor dem Lenken von Motorfahrzeugen zu warnen (Details zum sedierenden Effekt der verschiedenen Antiemetika s.S. 354).

Diarrhö

Bei der antiemetischen Behandlung mit Dopaminrezeptorenblockern, v.a. mit hochdosiertem Metoclopramid, können starke Durchfälle auftreten. Sie hören nach Ende der antiemetischen Therapie rasch wieder auf. Falls der Patient stark beeinträchtigt ist, kann versucht werden, die Diarrhö durch die Gabe von Biperidin zu stoppen. Diarrhö und selten auch Obstipation werden auch nach Gabe von Serotoninantagonisten beobachtet.

Kopfschmerzen

Nach Gabe von Serotoninantagonisten klagen die Patienten gelegentlich über meist milde Kopfschmerzen, dies signifikant häufiger als nach Gabe anderer Antiemetika.

Einen Überblick über Nebenwirkungen der verschiedenen gebräuchlichen Antiemetika gibt Tabelle 20.7.

Tabelle 20.7. Antiemetika und ihre unerwünschten Wirkungen

Substanzgruppe	Substanzname	Unerwünschte Wirkungen		
		Extrapyramidalmotorisch	Sedation	Sonstige
Dopaminrezeptorblocker	Metoclopramid	(+)++[a]	+	Magen-Darm-Störungen Diarrhö, Kreislaufstörungen, endokrine Störungen,
	Haloperidol Droperidol	(+)++	+	Hypotension, Tachykardie
	Chlorpromazin	+++	++	Hypotension, Mundtrockenheit Cholestase, Sehstörungen
	Domperidon	(+)	(+)	Diarrhö
Serotoninrezeptorantagonisten	Ondansetron Granisetron Tropisetron	–	(+)	Gelegentlich Kopfschmerzen, Diarrhö
Antihistaminika	Diphenhydramin	–	++	Herz/Kreislaufstörungen, Magen-Darm-Störung, Sehstörungen, Mundtrockenheit
Kortikosteroide	Dexamethason Methylprednisolon	–	–	Schlaflosigkeit, Hyperglykämie, Juckreiz/Brennen (per)anal
Benzodiazipine	Lorazepam	(+)	+(+)	Hypotension, Kopfschmerzen. Verwirrung, Benommenheit, Schwindel

[a] Kombination macht besonders schwere extrapyramidale Nebenwirkungen.

Beispiele antiemetischer Therapieschemata

Perorale, wenig emetogene Chemotherapie (z.H. Cyclophosphamid oder Melphalan)

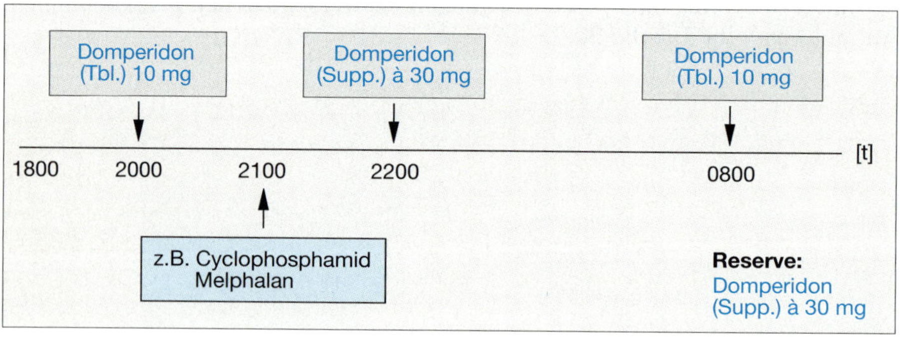

I.v. Polychemotherapie z.B. Cyclophosphamid, Methotrexat und 5-Fluorouracil (ambulant)

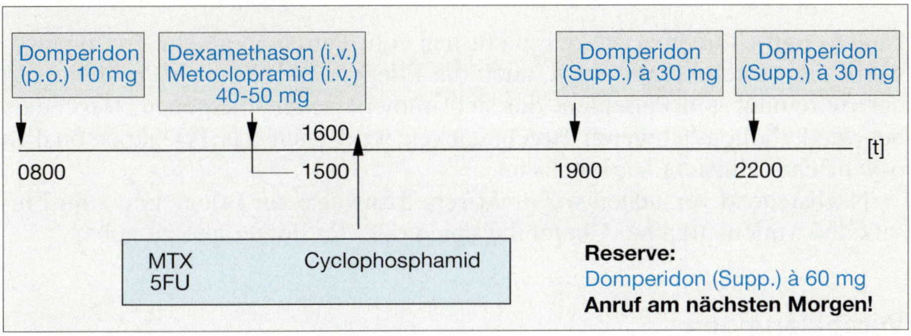

Stationäre i.v.–Chemotherapie mit Platin

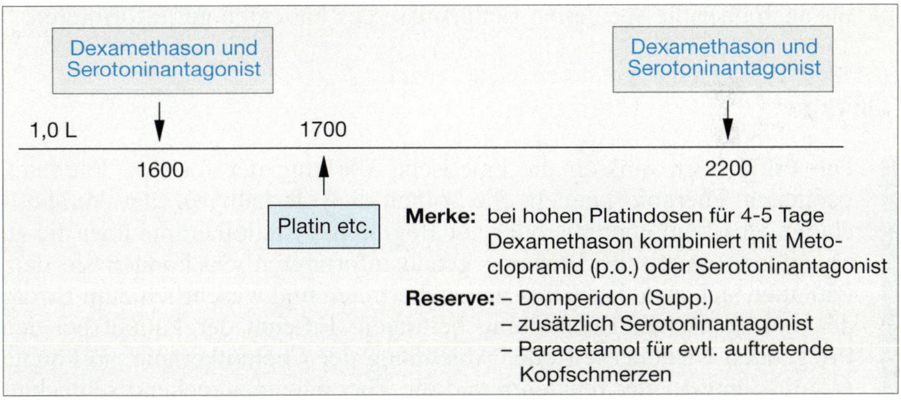

Stationäre i.v.–Chemotherapie mit Platin (<100 mg) (wenn Seratoninantagonist nicht verfügbar)

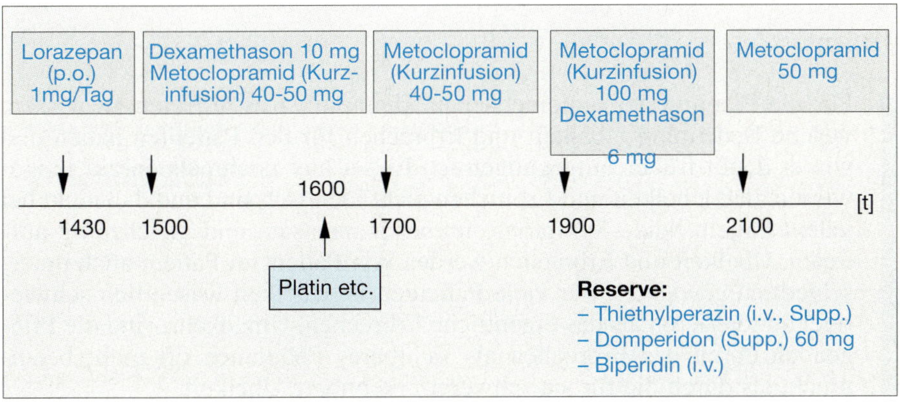

Pflegerische Maßnahmen

Nausea und Erbrechen werden nicht nur vom Patienten als äußerst unangenehm und störend empfunden, auch die Pflegenden haben oft Probleme mit der Betreuung von Patienten, die sich immer wieder übergeben. Besonders bei wiederholten schweren Brechattacken wird auch das Pflegepersonal in psychischer Hinsicht stark belastet.

Nachstehend versuchen wir praktische Hinweise zur Pflege und zum Einsatz der Antiemetika bei Chemotherapien oder Radiotherapie zu geben.

Vorabklärungen

Vor Beginn der Therapie sollten sich die Pflegenden sowohl über die Therapie als auch über die speziellen Bedürfnisse des Patienten gut informieren.

Therapie

Die Pflegenden müssen die emetische Wirkung der für ihre Patienten geplanten Therapie kennen. Sie sollten sich deshalb ***vor*** der Verabreichung der Chemotherapie oder vor Beginn der Radiotherapie über die zu erwartende emetische Wirkung genau informieren. So können sie dem Patienten sicher und sensibel gegenübertreten und wesentlich zum Erfolg der antiemetischen Behandlung beitragen: Erkennt der Patient bei den Pflegenden Unsicherheit oder Ablehnung der Chemotherapie, so könnte er um so ängstlicher reagieren und die Therapie entsprechend schlechter ertragen.

Patient

Für die Planung der antiemetischen Therapie ist es hilfreich zu wissen, welche Bedeutung Übelkeit und Erbrechen für den Patienten haben und wie er damit früher umgegangen ist. Es sei hier nochmals darauf hingewiesen, daß Übelkeit und Erbrechen nicht identisch sind und daß nicht bei jedem Patient beide Symptome immer gemeinsam und gleichzeitig auftreten. Übelkeit und Erbrechen werden von Patient zu Patient auch unterschiedlich gewichtet: Für viele Patienten ist Übelkeit wesentlich schwieriger zu tolerieren als das eigentliche Erbrechen. Umgekehrt sind die Pflegenden durch das Erbrechen als sichtbares Phänomen oft mehr beeindruckt als durch die für sie schwerer erkennbare Übelkeit.
Für eine optimale Betreuung und für die Planung der antiemetischen Therapie ist es deshalb wichtig, daß die Pflegenden zwischen Übelkeit und Erbrechen zusammen mit dem Patienten differenzieren und der Patient befragt wird, welche subjektive Bedeutung diese Symptome für ihn haben.

Folgende Punkte sollen deshalb abgeklärt werden:

- Glaubt der Patient schon vor Therapiebeginn, daß es zu Übelkeit und Erbrechen kommen ***muß***?
- Wie hat sich der Patient früher bei Übelkeit oder Erbrechen verhalten?
- Erfahrungen mit früheren Chemo- oder Radiotherapien?
- Bei Frauen: Erfahrung bei Schwangerschaften?
- Erfahrung bei Reisekrankheit?
- Früher angewandte Antiemetika: Dosierung? Wirkung? Nebenwirkungen?
- Wünsche bei Übelkeit: Ablenkung? Lieber allein sein? Musik? Verdunkelung im Zimmer?

Die Pflegenden sollten auch zu erfahren versuchen, wie vertrauensvoll der Patient ist, ob ihn Ängste plagen und ob diese sachlich begründet oder eher irrational sind. Durch aktives Ansprechen dieser Fragen und ***Dokumentation der Antworten*** kann eine antiemetische Therapie individueller geplant werden.

Information des Patienten

- Beseitigung von Unklarheiten und Vorurteilen vor Beginn der Chemotherapie/Radiotherapie.
- Besprechung des zeitlichen Ablaufs der Therapie und von möglichen Nebenwirkungen der Antiemetika (Sedation, extrapyramidale Symptome, Diarrhö, Kopfschmerzen etc.).
- Förderung der Eigenaktivität; dadurch wird das Gefühl des Ausgeliefertseins vermindert (z.B. durch Reserveantiemetikum auf dem Nachttisch und Selbstbestimmung der Einnahme des Reserveantiemetikums)
- Falls gewünscht, schriftlich informieren; der Patient kann in einem ruhigen Augenblick etwas über den Medikamentenplan nachlesen.

Vorbeugen von Übelkeit und Erbrechen

- Übelkeit/Erbrechen (U/E) prophylaktisch kontrollieren; nicht erst eingreifen, wenn der Patient erbricht.
- Bei antizipatorischem Erbrechen: erklären, daß diese Reaktion auch bei anderen Patienten vorkommt; der Patient sollte sich deshalb nicht schämen.
- Vorschläge für Änderungen der Gewohnheiten des „Normtagesablaufs".
- Verabreichung eines Beruhigungs- oder Schlafmittels am Vorabend der Chemotherapie.
- Antiemetikaplan aufstellen; von Anfang an wirksame Medikamente einsetzen; Plan den Bedürfnissen des Patienten entsprechend anpassen und ergänzen.
- Nach Nebenwirkungen der Antiemetika fragen.
- Bei mehrtägigen Therapie tägliche Neubeurteilung.

Wohlbefinden während der Chemotherapie

Allgemein:
- Bequeme Lagerung des Patienten nach seiner Wahl, Lagewechsel ermöglichen (Sitzen/Liegen).
  Ablenkung: Falls erwünscht – Musik, Gespräche, Lesen, Besuche, Fernsehen.
- Patienten nach Wunsch dösen oder schlafen lassen.
- Bei Chemotherapie mit Cyclophosphamid kann unmittelbar nach Infusionsbeginn ein unangenehmer metallischer Geschmack auftreten: Geschmacksablenkung z.B. mit Pastillen mit starkem Eigengeschmack: Eukalyptus, Pfefferminz usw.

Bei Übelkeit:
- Liegende Patienten nach Möglichkeit aufsitzen lassen, für frische Luft sorgen.

Bei Würgen/Erbrechen:
- Umgebung kontrollieren; keine unangenehmen Gerüche usw.
- Patienten von Zimmergenossen mit Paravents, Vorhängen usw. abschirmen.
- Eventuell Zahnprothesen entfernen.
- Schmerzzustände kontrollieren; Würgen und Erbrechen können Schmerzen auslösen und die Schmerzschwelle senken.
- Mundspülen; spezielle Maßnahmen bei Mundschleimhautveränderungen.
- Hände und Gesicht erfrischen nach dem Erbrechen.
- Nach dem Erbrechen wegen Müdigkeit und „Muskelschwäche“ für Ruhe in der Umgebung sorgen.
- Berühren wirkt manchmal auch beruhigend: eventuell Versuch mit Entspannungsübungen, ggf. unter Einbezug einer Fachperson.
- Falls der Patient es wünscht, Material für eine Brechepisode in Reichweite stellen (Nierenschale, Mundspülmittel, Tücher).

Diätoptimierung

- Wunschkost wo möglich; eventuell Einbezug einer Diätberaterin.
- Flüssigkeitszufuhr vor der Chemotherapie steigern.
- Keine großen Mahlzeiten 1–2 h vor und nach der Chemotherapie.
- Für die ganze Dauer der Chemotherapie: Vermeiden von großen Mahlzeiten. In der Regel sind 5–6 kleine Mahlzeiten pro Tag besser verträglich. Fasten hat sich nicht bewährt.
- Kalte Speisen werden besser toleriert. Warme Speisen können durch den Geruch Nausea auslösen, ebenso essende Mitpatienten.
- Kartoffeln, Knäckebrot, Toast werden meist gut toleriert.
- Süße, sehr fette, stark gesalzene Speisen meiden.
- Versuch mit sauren Speisen, Zitrone, Essiggurken, sauren Bonbons.
- Klare eisgekühlte Flüssigkeiten verabreichen (Tee, Limonade, Cola).
- Das Essen und Trinken servieren, wenn der Patient es toleriert.

Spezielle Bedürfnisse ambulanter Patienten

- Ist während Übelkeit/Erbrechen Arbeit noch möglich?
- Frage, wer zu Hause kocht; ist der Patient allein? evtl. Haushaltshilfe organisieren.
- Eventuell Patient nach Chemotherapie nicht selbst Autofahren lassen, Begleitperson für Fahrt organisieren,
- Genaue Instruktion bezüglich Antiemetikaplan zu Hause.
- Genügend Reserveantiemetika mitgeben.
- Telefonische Nachfrage am folgenden Tag: Übelkeit und Brechattacken erfragen und dokumentieren.

Beurteilung und Dokumentation der antiemetischen Behandlung

Eine gute Beurteilung und Auswertung der Wirksamkeit einer antiemetischen Behandlung ist nur möglich, wenn Übelkeit, Würgen und Erbrechen erfaßt und auf ein Verlaufsblatt oder in der Krankengeschichte/im Pflegebericht dokumentiert werden. Folgende Punkte sollen genau festgehalten werden:

- Übelkeit,
- Würgen,
- Erbrechen.

Bei der Beurteilung dieser Punkte ergeben sich allerdings häufig praktische Probleme. Dazu möchten wir hier einige Lösungsvorschläge geben.

Übelkeit

Übelkeit ist (wie Schmerz) ein subjektives Empfinden, das von Außenstehenden gar nicht und vom Patienten nur mit Hilfsmitteln quantitativ beschrieben werden kann. Eine einfache, aber bewährte Möglichkeit der „Messung" von Übelkeit bietet die sog. lineare Selbstbeurteilung:

Übelkeit (Nausea)

gar keine |————————————————| könnte nicht schlimmer sein

Der Patient erhält ein vorgedrucktes Blatt mit einer Skala („visuelle Analogskala"). Er dokumentiert darauf mit einem Kreuz das aktuelle Ausmaß der von ihm empfundenen Übelkeit. Die Länge der Skala beträgt 10 cm. Der Abstand vom linken Rand der Skala bis zum Kreuz ergibt ein quantitatives Maß (in cm) der Übelkeit. Die Bestimmung soll während der ganzen Therapiedauer und solange die Nausea anhält in vorbestimmten, festen Abständen (z.B. alle 2–4 h) auf neuen Blättern wiederholt werden. Die schlechteste Einzelmessung und die Summe der Einzelmessungen ergeben ein recht gutes Maß für die Nausea bzw. die Wirksamkeit der antiemetischen Behandlung.

Erbrechen

Im Gegensatz zu Übelkeit und Würgen kann das Erbrechen des Patienten recht gut objektiv erfaßt und dokumentiert werden, sowohl in bezug auf die Häufigkeit als auch auf das Volumen des Erbrochenen. Praktische Schwierigkeiten ergeben sich jedoch bei Patienten, die in kurzen Abständen wiederholt erbrechen, und bei Patienten, die nach mehrmaligem Erbrechen wegen fehlenden Mageninhalts nur noch würgen: Hier ist die Bestimmung der Häufigkeit schwierig. Es empfiehlt sich deshalb generell, nicht den einzelnen Brechakt zu zählen, sondern die Anzahl der Brechepisoden: Brechepisoden werden dann als 2 getrennte Episoden gezählt, wenn dazwischen ein Zeitraum von mindestens 15 min ohne Erbrechen oder Würgen liegt. Bei starkem Erbrechen ist es für die Planung des Flüssigkeitsersatzes wichtig, auch das Volumen des Erbrochenen zu bestimmen.

Bei unkontrolliertem Erbrechen sollten die Pflegenden oder der Patient mit dem Arzt Kontakt aufnehmen, um die Verordnung der Antiemetika und einen eventuellen Flüssigkeitsersatz zu überprüfen.

Die wichtigsten Punkte der Dokumentation sind hier noch einmal zusammengefaßt.

Übelkeit:	– Häufigkeit. – Stärke, – Dauer (Beginn/Ende).
Würgen:	– Häufigkeit.
Erbrechen:	– Anzahl der Brechepisoden, – Dauer (Beginn/Ende), – Volumen des Erbrochenen.
Therapie:	– Genauer zeitlicher Ablauf der Chemotherapie, – genauer zeitlicher Ablauf der antiemetischen Therapie, – unerwünschte Wirkungen in den Tagen nach Chemotherapie.

Zusätzliche unterstützende Maßnahmen

Die angegebenen medikamentösen und pflegerischen Maßnahmen genügen leider nicht immer, Übelkeit und Erbrechen vollständig zu vermeiden. Deshalb sollen hier einige weitere Möglichkeiten der Beeinflussung von Nausea und Erbrechen vorgestellt werden:

- ***Autogenes Training***: Damit wird versucht, eine innere und äußere Entspannung zu erreichen und damit Angstzustände zu verhindern.

- ***Massage***: Sie ist ebenfalls geeignet, Frequenz, Dauer und Intensität des Erbrechens zu senken. Auf Kontraindikationen der Massage ist zu achten!
- ***Verhaltenstherapie***: Dadurch sollen Reize wie Krankenhaussituationen, Ärzte, Farbe des Chemotherapeutikums usw. mit angenehmen Empfindungen verbunden, d.h. positiv konditioniert werden. Musik, z.B. via Kopfhörer, ist dazu geeignet; sie kann ablenken und zu einer Entspannung führen.
- ***Hypnose***: Studien berichten ferner, daß das antizipatorische Erbrechen mittels (Selbst)***hypnose*** verhindert oder verringert werden kann.

> Alle diese genannten Maßnahmen müssen meist recht lange eingeübt werden, damit die gewünschte Wirkung erzielt wird. Sie werden in Kombination mit medikamentösen antiemetischen Therapien angewandt. Die genannten Methoden sollten von Fachpersonen durchgeführt werden.

Kenntnisse über Anwendungsformen, Einsatzbereiche, Effekte und unerwünschte Wirkungen der gebräuchlichen Antiemetika sind Voraussetzungen für die Durchführung einer erfolgreichen, möglichst nebenwirkungsarmen Tumortherapie. Es ist Aufgabe der Ärzte und Pflegenden, die auf diesem Gebiet erzielten Fortschritte und Verbesserungen auch dem Patienten zu vermitteln und damit zum Abbau der gegenüber der Chemotherapie und Radiotherapie immer noch verbreiteten Vorbehalte und Ängste beizutragen.

21 Diarrhö und Obstipation

R. Siegmund, R. Schmacker

Inhaltsverzeichnis

Diarrhö und Obstipation, die beiden häufigsten Symptome einer gestörten Darmfunktion, stellen bei der Betreuung onkologischer Patienten nicht selten ein Problem dar. Nicht in jedem Falle ist eine solche Störung tumorbedingt, sondern sie kann auf einer Vielzahl von unterschiedlichen Einflüssen beruhen. Eine optimale Behandlung ist nur dann möglich, wenn man versucht, die zugrundeliegende Ursache zu erkennen.

Die normale Darmfunktion

Die tägliche Stuhlmenge (etwa 100–200 g) enthält üblicherweise nur ca. 25% Trockensubstanz. Bestandteile und chemische Zusammensetzung erläutert Abb. 21.1. Etwa 75% des Stuhlgewichtes bestehen aus Wasser. Dies entspricht etwa 1% der täglich durch Nahrungs- und Verdauungssäfte in den Dünndarm eintretenden Flüssigkeit. Von der Gesamtmenge werden im oberen Verdauungstrakt (Jejunum, Ileum) etwa 9 l wieder aufgenommen, 1 l Wasser gelangt weiter ins Kolon und wird hier zu 90% resorbiert.

Die Regelung der Wasser- und Elektrolytresorption und -sekretion unterliegt komplexen Mechanismen und erfolgt v.a. über energieabhängige Transportsysteme. Deren Stimulation (in der einen oder anderen Richtung) ermöglichen körpereigene und exogene Substanzen. Darüber hinaus treten pro Tag üblicherweise 5–15% der Plasmaproteine ins Lumen des Darmes über. Eiweiße werden dort enzymatisch und bakteriell zu Aminosäuren abgebaut, können dann wieder resorbiert und erneut zu Proteinen synthetisiert werden. Diese Eiweißausscheidung in den Darm kann unter pathologischen Bedingungen vermehrt sein. Wenn die Leber diesen Verlust durch maximale Pro-

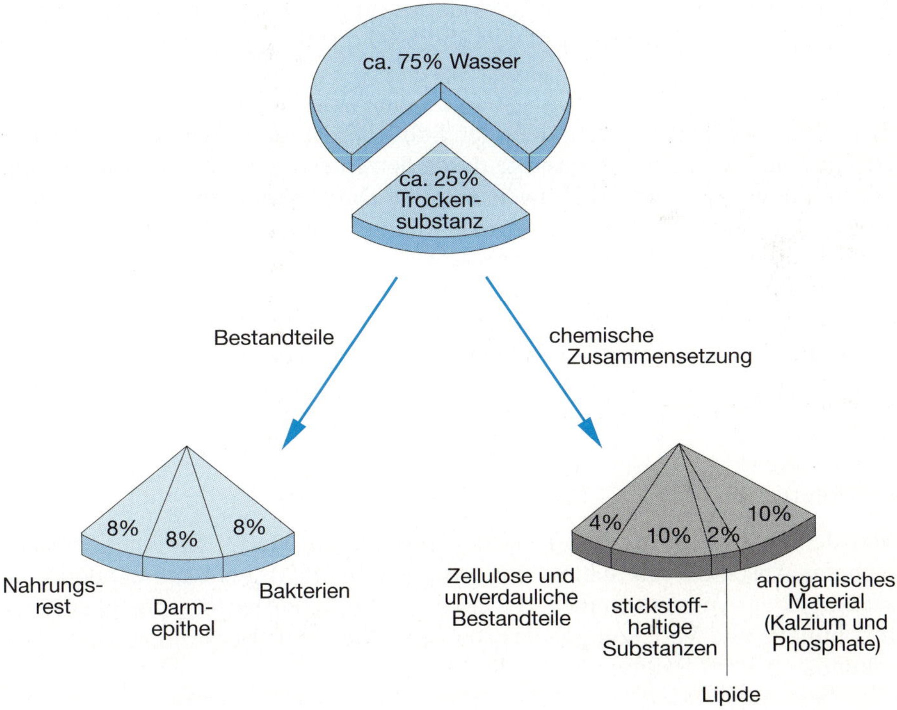

Abb. 21.1. Zusammensetzung des Stuhls (tägliche Stuhlmenge: ca. 100–200 g, entspricht 100%)

teinsynthese nicht kompensieren kann, kommt es zum Eiweißmangel (Hypalbuminämie) und damit zu einer gesteigerten Gefäßdurchlässigkeit, so daß der Proteinverlust weiter zunehmen kann.

Hauptaufgaben des Dickdarms sind Transport und Eindickung des Stuhls. Die dazu notwendigen Bewegungsvorgänge werden durch segmentierende Durchmischung ermöglicht. Diese erfolgt in kurz- und langstreckigen vorwärts gerichteten Bewegungen und auch rückwärts wirkenden Kontrakturen. Für eine kontrollierte Entleerung müssen schließlich Dickdarm und Anorektum koordiniert zusammenarbeiten. Die Motilität des Kolons wird im wesentlichen durch glattmuskuläre oder neurale Mechanismen gesteuert. Dies geschieht hauptsächlich durch das intramurale Nervensystem.

Diarrhö

Definition

Unter Diarrhö versteht man

- eine gesteigerte Stuhlfrequenz (3 oder mehr Stühle pro Tag) und
- das Absetzen konsistenzverminderter (ungeformter) Stühle, die
- häufig ein Gesamtgewicht von über 200 g pro Tag ausmachen.

Mit der Verminderung der Konsistenz ist eine Erhöhung der Wasserausscheidung über den Darm verbunden, der Stuhl wird breiig oder wäßrig. Damit erfolgt eine beschleunigte Passage durch den Intestinaltrakt. Natürlich ist die Diarrhö in erster Linie ein Hinweis auf eine Darmerkrankung. Das Symptom kann jedoch auch Ausdruck einer Erkrankung sein, die außerhalb des Darmbereichs liegt (z.B. Hyperthyreose).

Ursächlich mag die Störung auf einem Defekt einer einzelnen Teilfunktion des Darmes oder auf einer Kombination verschiedener Störungen beruhen. An Teilfunktionen werden unterschieden:

- Sekretion,
- Absorption,
- Digestion,
- Motorik.

Von der Diarrhö abzugrenzen ist der „Pseudodurchfall“. Darunter versteht man das Absetzen von Schmierentleerungen, die häufig bei anorektalen Prozessen jeder Art vorkommen. In erster Linie treten sie bei postoperativer Inkontinenz und Verletzungen des Analsphinkters auf oder kommen bei einer sekundären Verflüssigung harten Stuhls vor.

Ursachen

In den gastroenterologischen Lehrbüchern ist eine Einteilung in akute und chronische Diarrhöformen üblich. Letztere werden durch eine mindestens über 3 Wochen anhaltende Symptomatik definiert.

Hier soll jedoch eine Einordnung bevorzugt werden, die sich am Zusammenhang mit der Tumorerkrankung bzw. ihrer Behandlung orientiert.

Beim Tumorpatienten kommen tumorspezifische und tumorunspezifische Ursachen für eine Durchfallneigung in Frage; bei tumorspezifischen Ursachen liegt ein direkter Zusammenhang mit dem Tumorleiden oder der Tumortherapie vor.

Die einzelnen Pathomechanismen verschiedener Diarrhöformen bei Tumorpatienten sind in Abb. 21.2 dargestellt. Neben den im folgenden ausführlicher besprochenen häufigen Störungen wird eine Diarrhö auch im Rahmen der sog. Graft-versus-host-Reaktion nach allogener Knochenmarktransplantation beobachtet (s. Kap. 12).

Diarrhö bei Zytostatikatherapie

Durch Zytostatikatherapie werden neben dem Tumorgewebe v.a. solche gesunden Gewebe angegriffen, die einer schnellen Zellteilung unterliegen. Hierzu gehört auch die gastrointestinale Schleimhaut, die in sämtlichen Abschnitten betroffen werden kann. So kann es zu diffuser Ileitis, Kolitis und Proktitis mit Diarrhö kommen.

Folgende Zytostatika führen am häufigsten zu Schleimhautschäden:

Antimetabolite:
- Methotrexat,
- 5-Fluorouracil.

Zytostatische Antibiotika:
- Adriamycin,
- Daunorubicin,
- Bleomycin,
- Actinomycin D.

Neben einer Beeinträchtigung der Zellteilung basaler Zellen, die zu einer Störung des Zellersatzes führt, können manche Zytostatika auch direkt toxisch auf die Schleimhaut wirken (ohne vorhergehende Atrophie).

Die Behandlung zytostatikainduzierter Schleimhautschäden kann nur symptomatisch sein. Deshalb muß, wo immer dies möglich ist, eine gewissenhafte Prophylaxe durchgeführt werden. Bei der prophylaktischen Gabe von peroralem Leukovorin nach hochdosierter Methotrexattherapie ist ein aufklärendes Gespräch mit dem Patienten nötig, damit er auf eventuelle Probleme hinweisen kann, z.B. wenn Schwierigkeiten mit der regelmäßigen oralen Einnahme von Leukovorin auftreten (s. hierzu auch Kap. 9).

Pathomechanismen

Diarrhö durch	**(1) Steigerung der intestinalen Sekretion**	**(2) Hemmung der Absorption**	**(3) Permeabilitätssteigerung der Darmwand**	**(4) Motilitätsstörung**	Bemerkungen:
Tumor, umschrieben	+				z.B. villöses Adenom
Peritonealkarzinose				+	in fortgeschrittenem Stadium
Bakterielle Infektionen					
– Endo-, Exotoxine	+				bei "Abwehrschwäche" infolge Tumor oder nach Tumortherapie (Chemotherapie, Radiotherapie, Operation)
– invasive Erreger		+	+		
Abakterielle Darmentzündung		+	+		nach Chemo-/Radiotherapie
Osmotisch wirksame Stoffe (osmotische Diarrhö)	+				z.B. durch konzentrierte Sondenkost oder nach Dünndarmresektion
Erhöhung der Gallensäuren- (chologene Diarrhö) oder Fettsäurenkonzentration			+		z.B. nach Ileumresektion oder Radiotherapie
Hormonsezernierende Tumoren	+				Gastrin (Gastrinom) Kalzitonin (medulläres Schilddrüsenkarzinom) Serotonin (Karzinoid)
Antibiotika (antibiotika-assoziierte Diarrhö)		+?	+		
Pseudomembranöse Kolitis			+		
Hypalbuminämie			+		unterschiedliche Genese
Urämie			+?		
Nervöse Einflüsse (Angst)				+	

Abb. 21.2. Pathomechanismen der Diarrhö

Diarrhö bei Radiotherapie

Werden bösartige Tumoren des Bauchraumes und des Beckens mit verschiedenen Arten energiereicher Strahlung behandelt, läßt es sich nicht vermeiden, daß Darmanteile mitbestrahlt werden. In der Folge können ***akute*** und ***chronische*** Schäden entstehen. Unter ***Spätschäden*** werden Behandlungskomplikationen zusammengefaßt, die mit einer Latenzzeit von Jahren oder Jahrzehnten nach erfolgter Radiotherapie auftreten.

Das Symptom Diarrhö wird in jeder Phase einer Strahlenbehandlung im Bereich des Abdomens beobachtet. Ursache ist die hohe Zellneubildungsrate der Darmschleimhaut, wobei Dünndarmzellen in der Regel empfindlicher reagieren als Zellen des Dickdarms. Frühe pathologisch-anatomische Veränderungen betreffen die Hemmung der Zellneubildung und zeigen sich in Form einer verstärkten Durchblutung und Ödembildung. Bei längerer oder intensiverer Behandlung können sich Epitheldefekte, Ulzerationen, Nekrosen, Abszesse oder Fisteln als mögliche Ursache einer Diarrhö ausbilden.

Treten Durchfälle noch während einer Radiotherapie auf, so sind diese meist unter Schonkost, Flüssigkeitsersatz und symptomatischen Maßnahmen zu bessern und verschwinden spontan nach Beendigung der Behandlung. Bei anhaltender oder später auftretender Diarrhö muß eine entsprechende röntgenologische oder endoskopische Diagnostik entscheiden helfen, ob gezielte Maßnahmen zur Linderung der Beschwerden durchführbar sind.

Osmotische Diarrhö bei „Astronautenkost“

Zu Beginn einer Ernährung mit hochkalorischer, voll resorbierbarer Kost treten häufig wäßrige Durchfälle auf. Diese haben in der Regel ihre Ursache darin, daß osmotisch wirksame Partikel nicht schnell genug resorbiert werden können, deshalb die Darmabschnitte beschleunigt passieren und Flüssigkeit mit sich ziehen. Abhilfe läßt sich nur dadurch schaffen, daß der Wasseranteil der Kost erhöht und die Kalorienzahl stufenweise aufgebaut wird. Bei Benutzung von bestimmten Tafelwassern muß außerdem darauf geachtet werden, daß diese keinen hohen Sulfatanteil haben, da hierdurch eine zusätzliche laxierende Wirkung erzielt wird.

Diarrhö bei Antibiotikatherapie

Im Rahmen einer partiellen Darmdekontamination bei der Infektionsprophylaxe neutropenischer Patienten oder bei der Antibiotikatherapie von Infektionen kommt es häufig zu Diarrhö. *Ursache ist die Änderung der natürlichen Darmflora.* Eine große Anzahl von Darmkeimen ist auf die verwendeten Antibiotika sensibel und stirbt unter der Behandlung ab. Resistente darmeigene und milieubedingte Keime oder aus der Umgebung stammende Mikroorganismen können sich jetzt ungehindert vermehren und die Schleimhaut derart überwuchern, daß sie pathogen werden.

Die antibiotikaassoziierte Diarrhö, die möglicherweise die Folge eines verminderten bakteriellen Abbaus wasserbindender Makromoleküle im Kolon ist, muß von verschiedenen Enterokolitisformen abgegrenzt werden. Als allergische Reaktion der Darmschleimhaut auf Penizilline wird eine weitere Variante aufgefaßt, die vorwiegend im rechten Dickdarmabschnitt auftritt (s. Tabelle 21.1).

Die Differentialdiagnose muß sich daneben auch auf einen Pilzbefall (Soormykose) erstrecken. Eine antibiotische Behandlung führt zwar zur Verringerung der Gesamtkeimzahl aller Keimgruppen, Hefepilze bilden jedoch eine Ausnahme.

Vom Ausmaß der klinischen Befunde muß abhängig gemacht werden, welche Maßnahmen zu ergreifen sind. Bei leichten Formen wird eine ausreichende Substitution von Elektrolyten und Flüssigkeit ausreichen, bei weiterbestehender Diarrhö wird das Absetzen des als Ursache verdächtigten Antibiotikums notwendig sein; nach Möglichkeit und Notwendigkeit erfolgt ein Umsetzen auf eine Alternativtherapie.

Eine Sonderform ist jedoch eine durch den Erreger Clostridium difficile ausgelöste Kolitis, die wegen des endoskopisch häufig eindrucksvollen Befundes auch pseudomembranöse Kolitis genannt wird. Ohne eine entsprechende Behandlung stellt diese Erkrankung ein lebensbedrohliches Ereignis dar. Die diagnostischen Möglichkeiten sind häufig eingeschränkt (Neutropenie!). Abdominelle Schmerzen, Fieber und peritonitisähnliche Befunde werden beobachtet. Häufig sind die Stühle blutig. Bei Fortschreiten der Erkrankung kommt es zum septischen Schock (Perforation, toxisches Megakolon). Der Nachweis von *Clostridium difficile* im Stuhl stellt allein keinen behandlungspflichtigen Befund dar. Wenn dieser Keim jedoch in hoher Konzentration nachgewiesen wird und v.a. die von ihm produzierten Toxine (Toxin A, B) nachgewiesen werden, gilt die Diagnose als gesichert. Wenn endoskopische Untersuchungen bei neutro- und thrombopenischen Patienten mit weiteren Risiken behaftet sind, ist ein Behandlungsversuch auch ohne gesicherte Diagnose zu rechtfertigen. Therapievorschläge finden sich im entsprechenden Abschnitt.

Tabelle 21.1. Befunde bei antibiotikaassoziierter Diarrhö und Kolitis

	Diarrhö	Kolitis
Befinden	Relativ gut	Beeinträchtigt
Durchfälle	Milde, nicht blutig	Ausgeprägt, z.T. blutig
Krankheitszeichen	Gering	Oft hohes Fieber, Bauchschmerzen, Zeichen des Flüssigkeitsmangels
Koloskopie	Intakte Mukosa	Uncharakterische bis pseudomembranöse Kolitis
Mikrobiologie	Meist negativ	C. difficile, Toxin A und B

Bedeutung und Konsequenzen der Diarrhö

Gemeinsame Probleme aller Diarrhöformen sind neben der subjektiven Belästigung des Patienten *Verluste von Flüssigkeit, Elektrolyten und Proteinen* sowie eine insgesamt *unzureichende Kalorienzufuhr.* Häufige Folgen entsprechender Defizite sind mit hinweisenden klinischen Befunden in Tabelle 21.2 zusammengestellt. Entwickeln sich daneben Entzündungen im Analbereich, entstehen Schmerzen und eine gesteigerte Infektionsgefahr.

Medizinische Maßnahmen

Eine Vielzahl von Stoffen hat durchfallhemmende oder antidiarrhoische Wirkung. In Übersichten werden häufig z.B. gerbsäure- und pektinhaltige Stopfmittel genannt. Tumorpatienten ist mit diesen Produkten wohl kaum zu helfen. Auch Kohle ist in der Anwendung wenig angenehm und verschleiert etwaig auftretende obere gastrointestinale Blutungen. Vorzugsweise sind moderne Opioide ohne zentrale Wirkung wie z.B. Loperamid[1] einzusetzen. Die Substanz bewirkt, wie Morphin oder Opium, über Morphinrezeptoren der

Tabelle 21.2. Klinische Probleme der Diarrhö

Verlust von	Subjektive Symptome	Klinische und laborchemische Befunde
Wasser	Durst, Müdigkeit, Schwäche	Vermindeter Hautturgor, trockene Schleimhäute, Hypotonie, Orthostase, Tachykardie, Oligurie, Anstieg von Gesamteiweiß und Hämatokrit, häufig Hypernatriämie
Natrium (meist als Kochsalz)	Wadenkrämpfe, Kopfschmerzen, Bewußtseinsstörung	Inkonstante Elektrolytveränderungen
Kalium	Muskelschwäche	Zunahme von Herzrhythmusstörungen
Bikarbonat	Allgemeine Beeinträchtigung, Dyspnoe durch kompensatorisch verstärkte Atemarbeit	Hypotonie, Lethargie (kompensierte) Azidose
Kohlenhydraten, Proteinen	Schwäche, Verstärkung des Krankheitsgefühls	Gewichtsabnahme Zeichen des katabolen Stoffwechsels

[1] Präparatenamen: D/A: z.B. Imodium; CH: z.B. Imodium, Bialdan.

Darmwand eine Verminderung der Sekretion aus den Schleimhautdrüsen des Darmes und eine Hemmung der Darmperistaltik.

Loperamid wird nach jedem flüssigen Stuhlgang eingenommen. Bei schneller Passage im oberen Magen-Darm-Trakt kann bei Verwendung von Kapseln mitunter der Gelatineüberzug nicht aufgelöst werden, so daß es zweckmäßig ist, die Kapsel zu öffnen und den Inhalt auf einem Teelöffel einzunehmen (Alternative: Tropfen). Nur in wenigen Fällen wird man auf Tinctura opii zurückgreifen müssen. Die Wirkung ist mitunter schlecht steuerbar, unbeabsichtigt können ileusartige Zustände hervorgerufen werden. Das Präparat muß initial niedrig dosiert (ca. 3–5 Trpf. als Einzeldosis) und ggf. dann nachgegeben werden.

Es versteht sich von selbst, daß die angegebenen Medikamente nur in den Fällen von Diarrhö wirken können, in denen als wesentlicher Pathomechanismus eine Steigerung der intestinalen Sekretion, evtl. eine vermehrte Motilität, zugrunde liegt, ansonsten muß der Therapieeffekt enttäuschend sein. In anderen Fällen (z.B. bei Infektionen mit invasiven Erregern) muß hingegen vor ihrer Verwendung gewarnt werden, da die Ausscheidung der Keime über den Stuhl behindert werden kann.

Sonderformen der Diarrhö, die auf einer Erhöhung der Gallensäurekonzentration im Stuhl (chologene Diarrhö, z.B. nach Ileumresektion) beruhen, werden vorzugsweise mit Cholestyramin[2] (3- bis 4mal tgl. 4 g) behandelt. In Tabelle 21.3 sind medikamentöse Maßnahmen bei Diarrhö zusammengefaßt. Weitere „Antidiarrhoika“ sind speziellen Indikationen vorbehalten (Somatostatin bei tumorassoziierter endokriner Diarrhö, Glukokortikoide bei entzündlichen Darmerkrankungen) oder sind hinsichtlich ihres Stellenwertes noch unzureichend einstufbar (verschiedene Kalziumantagonisten).

Auf die Diarrhö nach Antibiotikatherapie ist bereits hingewiesen worden. In der Regel sollte das Problem zu beherrschen sein, wenn das als Auslöser vermutete Antibiotikum umgesetzt und entsprechend Flüssigkeit und Elektrolyte substituiert werden. Wird jedoch das Vorliegen einer Clostridium-difficile-Infektion wahrscheinlich oder gar nachgewiesen (Enterokolitis), ist unverzüglich eine gezielte antibiotische Behandlung notwendig. Die differentialdiagnostischen Befunde bei antibiotikainduzierter Diarrhö und Clostridium-difficile-Kolitis sind in Tabelle 21.4 dargestellt. Zur Therapie, die unbedingt oral durchgeführt werden muß (ergänzend ist u.U. die Applikation mittels Einläufen denkbar), eignen sich Vancomycin[3], Metronidazol[4] und Bacitracin[5], die üblicherweise in 6stündigen Abständen verabreicht werden

[2] Präparatenamen: D/CH/A: z.B. Quantalan.
[3] Präparatenamen: D/A: z.B. Vancomycin Lilly; CH: z.B. Vancocin.
[4] Präparatenamen: D: z.B. Arilin, Clont, Flagyl; CH: z.B. Flagyl, Metrizol Gel; A: z.B. Arilin, Anaerobex.
[5] Präparatenamen: D: z.B. Nebacetin, Medicrucin (blau, gelb); CH: z.B. Polybactrim, Nebacetin; A: z.B. Polybactrim.

Tabelle 21.3. Medikamentöse Maßnahmen bei Diarrhö

Präparat	Einzeldosis	Bemerkungen
Loperamid	1 Kps. oder 25 Trpf.	max. 6mal/Tag, Vorsicht: Ileus!
Tinctura opii (1%ig)	5 Trpf.	Vorsicht: Ileus!
Cholestyramin	4 g	3- bis 4mal/Tag; nur bei Durchfall als Folge von ausgedehnten Dünndarmresektionen
Antibiotika		Nur bei nachgewiesenem Infekt

(Tabelle 21.3). Bei der Durchführung derartiger Behandlungsformen obliegt dem Pflegepersonal eine große Verantwortung. Gerade im onkologischen Bereich ist deshalb die Kenntnis der pathophysiologischen Zusammenhänge unverzichtbar, da die anspruchsvolle Betreuung und Information des betroffenen Patienten nur so optimal erfolgen kann.

Tabelle 21.4. Behandlung der durch Clostridium difficile hervorgerufenen Kolitis

Stoffname	Dosierung
Vancomycin	4mal 125 mg/Tag oral 7–10 Tage
Metronidazol	3mal 500 mg/Tag oral 7–10 Tage
Bacitracin	4mal 500 mg/Tag oral 7–10 Tage

Pflegerische Maßnahmen

Patienten mit Diarrhö können um so effektiver behandelt werden, je gezielter die einzelnen Maßnahmen erfolgen.

> Da die Pflegenden in der Regel von Kranken als erste über Störungen von Körperfunktionen unterrichtet werden, fällt ihnen die häufig schwierige Aufgabe zu, die entsprechenden Informationen richtig einzuordnen, sie hinsichtlich der Dringlichkeit zu bewerten und möglichst differenziert an den Arzt weiterzugeben.

Eine Aufstellung verschiedener Gesichtspunkte, die bei Patienten mit Diarrhö von besonderer Wichtigkeit sind, zeigt Tabelle 21.5. Eine sichere Beurteilung durch die Pflegenden hilft dem Arzt, rasch und gezielt Maßnahmen zu ergreifen.

Bei häufigen Stuhlgängen (6- bis 8mal/Tag) sollen die Pflegenden dem Patienten zu etwas Ruhe und Entspannung verhelfen.

Tabelle 21.5. Beurteilung des Patienten mit Diarrhö

Stuhlgang	– Häufigkeit – Volumen – Konsistenz – Farbe – Beimengungen (Schleim, Blut, unverdaute Bestandteile)
Schmerzen/Krämpfe	– Lokalisation – Vor, während, nach dem Stuhlgang?
Flüssigkeitsbedarf	– Durst – Klinische Zeichen des Volumenmangels (s. Tabelle 21.2)
Analbereich	– Zustand der Haut – Schmerzen z.B. bei Reinigung oder Fiebermessen

Wenn Stuhl austritt und Bettwäsche oder Kleidung verschmutzt wird, soll auf die Schamgefühle des Patienten eingegangen werden, damit dieser damit zurechtkommt. Wegwerfunterlagen, perianale Binden und unterstützende Gespräche können für den Patienten in dieser ungewohnten Situation hilfreich sein.

Vorbeugung

Soweit möglich, sollte versucht werden, das Auftreten von Diarrhö zu verhindern. Hierzu gehört z.B. die Vorbereitung von ausreichend verdünnter Sondenkost, die pünktliche Verabreichung von bestimmten Medikamenten als Antidot bei Zytostatikatherapie (z.B. Leukovorin bei Behandlung mit hochdosiertem Methotrexat) und die zusammen mit dem Arzt zu leistende Ermunterung und Überzeugungsarbeit bei der Einnahme einer Infektionsprophylaxe, z.B. mit nichtresorbierbaren Antimykotika. Vielleicht kann in Zukunft die Industrie durch Zugabe von Geschmackskorrigenzien den Patienten die regelmäßige Einnahme dieser Medikamente erleichtern.

Diät

Art und Menge des enteralen oder parenteralen Flüssigkeitsausgleichs sollten vom Arzt vorgegeben werden. Bei der Auswahl des Mineralwassers muß der Anteil an Sulfationen berücksichtigt werden, da diese selbst laxierend wirken. Viele Patienten vertragen nach der Tumortherapie keine Milch oder Milchprodukte. Milch enthält Laktose (Milchzucker). Wenn diese durch die verringerten Verdauungsenzyme nicht gespalten wird, verursacht sie Krämpfe und Durchfall. Ein Enzymersatz ist aufwendig und teuer. Ersatz bietet jedoch in bestimmten Fällen die Verwendung von Sojabohnenmilch.

Die Auswahl der einzelnen Nahrungsbestandteile für Patienten mit Durchfall kann gelegentlich recht schwierig sein. Hier muß die Diätassistentin der Klinik beratend zur Seite stehen. Tabelle 21.6 gibt eine Übersicht über Nahrungsmittel, die bei Durchfallneigung empfehlenswert bzw. zu vermeiden sind.

Analhygiene

Im Zusammenhang mit Diarrhö treten häufig im Bereich des Enddarms Erkrankungen auf, die für die betroffenen Patienten äußerst lästig und schmerzhaft und für den Krankheitsablauf bedrohlich werden können.

Zu denken ist an
- Fissuren,
- Abszesse,
- Ekzeme.

Um die entsprechenden Komplikationen möglichst gering zu halten, ist die Einhaltung einer sorgfältigen Analhygiene Voraussetzung. Wenn vom Patienten nicht selbst durchführbar, muß das Pflegepersonal für eine peinlich genaue Erledigung sorgen. Patienten mit Abwehrschwäche erfordern ein besonders behutsames Vorgehen. Vorschläge für die Durchführung entsprechender Maßnahmen sind in folgender Übersicht zusammengefaßt.

Tabelle 21.6. Diätetische Maßnahmen bei Diarrhö

Günstig bei Durchfallneigung	Ungünstig bei Durchfallneigung
Weißbrot	Laxierende Mineralwässer
Kartoffeln	Stark gewürzte Speisen
Teigwaren	Gemüse, Salate
Haferflocken	Nüsse, Frisch- und Trockenobst
Mais	Vollkornbrot
Sojaprodukte	Fruchtsäfte
Geschälter Reis	Kaffee
Bananen	Ungeschälter Reis
Äpfel	Weizenkleie
Kakao, Schokolade	Leinsamen
Trockengebäck	z.T. Milchprodukte

Hinweise zur Pflege bei Diarrhö

Aufgabe/Problem	Maßnahmen
Durchführen einer sorgfältigen Analhygiene	– Weiches Toilettenpapier – Benutzung feuchter Tücher, Spülungen; keine oder Neutralseife im Schleimhautbereich; anschließend sorgfältig trocknen durch Abtupfen – Evtl. spezielle Toilette (Closomat) – Ggf. Einlage von Mullkompressen
Vermeidung von Verletzungen	Behutsames Vorgehen, evtl. Einsatz von Gleitmitteln bei – Fiebermessen, – Gabe von Suppositorien, – Einläufen.
Behandeln von Wunden	– Schutz des perianalen Hautbereichs durch Fettsalbe – Schmerzbehandlung durch lokalanästhesierende Salbe – Verwendung von Suppositorien mit Mulleinlage – Sitzbäder (Toiletteneinsätze oder Sitzbadfolien häufig besser als Sitzbadewanne), ggf. Zusatz von Kamillelösung oder Desinfizienzien – Frühzeitige interdisziplinäre Zusammenarbeit mit proktologisch versiertem Arzt

Obstipation

Definition

Die normale Stuhlfrequenz unterliegt beträchtlichen Schwankungen. Verschiedene Faktoren sind bereits beim Gesunden für die Regelmäßigkeit des Stuhlgangs verantwortlich, so u.a. körperliche Aktivität, vegetativer Tonus, Stimmungslage oder die Zusammensetzung der Nahrung.

In der Regel versteht man unter Obstipation das wiederholte Ausbleiben einer Defäkation während mehr als zwei Tagen.

Von Obstipation wird auch gesprochen, wenn der Patient sein Stuhlverhalten selbst als abnorm empfindet. Diese subjektive Definition ist unbefriedigend, leistet sie doch der vorzeitigen und ungerechtfertigten Einnahme von Laxanzien Vorschub, sobald der tägliche Stuhlgang ausbleibt.

Andererseits sollte man auch dann eine Obstipation annehmen, wenn keine subjektiven Empfindungen wie Unwohlsein, Unruhe oder abdominelle Beschwerden angegeben werden.

Viele Patienten klagen über „Verstopfung“ wenn die Intervalle zwischen den Defäkationen unregelmäßig sind, wenn erst nach langem Pressen harter Stuhl abgesetzt werden kann oder wenn die Stuhlmenge nach Ansicht des Patienten zu gering ist. „Verstopfung“ wird auch dann empfunden, wenn nach Absetzen des Stuhls ein Gefühl unvollständiger Darmentleerung besteht.

Ursachen

Bei der Normalbevölkerung sind v.a. funktionelle Störungen Auslöser der Obstipation. Im westlichen Europa ist in erster Linie der *Ballaststoffmangel* in der Kost dafür verantwortlich. Auch Tumorpatienten können an entsprechenden Beschwerden leiden. Hier soll das Gewicht auf solche Probleme gelegt werden, die mit der Tumorerkrankung in Zusammenhang stehen (Tabelle 21.7).

Mechanische Störungen

Bei einer neu auftretenden Obstipation besteht der Verdacht auf Verlegung der Dickdarmlichtung. Die wichtigste Ursache ist das Kolonkarzinom. Bei bereits erkrankten und behandelten Patienten kann dieselbe Problematik auch bei Vorliegen eines Rezidivs (Anastomosenrezidiv) oder eines Zweittumors auftreten. Eine reine Obstipation ist jedoch beim Kolonkarzinom ungewöhnlich. Im allgemeinen wird ein Wechsel zwischen Obstipation und Diarrhö beschrieben. Der Patient klagt nicht über „Verstopfung“, sondern über „unregelmäßigen Stuhlgang“. Rektale Blutung und Anämie sind weit häufigere Frühsymtome des Kolonkarzinoms. Während eine Obstipation bei Lokalisation des Tumors in Rektum, Sigma und Colon descendens auftritt, ist bei höhergelegenen Tumoren eher mit einem Subileus zu rechnen.

Eine Lumenverlegung im Kolon kann natürlich auch durch benigne Strukturen, v.a. nach operativen Eingriffen oder Bestrahlung, durch den Darm von außen komprimierende Tumoren oder durch eine Peritonealkarzinose verursacht sein.

Medikamentenbedingte Obstipation

Eine Obstipation wird bei einer Vielzahl von Medikamenten als unerwünschte Wirkung beobachtet. Hervorzuheben sind die Wirkstoffe, die zur Behandlung akuter und chronischer Schmerzen eingesetzt werden. Bei Opiaten und bei kombinierter Einnahme von sedierenden und spasmolytischen Präparaten ist die Obstipation eine häufig auftretende unerwünschte Wirkung der Behandlung. Eine prophylaktische Einnahme von Laxanzien muß erwogen werden.

Tabelle 21.7. Ursachen von Obstipation bei Tumorpatienten

Störung	Ursache
Mechanische Störungen	Kolonkarzinom Kompression durch Tumoren außerhalb des Darms – Lymphknotenmetastasen – maligne Lymphome Strikturen (Briden) – nach Operation – nach Radiotherapie Peritonealkarzinose
Medikamente	Opiate und opiatähnliche Schmerzmittel Krampflösende Medikamente (Spasmolytika) Neurotoxische Zytostatika (z.B. Vinblastin, Vincristin) Antazida (Aluminiumhydroxyd) Antidepressiva Röntgenkontrastmittel (Bariumsulfat) Eisenpräparate
Neuromuskuläre Störungen	Rückenmarkläsionen (Paraplegie/Paraparese) Nervenläsionen im Bereich des Beckenbodens Hirnläsionen Störungen der peripheren Nerven bei Neuropathie
Psychische Einflüsse	Depression Mangel an Intimität
Stoffwechselstörungen	Hyperkalzämie Hypokaliämie Dehydrierung Schilddrüsenunterfunktion Hypophyseninsuffizienz
Schmerzen	Erkrankungen im Analbereich – Hämorrhoiden – Fissuren
Immobilisation	Bettlägerigkeit des Patienten

Zytostatika-Ileus

Eine Sonderform stellt der Zytostatika-Ileus dar. In unterschiedlicher Ausprägung kommt es ca. 7–10 Tage nach einer zytostatischen Therapie, insbesondere mit Vincaalkaloiden (u.a. Vincristin[6] und Vinblastin[7]), zu Darmatonie, Subileus bis zum kompletten paralytischen Ileus. Diese Nebenwirkung ist zwar selten, jedoch problematisch, da sie in der Regel zeitlich mit einer therapiebedingten Granulozytendepression infolge Knochenmarkschädigung

[6] Präparatenamen: D: z.B. Vincristin, Vincristin Liquid Lilly, Vincristinsulfat R. P.-Lösung; CH/A: z.B. Oncovin.

[7] Präparatenamen: D: z.B. Velbe, Vinblastin R. P.; CH/A: z.B. Velbe.

zusammenfällt. In dieser Situation besteht die Gefahr der intestinalen Keiminvasion. Die Unkenntnis dieser möglichen Zytostatikanebenwirkung kann dazu führen, daß Patienten in diesem kritischen Behandlungsabschnitt ungerechtfertigterweise laparotomiert und damit zusätzlich gefährdet werden.

Je nach Ausprägung des Zustands ist die konservative Behandlung zu empfehlen:

- keine chirurgischen Eingriffe,
- Verabreichen von Vincaalkaloiden unterbrechen,
- evtl. Magensonde,
- Medikamente: Neostigmin[8] oder Ceruletid[9]
- evtl. Darmmotilität-fördernde Mittel, z.B. Cisaprid[10], verabreichen,
- evtl. rektale Klysmen, Einläufe,
- parenterale Ernährung:

Unter Berücksichtigung der entsprechenden Kontraindikation werden 40 μg Ceruletid in 500 ml Infusionslösung (am besten 5%ige Glukose oder isotone Kochsalzlösung) verabreicht. Bei einem etwa 70 kg schweren Patienten sollte die Infusionsdauer ca. 4 Stunden betragen. Bei deutlich untergewichtigen Patienten muß die Tropfgeschwindigkeit verringert werden, Patienten mit Übergewicht benötigen möglicherweise eine höhere Dosierung.

> Die beste Maßnahme ist die prophylaktische, ballaststoffarme Ernährung während der Therapie.

Neuromuskuläre Störungen

Tumoren im Bereich des Beckenbodens (z.B. Blasen- oder Rektumkarzinom) und im Bereich des Rückenmarks können durch Zerstörung der Nervenbahnen zu einer Schädigung des Defäkationsablaufs führen, vergesellschaftet mit Störungen der Blasenentleerung. Auch zerebrale Läsionen können den Ausfall des Defäkationsimpulses verursachen. Für eine periphere autonome Neuropathie schließlich (wie auch bei Diabetes mellitus bekannt) kommen, wie oben erwähnt, auch neurotoxische Zytostatika (Vincristin, Vinblastin) ursächlich in Frage.

Psychische Einflüsse

Bei Depressionen werden z.T. schwere Obstipationen beobachtet. Diese Ursache steht bei Tumorpatienten sicher nur selten im Vordergrund, sollte aber der Vollständigkeit halber erwähnt werden.

---
[8] Präparatenamen: D/CH/A: z.B. Prostigmin.
[9] Präparatenamen: D: z.B. Takus; CH/A: nur direkt bei Firma (Pharmacia) erhältlich.
[10] Präparatenamen: D: z.B. Propulsin; CH/A: z.B. Prepulsid.

Viel häufiger bestehen bei den betroffenen Patienten Hemmungen, die Defäkation im Krankenbett oder gar in Anwesenheit anderer durchzuführen. Wenn möglich, soll deshalb ein Toilettenstuhl der Bettpfanne vorgezogen werden.

Vor allem aber werden Kranke das Einfühlungsvermögen des Pflegepersonals im Hinblick auf die Wahrung der Privatsphäre zu schätzen wissen.

Stoffwechselstörungen

Obstipation kommt häufig vor bei Hypothyreose, Hypophyseninsuffizienz und Hyperkalzämie. Letztere kann als paraneoplastisches Syndrom bei einer Vielzahl von Tumorerkrankungen auftreten. Besonders bekannt ist dies bei Bronchialkarzinom, Mammakarzinom und Plasmozytom. Auch während der Einleitungsphase einer antihormonellen Therapie, z.B. beim Mammakarzinom, werden Hyperkalzämien beobachtet.

Kommt es im Verlauf einer Tumorerkrankung zur Hypokaliämie (Kaliumverlust infolge Erbrechens, Diarrhö oder Nierenschädigung, z.B. während einer antimykotischen Therapie mit Amphotericin B[11]), kann eine Obstipation auftreten oder verstärkt werden.

Schmerzen

Bei Schmerzen, v.a. im Bauchraum, kann eine Obstipation auftreten. Schmerzhafte Analprozesse wie Hämorrhoiden, Analfissuren oder Rhagaden (mitunter durch Einläufe bedingt) schwächen den Defäkationsreiz ab. In der Folge kann eine Eindickung des Stuhls auftreten, der nur noch durch starkes Pressen abgesetzt werden kann. Das Pressen wiederum verhindert und verzögert die Abheilung der Analprozesse.

Immobilität

Alle genannten Obstipationsformen werden durch die Immobilisation des Patienten verstärkt.

[11] Präparatenamen: D/CH/A: z.B. Ampho-Moronal.

Medizinische Maßnahmen

Laxanzien

Vor der Überlegung von Therapieansätzen muß versucht werden, die jeweilige Ursache der Obstipation zu klären. Die Kenntnis der pathophysiologischen Zusammenhänge macht deutlich, daß nicht jede Form der Verstopfung sinnvoll mit Laxanzien zu behandeln ist. Der Einsatz von Abführmitteln ist nur im Rahmen eines auch andere Maßnahmen umfassenden Pflegeplans zu vertreten. Ergibt eine sorgfältige Prüfung keine Kontraindikation für ihren Einsatz, so ist zu berücksichtigen, daß eine bestimmte Zeit bis zum angestrebten Wirkungseintritt verstreichen kann.

Pharmakologisch werden Laxanzien nach ihrer Wirkungsweise in verschiedene Gruppen eingeteilt:

- Gleitmittel,
- Füllmittel,
- osmotische Abführmittel,
- andere laxierende Stoffe.

Die Wirkungsweise soll im folgenden kurz erklärt werden:

Gleitmittel
Durch diese Mittel wird der Stuhl durch einen „Schmiereffekt" leichter absetzbar. Verwendet werden z.B. nicht- bzw. schwerresorbierbare Öle. Am gebräuchlichsten ist Paraffin (Paraffinum subliquidum). Daneben wird Glyzerin als Bestandteil von Klysmen oder Suppositorien eingesetzt. Dabei wird neben dem genannten Schmiereffekt die reflektorische Auslösung der Defäkation durch den Kontakt einer hypertonen Lösung mit der Rektumschleimhaut ausgenutzt.

Füllmittel
Verwendung finden Stoffe, die nicht verdaut und nicht resorbiert werden. Sie erhalten häufig Methylzellulose, die unter Aufnahme von Wasser quillt und das Volumen des Darminhalts vergrößert. Die Darmwand wird gedehnt und reflektorisch die Peristaltik und Defäkation in Gang gebracht.

Eine entsprechende Wirkung kann vielfach auch durch diätetische Maßnahmen erreicht werden. Anwendung finden Früchte und Gemüse mit hohem Zelluloseanteil. Die Nahrung wird mit Weizenkleie und Leinsamen versetzt. Für die Anwendung dieser Laxanziengruppe ist eine freie Darmpassage natürlich Voraussetzung.

Osmotische Abführmittel
Darunter werden salinische (lösliche Sulfatsalze) und nichtionische osmotische (z.B. Laktulose, Sorbit – meist in Form von Sirup) Abführmittel zusammengefaßt. Diese Mittel sind nicht oder nur schlecht resorbierbar, binden Wasser und wirken so laxierend.

Salinische Abführmittel sollen nach Möglichkeit in isotoner Lösung eingenommen werden. Das würde z.B. für 10–20 g Glaubersalz (Na_2SO_4) bedeuten, daß die Menge in 0,7–1,4 l Wasser gelöst sein müßte. Wenn die Einnahme mit nur einem Glas Wasser erfolgt, wird eine hypertone Flüssigkeit getrunken. Zum Ausgleich muß der Organismus die restliche Wassermenge in den Gastrointestinaltrakt abgeben. Bei gefährdeten Patienten (Hypotonie, Flüssigkeitsdefizit) könnten durch diesen Wasserverlust entsprechend Probleme auftreten.

Andere laxierende Stoffe

Das sind Stoffe, die im Darm die Resorption von Flüssigkeit und besonders von Natriumionen hemmen, d.h. antiabsorptiv wirken. Sie verursachen außerdem einen Einstrom von Flüssigkeit sowie von Natrium-, Chlorid-, Kalium- und Kalziumionen ins Darmlumen und wirken daher sekretions- und peristaltikfördernd. Zu diesen Stoffen gehören v.a. die Gruppe der pflanzlichen Antrachinone (z.B. enthalten in Sennablättern), die Rhizinolsäure (Rhizinusöl), Bisacodylpräparate und Gallensäuren. An dieser Stelle soll bewußt nicht auf die zahlreichen, teilweise gefährlichen Nebenwirkungen eines chronischen Laxanziengebrauchs eingegangen werden.

Erwähnt wurde bereits, daß bei der Auswahl des entsprechenden Mittels der erwartete Zeitraum bis zum Wirkungseintritt berücksichtigt werden muß. Eine Übersicht häufig eingesetzter Laxanzien mit Angaben zu Dosierung und Zeitdauer bis zur Wirkung gibt Tabelle 21.8.

Mitunter wird versucht, die Obstipation mit motilitätssteigernden Pharmaka wie Metoclopramid[12] (z.B. Paspertin) und Domperidon[13] günstig zu beeinflussen. Dies ist jedoch nicht erfolgversprechend, da diese Stoffe nur auf den oberen Gastrointestinaltrakt wirken. Andererseits kann davon ausgegangen werden, daß sie Diarrhö weder verursachen noch verstärken.

Einläufe

Einläufe sollten auf besonders „hartnäckige Fälle" beschränkt bleiben.

> Bei Tumorpatienten muß besonders auf deren reduzierte Abwehrsituation geachtet werden; d.h. Vorsicht bei der Durchführung von Einläufen. Bei neutropenischen und thrombozytopenischen Patienten muß die Notwendigkeit der Maßnahme gegen das Risiko der Keiminvasion und Blutung abgewogen werden.

Auf die Anwendung von ausreichend Gleitmittel wird größter Wert gelegt. Als Spülschlauch kann wegen des flexiblen Materials und der glatten Oberfläche auch ein großvolumiger Harnröhrenkatheter Verwendung finden.

---

[12] Präparatenamen: D: z.B. Gastrosil, Paspertin, MCP-ratiopharm; CH/A: z.B. Paspertin.
[13] Präparatenamen: D/CH/A: z.B. Motilium.

Tabelle 21.8. Laxanzien

	Mittlere tägliche Dosis für Erwachsene	Latenzzeit bis zum Wirkungseintritt [h]	Bemerkungen
Gleitmittel:			
– Paraffinöl	1 Eßlöffel	8–12	Nicht für längeren Gebrauch (evtl. verminderte Aufnahme fettlöslicher Vitamine)
– Glycerin	1 Suppositorium oder Einlauf	2	Wirkt auch durch Reizung der Rektumschleimhaut
Füllmittel:			
– Leinsamen – Agar-Agar – Weizenkleie – Methylzellulose	1 bis mehrere Teelöffel	20–96	Unbedingt mit viel Flüssigkeit einzunehmen; für Prophylaxe auch über längere Zeit geeignet
Osmotische Abführmittel:			
– Glaubersalz (Na_2SO_4)	10–20 g	2–4	In 0,7–1,4 l Wasser
– Karlsbader Salz (Sal purgans)	5–10 g	2–4	In 0,3–0,5 l Wasser
– Laktulose	10–30 ml	24–48	Mild wirksam, für Prophylaxe auch über längere Zeit gut geeignet
Antiabsorptive und sekretstimulierende Abführmittel:			*Für alle gilt:*
– Rhizinusöl	15–20 ml	2–4	– Führen gelegentlich zu Abdominalkrämpfen
– Senna-Präparate (in verschiedenen Abführtees und „natürlichen" Abführmitteln)		5–12	– Nicht zur Prophylaxe geeignet – Nicht zu längerem Gebrauch geeignet
– Bisacodyl[a]	1–2 Dragees 1 Suppositorium	5–12 5–12	

[a] Präparatenamen: D/CH/A: z.B. Dulcolax.

Vorbeugende und pflegerische Maßnahmen

Der Abschnitt „Ursachen" beschreibt verschiedene Umstände, deren Vermeidung oder Behandlung das Auftreten einer Obstipation verhindern kann.

Wichtig ist auch, daß die Pflegenden vom Arzt die Diagnose des Patienten erfahren und darüber informiert werden, welche Medikamente er erhält. So wird zum einen eine bessere Beobachtung und zum anderen die Vorbeugung einer Obstipation oder Darmatonie ermöglicht.

Wo durchführbar, ist z.B. eine größtmögliche Mobilität des Patienten anzustreben.

Weiter können obstipierende Medikamente evtl. umgesetzt oder angepaßt werden. Bei Problemen im Analbereich muß eine gezielte Behandlung und Pflege einsetzen (s. Übersicht).

Hinweise zur Pflege bei Obstipation

Aufgabe/Problem	Maßnahmen
Ernährung	– Mündliche und schriftliche Information über • geeignete bzw. ungeeignete Eß-/Trinkwaren • notwendige Trinkmenge – Ballaststoffreiche Diät nur bei genügender Flüssigkeitszufuhr (ca. 2–3 l/Tag): Vollkornbrot, Rohkost, gekochtes, faserreiches Gemüse, z.B. Lauch, Spinat, grüne Bohnen – Reichliche Flüssigkeitszufuhr z.B. in Form von Traubensaft, Apfelsaft, Orangensaft – Sauermilch – Feigen, eingelegte Pflaumen – Evtl. zusätzliche Darmfüllmittel (s. auch Tabelle 21.8) – Weizenkleie: auf genügend Flüssigkeitszufuhr achten, sonst Ileusgefahr durch Verkleisterung
Körperliche Aktivität	– Förderung der Mobilität, sofern die Möglichkeit besteht • Kräftigung der Bauchwand- und Beckenbodenmuskulatur • evtl. gezielte Physiotherapie bei bettlägerigen Patienten
Toilette	– Gebrauch von Toilette oder von Toilettenstuhl • Bettschüssel möglichst vermeiden • Wahrung der Privatsphäre soweit möglich • Zeitdruck vermeiden, evtl. „normale Stuhlgangzeit" des Patienten integrieren
Analpflege	– Weiches Toilettenpapier, evtl. feuchte Stofftücher verwenden • Verhütung und Pflege von schmerzhaften Fissuren, Rhagaden etc. • besonders achtgeben bei Hämorrhoiden während einer Knochenmarkdepression
Laxanzien	– Nach ärztlicher Verordnung, evtl. prophylaktisch (s. auch Tabelle 21.8)
Darmatonie	– Den Patienten zu Beginn der Therapie bitten, Zeichen einer Obstipation zu melden – Diätmaßnahmen: ballaststoffreiche Diät meiden

22 Knochenmarkdepression

H. Ludwig, E. Kofer

Inhaltsverzeichnis

Reife Blutzellen haben eine begrenzte, von Zellreihe zu Zellreihe unterschiedliche Lebensdauer und müssen daher zur Aufrechterhaltung normaler Verhältnisse ständig nachproduziert werden (Tabelle 22.1). Dieser kontinuierliche Nachschub erfolgt im Knochenmark, das eine hohe Zellteilungsrate aufweist und in verschiedenen Skelettregionen angesiedelt ist (Tabelle 22.2). Im Rahmen von Krebserkrankungen und/oder deren Behandlung kann es zu Mängeln bei der Produktion von Blutzellen kommen, die unter dem Begriff „Knochenmarkdepression“ zusammengefaßt werden.

Tabelle 22.1. Überlebenszeit verschiedener Blutzellen

Zellpopulation	Überlebenszeit
Erythrozyten	100–120 Tage
Granulozyten	12 h
Thrombozyten	8–12 Tage

Tabelle 22.2. Verteilung des blutbildenden Knochenmarks im Skelett bei Erwachsenen

Region	Anteil am Gesamtknochenmark [%]
Kopf	13
Schultergürtel	8,5
Sternum	2,5
Rippen	8
Halswirbel	3,5
Brustwirbel	14
Lendenwirbel	11
Sakrum	14
Beckengürtel	26

Physiologie des Knochenmarks und der Blutzellen

Die Zellen des peripheren Blutes entstehen aus gemeinsamen Vorläuferzellen, den Stammzellen des Blutes (Abb. 22.1). Diese Zellpopulation besitzt „pluripotente" Eigenschaften, d.h. sie kann sich sowohl selbst regenerieren als auch in verschiedene Zellinien (Erythopoese, Myelopoese, Thrombopoese und Lymphopoese) ausreifen. Lichtmikroskopisch lassen sich die Stammzellen nicht von kleinen Lymphozyten unterscheiden; mit Hilfe monoklonaler Antikörper können sie aber durch den Nachweis eines charakteristischen Oberflächenantigens (CD34) identifiziert und sogar mit bestimmten Techniken angereichert werden.

Abb. 22.1. Blutbildung und deren Beeinflussung durch Wachstumsfaktoren. (Vereinfacht)

IL-3	Interleukin-3
GM-CSF	Granulozyten-Makrophagen-koloniestimulierender Faktor
BFU-E	Burst-forming-Einheiten der erythroiden Zellreihe
Epo	Erythropoetin
G-CSF	Granulozyten-koloniestimulierender Faktor
RBC	Erythrozyt
M-CSF	Makrophagen-koloniestimulierender Faktor
B-Zelle	B-Lymphozyt
T-Zelle	T-Lymphozyt
n	neutrophiler Granulozyt
s	eosinophiler Granulozyt
b	basophiler Granulozyt

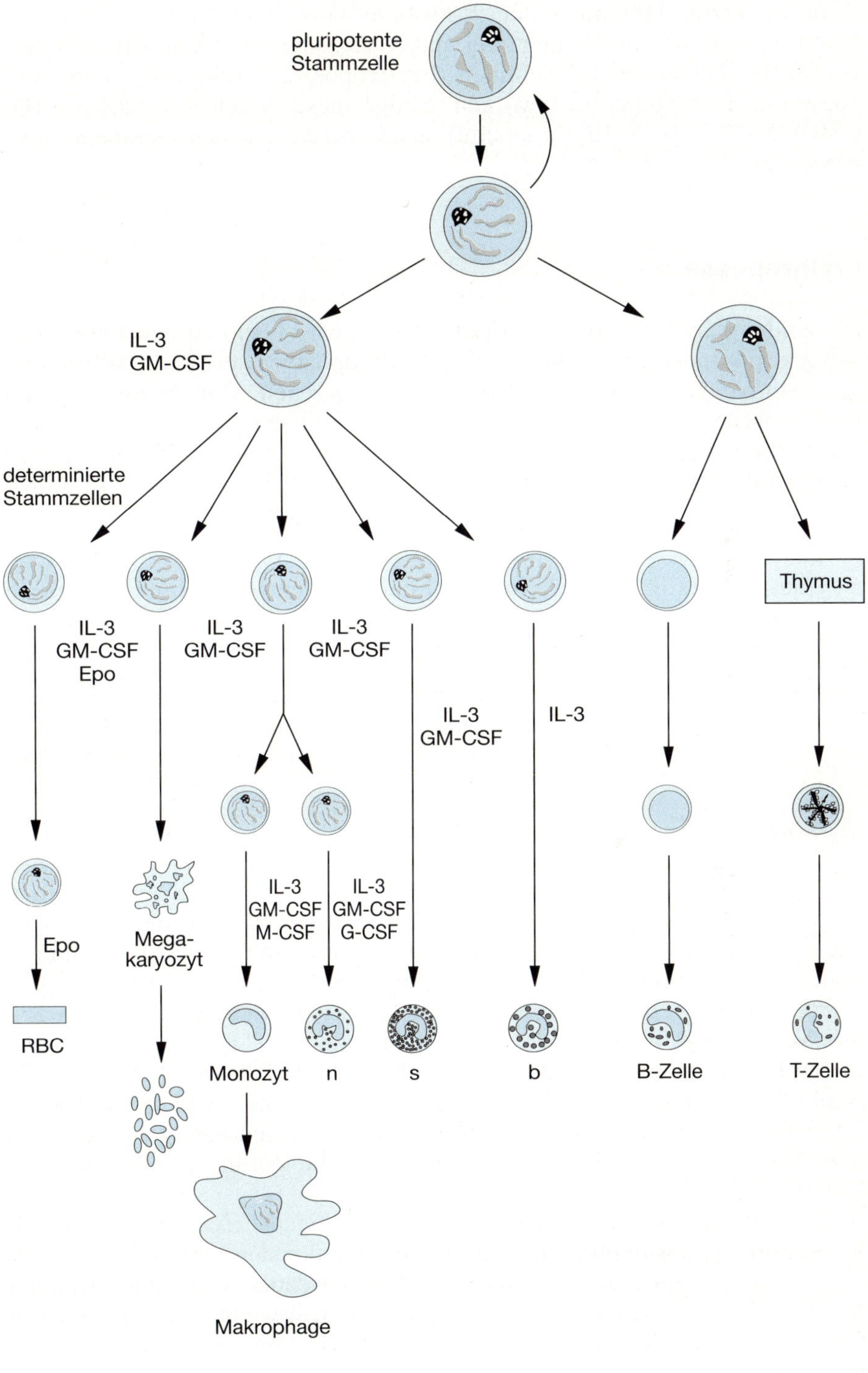
pluripotente
Stammzelle
IL-3
GM-CSF
determinierte
Stammzellen
Thymus
IL-3
GM-CSF
Epo
IL-3
GM-CSF
IL-3
GM-CSF
IL-3
GM-CSF
IL-3
IL-3
GM-CSF
M-CSF
IL-3
GM-CSF
G-CSF
Epo
Mega-
karyozyt
RBC
Monozyt
n
s
b
B-Zelle
T-Zelle
Makrophage

In den letzten Jahren konnten Wachstumsfaktoren der Blutbildung identifiziert werden, die die Vermehrung und Ausreifung von Stammzellen sowie von Zellen der einzelnen Zellinien (Erythropoese, Myelopoese, Thrombopoese und Lymphopoese) bewirken. Einige dieser Wachstumsfaktoren (G-CSF, GM-CSF, IL-3, Erythropoetin) stehen bereits für den therapeutischen Einsatz zur Verfügung.

Erythropoese

Die Bildung der Erythrozyten (Erythropoese) wird über den Sauerstoffpartialdruck (pO_2), der die Produktion von Erythropoetin in der Niere beeinflußt, sowie durch verschiedene andere Faktoren geregelt. Zur Ausreifung von Erythroblasten in rote Blutkörperchen sind Vitamin B_{12} und andere Stoffe, wie Folsäure etc., notwendig. Erythrozyten überleben in der Regel 100–120 Tage, so daß pro Tag ungefähr 1% der gesamten Erythrozytenmasse umgesetzt, also sowohl abgebaut als auch neu produziert wird.
Die wichtigsten Aufgaben der Erythrozyten sind:

- Transport des Sauerstoffs von der Lunge zu den Organen und Geweben und
- Abtransport von CO_2 aus den peripheren Geweben zur Lunge.

Als Vehikel für den Gastransport dient das in den Erythrozyten vorhandene Hämoglobin, das 98% des Proteingehalts von Erythrozyten ausmacht.

Myelopoese

Die Bildung weißer Blutkörperchen (Myelopoese) wird von verschiedenen Zytokinen, die von Lymphozyten und Monozyten gebildet werden, reguliert. Diese Mediatoren (= körpereigene Stoffe, die vermittelnd in Prozesse auf der Zellebene eingreifen) werden „Interleukine“ genannt, wenn sie von weißen Blutkörperchen gebildet werden und letztlich wieder auf diese wirken, wenn ihre Vermittlungsfunktion also „zwischen Leukozyten“ („Interleukin“) stattfindet. Ein Beispiel dafür sind koloniestimulierende Faktoren (CSF), die die Neubildung und Ausreifung von Granulozyten anregen. Die Produktion von Interleukinen kann durch Infektionen und Entzündungen stark gesteigert werden, wodurch es in weiterer Folge zu einer Steigerung der Myelopoese kommt.

Die Zellen der Myelopoese können in 4 verschiedene Zellreihen ausreifen: in neutrophile, eosinophile und basophile Granulozyten und in Monozyten. Granulozyten haben eine relativ kurze Lebensdauer von 12 h, während Monozyten durchschnittlich 2 Tage überleben. Die wichtigste Aufgabe von Granulozyten und Monozyten liegt in der Abwehr von bakteriellen Infektionen.

Bei Eindringen von Bakterien in ein Gewebe kommt es zu Entzündungsreaktionen und damit zur Bildung von chemotaktischen Substanzen (lokal gebildete Proteine, die weiße Blutkörperchen an den Entzündungsort locken). Dadurch wird die Zahl der Granulozyten am Infektionsort stark vermehrt und die Abwehrreaktion verstärkt. In weiterer Folge werden die Bakterien an Membranrezeptoren der Granulozyten und Monozyten gebunden und anschließend in die Zelle aufgenommen und dort abgetötet und verdaut.

Lymphopoese

Die Produktion von Lymphozyten wird durch Lymphokine (von Lymphozyten gebildete Stoffe, die auf Lymphozyten zurückwirken) und Interleukine, deren Bildung durch Infektionen und Entzündungen beeinflußt wird, gesteuert. Die ersten Vorstufen reifer Lymphozyten entwickeln sich aus morphologisch noch nicht unterscheidbaren Stammzellen, die aber bereits auf eine Weiterentwicklung zu Zellen der lymphatischen Reihe festgelegt sind. Sie stammen von den pluripotenten Stammzellen des Knochenmarks ab. Die weitere Vermehrung und Ausreifung erfolgt allerdings in verschiedenen lymphatischen Geweben, wie Lymphknoten, Milz und Thymus.

Lymphozyten lassen sich in 2 große Gruppen unterteilen: in B- und T-Lymphozyten. ***T-Lymphozyten*** sind vorwiegend für die zelluläre Immunität verantwortlich. Darunter versteht man die direkte zytotoxische Aktivität gegenüber Viren und Fremdgewebe (im Rahmen von Transplantationen und Tumorgeschehen). Darüber hinaus haben T-Lymphozyten eine wichtige Regulatorfunktion und beeinflussen durch die Produktion von Interleukinen die Funktion anderer Zellpopulationen, insbesondere auch die der B-Lymphozyten. Die ***B-Lymphozyten*** können nach Stimulation durch verschiedene Antigene (z.B. Bakterien) zu Plasmazellen ausreifen und Antikörper bilden.

Durch den Kontakt mit Antigenen kommt es zur Ausbildung von antigenspezifischen Lymphozyten, die sich z.T. vermehren und ihren spezifischen Aufgaben nachkommen. Ein kleiner Teil dieser Zellen entwickelt sich zu sog. Gedächtniszellen, die bei späterem, neuerlichem Kontakt mit ihren spezifischen Antigenen sofort mit einer adäquaten Immunantwort reagieren können. Dadurch werden beim Eindringen von Infektionserregern die Keime meist noch vor dem Auftreten von Krankheitserscheinungen eliminiert. Dieses Prinzip der spezifischen Immunität wird bei Impfungen prophylaktisch genutzt.

Zur optimalen Funktion des Abwehrsystems ist ein geordnetes Zusammenspiel von verschiedenen Zellpopulationen (Lymphozyten, Granulozyten, Monozyten) und Serumproteinen (insbesondere dem Komplementsystem) erforderlich. Kommt es zu Störungen der Regulation oder zu Defekten der genannten Systeme, so können Immunmangelerkrankungen mit entsprechenden Symptomen – in erster Linie Infektionen und seltener auch maligne Erkrankungen – entstehen. Die wichtigsten Funktionen von Lymphozyten, Granulozyten und Monozyten – zusammengefaßt unter dem Begriff „Leukozyten" (= weiße Blutkörperchen) – sind in Tabelle 22.3 aufgeführt.

Tabelle 22.3. Leukozytenfunktionen

Zellpopulation	Funktionskapazität
Granulozyten:	
Neutrophile Granulozyten	Lokomotion (Wanderung an den Entzündungsort), Phagozytose und intrazelluläre Abtötung von Infektionserregern (Bakterien)
Basophile Granulozyten	Freisetzung von Entzündungsmediatoren (Histamin, Leukotriene) und Heparin
Eosinophile Granulozyten	Phagozytose und intrazelluläre Abtötung von bestimmten Infektionserregern (z.B. Parasiten), Freisetzung von Mediatoren der allergischen Reaktion
Monozyten:	
Zirkulierende Monozyten	Phagozytose von Bakterien und Pilzen, Abtötung von Tumorzellen, Produktion von Lymphokinen
Gewebsmonozyten (Makrophagen und Histiozyten	Phagozytose
Lymphozyten:	
B-Lymphozyten	Antikörperproduktion (als ausgereifte Plasmazellen)
T-Lymphozyten	Zytotoxische Aktivität gegenüber Viren, Fremdgewebe und Tumorzellen und Modulatorfunktion (Helfer- und Suppressorzellaktivität)

Thrombopoese

Thrombozyten entstehen durch Abschnürungen des Zytoplasmas von Megakaryozyten. Zurück bleiben im Knochenmark die Megakaryozytenkerne, die letztlich von Freßzellen aufgenommen werden. Die Bildung von Megakaryozyten und die Freisetzung von Thrombozyten wird durch Faktoren im Serum, insbesondere durch Thrombopoetin reguliert, dessen Produktion dem Bedarf (Blutung, vermehrter Abbau) angepaßt wird.

Thrombozyten überleben nach Freisetzung ins periphere Blut 8–12 Tage. Ein Drittel der zirkulierenden Blutplättchen wird in der Milz gespeichert, ein Teil davon kann bei akutem Bedarf rasch zur Verfügung gestellt werden. Der Abbau von Blutplättchen erfolgt im retikuloendothelialen System (RES), nämlich in Milz, Leber und in den Zellen des RES im Knochenmark. Nach Milzentfernung, die nach wie vor beim Morbus Hodgkin in bestimmten Fällen zur exakten Beurteilung des Krankheitsstadiums empfohlen wird, kann postoperativ ein vorübergehender überschießender Thrombozytenanstieg auftreten. Dieser zieht in der Regel keine thromboembolischen Komplikationen nach sich und normalisiert sich gewöhnlich innerhalb weniger Wochen. Ursache für den Anstieg ist der plötzliche Wegfall von Thrombozytenspeicherung und Abbau in der Milz.

Die wichtigsten Aufgaben der Thrombozyten betreffen die Aufrechterhaltung der Integrität der Gefäßwände, die Einleitung der Blutgerinnung sowie das Zusammenziehen von Blutgerinnseln.

Ursachen der Knochenmarkdepression bei Tumorpatienten

Im Rahmen maligner Erkrankungen kommt es relativ häufig zur Einschränkung der Knochenmarkfunktion und dadurch zu einer unterschiedlich ausgeprägten Beeinflussung des peripheren Blutbildes. Eine Übersicht über Normalwerte für die verschiedenen Blutzellen im peripheren Blut gibt Tabelle 22.4. Für eine Veränderung dieser Werte können bei Tumorerkrankungen verschiedene Mechanismen verantwortlich sein.

Maligne, nicht vom Knochenmark ausgehende Erkrankungen

Eine Reihe maligner, nicht vom Knochenmark ausgehender Erkrankungen kann die Blutbildung des Knochenmarks verdrängen und/oder unterdrücken.

Tabelle 22.4. Normalwerte für Zellen des peripheren Blutes

	Normalwert	Streuungsbreite[a]
Erythrozyten:		
Männer	$5{,}4 \cdot 10^6/\mu l$	$\pm 0{,}8 \cdot 10^6/\mu l$
Frauen	$4{,}8 \cdot 10^6/\mu l$	$\pm 0{,}6 \cdot 10^6/\mu l$
Hämoglobin:		
Männer	16,0 g/dl	±2,0 g/dl
Frauen	14,0 g/dl	±2,0 g/dl
Hämatokrit:		
Männer	45%	±7%
Frauen	41%	±5%
Leukozyten	$7{,}0 \cdot 10^3/\mu l$	$\pm 3{,}0 \cdot 10^3/\mu l$
Thrombozyten	$2{,}9 \cdot 10^5/\mu l$	$\pm 0{,}5 \cdot 10^5/\mu l$
Retikulozyten	0,5–2,5%	
Differentialblutbild:		
Neutrophile		
– segmentkernige	54–62%	
– stabkernige	3– 5%	
Eosinophile	1– 3%	
Basophile	0– 1%	
Monozyten	3– 7%	
Lymphozyten	15–34%	

[a] Bereich, innerhalb dessen ca. 2/3 der Werte gesunder Personen liegen, z.B. Erythrozyten bei Männern zwischen $4{,}6 \cdot 10^6/\mu l$ und $6{,}2 \cdot 10^6/\mu l$. Innerhalb der doppelten Streuungsbreite (zwischen $3{,}8 \cdot 10^6/\mu l$ und $7{,}0 \cdot 10^6/\mu l$ für Erythrozyten bei Männern) liegen ca. 95% der Werte.

So infiltrieren gelegentlich verschiedene Karzinome, wie z.B. Mamma-, Prostata- oder Bronchuskarzinome, größere Knochenmarkareale und verdrängen dadurch das blutbildende Gewebe. Weiterhin kann es im Rahmen myeloproliferativer Erkrankungen zu einer Fibrosierung der Knochenmarkräume kommen, wodurch die für die Blutbildung notwendige „physiologische Umgebung“ zunehmend reduziert und der Blutbildung der Lebensraum entzogen wird. Neben diesen Mechanismen dürften aber auch bisher nicht näher identifizierte, die Blutbildung hemmende Faktoren von größerer Bedeutung sein. So findet man z.B. bei bestimmten Lymphomen – trotz fehlender Knochenmarkinfiltration – eine mehr oder weniger stark ausgeprägte Unterdrückung der Hämatopoese. Durch erfolgreiche Behandlung der zugrundeliegenden malignen Erkrankung läßt sich dann oft die Knochenmarkfunktion normalisieren.

Primäre Erkrankungen des blutbildenden Gewebes

Maligne Erkrankungen des blutbildenden Gewebes (v.a. Leukämien) können die normale Hämatopoese durch bisher nur ungenügend definierte Hemmmechanismen supprimieren bzw. direkt mechanisch verdrängen und somit eine Knochenmarkinsuffizienz hervorrufen.

Chemo- und/oder Strahlentherapie

Diese Behandlungsmaßnahmen können zu unterschiedlich ausgeprägten vorübergehenden, aber auch zu chronischen Schäden der Blutbildung führen. Die Auswirkungen zytostatischer Therapien auf die Myelopoese sind in der Regel dosislimitierend, während klinisch bedeutsame Thrombopenien meist nur bei massiv vorbehandelten Patienten oder bei Patienten mit tumorbedingter Suppression der Hämatopoese auftreten. Eine zytostatisch bedingte Verminderung der Erythropoese wird in Abhängigkeit von der eingesetzten Therapie und der zugrundeliegenden Erkrankung in unterschiedlicher Häufigkeit beobachtet. Führt die Anämie zu klinischen Symptomen, wie z.B. Müdigkeit, Schwäche, Atemnot und Herzinsuffizienz etc., so muß sie entweder durch die Verabreichung von Erythrozytenkonzentraten oder mit dem Wachstumshormon Erythropoetin behandelt werden. Die im Rahmen zytostatischer Therapien zu beobachtende Lymphopenie trägt zu erhöhter Infektionsanfälligkeit bei.

Das myelotoxische (knochenmarkschädigende) Potential verschiedener Zytostatika zeigt starke Unterschiede. So sind Bleomycin und Cisplatin wenig, aber Anthrazykline, Nitrosoharnstoffderivate, bestimmte Alkylanzien und Cytosin-Arabinosid ausgeprägt myelotoxisch. Der jeweilige Zeitpunkt des für die verschiedenen Zytostatika zu erwartenden Tiefpunkts der Leukozytenwerte (Leukozytennadir), dessen Dauer und der Zeitpunkt der Erholung der Myelopoese sind in Tabelle 22.5 angeführt.

Tabelle 22.5. Knochenmarktoxizität zytostatischer Substanzen

Arzneistoff (Präparatenamen s. Anhang A)	Myelosuppression	Nadir		Dauer bis zur Knochenmarkerholung		Hauptwirkung auf		
		Leukozyten (Tage)	Thrombozyten (Tage)	Leukozyten (Tage)	Thrombozyten (Tage)	Granulozyten	Thrombozyten	Erythrozyten
Aclarubicin	++	10–15	10–15	21–24?	21–24?	++	+	(+)
Actinomycin D	++	14–21	14–21?	22–25	22–25?	+++	+	+
Amsacrin (m-AMSA)	+++	8–10	?	24–28	?	+++	++	+
Asparaginase	(+)	0	0	0	0			
Bleomycin	(+)	0	0	0	0	(+)		
Busulfan	++	abhängig von Dosis und Therapiedauer			+++	+	(+)	
Carmustin (BCNU)	+++	26–30	20–25	35–49	30–36	++/+++	+/++	+
Chlorambucil	++	21–28	21–28?	28–42	28–42?	+++	++	+
Cisplatin	++	14	12–14	21	28	++	+/++	+/++
Cyclophosphamid	++	8–14	?	18–25	?	++	+	+/++
Cytarabin	++	12–14	10	22–24	?	++	+/++	+
Dacarbazin (DTIC)	++	21–28	21–28?	28–35	28–35?	++	+	
Daunorubicin	+++	7–14	?	21–24		+++	++	+
Doxorubicin	+++	6–13	10–14	21–24	?	+++	++	+
4-Epi-Doxorubicin	++	6–13	?	21–24	?	++/+++	+/++	+
Estramustinphosphat	+	?	?	?	?	+	(+)	0
Etoposid	++	16	16	20–22	20–22	++	+/++	(+)
5-Fluorouracil	+/++	9–14	?	16–24	?	+/++	+	0
Hexamethylmelamin	++	21–28?	?	28–35	?	+/++	(+)	0
Hydroxyurea	++	10–12	?	16–21	?	++	+/++	(+)
Ifosfamid	++/+++	8–14	?	18–25	?	++/+++	+/++	+

Lomustin (CCNU)	+++	40–50	30–40	60	50?	++/+++	+/++	(+)
Melphalan	+++	10–12	?	?	?	+++	++	+
Mercaptopurin	++	7–14	?	14–21	?	+	+	0
Methotrexat	++	7–10	?	14–16	?	++	++	+
Mithramycin	+	10–14	10–14	21–28	+	+++	(+)	
Mitomycin	++	28–42	?	42–56	?	++	+	(+)
Mitotane	0	0	0	0	0			
Mitoxantron	++	7–14	14–16	21–28	21–28	++/+++	+/++	+
Mustargen (HN2)	+++	7–12	?	26–30	?	+++	++	+
Nimustin (ACNU)	+++	28–42	21–35	42–58	35–51	++/+++	+/++	+
Prednimustin	+	?	?	?	?	+	+	(+)
Procarbazin	++	21–30	?	42–49	?	++	++	
Razoxane	++	11–16	?	12–25	?	++	(+)/+	+
Semustin (Me-CCNU)		+++	35–42	28–32	75–85	?	++/+++	+/++
Streptozotocin	+	?	-	?	?	+	(+)	0
Teniposid (VM-26)	++	6–14	?	28	?	++	+/++	(+)
Thioguanin	+	7–14	?	14–21	?	+	+	0
Thiotepa	+	15	?	?	?	+	+	+
Vinblastin	+++	4–10	?	14–21	?	++/+++	+/++	(+)
Vincristin	(+)	4–9	?	7–21	?	(+)	0	0
Vindesin	++	4–9	?	7–21	?	++	+/++	(+)

Symbole und Abkürzungen: +++ = stark, ++ = mäßig, + = gering, (+) = sehr gering, *0* nicht vorhanden, *?* nicht abgesichert/widersprüchliche Angaben

Tabelle 22.6. Prozentualer Anteil des gesamten blutbildenden Knochenmarks, der je nach Lage und Umfang des Bestrahlungsfeldes betroffen wird

Ort der Bestrahlung	Betroffenes Knochenmark [%]
Gesamtkörperbestrahlung	100
Gesamtlymphknotenbestrahlung	60–70
Mantelfeld	20–50
Paraaortale Region	20–25
Becken	15–25
Lunge und Mediastinum	20–25
Abdomen	20–25
ZNS	25–45
Kraniospinal	60–75
Brustwand und Lymphwege	15–20

Durch den Einsatz von wachstumsstimulierenden Faktoren der Myelopoese (G-CSF, GM-CSF) sowie von Interleukin 3 läßt sich die Dosisintensität der zytostatischen Therapie (die pro Zeiteinheit verabreichte Dosis an Zytostatika) deutlich erhöhen, ohne daß es zu einer Verlängerung der Knochenmarkaplasiedauer kommt. Häufig kann diese sogar verkürzt werden. Durch diese Maßnahmen erwartet man eine Erhöhung der Heilungsraten und eine Reduzierung der Infektionshäufigkeit und Infektionsmortalität. Dieses Behandlungsprinzip wird bereits bei bestimmten Therapien, z.B. bei der Knochenmarktransplantation, regelmäßig eingesetzt. Der Krankenhausaufenthalt kann so um durchschnittlich 5 Tage verkürzt werden.

In bestrahlten Regionen kommt es zu einer weitgehenden Verminderung des blutbildenden Gewebes und bei entsprechender Dosis sogar zu einer kompletten Aplasie. Das Knochenmarkstroma reagiert nicht selten mit einer verstärkten Bindegewebsneubildung, die bis zu einer weitgehenden Fibrosierung des Markraumes führen kann (Tabelle 22.6).

Die Ganzkörperbestrahlung wird zur Vorbereitung auf eine Knochenmarktransplantation angewandt und führt zur kompletten Elimination der blutbildenden Elemente. Die Wiederbesiedlung des Knochenmarks erfolgt bekanntlich durch die nach der Bestrahlung und medikamentösen Behandlung transplantierten Stammzellen (s. Kap. 12).

Mögliche Komplikationen: medizinische und pflegerische Maßnahmen

Anämie

Symptome und Komplikationen

Die klinische Symptomatik von Anämien hängt vom Ausmaß der Anämie und vom Allgemeinzustand der Patienten ab. Naturgemäß tolerieren jüngere Patienten mit normalen Herz-Kreislauf-Verhältnissen und normalen Organfunktionen auch ausgeprägte Anämien oft erstaunlich gut, während ältere Patienten mit arteriosklerotischen Veränderungen im Bereich der Hirn- oder Herzkranzgefäße oder mit anderen schwerwiegenden Organerkrankungen schon bei geringgradiger Anämie ausgeprägte Symptome aufweisen können. Neben dem Allgemeinzustand und der Grunderkrankung spielt auch die Geschwindigkeit des Auftretens der Anämie eine bedeutende Rolle. Steht dem Organismus genügend Zeit zur Anpassung an die veränderten Blutverhältnisse zur Verfügung, dann werden die Symptome geringer ausfallen als bei plötzlichem Blutverlust.

Zu den charakteristischen Symptomen einer Anämie zählen Leistungsabfall, Müdigkeit, Atemnot, Tachykardie und Herzklopfen, insbesondere bei Belastung. Bei ausgeprägter Anämie kann es bereits in Ruhe zu den genannten Symptomen kommen. Neben der Steigerung der Herzfrequenz ist auch eine Erhöhung des Auswurfvolumens zu beobachten. Patienten mit eingeschränkter kardialer Leistungsfähigkeit neigen zu kardialer Dekompensation. Weitere Symptome sind Schwindel, Kopfschmerzen, klopfender Pulsschlag, Konzentrationsstörungen und Libidoverlust.

Medizinische Maßnahmen

Die exakte Abklärung der Ursachen der Anämie stellt die Voraussetzung für die optimale Therapieentscheidung dar. In der überwiegenden Mehrzahl der Fälle sind tumorbedingte Faktoren für die Ausbildung von Anämien bei Tumorpatienten verantwortlich. Ursachen wie gastrointestinale Blutungen, Infektionen, Vitamin- und/oder Eisenmangel, die bei Malignompatienten zu Anämien führen, können natürlich sowohl als Tumorfolgen als auch unabhängig vom Tumorgeschehen auftreten.

Erythropoetin

Erythropoetin führt bei etwa 50% der Patienten mit chronischer Tumoranämie zu einer Normalisierung der Blutbildung. Die Erfolgsrate schwankt allerdings in Abhängigkeit von der zugrundeliegenden Tumorerkrankung, dem Tumorstadium und komplizierenden Begleiterkrankungen wie Infektionen sowie vom Allgemeinzustand des Patienten.

Bluttransfusionen

Läßt sich eine Anämie bei Tumorpatienten nicht durch Behebung der primären Ursache, also durch die Behandlung der Tumorerkrankung oder deren Folge – wie z.B. ein Vitamin-B_{12}-Mangel – normalisieren, so empfiehlt sich die Verabreichung von Erythrozytenkonzentraten. Die Indikation für diese Therapiemaßnahme ergibt sich aber erst bei Vorliegen klinischer Symptome bzw. bei Vorliegen einer ausgeprägten Anämie. Die alleinige Korrektur pathologisch veränderter Blutbefunde ohne klinische Notwendigkeit ist heute nicht mehr zu vertreten.

Probleme und Komplikation

Bluttransfusionen können Transfusionsreaktionen nach sich ziehen, die immunologisch oder nichtimmunologisch bedingt sind.

Immunologisch bedingte Transfusionsreaktionen:
- hämolytische Transfusionsreaktionen (Antikörper gegen Erythrozytenantigene),
- Reaktionen gegen HLA-Antigene auf Leukozyten oder Blutplättchen,
- Reaktionen gegen Leukozyten- oder Plättchenantigene,
- Reaktionen gegen Immunglobulin (IgA),
- andere, noch nicht exakt definierte Überempfindlichkeitsreaktionen,
- Graft-versus-host-Reaktionen.

Nichtimmunologisch bedingte Transfusionsreaktionen:
- Kreislaufüberladung,
- Infektion (Hepatitis B, Hepatitis C, Zytomegalievirus, HIV etc.),
- Citrattoxizität, Pyrogene.

Eine Fehltransfusion bei Verabreichung von AB0-unverträglichem Blut führt innerhalb weniger Minuten zur *intravasalen Hämolyse* mit typischen Symptomen, wie Angstgefühl, Lumbalschmerzen, Unruhe, Tachypnoe, Tachykardie und Übelkeit. In Abhängigkeit von der individuellen Reaktion und der Menge der transfundierten Erythrozyten können schwere Schockzustände und Nierenfunktionseinschränkungen bis zum völligen Aussetzen der Nierenfunktionen auftreten.

Bei Patienten mit autoimmunhämolytischer Anämie oder Kälteagglutininerkrankung kann selbst die Zufuhr von blutgruppenverträglichem Blut zu einer beträchtlichen Verstärkung der bereits vorhandenen Hämolyse führen. Bei diesen Patienten sollten daher nur unumgänglich nötige Bluttransfusionen verabreicht werden, wobei die Bildung von Antikörpern durch immunsuppressive Maßnahmen verhindert werden muß.

Im Gegensatz zur Sofortreaktion können in bestimmten Fällen verzögerte Transfusionsreaktionen auftreten. Solche finden sich häufig als Folgen eines sog. „anamnestischen Anstiegs“ von Antikörpern gegen Antigene des Rhesussystems, die durch eine frühere Transfusion oder Schwangerschaft induziert wurden. Bei diesen Patienten verläuft die Transfusion zunächst unauffällig, die transfundierten Erythrozyten werden jedoch nach 7–10 Tagen (wenn die Antikörperbildung verstärkt in Gang kommt) rasch vom retikuloendothelialen System abgebaut.

Eine *Sensibilisierung* gegen HLA-, Leukozyten- und Plättchenantigene, sowie gegen Immunglobulin A kann bei neuerlichem Kontakt mit diesen Antigenen im Rahmen von Transfusionen zu unterschiedlich ausgeprägten Reaktionen führen. In der Regel werden Antikörper gegen Leukozyten- und Plättchenantigene gering- bis mäßiggradig ausgeprägte Transfusionsreaktionen bewirken, während Patienten mit Antikörpern gegen IgA bei Verabreichung von Serum- bzw. Immunglobulintransfusionen schwere Schockzustände entwickeln können.

Die in den Erythrozytenkonzentraten vorhandenen Leukozyten können bei stark immunsupprimierten Patienten in Einzelfällen zu einer sog. „*Graft-versus-host-Reaktion*“ führen. Die transfundierten Lymphozyten erkennen dabei das für sie fremde Milieu des Empfängers und versuchen, es zu zerstören. Dies kann zu schweren Beeinträchtigungen des Allgemeinbefindens und zu Organschädigungen führen. Diese seltene, aber in Einzelfällen schwerwiegende Komplikation kann durch Bestrahlung der Erythrozytenkonzentrate verhindert werden.

Patienten mit schwerer Nieren- oder Herzinsuffizienz können selbst nach mengenmäßig geringen Bluttransfusionen ein *Herz-Kreislauf-Versagen oder Lungenödem* entwickeln. Diese schwerwiegenden Folgen der Transfusion können sofort oder auch mit bis zu 24 h Verzögerung auftreten und sind klinisch durch Brustschmerzen und v.a. Atemnot, die bis zum Bild des Lungenödems führen kann, gekennzeichnet. Bei derart gefährdeten Patienten sollte der zentrale Venendruck überprüft werden, um eine solche Komplikation zu vermeiden.

Verschiedene *Infektionskrankheiten,* wie Hepatitis, Zytomegalie, das erworbene Immunmangelsyndrom (AIDS) und andere virale Infektionen, können durch Transfusionen übertragen werden. Aus diesem Grund werden Bluttransfusionen derzeit auf Hepatitis B und C, Lues und HIV sowie in bestimmten Fällen auf Zytomegalievirus getestet. Da zwischen Infektion und Nachweisbarkeit von Antikörpern im Serum Wochen bis Monate vergehen können („serologisches Fenster"), müssen Risikopersonen von der Blutspende ausgeschlossen werden.

Immunsupprimierte Patienten oder Tumorpatienten, die einer Knochenmarktransplantation unterzogen werden, sollten, wenn sie CMV-Antikörper-negativ sind, nur mit Blutkonserven von CMV-negativen Spendern versorgt werden.

Bei Massivtransfusionen können Komplikationen wie *Citrattoxizität,* Hypokaliämie oder Verdünnungskoagulopathie auftreten. Außerdem können durch Blutkomponenten Pyrogene übertragen werden.

Blutprodukte zum Zellersatz bei Anämien

Obwohl heute noch Vollblutkonserven und teilweise auch Frischblutkonserven zur Verfügung stehen, wird die Behandlung von Anämien prinzipiell mit Erythrozytenkonzentraten vorgenommen. Allerdings bestehen in verschiedenen Ländern zum Teil größere Unterschiede bezüglich der Verwendung bestimmter Blutprodukte. Im folgenden werden verschiedene Blutprodukte beschrieben:

- Erythrozytenkonzentrate,
- Vollblutkonserven,
- leukozytenarme Erythrozytenkonzentrate.

Erythrozytenkonzentrate

Erythrozytenkonzentrate werden durch Sedimentation, Zentrifugation und nachfolgende weitgehende Abtrennung des Plasmas aus stabilisierten Frischblutkonserven gewonnen. Durch die Entfernung des Plasmas wird der Hämatokrit in den Erythrozytenkonserven auf 65–70% angehoben und der Plasmaanteil auf 20% reduziert.

Zur Stabilisierung werden von den Blutspendezentren verschiedene Stabilisatorlösungen angewandt, z.B. CPD (Citrat-Phosphat-Dextrose), CPD-A (Citrat-Phosphat-Dextrose mit Adenin), evtl. mit speziellen Zusatzlösungen.

Erythrozytenkonzentrate können – je nach Stabilisatorlösung – 35 bis 42 Tage gelagert werden, Lagertemperatur 2 bis 6 °C.

Die Lebensdauer von mit Erythrozytenkonzentraten zugeführten roten Blutkörperchen liegt mit ca. 30–40 Tagen deutlich unter der 120 Tage betragenden Lebensdauer körpereigener Erythrozyten.

Vollblutkonserven

Vollblutkonserven bestehen aus ca. 450 ml Vollblut, das mit ca. 60 ml CPD oder CPD-A (Citrat-Phosphat-Dextrose-Adenin) oder anderen Stabilisatoren versetzt und bei 2–6°C gelagert wird. Durch die genannten Maßnahmen wird die Alterung des Blutes deutlich hinausgezögert. Dennoch ist die normalerweise 120 Tage betragende Lebenszeit von Erythrozyten in Konserven auf etwa 35 Tage reduziert, so daß Konservenblut maximal 21 Tage vor der Transfusion gelagert werden darf. Heute gibt es nur noch wenige Indikationen für die Verabreichung von Vollblutkonserven. Eine solche liegt vor, wenn ein akuter, durch Blutverlust aufgetretener Volumenmangel rasch korrigiert werden muß.

Leukozytenarme Erythrozytenkonzentrate

Bei Transfusionen werden neben den erwünschten Erythrozyten auch eine große Anzahl Leukozyten transfundiert: 1 Beutel Ec-Konzentrat enthält ca. 1 Mrd. (10^9) Leukozyten.

Die Transfusion dieser Leukozyten kann, wie oben beschrieben, verschiedene ***unerwünschte Folgen*** haben:

- *Febrile Transfusionsreaktion:* Auslöser sind HLA-Antigene der Leukozyten, die mit Antikörpern im Serum des Empfängers reagieren. Mit fieberhaften Transfusionsreaktionen ist v.a. bei Patienten zu rechnen, die bereits viele Erythrozytentransfusionen von verschiedenen Spendern erhalten haben und dadurch gegen verschiedene HLA- und Leukozyten-Antigene sensibilisiert sind.
- *Verminderter Nutzen notwendiger Thrombozyten-Transfusionen:* HLA-Antigene finden sich auch auf Thrombozyten. Bei Patienten, die durch transfundierte Leukozyten gegen HLA-Antigene sensibilisiert wurden, führt die Bindung von Antikörpern zu einem raschen Abbau transfundierter Thrombozyten. Dies kann bei thrombopenischen Patienten, die auf den Ersatz von Thrombozyten angewiesen sind, zu Problemen führen.
- *Zahlreiche Viren können bei Transfusionen durch infizierte Leukozyten übertragen werden,* z.B. Epstein-Barr-Viren (EBV), HIV, Zytomegalie-Viren (CMV).

  Nur eine vollständige Entfernung aller Leukozyten aus dem transfundierten Blut, wie sie heute technisch noch nicht möglich ist, könnte dieses Risiko ganz ausschalten. Die mit modernen Methoden mögliche Reduktion der Leukozytenzahl erlaubt aber zumindest für die Zytomegalie eine deutliche Verminderung des Infektionsrisikos.

Möglichkeiten zur Entfernung von Leukozyten aus Blutkonserven

- ***Zentrifugation*** des Vollblutes und Entfernung des leukozyten- und thrombozytenreichen Plasmaanteils („buffy coat"); Entfernung von 40–80% der Leukozyten (buffy-coat-freies Blut).
- ***Filtration*** des Erythrozytenkonzentrates
  Es sind verschiedene Filtersysteme zur Entfernung von Leukozyten aus Ec-Konzentraten auf dem Markt erhältlich. Diese Filter bestehen aus Fasern von Baumwolle, Zelluloseazetat oder Polyester, an denen die Leukozyten zurückgehalten werden. Die Filtration kann bereits im Blutspendezentrum oder erst während der Transfusion vorgenommen werden. Bei der Filtration am Krankenbett wird der Filter zwischen Blutbeutel und Infusionsnadel angeschlossen.
  Durch moderne Filter (z.B. Pall, Leukostop, Sepacell) kann der Leukozytengehalt des transfundierten Blutes um über 99% reduziert werden. Wird die Filtration am buffy-coat-freien Blut vorgenommen, kann dieser Wert noch verbessert werden. Es ist aber zu bedenken, daß eine Erythrozytenkonserve auch nach Entfernung von 99,9% der Leukozyten in der Regel noch immer über 1 Mio. Leukozyten enthält.
- ***Waschen*** von Erythrozytenkonzentrat in Kochsalzlösung zur Entfernung von unerwünschten Plasmabestandteilen und Leukozyten („gewaschene Erythrozyten") wird heute nur noch bei besonderen Indikationen durchgeführt.
  Die Methode ist zeitaufwendig, mit dem Risiko der bakteriellen Verunreinigung verbunden und entfernt weniger als 90% der Leukozyten aus dem Blut.

Filtrierung der Blutkonserven

Die zur Lagerung der zellulären Blutkomponenten verwendeten PVC-Beutel werden mit einem speziellen Transfusionsbesteck ausgerüstet. Dieses besitzt ein Filtersystem mit einer Porengröße von 170 μm, um die mit zunehmender Lagerungszeit zunehmend häufiger auftretenden Zellfragmente und Mikroaggregate von Erythrozyten herauszufiltern. Solche Aggregate können Mikroembolien verursachen und bei thrombopenischen Patienten zu einem deutlichen Thrombozytenabfall führen. Die zur Entfernung von Leukozyten verwendeten ***Spezialfilter*** wurden bereits besprochen.

Bestrahlung der Blutkonserven

Bei immunsupprimierten Patienten sollten zur Vermeidung von Graft-versus-host-Reaktionen Blutpräparationen, die Lymphozyten enthalten, vor der Übertragung bestrahlt werden. Dadurch wird verhindert, daß Spenderlymphozyten die gewebsunverträglichen (fremden) Zellen des Empfängers attackieren und schädigen. Die klinische Symptomatik dieser immunologischen Reaktion wird als „Graft-versus-host-Disease" bezeichnet (s. Kap. 12).

Pflegerische Maßnahmen bei Anämie

Patienten mit schweren Anämien bedürfen einer sorgfältigen Beobachtung. Speziell ist zu achten auf:

- Transfusion von Erythrozytenkonserven,
- symptomatische Maßnahmen,
- Information des Patienten.

Hinweise zur Pflegeplanung bei Anämie sind in der folgenden Übersicht zusammengefaßt.

Hinweise zur Pflege bei Anämie

Aufgabe	Maßnahmen
Transfusion von Erythrozyten-konserven	– Kontrolle des Beutels – Tropfgeschwindigkeit nach Verordnung einstellen (ohne spezielle Verordnung: 40 Trpf./min). Die langsame Verabreichung von Transfusionen hat den Vorteil einer geringeren Kreislaufbelastung und bei eventuellen Unverträglichkeitsreaktionen den Vorteil einer geringeren Antigenüberflutung. – Kontrolle der Vitalzeichen (Puls, Blutdruck, Atmung, Temperatur) vor Beginn und während sowie nach Beendigung der Transfusion, um eventuelle Unverträglichkeitsreaktionen bzw. Zeichen einer Kreislaufüberlastung frühzeitig zu erkennen. Bei den ersten Anzeichen von Transfusionsreaktionen sollte die Transfusion sofort unterbrochen werden. – Aufwärmung der Blutkonserven ist in der Regel nicht erforderlich; nur bei Patienten mit Kälteagglutininerkrankung müssen die Konzentrate auf 37°C vorgewärmt werden, ebenso bei Massivtransfusionen (mehr als 3 Einheiten in rascher Folge).
Beobachtung auf Unverträglichkeits-reaktionen	– Das Risiko von Unverträglichkeitsreaktionen nimmt mit zunehmender Zahl der Transfusionen pro Patient aufgrund der zunehmenden Sensibilisierung zu. • Schüttelfrost, (Fieber) • Unruhe, Beklemmungsgefühl, eventuell Atemnot • Übelkeit, Erbrechen • Kopfschmerzen, Exantheme • eventuelle Schockzeichen, wie Tachykardie, Blutdruckabfall und Nierenversagen

Sofortmaßnahmen bei Unverträglichkeitsreaktionen	1. Abbruch der Transfusion 2. Alarmierung des Arztes und – wenn erforderlich – Schockbehandlung – Bei ambulanter Betreuung sollten dem Patienten prophylaktisch Medikamente für den Fall einer Unverträglichkeitsreaktion verordnet werden (Antihistaminika, Kalziumpräparate und Glukokortikoide). – Bei allen Zwischenfällen sollten Blutkonserve, Begleitformular, Transfusionsbericht und 10 ml Empfängerblut an die Transfusionszentrale zur Klärung weitergeleitet werden. – Genaue Dokumentation
Spezielle Merkpunkte	– Wird die Kühlkette der Blutkonserve unterbrochen, was bereits bei einem Temperaturanstieg auf 10°C der Fall ist, dann soll die Konserve innerhalb von 24 h verabreicht werden. – Bei thrombopenischen Patienten empfiehlt sich die zusätzliche Verwendung von Mikrofiltern, um einen weiteren Thrombozytenabfall durch Zellaggregate zu verhindern.
Symptomatische Maßnahmen bei Anämie	– Analyse des Tagesablaufs des Patienten. – Veränderung des Aktivitätsspektrums beachten. – Der Patient soll seine Aktivitäten möglichst der Situation anpassen. – Die Besuchszeiten von Angehörigen sollten den Ruhe- und Schlafbedürfnissen angepaßt werden. – Der Patient sollte bei orthostatischer Dysregulation nur in Anwesenheit von Begleitpersonen aufstehen und spazierengehen. – Im Fall von häuslicher Betreuung sollte die Unterstützung durch mobile Schwestern zur Erleichterung der Heimversorgung, für Heimpflege und zu diversen Hilfsdiensten organisiert werden.

Thrombopenie

Symptome und Komplikationen

Die Chemotherapie stellt die häufigste Ursache von Thrombopenien bei Tumorpatienten dar. Es können aber auch bestimmte Erkrankungen, wie z.B. Leukämien oder Lymphome, direkt zu schweren Thrombozytopenien führen. Darüber hinaus können natürlich auch bei Tumorpatienten verschiedene Ursachen, die nicht mit der Behandlung bzw. dem Tumorgeschehen zusammenhängen, ein thrombopenisches Zustandsbild herbeiführen. Hier ist z.B. die idiopathische Thrombopenie zu nennen. Die differentialdiagnostische

Abklärung ist bedeutsam, da bei letztgenannter Erkrankung Kortikosteroide und/oder hochdosierte Immunglobulinpräparate und evtl. andere Maßnahmen (Plasmapherese, Milzentfernung etc.) zum Einsatz kommen, während zur Behandlung der tumorbedingten bzw. therapiebedingten Thrombopenien die Verabreichung von Thrombozytenkonzentraten angezeigt ist.

Das Risiko spontaner Blutungen steigt mit abnehmender Thrombozytenzahl, verstärkt sich aber beträchtlich bei Thrombozytenwerten <20000/μl.

Allerdings korreliert das Auftreten von Blutungskomplikationen nur grob mit dem Abfall der Thrombozytenzahlen. Einzelne Patienten mit chronischen Knochenmarkerkrankungen, wie z.B. Osteomyelosklerose, können mit niedrigen Thrombozytenwerten oft jahrelang symptomfrei überleben. Bei diesen Patienten wäre auch eine chronische Substitution aufgrund der langen Krankheitsdauer nicht möglich (s. unten). Kommt es im Rahmen von Thrombopenien zu Blutungen, so manifestieren sich diese häufig an bestimmten Lokalisationen. Besonders gefährlich sind Blutungen im Bereich des ZNS, da sie gravierende Folgen bis zum tödlichen Ausgang nach sich ziehen können. Häufigste Lokalisationen von Blutungen sind:

- Nasen- und Mundschleimhäute,
- Magen-Darm-Trakt (Melena),
- Haut (petechial und/oder purpuraartig),
- Zentralnervensystem.

Medizinische Maßnahmen

Thrombozytentransfusion

Die Indikation zur Thrombozytentransfusion muß individuell gestellt werden.

Bei einem Abfall der Thrombozytenwerte <20000/μl wird auch bei asymptomatischen Patienten ein Ersatz empfohlen, da unter diesem Grenzwert die Gefahr von Blutungen erheblich ansteigt. Der Grenzwert, ab dem Thrombozyten transfundiert werden, kann allerdings von Klinik zu Klinik unterschiedlich festgesetzt sein. Bei höheren Thrombozytenwerten sollten nur bei Vorliegen von Blutungskomplikationen oder bei bevorstehenden chirurgischen Eingriffen Thrombozytenkonzentrate transfundiert werden. Selbstverständlich müssen Medikamente, die die Plättchenaggregation hemmen, wie z.B. Aspirin oder andere nichtsteroidale entzündungshemmende Substanzen, bei Blutungsgefahr abgesetzt werden. Störungen der plasmatischen Gerinnung sollten – soweit möglich – korrigiert werden.

Verträglichkeit und Probleme der Thrombozytentransfusion
Bei erythrozytenhaltigen Thrombozytenpräparationen wird empfohlen, AB0-verträgliche Präparate zu transfundieren. Bei erythrozytenarm hergestellten

Thrombozytenkonzentraten kann auf Blutgruppenidentität zwischen Spender und Empfänger verzichtet werden, wobei allerdings mit der Möglichkeit einer Sensibilisierung gerechnet werden muß. Dies ist besonders bei Rhesus-negativen jüngeren Frauen zu beachten, die durch Transfusion von Konzentraten, die Rhesus-positive Erythrozyten enthalten, Rhesus-Antikörper ausbilden könnten.

Thrombozyten sind stark immunogen und tragen an ihrer Oberfläche Histokompatibilitätsantigene (HLA-Antigene). Bei wiederholter Verabreichung von Thrombozytentransfusionen kommt es daher häufig zur Sensibilisierung gegen HLA-Antigene und damit zu einem raschen Abbau transfundierter Blutplättchen, wodurch der klinische Nutzen verlorengeht. In diesen Fällen müssen HLA-kompatible Thrombozyten verabreicht werden. Dies gelingt bei Fremdspendern aufgrund der enormen Variabilität des HLA-Systems nur bedingt, so daß in der Regel nur auf stark immunogene HLA-Antigene (z.B. HLA-2) Rücksicht genommen werden kann. Günstig erweist sich in diesem Fall das Zurückgreifen auf einen Dauerspender oder einen kleinen Spenderpool. Besonders geeignet sind bei chronischem Bedarf Spender aus der Familie des Patienten, die HLA-identisch oder weitgehend HLA-verträglich sind. Die Spende geschieht in diesen Fällen wegen der größeren Ausbeute mit Vorteil durch Zellseparation (Thrombozytapherese, s. unten).

Möglichkeiten zur Substitution von Thrombozyten

- Thrombozytenkonzentrat aus Vollblut,
- thrombozytenreiches Plasma,
- Thrombozytenkonzentrat aus Apherese.

Thrombozytenkonzentrat aus Vollblut

Thrombozytenkonzentrat wird aus thrombozytenreichem Plasma durch Zentrifugation gewonnen. Das Konzentrat enthält etwas weniger Thrombozyten als das Ausgangspräparat, ist aber plasmaarm. Durch die Aufbewahrung von Blutplättchen in porösen Plastiksäcken, die eine kontinuierliche Sauerstoffzufuhr ermöglichen, können die Präparationen bei Raumtemperatur 5–7 Tage aufbewahrt werden. Nach Transfusion können die Plättchen noch 6–7 Tage im Empfänger funktionsfähig überleben. In der Regel wird auf 10 kg Körpergewicht 1 Beutel Thrombozytenkonzentrat transfundiert; bei einem 60 kg schweren Patienten sind das also 6 Beutel. Damit können die Thrombozyten beim Empfänger um ca. 20000/μl angehoben werden.

Thrombozytenreiches Plasma

Dieses Präparat wird nach Sedimentation der Erythrozyten einer Frischblutkonserve durch Abheben des Plasmas gewonnen. Es enthält etwa $^{2}/_{3}$ der Thrombozyten einer Frischblutkonserve und ist bei Zimmertemperatur maximal 72 h haltbar. Sollen die Thrombozyten beim Empfänger um 30000/μl gesteigert werden, so ist die Verabreichung von 3–4 Einheiten thrombozytenreichen Plasmas notwendig. Wegen des großen zu transfundierenden Volumens wird thrombozytenreiches Plasma heute nur noch selten verwendet.

Thrombozytenkonzentrate aus Apheresen

Sogenannte Blutzellseparatoren erlauben es, vom Blutspender nur die gewünschte Blutkomponente, z.B. Plasma oder Thrombozyten, zu gewinnen. Die anderen Blutbestandteile, z.B. Erythrozyten, werden dem Blutspender kontinuierlich zurückgegeben. Man spricht von ***Thrombozytapherese***, wenn dem Spender nur Thrombozyten entnommen werden, von ***Plasmapherese***, wenn Thrombozyten mit dem Plasma entnommen werden.

Durch die Methode der Apherese können von einem Einzelspender in einer Spende in der Regel über $300 \cdot 10^9$ Thrombozyten gewonnen werden. Dies genügt, um bei einem thrombopenischen Patienten die Thrombozyten um 20000/µl anzuheben und eine unmittelbare Blutungsgefahr abzuwenden.

Thrombozytenersatz durch Thrombozytenkonzentrat von Einzelspendern ist vor allem angezeigt bei Patienten, bei denen eine Sensibilisierung gegen verschiedene HLA-Antigene vermieden werden soll.

Filtrierung von Thrombozytenkonzentraten

Thrombozytenkonzentrate enthalten neben wenigen Erythrozyten auch Leukozyten. Die Transfusion dieser Leukozyten kann – wie bei der Erythrozytentransfusion – unerwünschte Wirkungen haben. Es ist deshalb u.U. angezeigt, die Leukozyten zu entfernen. Dies geschieht durch sog. Leukozytenfilter, die auch für Thrombozytentransfusionen erhältlich sind (s. S. 398 für eine ausführlichere Darstellung der Leukozytenfiltration).

Wirksamkeit der Thrombozytentransfusion

Zur Beurteilung der Wirksamkeit von Thrombozytentransfusionen sollen die Thrombozytenzahlen 1 h und 24 h nach erfolgter Transfusion bestimmt werden. Ist 1 h nach Verabreichung der Thrombozyten kein Anstieg zu verzeichnen, so ist von einer Sensibilisierung des Empfängers und sofortigem Abbau der transfundierten Blutplättchen auszugehen. Besteht bereits eine HLA-Sensibilisierung, kann mit Thrombozyten von HLA-typisierten und -kompatiblen Einzelspendern, evtl. Verwandten des Patienten, oft ein Thrombozytenersatz doch noch gelingen. Fallen die Thrombozyten nach initialem Anstieg innerhalb von 24 h ab, so weist dies auf einen gesteigerten Verbrauch von Blutplättchen hin, z.B. im Rahmen einer Sepsis oder einer disseminierten intravaskulären Gerinnung.

Zur Beachtung bei Thrombozytentransfusionen

Transfusion von Thrombozyten	– Tropfgeschwindigkeit nach Verordnung einstellen. Im allgemeinen wird eine kurze Infusionsdauer angestrebt. – Kontrolle der Vitalzeichen vor Transfusionsbeginn, während der Transfusion und nach Transfusionsende.
Zeichen einer Transfusions-reaktion	– Schüttelfrost, Fieber – Unruhe, Beklemmungsgefühl, evtl. Atemnot – Kopf-, Gelenk-, Gliederschmerzen – Übelkeit, Erbrechen – Urtikaria, Hautrötung – Temperaturanstieg, Blutdruckabfall – evtl. Schockzeichen, wie Tachykardie, Blutdruckabfall, Kreislaufstillstand und Oligurie.
Bei Transfusionsreaktion	– Sofortmaßnahmen setzen und Transfusion abbrechen – Arzt alarmieren und bei Bedarf Schockbehandlung einleiten – Bei allen Zwischenfällen exakte Dokumentation sowie Einsendung von Thrombozytenpräparation, Begleitformular, Transfusionsbericht und 10 ml Empfängerblut an die Transfusionszentrale zur Klärung der Ursache.
Vorsichtsmaßnahmen	– Zur Vermeidung oder Verringerung von Transfusionsreaktionen können bei bekannter Überempfindlichkeitsreaktion des Empfängers vor Transfusionsbeginn vom Arzt verordnete Antihistaminika und Kortikosteroide verabreicht werden.
Spezielle Merkpunkte	– Thrombozytenpräparationen bei Raumtemperatur lagern (keinesfalls im Kühlschrank)! – Optimal ist die Verabreichung von Thrombozyten, die von blutgruppenkompatiblen Spendern gewonnen werden. Ist in der Praxis nicht immer erreichbar. Daher werden in verschiedenen Zentren Thrombozyten von blutgruppeninkompatiblen Spendern transfundiert, wobei die Thrombozytenkonserven möglichst erythrozytenarm präpariert werden.

Pflegerische Maßnahmen bei Thrombopenie

Das Auftreten massiver Thrombopenien kann für den Patienten lebensbedrohliche Konsequenzen haben. Eine sorgfältige Überwachung und Pflege dieser Patienten ist daher von besonderer Bedeutung. Hinweise zur Pflegeplanung s. folgende Übersicht.

Hinweise zur Pflege bei Thrombopenie

Aufgabe/Problem	Maßnahmen
Präventive und symptomatische Maßnahmen bei schweren Thrombopenien	Hinweis, daß in dieser Situation möglichst auf antiaggregatorisch wirkende Medikamente (wie Acetylsalicylsäure und andere nichtsteroidale antiinflammatorische Substanzen) verzichtet werden soll! (Dieser Hinweis gilt auch für leichte Thrombopenien.)
Allgemeine Empfehlungen und Information des Patienten	– Vermeidung von mechanischen Verletzungen; also Patientenzimmer bzw. Aufenthaltsraum entsprechend gestalten: z.B. Achtung bei engen Durchgängen, Möbelstücke umstellen oder deutlich markieren, Möbel abpolstern.
Hautblutungen	***Präventiv:*** – Beachtung von Petechien, Ecchymosen und Purpura – Vermeidung von Traumen und Punktionen, insbesondere intramuskuläre und subkutane Injektionen. Reduktion der Zahl der Venenpunktionen, Anlegen eines Druckverbandes – Vermeidung von Naßrasuren – Verwendung von elektrischen Rasierapparaten; • falls nicht kontraindiziert, Haarentferner anwenden • vorschlagen, nicht zu rasieren. – Vorsicht beim Schneiden und Feilen von Nägeln – Vermeidung von sehr enger Kleidung; – bei Blutdruckmessung Verwendung der geringsten notwendigen Drücke. ***Bei Blutungen:*** – bei großen Hämatomen können Eisbeutel hilfreich sein; – bei Hautabschürfungen können lokal Thromboplastinpräparate aufgetragen werden; – in speziellen Fällen kann lokal Vasopressin nach Verordnung injiziert werden; – Versorgung von blutenden Wunden mit Druckverbänden.
Nasenbluten	***Präventiv:*** – Aufklärung des Patienten, die Nase nur vorsichtig zu schneuzen. – Anfeuchtung der Luft. – Nasensalbe applizieren. ***Bei Blutungen:*** – Blutdruck im Kopfbereich senken: • bei liegenden Patienten Rückenlehne aufrichten, • Beine tief lagern, • kalte Kompresse oder Eiskrawatte auf den Nacken legen: dies führt zur reflektorischen Kontraktion der Schleimhautgefäße

– Nasenflügel der blutenden Seite fest mit dem Finger an die Nasenscheidewand pressen (Kompression der Gefäße).
– Bei anhaltender Blutung ist eine Tamponade der Nase mit Mullstreifen (oder vom Arzt mittels eines speziellen Tampons – Bellock-Tamponade – durch den Mund in den Nasenrachen) notwendig.

Blutungen im Mundbereich

Präventiv:
– Empfehlung einer zahnärztlichen Untersuchung und Behandlung, falls erforderlich vor Therapiebeginn.
– Untersuchung der Schleimhäute auf Blutungsquellen
– Diätempfehlungen: keine besonders harten, heißen oder scharfen Speisen
– Eincremen der Lippen, um deren Austrocknen zu vermeiden
– Unterweisung beim Zähneputzen; keine Verwendung harter Zahnbürsten; sanfte Reinigung mit Mundduschen, Mundspülungen, keine Verwendung von Zahnseide; dick gepolsterte Watteträger anstelle von Zahnbürste (s. Kap. 25: Schleimhautveränderungen).

Bei Blutungen:
– nach Verordnung: Applikation von gerinnungshemmenden Substanzen, imprägnierten Gelatineschwämmen oder topische Applikation von Thrombin und eventuell Wiederholung dieser Maßnahmen.

Blutungen im Magen-Darm-Trakt

Präventiv:
– Beachtung von kaffeesatzartigem Erbrechen sowie teerfarbenem Stuhl
– Kontrolle des Blutdrucks und des Pulsverhaltens
– Vermeidung von Obstipation durch entsprechende Diätempfehlungen
– Verabreichung von Laxanzien nach Verordnung
– Vermeidung von Einläufen, Suppositorien und Rektaltemperaturmessung

Bei Blutungen:
– Bei Blutungen nach Verordnung: Systemische und oder topische Applikation von Vasopressin, sowie – bei Verdacht auf Ulzera – von H2-Antagonisten

Blutungen im ZNS

Präventiv:
– Medikamentöse Unterdrückung von Erbrechen und Husten, um intrakranielle Druckerhöhungen zu vermeiden
– Vorsorgemaßnahmen zur Verhütung von Krampfanfällen
– Vermeidung von Obstipation
– Vermeidung von Luftanhalten und Pressen beim Stuhlgang bzw. beim Aufrichten im Bett

Blutungen im Urogenitaltrakt	***Präventiv:*** – Überprüfung von Harnvolumen und Harnbeschaffenheit – Überprüfung auf Blutbeimengung im Urin – Überprüfung einer eventuellen Hypermenorrhö – Empfehlung zur Einnahme großer Flüssigkeitsmengen, falls nicht kontraindiziert – Vermeidung einer Katheterisierung bzw. von Vaginalduschen, falls möglich. Verwendung eines kleinlumigen Katheters und großer Mengen eines Lubrikationsgels, falls ein Katheter unvermeidlich ist. – Empfehlung zur Verwendung von Gleitmitteln beim Sexualverkehr

Leukopenie

Leukopenien bei Tumorpatienten sind in der Regel Folgen der Chemo- und/oder Strahlentherapie oder durch die Tumorerkrankung selbst bedingt. In seltenen Fällen können auch andere Mechanismen, wie allergische oder toxische Reaktionen auf bestimmte Medikamente, zu Leukopenien bzw. Granulozytopenien führen.

Unter *Leukopenie* verstehen wir eine Verminderung der weißen Blutkörperchen (Leukozyten), zu denen Granulozyten, Lymphozyten und Monozyten zählen, auf weniger als 4000/µl. Die Verminderung kann durch eine Reduktion der Granulozyten und/oder der Lymphozyten bedingt sein, obwohl schwere Leukopenien fast immer auf eine Verminderung der Granulozyten zurückzuführen sind. Bei einer Verminderung der Lymphozyten spricht man von einer *Lymphopenie,* bei einer Reduktion der neutrophilen Granulozyten unter 1500/µl von einer *Granulozytopenie* bzw. *Neutropenie.* Das vollständige Fehlen von Granulozyten im peripheren Blut wird als *Agranulozytose* bezeichnet.

Symptome und Komplikationen

Infektionen

Müdigkeit, Schwäche und Schweißausbrüche sind häufige klinische Symptome während leukopenischer Krankheitsphasen. Besonders gravierend kann sich die Schwächung der Abwehrlage auswirken, die mit der Abnahme der Granulozytenzahl zunimmt.

> Das Infektionsrisiko steigt merklich bei Granulozytenzahlen <1000/µl an und nimmt bei einer weiteren Reduktion auf <500/µl sprunghaft zu.

Derart neutropenische Patienten erkranken häufig an Infekten, wobei in 50–80% der Fälle der Gastrointestinaltrakt und die Haut als Infektionsquellen fungieren. Ein Teil der Erreger gehört zur physiologischen Darmflora und ist nur fakultativ pathogen, nämlich bei geschwächter Abwehrlage; ein weiterer Teil stammt von einer unphysiologischen Besiedelung von Haut und Schleimhäuten. In zweiter Linie handelt es sich um sog. Kreuzinfektionen, die v.a. durch die Hände des Pflege- und ärztlichen Personals von einem Patienten auf den anderen übertragen werden (nosokomiale Infektionen).

Nosokomiale Infektionsquellen sind:

- Patienten (endogene Keimflora),
- Personal (Ärzte, Schwestern und Hilfspersonal),
- Besucher,
- Blutderivate und transplantiertes Knochenmark,
- Infusionen,
- Luft.

Das Auftreten von Infektionen wird zusätzlich durch die Zerstörung der natürlichen Haut- und Schleimhautbarrieren, zum Teil durch invasive Prozeduren und zum Teil durch therapiebedingte Ulzerationen in Haut und Schleimhäuten, begünstigt (Abb. 22.2).

Die klinischen Symptome von Infektionen bei leukopenischen Patienten variieren in Abhängigkeit von der Art der Infektionserreger, den betroffenen Organen und Geweben und der Abwehrlage. Neben Müdigkeit und Abgeschlagenheit kommt es bei den meisten Patienten zu Fieber; die in solchen Situationen obligaten Blutkulturen führen aber nur bei 20% der Fälle zum Erregernachweis.

In den letzten Jahren hat sich das Erregerspektrum als Folge der vielfältigen antibiotischen Therapien und der vermehrten Verwendung von Dauerkathetersystemen wesentlich verschoben. So sind v.a. bei Katheterinfektionen grampositive Erreger, insbesondere Staphylokokken, in den Vordergrund getreten. Neben bakteriellen Erregern spielen bei schwer immunsupprimierten Patienten auch Pilz- und Virusinfektionen eine beträchtliche Rolle (Tabelle 22.7).

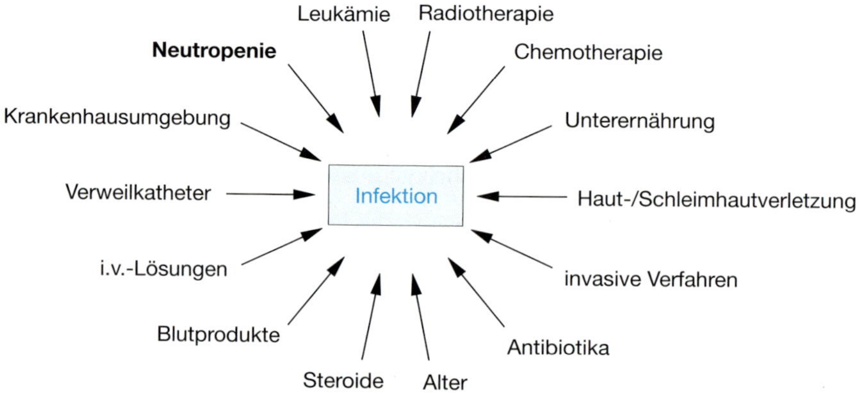

Abb. 22.2. Risikofaktoren für Infektionen bei neutropenischen Patienten

Tabelle 22.7. Erregerspektrum bei immunsupprimierten Tumorpatienten

Erregerart	Name des Erregers
Bakterien	
– grampositiv	Staphylococcus aureus
	Staphylococcus epidermidis
	hämolysierende Streptokokken
	Streptococcus pneumoniae
	Streptococcus faecalis
– gramnegativ	Escherichia coli
	Klebsiellaspezies
	Haemophilus influenzae
	Pseudomonas aeruginosa
Pilze[a]	Candida
	Aspergillus
	Kryptococcus
Viren	Zytomegalievirus
	Herpes simplex
	Varicella zoster
Seltene Infektionserreger	Mykobakterien
	Pneumocystis
	Toxoplasmen

[a] Selten initial, häufig während der Antibiotikatherapie

Infektionsprophylaxe

Die hygienischen Vorsichtsmaßnahmen variieren zum Teil von Therapiezentrum zu Therapiezentrum und berücksichtigen häufig lokale Besonderheiten, wie das spezifische Keimspektrum des Krankenhauses bzw. seiner Patienten und die räumlichen Gegebenheiten.
Die klassische Prophylaxe von Infektionen umfaßt:

- Elimination pathogener endogener Keime.
  - Der Nutzen einer selektiven Darmdekontamination ist nur bei akuten Leukosen erwiesen.
  - Ziel ist die Zurückdrängung von gramnegativen Aerobiern und von Sproßpilzen.
  - Bei leukämischen Patienten, die aggressiv chemotherapiert oder knochenmarkstransplantiert werden, ist eine Haut- und Schleimhautdekontamination vorzunehmen.
- Reduktion von Neuinfektionen.
  - Wichtig ist die Einhaltung strenger hygienischer Maßnahmen beim Personal – besonders Händedesinfektion vor Kontakt mit dem Patienten. Mundschutz und Überkleidung wird empfohlen.
- Einschränkung invasiver Prozeduren, z.B. möglichst wenig Injektionen, Vermeidung von Urinkathetern und Verweilkathetern.
- Stärkung der Abwehrlage, z.B. durch Verabreichung von Immunoglobulinen.

Unterbringung des Patienten
Für die Unterbringung des Patienten stehen prinzipiell 3 Möglichkeiten zur Verfügung:
- Einzelzimmer,
- Umkehrisolation,
- sterile Einheit.

Durch Unterbringung im ***Einzelzimmer*** ohne zusätzliche, über die oben angeführten Maßnahmen hinausgehende hygienische Vorkehrungen wird das Risiko, sich mit den Keimen von anderen Patienten zu infizieren, vermindert.

Die ***Umkehrisolation*** bezweckt, den neutropenischen Patienten vor eingeschleppten Keimen innerhalb des Krankenhauses zu schützen.
Im allgemeinen ist die Umkehrisolation indiziert:
- bei Granulozytopenie unter 500/µl, wenn nicht mit einer raschen Erholung innerhalb weniger Tage gerechnet werden kann;
- als Vorbereitung auf einen Eintritt in eine sterile Einheit.

Befürchtet wird vor allem, daß Krankenhauskeime vom Pflegepersonal und von den Ärzten hineingetragen werden. Personen, ob Pflegende, Ärzte oder Besucher, mit Erkältungskrankheiten oder manifesten Infekten dürfen nicht ins Zimmer gelassen werden.
Die Umkehrisolation kann mit folgenden Maßnahmen verbunden sein:

a) Für den ***Patienten:***
   - sorgfältige Körperpflege mit Desinfektionslösungen (z.B. mit Polyvidon-Jod-Komplexen),
   - Mundhygiene mit Antiseptikum und Antimykotikum ca. 4mal/Tag,
   - Desinfektion der Körperöffnungen und Falten (Ohren- und Nasenöffnungen, Bauch, Nabelregion, Achselhöhlen, Leisten, Perianalfalten, Zehenzwischenräume, Genitalbereich) 1- bis 2mal täglich,
   - Darmdekontamination,
   - Unterbringung im Einzelzimmer,
   - evtl. sterile Bettwäsche und Wäsche,
   - evtl. Dekontamination des Patientenzimmers,
   - Sterilisierung aller eingebrachten Therapeutika, Instrumente, Gegenstände,
   - Ernährung mit möglichst keimarmer Kost, gut gekochten Speisen, sorgfältig gesäuberten Früchten, kein roher Salat,
   - täglicher Wechsel von Bett- und Leibwäsche,
   - tägliche Inspektion von Mundhöhle und Haut.

b) Für das ***Personal:***
   - sorgfältiges Händewaschen und Desinfektion vor Eintritt in die Umkehrisolation,
   - evtl. Tragen von sterilen Handschuhen,
   - Gesichtsmasken,

- sterile Überkleider,
- sterile bzw. semisterile Überschuhe,
- sorgfältige Beobachtung auf Zeichen einer Infektion (siehe Leukopenie),
- Information des Patienten über die Maßnahmen und deren Wichtigkeit.

c) ***Spezielle Hinweise:***
- Verwandte und Besucher müssen über die Maßnahmen informiert und instruiert werden.
- Der Patient sollte sich nicht isoliert fühlen. Ablenkung soll organisiert werden, z.B. Ergotherapie, Fernsehen, Telephon usw.

Weitgehend keimfreie Bedingungen bietet die Betreuung in einer ***sterilen Einheit,*** in der nicht nur alle Maßnahmen der Umkehrisolation getroffen werden, sondern auch die Luft steril gefiltert wird. Selbstverständlich betritt das Betreuungspersonal die Einheit in steriler Kleidung. Nahrungsmittel und Gebrauchsgegenstände werden ebenfalls sterilisiert.

Medizinische Maßnahmen bei Leukopenie und Immunsuppression

Infektionsbehandlung

Die Behandlung von Infektionen bei immunsupprimierten Patienten soll umgehend bei den ersten klinischen Verdachtszeichen und noch vor Vorliegen der Kulturresultate und der Resistenzbestimmung eingeleitet werden. Bei der Wahl der Antibiotika muß darauf geachtet werden, daß ein breites, die häufigsten grampositiven und gramnegativen Keime umfassendes Spektrum abgedeckt wird. Die Dosierung soll hoch sein und die Therapie parenteral erfolgen. Von einer speziellen Therapieempfehlung wird hier Abstand genommen, da in jeder Einheit das Standardregime zur Reduktion des Hospitalismus in ca. 6monatigen Intervallen gewechselt werden soll. Außerdem verläuft gerade die Entwicklung neuer antibiotischer Substanzen besonders rasant, so daß sich die Therapiestrategien rasch ändern.

Kommt es 3–6 Tage nach Einleitung einer antibiotischen Therapie nicht zur Normalisierung des fieberhaften Zustandsbildes, so empfiehlt sich ein Wechsel des Therapieregimes mit einer Erweiterung des therapeutischen Spektrums. Bei aggressiv behandelten Patienten mit Leukosen oder Lymphomen wird nach erfolgloser antibiotischer Therapie das therapeutische Spektrum auf Pilzinfektionen erweitert. Hier kommen in erster Linie Amphotericin B[1] und Flucytosin[2] oder Fluconazol[3] zum Einsatz. Bei knochenmarktransplantierten Patienten besteht – insbesondere nach allogener Transplanta-

[1] Präparatenamen: D/CH/A: z.B. Ampho-Moronal.
[2] Präparatenamen: D: z.B. Ancotil Roche; CH/A: z.B. Ancotil.
[3] Präparatenamen: D: z.B. Diflucan, Fungata; CH/A: z.B. Diflucan.

tion – die Gefahr einer häufig durch Zytomegalieviren verursachten interstitiellen Pneumonie. Für diese Komplikation steht nun ein neues CMV-wirksames Virostatikum, das Ganciclovir[4], zur Verfügung.

Pilzinfektionen
Lokale Pilzinfektionen manifestieren sich häufig in der Mundhöhle in Form von Candidainfekten, die gelegentlich auch auf den Ösophagus übergreifen können. Therapeutisch empfiehlt sich je nach Intensität des Krankheitsbildes die lokale und/oder systemische Verabreichung von Antimykotika. Orale Mundspülungen werden mit Nystatin[5] oder auch mit Amphotericinlösungen und parenterale Therapien mit Miconazol[6], Fluconazol sowie – bei schweren Infektionen – mit Amphotericin B durchgeführt. Das oral verabreichbare Ketokonazol[7] stellt eine Alternative bei leichteren nichtsystemischen Pilzinfektionen dar.

Virale Infektionen
Virale Infektionen mit Herpes simplex führen nicht selten in einer chemo- und/oder strahlentherapeutisch vorgeschädigten Mundschleimhaut zu schweren Entzündungen. Im Gegensatz dazu manifestieren sich Herpes-zoster-Infektionen in bestimmten Nervensegmenten zugeordneten Hautarealen, während Varicella-zoster-Infektionen oft die gesamte Körperoberfläche befallen. Therapeutisch steht Aciclovir[8] zur Verfügung, das in Abhängigkeit vom Schweregrad der Infektion oral oder parenteral verabreicht wird.

Eitrige Infektionen
Lokale Infektionen mit Eitererregern entwickeln sich bei schwer granulozytopenischen Patienten bevorzugt im Bereich von Kathetereintrittsstellen sowie um den Analring. Solche abszedierenden oder phlegmonösen Infektionen sind trotz intensiver lokaler und systemischer Therapiemaßnahmen meist erst nach Wiederanstieg der Granulozytenzahlen beherrschbar.

Im Gegensatz zu nichtneutropenischen Patienten verläuft die Entzündung bei den schwer neutropenischen Patienten (<500 Granulozyten/µl) atypisch in dem Sinn, daß am Infektionsherd aufgrund der fehlenden Granulozyten oft wenig oder kein Eiter produziert wird.

Wachstumsfaktoren der Myelopoese
Koloniestimulierende Faktoren der Myelopoese wie G-CSF, GM-CSF aber auch Interleukin-3 verkürzen nach hochdosierter Chemotherapie die Dauer der Granulopenie und reduzieren damit die Infektionsrate und die Infektions-

[4] Präparatenamen: D/CH/A: z.B. Cymeven.
[5] Präparatenamen: D: z.B. Nystatin „Lederle"; Nystatin Jenapharm; CH/A: z.B. Mycostatin.
[6] Präparatenamen: D: z.B. Daktar; CH/A: z.B. Dactarin.
[7] Präparatenamen: D/CH/A: z.B. Nizoral.
[8] Präparatenamen: D/CH/A: z.B. Zovirax.

morbidität. Dieser Vorteil wird v.a. bei Patienten nach Hochdosistherapien, wie vor autologer und allogener Knochenmarktransplantation, therapeutisch genutzt. Die Behandlung mit G-CSF bzw. GM-CSF wird in der Regel einen Tag nach der Knochenmarktransplantation begonnen und bis zum Erreichen von Granulozytenwerten von zumindest 1000/μl fortgesetzt. Neben einer Senkung der Infektionsrate kommt es auch zu einer Verkürzung der Hospitalisierungsdauer um etwa 5 Tage.

Substitution mit Immunglobulinen

Bei Patienten mit tumorbedingten (CLL, multiples Myelom etc.) oder therapiebedingten Antikörpermangelzuständen kann, falls sie in der Vergangenheit an einer stark erhöhten Infektionsrate litten, eine prophylaktische Verabreichung von Immunoglobulinpräparaten in Erwägung gezogen werden. Bei Vorliegen einer manifesten bakteriellen Infektion können derartige Präparate zusätzlich zur antibiotischen Therapie hochdosiert und parenteral verabreicht werden, wodurch eine deutliche Verbesserung der Infektionsabwehr erzielt wird.

Granulozytentransfusion

Da die therapeutische Wirksamkeit von Granulozytentransfusionen nicht eindeutig belegt werden konnte, wird von dieser aufwendigen Behandlungsmaßnahme in den meisten Therapiezentren Abstand genommen. Therapiezentren, die dieses Behandlungskonzept weiter verfolgen, verabreichen Granulozytenkonzentrate bei septisch fiebernden Patienten mit Granulozytenwerten von weniger als 500/μl.

Pflegerische Maßnahmen bei Leukopenie

Da Infektionen bei Tumorpatienten zu den wichtigsten Morbiditäts- bzw. Mortalitätsursachen zählen, kommt deren Vorbeugung besondere Bedeutung zu.

> Die Indikation für präventive Maßnahmen muß individuell gestellt werden. Neben den aktuellen Leukozytenzahlen und der voraussichtlichen Dauer der Neutropenie spielen zahlreiche andere Faktoren eine wichtige Rolle:

- Prognose,
- geplante weitere Eingriffe und Therapien,
- Immun- und Ernährungsstatus des Patienten,
- Begleitkrankheiten
- Spektrum der Hospitalkeime

Hinweise zur Pflegeplanung s. folgende Übersicht.

Hinweise zur Pflege bei Leukopenie

Aufgabe/Problem	Maßnahmen
Allgemeine Empfehlungen zur Prävention von Infektionen	– Anwendung der üblichen Maßnahmen zur Wahrung einer optimalen Asepsis, insbesondere sorgfältige Desinfektion beim Legen venöser Zugänge und Verweilkatheter. – Vermeidung von invasiven Prozeduren, z.B. s.c.-Injektionen – Sorgfältige Hygiene (Händewaschen besonders nach Wasserlassen/Stuhlgang). – Überprüfung von Besuchern auf Infektionsanzeichen, insbesondere Virusinfektionen (Grippe, Halsentzündungen) – Instruktion des Krankenhauspersonals: • sorgfältiges Händewaschen und Desinfektion
Frühzeitige Erkennung von Infektionen	– Beachtung der gesamten Haut, insbesondere der Hautfalten sowie der Schleimhäute – Überprüfung der Körpertemperatur – Alle Anzeichen einer Entzündung bzw. alle verdächtigen Veränderungen einer Infektion sollten sofort dem betreuenden Arzt zur Kenntnis gebracht werden (Sepsisgefahr).
Integrität der Haut	Bei Venenpunktion: – Pflege der Einstichstelle durch Aufbringung von antibiotischen Salben oder Sprays und Verbandwechsel alle 48 h. (Feuchte Verbände sollen allerdings sofort gewechselt werden, da sie die Haut aufweichen und dadurch die Infektionsgefahr erhöhen.) – Sorgfältige Pflege von Verweilkathetern, Vermeidung gewaltsamer Durchspülung von verstopften Kanülen und Kathetern, da die Thromben häufig bakteriell (Staphylokokken) kontaminiert sind. Sonstiges: – Vermeidung invasiver Prozeduren, die die Integrität von Haut und Schleimhäuten beeinträchtigen. – Die Haut der Patienten nicht rasieren, sondern – wenn notwendig – die Haare mit aseptischen Lösungen befeuchten und so für kurze Zeit an die Haut anlegen.
Respirationstrakt	– Überprüfung des Personals auf Infektionszeichen – Vermeidung von Blumen im Zimmer wegen Gefahr bakterieller Kontamination – Vermeidung von Menschenansammlungen – sorgfältige Pflege von Tracheostomien

Mundhöhle	– Überprüfung der Zahnhygiene und des Zahnstatus – Vermeidung von Sekundärinfektionen, z.B. bei strahlen- oder chemotherapieinduzierter Mundschleimhautentzündung, durch sorgfältige Mundhygiene, die nach jeder Mahlzeit bzw. alle 4 h oder häufiger durchgeführt werden soll (s. Kap. 25: Schleimhautveränderungen).
Urogenitaltrakt	– Sorgfältige perineale Hygiene nach jedem Stuhlgang – Falls Katheterisierung unvermeidbar, sorgfältige Überprüfung des Katheters – Beachtung von Beschwerden im Bereich der Perinealregion, insbesondere von Schmerzen, Juckreiz und Druckempfindlichkeit

23 Haarausfall

K. FELLINGER

Inhaltsverzeichnis

Teilweiser oder vollständiger Haarausfall (Alopezie) ist eine häufige Nebenwirkung der medikamentösen Tumortherapie und seltener auch der Radiotherapie. Sie stellt Patienten, Angehörige und Betreuer oft vor große Probleme. Das menschliche Kopfhaar gehört zum natürlichen Schmuck von Mann und Frau. Der Verlust des Kopfhaares verändert den Menschen nicht nur äußerlich, sondern beeinflußt auch seine psychische Verfassung. Plötzlicher Haarverlust kann für viele Patienten ein schweres psychisches Trauma bedeuten. Sie fühlen sich äußerlich als Krebspatienten gekennzeichnet und empfinden den Verlust ihres Haares als Verstümmelung. Es kann vorkommen, daß eine potentiell kurative Chemotherapie wegen dieser Nebenwirkung von einem Patienten abgelehnt wird.

Der normale Haarwuchs

Beim Tier spielt das Haar eine lebenswichtige Rolle: Es schützt den Körper vor Kälte, Hitze und mechanischen Schäden, und es dient als Tarnung vor Feinden. Beim Menschen hat das Haar alle diese vitalen Funktionen verloren, ist aber gesellschaftlich und psychologisch von großer Wichtigkeit.

Im Durchschnitt hat ein Mensch ca. 100 000 Haare. Jedes Haar entsteht im Haarbalg, der die Keimzellen, die Haarwurzel und den Ansatz des Haar-

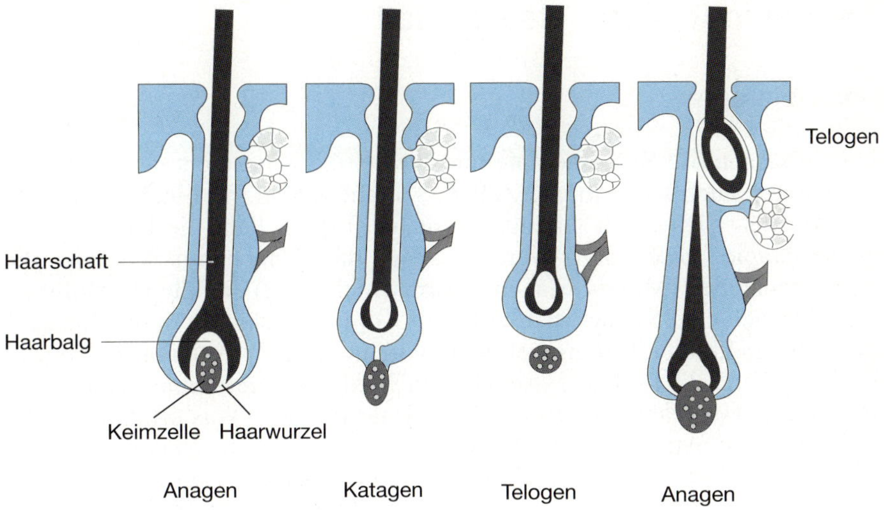

Abb. 23.1. Die Phasen des Haarwachstums

schaftes enthält. Durch die ständige Vermehrung der Keimzellen im Haarbalg wird der Haarschaft von der Wurzel zur Oberfläche der Kopfhaut gedrückt. Dort erscheint das fertige Produkt des Haarschaftes als kolbige, verhornte Faser, die aus einer Außenschicht, einer Mittelschicht und einer Innenschicht besteht. Die Mittelschicht enthält den Farbstoff Melanin. Abb. 23.1 zeigt die Haarstruktur und das Haarwachstum auf.

Das Haar wächst trizyklisch:

- ***Anagenphase*** (Wachstumsphase): Das Haar wächst – bedingt durch die Teilungsaktivität der Keimzellen im Haarbalg – täglich um ca. 0,35 mm (Abb. 23.1). Die Anagenphase dauert 3–6 Jahre; ca. 85% der Kopfhaare befinden sich in dieser Phase und sind somit in ständigem Wachstum begriffen.
- ***Katagenphase*** (Übergangsphase): In dieser Phase trennt sich die Haarwurzel vom Haarbalg, der Melanin- oder Pigmenteinbau wird beendet und der kolbige Haarschaft nach außen an die Kopfhautoberfläche geschoben. Der Vorgang dauert einige Wochen, und ca. 1% der Kopfhaare befinden sich in dieser Phase.
- ***Telogenphase*** (Ruhephase): Sie dauert 3–6 Monate; ca. 15% der Kopfhaare befinden sich in dieser Phase. Sie sind inaktiv im Wachstum.

Die Körperhaare werden weniger lang, sie haben eine kürzere Anagenphase; die Haare an den Armen befinden sich z.B. jeweils nur während 3 Monaten in der aktiven Wachstumsphase.

Therapieinduzierter Haarausfall

Chemotherapie

Die medikamentöse Krebstherapie mit Zytostatika wirkt nicht nur auf bösartige, sondern auch auf normale Zellen, v.a. auf solche mit einer hohen Teilungsaktivität. Sich rasch teilende normale Körperzellen, die häufig durch Chemotherapie geschädigt werden, sind die Knochenmarkzellen, die Schleimhautzellen (Mund-, Magen-, Darmschleimhaut) und die Haarfollikelzellen. Da sich ca. 85% der menschlichen Kopfhaare ständig in der Anagenphase, also in aktiver Teilung befinden, wirken viele Zytostatika schädigend auf sie (Tabelle 23.1). Die zytotoxischen Medikamente können eine totale Atrophie des Haarbalgs verursachen, das Haar fällt aus. Was öfter geschieht, durch teilweise Atrophie des Haarbalgs wird eine Schwächung und Einschnürung des Haarschaftes erzeugt. Äußere mechanische Einflüsse wie Haarewaschen und Kämmen, bringen das bereits geschwächte Haar leicht zum Brechen.

Tabelle 23.1. Alopezieverursachende Zytostatika[a]

Grad des Haarausfalls		
Stark	Mittelschwer	Schwach
Doxorubicin	Methotrexat	BCNU
Daunorubicin	Nitrogen Mustard	CCNU
Cyclophosphamid	Fluorouracil	Streptozotocin
Ifosfamid	Vinblastin	Busulfan
Etoposid	Vincristin	Chlorambucil
Teniposid	Vindesin	Melphalan
Paclitaxel	Epiadriamycin	Thiotepa
	Mitoxantron	DTIC
	Mitomycin	Cisplatin
	Actinomycin	Mercaptopurin
	Hydroxyurea	Thioguanin
	Procarbacin	Cytosin-Arabinosid
		Bleomycin
		L-Asparaginase
		Hexamethymelamin
		Carboplatin

Der Schweregrad einer Alopezie ist auch abhängig von der Dosierung, der Applikationsart und vom gesamten Therapieplan sowie von weiteren patientenbezogenen Faktoren (s. Text).

[a] Präparatenamen siehe Anhang A.

Der Schweregrad einer Alopezie hängt sicher in erster Linie von der Art des Zytostatikums ab. Folgende Faktoren können aber das Ausmaß beeinflussen:

- ***Applikationsart, Dosis und gesamter Therapieplan:***
  In kurzen Zeitabständen verabreichte hochdosierte intravenöse Therapien verursachen oft plötzlich auftretenden, starken Haarverlust. Tägliche perorale Medikamenteneinahme oder in wöchentlichen Abständen in niedriger Dosierung verabreichte Zytostatika verursachen meist weniger Haarausfall. Es gibt beachtliche Unterschiede in der Intensität des Haarverlustes bei verschiedenen Medikamenten der gleichen Wirkstoffgruppe. Ein Beispiel dafür sind die alkylierenden Substanzen. Intermittierend hochdosiert verabreichtes Cyclophosphamid[1] verursacht erheblichen Haarverlust bei praktisch allen Patienten. Demgegenüber sind Thio-Tepa[2] oder Chlorambucil[3] wenig haartoxisch, selbst wenn sie in vergleichbarer therapeutischer und knochenmarktoxischer Dosierung verabreicht werden. Oft wird die Gefahr des Haarverlusts durch die gleichzeitige (kombinierte) Verabreichung mehrerer epilierender Zytostatika erhöht.
- ***Alter:*** Ältere Menschen neigen eher zu Haarausfall.
- ***Schlechter Allgemeinzustand.***
- ***Haarzustand vor Therapiebeginn:***
  Menschen mit schütterem Haarwuchs oder dünnem Haar leiden eher unter Haarausfall.
- ***Schwere Begleiterkrankungen:***
  Eine Sepsis kann beispielsweise zu stärkerem Haarausfall führen.

Chemotherapieinduzierter Haarausfall ist reversibel!
Der Haarverlust beginnt meist 2–4 Wochen nach der Verabreichung der ersten Chemotherapiedosis, jedoch nie bereits in den ersten Tagen nach Therapiebeginn. Bis zum Verlust von ca. 50% des ursprünglichen Haarvolumens bleibt der Haarverlust vielfach von Außenstehenden unbemerkt.

Erneutes Haarwachstum tritt in Einzelfällen schon unter fortgesetzter Therapie auf, i. allg. aber nach ca. 2–4 Wochen nach Abschluß der Chemotherapie. Von diesem Zeitpunkt an kann der Patient damit rechnen, nach ca. 3 Monaten ohne Perücke auszukommen.

Das neu gewachsene Haar unterscheidet sich oft in Farbe und Beschaffenheit von der ursprünglichen Art des Haares. Bei vielen Patienten, deren Haar früher strähnig und gerade war, wächst krauses, gelocktes Haar nach, was sich etwa nach einem Jahr auch wieder normalisieren kann.

Radiotherapie

Die Strahlentherapie verursacht ähnliche Effekte und Schäden in den Haarfollikeln wie die zytostatische Behandlung.

Bei Kopfhautbestrahlungen ist der Alopeziegrad von der verabreichten Strahlendosis und der Art der Strahlentherapie abhängig. Bei niedriger Dosie-

---

[1] Präparatenamen: D/CH/A: z.B. Endoxan.
[2] Präparatenamen: D/CH/A: z.B. Thiotepa „Lederle“.
[3] Präparatenamen: D/CH/A: z.B. Leukeran.

rung beginnt das neue Haarwachstum ca. 6 Monate nach Beendigung der Radiotherapie.

Nach hochdosierter Hirnbestrahlung sind die Haarfollikel bei den meisten Patienten *irreversibel* geschädigt.

Prophylaxe des chemotherapieinduzierten Haarausfalls

Da der Haarverlust für den betroffenen Patienten so belastend ist, versuchte man, eine Methode zu finden, die dies verhindern könnte.

Verschiedene Techniken wurden geprüft. Sie beruhen auf der Annahme, daß einer Schädigung der empfindlichen Haarwurzelzellen vorgebeugt werden kann, indem deren arterielle Blutversorgung während der Verabreichung des Zytostatikums und der ersten Verteilungsphase im Körper kurzdauernd reduziert wird und somit quantitativ weniger der toxischen Substanzen in die Haarwurzelzellen gelangt.

Die bis heute am häufigsten durchgeführte Methode ist die ***temporäre Unterkühlung*** (Hypothermie) der Kopfhaut mittels einer Kryogelhaube (Kühlhaube). Diese Kühlhaube wird im Tiefkühlfach auf ca. –13°C gekühlt und dem Patienten kurz vor der Zytostatikaapplikation aufgesetzt (10 min). Dies führt zu einer etwa 40–50 min dauernden Unterkühlung der Kopfhaut mit entsprechender Reduktion der Durchblutung. Abbildung 23.2 zeigt ein Beispiel einer solchen Kühlhaube und deren genaue Anwendung. Solche Anleitungen werden je nach Modell vom jeweiligen Hersteller abgegeben.

Aus diesem Prinzip ist ersichtlich, daß die Methode nur funktionieren kann, wenn die zu verabreichenden Zytostatika als Kurzinfusion oder Bolus verabreicht werden, wenn sie eine schnelle Spitzenkonzentration erreichen und eine kurze Halbwertszeit besitzen. Dies ist eigentlich nur der Fall bei Doxorubicin[4], als Monotherapie verabreicht.

Da aber bis heute keine randomisierten Studien durchgeführt wurden, konnte die Wirksamkeit dieser Methode nie überzeugend nachgewiesen werden.

> Die Unsicherheit über den Nutzen, die immer strengeren Indikationen und nicht zuletzt der beträchtliche Aufwand für den Patienten wie für die Pflegenden haben dazu geführt, daß die Hypothermie vielerorts nicht mehr oder nur noch in Ausnahmefällen angewendet wird.

Voraussetzungen für einen sinnvollen Einsatz der Hypothermie sind:

- Doxorubicin als Monotherapie,
- palliative Situation,
- ausdrücklicher Wunsch des Patienten.

---

[4] Präparatenamen: D/CH/A: z.B. Adriamycin.

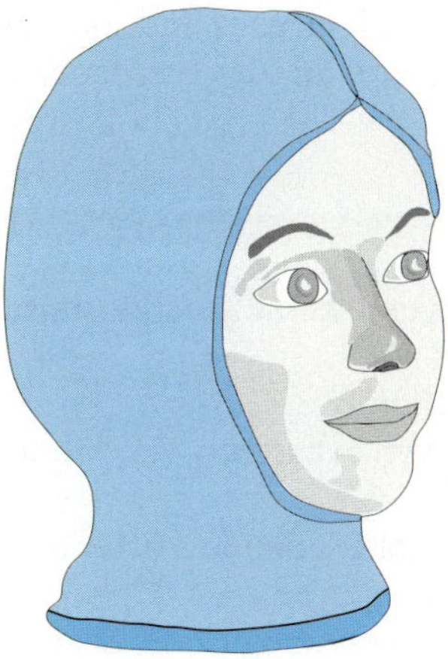

Abb. 23.2. Lievens-Elasto-Gel-Kühlhaube (Quelle: Grauba-AG)

Anwendung

a) Kühlung der Elasto-Gel-Kühlhaube:
   - im Kühlschrank über Nacht bei –10°C;
   - im Gefrierfach bei –18°C während 3 Stunden.

   Die Temperatur der Kopfhaut soll für die Behandlung 20–22°C betragen.

b) Vor dem Anlegen der Kühlhaube ist folgendes zu beachten:
   - den Kopf befeuchten oder mit kaltem Wasser mittels eines Zerstäubers benetzen, so daß die Temperatur auf 32°C fällt;
   - Schutz der Ohren mit einer Kompresse oder mit einem Baumwollband, um Frostbeulen zu vermeiden.

c) Kühlhaube 10–15 Minuten vor der Behandlung anlegen und erst ca. 30 Minuten nach der Behandlung wieder abnehmen.

Es ist ratsam, die Behandlung mit der Kühlhaube bereits bei der ersten Chemotherapie anzuwenden, um eine größtmögliche Wirksamkeit zu erreichen.

Wichtig!

- Bei der Vorbereitung zum Abkühlen für die nächste Anwendung muß die Kühlhaube ganz trocken sein, um eine Kristallisierung durch Feuchtigkeit zu vermeiden.
- Kühlhaube nicht ins Wasser tauchen.
- Kühlhaube immer im Plastiksack im Kühlschrank oder Tiefgefrierfach kühlen.

Reinigung

- Oberfläche mit einem mit schwachem Desinfektionsmittel getränkten feuchten Schwamm reinigen oder
- chemisch reinigen, nicht mit Wasser waschen.

Information des Patienten über Haarausfall

Durch frühzeitige und sachgemäße Information über eine mögliche therapieinduzierte Alopezie können Ärzte und Pflegende dem Patienten helfen, besser mit dieser belastenden Situation umzugehen. Frühzeitig heißt: Wenn der Patient sein Haar mit großer Sicherheit verlieren wird, muß er dies *vor*

Therapiebeginn wissen. Dies ist wichtig, weil jeder Patient ganz individuell Zeit braucht, um sich und seine Umgebung langsam an das veränderte Äußere zu gewöhnen.

Wichtige Punkte, die der Patient wissen muß, sind:

- Haarausfall nach Chemotherapie ist reversibel.
- Haarausfall nach Radiotherapie ist reversibel, wenn keine hochdosierte Schädelbestrahlung durchgeführt wurde.
- Das Haar kann langsam oder büschelweise ausfallen.
- Zeitdauer, bis das erneute Haarwachstum nach dem Absetzen der Medikamente oder nach Radiotherapie zu erwarten ist.
- Das neue Haar kann möglicherweise von der ursprünglichen Farbe und Beschaffenheit verschieden sein.
- Milde Shampoos und weiche Haarbürsten sollten verwendet und Dauerwellen oder Haarefärben besser vermieden werden.
- Die kahle Kopfhaut sollte vor Kälte, Hitze und direkter Sonnenbestrahlung geschützt werden (Perücken, Hüte, Mützen, Kopftücher) oder auch durch das Auftragen entsprechender Sonnenschutzmittel; fetthaltige Salben schützen vor dem Austrocknen).
- Bei Verlust der Augenwimpern sollten die Augen mit entsprechender Sonnenbrille vor intensivem Licht und vor Staub geschützt werden.
- Es bestehen verschiedene kosmetische Möglichkeiten, um die Zeit ohne Haare zu überbrücken.

Beratung über kosmetische Möglichkeiten bei Haarausfall

Wie der Patient mit seiner Situation umgehen kann und welche kosmetische Variante er zur Überbrückung der Zeitspanne ohne Haare wählt, hängt wesentlich mit der Einstellung und der Kreativität der Pflegenden und des Arztes zusammen. Diese sollten den Patienten so umfassend beraten können, daß er motiviert ist, selbst auszuprobieren, was ihm steht, selbst zu entscheiden, ob er eine Perücke wünscht oder andere Varianten bevorzugt. Dabei bietet das Betreuungsteam oft den geschützten Raum, wo der Patient diese Möglichkeiten ausprobieren kann und wo er auch eine ehrliche Beurteilung seines Äußeren erwartet.

Bei der Beratung ist zu beachten, daß sich v.a. jüngere Patienten sowie Männer mit spärlichem Haar ohne Perücke oft wohler fühlen. Mit Hüten, kleinen gestrickten Mützen oder kunstvoll um den Kopf gebundene Haartüchern kann ein vorteilhafter optischer Effekt erzielt werden. Dem Patienten sollten deshalb unbedingt auch diese Möglichkeiten vorgeschlagen werden.

Neuerdings können auch Teilhaarperücken angefertigt werden, die direkt an einem solchen Haartuch oder an einem Turban befestigt werden.

Die Vorteile dieser Methode gegenüber Ganzhaarperücken sind:

- leichter im Gewicht,
- weniger warm,
- angenehmer Tragekomfort.

Viele Patienten wünschen jedoch eine Perücke, auch wenn sie diese nicht immer tragen.

Haarersatz

Die Beschaffung der Perücke wird häufig durch die Pflegenden in die Wege geleitet. Sie sollten deshalb Kenntnis haben über folgende Punkte:

- Frauen mit sehr langem Haar sollte geraten werden, die Haare kurz oder zumindest schulterkurz zu schneiden, da Kurzhaarperücken natürlicher wirken und zudem weniger schwer wiegen. Wenn der Kurzhaarschnitt noch am eigenen Haar erfolgt, wird später der Wechsel zur Perücke nicht so kraß wahrgenommen. Im übrigen wird das Ausfallen von langen Haaren als störender empfunden als das von kurzen Haaren. Vor allem junge Patienten ziehen es manchmal vor, sich die Haare gleich selbst ganz kurz zu schneiden oder zu rasieren, bevor sie von selbst ausfallen.
- Die Patienten sollten über geeignete Friseur- oder andere Fachgeschäfte in der Umgebung beraten werden.
- Bei bettlägerigen Patienten ist darauf zu achten, daß die Fachperson mobil ist und zum Patienten kommen kann. Sollte dies nicht möglich sein, kann die Fachperson mit Hilfe folgender Anhaltspunkte eine Perücke anfertigen:
  - genaue Ausmessung des Kopfes nach Anweisung der Fachperson;
  - qualitativ gutes Foto des Patienten mit der aktuellen Frisur oder mit einer früheren Frisur, die ihm gefällt;
  - ein Büschel Haare des Patienten abschneiden als Muster für Farbe und Konsistenz.
- Vorurteile gegenüber Perücken erkennen und abbauen, evtl. durch Vorstellung eines anderen Betroffenen mit einer guten Perücke.
  An dieser Stelle ist auch zu erwähnen, daß die Scheu gegenüber Kunsthaarperücken unbegründet ist. Diese werden heute so perfekt gearbeitet, daß sie kaum mehr von Naturhaar unterschieden werden können. Natürlich hängt dies auch vom Preis ab. Sie sind aber in jedem Fall billiger als Naturhaarperücken und meist auch leichter.
- Sich vergewissern, daß der Patient vom Fachgeschäft richtig über die Pflege von Kopfhaut und Haarersatz informiert wurde.

Eine ausführliche Beratung der Patienten mit Haarverlust bedeutet eine wichtige psychologische Unterstützung bis zum erneuten Wachstum der eigenen Haare.

Die Schweizerische Invalidenversicherung übernimmt die Kosten für die Herstellung einer Perücke, wenn vom Arzt bestätigt wird,

- daß der Haarverlust total ist,
- daß der Haarverlust eine Folge der zytostatischen Therapie ist und voraussichtlich mehr als 360 Tage andauern wird,
- daß der Patient für das Auftreten in der Öffentlichkeit und seine gesellschaftlichen Kontakte einen Haarersatz benötigt.

AHV-pflichtigen, bedürftigen Patienten helfen auf Ersuchen die kantonalen und regionalen Krebsligen bei der Kostendeckung ihres Haarersatzes.

In Deutschland und in Österreich wird den Patienten eine Perücke von der Krankenkasse bezahlt.

24 Hautveränderungen

A. MARGULIES

Inhaltsverzeichnis

Die Haut ist das größte und am deutlichsten sichtbare Organ des Körpers. Sie bedeckt eine Fläche von ca. 1,8 m^2. Ist sie intakt, vermag sie einer Vielzahl von Angriffen zu widerstehen. Bei Beeinträchtigung ihrer vielfältigen Funktionen ist sie jedoch zahlreichen pathogenen Keimen ausgesetzt, einschließlich derjenigen des eigenen Körpers.

Die Haut ist eines der Organsysteme, die vom Tumor selbst oder von therapeutischen Maßnahmen in Mitleidenschaft gezogen werden können. Verschiedene Komplikationen, die während der Krankheit und/oder während des Therapieverlaufs auftreten, können für den Patienten physisch wie auch psychisch sehr belastend sein. Je nach Ursache stellen sie auch wesentliche medizinische und pflegerische Probleme dar.

Die gute Kenntnis der Hautfunktion sowie deren Beeinträchtigung ist für die Planung und Ausführung verschiedener Maßnahmen bei Tumorpatienten mit Hautveränderungen hilfreich.

Anatomie und Physiologie der Haut

Die Haut besteht aus der Epidermis, der Dermis (Corium), der Subkutis und den Hautanhangsgebilden (Abb. 24.1).

In der ***Epidermis*** findet eine konstante mitotische Aktivität statt, die abgestorbene Zellen ersetzt. Die alten Zellen wandern zur Oberfläche und werden durch die alltäglichen Beanspruchungen abgeschilfert, während ständig neue Zellen nachgebildet werden. Pigmentzellen oder Melanozyten finden sich in dieser Zellschicht. Die Epidermis, die oberflächliche epitheliale Zellschicht, ist die erste Schutzbarriere gegen schädliche Einflüsse wie z.B. Infektion, physische Verletzungen u.a.

Die ***Dermis*** ist die innere, bindegewebige Schicht. Ihre variable Stärke bestimmt die totale Dicke der Haut. Am dicksten ist sie an den dorsalen

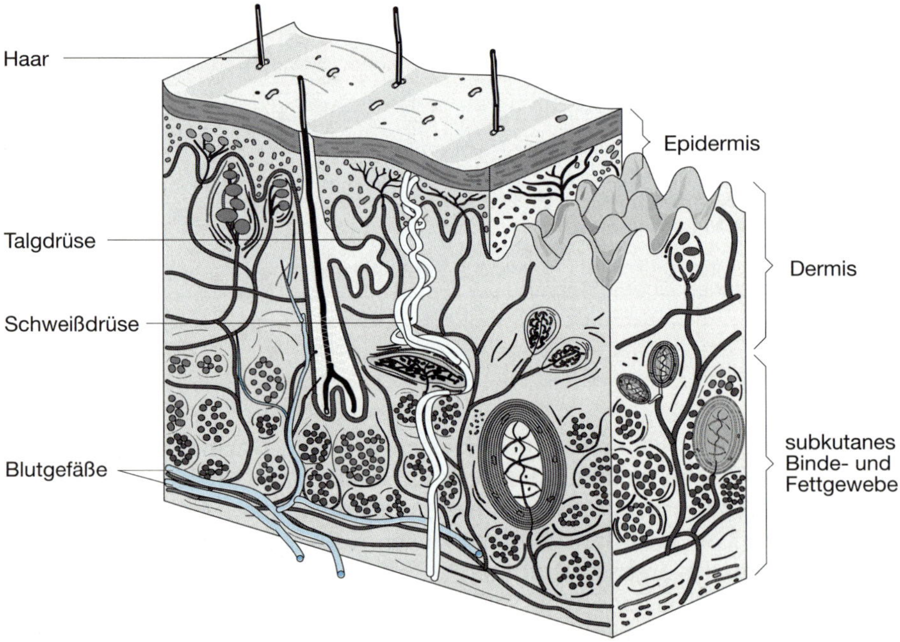

Abb. 24.1. Aufbau der Haut

Regionen des Körpers, an den Händen und Fußsohlen, am dünnsten im Gesicht und am Abdomen, an den Genitalien und im Bereich der ventralen Körperregionen. Die Dermis ist gut versorgt mit Blut- und Lymphgefäßen und mit sensorischen Nervenendigungen.

Zu den ***Hautanhangsgebilden*** gehören die verschiedenen Drüsen der Haut, Haare und Nägel.

Aufgaben und Funktionen der Haut:

- Sinnesorgan zur Wahrnehmung verschiedener Intensitäten der Wahrnehmungen von Schmerz, Berührung und Temperatur;
- Schutzbarriere des Körpers;
- Regulation der Körpertemperatur durch Vasokonstriktion und Verdunstung;
- Aufrechterhaltung der Homöostase des inneren Milieus durch Verhinderung des Verlusts von Flüssigkeit und Elektrolyten;
- Ausscheidungsorgan;
- resorptive Eigenschaften zur Aufnahme dermal applizierter Medikamente;
- große Bedeutung für das Selbstwertgefühl des Menschen; wichtige Rolle in der Beziehung zu Mitmenschen.

Ursachen von Hautveränderungen bei Tumorpatienten

Die Hautveränderungen können tumorbedingt, therapiebedingt oder infektionsbedingt sein.

Tumorbedingte Ursachen:
Primäre Tumoren der Haut:

- Melanom,
- Basalzellkarzinom (Basaliom),
- Spindelzellkarzinom (Spinaliom),
- Kutanes T-Zell-Lymphom.

Hautinfiltration durch andere Tumoren:

- Mammakarzinom,
- Karzinome des HNO-Bereichs,
- Bronchialkarzinom,
- Kaposi-Sarkom,
- Leukämien,
- Lymphom.

Therapiebedingte Ursachen

- Chirurgie,
- Radiotherapie,
- Chemotherapie.

Als Therapiefolgen können u.a. Probleme wie Alopezie, Extravasation, Hyperpigmentation, Fibrose, Nagelveränderungen auftreten.

Infektionsbedingte Ursache
- Herpes simplex,
- Herpes zoster.

Dieses Kapitel behandelt die häufigsten nicht primär tumorbedingten Hautveränderungen bei Tumorpatienten, mit denen Arzt und Pflegepersonal konfrontiert sind. Im folgenden werden Hinweise gegeben, die geeignet sein können, die Behandlung und Pflege der Tumorpatienten weiter zu verbessern.

Maligne Hautinfiltrate

Hautinfiltrate stellen oft eine sehr große Belastung für den Patienten, seine Angehörigen und Freunde dar und bedeuten oftmals eine medizinische und pflegerische Herausforderung. Die Läsionen treten infolge von Tumorinfiltration der Haut meist im fortgeschrittenen Krankheitsstadium auf. Durch die Zunahme der Tumormasse geht ein Teil der Gefäßversorgung verloren. Deshalb können Hautinfiltrate zu Ulzerationen, akuten oder chronischen Blutungen sowie zu einer systemischen Infektion führen.

Bei Exulzerationen des häufig nekrotisierenden Gewebes können anaerobe Keime (z.B. Bacteroides) wachsen, die durch Gewebeabbau einen *sehr* unangenehmen Geruch verursachen. Vermutet wird, daß dies durch die zelluläre Ausschüttung von Fettsäuren bedingt ist.

Das Ziel der Behandlung und Pflege ist die Linderung der Symptome und Beschwerden. Dabei sind sowohl die individuellen Bedürfnisse des Patienten wie die Art des Hautinfiltrates zu berücksichtigen. Das gilt sowohl für kurative wie für palliative Therapien.

Medizinische Maßnahmen

Auch bei Tumoren in fortgeschrittenem, metastasiertem Stadium ist eine Behandlung indiziert durch:

- systemische Chemotherapie/Hormontherapie,
- lokale Bestrahlung,
- chirurgische Entfernung oder
- durch eine Kombination dieser Therapiemöglichkeiten.

Bei Infektion der Hautinfiltrate kann evtl. eine antibiotische Therapie die durch den Infekt verursachten Symptome, z.B. die Geruchsbildung, unterdrücken.

Je nach Erreger kommen in Frage:

- systemische Verabreichung von Metronidazol[1], Clindanycin[2] oder Ornidazol[3];
- topische Applikation von Metronidazol-Gel. Dieses Präparat ist in England in klinischen Studien erprobt und anschließend mit Erfolg eingesetzt worden. Es soll demnächst auch im deutschsprachigen Raum erhältlich sein.

Pflegerische Maßnahmen

Die pflegerischen Maßnahmen sind sowohl präventiver Natur, etwa bei noch nicht exulzerierten Hautinfiltraten, als auch lindernd bei Blutung, Geruchsbildung, Schmerzen, Verletzungen und Superinfektionen. Regelmäßig durchgeführte Beschreibungen und gute bildliche Dokumentation erlauben eine exakte Verlaufskontrolle. Speziell bei großen, nekrotischen, nicht mehr therapiebaren Tumormassen kommt der Pflege eine besondere Bedeutung zu. Die psychologischen Auswirkungen auf den Patienten und seine Angehörigen können erheblich sein, denn:

- Die Hautmetastasen können die Haut durchbrechen und exulzerieren.
- Ihr Zentrum kann nekrotisch werden.
- Bei Superinfektionen kann starker Fäulnisgeruch auftreten.
- Der Patient fürchtet sich vor einem unkontrollierbaren Zustand.

Für den Patienten zu Hause oder im Krankenhaus wird die ohnehin belastende Situation durch die obengenannten Faktoren noch verschlimmert. Vor allem der Geruch und das Unansehnliche der Tumormassen führen zu ablehnenden Reaktionen der Umgebung. Als Folge davon zieht sich der Patient immer mehr in die Isolation zurück.

Die pflegerischen Maßnahmen, abhängig von Art und Ausprägung des Befundes, sind in folgender Übersicht zusammmengefaßt.

---

[1] Präparatenamen: D/A: z.B. Arilin; CH: z.B. Flagyl.
[2] Präparatenamen: D: z.B. Sobelin Akne; CH/A: z.B. Dalacin.
[3] Präparatenamen: D/CH/A: z.B. Tiberal.

Hinweise zur Pflege bei Hautinfiltraten

Problem	Maßnahmen
Nichtulzerierende Läsionen:	– Sorgfältige Hautpflege; kein Reiben – Waschen mit lauwarmem Wasser mit einer milden Seife; Trocknen durch Abtupfen – Verminderung der Verletzungsgefahr: • Vermeidung von Druck und Reibung • Kleidung soll nicht reizen (rauhe Stoffe, irritierende Waschmittel) und nicht einengen, z.B. Kragen, Miederwaren, Gürtel – Verband oder weiche Leinenauflagen können vor mechanischer Verletzung schützen – Schutzpolster bei besonders verletzungsanfälligen Körperstellen (z.B. Körperfalten) – Schriftliche und bildliche Dokumentation anlegen
Ulzerierende oder nässende Läsionen:	Es gelten die gleichen Richtlinien wie bei den nichtulzerierenden Läsionen. *Zusätzlich:* Spülen und Säubern der Läsionen *Methoden:* – Läsion mit H_2O_2 1–3% spülen, dann mit NaCl 0,9% bis das Gewebe sauber ist; eine größere Spritze erlaubt eine gezielte Flüssigkeitszufuhr oder – Spülung mit Dakin-Lösung 0,4–0,5%, danach trocken abtupfen. Dakin-Lösung (Natrii hypochlorosi solutio chirurgicalis sextemplex) ist als Konzentrat erhältlich und muß täglich in der gewünschten Konzentration frisch hergestellt werden. – Abdeckung der Läsion mit einem trockenen sterilen, nicht klebenden Verband; zur Befestigung möglichst hautfreundliche Heftpflaster oder einen Ersatz dafür verwenden. – Der Verband soll nach Bedarf, je nach Geruch oder wenn er sich vollgesogen hat, mindestens jedoch alle 8 h gewechselt werden. – Bei *genügend häufigem* Verbandswechsel kann ein Stück plastikbeschichtetes Material (z.B. Moltex) obenauf gelegt werden. Achtung! Mazeration bei kontinuierlich okklusiven Verbänden! – Bei einzelnen, abgrenzbaren, stark nässenden Läsionen kann die Anwendung eines kleinen Stomabeutels erwogen werden. – Applikation von absorbierendem Gel (Dextranomer)[4] nach Verordnung – Anwendung proteolytischer Enzyme[5] solange keine Blutungen vorhanden sind

[4] Präparatenamen: D/A: z.B. Debrisord Puder; CH: z.B. Debrosan Paste/Puder.
[5] Präparatenamen: D/CH: z.B. Iruxol, Fibrolan; A: Iruxolum, Fibrolan.

- Salben und Puder sollten vermieden werden: Ein sehr unangenehmer Brei wird produziert, wenn sich diese mit den Exsudaten vermischen. Dieser Brei ist schwer wegzuspülen, zudem kann eine Bakterien- oder Pilzinfektion begünstigt werden.

Entfernung von Krusten oder altem Gewebe: Debridement ist nur bei Granulaten des gesunden Gewebes indiziert, da sonst Blutungen auftreten können und die Granulationszeit verlängert wird.

- Große Wattetupfer oder Gazekompressen mit H_2O_2 1% durchnässen, auf die Läsion legen. Wenn sie leicht angetrocknet sind, sorgfältig entfernen.
- Kontinuierlich nasse Kompressen mit Dakin-Lösung, NaCl 0,9% oder H_2O_2 1% applizieren und nach kurzer Einwirkungszeit entfernen; wiederholte Applikation bis Gewebe sauber ist.
- Trocknen nur durch Abtupfen.

Wenn der Patient an starken Schmerzen beim Verbandswechsel leidet:

- Alle Handgriffe erklären und Schmerzmittel unbedingt im voraus verabreichen.
- Konzentrierte und möglichst zügige Versorgung mit Hilfe einer zweiten Person.
- Die umliegenden Hautstellen vor übermäßigem Heftpflastergebrauch schützen.

Blutende Läsionen:

- Sorgfältiges Spülen mit Wasser oder NaCl 0,9% mit Hilfe einer Spritze.
- Mit einem direkt aufliegenden, nicht haftenden Verband soll durch leichten Druck die Blutung gestillt werden.
- Gelingt die Blutstillung damit nicht, muß die Anwendung eines Druckverbandes oder elastischer Binden in Betracht gezogen werden.
- Bei kleinen blutenden Läsionen Auftragen von Hämostatika auf Gelatinebasis[6] oder auf Thrombinbasis nach Verordnung.
- Verbandswechsel wegen weiterer Blutungen nur so oft wie nötig. Geruchsmilderung und bei starkem Nässen. ***Kein Debridement!*** Belassen des blutstillenden Produkts und der verschorften Krusten.

Große, blumenkohlartig wachsende oder großflächige Läsionen:

- Maßnahmen wie bei nichtulzerierenden und ulzerierenden Läsionen.

Zusätzlich:

- Blutstillung: siehe oben.
- Adäquate Schmerzbekämpfung.
- Ist gründliche Reinigung angezeigt, eignen sich eine Munddusche, ein Sprudelbad, eine Infusionsflasche mit Infusionsschlauch.

---

[6] Präparatenamen: D: z.B. Gelita-Tampon, Tabotamp; CH: z.B. Gelfoam, Spongostan; A: z.B. Stongostan.

- Die Wunde mit einer sterilen Gaze oder einem speziell imprägnierten nichthaftenden Verband verbinden.
- Vermeiden einer wiederholten Befestigung von Verbandsmaterial mit Heftpflaster.
  - Stomaadhäsiv (Applikation rund um die Läsion auf die intakte Haut; das Heftpflaster direkt auf das Stomaadhäsiv kleben und nicht direkt auf die Haut.
  - Anwendung von Bändern, elastischen Binden, Tubegaze, Netzverband.
  - Nur hautfreundliche Heftpflaster benutzen.
- Salben und Puder vermeiden.

Geruchsverminderung:

Allgemein:
- Reinigungsprozedur mindestens alle 6–8 h wiederholen.
- Läsionen gut ausspülen mit lauwarmem NaCl 0,9%, evtl. mildes Seifenwasser zum Abwaschen des Exudats bzw. der Überreste von Medikamenten; evtl. H_2O_2 1–3%.
- Läsion nach der Reinigung eingehend beurteilen.
- Metronidazol o.ä. nach Verordnung verabreichen oder applizieren.
- Auftragen geruchsneutralisierender Mittel auf die Verbandsoberfläche.

Bei oberflächlichen Läsionen:
- Gründliches Auswaschen mit viel Wasser, NaCl 0,9% oder H_2O_2 1–3%.
- Gut trocknen durch Abtupfen.
- Verbinden der Region mit einem sauberen, weichen, gut absorbierenden nicht klebenden Verband.
  - Integration eines Aktivkohlefilters in den Verband.
  - Biogaze.

oder
- Umschläge mit nassem, saugfähigem Haushaltspapier, durchtränkt mit NaCl 0,9%: 30 min auflegen, alle 5 min das Papier wechseln.
- Verbandmaterialien in einem gut verschlossenen Plastiksack entsorgen.

Bei tiefen Ulzerationen:
Es gelten die Anweisungen wie für die oberflächlichen Läsionen

Dazu:
- Wunde in der Tiefe nur leicht mit steriler Gaze auskleiden, Druckstellen vermeiden.
- Der obere Verbandsteil soll gut absorbierend sein.
- Desodorosierende Tropfen auf den Abdeckverband applizieren.

In der Literatur findet sich noch ein interessantes Verfahren, das jedoch nicht als standardisierte Pflegemethode angewandt wird:

Bei oberflächlichen geruchsbildenden Läsionen kann temperierter frischer Joghurt auf die Läsion und die umgebende Haut aufgetragen werden; nach 5–10 min *gründlich* spülen mit NaCl 0,9%. Den Verband anlegen wie beschrieben.
Der geruchsmildernde Effekt ist vermutlich auf die Wirkung des Acidobacillus zurückzuführen.

Risiko einer Superinfektion:
- Konsequente aseptische Wundversorgung.
- Kreuzinfektion verhindern bei vorsichtiger Spültechnik.
- Applikation und/oder Verabreichung der verordneten topischen und systemischen Antibiotika und Spüllösungen.
  - Eventuell mit Polyvidon-Jod[7] (povidone-iodine) spülen.

Raumdesodorierung:
- Häufiges Zimmerlüften.
- Das Bett des Patienten kann in die Nähe des Fensters gerückt werden; mit Hilfe eines Ventilators kann frische Luft in den Raum gebracht werden.
- Häufige Verbandswechsel; verbrauchte Verbände luftdicht verpackt ***sofort*** entsorgen.
- Aktivkohle auf einem Tablett in das Zimmer stellen.
- Eventuell Wattetupfer mit einem desodorierenden Mittel tränken und im Zimmer aufstellen.
- Auf Geruchsvorlieben des Patienten Rücksicht nehmen

ACHTUNG: Gewisse Desodoranzien vertragen sich nicht mit dem Geruch, z.B. Raumspray mit Blumenduft.

Alle Maßnahmen und deren Bedeutung sollten dem Patienten und den Angehörigen genau erklärt werden.

Diese Art von Pflege bedeutet eine große zeitliche Beanspruchung. Der Patient und seine Angehörigen sind jedoch sehr dankbar für jedes zusätzliche Engagement von seiten des Pflegepersonals, sei es im Krankenhaus oder zu Hause. Wird der Patient zu Hause versorgt, muß eine genaue Anleitung des Patienten bzw. der Angehörigen zur Durchführung der erforderlichen Maßnahmen erfolgen. Entstehen bei der häuslichen Pflege Probleme, sollten die häuslich tätig Pflegenden kontaktiert werden können.

Bei der Ausführung der pflegerischen Maßnahmen darf die psychologische Auswirkung gerade bei exulzerierender Hautmetastasen für den Patienten nie außer Acht gelassen werden.

---

[7] Präparatenamen: D: z.B. Betaisodona, Braunovidon; CH: z.B. Betadine, Braunol; A: z.B. Betaisodona.

Lymphödem

Obwohl nicht primär von der Haut ausgehend, kann ein Lymphödem bei Tumorpatienten mannigfaltige Hautprobleme verursachen, die medizinische und pflegerische Hilfe erfordern. Das Lymphödem hat in den letzten 10 Jahren an Häufigkeit abgenommen, aber in folgenden Situationen besteht nach wie vor ein Risiko für diese Komplikation:

- nach radikaler Mastektomie, v.a. wenn die Axilla nachbestrahlt wurde,
- nach einer Lymphknotenentfernung, v.a. mit Nachbestrahlung,
- nach ausgedehnten gynäkologischen Eingriffen im kleinen Becken,
- bei ausgedehnten Tumoren des Lymphsystems oder bei lymphogener Metastasierung mit Abflußbehinderung infolge Kompression oder Zerstörung der Lymphbahnen durch den Tumor,
- nach Bestrahlung des Lymphabflußsystems.

Das Lymphödem ist das Resultat eines gestörten Lymphabflusses, wodurch eine eiweißreiche Flüssigkeit im Gewebe stagniert. Die Haut wird weniger elastisch. Weil sich das Eiweiß staut und die Zirkulation erschwert ist, steigt die Gefahr eines Erysipels in der Extremität. Dies fördert wiederum die Entstehung einer Fibrose.

Am häufigsten ist das Lymphödem der Extremitäten. Es zeigt sich in einer Schwellung des Gewebes, die sicht- und tastbar ist, sich bei Lagewechsel kaum ändert und nicht wegdrückbar ist. Wann sich ein Lymphödem bilden wird, ist ungewiß, d.h. es kann kurz nach der Operation oder auch viele Jahre später auftreten. In der Regel entwickelt sich ein sekundäres Lymphödem langsam. Kardiopulmonale Erkrankungen verursachen kein Lymphödem, aber Nierenerkrankungen können, wie auch Diabetes mellitus, die Situation verschlimmern.

Beurteilung

Es müssen insbesondere jene Patienten genau beobachtet werden, die ein hohes Risiko haben, ein Lymphödem zu entwickeln. Häufige Anzeichen eines beginnenden Ödems sind:

- Veränderte Körperproportion, Zunahme des Umfangs der betroffenen Extremität,
- Ermüdbarkeit der betroffenen Extremität,
- schlecht passende Kleider oder Schuhe.

Die Beurteilung der Haut bei Lymphödem erfordert eine sorgfältige Inspektion, Messung und Dokumentation von:

- Umfang der betroffenen Extremität an vorbestimmten Stellen (z.B. Oberarm/Unterarm) (Abb. 24.2),
- Erythemen,

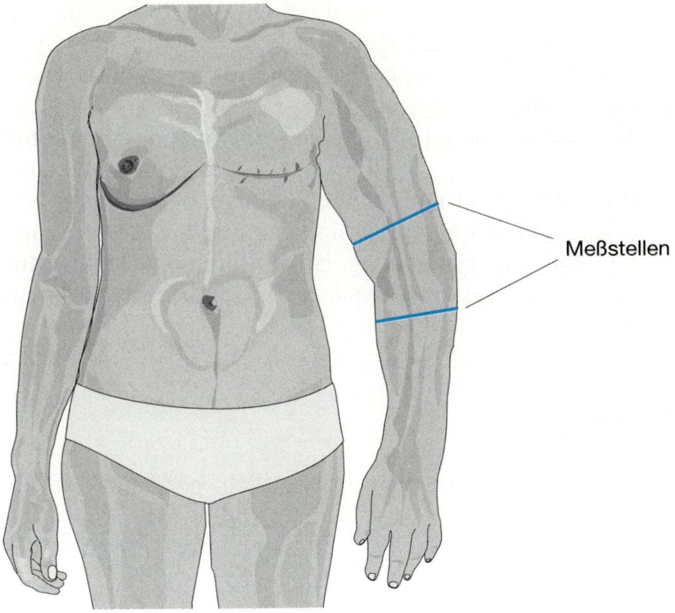

Abb. 24.2. Lymphödem des frühen bis mittleren Stadiums am linken Arm

- Schuppen und Schälen der Haut,
- Temperaturveränderungen,
- schlecht heilenden kleinen Verletzungen, z.B. Insektenstiche, Kratzer,
- Infektionen (Erysipelgefahr!).

Medizinische und physikalische Maßnahmen

Die palliative Behandlung des Lymphödems wird oft zum eigentlichen Ziel, da die zugrundeliegenden Ursachen meist nicht therapierbar sind. Um die individuellen Bedürfnisse des Patienten zu berücksichtigen, ist oft eine Kombination der verschiedenen Maßnahmen indiziert. Diuretika werden bei sekundärem Lymphödem ***nicht*** eingesetzt. Eine chirurgische Entfernung von Tumormassen und dadurch eine Verbesserung des Lymphabflusses wird auch angewandt, jedoch ***sehr*** selten.

Mit oder ohne äußere Verletzungen, ist das Lymphödem ein sehr gutes Wachstumsmedium für Infektionserreger. Multiple Episoden eines Erysipels sind durchaus möglich, besonders bei zunehmendem Ödem. Die Hauterreger sind häufig Staphylokokken. Bei Infektion muß eine antibiotische Therapie rasch eingeleitet werden, um weitere Schädigungen der Lymphgefäße und eine weitere Fibrose zu verhindern.

Ideal ist es, wenn primär und so früh wie möglich eine fachmännische physikalische Entstauungstherapie durchgeführt wird (Lymphdrainage). Anschließend ist ein maßgefertigter Kompressionsstrumpf zu verordnen, um das Therapieresultat zu erhalten.

Falls physikalische Entstauung nicht möglich ist, sollte man das Ödem mit fachgerecht angelegter Dauerkompressionsbandage reduzieren und dann bestrumpfen. Als Minimalmaßnahme kommt die alleinige Bestrumpfung in Frage. Prophylaktische Entstauungstherapien sind unmittelbar postoperativ nicht indiziert. Die pneumatische Entstauung ist als alleinige Maßnahme nicht empfehlenswert, denn das Lymphödem kann dadurch verschlimmert werden.

Pflegerische Maßnahmen

Die Haut über ödematösem Gewebe ist sehr empfindlich, gespannt und hat eine erhöhte Infektanfälligkeit. Wegen des zunehmenden Gewichtes der betroffenen Extremität kann eine falsche Körperschonhaltung Steifheit des Gelenks, Nervenkompression und Schmerz verursachen.

> Für den Patienten ist es oft schwierig, seine körperliche Veränderung zu akzeptieren und ins tägliche Leben zu integrieren.

Die Pflegemaßnahmen sind deshalb sowohl vorbeugender als auch therapeutischer Art; sie können im Krankenhaus wie auch bei ambulanten Patienten angewandt werden. Um das normale Aussehen und die Funktion der Extremitäten solange wie möglich zu erhalten, müssen kurzfristige und langfristige Ziele gesetzt werden.

Folgende Hinweise können einerseits als Informationen für die Pflegenden und andererseits als Grundlage für die Information des Patienten dienen.

Hinweise zur Pflege bei Lymphödem

Problem	Maßnahmen
Gefahr von: Hautschäden	*Vorbeugung:* – Sorgfältige Hautpflege: • Säureschutz der Haut bewahren, mit pH-5,5-Produkten waschen • Regelmäßiges Eincremen/Einfetten mit pH-5,5-Produkten – Injektionen und Blutentnahme am betroffenen Körperteil sind kontraindiziert (auch Akupunktur). – Quetschungen, Schnitt-, Kratz- und Brennwunden sollen vermieden werden • Bei Haushalts- und Gartenarbeiten sollen Arme, Hände und/oder Füße geschützt werden • Bei Näharbeit vor Stichwunden schützen – Sorgfältige Hand- und Nagelpflege; kein Nägelkauen und Vorsicht bei Nagelhautentfernung. • Eventuell Fachhilfe einbeziehen, z.B. Fußpflege bei Beinödem – Anwendung elektrischer Rasierapparate, um kleine Schnittwunden zu vermeiden (z.B. bei Patienten nach operativer Therapie von HNO-Tumoren), auch bei axillärer Haarentfernung. – Temperaturextreme vermeiden: • keine Eisbeutel/Kompressen, • keine Heizkissen, – Vermeidung eines Sonnenbrandes. – Beachtung der Anzeichen von Hautveränderungen oder -entzündungen (Erysipel). • Sofort den Arzt benachrichtigen (hohes Fieber, Schüttelfrost, Übelkeit/Erbrechen, Hautrötung an der betroffenen Extremität).
Offene Wunden:	– Offene Hautstellen gründlich säubern (Infektionsprophylaxe) – Bei Verbandswechsel: hautfreundliche Heftpflaster verwenden oder je nach Hautbeschaffenheit ganz meiden. – Beachtung der Anzeichen eines Erysipels (s. oben).
Entstehung eines Lymphödems:	– *Bis zur postoperativen Wundheilung:* • Während der Zeit der Wundheilung keinen übermäßigen Zug auf die Wunde ausüben • Keine Flexion/Abduktion der operierten Seite >45° • Vorsicht beim Hochziehen am hängenden Bettbügel • keine Gewichtsgymnastik – Keine übermäßige Ruhigstellung fördern, sondern den Patienten zu normaler täglicher Aktivität ermuntern. – Sobald der Patient wieder seine normalen täglichen und sportlichen Aktivitäten ausübt, ist keine spezielle Gymnastik mehr notwendig.

	– Allzu strenge Hausarbeit (z.B. stundenlanges Fensterputzen) oder anstrengende Sportarten sind zu meiden. – Schweres Tragen meiden – v.a. auf der betroffenen Seite.
Zunahme eines Lymphödems:	– *Nur im Frühstadium des Lymphödems:* • Erkennen und Verbesserung der Lagerung in bestimmten Situationen (z.B. beim Fernsehen, Lesen oder bei längeren Reisen, beim Liegen) • Wenn möglich Extremitäten erhöht lagern (Unterarm ca. 45° höher als Oberarm) mit Hilfe von Kissen, Decken, Schaumstoff usw. • Bei fibrosiertem Gewebe bringt eine Lageerhöhung keinen Nutzen – Auf eine günstige Körperhaltung achten • Den Patienten über mögliche Körperlagerungen und eventuelle Hilfsmittel informieren/instruieren – Hilfe beim Anziehen von Kompressionsstrümpfen: Kompressionsstrumpf muß sitzen – s.S. 439. – Keine Blutdruckmessung am betroffenen Körperteil – Klassische Massage (Knetmassage) an der betroffenen Extremität vermeiden – Temperaturextreme, besonders übermäßige Erwärmung, vermeiden – Vermeidung engsitzender Kleidung (BH, Kragen, Gürtel, elastische Manschetten usw.) – Vermeidung von einengendem Schmuck (z.B. Fingerringe) – Vermeidung anstrengender Verrichtungen mit dem betroffenen Körperteil (kein Tragen schwerer Gegenstände oder Einkaufstaschen, Einkaufswagen benützen) – Spezielle Diät ist nicht wirksam; hat *keinen* Einfluß auf die Zunahme des Lymphödems – Zusätzlich schriftliche Information nur im Anschluß an ein Gespräch
Fortgeschrittenes Lymphödem (Abb. 24.3)	Vermeiden aller Verletzungen der betroffenen Extremität – Sorgfältige Hautpflege – Gute Beurteilung der allgemeinen Körperhaltung wegen Übergewicht der betroffenen Extremität und Korrekturen entsprechender Fehlhaltungen – Direkte Unterstützung, z.B. durch *breitflächige* Armschlinge usw. – Beurteilung der Einschränkung der täglichen Abläufe des Patienten – Beratung für eventuelle Kleideränderungen – Bestehende Sozialberatung in Anspruch nehmen (für Haushaltshilfe, Versicherungsleistungen, eventuellen Berufswechsel usw.)

Schriftliche Merkblätter sind bei verschiedenen Organisationen erhältlich (s. Anhang Wichtige Adressen (E)).

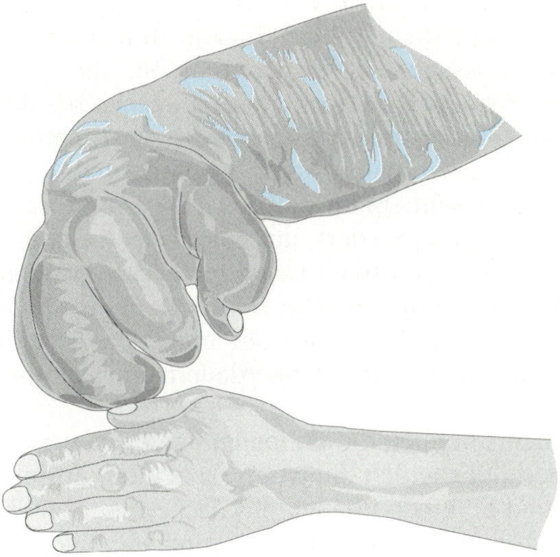

Abb. 24.3. Fortgeschrittenes Lymphödem (Elephantiasis und Erysipel)

Spezielle Hinweise zu Kompressionsbandage und Kompressionsstrümpfen

Kompressionsbandagen: spezielle gepolsterte Bandagen für Lymphödem
- werden während der Zeit der Reduktion der Lymphböden z.B. bei Lymphdrainage eingesetzt
- können Tag und Nacht anbehalten werden

Kompressionsstrümpfe: Fachgerecht, angepaßte Anfertigung für die Extremitäten
- werden getragen während des Tages vor allem wenn das Lymphödem unter Kontrolle und der Patient nicht mehr von fremder Hilfe abhängig ist.
- In der Regel sind die Strümpfe zu eng, um in der Nacht getragen zu werden

Zweck der Kompression ist nicht das Hinauspressen der Flüssigkeit, sondern eine Unterstützung der muskulären Funktionen, was auch zu einer verbesserten Aufnahme der Flüssigkeit in die Kapillaren führt. Die Form der Extremitäten wird normalisiert, und die Proliferation von Bindegewebe wird verhindert. Wichtig ist, daß die Patienten beide Methoden beherrschen, um sie zur richtigen Zeit anwenden zu können.

Die Einbeziehung eines ausgebildeten Lymphtherapeuten kann sehr hilfreich sein. Die Lymphdrainage ist eine manuell ausgeübte Prozedur, die die Lymphflüssigkeit von der Region mit der größten Konzentration weg hin zu einer nicht belasteten Körpergegend bewegt.

Als Beispiel eine Lymphödem im rechten Arm: Die Prozedur beginnt im nächstliegenden nichtbetroffenen Körperquandranten (hier im linken Oberkörper) mit einer Vorbehandlungsmassage zur Vorbereitung für die Aufnahme der Flüssigkeit des rechten Armes. Die Massage setzt danach bei der rechten Schulter, der Extremitätenwurzel, an. Massiert wird in Richtung Schulter. Die Massage, die an der Extremitätenwurzel begonnen hat, wird Richtung Hand fortgesetzt und endet schließlich bei den Fingern. Anschließend wird eine Kompressionsbandage appliziert, um eine neue Ansammlung der Flüssigkeit zu verhindern. Solange offene Lymphgefäße vorhanden sind, ist eine manuelle Lymphdrainage möglich. *Die Lymphdrainage sollte nur von Fachleuten ausgeführt werden,* kann aber sowohl ambulant als auch stationär erfolgen. Die Patienten müssen mit einer längerdauernden Therapie rechnen (Monate bis Jahre).

Je nach Ausmaß des Lymphödems können die Patienten unter den drastischen Veränderungen ihres Körperbildes leiden. Schwierigkeiten mit normalen Gegenständen wie Kleidern und Schuhen können physische und psychische Probleme hervorrufen. Eine kontinuierliche Unterstützung während des Krankheits- und Behandlungsverlaufs ist daher von großer Bedeutung für den Patienten und seine Angehörigen.

Infektionen mit Herpes simplex/Herpes zoster

Bei immunsupprimierten Tumorpatienten besteht immer die Gefahr einer Infektion durch Bakterien, Pilze oder Viren. Auch die Haut kann befallen werden, oft durch Viren der Herpesgruppe. Am wichtigsten für den Pflegenden und am häufigsten sind Herpes-simplex- und Herpes-zoster-Infektionen; sie werden nachfolgend beschrieben.

Herpes-simplex-Virus

Einer der am weitesten verbreiteten Virusstämme ist der Herpes-simplex-Virus (HSV). Er wird in 2 Gruppen unterteilt:

- Herpes simplex 1 (HSV-1) und
- Herpes simplex 2 (HSV-2).

Infektionen mit HSV-1 sind gewöhnlich charakterisiert durch eine lokalen Befall der Haut im Bereich der Lippen- und Nasenregion (Herpes labialis), doch können auch Mund- oder Ösophagusschleimhaut befallen werden.

HSV-2 verursacht Infektionen der Anogenitalregion: Schamlippen, Gebärmuttermund, Glans, Penis, Vorhaut. Bei beiden Geschlechtern können Oberschenkel, Gesäß- und Analregion betroffen sein (Herpes genitalis).

Patienten, die noch nie mit dem Virus in Kontakt gekommen sind, erleiden eine Erstinfektion; die Rezidive entstehen durch eine Reaktivierung des latent in den regionalen Nervenganglien persistierenden Virus. Fieber, psychische Belastungen und Streßsituationen scheinen beim Ausbruch von Rezidiven eine Rolle zu spielen. Bei folgenden Tumorerkrankungen besteht ein erhöhtes Risiko des Auftretens einer HSV-Virämie (Zirkulation und Verbreitung von HSV im Blut):

- Morbus Hodgkin (Lymphogranulomatose).
- Non-Hodgkin-Lymphome.
- Auch bei immunsuppressiver Therapie, v.a. mit Kortikosteroiden, können generalisierte HSV-Infektionen auftreten.

Verlauf

Noch bevor die lokalisierte Infektion überhaupt sichtbar wird, kann sich die Infektion durch *Kopfschmerzen* und *allgemeines Unwohlsein* bemerkbar machen.

Am Ort der Hautinfektion verspürt der Patient oft zuerst ein *Jucken, Brennen* oder *Ziehen.* Die typischen Bläschen können wenige Stunden oder auch erst 1–2 Tage nach Virusaktivierung auftreten und dann an Größe zunehmen. Der flüssige Inhalt der Bläschen enthält aktive Viren und ist deshalb infektiös. Die betroffenen Regionen sind äußerst empfindlich gegenüber äußeren Einflüssen und gewöhnlich schmerzhaft. Die Austrockungsphase (Abheilung), mit oder ohne Ruptur der Bläschen, ist für den Patienten besonders unangenehm, da die Krusten oder Ulzerationen bei Bewegungen oder beim Essen aufbrechen können. Dies verursacht zusätzliche Schmerzen und bietet auch eine Eintrittspforte für Superinfektionen, sowohl durch Bakterien als auch durch Pilze.

Bei einem Rezidiv der HSV-Infektion treten zunächst meist keine allgemeinen Symptome auf.

Komplikationen können Dissemination und/oder Organbefall sein, z.B. Herpes-Enzephalitiden. Dies ist jedoch bei Tumorpatienten relativ selten.

HSV-2-Infektionen können für die sexuellen Beziehungen des Patienten ein ernstes Problem darstellen.

Medizinische Maßnahmen

Die Diagnose wird aufgrund der körperlichen Untersuchung gestellt, evtl. können zusätzlich histozytologische, serologische und Zellkulturuntersuchungen erfolgen.

Bis heute ist noch keine Prävention von HSV-1- oder HSV-2-Infektionen möglich. Auch ist noch keine Methode verfügbar, die latent in den Nervenganglien persistierenden Viren zu eliminieren.

Zur Behandlung einer Herpesinfektion können folgende Medikamente eingesetzt werden:

- Aciclovir (Acyclovir)[8] p.o. 5mal 200 mg/Tag über 5 Tage, oder i.v. 250 mg alle 8 h über 7–10 Tage; evtl. auch als Salbe für die lokalen Läsionen in der Prodromalphase (geschlossene Bläschen) 4mal täglich über 1–7 Tage.
- Tromantodin-Salbe nach Verordnung (nur in der Prodomalphase). Zur Erreichung bestmöglicher Resultate sollte die Therapie möglichst frühzeitig begonnen werden.
- Rein symptomatisch wirken diverse Präparate auf Zinkbasis.

Herpes zoster

Der Herpes zoster wird durch das Varizella-zoster-Virus verursacht (verwandt mit Herpes-simplex-Virus). Die Erstinfektion äußert sich als Varizellen (Windpocken). Nach Exposition und darauffolgender Infektion entwickelt der Organismus Antikörper. Die meisten Viren werden zerstört, einige überleben jedoch in den Nervenganglien und verbleiben dort in der Latenz bis zum Zeitpunkt einer Reaktivierung. Der genaue Mechanismus der Reaktivierung ist unklar. Die Reaktivierung wird als Herpes zoster oder „Gürtelrose“ bezeichnet.

Eine erhöhte Inzidenz von Herpes zoster wird bei immungeschwächten Patienten beobachtet. Das größte Risiko besteht bei

- Morbus Hodgkin,
- Non-Hodgkin-Lymphomen,
- chronisch lymphatischer Leukämie,
- Plasmozytom,
- Chemotherapie oder Radiotherapie,
- Knochenmarktransplantation,
- Steroidtherapie.

Verlauf

Der Herpes zoster wird durch folgende 4 Phasen charakterisiert:

Prodromalphase:
- keine sichtbaren Läsionen,
- evtl. Fieber und Unwohlsein,
- Auftreten von lokalen Schmerzen, Juckreiz oder Sensibilitätsstörungen in den betroffenen Körperregionen.

Eruptionsphase (Exanthem):
- Auftreten von erythematösen Flecken innerhalb der betroffenen Dermatome,

[8] Präparatenamen: D/CH/A: z.B. Zovirax.

- Auftreten von gruppierten Bläschen, die anschließend verkrusten,
- Konfluieren der Bläschen zu großen Blasen (evtl. hämorrhagisch oder nekrotisierend),
- Fieber, Kopfschmerzen, Unwohlsein, Schüttelfrost
- evtl. Lymphknotenschwellungen,
- evtl. starke lokale Schmerzen.

Dissemination (bei stark immungeschwächten Patienten):
- evtl. verstreute Läsionen über den ganzen Körper;
- im Rahmen einer Virämie können innere Organe betroffen werden (selten).

Postherpetische Neuralgien:
- Schmerzen an den Stellen der abgeheilten Läsionen können über lange Zeit anhalten (bis zu einem Jahr oder länger). Analgetika sind meist nicht sehr wirksam.

Bei offenen Läsionen besteht das Risiko von Superinfektionen mit Bakterien oder Pilzen.

Ein Patient mit Herpes zoster ist infektiös für alle Personen, die noch keine Windpocken gehabt haben oder deren Immunsystem geschwächt ist. Die Übertragung erfolgt durch direkten Kontakt mit dem Wundsekret. Ein Rezidiv des Herpes zoster kann bei immungeschwächten Patienten auftreten.

Medizinische Maßnahmen

Die Diagnose wird aufgrund der Anamnese, der körperlichen Untersuchung, der charakteristischen Prodromalzeichen und/oder des Vorliegens von Läsionen gestellt. Zusätzlich kann das Virus in Zellkulturen nachgewiesen werden.

Die Therapie eines Herpes zoster besteht gewöhnlich in einer antiviralen Medikation und im Absetzen einer eventuellen systemischen Chemotherapie. Ohne antivirale Therapie heilt die Krankheit gewöhnlich innerhalb von ungefähr 4 Wochen ab.

Antivirale Medikamente werden angewandt, um die Stärke eines Ausbruchs zu vermindern und Symptome zu lindern. Bei schwer immunsupprimierten Patienten sollte zur Prävention einer möglichen Dissemination eine medikamentöse antivirale Therapie durchgeführt werden:

Aciclovir:
p.o. 5mal 800 mg/Tag über mindestens 7 Tage;
i.v. 5–10 mg/kg alle 8 h.
Aciclovir hat bezüglich rezividierender Herpesvirämien bei immungeschwächten Patienten prophylaktische Wirkung gezeigt. Besondere Beachtung wurde dabei Patienten nach allogener Knochenmarktransplantation geschenkt.

Die *lokale Behandlung* der Hautbläschen, z.B. mit „Schüttelmixtur“ oder anderen Präparaten auf Zinkbasis, wirkt lokal kühlend und schmerzlindernd, fördert die Austrocknung der Blasen und hilft, eine Superinfektion zu verhüten.

Topische antimikrobielle Medikamente sind bei ulzerativen oder gangränösen Läsionen indiziert.

Eine Isolation ist nicht unbedingt notwendig. Als Infektionskrankheit ist der Herpes zoster jedoch ein Risiko für andere immungeschwächte Patienten. Eine Ansteckungsgefahr besteht auch für das Pflegepersonal, falls keine frühere Varizelleninfektion durchgemacht wurde. Für solche Situationen sollen Schutzmaßnahmen getroffen werden.

Pflegerische Maßnahmen bei Herpes simplex/Herpes zoster

Ziel aller pflegerischen Maßnahmen, ob bei Herpes simplex oder Herpes zoster, ist die möglichst weitgehende Linderung der Beschwerden durch die Schmerzen und den Juckreiz, die Verhinderung von Komplikationen und oder Ausbreitung der Infektion auf andere und die Unterstützung von Patient und Angehörigen während der Erkrankung. Hinweise zur Pflegeplanung sind in der folgenden Übersicht zusammengefaßt.

Hinweise zur Pflege bei Herpesvirusinfektionen

Problem	Maßnahmen
Übertragbarkeit der Erkrankung	– Anweisung an immungeschwächte Patienten, den Kontakt mit infizierten Personen zu meiden – Bei Risikopatienten soll nach Prodromalzeichen und Auftreten von Läsionen Ausschau gehalten werden *Speziell bei Herpes zoster:* – Während einer Schwangerschaft Kontakt mit infizierten Patienten vermeiden
Beurteilung der Haut	– Untersuchung der Läsionen: typisch sind Bläschen. Erosionen und Krusten *Speziell bei Herpes zoster:* – typisch sind gruppierte Bläschen – Bei nässenden Läsionen: Farbe, Beschaffenheit und Menge des Sekrets dokumentieren
Juckreiz	– In der Prodromalphase lokale Therapien anwenden: • kühle Umschläge (je nach Wunsch des Patienten) • Auftragen verordneter Medikamente – Offene Wunden solange wie möglich an der Luft offenlassen; danach mit sterilem, weichem und möglichst nichthaftendem Verband abdecken

	– Verordnete Antihistaminika, Antipyretika und Sedativa verabreichen.
Schmerzhafte Läsionen	– Minimalisierung der Beschwerden: – Verabreichung der verordneten systemischen Schmerzmittel (wegen möglichen Juckreizes und Schwitzens evtl. opiathaltige Medikamente vermeiden) • lokale Linderung durch kühle bis lauwarme Umschläge; manche Patienten finden sehr kühle Umschläge wohltuend • Umschläge mit NaCl 0,9% auflegen, danach vorsichtig abtupfen – Verordnete Medikamente auf die betroffenen Hautstellen auftragen – Vermeidung von okklusiven Verbänden – Linderung vermitteln durch Ablenkung, Entspannungsübungen, Abwechslung im Pflegealltag
Verkrustete Läsionen	– Weite, bequeme Kleidung tragen, auch nachts mechanische Reize vermeiden durch einengende Pyjamas usw. *Speziell bei Herpes zoster:* – Bettrahmen verwenden, der die Bettdecke hochhält
Möglichkeit einer Superinfektion	Prävention einer Superinfektion: – Sorgfältig auf Zeichen einer Superinfektion achten (erhöhte Temperatur, eitriges Sekret) – Aufbrechen der Läsionen vermeiden • Fingernägel kurz schneiden, wenn nötig Baumwollhandschuhe tragen lassen • Läsionen mit trockenen, sterilen nichthaftenden Verbänden abdecken – Verhinderung einer Einschleppung pathogener Keime • Gewissenhafte Händedesinfektion und Hautpflege • Intimpflege nach Ausscheidungen • Vermeidung eines Blasenkatheters wo immer möglich • Kürzen lokaler Behaarung (z.B. Schamhaar bei HSV-2), falls es schwierig ist, die Läsionen sauberzuhalten – Bei konfluierenden Blasen: Verband trocken und steril halten, häufig wechseln,; unbedingt nichthaftende Verbandsmaterialien verwenden
Gestörte orale Nahrungsaufnahme	*Speziell bei Herpes simplex:* – Für adäquate Nahrungs- und Flüssigkeitsaufnahme sorgen – Anpassung der Diät – Bei enoralen Läsionen: Mundspülungen mit kühlem NaCl 0,9% (s. Kap. 25: Schleimhautveränderungen)

Generalisierung	Speziell bei Herpes simplex: – Bei Hinweisen auf Pneumonie oder Enzephalitis den Arzt informieren *Speziell bei Herpes zoster:* – Bei Auftreten von Bläschen außerhalb des befallenen Dermatoms oder der anderen Körperseite den Arzt verständigen
Augenbeteilung	– Bei Bindehautreizung den Arzt informieren
Informationsbedürfnis des Patienten/ der Familie	– Beurteilung des Informationsstandes des Patienten über Herpesinfektionen und Abbau von Mißverständnissen, z.B. Ansteckungsgefahr, soziales Stigma – Erläuterung der Charakteristika der Erkrankung und der Therapie – Vermeidung von Sonnenexposition – Vermeidung von direktem Hautkontakt mit dem infizierten Körperteil und mit infizierten Gegenständen • Vermeidung von Küssen und Geschlechtsverkehr während der akuten Phase der Infektion
Postherpetische Neuralgien	*Speziell bei Herpes zoster:* – Vermeidung von Reibung durch die Kleidung: • Lockere, gut waschbare Kleidung über den schmerzhaften Stellen tragen • Nichtreizendes Gewebe tragen (keine kratzenden Wollkleider, keine rauhen Oberflächen) • Seidene Tücher zwischen Haut und Kleidungsstück einlegen – Analgetika und Anxiolytika nach Verordnung verabreichen – Glaubwürdigkeit der Schmerzaussagen nicht in Frage stellen (man kann es der Haut nicht ansehen) – Dem Patienten Möglichkeiten zur Ablenkung und Entspannung anbieten – eventuell nach Abheilung der Läsion lokal hyperämisierende Salbe applizieren – eventuell lokal anästhesierende Salbe auftragen – Eventuell Eisapplikation nach Abheilung der Läsion (s. Kap. 19: Schmerz)
Immobilität	*Speziell bei Herpes zoster:* – Bewegungsübungen der betroffenen Körperregionen vorsichtig ausführen, um an Bläschen oder Krusten keine zusätzlichen Verletzungen oder Risse zu verursachen

Pruritus

Pruritus (Juckreiz) ist eine unangenehme, störende Hautempfindung, die von dem starken Bedürfnis zu kratzen begleitet ist. Der Ausdruck stammt von dem lateinischen Wort *„pruire"*: jucken. Pruritus wird durch dieselben Nervenfasern vermittelt, die auch Schmerz fortleiten. Die innere oder äußere Stimulation der Nervenendigungen bewirkt einen Zustand erhöhter Reizbarkeit. Der Juckreiz führt zur Kratzreaktion, die den Juckreiz oftmals noch verstärkt – und somit kommt es zu einem Teufelskreis. Das starke Kratzen kann dann zur Zerstörung der Hautintegrität führen. Die Stimuli können durch innere oder äußere Faktoren verstärkt werden:

- Dilatation der Kapillaren (Wärmewirkung),
- Gewebehypoxie,
- chemische Reizstoffe,
- trockene Haut,
- psychologische Ursachen, z.B. Angst.

Die Hautempfindung „Pruritus" ist schwierig zu lokalisieren und präsentiert sich gewöhnlich als Mißempfindung in einem ganzen Hautbezirk. Meist ist der Juckreiz reversibel. Dies ist psychologisch gesehen ein äußerst wichtiger Punkt, da der Patient beruhigt werden kann, daß dieser sehr störende und unangenehme Zustand meist nicht auf Dauer anhalten wird.

Ursachen

Pruritus kann bei verschiedenen Tumorkrankheiten auftreten, z.B. bei

- M. Hodgkin
- Non-Hodgkin-Lymphom,
- Plasmozytom (multiples Myelom),
- Leukämie,
- kutanen T-Zell-Lymphomen,
- Polycythämia vera.

Die direkte physiologische Ursache für Pruritus ist nicht bekannt. Er kann ebenso als unerwünschte Wirkung bei Radiotherapie, Chemotherapie, Biotherapie oder Opiattherapie auftreten sowie in verschiedenen anderen Zusammenhängen:

- biliäre Obstruktion (Verschluß der Gallenwege),
- Nierenversagen,
- Diabetes mellitus,
- allergische Dermatitis (auch medikamenteninduziert),
- hohem Alter (trockene Haut),
- sterbenden Patienten (trockene Haut).

Medizinische Maßnahmen

Die medizinischen Maßnahmen bei Pruritus zielen zunächst darauf, die Grundkrankheit zu behandeln. Die symptomatische Behandlung des eigentlichen Juckreizes umfaßt die systemische und topische Anwendung von Kortikosteroiden, Antihistaminika sowie verschiedener Cremes und Lotionen.

Pflegerische Maßnahmen

Das Hauptziel aller pflegerischen Maßnahmen ist, das Kratzen zu verhindern oder zu vermindern und damit eine Schädigung der Hautintegrität zu vermeiden.

Die Beurteilung von Tumorpatienten mit Pruritus bezieht sich auf die Identifikation von Hochrisikopatienten (z.B. bei M. Hodgkin) und von Faktoren, die den Drang zu kratzen beeinflussen (z.B. Zunahme bei Hitze/Abnahme bei Kälte). Obwohl die individuelle Ausprägung des Juckreizes variiert, ist er gewöhnlich am stärksten in der Nacht bei Fieber, im Perineum und bei allgemein trockener Haut.

Um die Pflegeplanung festzulegen, ist die tägliche Beurteilung folgender Punkte wichtig:

- Juckreiz lokalisieren.
- Faktoren, die den Juckreiz verstärken, lindern oder aufheben.
- Wie häufig tritt der Juckreiz auf? Wie lange dauert er? Wie stark zeigt er sich?
- Sind Kratzspuren vorhanden?
- Beurteilung der Haut:
  - Beschaffenheit, Temperatur, Farbe,
  - Art der Kratzspuren,
  - Hautschäden (offene Wunden, Pusteln, Schorf),
  - Verdickung und Hervorhebung der Hautlinien.

Eine schriftliche Dokumentation dieser Befunde ist für die pflegerische Kontinuität sehr hilfreich.

Hinweise zur Pflegeplanung sind in folgender Übersicht zusammengestellt.

Hinweise zur Pflege bei Pruritus

Problem	Maßnahmen
Trockene Haut	Gewährleistung optimaler Hydrierung: – adäquate Flüssigkeitszufuhr (bei Bedarf bis zu ca. 3 l/Tag anbieten) – für adäquate Ernährung sorgen – gute Raumfeuchtigkeit (ca. 30–40%) – fettreiche Cremes oder Salben benutzen – kein übermäßiges Baden – ca. jeden 2. Tag und nicht länger als eine halbe Stunde – eventuell Ölbäder
Vasodilation	– Reduzierung körperlicher Anstrengung wegen Schwitzen und Überwärmung – Bade- und Duschwasser sollten kühl bis lauwarm sein (was dem Patienten angenehm ist) • heiße Bäder vermeiden • von Sauna und Dampfbäden abraten – Für leichte Baumwollkleidung bzw. Patientenwäsche sorgen – Baumwollbettwäsche benützen – Kühle, nasse Umschläge am Ort des Juckreizes auflegen (ca. 20 min); die Haut trocknen lassen und bei Bedarf wiederholen – Alkoholische Getränke reduzieren oder vermeiden – Für eher niedrige Raumtemperaturen sorgen
Störung der Hautintegrität	– Fingernägel kurz schneiden und für saubere Hände sorgen (wegen Infektionsgefahr) – Bei Bedarf dünne Baumwollhandschuhe während der Nacht – Rauhe, wollene, juckende Kleiderstoffe vermeiden – Nichtaggressive Substanzen ins Badewasser geben (z.B. Kleie oder Öle, Hafermehl) – Alkalifreie Seifen oder Lotionen gebrauchen, gut nachspülen – Haut durch Abtupfen trocknen, nicht reiben – Möglichst kein Heftpflaster benutzen bei größeren Verbänden
Juckreiz	– Andere Möglichkeiten der Juckreizstillung versuchen: • leichte Massage • Druck mit der Handfläche • Druck mit einer oder mehreren Fingerspitzen – Kälteapplikation mit einer streichelnden Bewegung mit Eis, Coldpacks, Eisbeutel, nassen Lappen – Wasserlösliche Cremes, evtl. auf Mentholbasis, verwenden, nur auf intakten Hautstellen

	– Lindernde Bäder mit Zusatz, z.B. Badeöle, Kleie, Hafermehl, etc. – Unparfümierte Hautpflegeprodukte verwenden – Scharfe Kleiderwaschmittel meiden • Wäsche sehr gut spülen
Nervosität und Angst	– Bewältigung von Juckreizepisoden und psychologischen Zustand des Patienten bei schweren Juckreizepisoden beurteilen, besonders wenn keine Linderung eintritt – Positives Verhalten dem Patienten gegenüber zeigen, kein Tadeln wegen Kratzens – Entspannungstechniken anwenden – Ablenkungsmethoden anwenden – Verabreichung der verordneten Beruhigungsmittel – Dem Patienten zu verstehen geben, daß man versucht, weitere Maßnahmen zu treffen – Häuslich tätige Pflegende orientieren, falls der Patient zu Hause gepflegt wird.

Hautveränderungen als Folge einer Radiotherapie

Schwere Hautschäden durch Strahlentherapie sind in den letzten Jahren stark zurückgegangen. Dennoch sind pflegerische Maßnahmen notwendig, um Hautschäden vorzubeugen bzw. die zwar seltener, aber trotzdem immer noch auftretenden Reaktionen zu behandeln. Auch sollte der Patient über die möglichen Begleiterscheinungen der Strahlentherapie und über Behandlungsmöglichkeiten informiert werden.

Ursachen

Ist die Haut nicht das Zielorgan der Bestrahlung, so muß sie dennoch durchstrahlt werden, um tieferliegende Strukturen zu erreichen. Auch beim Wiederaustritt der ionisierenden Strahlen aus dem Körper wird die Haut betroffen. Die Gewebeveränderungen werden beeinflußt durch

- die totale Strahlendosis,
- die Höhe der Einzeldosen,
- den Zeitabstand zwischen den einzelnen Bestrahlungen,
- Strahleneigenschaften und -energie,
- die Lokalisation der bestrahlten Region,
- multimodale Therapie (z.B. Strahlentherapie plus Chemotherapie).

Die hohe Strahlensensibilität der Haut beruht auf der Teilungsaktivität der Hautzellen. Sehr empfindlich sind auch die betroffenen Gefäße, weniger

Muskeln und Nervenzellen. Einige Körperregionen reagieren aufgrund ihrer Gewebestruktur oder ihrer anatomischen Lokalisation besonders sensibel auf die Einflüsse einer Strahlentherapie. Bereiche hoher Strahlenempfindlichkeit sind z.B.:

- Hautfalten infolge der Feuchtigkeit und der Reibung (Axilla, Leiste, unter den Brüsten, Gesäßspalte, Perineum);
- Stellen mit dünner, weicher Haut (Axilla, Leiste, Perineum);
- entzündete oder infizierte Hautstellen;
- durch Unfall oder chirurgischen Eingriff traumatisierte Areale;
- Regionen mit verminderter vaskulärer Versorgung.

Zusätzliche Hautschäden können auch durch den Hauttyp, das Alter sowie den äußeren Reiz durch die Bestrahlung hervorgerufen werden.

Die akuten Hautreaktionen treten meist in einem Zeitraum von 1 bis 6 Wochen nach Therapiebeginn auf. Sie können einen progressiven Verlauf nehmen, der in Abhängigkeit von der applizierten Dosis mit 4 Stadien beschrieben werden kann:

Stadium 1:
Gesamtdosis ca. 20–30 Gray (Gy) (bei normaler Franktionierung à 2 Gy pro Sitzung).

- Erythem (entzündliche Rötung des Bestrahlungsfeldes, bedingt wahrscheinlich durch Kapillarerweiterung), ähnlich wie ein Sonnenbrand ersten Grades;
- evtl. leichtes Ödem im Bestrahlungsfeld;
- minimaler Schaden;
- Therapie wird weitergeführt.

Stadium 2:
Gesamtdosis ca. 30–40 Gy.

- Zusätzlich zur Entzündungsreaktion im bestrahlten Hautareal kommt es zur trockenen Desquamation (Abschuppung oder trockenes Schälen der obersten Hornschicht der Haut).
- Der Patient leidet oft an Juckreiz oder einem leichten Brennen.
- Beginnender Haarausfall im Behandlungsfeld.
- Die Therapie wird gewöhnlich weitergeführt.

Stadium 3:
Gesamtdosis ca. 40–50 Gy.

- Entzündungsreaktion, Ödem und nässende Desquamation im bestrahlten Hautareal (weil die Zellen der Epidermis zu diesem Zeitpunkt nicht ersetzt werden, wird die Dermis offengelegt und produziert seröses Sekret).
- Blasenbildung (entsprechend einem Sonnenbrand zweiten Grades).
- Der erlittene Hautschaden ist teilweise reversibel.
- Bleibender Haarausfall im bestrahlten Gebiet.
- Die Therapie wird evtl. unterbrochen, bis sich der Hautzustand wieder gebessert hat.

Stadium 4:
Gesamtdosis ca. 65–70 Gy.
- Suppression der Talg- und/oder Schweißdrüsenfunktion.
- Definitiver Verlust der Haare im bestrahlten Hautareal.
- Irreversible Schädigung.

Trotz kompletter Heilung der akuten Hautschäden und „normal" aussehender Haut, bleibt immer eine Möglichkeit irreversibler Hautveränderungen. Aber die Stärke der akuten Reaktion entspricht nicht unbedingt zu den späteren Veränderungen.

Mögliche ***Spätreaktionen*** an der Haut (nach Ablauf von 6 Monaten oder später) sind:

- Hyperpigmentierung/Depigmentierung,
- subkutane Fibrosierung,
- verminderte oder aufgehobene Sekretionsleistung der Talg-, Schweiß- und Speicheldrüsen),
- Atrophien,
- Hyperkeratosen,
- Fissuren,
- Teleangiektasien.

Medizinische Maßnahmen

Die heutige Methodik der Bestrahlung legt Wert darauf, die Hautschäden zu minimalisieren. Die allgemeine Tendenz ist, die geplante Dosis zu applizieren, ohne sich durch eventuelle kleinere Hautschäden, die während der Behandlung auftreten könnten, aufhalten zu lassen.

Bei kurativer Absicht wird die Strahlentherapie nur bei sehr schwerwiegenden Hautbefunden unterbrochen. Bei palliativer Zielsetzung (bei Schmerzen, Einflußstauungen usw.) liegen die Strahlendosen niedriger, und die Hautschäden sind im allgemeinen geringer ausgeprägt.

Eine Dosisreduktion ist der Behandlungsunterbrechung vorzuziehen, aber sie bringt andere Probleme mit sich, z.B. längere Bestrahlungszeit und damit längere Hautexposition. Die medizinischen Maßnahmen bei Hautschäden sind symptomatischer Natur.

Pflegerische Maßnahmen

Die pflegerischen Maßnahmen bei Hautschäden nach Strahlentherapie richten sich nach dem Ort, der Art und dem Zeitpunkt des Schadens sowie der frühzeitigen Erkennung der Reaktion. ***Es soll hier auch angemerkt werden, daß die Hautpflege je nach Institution beträchtlich variieren kann.*** Die hier vorgestellten Maßnahmen sind überall anwendbar, sollten aber auf die Übereinstimmung mit den hauseigenen Richtlinien geprüft werden.

Eine gute prophylaktische Hautpflege kann den Therapieerfolg stark beeinflussen. Ambulanten Patienten sollten neben einer mündlichen Anleitung für die Selbstpflege zu Hause auch noch schriftliche Instruktionen mitgegeben werden.

Grundregel ist, daß die Haut solange wie möglich trocken und geschlossen bleiben soll, um Infektion, Schmerz und ein verändertes Körperbild zu vermeiden oder zu mindern.

Die Haut sollte bei jeder Gelegenheit auf folgende Veränderungen untersucht werden:

- Hautfarbe,
- Hauttrockenheit,
- Temperatur,
- Schmerzempfindlichkeit,
- Juckreiz.

Sowohl die Ein- als auch die Austrittsstelle der Strahlung muß inspiziert werden. Erforderlich ist eine regelmäßige (tägliche) Hautkontrolle nach jeder Sitzung. Die Dokumentation der Befunde auf einem Beurteilungsblatt (evtl. mit Beurteilungsskala) ist wünschenswert, um ein kontinuierliches Bild vom Verlauf und Schweregrad der Veränderungen zu erhalten.

Hinweise zur Pflege bei Hautveränderungen nach Radiotherapie

Problem	Maßnahmen
Zusätzliche Reizung und Schädigung	– Patienten und Familie über die zu erwartenden Hautprobleme informieren – Patienten und Familie über Prophylaxe informieren, *Vermeidung* von: • eng anliegenden Kleidungsstücken über der bestrahlten Hautfläche (z.B. BH, Mieder, Gürtel, Krawatten usw.) • rauhen, juckenden Kleidern (z.B. Wolle, gerippter Stoff, Kunstfasern); eher baumwollene Unterwäsche/Kleider tragen • Tragen von Schmuck im bestrahlten Gebiet • Naßrasur (die Hautreizung ist dabei erhöht) • Heftpflastern auf der bestrahlten Hautfläche • starken Seifen und reizenden Waschlotionen bei der Reinigung der bestrahlten Hautfläche • reizenden Substanzen auf der behandelten Hautfläche (z.B. Deodorants, Parfums, Desinfektionsmittel, Lotionen mit hohem Alkoholgehalt, Phenol, Menthol) • Schwimmen in chloriertem oder Salzwasser während der ganzen Behandlung

- direkter Sonnenbestrahlung (Tragen schützender Kleidung und auch eines Hutes, Applikation von Sonnenschutzmittel Faktor 15–30)
- Temperaturextremen (z.B. Heizkissen, heißer Haarfön, Eispackungen, kalte Außentemperaturen, Wind)

Duschen ist i. allg. möglich bei besonderer Sorgfalt im Bereich der Hautmarkierung. Bewährt hat sich die Applikation einer durchsichtigen, luftdurchlässigen aber wasserdichten Hautfolie, die die Hautmarkierung schützt. Sie kann während der Bestrahlung belassen werden.

Hautreaktionen mit trockener Desquamation

- Tägliche Inspektion von Ein- und Austrittsstellen
- Häufige Luftexposition
- Betroffene Stellen mit lauwarmem Wasser und evtl. alkalifreier Seife waschen; trockentupfen oder kühl fönen
- Kühlen, Kompressen auf warme, gerötete Stelle legen
- Bei trockener Schuppung evtl. Puder oder speziell verschriebene Mittel (z.B. Silbersulfadiazine[9]) in den Behandlungsintervallen anwenden
- Vermeidung von Heftpflaster am Ort der Bestrahlung
- Keine parfümierten Salben auf die betroffenen Hautpartien aufbringen
- Gegen Juckreiz (auch bei verminderter Schweiß- und Talgdrüsenfunktionen);
  - mit lauwarmem Kamillosan waschen (bis zu 3 mal/Tag); trocken abtupfen oder kühl fönen; leichte Bepuderung,
    Cave: Die Haut muß intakt sein, denn Puder – falls eine Hautstelle offen ist – ist ein hervorragendes Wachstumsmedium für Pilze und Infektionserreger.
  - kühle, trockene Kompressen auflegen z.B. Cold-Pack
- Keine metallhaltigen Puder benützen, da die Hautreaktion dadurch verstärkt wird.

Hautreaktionen mit nässender Desquamation

- An Hautstelle 1- bis 2mal mit Wasser, NaCl 0,9% oder mit 1%igem H_2O_2 spülen; kühl trockenfönen oder sehr vorsichtig abtupfen
- Vermeidung von Wärmelampe, heiß fönen
- Nichtklebendes Verbandmaterial anwenden, besonders zum Abdecken von Reibungsstellen
- Achtung bei Körperfalten (Axilla, Inguinalregion usw.), *Vermeidung von Puder:* kann weitere mechanische Hautreizungen sowie ein infektions- und pilzförderndes Wachstumsmedium verursachen und einen unangenehmen breiartigen Belag hinterlassen; falls verordnet, zwischen den Applikationen von Puder unbedingt gut spülen.
  - Einlegen von saugfähigen, nicht klebenden Kompressen

[9] Präparatenamen: D/CH/A: z.B. Flammazine.

- Bei Läsionen des Anogenitalbereichs: kurze (bis 5 min) lauwarme Sitzbäder; kühl fönen, evtl. Salbe auftragen, um Brennen beim Wasserlösen zu vermindern
- Exposition an der Luft so häufig wie möglich

Bei großen nässenden Läsionen:
- Beschreibung und Dokumentation des Ausmaßes der Läsion
- Vermeidung einer zusätzlichen Verletzung der Läsion durch Kleidungsstücke oder Leintücher
- Spülen mit NaCl 0,9% oder 1- bis 1,5%igem H_2O_2, danach abtupfen oder fönen
- Falls nötig, häufiger Verbandswechsel; nichtklebendes Verbandsmaterial verwenden
- Verabreichung von Schmerzmitteln nach Verordnung
- Geruchslindernde Maßnahmen

In einigen Radioonkologien wird die Wundheilung mit Hilfe spezieller Verbände unterstützt. Während der normalen Reepithelisation, d.h. solange keine Infektion festzustellen ist, beobachtet man, daß eine feucht gehaltene Hautoberfläche und ein spezieller luftdurchlässiger Verband den Heilungsprozeß unterstützen. Okklusive Verbände sind kontraproduktiv.

Beim Abschluß der Behandlung die trockene, gereizte oder gerötete, nicht offene Haut mit Cremes oder Ölen nach Verordnung einreiben, um die Geschmeidigkeit wiederherzustellen. Rasieren erst einige Wochen nach Behandlungsende, Sonnenbestrahlung vermeiden. Falls dies nicht möglich ist, Sonnenschutzmittel mit Lichtschutzfaktor 15–30 applizieren.

Viele Pflegende, die in der Radioonkologie tätig sind, verfügen über umfangreiche Kenntnisse, haben nützliche Ideen, kennen Maßnahmen und haben Erfahrungen gesammelt.

Auffallend ist, daß trotzdem im deutschsprachigen Raum kaum Richtlinien vorhanden sind. Sehr erwünscht wäre eine kontrollierte und dokumentierte Pflegeforschungsstudie, damit alle Patienten von den bestbewährten Maßnahmen profitieren können.

Hautveränderungen und/oder -reaktionen als Folge einer systemischen Chemotherapie

Hautreaktionen sind relativ häufige, aber meist harmlose, unerwünschte Wirkungen verschiedener Zytostatika. Als systemische unerwünschte Wirkung treten sie oft an der ganzen Haut auf, können sich aber auch auf einzelne Hautpartien beschränken (z.B. Nagelveränderungen).

Manchmal kommt es zu lokalen Reaktionen am Ort der Verabreichung. Die Ursachen sind bei vielen dieser Manifestationen unbekannt.
Folgende Hautreaktionen können auftreten:

- Alopezie,
- Hyperpigmentation,
- Nagelveränderungen/Onycholyse (Nagelverlust),
- Photosensibilisierung,
- Hyperkeratose/Schälen,
- allergische Reaktionen,
- Aufflammphänomen (Recall),
- lokale Reaktion am Applikationsort als Folge von Extravasation.

Eine vorbestehende Hauterkrankung kann sich durch eine Chemotherapie verschlimmern (z.B. Akne) oder auch bessern (z.B. Psoriasis).

Medizinische Maßnahmen

Eine genaue Differentialdiagnose muß erfolgen, um die evtl. notwendigen Therapieänderungen einleiten zu können. Je nach Ursache können zusätzliche Medikamente verordnet werden (z.B. Antihistaminika, Antibiotika, Kortikosteriode, Analgetika). Diese Medikamente können auch vor weiteren Therapiezyklen verabreicht werden, um die Reaktion prophylaktisch unter Kontrolle zu halten.

Pflegerische Maßnahmen

Auch bei den Hautreaktionen nach Chemotherapie ist es wichtig, alle Veränderungen mit Schweregrad und Verlauf sorgfältig zu dokumentieren. Die pflegerischen Maßnahmen richten sich nach Art und Ausdehnung der Hautveränderungen unter besonderer Aufmerksamkeit der Reaktion des Patienten. Das veränderte Körperempfinden könnte eine Unsicherheit und einen sozialen Rückzug auslösen.

Die folgende Übersicht stellt häufige Hautreaktionen bei Chemotherapie dar. Die Reihenfolge der verursachenden Medikamente ist nach Häufigkeit der Reaktionen zusammengestellt. Es ist zu bedenken, daß die aufgelisteten Medikamente Reaktionen auslösen könnten, aber es muß nicht sein.

Wegen der Unsicherheit, ob eine Reaktion eintritt, sollte man vorsichtig Überinformation an den Patienten vermeiden:

Hinweise zur Pflege bei Hautveränderungen/-reaktionen nach systemischer Chemotherapie[10]

Hyperpigmentation

Lokalisierte oder generalisierte Dunkelfärbung der Haut; kann bereits ca. 2–3 Wochen nach Beginn der Chemotherapie auftreten, aber auch noch 10–12 Wochen nach Abschluß der Behandlung.

Manifestation

- Linienförmige Veränderungen,
- Verdunklung über den Gelenken,
- Verdunklung in der Mundhöhle (Gingiva, Zunge),
- über den bei der Chemotherapie benutzten Venen,
- Generalisiert, z.B. ganzer Körper mit fleckenartiger Verdunklung über den ganzen Körper verstreut.

Auslösende Medikamente

Bleomycin:	bei gleichzeitiger Beschädigung der Haut
Busulfan:	Addison-ähnliche Hautveränderungen (nach längerem Gebrauch; Hyperpigmentation unter Busulfantherapie ist häufig verbunden mit anderen schweren Toxizitäten)
5-Fluoruracil:	die Haut über den Venen wird verfärbt (keine Phlebitis Reaktion), Nägel, Mundschleimhaut
Doxorubicin:	Nägel, Mundschleimhaut
Cyclophosphamid:	linienförmige Veränderungen der Nägel, Hautflecken
Daunomycin:	Nägel

Maßnahmen

- Den Patienten informieren,
  - daß diese unerwünschte Wirkung häufig bei bestimmten Medikamenten auftritt,
  - daß diese Reaktion nach Abschluß der Therapie verschwindet
- Während der Behandlung direkte Sonnenbestrahlung vermeiden
- Falls kosmetische Maßnahmen notwendig werden, Unterstützung des Patienten durch fachgerechte Hilfe

Speziell bei Bleomycin:
- Bei Therapiebeginn soll man dem Patienten empfehlen, Kratzen, dauernde Druck- oder Reibstellen (z.B. beim Rucksacktragen), Schläge u.ä. zu meiden (Abb. 24.4).

[10] Präparatenamen: s. Anhang A.

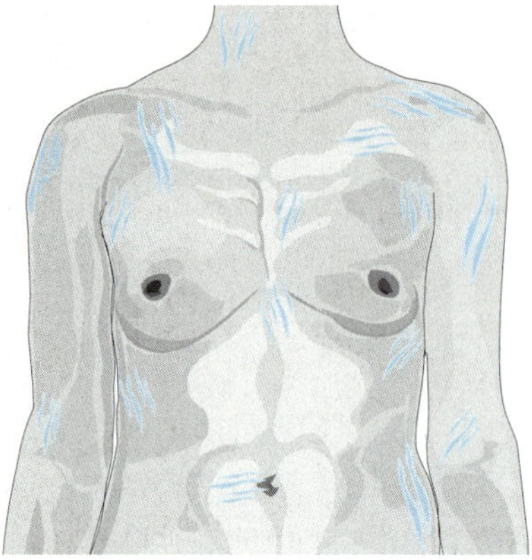

Abb. 24.4. Hyperpigmentation mit Kratzspuren

Nagelveränderungen

Die Ursache dieser unerwünschten Wirkung ist unbekannt, könnte aber ein Zusammenhang mit einer Störung der mitotischen Aktivität des Nagelbettes sein.

Manifestationen

- Partielle Ablösung vom Nagelbett oder kompletter Nagelverlust (Onycholyse)
- linienförmige senkrechte oder waagrechte Pigmentierung
- flächige Pigmentierung bei kontinuierlilcher Infusion
- transversale Vertiefungen
- Brüchigkeit
- Wachstumsveränderungen

Auslösende Medikamente

Doxorubicin:	Onycholyse bei hochdosierter Verabreichung in kurzen Intervallen.
Bleomycin:	Pigmentierung, Brüchigkeit, Wachstumsveränderungen.
Cyclophosphamid:	Pigmentierung.

Etwas weniger häufig:

5-Fluorouracil:	Flächige oder linienförmige Pigmentierung, Brüchigkeit
Daunomycin:	Onycholyse
Hydroxurea:	Brüchigkeit

Einige Kombinationen können mögliche Nagelveränderungen verstärken, z.B. bei VACOP-B (s. Anhang Therapieschema)

Maßnahmen

- Den Patienten informieren,
  - daß dies eine bekannte Nebenwirkung ist,

- daß diese Reaktion nach Abschluß der Therapie verschwinden wird; die Nägel wachsen bei Onycholyse wieder nach.

Speziell bei Onycholyse, wegen Beeinträchtigung der Fingerfertigkeit:
- Hilfe leisten bei täglichen Verrichtungen
- falls berufliche Schwierigkeiten bestehen, soziale Hilfen vorschlagen oder organisieren
- falls erwünscht, kosmetische Hilfe organisieren

Hyperkeratose/Schälen

Hyperkeratose ist die Verdickung der obersten Hornhautschicht (Epidermis)

Manifestationen

- Hornhautbildung an Händen und/oder Füßen oder Ellbogen
- Verdickung an Gesicht oder Stellen von Verletzungen bzw. Druckstellen
- Eventuell Störung der feinmotorischen Funktionen der Hände, wenn mit Ödem verbunden
- Schälen der Haut der Hände oder Füße

Häufigstes auslösendes Medikament

Bleomycin

Maßnahmen

- Den Patienten informieren, daß diese Veränderungen reversibel sind
- Topische Medikamente nach Verordnung auftragen

Speziell bei feinmotorischen Störungen und Schälen:
- Lindernde Kompresse auflegen
- Hilfe leisten bei täglichen Verrichtungen (z.B. Kleider zuknöpfen, Schnürsenkel binden usw.)
- Eventuell Einbeziehung eines Sozialarbeiters, falls der Beruf gefährdet sein könnte
- Druckstellen vermeiden

Photosensibilisierung

UV-Lichtstrahlen können photochemische Veränderungen auslösen, wenn sie in Kontakt mit verschiedenen biologischen Molekülen treten.
Diese Hautreaktion kann durch Zytostatika, aber auch durch bestimmte andere Medikamente (z.B. Diuretika, Antibiotika, Analgetika) verursacht werden.

Manifestationen

- Akuter Sonnenbrand
- bleibende Pigmentation
- erythematöser, pruritischer Ausschlag

Häufigste auslösende Medikamente

5-Fluorouracil: sehr rascher bräunender Effekt
Bleomycin: Hyperpigmentation wird durch UV-Lichtstrahlen verstärkt
Actinomycin-D
Vinblastin
Dacarbazin

Methotrexat (hochdosiert) verursacht, trotz ähnlichem Aussehen keine Photosensibilisierung, sondern eine Erythem, das sich mit Post-UV-Exponierung verfärbt.

Maßnahmen

- Schriftliche und mündliche Anweisung des Patienten, direkte Sonnenbestrahlung zu meiden:
  - lange Ärmel, deckende Kleider
  - breiter Hut,
- Anwendung effektiver Lichtschutzmittel (Faktor 15–30)
  - ausreichend häufige Applikation
  - genaue Beobachtung der Komponenten dieser Mittel, denn einige verursachen Photosensibilisierung!
- Komplette Liste der Medikamente, die der Patient zu sich nimmt, erstellen

Aufflammphänomen („Recall")

Wenn Chemotherapie kurz nach oder vor einer Radiotherapie verabreicht wird, können Hautschäden an den bestrahlten Hautpartien aufflammen. Es scheint, daß – je nach Zeitspanne zwischen den beiden Therapiearten – diese Reaktion stärker oder schwächer sein kann. Die Schleimhaut kann auch befallen werden.

Manifestationen

- Erythem
- starke trockene Schuppung
- Bläschenbildung oder nässende Desquamation (eher selten)
- Nach Abheilung kann die Haut eine Hyperpigmentation aufweisen

Häufigste auslösende Medikamente

Actinomycin-D
Doxorubicin

Maßnahmen

- Gegenseitige Information und Planung (RT/CT) wegen Zeitpunkt der Behandlung
- Aufklärung des Patienten über Frühsymptome einer Reaktion
- Sorgfältige Beurteilung und Dokumentation der betroffenen Hautregion
- mündliche und schriftliche Anweisung des Patienten zur Pflege des behandelten Hautgebietes

Erythem (nichtallergische medikamentöse Hautreaktion)

Unspezifische, nicht durch allergische Mechanismen ausgelöste Hautreaktionen auf Zytostatika oder Hormone sind relativ häufig, wesentlich häufiger als die eigentlichen allergischen Reaktionen. Ihre Auslösung ist im Detail meist unklar. Spezielle Maßnahmen erübrigen sich. Auch bei Weiterführung der Therapie mit dem auslösenden Medikament bildet sich das Erythem im Verlauf von Tagen oder wenigen Wochen zurück.
Zum Ausschluß einer echten allergischen Reaktion ist eine ärztliche Untersuchung angezeigt.

Manifestationen

- Rötung/Entzündung
- Ausschläge
- manchmal Pustelbildung nach der ersten Reaktion
- lokalisiert oder generalisiert

Häufigste auslösende Medikamente

Leukovorin
Tamoxifen
Procarbazin
Cytosar
Docetaxel

Maßnahmen

- Ärztliche Beurteilung
- Patienten versichern, daß diese Reaktion während oder nach Abschluß der Therapie verschwinden wird.
- Betroffene Hautpartie vor Reizungen, Druckstellen und großen Temperaturschwankungen schützen.
- Zusätzliche Verletzungen vermeiden (Kratzer usw.).
- Alkoholkarenz bei Procarbazintherapie.

Allergische Reaktionen

Durch Zytostatika oder Hormone ausgelöste echte allergische Reaktionen sind selten. Ihre Erkennung ist aber wichtig, da das für die Allergie verantwortliche Medikament sofort abgesetzt werden muß. Bei Fortsetzung der Behandlung können – im Gegensatz zu vielen nichtallergischen medikamentösen Hautreaktionen – schwere Komplikationen auftreten. Dabei Tumorpatienten oft gleichzeitig auch andere Medikamente verabreicht werden (Analgetika, Antibiotika), ist nach Möglichkeit zu prüfen, auf welches Medikament die Allergie zurückzuführen ist.

Manifestationen

- Urtikaria
- Erythema multiforme
- Angiödem

Häufigste auslösende Medikamente

L-Aspariginase (relativ häufig):	akute Urtikaria
Leukovorin:	anaphylaktische Reaktion
Cytosin-Arabinosid	
Unter anderem (eher selten):	
Cisplatin:	Urtikaria, Pruritus
Bleomycin	
Doxorubcin	
Hydroxurea	
5-Fluorouracil	

Maßnahmen

- Bei Verdacht einer allergischen Reaktion den Arzt sofort benachrichtigen
- Bei Urtikaria/Erythema:
  - die Hautstelle schützen vor Reizungen, Druckstellen, großen Temperaturschwankungen
  - zusätzliche Verletzungen vermeiden (Kratzer usw.)
- Bei bekannter Reaktion Allergieprophylaxe bereitstellen nach Verordnung
  - evtl. Infusionszeit verlängern

Alopezie

Da Alopezie häufig auftritt und den Patienten oft psychisch stark belastet, wird sie in Kap. 23 ausführlich behandelt.

Extravasation

Zu Extravasationen kommt es verhältnismäßig selten. Für die Pflege ist jedoch die intravenöse Verabreichung von Zytostatika sehr wichtig. Detaillierte Information s. Kap. 35.

Die Hautveränderungen, die durch die Krebserkrankung oder antitumorale Therapien hervorgerufen werden können, sind mannigfaltig. Bei einem Patienten können auch zugleich oder nacheinander verschiedene dieser Hautreaktionen auftreten. Man muß entscheiden können, ob die Reaktion eine bedrohliche Situation oder eine kosmetische/optische Störung ist.

Der Patient als Leidtragender braucht zum Teil viel Unterstützung und aktive pflegerische Hilfe, bis die Symptome gelindert sind. Dies verlangt vom Pflegenden manchmal sehr zeitaufwendige Maßnahmen, die aber dem Patienten zugute kommen.

25 Schleimhautveränderungen

K. Fellinger

Inhaltsverzeichnis

Die Schleimhaut besitzt sehr wichtige Eigenschaften zur Bewahrung der Körperintegrität. Bei Tumorpatienten wird sie durch zahlreiche Gründe oft stark geschädigt.

Schleimhautdefekte werden häufig unterschätzt, doch manchmal können sie äußerst schmerzhaft sein und die Lebensqualität von Tumorpatienten stark beeinträchtigen.

Die häufigsten Probleme bei Schleimhautdefekten sind Entzündungen. ***Eine Entzündung der Schleimhaut heißt Mukositis.*** Je nach Lokalisation wird sie Stomatitis, (*griech.:* stoma = Mund), Ösophagitis, Zystitis etc. genannt.

Neben der Mukositis werden in diesem Kapitel auch andere spezifische Schleimhautprobleme ausführlich beschrieben.

Anatomie/Physiologie

Schleimhäute kleiden alle inneren Oberflächen des Menschen aus:

- den Verdauungstrakt,
- den Urogenitaltrakt,
- den Atemapparat.

Schleimhäute bestehen aus einem Epithel, das durch Drüsensekrete feucht gehalten wird, und einer darunterliegenden Bindegewebsschicht (Tunica propria).

Die ***Funktionen der Schleimhaut*** sind:

- Sekretion (z.B. Schleim, Speichel zur Befeuchtung, Enzyme in Mundhöhle und Magen),
- Resorption von Nährstoffen, Wasser in Dünndarm und Dickdarm,
- Schutz vor mechanischer Abnützung (z.B. Mundhöhle),
- Schutz vor chemischer Schädigung (z.B. Magen, Blase),
- Transport des Kanalinhalts (z.B. Luftröhre, Bronchien).

Alle epithelialen Zellen erneuern sich ständig. Dies bedeutet eine kurze Lebensdauer der einzelnen Zelle (ca. 10–14 Tage) und eine entsprechend hohe Zellteilungsrate. Ein großer Teil der epithelialen Zellen befindet sich somit immer in der Zellteilungsphase (Mitosephase). Während dieser Mitosephase sind die Zellen besonders leicht durch äußere Reize zerstörbar. Am höchsten ist die Mitoserate bei Kindern und Jugendlichen.

Die Drüsenzellen erneuern sich langsamer oder gar nicht mehr, wenn sie zu stark geschädigt wurden. Dies ist von großer Bedeutung in der Tumortherapie (s. auch Abschn. „Xerostomie", S. 480).

Der Aufbau der Schleimhaut in bezug auf Dicke und Anzahl Drüsenzellen hängt von der Lokalisation und der spezifischen Funktion ab. Die Mundschleimhaut beispielsweise ist recht dünn (obwohl stark äußeren Reizen ausgesetzt), da Geschmacksempfinden und Sprechakt gewährleistet werden müssen. Sie besitzt eine große Anzahl von Drüsenzellen (Speicheldrüsen), um genügend Speichel zu produzieren.

Der Speichel wird von den Speicheldrüsen und der Schleimhaut der Mundhöhle gebildet. Er ist leicht sauer (pH 6,6–6,9) und setzt sich zusammen aus:

- Wasser (97–99%),
- Mukin (Schleim),
- Kalium und Kalzium,
- bakteriellen Organismen und Pilzorganismen,
- epithelialen Zellen der Schleimhaut.

Pro Tag werden annähernd 1–1,5 l Speichel produziert. Die Sekretion hängt von der Qualität und der Quantität der Nahrungsaufnahme ab. Sie steigt entsprechend der Zunahme der Menge und des individuellen appetitanregenden Charakters. Speichel wird geschluckt und als Flüssigkeit vom Körper wieder resorbiert.

Funktionen des Speichels:

- Befeuchtung von Mundhöhle, Rachen, Speiseröhre und Befeuchtung der Nahrung zur Erleichterung des Transports und um die Nahrung besser mit den Geschmackszellen der Zunge in Kontakt zu bringen.
- Befeuchtung von Mundhöhle und Zunge zur Erleichterung des Sprechens.
- Umwandlung von Stärke in Maltose mit Hilfe des Enzymes Ptyalin.

Ursachen von Schleimhautveränderungen beim Tumorpatienten

Alle epithelialen Gewebe reagieren auf Reizungen von außen immer auf dieselbe, ihnen entsprechende Art und Weise, nämlich mit einer Entzündung. Typische Zeichen einer Entzündung sind: lokale Hyperämie und Ödeme, evtl. auch Erosion und Ulzeration. Dies führt unweigerlich zu einer lokalen Verminderung der Abwehr und zu einer gestörten Funktion.

Äußere Faktoren, die eine Schleimhautentzündung (Mukositis) auslösen, können sein:

- mechanische Schädigung, wie Zähneputzen mit zu harter Zahnbürste, grobe, kantige Nahrungsmittel, etc.;
- thermische Schädigung, z.B. zu heiße Nahrungsmittel;
- physikalische Schädigungen, z.B. Strahlen;
- chemische Schädigungen, z.B. Zytostatika, aber auch Nikotin, Alkohol, etc.;
- Erreger, z.B. Viren.

Das Auftreten und das Ausmaß einer Mukositis bei Tumorpatienten ist einerseits durch den Grundzustand der Schleimhaut, andererseits durch die Einwirkung zusätzlicher Schädigung bestimmt. Eine Mukositis bei Tumorpatienten wird also konkret durch folgende Faktoren begünstigt:

- individuelle Risikofaktoren des Patienten (Vorgeschichte);
- schlechter Ernährungs- und Allgemeinzustand;
- Toxizität der Chemotherapie;
- Toxizität der Radiotherapie;
- Tumor;
- Graft-versus-host-Reaktion nach allogener Knochenmarktransplantation.

Individuelle Risikofaktoren des Patienten, Vorgeschichte des Patienten

Bei der Planung einer Tumortherapie müssen folgende ***Risikofaktoren*** für das Entstehen einer Mukositis abgeklärt werden:

Verhaltensweisen/Gewohnheiten des Patienten:
- Alkoholkonsum,
- Nikotinkonsum,
- Vorliebe für scharfe Speisen,
- Qualität der Mundhygiene.

Vorbestehende chronische Entzündungen wie:
- Parodontose,
- Bronchitis,
- Divertikulitis,
- Gastritis,
- Magen-, Darmulzera.

Die Reaktion eines vorgeschädigten Gewebes auf eine bestimmte Dosis Radiotherapie oder Chemotherapie ist qualitativ dieselbe wie bei intakter Schleimhaut, jedoch viel stärker.

Toxizität der Chemotherapie

Zytostatische Medikamente greifen hauptsächlich Zellen an, die sich in Teilung (Mitose) befinden. Da die Zellteilungsrate bei der Schleimhaut besonders hoch ist, ist auch die Wirkung auf das Schleimhautepithel ausgesprochen groß. Auf diese mögliche toxische Wirkung von Zytostatika reagiert die Schleimhaut mit einer Mukositis.

Indirekt führt die Wirkung von Zytastatika dazu, daß die vorgeschädigte Schleimhaut leicht zur Eintrittspforte für mikrobielle Erreger wie auch für Pilzorganismen wird. Daraus resultieren lokale wie auch wesentlich seltener systemische Infektionen. Umgekehrt kann aber auch eine Infektion der Schleimhaut zu einer Mukositis führen.
Folgende Faktoren beeinflussen das Ausmaß:

- Art des Medikaments,
- Dosis,
- Medikamentenmetabolismus.

Art des Medikaments

Einige Medikamente wirken besonders schleimhauttoxisch. Tabelle 25.1 gibt eine Übersicht über diese Zytostatika und ihre spezifischen Schleimhautkomplikationen.

Tabelle 25.1. Schleimhauttoxische Zytostatika und ihre spezifische Wirkung

Zytostatikum[a]	Stomatitis	Zystitis	Enteritis	Gastritis	Konjunktivitis
Cyclophosphamid		xx			
Ifosphamid		xxx			
Methotrexat	xx		xx	x	x
Cytosin-Arabinosid	x	x			x
5-Fluorouracil	xx		xx	x	x
Vinblastin	x				
Actinomycin D	xx				
Daunorubicin	xx				
Adriamycin	xx				
Mitomycin	x				
Bleomycin	xx				
Hydroxyurea	x				
Podophyllotoxinderivate	xx		x		
Cisplatin			x		
Docetaxel	x				

[a] Präparatenamen siehe Anhang A.

Dosis

Die Reaktion verschiedener Patienten auf dieselbe Dosis eines Medikaments ist sehr individuell. Bei hochdosierten Chemotherapien muß jedoch immer mit dem Auftreten einer Mukositis gerechnet werden.

Medikamentenmetabolismus

Werden Zytostatika verzögert abgebaut oder ausgeschieden, z.B. bei Leber- bzw. Nierenschädigung, so führt dies neben anderen Komplikationen oft zu schweren Schädigungen der Schleimhaut.

Toxizität der Radiotherapie

Therapeutisch eingesetzte Strahlen wirken auch auf gesunde Zellen. Um die nötige Therapiedosis an den Tumor zu bringen, muß gesundes Gewebe mitbelastet werden. Dieses reagiert in einer für jedes Gewebe typischen Art und Weise. Die Schleimhaut reagiert darauf mit einer Mukositis. Die Reaktion und der Verlauf hängen von 3 Faktoren ab:

- von den Einzeldosen und deren zeitlicher Abfolge (Fraktionierung),
- von der Gesamtdosis,
- vom Volumen des therapierten Gewebes.

Tabelle 25.2. Bestrahlungsregion und mögliche akute Schleimhautreaktionen und Spätfolgen

Bestrahlungsregion	Frühreaktion	Spätreaktion
Mund und Rachen	Stomatitis, Ulzera	Mundtrockenheit, Zahnverlust infolge Parodontose Kariesanfälligkeit Vollständige Austrocknung der Nasenschleimhaut (Atrophie), die zu einer Ozaena führen kann (übler Geruch)
Ösophagus	Ösophagitis	Stenose
Darm	Enteritis, Kolitis	Darmstenosierung (Ileusgefahr), Malabsorbtionssyndrom
Vagina	Vaginitis	Austrocknung der Schleimhaut, Stenosierung oder vollständige vaginale Obliteration
Blase	Zystitis	Dysurie Schrumpfblase

Bei der Reaktion sind die vorübergehende akute Reaktion unter Therapie und die bleibende Spätreaktion des Gewebes zu unterscheiden. Spätreaktionen können auch lange Zeit nach Bestrahlung auftreten und irreversibel sein.

Bestrahlungsregion und mögliche akute Schleimhautreaktionen wie auch eventuelle Spätfolgen, sind in Tabelle 25.2 aufgeführt.

Kombinierte Tumortherapie

Patienten, die vor einer Radiotherapie chemotherapiert wurden oder umgekehrt, sind besonders gefährdet, eine Mukositis zu entwickeln, da die Toxizität der Chemotherapie und der Radiotherapie mit einiger Verzögerung kumulieren kann („Recall" oder „Aufflammphänomen"; (siehe auch Kap. 24: Hautveränderungen).

Tumor

Verschiedene Tumoren können an sich eine Mukositis bewirken. In erster Linie sind dies lymphatische Tumoren und Tumoren des blutbildenden Systems – einerseits durch Tumorinfiltration in die Schleimhaut (vgl. „Leukämische Infiltrate" – S. 489), andererseits weil sie infolge der Leukopenie bzw. Lymphopenie die Immunlage schwächen.

Schlechter Ernährungszustand und Allgemeinzustand

Mangelhafte Nahrungs- und Flüssigkeitsaufnahme führen zu einer verminderten Versorgung der Schleimhaut. Die Schleimhaut kann deshalb ihre normale Schutzfunktion nicht mehr erfüllen und wird anfällig für Schädigungen jeder Art.

Graft-versus-host-Reaktion

Im Rahmen einer akuten oder chronischen Graft-versus-host-Reaktion treten oft schwere Schleimhautentzündungen auf (s. auch Kap. 11: Knochenmarktransplantation und andere Knochenmarkersatzmethoden).

Zusammenfassend verdeutlicht Abbildung 25.1 den Zusammenhang und die Wechselwirkung all dieser verschiedenen Ursachen am Beispiel der Stomatitis, da die Mundschleimhaut, bedingt durch die direkte Exposition mit äußeren schädlichen Einflüssen und ihrer dünnen Konsistenz besonders anfällig für diese Entzündungen ist.

Schleimhautveränderungen in Mundhöhle, Rachen und Ösophagus

Stomatitis und Ösophagitis nach Chemotherapie/Radiotherapie

Eine Stomatitis (Mundschleimhautentzündung) ist bei Tumorpatienten, wie bereits erwähnt, das häufigste Schleimhautproblem. Ein besonderes Risiko für Stomatitis bzw. Ösophagitis besteht bei:

- Chemotherapie mit Methotrexat[1], Bleomycin[2], 5-Fluorouracil[3] und Doxorubicin[4], letzteres besonders bei hohen Einzeldosen und bei prolongierter Verabreichung;
- hochdosierter Chemotherapie mit Cyclophosphamid[5] kombiniert mit Busulfan[6] (angewandt in bestimmten Fällen bei allogener Knochenmarktransplantation);
- lokaler Radiotherapie, kombiniert mit vorhergehender und evtl. anschließender Chemotherapie.

---

[1] Präparatenamen: D: z.B. Methotrexat „Lederle“; CH/A: z.B. Methotrexat.
[2] Präparatenamen: D: z.B. Bleomycinum Mack; CH: z.B. Bleomycin; A: z.B. Bleomycin Mack.
[3] Präparatenamen: D: z.B. Fluorouracil Roche; CH/A: z.B. Fluorouracil.
[4] Präparatenamen: D/CH/A: z.B. Adriblastin.
[5] Präparatenamen: D/CH/A: z.B. Endoxan.
[6] Präparatenamen: D/CH/A: z.B. Myleran.

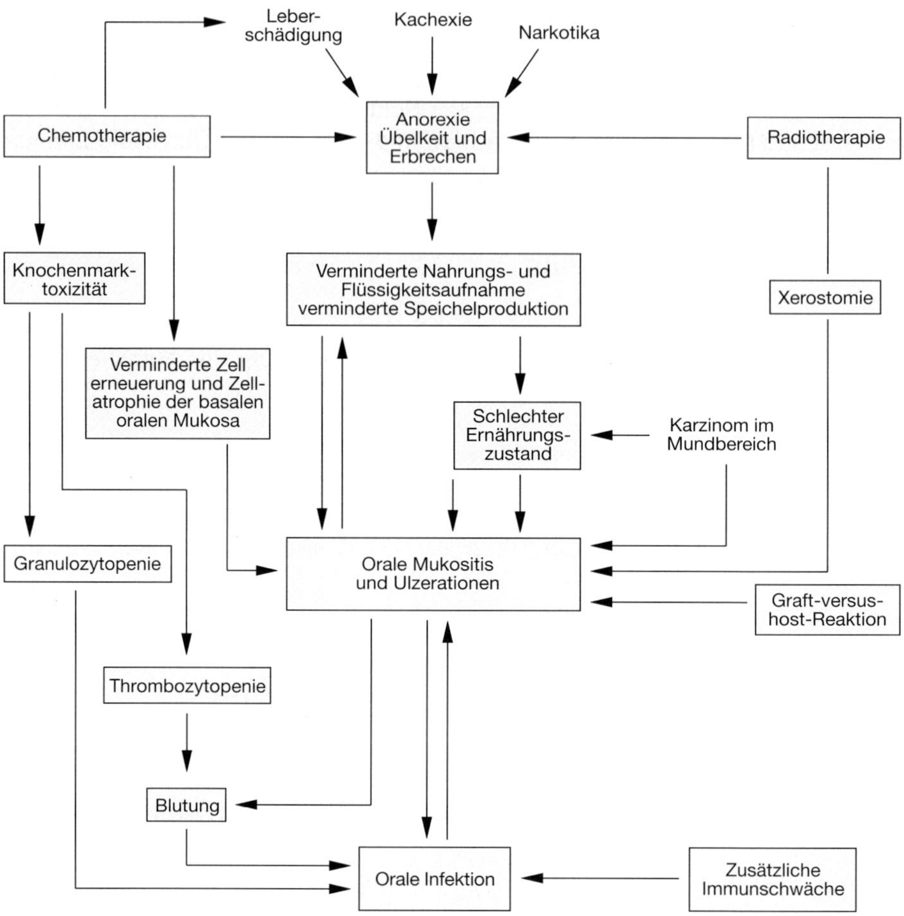

Abb. 25.1. Zusammenhang und Wechselwirkungen verschiedener Ursachen von Schleimhautentzündungen. (Mod. nach Daeffler 1985)

Falls eine Stomatitis nach Chemotherapie auftritt, ist – bei stoßweiser Applikation der Zytostatika – etwa zwischen dem 7. und 14. Tag nach Medikamentenverabreichung mit dem Auftreten zu rechnen. Bei lokaler Radiotherapie kann sie schon wenige Tage nach Therapiebeginn auftreten.

Wird der Ösophagus in eine Radiotherapie miteinbezogen, so ist als Akutreaktion einige Tage nach Therapiebeginn mit einer meist vorübergehenden Ösophagitis zu rechnen. Die Ösophagitis tritt jedoch auch als Komplikation einer ungenügend behandelten Stomatitis auf.

Symptome

Der Beginn einer Stomatitis wird meist vom Patienten selbst zuerst bemerkt, ebenso das Auftreten einer Ösophagitis. Frühstadien einer Stomatitis können aber auch visuell und palpatorisch rechtzeitig erfaßt werden, wenn die Mundinspektion regelmäßig und vom erfahrenen Arzt oder von erfahrenem Pflegepersonal durchgeführt wird (s. Abschnitt „Diagnostik/Früherkennung"). Eine Stomatitis kann überall an der Mundschleimhaut auftreten.

Die Symptome der Stomatitis bzw. Ösophagitis sind in Tabelle 25.3 aufgeführt.

Tabelle 25.3. Symptome bei Stomatitis/Ösophagitis

Problem	Objektive Symptome	Subjektive Symptome
Stomatitis		
Frühstadium	Leichte Rötung einzelner Stellen der Mundschleimhaut. Schwellungen der Mundschleimhaut bzw. Gingivae (Ödeme)	Schmerzempfindlichkeit, Überempfindlichkeit bei heißen und scharfen Speisen und Getränken Brennen
Fortgeschrittenes Stadium	Offene rote Stellen in der Mundschleimhaut bzw. Gingivae oder Gaumen, evtl. leicht blutend (Ulzera) Deshalb auch Verkrustungen. Schmerzende weiße oder rote kleine Bläschen (Aphten), vereinzelt oder gehäuft auftretend	Sehr starkes Brennen und starke Schmerzen, nicht nur bei Nahrungsaufnahme. Der Patient mag oft nur noch Flüssiges zu sich nehmen.
Ösophagitis		Schwierigkeiten beim Schlucken fester Nahrung, „Kloß im Hals" Schmerzen beim Schlucken jeglicher Nahrung und Flüssigkeit. Retrosternale Schmerzen.

Diagnostik und Früherkennung

Um möglichst frühzeitig das Auftreten einer Stomatitis zu erkennen, ist es unerläßlich, wiederholt den Zustand der Mundschleimhaut, des Zahnfleisches und der Zähne zu kontrollieren und den Ausgangsbefund schriftlich festzuhalten. Eine vorgedruckte Graphik kann dabei sehr hilfreich sein (s. Abb. 25.2), da der Verlauf genau festgehalten werden kann und somit eine Kontinuität in der Behandlung eher gewährleistet wird.

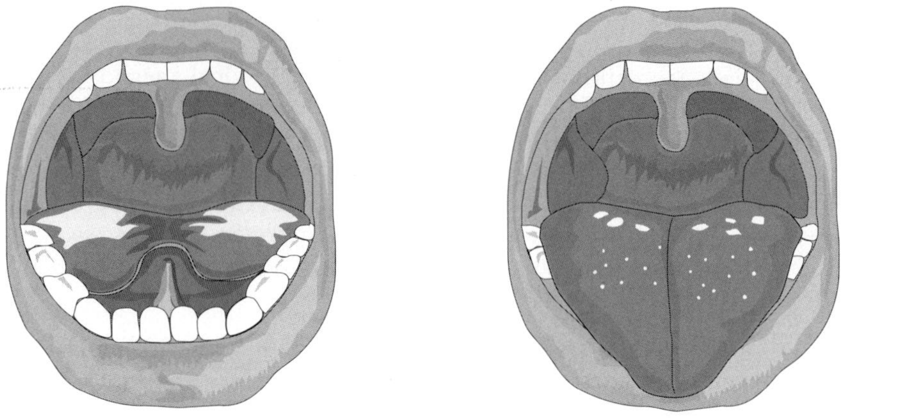

Abb. 25.2. Musterzeichnung von Mundhöhle und Zunge zur Darstellung von Läsionen

Die Kenntnis der persönlichen Risikofaktoren und der Vorgeschichte des Patienten, sollte Arzt und Pflegende sensibilisieren, frühzeitig den Zustand der Mundschleimhaut zu kontrollieren.

Die orale Kontrolle der Mundhöhle wird immer mit Taschenlampe und Spatel (bei Risikopatienten mit evtl. befeuchteter Gaze umwickelt) durchgeführt und ist in erster Linie Aufgabe des Arztes; aber auch die Pflegenden sollten solche Kontrollen ausführen, denn – bedingt durch die häufige Präsenz beim Patienten – können sie oft früher als der Arzt das Auftreten oder Verlaufsänderungen einer Stomatitis wahrnehmen.

Bei Patienten mit hohem Risiko, eine Stomatitis zu entwickeln, sollte diese Kontrolle täglich stattfinden. In jedem Fall ist es notwendig und sinnvoll, einen solchen Patienten ausführlich über das mögliche Auftreten einer Stomatitis zu informieren, da er entscheidend zur Früherkennung beitragen kann. Vor allem Patienten, die nur zur Therapie in die Klinik kommen, sollten lernen, die Mundhöhle selbständig zu kontrollieren, wozu evtl. ebenfalls die vorgedruckte Graphik zum Einzeichnen mitgegeben werden kann (vgl. Abb. 25.2).

Medizinische Maßnahmen

Prävention

Das Ziel von präventiven Maßnahmen ist es, eine Stomatitis zu vermeiden oder das Ausmaß einer erwarteten Stomatitis möglichst gering zu halten. Durch eine saubere, intakte Schleimhaut können diese Ziele am ehesten erreicht werden. Ist die Schleimhaut nämlich schon vor Therapiebeginn gestört, so bedeutet dies einen mangelhaften Selbstreinigungsmechanismus der Schleimhaut: Speisereste bleiben im Mund zurück und zersetzen sich chemisch. Die Schleimhaut wird so zusätzlich gereizt.

In der Regel wird dem Risikopatienten geraten, neben einer sorgfältigen Zahnreinigung, die 3mal täglich durchgeführt werden muß, jeweils vor und nach dem Essen Mundspülungen durchzuführen. Dies wird jedoch je nach Klinik unterschiedlich gehandhabt, da der Nutzen zur Prävention nicht nachgewiesen ist. Zusätzlich zu den Mundspülmitteln kommen neuerdings an verschiedenen Orten auch Vitaminpräparate und Prostaglandin-Analoge, lokal angewendet, zum Einsatz. Diese Medikamente haben eine „zellschützende" Wirkung.

Gebräuchliche Spülmittel und Medikamente und deren Anwendung sind in Tabelle 25.4 aufgeführt.

Tabelle 25.4. Gebräuchliche Medikamente zur Stomatitisprophylaxe und -pflege

Medikament	Präparatenamen	Konzentration	Anwendung
Unspezifische, entzündungshemmende Mundspülmittel:			
Kamillosan Salbeitee Kochsalzlösung		1:7 verdünnt	Zur Prophylaxe bei Bedarf Mund spülen. Vor und nach den Mahlzeiten
Guaiazulen	CH/D: Azulon A: Azulenal	Unverdünnt oder 1:1	
Desinfizierende Mundspülmittel:			
Chlorhexidin 0,2% (ohne Alkohol)	CH: Hibitane D/A: Chlorhexamed	Unverdünnt oder 1:1	Für alle desinfizierenden Mundspülungen gilt, je nach Klinik: zur Prophylaxe 2- bis 4mal täglich; bei bestehender Stomatitis: Intensivierung auf
Hexetidin 0,1%	CH: Hextril D/A: Hexoral	Unverdünnt oder 1:1	mindestens 6mal täglich; jeweils 5–10 ml der Spülflüssigkeit ca. 30 s im Mund spülen und ausspucken;
Polyvidon-Jod-Lösung	CH: Betadine D/A: Betaisodona	Unverdünnt	alkoholhaltige Mittel meiden oder nur bei intakter Schleimhaut anwenden, da sie meist zu scharf sind
Vitamine:			
Dexpanthenol-Lösung	CH/D/A: Bepanthen	Unverdünnt	Anwendung wie oben beschrieben
Vitamin E (i.v. Ampulle oder Kapsel als Mundspülmittel verwenden)	CH/D/A: Ephynal	Unverdünnter Ampullen- oder Kapselinhalt	4mal täglich spülen oder Stellen mit Kapselinhalt bepinseln
Prostaglandinähnliches Medikament:			
Misoprostrol	CH: Cytotec D/A: Prostin	Unverdünnt	4mal täglich spülen

Mykostatisches Mundspülmittel:			
2 ml Nystatin 2 ml Protovit 3 g Natriumbicarbonat (Tablette)		In 100 ml NaCl 0,9%	Bei Stomatitis und trockenem Mund; Lösung ist 5 Tage haltbar; 4- bis 6mal täglich spülen
Reinigende Mundspülmittel:			
NaCl 0,9%			Nach Bedarf lauwarm;
H_2O_2 3% Wasserstoffperoxid (gegen Anaerobier)		1:1 bis 1:4 (immer frisch zubereiten, wenn verdünnt angewendet)	Mund ausspülen oder einzelne Stellen mit Wattestäbchen abwischen; nicht anwenden, wenn Granulation stattfindet, nicht mehr als 3mal täglich anwenden;
Natriumbicarbonat/NaCl 1:1		1/2 Teelöffel auf 1 Glas Wasser	2- bis 4mal täglich oder bei Bedarf evtl. mischen mit Pfefferminzöl
Lokale Schmerzmittel:			
Lidocain bzw. Xylocainviscosum 2%		Unverdünnt	Bei Bedarf, jedoch höchstens alle 3 h betroffene Stellen auspinseln, nicht schlucken; Ausnahme: bei Ösophagitis, jedoch Aspirationsgefahr!
Mundisal-Gel (Lidocain-haltig)			Bei Bedarf mit dem Finger oder mit Wattestäbchen auftragen
Sucralfat Tabletten oder Beutel mit Granulat à 1 g (bildet auf der Oberfläche von Erosionen und Ulzera eine Schutzschicht)	CH/D/A: Ulcogant	8 Tbl. oder Beutel in 120-ml-Flasche füllen mit 40 ml Wasser auflösen; 40 ml Sorbitol 70% beifügen. Nach Wunsch des Patienten aromatisieren. bis zu 120 ml mit Wasser auffüllen.	Lösung ist 14 Tage im Kühlschrank haltbar; 3 Teelöffel während 2 min im Mund spülen, dann hinunterschlucken; zu empfehlen insbesondere auch bei Ösophagitis
Actihaemyl-Gel	CH/A: Solcoseryl-Gel D: Actihaemyl-Gel		Betroffene Stellen mit Wattestäbchen oder mit dem Finger betupfen
Trichlorphenol (Collunosol Spray)			Vor allem bei Befall von Rachen und Ösophagus: ca. 3stündlich in Rachen sprühen

Auch Kryotherapie wird an einzelnen Orten zur Prävention angewendet. Sie besteht darin, daß der Patient vor, während und nach der Zytostatikaverabreichung mindestens 30 min lang Eisstückchen lutscht, damit durch die Minderdurchblutung weniger von der toxischen Substanz in die epithelialen Zellen gelangt. Diese Methode wird jedoch manchmal als unangenehm empfunden. Neben den jeweiligen präventiven Maßnahmen sollte der Patient zusätzliche Reizfaktoren (wie Alkohol, Nikotin etc.) vermeiden.

Vor einer kurativen Chemotherapie mit schleimhauttoxischen Medikamenten in hoher Dosierung oder vor lokaler Radiotherapie sollte in der Regel ein Zahnstatus erhoben werden. Verborgene Eiterherde, Parodontose oder Karies begünstigen eine Stomatitis. Zudem können sie in der granulozytopenischen Phase zur Gefahr für den Patienten werden. Extraktionen und andere Eingriffe im Zahnbereich sind in dieser Phase problematisch und müssen individuell diskutiert werden.

Therapie bei bestehender Stomatitis

Das Ziel der Behandlung einer Stomatitis ist die rasche Abheilung der Entzündung und Vermeidung eines Superinfekts. Deshalb muß die Mundpflege intensiviert, d.h. mindestens 6mal/Tag durchgeführt werden.

Zur Schmerzlinderung werden vor allem lokal zu applizierende Schmerzmittel angewendet, wobei manchmal auch systemische Schmerzmedikamente verordnet werden müssen, besonders bei Befall des Ösophagus, da lokale Mittel oft nicht richtig vor Ort gelangen. Lokal angewendete Anästhetika und deren Verabreichung sind in Tabelle 25.4 aufgeführt.

Je nach Ausmaß muß vom behandelnden Arzt eine Dosisreduktion oder evtl. eine Unterbrechung der Chemo- bzw. Radiotherapie in Erwägung gezogen werden. Tumortherapien mit kurativer Absicht werden jedoch, auch bei stärksten Nebenwirkungen, nach Möglichkeit ohne Kompromisse durchgeführt, um die Chance auf Heilung nicht zu mindern.

Pflegerische Maßnahmen

Die Prävention und angepaßte Behandlung einer Stomatitis gehören zu einem großen Teil in den Aufgabenbereich der Pflegenden. Die Durchführung und die Erfolgskontrolle der getroffenen Maßnahmen liegen zum größten Teil in ihrer Kompetenz. Aus diesem Grund haben sie auch die Möglichkeit, jeweilige Behandlungsmethoden zu prüfen und dem Arzt evtl. Alternativen vorzuschlagen. Aufgabe der Pflegenden ist es auch, den Patienten zu instruieren und ihn zu motivieren. Die Mundpflege ist meist unangenehm für den Patienten und kann deshalb zwischen Patient und Pflegeteam Spannungen hervorrufen. Oft gelingt es nur mit viel Geduld, den Patienten immer wieder neu zu motivieren. Motivationsgründe zur Durchführung der Mundpflege könnten sein:

- bessere Geschmacksempfindung beim Essen bei gereinigter Schleimhaut und Zunge,

- bessere Wirkung der lokalen Schmerzmittel,
- insgesamt qualitativ und quantitativ bessere Nahrungsaufnahme.

Die einzelnen pflegerischen Maßnahmen sind in der folgenden Übersicht zusammengefaßt.

Hinweise zur Pflege bei Stomatitis/Ösophagitis

Pflegeziel	Maßnahmen
Prophylaxe einer Stomatitis	– Ausführliche Information und Instruktion des Patienten. – Korrekte, konsequente Durchführung der Mundpflege: 2- bis 4mal täglich Zahnreinigung mit weicher Zahnbürste, Reinigung der Zahnzwischenräume mit Zahnseide oder speziellen Zahnstäbchen , evtl. Munddusche benutzen. Bei Thrombozytenwerten unter 10000/µl alle diese Maßnahmen unterlassen (s. pflegerische Maßnahmen bei Thrombopenie, S. 484) – Zahnprothesen ebenso regelmäßig entfernen und reinigen, Zahnfleisch dabei auf Läsionen und Druckstellen kontrollieren – Mundspülungen nach Verordnung 2- bis 4mal täglich – Patient sollte mit geschlossenem Mund schlafen können Nasengänge freihalten), um die Austrocknung der Schleimhaut zu verhindern
Bei bestehender Stomatitis	– Information des Patienten, daß die Symptome vorübergehend sind – Dokumentation des Verlaufs und der getroffenen Maßnahmen.
Vermeidung einer Ausdehnung und eines zusätzlichen Infekts	– Intensivierung der Mundspülungen auf 6mal täglich – Bei Verkrustungen Reinigung mit H_2O_2 1–3% (Patienten über Schaumentwicklung orientieren); bei üblem Geschmack mit NaCl 0,9% nachspülen, evtl. einige Tropfen Pfefferminzöl beigeben. Bei Granulation des Gewebes nicht verwenden, sondern mit NaCl 0,9% reinigen.
Vermeidung zusätzlicher Irritationen und Mikroverletzungen	– Vermeiden von heißen, scharf gewürzten, wie auch sauren Nahrungsmitteln (keine Zitrusfrüchte) – Harte und grobe Nahrungsmittel weglassen – Zitronenglycerinstäbchen und andere Fertigprodukte zur Mundpflege nicht anwenden, da sie austrocknen und zusätzlich Brennen verursachen (Alkoholgehalt)
Schmerzfreiheit oder deutliche Schmerzlinderung	– Lokalanästhetika nach Bedarf auftragen, nach Absprache mit dem Arzt; Erträgt der Patient den oft schlechten Geschmack der Lokalanästhetika nicht, können diese zusammen mit

	seinem Lieblingsgetränk zu Eiskugeln gefroren werden. Ein miteingefrorenes Holzstäbchen erleichtert das Halten der Eiskugel, da diese nicht ununterbrochen im Mund behalten werden kann. Diese Maßnahme darf jedoch nur mit ärztlicher Verordnung angewandt werden wegen Aspirationsgefahr. – Systemische Schmerztherapie nach Verordnung durchführen. – Dem Prothesenträger ist zu empfehlen, die Prothese nur zum Essen und bei Besuch zu tragen.
Erhaltung oder Förderung einer genügenden Nahrungszufuhr zur Optimierung des Allgemeinzustandes (bessere Durchführung der Therapie)	– Vitamin-, Protein- und kalorienreiche Nahrung aber nicht um jeden Preis! Der Patient soll nur das essen, was ihm schmeckt und keine Schmerzen verursacht, um ihm die Lust am Essen nicht ganz zu nehmen. – Je nachdem zusätzlich ein Vitaminpräparat verabreichen (vom Arzt verordnet). – Die Kost des Patienten evtl. pürieren. Mit Milch, Joghurt, Ovomaltine, Hüttenkäse, Eiscreme oder auch mit warmen oder kalten Gemüsecremesuppen kann diese Zeit oft überbrückt werden. – Evtl. Benutzung eines Trinkhalms empfehlen, um schmerzende Stellen „umgehen“ zu können. – Evtl. ein systemisch wirkendes Schmerzmittel jeweils 1/2 Stunde vor dem Essen verabreichen (lokale Schmerzmittel, vor dem Essen aufgetragen, können den Appetit eher vermindern). – Sondenernährung oder intravenöse Kalorienzufuhr ist meist nicht erforderlich; außer auf ausdrücklichen Wunsch des Patienten. Eine Alternative dazu bilden die hyperkalorischen Präparate per os.

Stomatitis durch Infektion mit Pilzen (Soorstomatitis), Bakterien und Viren

Infektionen der Mundschleimhaut sind meist zurückzuführen auf die mangelhafte Infektabwehr infolge verminderter Granulozytenzahl durch Bestrahlung des Knochenmarks oder hochdosierter Chemotherapie. Ein weiterer begünstigender Faktor ist eine Immunsuppression durch Steroidtherapie. Eine Infektion kann sich aber auch auf dem Boden einer akut entzündlichen Stomatitis entwickeln (Superinfektion).

Die bei weitem häufigsten Infektionen der Mundschleimhaut sind ***Pilzinfektionen***, hervorgerufen meist durch Candida albicans. Diese Kandidose wird auch oft *„Soorstomatitis“* genannt.

Virale Infektionen sind am ehesten bedingt durch Herpes simplex oder Varizella zoster.

Bakterielle Infektionen sind eher selten und werden meist durch gramnegative Erreger hervorgerufen, hauptsächlich durch Pseudomonas.

Ein anderer Erreger bakterieller Infektionen ist der grampositive Staphylococcus aureus.

Symptome

Die Symptome der häufigsten Infektionen sind in Tabelle 25.5 aufgeführt.

Tabelle 25.5. Symptome bei Infektion

Erreger	Erscheinungsbild	Subjektive Symptome
Candida albicans	Weiche, weiße oder gelbliche Flecken, meist ausgedehnt über die ganze Zunge und/oder an der Mukosa der Mundhöhle (kann nicht weggeschoben werden im im Gegensatz zur fibrinösen Ausschwitzung nach Radiotherapie) tiefe Risse	Meist keine Schmerzen. Geschmacksempfindung nimmt ab. Gefühl von „Watte auf der Zunge“; Appetitverlust
	Symmetrische Erosionen an den Mundwinkeln. Tiefe Risse, oft bedeckt von einer weiß-grauen Haut	Meist schmerzhaft
Herpes simplex Virus	Vereinzelt oder gehäuft auftretende auftretende Bläschen, die nach ca. 12 h aufbrechen. Ihr Exsudat verkrustet. Oft Ulzerierung und Nekrotisierung; Vorkommen: an Lippen, Übergang zu Mundschleimhaut, Zunge, Zahnfleisch und oberem Gaumen.	Pruritus, Brennen, sehr starke Schmerzen
Gram-negative Keime	Cremig-feuchte Ulzera an Mundschleimhaut und oder Zahnfleisch, weiche Ränder	Schmerzen
Pseudomonas aeruginosa	Eventuell erhobene Läsionen, umschlossen von einem roten Ring. Zentrum gelblich-weiß, trocken, bei Progression nekrotisches Zentrum. Sehr übel riechender Geruch	Gewöhnlich keine Schmerzen
Grampositive Keime (Staphylococcus aureus)	Bräunlich-gelbe, trockene runde Erhöhungen, evtl. ulzerierend	Pruritus, Brennen, starke Schmerzen

Diagnostik

Grundsätzlich gelten die gleichen Maßnahmen wie Abschn. „Stomatitis" aufgeführt.

Bei Leukämiepatienten und Patienten in Sterilpflegeeinheiten sind evtl. verschärfte Maßnahmen notwendig, z.B. regelmäßige bakterielle und virale Abstriche der Mundhöhle, regelmäßige Temperaturmessung (mindestens 3mal täglich) sowie evtl. Entnahme von Blutkulturen.

Medizinische Maßnahmen

Die Therapie der Kandidose besteht in der lokalen Applikation von Fungistatika. Eine systemische Therapie ist gelegentlich indiziert. Sie wird u.U. prophylaktisch verabreicht.
Gebräuchliche ***Medikamente*** sind:

- Nystatin[7], flüssig, alle 4 h;
- Amphotericin[8], Lutschtabletten oder flüssig, alle 4 h (eher Lutschtabletten, da längere Verweildauer);
- Ketoconazol[9]-Tabletten, 200 mg täglich;
- Fluconazol[10]-Kapseln, einmalige, höchstens zweimalige Verabreichung notwendig!
- Itraconazol[11].

Bei Herpes simplex an Lippen oder Mundschleimhaut kann meist nur symptomatisch zur Linderung beigetragen werden. Um eine Ausdehnung zu verhindern, kann systemisch zusätzlich Aciclovir[12] verabreicht werden. Die lokale Anwendung von Aciclovir ist sehr begrenzt, weil das Aciclovir-Gel nur im Frühstadium aufgetragen wirksam ist, d.h. bevor eigentliche Bläschen sichtbar sind. Zudem ist es bei offenen Bläschen äußerst schmerzhaft. Meist werden zinkhaltige Präparate aufgetragen.

Pseudomonas- oder Staphylococcus-Infektionen (eher selten) werden immer systemisch mit Antibiotika behandelt.

Pflegerische Maßnahmen

Die orale Hygiene und die verordnungsgemäße Verabreichung aller lokalen Medikamente steht an erster Stelle.

Die Hinweise zur Pflege bei Soorstomatis sind in der folgenden Übersicht ausführlich beschrieben.

---

[7] Präparatenamen: D/CH/A: z.B. Mycostatin.
[8] Präparatenamen: D/CH/A: z.B. Amphomoronal.
[9] Präparatenamen: D/CH/A: z.B. Nizoral.
[10] Präparatenamen: D/CH/A: z.B. Diflucan.
[11] Präparatenamen: D: z.B. Sempera; CH/A: z.B. Sporanox.
[12] Präparatenamen: D/CH/A: z.B. Zovirax.

Hinweise zur Pflege bei Soorstomatitis

Pflegeziel	Maßnahmen
Vermeidung einer Superinfektion, Abklingen der Infektion	– Mundpflege und Mundspülungen 6mal täglich Korrekte Anwendung der lokalen (bzw. systemischen) Funghostatika: – Lokale Fungistatika immer nach vorhergehender Reinigung der Mundhöhle verabreichen. – Anschließend möglichst 20 min Nahrungs- und Flüssigkeitskarenz, um eine optimale Wirkung der Medikamente zu erreichen. – Eher Lutschtabletten anwenden, da längere Verweildauer. – Amphotericin-Lutschtabletten werden meist als unangenehm empfunden. Der Patient soll deshalb informiert werden, daß sie nach 20 min herausgenommen werden dürfen. Fungistatische Suspensionen evtl. zusammen mit konzentriertem Fruchtsaft als Eiskugeln (an Stäbchen) verabreichen, um den Geschmack erträglicher zu machen. – Zahnprothesen müssen ebenso sorgfältig gereinigt werden und sollten jeweils über Nacht in einer wässrigen Lösung mit 5 ml Nystatin oder Amphotericin eingelegt werden.
Ausgleich des Appetitverlusts	– Nahrungsaufnahme und Flüssigkeitszufuhr des Patienten kontrollieren, evtl. Kalorienzufuhr steigern. – Geschmacksverstärkung: Verabreichung von stark gewürzten Nahrungsmitteln und Getränken mit starkem Eigengeschmack, sofern keine schmerzhafte Stomatitis besteht, wie z.B. Rauchfleisch, saure Gurken, Kraftbrühe, koffeinhaltige Getränke etc.
Vermeidung einer Verklebung im Mund	– Nach Einnahme von Milchprodukten immer Reinigung der Mundhöhle, da Milchreste leicht mit dem Pilzbelag verkleben und das „Wattegefühl" des Patienten verstärken.

Xerostomie (Mundtrockenheit)

Xerostomie ist die Folge von verminderter bis fehlender Produktion von Speichel. Sie tritt hauptsächlich auf:

- Nach lokaler Radiotherapie im HNO-Bereich bei Mitbestrahlung von Speicheldrüsen. In Abhängigkeit der Dosis und der Anzahl betroffener Speicheldrüsen ist sie vorübergehend oder bleibend. Eine Erholung der Speicheldrüsenfunktion kann erwartet werden bis zu einer Dosis von 36 Gy. Die Frist beträgt etwa 3–6 Monate.

- Nach chirurgischen Eingriffen im HNO-Bereich. Das Ausmaß hängt ebenfalls von der Ausdehnung des Eingriffs und der Anzahl betroffener Speicheldrüsen ab.

Aber auch Medikamente können vorübergehend eine – meist mildere – Form von Mundtrockenheit bewirken. Dazu gehören vor allem:

- Opiate,
- Antidepressiva,
- Neuroleptika,
- Antiemetika,
- Antihistaminika,
- Spasmolytika,
- Diuretika.

Patienten mit Xerostomie sind Risikopatienten für Stomatitis und Infektionen der Mundhöhle, da eine trockene Schleimhaut für Schädigungen jeder Art anfälliger ist. Auch Karies und Parodontose sind häufig. Deshalb muß der Patient mit Xerostomie aufgefordert werden, Zähne und Zahnfleisch sorgfältig zu pflegen und regelmäßig den Zahnarzt aufzusuchen.

Symptome

Die Mundtrockenheit wird vom Patienten meist als erstes beklagt. Sie äußert sich aber auch durch schwerfälligeres Sprechen, die Zunge klebt leicht am Gaumen. Auch der Geschmackssinn nimmt ab, da die Nahrung nicht mehr genügend mit Speichel vermischt wird. Dadurch werden weniger Geschmacksstoffe gelöst und die Berührungsfläche mit den Geschmackspapillen auf der Zunge geringer. Der Geschmacksverlust führt meist auch zu einem Appetitverlust.
Im Weiteren klagt der Patient oft auch über zähen Speichel und es bereitet ihm Mühe, ihn zu schlucken.

Pflegerische Maßnahmen

Die pflegerischen Maßnahmen zielen im wesentlichen auf die Linderung der Symptome und die Vermeidung weiterer Komplikationen ab. Sie sind in der folgenden Übersicht zusammengefaßt.

Hinweise zur Pflege bei Xerostomie

Pflegeziel	Maßnahmen
Intakte Schleimhaut und Lippen	– Lippen feucht halten mit z.B. Vaseline – Stomatitisprophylaxe, jedoch keine Zitronenglycerinstäbchen zur Reinigung verwenden, da diese zusätzlich austrocknen.
Vermeidung von Karies und Parodontose	– Dem Patienten konstante, intensive Mundpflege empfehlen – Regelmäßige Fluorgabe (vom Zahnarzt verschrieben) – Kohlenhydratzufuhr vermindern.
Befeuchtung der Mundschleimhaut	– Häufige Gabe von Wasser, Tee, Bouillon etc., evtl. löffelweise, Eis zum Lutschen geben. – Regelmäßig künstlichen Speichel verwenden, z.B. Glandosan. Darauf achten, daß der Patient auch eine praktische kleine Flasche für unterwegs hat, sofern der künstliche Speichel nicht schon in Sprayform vorhanden ist. – Dem Patienten kleine Plastikflasche mit Wasser für unterwegs empfehlen. – Evtl. Augenpipette zur Befeuchtung benutzen. – Befeuchtung der Luft (möglichst Ultraschall oder Verdampfer), außer bei neutropenischen Patienten (<500 Granulozyten/µl) wegen der Gefahr eines Pseudomonasinfekts. – Zuckerfreie Bonbons und Kaugummis geben. In den letzten Jahren sind cholinerge Präparate ins Zentrum des Interesses gerückt. Pilocarpine beispielsweise fördert in gewissen Fällen die Speichelproduktion. Weitere Studien sind im Gange.
Verhütung von Irritation und Verletzung der Mundschleimhaut	– Harte und grobe Nahrungsmittel vermeiden. – Scharfe und saure Getränke wie Zitrussäfte, Apfelsaft meiden, keine stark gewürzten Speisen. – Nikotin- und Alkoholabstinenz. – Kontrolle auf Druckstellen bei Prothesenträgern.
Ausgleich des Geschmacks- bzw. Appetitverlusts	– Keine trockene Nahrung: Brot in Milch oder Kaffee „tunken". Fleisch, Teigwaren, Reis mit Sauce empfehlen (Geschmacksverstärkung). – Wenn möglich, Nahrungsmittel mit starkem Eigengeruch empfehlen. Patient kann so wenigstens mit seiner Nase den Geschmack erahnen. – Kleine, dafür häufigere Mahlzeiten. – Auf kalorienreiche Nahrung achten.
Flüssiger, dünner Speichel, freie Atemwege	– Flüssigkeitszufuhr forcieren – Entfernung von zähem Speichel mit H_2O_2 1–3% oder Natriumbicarbonat – Patienten zum Aushusten anleiten und anspornen.

Blutungen bei Thrombopenie

Eine Thrombopenie als Folge der Knochenmarksdepression äußert sich oft durch Blutungen des Zahnfleisches und der Mundschleimhaut, da diese sehr anfällig sind für direkte mechanische Verletzungen.

Bei Thrombozytenwerten unter 20000/µl ist die Blutungsneigung deutlich erhöht. Spontane Blutungen treten häufig bei Thrombozytenwerten unter 10000/µl auf. Zugrundeliegende Zahnfleischerkrankungen (Parodontose), schlechter Zustand der Zähne (Karies) sowie eine Stomatitis oder Fieber begünstigen in hohem Maße Blutungen. Der Schweregrad der Blutungskomplikation hängt daher nicht ausschließlich von der Thrombozytenzahl ab.

Symptome

Zahnfleischbluten beim Zähneputzen oder beim Kauen von groben Nahrungsmitteln ist häufig das erste Symptom. Durch Mikrotraumen können Blutungen und Hämatome in der Mundschleimhaut entstehen. Bei bestehender Stomatitis beginnen Ulzera wieder zu bluten.

Im allgemeinen sind diese Blutungen, ob spontan oder mechanisch ausgelöst, ohne zusätzliche Maßnahmen schwierig zu stillen.

Diagnostik, Früherkennung

Als Präventivmaßnahme steht an erster Stelle die regelmäßige, evtl. tägliche Thrombozytenkontrolle.

Die Blutungsneigung wird bei der täglichen Mundinspektion kontrolliert. Bei der Benutzung des Spatels zur Mundinspektion ist jedoch Vorsicht geboten. Ein leichter Druck gegen das Zahnfleisch kann bereits eine Blutung auslösen (deshalb den Spatel mit feuchter Gaze umwickeln).

Der Patient muß gezielt nach Zahnfleischbluten befragt werden.

Medizinische Maßnahmen

Die wirksamste Behandlung zur Stillung von Blutungen ist der Thrombozytenersatz (s. Kap. 22: Knochenmarkdepression).

Lokal kann Thrombin in Form einer Lösung appliziert werden, um die Blutgerinnung zu fördern (5000 E mit 50 ml NaCl 0,9% verdünnt).

Pflegerische Maßnahmen

Ziele der pflegerischen Maßnahmen sind:

- durch eine sorgfältige und intensive Mundpflege die Schleimhaut möglichst intakt zu halten und eine Superinfektion bei bestehenden Läsionen zu vermeiden;

- äußere, v.a. mechanische Reizungen der Schleimhaut zu vermeiden.

Es gilt zu beachten, daß z.B. Zähneputzen bei einer vorgeschädigten Schleimhaut viel traumatischer wirkt als bei einer gesunden Schleimhaut.

Die Pflegenden sollten dafür sorgen, daß der Patient diese Zusammenhänge kennt. Eine gute Information des Patienten hilft ihm, konsequent durchgeführte Maßnahmen zu akzeptieren.

Die einzelnen Pflegeziele und pflegerischen Maßnahmen sind in folgender Übersicht zusammengefaßt aufgeführt.

Hinweise zur Pflege bei Thrombopenie

Pflegeziel	Maßnahmen
Feuchte Mundschleimhaut	– Genügende Flüssigkeitszufuhr – Mundpflege mindestens 4- bis 6mal täglich – Keine Zitronenglycerinstäbchen benutzen (zusätzliche Austrocknung) – Nach der Mundpflege zusätzliche Reinigung mit H_2O_2 1–3%, um Krusten zu lösen
Vermeidung von Mikrotraumen	– Ab Thrombozytenwerten unter ca. 10000/µl sollte der Patient keine Zahnbürste mehr verwenden. – Zahnseide oder Zahnstäbchen sind kontraindiziert. – Als Ersatz zum Zähneputzen kann dem Patienten empfohlen werden, die Zähne ganz sanft mit einer Zahncreme abzureiben. Dazu kann er den Finger benutzen oder Schwammstückchen, Wattestäbchen, Gaze. – Keine Klemmen zur Mundpflege benutzen, nur Wattestäbchen. – Prothesen regelmäßig auf Druckstellen kontrollieren. – Nahrung evtl. pürieren.
Blutstillung	– Lokale Kühlung mittels Eis, evtl. auch in Form von Wasserglacé oder Sorbets. – Lokale Applikation von Thrombin nach Verordnung.

Leukämische Infiltrate

In Spätstadien von Leukämieerkrankungen, besonders bei Monozytenleukämien, kommt es häufig zu Leukozytenansammlungen im Zahnfleisch oder in der Mundschleimhaut. Durch diese Infiltration entstehen lokale Entzündungen, die zu blutenden Ulzera führen können.

Symptome

Die Symptome bei leukämischen Infiltraten können sehr gering sein (je nach Lokalisation und Ausmaß), oder sie können für den Patienten sehr unangenehm werden, z.B.:

- Schmerzen durch:
  - mechanische Belastung (Nahrung),
  - freie Zahnhälse;
- Lockerung der Zahnhalterung,
- Blutungen,
- Behinderungen beim Sprechen und Kauen.

Medizinische Maßnahmen

Nach Möglichkeit wird die Grundkrankheit behandelt. Ist dies nicht mehr möglich, steht die symptomatische Behandlung im Vordergrund. Auch eine lokale Bestrahlung kann zur Linderung beitragen.

Pflegerische Maßnahmen

Meist kann der Verlauf nur wenig beeinflußt werden.

Wichtig ist aber auch hier die Vermeidung einer zusätzlichen Infektion durch sorgfältige Reinigung der betroffenen Stellen mit 3%igem H_2O_2 1–3%, durch intensive Mundpflege und eine wirksame Schmerzlinderung.

Schleimhautveränderungen des übrigen Verdauungstrakts

Gastritis, erosive Gastritis

Die klinische Diagnose „Gastritis" als Erklärung für unspezifische Beschwerden wie Völlegefühl, Oberbauchschmerzen, Unverträglichkeit von gewissen Speisen oder Sodbrennen wird heute sehr zurückhaltend gestellt: Seit dem routinemäßigen Einsatz der Gastroskopie ist bekannt, daß solche Symptome bei Patienten mit histologisch völlig unauffälliger Magenschleimhaut vorkommen und daß sich umgekehrt histologische Zeichen einer Gastritis recht oft bei beschwerdefreien, v.a. älteren Patienten finden.

Bei der ***erosiven Gastritis*** handelt es sich dagegen um ein gut abgrenzbares Krankheitsbild: endoskopisch finden sich multiple oberflächliche Defekte in einer sonst normalen oder einer entzündeten Schleimhaut, klinisch ist das Bild durch Blutungen (Hämatemesis/Melaena) charakterisiert.

Ursachen der erosiven Gastritis bei Tumorpatienten

- Medikamente:
  - Nichtsteroidale Antirheumatika (häufig!),
  - Salizylate (häufig), z.B. Aspirin,
  - Kortikosteroide,
  - bestimmte Zytostatika (selten, z.B. 5-Fluorouracil, Methotrexat);
- Alkohol;
- „Streß", v.a. im Zusammenhang mit Blutverlust:
  - postoperativ,
  - nach Blutungen,
  - bei schwerem Nieren-, Leber- oder Kreislaufversagen.

Symptome

Die Symptome der erosiven Gastritis können in sehr unterschiedlichem Ausmaß auftreten. Im Vordergrund stehen die Zeichen der Blutung:

- Hämatemesis,
- Melaena,
- okkulte Blutverluste im Stuhl.

Gleichzeitig können Oberbauchbeschwerden bestehen wie:

- Druck- und Völlegefühl,
- Magenkrämpfe.

Oft zeigt eine gastroskopisch ausgeprägte erosive Gastritis keinerlei Symptome!

Diagnostik

Die Diagnose kann nur durch die Gastroskopie mit Sicherheit gestellt werden.

Medizinische Maßnahmen

- Bei akuter Blutung: Übliche Maßnahmen je nach Ausmaß des Blutverlusts.
- Säurebindende oder säureproduktionshemmende Medikamente.
- Schleimhautschützende Medikamente:
  Prostaglandinähnliche Substanzen, v.a. bei durch Antirheumatika ausgelösten Erosionen, auch prophylaktisch.
  Vom Arzt muß überprüft werden, ob nichtsteroidale Antirheumatika ersetzt werden können. Kortikoide sollen nach Möglichkeit ersetzt oder in der Dosis reduziert werden. Möglichst keine Kortikoide in der Antiemetikatherapie verwenden.

Pflegerische Maßnahmen

Das Hauptgewicht der pflegerischen Maßnahmen liegt auf der Beratung des Patienten bezüglich Ernährung und Risikofaktoren:

- Der Patient soll informiert werden, daß sich spezielle Magendiäten (viel Milch, säurearm, ungewürzte Speisen, etc.) als wenig wirksam erwiesen haben. Als Empfehlung kann man ihm aber raten, alles zu essen, worauf er Lust hat und was er verträgt. Jeder Patient reagiert anders, deshalb sollte er selbst „testen", was ihm bekommt.
- Dem Patienten muß empfohlen werden, zusätzliche chemische Reize wie Alkohol, Nikotin und Koffein zu vermeiden.
- Antibiotika und andere die Magenschleimhaut reizende Medikamente sollten, falls nicht speziell verordnet, nicht auf leeren Magen eingenommen werden.

Enteritis/Kolitis

Eine Enteritis (= Dünndarmentzündung) bzw. Kolitis (= Dickdarmentzündung) kann als direkte Tumorfolge oder als Nebenwirkung einer radiotherapeutischen oder chemotherapeutischen Behandlung auftreten, wobei die Zellen der Dünndarmschleimhaut meist empfindlicher auf diese Schädigungen reagieren als die Zellen der Dickdarmschleimhaut. Unter Radiotherapie des Darmes oder anderer Organe im Abdomen oder Becken, insbesondere von Uterus und Ovar, aber auch bei Bestrahlung der Lendenwirbelsäule oder des Beckenskeletts können 1–2 Wochen nach Therapiebeginn Tenesmen und Durchfälle auftreten. Diese Akutreaktion bildet sich nach der Therapie zurück. Nach hohen Dosen am Darmepithel können Durchfälle andauern.

Um diesen unangenehmen Nebenwirkungen entgegenzuwirken, gilt auch hier das Prinzip, zusätzliche Reizfaktoren zu vermeiden. Dies bedeutet: keine blähenden und andere schwer verdaulichen Stoffe zuführen, weil diese Stoffe eine vermehrte Peristaltik bewirken, die für den Patienten Bauchkrämpfe und Durchfall bedeutet, s. Kap. 21, Diarrhö und Obstipation.

Schleimhautveränderungen der Bindehaut

Gewisse Medikamente, v.a. hochdosiertes Cytosin-Arabinosid, aber auch Metothrexat können zu einer toxisch-entzündlichen Bindehautentzündung führen.

Symptome

Die Symptome sind:
- Brennen,
- Juckreiz,
- vermehrter Tränenfluß,
- Rötung,
- Schmerzen.

Medizinische Maßnahmen

Bei hochdosiertem Cytosin-Arabinosid muß unbedingt eine prophylaktische Therapie durchgeführt werden. Diese unerwünschte und für den Patienten sehr lästige Nebenwirkung kann so in vielen Fällen vermieden oder schnell gelindert werden.

Folgende Behandlung empfiehlt sich:
- nichtsteroidhaltige Tropfen tagsüber, 1mal pro Stunde in jedes Auge,
- Vitamin-A- und -D-haltige Salbe, nachts,
- bei Schmerzen steroidhaltige Tropfen bei Bedarf.

Schleimhautveränderungen des Urogenitaltrakts

Zystitis

Eine Zystitis ist meist eine sehr unangenehme Komplikation und verlangt bei Tumorpatienten in der Regel medizinische Intervention.

Ursachen

Beim Tumorpatienten kann die Zystitis entweder direkt oder indirekt ausgelöst werden.

Direkte Ursachen:

- Blasenkarzinom oder andere abdominale Tumoren, die in die Blase einwachsen.
- Zytostatika: Ifosfamid, Cyclophosphamid (hämorrhagische Zystitis), evtl. Adriamycin, verabreicht nach Cyclophosphamid-Therapie oder Radiotherapie.
- Radiotherapie: Wird die Blase ganz oder teilweise in die Bestrahlung miteingeschlossen, so führt dies – in Abhängigkeit von der Strahlendosis – als Akutreaktion und/oder als Spätfolge zu zystitischen Beschwerden.

Indirekte Ursache:

- Immunsuppression, insbesondere durch Zytostatikatherapie. Die Infektanfälligkeit ist besonders hoch, da eine Kontamination mit Bakterien leicht möglich ist durch mangelhafte und falsche Intimpflege oder durch Kathetereinlagen und andere Manipulationen.

Symptome

Die Symptome einer Zystitis sind:

- häufiges Wasserlassen von kleinen Mengen,
- Brennen, Jucken,
- Spasmen,
- Mikro- oder Makrohämaturie,
- Harnverhaltung.

Diagnostik und Früherkennung

Zur Diagnostik gehören:

- Erfassen subjektiver Symptome des Patienten,
- regelmäßige Urinkontrollen mit Beginn der Chemo- bzw. Radiotherapie,
- Restharnbestimmung bei Harnverhaltung, um andere Ursachen auszuschließen.

Medizinische Maßnahmen

Prophylaxe:

- Bei Ifosfamid und hochdosiertem Cyclophosphamid muß unbedingt die erforderliche Dosis des Antidotes Uromitexan verabreicht werden. Dies erfolgt nach einem ganz genauen Zeitplan. Es darf keinesfalls Verzögerungen geben.
- Die Flüssigkeitszufuhr muß deutlich gesteigert werden, immer unter Berücksichtigung von Allgemeinzustand und Alter des Patienten. Bei hochdosierten Behandlungen sind Flüssigkeitsmengen bis zu 6 l erforderlich, wenn nötig intravenös. Der Sinn dieser Maßnahme ist, die Stoffkonzentration von schädlichen Abbauprodukten in der Blase möglichst gering zu halten und eine schnelle Passage derselben zu ermöglichen.
- Schmerzlinderung durch Analgetika oder Spasmolytika.
- Bei Infektion Verabreichung von Antibiotika.

Pflegerische Maßnahmen

Die Schwerpunkte bei den pflegerischen Maßnahmen liegen in der Prophylaxe einer Zystitis und in der Gewährleistung der erforderlichen Flüssigkeitszufuhr. Die Hinweise zu Pflege bei Zystitis sind in der folgenden Übersicht zusammengefaßt.

Hinweis zur Pflege bei Zystitis

Pflegeziel	Maßnahmen
Wirksame Prophylaxe	– Verordnete Flüssigkeitsmengen bei Zytostatikatherapien auf jeden Fall einhalten. Bei verstopftem Venenkatheter muß unverzüglich ein neuer Venenzugang gesucht werden. – Bei Ifosfamid absolut genaue zeitliche Verabreichung des Antidots Uromitexan. Schon eine vergessene oder verspätete Dosis kann Komplikationen hervorrufen.
Genügend Flüssigkeit, Vermeidung der Konzentration von Reizstoffen in der Blase	– Patienten zum Trinken anspornen – Entsprechende Diätberatung (Suppen, Milchdrinks) – Evtl. intravenöse Flüssigkeitszufuhr vorschlagen – Patienten ermuntern, regelmäßig Wasser zu lassen und den Urin nicht zurückzuhalten (v.a. nachts) – Nikotin, Alkohol, Koffein und scharfe Gewürze möglichst meiden
Schmerzlinderung	– Schmerzmedikamente nach Verordnung verabreichen – Evtl. Wärmeanwendung bei Spasmen (Heizkissen)
Infektbekämpfung, Vermeidung einer Superinfektion	– Kontrolle und Instruktion des Patienten bei der Intimpflege – Slipeinlagen empfehlen oder häufiges Wechseln der Unterwäsche – Keine Sitzbäder – Kathetereinlagen nur wenn unbedingt nötig und nach Rücksprache mit dem Arzt – Absolut steriles Arbeiten bei diesen Manipulationen.

Vaginitis/Vulvitis

Eine Vaginitis bzw. Vulvitis kann aus unterschiedlichen Gründen auftreten: als akute, entzündliche Reaktion (therapiebedingt) oder als zusätzliche Superinfektion.

Ursachen

Akute entzündliche Reaktionen der Vaginalschleimhaut und der Vulva sind zu beobachten:

- bei perkutaner oder intrakavitärer Bestrahlung der Vagina/Vulva, in Abhängigkeit von der Dosis;
- nach bestimmten hochdosierten Chemotherapien (z.B. mit Methotrexat oder Fluorouracil).

Infektionen der Vaginalschleimhaut können bei Tumorpatientinnen immer vorkommen, hervorgerufen bei schlechtem Allgemeinzustand durch Immunsuppression oder Granulozytopenie. Oft handelt es sich dabei um bereits bestehende virale Infektionen (Herpes) oder Pilzinfektionen, die wieder neu aufflammen. Es treten aber auch neue Infektionen bakteriellen oder viralen Ursprungs auf.

Symptome

Eine Vulvitis wird wegen der Ödembildung (Labienschwellung) meist schnell von der Patientin bemerkt. Bei einer Vaginitis dauert es oft längere Zeit, bis die Patientin den Arzt aufsucht.

Symptome einer Vaginitis sind:

- gerötete Schleimhaut, evtl. diffuse oberflächliche Blutungen;
- bei Infektion weißer bis gelblicher Belag, diffus oder vereinzelt;
- bei Herpesbefall durchsichtige Bläschen;
- Ausfluß:
  - durchsichtig bis weiß = feuchte Desquamation (vgl. trockene Desquamation der Haut bei Sonnenbrand mit Erythem, Ödem, Blasenbildung, Abschuppung),
  - gelblich, mit Geruchsbildung bei Infektion,
- Juckreiz,
- Brennen,
- Schmerzen.

Diagnostik/Früherkennung

Die subjektiven Symptome der Patientin sind oft erste Hinweise (Schmerzen, Juckreiz, Ausfluß). Bakterielle und virale Abstriche der Vaginalschleimhaut dienen der Diagnosestellung. Bei Patientinnen mit intrauterinen oder vaginalen Einlagen sollte die Vaginalschleimhaut regelmäßig inspiziert werden.

Medizinische Maßnahmen

Infektiöse Vaginitis

Die Behandlung erfolgt, je nach Infektionserreger und Ausmaß, mit lokal angewendeten und z.T. zusätzlich systemisch wirksamen Medikamenten. Die Patientin sollte bis zur Abheilung keinen Geschlechtsverkehr haben. Wichtig ist es, auch den Partner über die einzuhaltende Abstinenz zu informieren. Wenn er angesteckt wurde, ist eine gleichzeitige Behandlung angezeigt. Zur Behandlung stehen verschiedene Medikamente zur Verfügung:

Bei mikrobieller Infektion: *Metronidazol*[13] lokal als Salbe/Ovula und systemisch per os; evtl. systemisch wirksame spezifische Antibiotika.

Bei Herpes simplex: *Aciclovir* lokal als Gel (nur bei geschlossenen Bläschen!) systemisch parenteral.
Zinkhaltige Präparate als Antiphlogistikum, in Form von Salben lokal gegen Juckreiz.

Bei Pilzbefall: *Nystatin*[14], lokal als Gel, Ovula,
Miconazol[15], lokal als Gel,
Econazol[16], lokal als Gel.
Anwendung: 3- bis 4mal täglich.
Ketoconacol[17]-Tabletten nach Verordnung 200 mg/Tag,
Fluconazol[18] per os (Kapsel), 1- bis 2malige Verabreichung.
(*Amphothericin*[19] parenteral.)

Akute Entzündungsreaktion nach Radiotherapie

Im Vordergrund steht eine adäquate Schmerztherapie durch lokale Applikation von Lidocain bzw. Xylocain viscosum 2%, evtl. ergänzt durch systemisch wirksame Schmerzmittel.

Zur Linderung der Entzündungsreaktion können Kamillosanduschen und Kamillosansitzbäder angewandt werden. Sulfonamidcremes und östrogenhaltige Cremes oder Ovula (Wiederaufbau der natürlichen Schleimhaut) kommen ebenso zum Einsatz. Östrogenhaltige lokale Medikamente dürfen jedoch nicht systemisch wirksam sein, um ein evtl. hormonabhängiges Tumorge-

[13] Präparatenamen: D: z.B. Arilin; CH: z.B. Flagyl; A: Anaerobex.
[14] Präparatenamen: D/CH/A: z.B. Mycostatin.
[15] Präparatenamen: D: z.B. Daktar; CH/A: z.B. Daktarin.
[16] Präparatenamen: D: z.B. Epipevaryl; CH/A: Pevaryl.
[17] Präparatenamen: D/CH/A: z.B. Nizoral.
[18] Präparatenamen: D/CH/A: z.B. Diflucan.
[19] Präparatenamen: *Infusionen:* D/A: z.B. Amphothericin B; CH: z.B. Fungizone.

schehen (z.B. Mammakarzinom) nicht zu beeinflussen. Offene Stellen sollten mit desinfizierenden Lösungen behandelt werden. Bei Nekrosen ist die sorgfältige Abtragung und Reinigung mit H_2O_2 notwendig.

Spätfolgen nach Vaginitis bei intrauterinen/intravaginalen Einlagen

Die Spätfolgen sind ausführlich in Kap. 8: Strahlentherapie beschrieben.

Pflegerische Maßnahmen

Die pflegerischen Aufgaben konzentrieren sich auf 3 wesentliche Punkte:

- Prophylaxe der akuten Entzündung und der Infektion bei Risikopatientinnen;
- Vermeidung der Ausbreitung einer bestehenden Infektion;
- angepaßte Schmerzbekämpfung und Linderung der Entzündungsreaktion.

Die pflegerischen Maßnahmen sind in folgender Übersicht zusammengefaßt.

Hinweise zur Pflege bei Vaginitis/Vulvitis

Pflegeziel	Maßnahmen
Prophylaxe der akuten Entzündung und der Infektion	– Information über mögliche Nebenwirkungen und deren Symptome – Anleitung der Patientin zur Selbstkontrolle, evtl. Gebrauch eines Handspiegels empfehlen. – Anleitung zur sorgfältigen Intimpflege: • mindestens 2mal täglich durchführen • mit Kamillosan 1:7 verdünnt waschen, trockentupfen, nicht reiben! • wenn, dann nur pH-neutrale Seifen benutzen • weichen Waschlappen verwenden, nur einmal gebrauchen • kein Intimspray verwenden! – Keine Tampons verwenden – Keine einschneidende Kleidung wie Jeans oder zu enge Slips – Nur Baumwollslip, keine synthetische Wäsche.
Abheilung und Vermeidung der Ausdehnung eines bestehenden Infekts	– *Grundregel:* In feuchtem Milieu keine fetthaltigen Mittel verwenden, nur wasserlösliche wie Kamillosan, um Abfluß des Sekrets zu gewährleisten. – Kamillosanduschen, jedoch keine Sitzbäder (Verschleppung der Bakterien). – Bei jeder Toilettenverrichtung Reinigung mit z.B. Kamillisan-Feuchttüchern. – Nur tupfen, nicht wischen, um Anus und Harnleiter nicht zu kontaminieren. – Konsequente Applikation der lokal wirksamen Medikamente zur Infektbekämpfung.

	– Regelmäßige Verabreichung von systemisch wirksamen Medikamenten nach Verordnung. – Bei selbständigen Patientinnen diskrete Kontrolle der Durchführung der Intimpflege und des Erfolgs der getroffenen Maßnahmen. – Slipeinlagen empfehlen, darauf achten, daß sie nach jedem Toilettengang gewechselt werden.
Angepaßte Schmerzbekämpfung und Linderung der Entzündungsreaktion	– Vor allem bei Vulvitis kein Papier nach der Toilette verwenden, nur duschen und kühl fönen (wird als angenehm empfunden). – Kamillosanduschen und -sitzbäder anwenden. – Genaue Instruktion über die Anwendung der Dusche. – Darauf achten, daß bei vermehrtem Ausfluß Harnröhrenausgang, Damm und Anus möglichst trocken bleiben durch saugfähige Slipeinlagen. – Offene Stellen mit desinfizierenden Mitteln behandeln. – Lokale Applikation von Lidocain nach Verordnung. – Wenn nötig, konsequente systemische Schmerzprophylaxe. – Konsequente Applikation der verordneten Sulfonamid- oder Östrogencremes.

Bei allen entsprechenden Maßnahmen sollten sich die Pflegenden bewußt sein, wie stark sie in die persönliche Intimsphäre der Patientin eingreifen. Es liegt darum auch nahe, entsprechende Pflegeverrichtungen von weiblichem Pflegepersonal durchführen zu lassen. Für die Patientin oft peinliche Situationen können so ein wenig gemildert werden. Die Patientin kann auch auf ihre Gefühle angesprochen werden, um so mit ihr zusammen einen für beide (Pflegende und Patientin) akzeptablen Weg zu finden. Auch die sexuelle Beziehung der Patientin zum Partner sollte vom Arzt oder von der verantwortlichen Pflegenden angesprochen werden.

> Die Behandlung von Schleimhautkomplikationen, insbesondere der Stomatitis, bei Tumorpatienten erfordert großen medizinischen und pflegerischen Aufwand. Nicht zuletzt hängt der Erfolg wesentlich von der Kreativität und dem Engagement des Arztes und der Pflegenden ab. Trotzdem ist nicht zu verleugnen, daß das Resultat all dieser Bemühungen nicht immer befriedigend für den Patienten ausfällt. Aus diesem Grund werden auch immer wieder neue Substanzen getestet, um die unangenehmen Symptome besser lindern zu können. Zur Prophylaxe der Stomatitis werden seit kürzerer Zeit vermehrt lokal Vitamine eingesetzt, insbesondere Vitamin E, die sich als wirksam erwiesen haben. In verschiedenen Kliniken wurde zur Prophylaxe bei Risikopatienten Prostaglandin lokal angewendet. Der Erfolg ist ebenfalls vielversprechend, gesicherte Resultate sind jedoch erst in den nächsten Jahren zu erwarten. In diesem Sinn bleibt zu hoffen, Schleimhautkomplikationen, hervorgerufen durch die Nebenwirkungen von Chemotherapie und Radiotherapie, auf ein absolutes Minimum reduzieren oder gar ganz verhindern zu können.

26 Müdigkeit und Schlafstörungen

U. STREBEL, H. LAUCHENAUER

Inhaltsverzeichnis

Müdigkeit

Müdigkeit als Ausdruck des subjektiven Befindens ist jedem Menschen aus persönlicher Erfahrung bekannt.

„Müde" sein bedeutet durch Arbeit erschlafft, zum Schlafe geneigt, einer Sache überdrüssig sein. Das Wort Müdigkeit meint körperliche und geistig-seelische Erschöpfung, die bis zur depressiv bedingten Antriebslosigkeit gehen kann.

Pathophysiologie

Die Pathophysiologie der Müdigkeit ist nur teilweise geklärt. Allgemein akzeptiert ist die Auffassung, daß Müdigkeit den Verlust eines normalerweise vorhandenen, inneren Gleichgewichts bedeutet. Verschiedene Theorien versuchen, diese Gleichgewichtsstörung zu beschreiben. Keine vermag allerdings das Phänomen Müdigkeit befriedigend zu erklären. Folgende Mechanismen sind denkbar:

- Anhäufung von Stoffwechselprodukten (Lactat, Pyruvat usw.).
- Mangel an Nahrungsmitteln, Vitaminen, Spurenelementen, Hormonen und/oder an zellulären Energieträgern wie Adenosintriphosphat.

- Biochemische Veränderungen wie Störungen des Elektrolyt- und Wasserhaushalts, Änderung der Membranpermeabilität usw.
- Neurophysiologische Störungen, d.h. Abnahme der kortikalen Aktivität als Folge eines Ungleichgewichts von aktivierenden und hemmenden Impulsen; in diesem Zusammenhang spielt wohl der Schlafmangel bei der Entstehung der Müdigkeit mit eine Rolle.
- Streßmodell: Der Organismus besitzt eine begrenzte Adaptationsenergie, die sich bei ungenügender Erholungsmöglichkeit aufbraucht und zu Müdigkeit, allgemeiner Erschöpfung und schließlich zum Tod führt.

Diesen verschiedenen Theorien gemeinsam ist die Tatsache, daß Müdigkeit die Folge einer äußeren und/oder inneren Beanspruchung ist, die bei jedem Menschen normalerweise auftritt und den Körper vor übermäßiger Belastung schützt. Müdigkeit muß als Ausdruck des Organismus verstanden werden, sein inneres Gleichgewicht gegen eine übergroße Beanspruchung aufrechtzuerhalten.

Akute Müdigkeit ist ein Zustand, den jeder Mensch einmal erlebt. Bei Tumorpatienten treten – je nach Stadium und Behandlung – akute und v.a. chronische Müdigkeit auf.

Ursachen

Für die Müdigkeit des Tumorpatienten sind mehrere Einzelkomponenten verantwortlich:

Somatische Ursachen:
- Energieverbrauch des Tumors,
- toxische Stoffwechselprodukte,
- Anämie,
- Fieber,
- Elektrolytstörungen usw.

In diesem Zusammenhang zu erwähnen ist auch die Müdigkeit als Folge von Schlafmangel, z.B. bei Schmerzen oder Nachtschweiß.

Psychische Belastung durch:
- unsichere Prognose,
- eingeschränkte körperliche Aktivität,
- häufige ärztliche Kontrollen,
- Krankenhausaufenthalte,
- soziale und finanzielle Probleme.

Spezifische Tumortherapie:
- größere Operationen,
- größere Bestrahlungsfelder,
- bestimmte (v.a. hochdosierte) Chemotherapien, Zytokine.

Symptomatische Tumortherapie:

- Analgetika,
- Neuroleptika,
- Antidepressiva,
- Antikonvulsiva,
- Antiemetika und Sedativa,
- Schlafmittel,
- Antitussiva.

Beurteilung des Patienten

Müdigkeit ist ein Allgemeinsymptom, das sich nicht direkt behandeln läßt, sondern nur indirekt über eine optimale ärztliche und pflegerische Betreuung der ganzen Persönlichkeit des Kranken. Es ist daher sinnvoll, sich zuerst einen Überblick über das Befinden und Verhalten des Kranken zu verschaffen:

Arbeit/Beschäftigung des Patienten:
Was tut er während des Tages?
Zu welcher Tageszeit ist er am aktivsten?
Wie groß ist die körperliche Belastung durch die Arbeit?

Einstellung des Patienten zur Arbeit:
Entspricht die Arbeit seinen Vorstellungen?
Arbeitet er gerne?
Kann er seine finanziellen Ansprüche damit befriedigen?

Ernährung des Patienten:
Ist er zu müde zum Essen?
Ißt er genug, um seinen Energiebedarf decken zu können?

Behandlungen:
Ist die Müdigkeit ganz oder teilweise therapiebedingt?

Bedeutung der Müdigkeit für den Patienten:
Ist er durch die Müdigkeit direkt gestört oder indirekt durch die damit verbundenen Einschränkungen (z.B. Störungen der Familienverhältnisse)? Versteht er die Müdigkeit als zu seiner Krankheit gehörig oder empfindet er sie unabhängig davon als störend?

Hofft er auf Besserung oder Heilung und empfindet er die Müdigkeit damit als vorübergehende Einschränkung oder spürt er, daß er an seiner Krankheit sterben muß und betrachtet er die Müdigkeit damit als Vorboten des Todes?

Behandlung der Müdigkeit

Im Anschluß an die Beurteilung des Patienten in bezug auf seine Arbeit, seine Einstellung zu ihr, seine Ernährungsgewohnheiten, die Behandlung seines Krebsleidens und die Bedeutung der Müdigkeit für sein Befinden können folgende konkrete ***Maßnahmen zur Beeinflussung der Müdigkeit*** ergriffen werden:

- Der Patient selbst muß Einblick in die auslösenden Mechanismen der Müdigkeit gewinnen.
- Ihm muß vermittelt werden, daß Müdigkeit im weitesten Sinne Folge eines gestörten Gleichgewichts ist, daß es wieder herzustellen oder neu zu finden gilt (s. Pathophysiologie).
- Die günstigste Maßnahme stellt die spezifische Behandlung der Grundkrankheit mittels Operation, Bestrahlung und/oder Systemtherapie (Zytostatika oder Hormone) dar.
- Wo sie nicht möglich ist, sollte mittels symptomatischer Maßnahmen (z.B. Analgetika, fiebersenkende Mittel, optimale Ernährung usw.) versucht werden, das Befinden zu verbessern.
- Ist die Müdigkeit eine unerwünschte Wirkung eines Medikaments, muß geprüft werden, ob dieses Medikament allenfalls abgesetzt oder durch ein anderes ersetzt werden kann. Dies gilt v.a. für die Schlafmittel, die bei älteren und geschwächten Patienten oft verzögert abgebaut werden und so tagsüber zu erhöhter Müdigkeit führen.
- Da der unheilbar Kranke mit seinem Leiden leben muß, gilt es für ihn, realistische Erwartungen an seine Leistungsfähigkeit zu stellen. Er muß zur Einsicht gelangen, daß Kranksein Begrenzung bedeutet, und daß er seine Leistungsfähigkeit neu definieren muß.
- Der Patient muß die Müdigkeit auch als Schutzfunktion verstehen, die ihn davor bewahrt, seine Kräfte über die Maßen zu beanspruchen.
- Der Kranke muß ermüdende Situationen vermeiden, die von ihm einen großen Energieaufwand verlangen, die lange dauern und die ihn seine Einschränkungen stark spüren lassen. Seine Ziele müssen für ihn erreichbar bleiben, wenn er Überforderungen und Frustrationen verhindern will.
- Der Patient soll Streßsituationen und Langeweile vermeiden. Er muß genügend Zeit einrechnen und es sollte für Abwechslung, Unterhaltung und Begleitung gesorgt sein.
- Der Kranke muß spüren und ihm soll vermittelt werden, daß er das tun darf, was ihm Freude macht und daß er nicht das tun muß, wovon er glaubt, es werde von ihm erwartet.
- Die Ängste des Patienten vor seiner Krankheit können durch gute Aufklärung über die Art der Erkrankung und ihren wahrscheinlichen Verlauf, bevorstehende Untersuchungen und notwendige Behandlungen verringert werden. Es ist eine Erleichterung für ihn, zu wissen, an wen er sich bei einer plötzlichen Verschlechterung wenden kann.
- Wichtig sind auch günstige äußere Bedingungen: Der Tagesplan des Kranken soll so gestaltet sein, daß ihm nebst Arbeit, Ernährung und Körperpflege genügend Zeit für Erholung und Schlaf zur Verfügung steht. Dies ist wertvoll – besonders bei einer ermüdenden Therapie.

- Dem Patienten kann bei der Tageseinteilung geholfen werden. Dabei sind Ruhepausen, Entspannungsübungen, geeignete Intervalle zwischen den Mahlzeiten usw. zu berücksichtigen.
- Zahlreiche Techniken können den Bewegungsablauf vereinfachen. Der Schwung der Arme oder des Oberkörpers kann das Aufstehen ebenso erleichtert wie eine entsprechend angepaßte Umgebung, z.B. ein hoher Stuhl bei Rückenschmerzen.

Müdigkeit ist in ihrer Ursache komplex und nur zum Teil zu erklären. Sie ist letztlich Ausdruck des Organismus für die Störung des Gleichgewichts zwischen auf- und abbauenden Kräften.

Die Behandlung der Müdigkeit des Tumorpatienten gehört zu den wichtigsten pflegerischen Maßnahmen. Im Idealfall kann die Krankheit so beeinflußt werden, daß die Müdigkeit ganz verschwindet. Wo dies nicht möglich ist, soll das Ziel darauf gerichtet sein, daß der Patient die Müdigkeit als Schutz versteht und seine Lebensgewohnheiten entsprechend anpaßt. Wenn auch dies nicht erreicht werden kann, ist es Aufgabe von Arzt und Pflegenden, den Patienten so zu betreuen und zu führen, daß er einerseits die ihn durch die Müdigkeit gesetzten Grenzen annehmen und andererseits die ihm verbleibenden Fähigkeiten und Möglichkeiten ausnützen kann, so daß ihm sein Leben lebenswert bleibt.

Schlafstörungen

Ein Drittel aller „gesunden“ Erwachsenen leidet unter Schlafstörungen, d.h. sie bekommen subjektiv zu wenig oder qualitativ ungenügenden Schlaf. Es werden 3 Typen von Schlaflosigkeit unterschieden:

- Einschlafstörungen – die häufigste Schlafstörung bei jüngeren Erwachsenen;
- Durchschlafstörungen – wiederholtes Aufwachen während der Nacht;
- vorzeitiges Erwachen – häufig bei älteren und depressiven Menschen.

In der Literatur findet man unterschiedliche Definitionen des Phänomens Schlaf. Koella beschreibt es als einen „periodisch auftretenden, reversiblen Zustand verminderter Aktivität und passiven Kontakts eines Individuums zur Außenwelt“. Der Schlaf ist ein Ausgleich zum Wachsein. Der Schlaf-Wach-Rhythmus beruht auf endogenen Aktivitätsschwankungen von Schrittmachern im Gehirn.

Das körperliche Bedürfnis nach Schlaf ist beim einzelnen sehr verschieden. Es kann nicht genau gesagt werden, wieviel Schlaf der einzelne braucht. In jedem Fall führt jedoch ein gänzlicher Schlafverlust zu sichtbaren Symptomen.

Leidet ein Patient über längere Zeit an qualitativem oder quantitativem Schlafmangel, so führt das zu Zeichen wie Müdigkeit, Kopfschmerzen, Konzentrationsschwierigkeiten, Erbrechen, brennenden Augen, Angst und Depressionen. Die Schmerzempfindlichkeit nimmt zu. Dauert die Schlaflosigkeit über längere Zeit an, kommt es zu Konzentrationsschwierigkeiten, Somnolenz, Apathie und zu Wahrnehmungsstörungen.

Schlaflosigkeit bei Tumorpatienten

Schlaflosigkeit bei Patienten mit einer malignen Erkrankung kann verschiedene Ursachen haben. Hospitalisierte Patienten werden vielfach durch die Spitalroutine aus dem Rhythmus gebracht. Die individuellen Schlafbedürfnisse werden oft übersehen. Eine Studie aus den USA hat gezeigt, daß sich die Schlafstörungen von Krebspatienten nicht wesentlich von denen der Patienten mit einer gutartigen Krankheit unterscheiden. Beim Krebspatienten kommt allerdings die Angst vor der malignen Erkrankung und vor der Therapie dazu, die auch in hohem Grad Schlaflosigkeit und Depressionen auslösen kann.

Die Literatur über Angst und Depression im Zusammenhang mit Schlaf ist umfangreich. Es scheint eine „Huhn-Ei-Frage" zu sein. Wächst die Angst und die Depression wegen der Krankheit, so folgt daraus ein Mangel an Schlaf. Leidet der Patient aber unter Schlaflosigkeit, wächst die Angst und die Depression.

Ursachen

Die Schlafstörungen können 3 verschiedene Ursachen haben:

Tumorbedingte Ursachen: z.B. symptomatische Ereignisse, Schmerz, Dyspnoe, Pruritus, verminderte physische Aktivitäten.

Tumortherapiebedingte Ursachen:

- Chirurgie: postoperative Beschwerden;
- Radiotherapie: z.B. störende Haut-/Schleimhautveränderungen.
- Systemische Therapie: z.B. Übelkeit und Erbrechen.

Psychisch bedingte Ursachen: z.B. Diagnose, Therapie, Fortschreiten der Krankheit.

Die Aussagen „Ach, bin ich müde, aber ich kann nicht (ein)schlafen" ist für die Pflegenden nicht fremd. Oft werden sie sich mit Tumorpatienten über Schlafstörungen unterhalten müssen.

Dabei können die in der folgenden Übersicht zusammengestellte Fragen sicher weiterhelfen!

Fragen zu Schlaf und Schlafstörungen bei Tumorpatienten
(mod. nach Kämpfer 1985, Handbook of Oncology Nursing)

Problem	Beurteilungsfragen
Arten von Schlafstörungen	
– Einschlaf-störungen	– Wie lange braucht der Patient, um einzuschlafen? – Wie fühlt er sich vor dem Einschlafen? – Wie häufig hat der Patient Mühe mit dem Einschlafen?
– Durchschlaf-störungen	– Wacht der Patient im Laufe der Nacht auf? – Wie oft wacht der Patient auf und wodurch? – Was hilft dem Patienten, wieder einzuschlafen?
– Vorzeitiges Erwachen	– Zu welcher Zeit wacht der Patient auf? – Was weckt ihn zu früh? – Wie häufig wacht der Patient frühzeitig auf? – Was macht er, wenn er früh aufwacht?
Persönliche Ansichten des Patienten über seinen Schlaf	
Allgemeine Schlafgewohn-heiten	– Was sieht der Patient als die für ihn notwendige Schlaf-dauer an? – Was sieht er selbst als die Folgen von ungenügendem Schlaf an? – Wie hat der Patient in letzter Zeit geschlafen? – Zu welcher Zeit geht der Patient üblicherweise zu Bett? – Fühlt sich der Patient morgens erholt? – Scheint der Patient gut erholt? – Vergleich der Wahrnehmung des Patienten mit den Pflegenden!
Schlafverhalten tagsüber	– Wie oft und wie lange schläft der Patient tagsüber? – Leidet der Patient an einer Tag-Nacht-Umkehr? – Ist der Patient während des Tages stark schläfrig (z.B. wegen Medikamenten usw.)?
Faktoren, bedingt durch Krankheit oder Behandlung	
	– Wie ist die Diagnose des Patienten, sein Krankheits-stadium und seine Behandlung?
Schmerzen/ Beschwerden	– Was ist die Ursache der Schmerzen (chirurgischer Eingriff, Entzündung der Schleimhäute)? – Ist die Schmerztherapie adäquat? – Hat er Fieber?
Müdigkeit	– Erlebt der Patient eine ausgewogene Mischung von Aktivitäten und Erholung während des Tages? – Hatte der Patient eine Untersuchung oder Behandlung später am Abend?
gestörter Ernäh-rungszustand	– Muß der Patient laut Verordnung nüchtern bleiben? – Leidet er an Nausea oder Erbrechen?
Atemnot/Husten	– Muß der Patient abgesaugt werden oder braucht er Sauerstoff? – Stört der Husten den Schlaf?
Häufiges Wasser lassen, Inkontinenz	– Erhält der Patient Flüssigkeiten i.v. oder Diuretika? – Spürt er den Harndrang?

Durchfall	– Wie häufig hat er nachts Stuhlgang?
Nächtliche Verwirrtheit	– Sind Änderungen des geistigen Zustands erkenntlich im Verlaufe des Tages und der Nacht?
Hautveränderungen	– Hat er einen Dekubitus? – Hat er nässende Wunden oder Läsionen, die häufige Verbandwechsel erfordern?
Emotionale Faktoren	
Angst	– Ist der Patient besorgt über den weiteren Verlauf der Krankheit? – Ist er nicht mehr fähig, den normalen Verpflichtungen nachzukommen?
Depression	– Wie ist der Patient gestimmt?
Streß	– Wurde die Diagnose Krebs oder Rezidiv dem Patienten erst kürzlich mitgeteilt? – Sind andere offensichtliche Streßfaktoren vorhanden (z.B. ein neuer Behandlungszyklus)?
Störende Routinemaßnahmen des Personals (Tests, Behandlungen, Visiten)	
	– Welche Maßnahmen sind absolut notwendig (z.B. Verabreichung von Antibiotika) und welche können weggelassen oder verschoben werden, bis der Patient wieder wach ist.
Freizeit/körperliche Bewegung	
	– Hat der Patient körperliche Bewegung; welche Aktivitäten unternimmt er? – Zu welchem Zeitpunkt – in Relation zu Schlafengehen – ist der Patient aktiv?
Schlafumgebung	– Was für Erfahrungen hat der Patient früher gemacht, wenn er an ihm unvertrauten Orten schlief?
Lichtverhältnisse	– Ist der Patient durch Licht in seinem Schlaf gestört?
Lüftung	– Zieht es der Patient vor, mit offener Tür oder offenem Fenster zu schlafen?
Bettwäsche	– Wie viele Kissen, und welch benötigt der Patient? – Ist spezielle Bettwäsche erforderlich (Wolldecken, Matratzen oder Polster)?
Temperatur	– Wünscht der Patient den Raum warm oder kühl, um gut zu schlafen?
Lärm	– Wacht der Patient bei Lärm auf oder hindert er ihn am Einschlafen?
Lagerung	– Welches ist die übliche Schlafstellung des Patienten? – Muß der Patient häufig umgelagert werden?
Gewohnheiten vor dem Schlafengehen („Schlafrituale"), z.B. Getränke, Hygiene, Nahrungsmittel, Medikamente	
	– Mag der Patient etwas zu trinken? – Hilft ein Bad vor dem Schlafengehen, den Schlaf zu verbessern? – Hat der Patient zur Schlafenzeit gerne etwas zu essen? – Welche Medikamente erhält der Patient (Steroide schlaffördernde Medikamente – inklusive Alkohol)?

Medizinische Maßnahmen

Zu den medizinischen Maßnahmen bei der Behandlung von Schlafstörungen gehört zuerst die Behandlung des Grundleidens bzw. die Bekämpfung der Symptome (Schmerz, Atembeschwerden usw.). Eine häufige Urache von Schlaflosigkeit bei Tumorpatienten sind Schmerzen. Selbstverständlich trägt eine optimale Schmerztherapie viel zu einem ungestörten Schlaf bei.

Die Möglichkeiten, den Schlaf mit Medikamenten zu verbessern, sind sehr vielfältig. In den meisten Fällen ist es ratsam, schlaffördernde Mittel nur für kurze Zeit zu verwenden. Die möglichen Interaktionen sollen dabei beachtet werden. Orale Antikoagulanzien und Steroide sind beispielsweise weniger wirkungsvoll in der Kombination mit Barbituraten. Das genaue Ausmaß einer Wechselwirkung ist allerdings schwierig vorauszusehen. Wichtig ist, daß in der Praxis an die Möglichkeit der gegenseitigen Beeinflussung zweier Medikamente gedacht wird und eventuelle Veränderungen registriert werden.

Die heute gebräuchlichsten Schlafmittel stammen aus der Reihe der ***Benzodiazepine*** (z.B. Diazepam[1], Lorazepam[2], Nitrozepam[3], Flunitrazepam[4], Midozolam[5]). Ihr Vorteil ist ihre große therapeutische Breite: Auch sehr hohe Dosen wirken sich kaum tödlich aus. Die Benzodiazepine haben folgende Nebenwirkungen:

- Beim älteren Patienten können sie eine paradoxe Wirkung (Erregung, Unruhe) hervorrufen.
- Nach mehrwöchigem Gebrauch ist eine körperliche Abhängigkeit feststellbar. Beim Entzug kommt es für einige Tage zu Unruhe, Schwitzen, Herzklopfen und Schlafstörungen, die man durch langsame Dosisreduktion verringern kann.
- Störend kann sich bei älteren und schwerkranken Patienten eine morgendliche Müdigkeit („hangover") auswirken, die durch gleichzeitige Einnahme von Opiaten unangenehm verstärkt werden kann. In die Differentialdiagnose einer unklaren Bewußtseinstrübung gehört beim Krebspatienten neben Hirnmetastasen auch die Schlafmittelintoxikation.

Barbiturate (z.B. Luminal) werden heute wegen dieser Interaktionen, ihrem Abhängigkeitspotential und ihrer hohen Toxizität kaum mehr als Schlafmittel eingesetzt.

Den ***Neuroleptika*** (z.B. Levomepromazine[6], Promethacin[7], Thioridizine[8], Haloperidol[9],) kommt v.a. bei älteren Patienten eine gewisse schlafanstoßende Wirkung zu.

---

[1] Präparatenamen: D/CH/A: z.B. Valium.
[2] Präparatenamen: D: z.B. Tavor; CH/A: z.B. Temesta.
[3] Präparatenamen: D: z.B. Mogadam; CH/A: z.B. Mogadon.
[4] Präparatenamen: D/CH/A: z.B. Rohypnol.
[5] Präparatenamen: D/CH/A: z.B. Dormicum.
[6] Präparatenamen: D: z.B. Neurocil; CH/A: z.B. Nozinan.
[7] Präparatenamen: D: z.B. Atoril; CH/A: z.B. Phenergan.
[8] Präparatenamen: D/CH/A: z.B. Melleril.
[9] Präparatenamen: D/CH/A: z.B. Haldol.

Bei Schlaflosigkeit infolge depressiver Verstimmung können sedierende ***Antidepressiva*** (z.B. Amitriptylin[10], Imipramine[11], Maprotiline[12]) eingesetzt werden.

Im allgemeinen ist es bei Tumorpatienten wenig sinnvoll, mit Schlafmitteln stark zurückzuhalten. Das Suchtpotential ist bei Krebspatienten relativ gering. Oft kann mit Medikamenten eine schwierige Phase im Krankheitsverlauf überbrückt werden, indem der Patient genügend Schlaf bekommt. Trotzdem ist es unumgänglich und sinnvoll, Schlafmittel gezielt einzusetzen.

Es kann Aufgabe der Pflegenden sein, durch gezieltes Befragen des Patienten Ansätze für eine bessere Medikation zu finden.

Pflegerische Maßnahmen

Mit einigen einfachen pflegerischen Maßnahmen können die Pflegenden dem Patienten helfen, optimale Bedingungen für einen ungestörten Schlaf zu schaffen. Wichtig ist, daß man die wirksamen Maßnahmen dokumentiert. Die folgende Übersicht läuft parallel zu den Beurteilungsfragen (s. Übersicht S. 501).

Hinweise zur Pflege bei Schlafstörungen
(mod. nach Kämpfer 1985, Handbook of Oncology Nursing)

Problem	Plegerische Maßnahmen
Arten von Schlafstörungen	
Einschlafstörungen	– Dem Patienten soll vor dem Schlafengehen zu einer entspannenden und ruhigen Zeit verholfen werden. – Unruhe und Aufregungen sollen zu diesem Zeitpunkt nach Möglichkeit vermieden werden.
Durchschlafstörungen, vorzeitiges Erwachen	– Wenn es der Zustand des Patienten erlaubt, soll er aufstehen oder etwas unternehmen (z.B. lesen, Briefe schreiben oder den Aufenthaltsraum aufsuchen). suchen).
Persönliche Ansichten des Patienten über seinen Schlaf	
Allgemeine Schlafgewohnheiten	– Beobachtung der Schlafgewohnheiten des Patienten. – Besprechung von Veränderungen und Planung von Alternativen mit dem Patienten. – Der Patient soll informiert werden, daß die totale Schlafdauer mit dem Alter oft abnimmt. – Der Patient soll nur zu Bett gehen, wenn er wirklich müde ist.
Schlafverhalten tagsüber	– Es soll für regelmäßige Schlaf- und Wachzeiten gesorgt werden. – Dem Patienten soll tagsüber mehr Abwechslung und Anregung geboten werden.

[10] Präparatenamen: D/CH/A: z.B. Tryptizol.
[11] Präparatenamen: D/CH/A: z.B. Tofranil.
[12] Präparatenamen: D/CH/A: z.B. Ludiomil.

Durch Krankheit oder Behandlung bedingte Faktoren	
Schmerzen/ Beschwerden	– Schmerzmittel nach Verordnung verabreichen. – Für eine angenehme Lagerung des Patienten sorgen. – Verwendung von wärmenden oder kühlenden Wickeln.
Müdigkeit	– Verhinderung einer abendlichen Überstimulation.
Gestörter Ernährungszustand	– Antiemetika verabreichen nach Verordnung, falls Nausea/Erbrechen auftreten.
Atemnot/Husten	– Oberkörperhochlagerung.
Gehäuftes Wasserlassen, Inkontinenz	– Wasserlassen vor dem Schlafengehen. – Trinkmenge abends einschränken, außer wenn ein hoher Urinfluß erwünscht ist.
Nächtliche Verwirrtheit	– Zur Prävention hilft, den Patienten im Gespräch immer wieder zu orientieren. – Das Personal und die Umgebung des Patienten soll möglichst gleichbleibend sein.
Haut-/Schleimhautveränderungen	– Wundpflege und Verbandswechsel vor dem Schlafengehen ausführen. – Gerüche eliminieren und für saubere Bettwäsche sorgen. – Mundpflege nach Plan ausführen.
Emotionale Faktoren	
Angst	– Fragen nach möglichen Ursachen (finanzielle Probleme, familiäre Situation, Angst vor dem Tod, bevorstehende Operation).
Depression	– Der Patient braucht das Gefühl, mit seinen Problemen nicht allein gelassen zu werden. Wenn angezeigt, soll ein Gespräch mit einem Psychiater, Psychologen oder Seelsorger vereinbart werden.
Streß	– Die Umgebung soll dem Patienten erlauben, über seine Fragen und Ängste zu sprechen. – Manchmal ist es wichtig, den Patienten länger schlafen zu lassen. – Entspannende Maßnahmen, z.B. Massagen, sind nützlich. – Der Patient soll sich nicht dauernd mit seinen Schlafproblemen beschäftigen, weil sich diese dadurch nur noch verstärken (können).
Störende Routinemaßnahmen des Personals (Tests, Behandlungen, Visiten)	
	– Das Befinden des schlafenden Patienten auf nicht störende Weise beurteilen (minimaler Körperkontakt, keine Zimmerbeleuchtung einschalten, wenn nicht nötig). – Pflegemaßnahmen so organisieren, daß sie während eines einmaligen Weckens ausgeführt werden können (z.B. Vitalzeichen um Mitternacht, Wasserlassen, Schmerzmittel und Antibiotika verabreichen). – Mit dem Arzt die Möglichkeit einer Veränderung des Zeitplans besprechen (für Medikamente und Therapien etc.), damit der Patient länger schlafen kann.

	– Mit dem Patienten besprechen, welche Situationen ein Wecken erfordern.
Freizeit/körperliche Bewegung	
	– Es soll dafür gesorgt werden, daß der Patient, wenn es sein körperlicher Zustand erlaubt, ausreichend Bewegung erhält.
	– Der Patient soll so selbständig wie möglich sein, und auch an geeigneten Gruppenaktivitäten teilnehmen können, sofern welche vorhanden sind.
	– Der Patient soll vor dem Schlafengehen nicht mehr ***sehr*** aktiv sein.
Schlafumgebung	– Sind Informationen über die übliche Schlafumgebung des Patienten vorhanden, könnte die Krankenhausroutine an seine Bedürfnisse etwas angepaßt werden.
Lagerung	– Dokumentieren der Bewegungen und Lagerungen, die für den Patienten unangebracht sind.
Soziale Faktoren	– Feststellen, wie sich der Besuch im Verhältnis zur Schlafenszeit auswirkt.
	– Wichtig ist eine sichere Umgebung (Rufglocke in Reichweite, Seitengitter).
Gewohnheiten vor dem Schlafengehen	
(„Schlafrituale")	– Die Gewohnheiten des Patienten kennenlernen und soweit möglich anpassen
Getränke	– Im allgemeinen koffeinhaltige Getränke am Abend vermeiden.
Nahrungsmittel	– Vor dem Schlafengehen sind oft leichte Mahlziten zu bevorzugen.
Medikamente	– Anwendung (Verabreichung nach Verordnung) von Schlafmitteln.
	– Den Effekt einer laufenden oder neuen Schlafmedikation gut dokumentieren.
	– Mögliche Anwendung von nichtmedikamentösen Maßnahmen zur Schlafförderung, z.B. Orangenblütentee.

Da die Ursachen der Schlaflosigkeit äußerst vielfältig sind, ist Einführungsvermögen, Verständnis und Zeit von seiten der Betreuer nötig, um dieses Problem angehen zu können. Die Bereitschaft der Pflegenden, dem Patienten zuzuhören, hilft oft, manche Unklarheiten oder Probleme zu lösen, was zu einem ungestörten und erholsamen Schlaf verhelfen kann.

27 Ernährung

G. Ollenschläger

Inhaltsverzeichnis

Ernährungsstörungen gehören mit zu den häufigsten Komplikationen onkologischer Erkrankungen. Appetitlosigkeit und Gewichtsverlust werden als Leitsymptome konsumierender Prozesse angesehen. Sie können in allen Krankheitsstadien auftreten und werden bei 40–50% aller Tumorpatienten diagnostiziert. Konsequenzen der tumorassoziierten Mangelernährung sind eingeschränkte Lebensqualität, erhöhte Morbidität (z.B. Pneumonie, Harnwegsinfekte, Abszesse, Wundheilungsstörungen) sowie möglicherweise erhöhte Mortalität.

In diesem Kapitel sollen die wichtigsten Grundlagen ernährungsmedizinischer Probleme und Therapiemöglichkeiten in der Onkologie vermittelt werden unter besonderer Berücksichtigung der Pflegeprobleme.

Bedeutung der Ernährung für Tumorpatienten und Angehörige

Die Beziehung zwischen Ernährung und Tumorleiden hat in den letzten Jahren zunehmende Beachtung gefunden. Allerdings sind die Ansichten über den Stellenwert und die Art der Ernährung im Rahmen von Tumorprophylaxe und Tumortherapie sehr geteilt:

Ärzte neigen oft zur Unterschätzung diätetischer Behandlung. Die Betroffenen selbst tendieren eher zur Überschätzung und zu unrealistischen Erwartungen an deren Möglichkeiten.

So wendet nahezu die Hälfte aller Krebskranken sog. alternative Therapieverfahren an, davon in mehr als 50% der Fälle spezielle Diäten oder Nährstoffe.

Obwohl in wissenschaftlichen Studien positive Effekte von sog. „Krebsdiäten" auf die Krankheitsentstehung bzw. den Krankheitsverlauf bisher nicht belegt werden konnten, können die Betreuer von Krebspatienten dieses Problem nicht einfach ignorieren (s. hierzu Kap. 13: Unbewiesene Methoden).

Analysiert man die Beweggründe für die Anwendung von Krebsdiäten, zeigt sich deutlich, daß es sich dabei um Faktoren des psychosozialen Wohlbefindens (der sog. „Lebensqualität") handelt, also um das Bemühen, durch Verwendung einer bestimmten Ernährungsform psychische Stärkung sowie Verbesserung der körperlichen Aktivität zu erlangen und sich aktiv am Kampf gegen den Krebs zu beteiligen.

Ziele der Ernährungsbetreuung in der Onkologie

Die störungsfreie und bedarfsgerechte Ernährung ist von wesentlicher Bedeutung für das physische, psychische und soziale Wohlbefinden des Tumorpatienten. So haben Störungen des Appetits und damit der spontanen Nahrungsaufnahme einen nahezu gleich hohen Stellenwert wie die Beeinträchtigung der körperlichen Leistungsfähigkeit.

Darüber hinaus gibt es mittlerweile Erkenntnisse, daß subjektives Wohlbefinden (die sog. „Lebensqualität") und ausreichende Nahrungsaufnahme in direkter Beziehung stehen. Hingegen haben sich die ursprünglichen Vorstellungen nicht bestätigt, nach denen beim Tumorpatienten die Lebenserwartung durch intensive Ernährungstherapie verbessert werden kann. Der Verlauf einer bösartigen Erkrankung wird nicht durch den Ernährungszustand, sondern durch die Ansprechbarkeit des Malignoms auf die tumorspezifische Therapie beeinflußt.

Dementsprechend hat die Anwendung ernährungstherapeutischer Maßnahmen in der Onkologie unter folgenden Zielvorstellungen zu erfolgen:

- Verbesserung des Ernährungszustands zur Stärkung des körperlichen und psychischen Allgemeinbefindens;
- hierdurch Erhalt der körperlichen und geistigen Mobilität;
- möglichst geringe Störung der sozialen Bindungen;
- dem Patienten ermöglichen, das Lebensende in der heimischen Umgebung anstatt im Krankenhaus zu erleben.

Insbesondere sollte die gezielte Aufklärung und Schulung der Krebspatienten, ihrer Angehörigen und ihrer Betreuer über die mit der Tumorerkrankung verbundenen Ernährungsprobleme dazu führen, daß kein Krebskranker – wie früher häufig geschehen – nur um der Ernährung willen im Krankenhaus bleiben muß.

> Ernährungsberatung und Ernährungstherapie sind integraler Bestandteil der supportiven Behandlungsmaßnahmen onkologischer Patienten, ebenso wie die Blutersatztherapie, die antiinfektiöse Therapie, die psychische Begleitung, die Schmerztherapie, die antiemetische Therapie und die physikalische Therapie.

Realität und Mythen: „Einfluß der Ernährung auf die Entstehung von Krebs"

Obwohl der Schwerpunkt des vorliegenden Kapitels die Ernährungsbetreuung des Patienten mit nachgewiesener Krebserkrankung ist, erscheint ein kurzer Exkurs in die Problematik „Krebsentstehung durch Fehlernährung" notwendig. Insbesondere die Betreuer von Tumorpatienten werden immer wieder mit der Frage: „Was habe ich falsch gemacht?" konfrontiert werden, und zwar sowohl vom Patienten selbst als auch von den Angehörigen.

Krebsentstehung und Krebswachstum sind Prozesse, die nach dem heutigem Stand des Wissens durch zahlreiche Faktoren beeinflußt werden. Es besteht kein Zweifel mehr daran, daß auch Umweltfaktoren – und somit auch der Ernährung – beim Prozeß der Krebsentstehung eine nicht unerhebliche Bedeutung zukommt. Dabei können Ernährungsfaktoren sowohl hemmend als auch fördernd wirken. Entsprechende Beziehungen wurden bisher beschrieben für Malignome der Lunge, der Prostata, der Ovarien, der Gebärmutter, der weiblichen Brust, der Speiseröhre und Mundhöhle, des Rachenraums und des Kehlkopfs, des Magens und des Dickdarmes (s. hierzu auch Kap. 3).

Vor dem Hintergrund dieser Ergebnisse werden von zahlreichen Autoren und Institutionen Ernährungsempfehlungen zur Reduktion des Tumorrisikos ausgesprochen. Sie beinhalten übereinstimmend folgende Punkte:

- Vermeiden von Übergewicht,
- Senkung des Fettverzehrs unter 30% der Gesamtenergie,

- Steigerung des Verzehrs von Lebensmitteln, die reich an Ballaststoffen und komplexen Kohlenhydraten sind,
- optimale Zufuhr von Vitaminen, Karotinoiden, Mineralstoffen und Spurenelementen,
- Meiden von Alkohol und Tabak,
- Verminderung der Zufuhr von Kochsalz und von geräucherten Lebensmitteln.

Physiologie der Ernährung und Beeinträchtigungen bei Tumorerkrankungen

Eine angemessene Ernährung muß dem Körper genügend Energie, eine Mindestmenge an Eiweiß (mit allen essentiellen Aminosäuren) und an Kohlenhydraten, Mineralstoffen (inklusive Spurenelementen), essentiellen Fettsäuren und Vitaminen zuführen. Außerdem muß ausreichend Wasser zur Verfügung stehen.

Im folgenden wird vorrangig auf den Ernährungsbedarf des kranken Menschen eingegangen. Weitere Ausführungen zur physiologischen und anatomi-

Essentielle Aminosäuren:
Eiweißbausteine, die vom Körper nicht synthetisiert werden können und deshalb unentbehrlicher Bestandteil der Nahrung sein müssen.

Essentielle Fettsäuren:
Ungesättigte Fettsäuren, die vom Säugetierorganismus nicht synthetisiert werden können und deshalb unentbehrlicher Bestandteil der Nahrung sind.

Anorexie:
Nachlassen der spontanen Nahrungsaufnahme infolge Appetitlosigkeit und vorzeitigem Sättigungsgefühl.

Kachexie:
Auszehrung. Starke Abmagerung, Kräfteverfall bei Hungern und/oder schweren Erkrankungen (Krebs, chronische Infektionen z.B. AIDS, Tbc, Stoffwechselstörungen).

Malnutrition:
Fehl- bzw. Mangelernährung/Unterernährung. Folgen einer unzureichenden den Nährstoffbedarf nicht deckenden Ernährung.

Katabolie:
Abbau der Körperbestandteile (Organe, Gewebe, Enzyme, Proteine, Fette usw.), z.B. als Folge von Hungern, Malnutrition, Stoffwechselstörungen. Gegenteil: Anabolie.

Hypermetabolismus:
„Überfunktion" des Stoffwechsels, z.B. im Rahmen von Infektionen, Krebserkrankungen, Schilddrüsenüberfunktion. Beim Hypermetabolismus werden Energiereserven des Körpers (z.B. Muskeleiweiß, Körperfett) abgebaut (katabolisiert) und lebensnotwendigen Stoffwechselprozessen (z.B. des Immunsystems, der Leber usw.) zugeführt. Bei unzureichender Nährstoffzufuhr kommt es zur Malnutrition. Gegenteil: Hypometabolismus.

schen Grundlage sind anderen Fachbüchern zu entnehmen. Wichtige Begriffe aus der Ernährungsphysiologie werden in der vorstehenden Übersicht erläutert.

Nährstoffbedarf

Der Nährstoffbedarf des Krebspatienten wird durch den Ernährungszustand, den Zustand der nährstoffverwertenden Organe, die Art des Tumors bzw. der Tumortherapie und die allgemeine Stoffwechselsituation bestimmt.

Dabei sollte die Nährstoffzusammensetzung des Tumorkranken den Empfehlungen zur Zusammensetzung einer gesunden Ernährung entsprechen:

- Eiweiß bis zu 10 Energie-%
- Kohlenhydrate 50–60 Energie-%
- Fett 25–30 Energie-%.

Energiebedarf

Der tägliche Energiebedarf richtet sich nach Größe, Gewicht, Alter, Geschlecht, Grundumsatz, dem Arbeitsumsatz (der Muskelarbeit), der spezifisch-dynamischen Nährstoffwirkung sowie nach dem Energieverlust durch die Exkremente.

Dabei kann ein normaler Energiebedarf von 35–40 kcal pro kg Körpergewicht (KG) und Tag bis zu maximal 45–50 kcal/kg KG und Tag angenommen werden.

Der Energiebedarf Krebskranker unterscheidet sich i. allg. nicht vom dem Gesunder: In einer Längsschnittanalyse des Ernährungsverhaltens internistischer Tumorpatienten betrug die tägliche Nährstoffaufnahme im Mittel

- bei Gewichtsverlust: 23 kcal/kg KG,
- bei Gewichtskonstanz: 31 kcal/kg KG,
- bei Gewichtszunahme: 39 kcal/kg KG.

> Ist eine erfolgreiche Ernährungsversorgung auf der Basis dieser Anhaltszahlen nicht möglich, besteht die Indikation zur ausführlichen Ernährungsdiagnostik und Ernährungstherapie durch Arzt und/oder ernährungsmedizinische Beratungsfachkraft.

Grundnahrungsstoffe

Gedeckt wird der Energiebedarf durch die 3 Grundnahrungsstoffe Kohlenhydrate, Fett und Eiweiß (= Protein), die bei oraler Ernährung in Form einer ausgewogenen Mischkost aufgenommen werden sollen. Günstige Lebensmittelgruppen und ihre wichtigsten Inhaltsstoffe sind in Tabelle 27.1 zusammengefaßt.

Tabelle 27.1. Lebensmittelgruppen und ihre wichtigsten Inhaltsstoffe

Lebensmittelgruppen	Empfehlenswerte Lebensmittel	Wichtige Inhaltsstoffe
Getreide und Getreideprodukte, Kartoffeln, Reis	Vollkornbrot, -gebäck, -nudeln, Naturreis, Kartoffeln	Kohlenhydrate, Vitamine (z.B. B_1, B_2, B_6, C, E, Folsäure), Mineralien (z.B. Ca, K, P, Mg, Zn, Fe), Ballaststoffe
Milch und Milchprodukte	Milch, Dick- und Buttermilch, Joghurt, Kefir, Quark, Käse	Hochwertiges Eiweiß, Vitamine (z.B. A, B_2, B_6, B_{12}, D), Mineralien (z.B. Ca, P, Mg, K, Zn)
Fisch, Geflügel, Fleisch		Hochwertiges Eiweiß, Vitamine (z.B. A, B_1, B_2, B_{12}, D), Mineralien (z.B. K, P, J, F, Zn, Se)
Gemüse	Alle Gemüse- und Salatarten	Vitamine (z.B. Folsäure, A, B_2), Mineralstoffe (z.B. K, Mg, Ca, P, Fe), Ballaststoffe
Hülsenfrüchte	Erbsen, Bohnen, Linsen, Sojaprodukte	Vitamine (z.B. A, B_1, Folsäure), Mineralien (z.B. K, Ca, Mg, Fe, Zn), Ballaststoffe
Obst	Alle Obstsorten	Vitamine (z.B. A, B_2, C, E, Folsäure), Mineralien (z.B. K, Ca), Ballaststoffe
Nüsse		Vitamine (z.B. B_1), Mineralien (z.B. Ca, K, Se, Zn, Fe)
Fette und Öle	Sonnenblumenöl, Weizenkeimöl	Essentielle Fettsäuren, Vitamine (z.B. A, D, E)

Kohlenhydrate

Die mit der Nahrung zugeführten Kohlenhydrate stellen mit 40–60% der Gesamtenergiezufuhr den Hauptenergielieferanten des Organismus dar. Obwohl sie keine essentiellen Bestandteile der Nahrung darstellen ist eine Mindestzufuhr von 100 g pro Tag zu empfehlen, um den Glukosebedarf des Gehirns zu decken. Eine tägliche Zufuhr von mehr als 7 g pro kg KG bringt keinen direkten Energiegewinn, da die darüber hinaus verabreichte Menge nicht direkt verwertet wird, sondern als Fett (in der Leber) bzw. als Glykogen (im Muskel) gespeichert wird.

Kohlenhydrate kommen in der Nahrung in einfacher Form (Mono-, Di-, Oligosaccharide, z.B. Traubenzucker, Rohrzucker) und in komplexer Form (Polysaccharide, insbesondere Stärke) vor.

Einfache Kohlenhydrate stehen dem Körper als außerordentlich rasch wirkende Energiequelle zur Verfügung. Polysaccharide müssen erst verdaut werden und sättigen deshalb gut. Darüber hinaus sind sie in solchen Lebensmitteln enthalten, die auch aufgrund ihres Anteils an Vitaminen und Mineralien empfehlenswert sind. Ballaststoffe sind ebenfalls komplexe Kohlenhydrate, deren Bausteine jedoch so verknüpft sind, daß sie für den Menschen weitgehend unverdaulich sind und somit nicht in die Energieberechnung eingehen. Durch ihr Quellvermögen erhöhen sie das Stuhlvolumen, binden Schadstoffe und sorgen für regelmäßigen Stuhlgang.

Bei der Auswahl kohlenhydrathaltiger Lebensmittel für den Krebspatienten ist die individuelle Verträglichkeit ausschlaggebend. So sollten ballaststoffhaltige Nahrungsmittel nur verzehrt werden, wenn der Patient nicht unter Störungen im Bereich des Magen-Darm-Trakts leidet. Insbesondere muß die bei Krebskranken häufig bestehende Milchzuckerunverträglichkeit (Laktoseintoleranz) mit den Symptomen Diarrhö und Meteorismus berücksichtigt werden. Ursache ist ein Mangel am milchzuckerspaltenden Enzym Laktase in der Dünndarmschleimhaut – insbesondere infolge tumortherapiebedingter Schleimhautschäden. Laktose ist in allen Milchsorten und Milchprodukten enthalten. Eine normale Mischkost enthält ca. 20–30 g Laktose pro Tag.

Fett

Fette besitzen von allen Nährstoffen den höchsten Energiewert (9,3 kcal/g). Nahrungsfette sind gleichzeitig Lieferanten von fettlöslichen Vitaminen und essentiellen Fettsäuren. Pflanzliche Fette (aus Sonnenblumen, Oliven, Soja, Maiskeim usw.) und tierische Fette (aus Butter, Sahne, Fleisch, Speck) bestehen u.a. aus Glyzerin, an das Fettsäuren von unterschiedlicher Kettenlänge (lang-, mittel-, kurzkettige) und unterschiedlicher Struktur (gesättigte, einfach und mehrfach ungesättigte Fettsäuren) gebunden sind. Mehrfach ungesättigte Fettsäuren sind für den Körper lebensnotwendig (essentiell), da sie wichtige Funktionen im Stoffwechsel übernehmen, vom Körper aber nicht aufgebaut werden können.

Solange keine Indikation zur Einschränkung der Fettaufnahme vorliegt (z.B. Steatorrhö infolge von Fettresorptionsstörungen), sind linolsäurereiche Fette wegen ihres hohen Gehalts an ungesättigten Fettsäuren den überwiegend gesättigten und cholesterinreichen tierischen Fetten vorzuziehen.

Der Anteil ungesättigter Fettsäuren beträgt bei Sojaöl, Maiskeimöl, Sonnenblumenöl und Weizenkeimöl etwa 30–60%, bei Olivenöl ca. 20%.

Um Mangelerscheinungen zu verhindern und den Transport der fettlöslichen Vitamine sicherzustellen, ist eine tägliche Aufnahme von 10 g essentiellen Fettsäuren notwendig. Mangelzustände können auftreten bei Ersatz der langkettigen Fette durch mittelkettige sowie bei unzureichend zusammengestellter künstlicher Ernährung.

Bei Fettunverträglichkeit (z.B. bei Resorptionsstörungen oder exsudativer Enteropathie) müssen die langkettigen, schwer verdaulichen Fette durch Öle mit leicht resorbierbaren mittelkettigen Fettsäuren (8–11 C-Atome, sog. MKT- oder MCT-Fette) ersetzt werden. Hierbei sind bestimmte Vorsichtsmaßnahmen zu beachten, die die Kostzusammenstellung und Ernährungsberatung durch die Diätassistentin notwendig machen.

Eiweiß

Proteine haben als wesentliche Baustoffe des Körpers eine zentrale biologische Bedeutung, die von strukturellen Aufgaben bis hin zur enzymatischen Wirksamkeit reicht. Mit der Nahrung aufgenommenes Eiweiß wird während der Verdauung in Aminosäuren zerlegt, wobei der Körper auch selbst zur Synthese gewisser Aminosäuren in der Lage ist. Eine besondere Stellung nehmen die essentiellen Aminosäuren ein, die im Körper nicht selbst synthetisiert werden können und deshalb unbedingt mit der Nahrung zugeführt werden müssen. Nicht jedes Nahrungseiweiß besitzt die essentiellen Aminosäuren und hat deshalb auch nicht den gleichen Wert für den Körper. Besonders günstig ist in dieser Hinsicht die Kombination von pflanzlichem und tierischem Eiweiß, z.B. Ei + Kartoffeln, Ei + Milch, Ei + Weizen.

Tumorpatienten benötigen täglich zwischen 0,8 und 1,5 g Eiweiß pro kg Sollgewicht. Bei terminaler Niereninsuffizienz und bei stark eingeschränkter Leberfunktion muß entsprechend weniger gegeben werden (minimaler Tagesbedarf: 0,4 g/kg KG). Proteine sollen immer gemeinsam mit anderen Energiesubstraten (Kohlenhydraten und/oder Fett) verabreicht werden, um die energetische Verwertung der Aminosäuren zugunsten ihres Einbaus in lebenswichtige Proteinstrukturen zu verhindern. Die Proteinzufuhr ist für den Tumorpatienten von hochgradiger Bedeutung.

Von einer ausreichenden Eiweißzufuhr hängt es mit ab, ob das Immunsystem des Körpers und die übrigen nichtimmunologischen Abwehrsysteme gegenüber Infektionsserregern und Tumor funktionieren. Weiterhin gibt es Hinweise, daß die Gesamtmenge der fettfreien Körpermasse die Prognose kritisch Kranker direkt beeinflußt.

Dem Betreuer des Patienten kommt in diesem Zusammenhang die Aufgabe zu, die Fähigkeit des Patienten zu überprüfen, in ausreichendem Maße proteinhaltige Nahrungsmittel aufzunehmen.

Mineralien und Vitamine

Der mittlere Tagesbedarf des gesunden Menschen an Mineralien und Vitaminen ist Tabelle 27.2 zu entnehmen.

Wissenschaftlich belegte Empfehlungen für die Bedarfszahlen von Mikronährstoffen für den Tumorpatienten liegen noch nicht vor. Aus diesem Grund sollte generell der mittlere Tagesbedarf von Gesunden als Basisbedarf zugrunde gelegt werden. Mögliche Abweichungen von diesen Bedarfszahlen sind in folgenden Situationen wahrscheinlich:

- bei nachgewiesener Unterernährung,
- bei Alkoholkrankheit,
- bei aggressiver kombinierter Tumortherapie (Chemo- und Strahlentherapie),

- bei parenteraler Ernährung mit hohem Anteil an mehrfach ungesättigten Fettsäuren,
- bei Antibiotikatherapie.

In allen diesen Fällen ist eine spezielle Diagnostik und Bilanzierung notwendig.

Flüssigkeitsbedarf

Die tägliche Flüssigkeitsaufnahme bzw. -bildung liegt durchschnittlich bei ca. 20–40 ml/kg KG. Der Bedarf steigt bei Erhöhung der Körpertemperatur um ca. 10–12% pro Grad Celsius (°C). Stark anhaltendes Schwitzen steigert

Tabelle 27.2. Mittlerer Tagesbedarf an Mineralien und Vitaminen des gesunden Menschen. (Nach Ollenschläger 1993)

Nährstoff	Mittlerer Tagesbedarf
Fettlösliche Vitamine:	
A	0,8–1,0 mol Retinol
Betacarotin	2,5 mol Retinol
D	0,005 mg Calciferole
E	12 mol Tocopherole
K	0,06–0,08 mg
Wasserlösliche Vitamine:	
B_1	1,1–1,4 mg Thiamin
B_2	1,5–1,7 mg Riboflavin
Niacinamid	15–18 mol
B_6	1,6–1,8 mg Pyridoxin
B_5	6 mg Pantothensäure
Folsäure	0,3 mg
B_{12}	0,004 mg Cobalamine
C	75 mg Ascorbinsäure
Biotin	0,03–0,01 mg bei langzeitparenteraler Ernährung: 0,06 mg
Mineralien:	
Natrium	2–3 g = 80–130 mmol
Kalium	2–3 g = 50–80 mmol
Kalzium	0,8–1,2 g = 20–30 mmol
Phosphor	0,8–1,2 g = 26–39 mmol
Magnesium	0,3–0,4 g = 12–17 mmol
Spurenelemente:	
Eisen	12–18 mg = 0,2–0,32 mmol
Zink	15 mg = 0,2 mmol
Fluor	1,2 mg
Jod	0,15 mg

den Wasserbedarf täglich um bis zu 3000 ml pro Tag. Beim Abbau von Nahrungsmitteln und Körpersubstanz fällt Oxidationswasser an, und zwar durch die Nahrung ca. 300 ml pro Tag. Beim Abbau von 1 kg körpereigenem Gewebe werden durchschnittlich 1000 ml Wasser frei. Der tägliche Flüssigkeitsverlust über die Lunge, Haut und Stuhl kann nur geschätzt werden. Er liegt – nach Abzug des Oxidationswassers – bei ca. 700 ml/Tag.

Die Flüssigkeitsbilanzierung ist bei Tumorpatienten von hochgradiger Bedeutung. Die Prognose, das subjektive Wohlbefinden und die Verträglichkeit der sehr nebenwirkungsreichen Tumortherapie, aber auch z.T. stark nephrotoxisch wirkender antiinfektiöser Substanzen werden direkt vom Grad des Wässerungszustands des Patienten beeinflußt.

Die Erfassung und Dokumentation des Wässerungszustands durch Beobachtung des Hautturgors, Dokumentation der Flüssigkeitsaufnahme bzw. Flüssigkeitszufuhr und der Ausscheidungen über Körpertemperatur, Schweiß, Atmung, Urin und Stuhl sind deshalb manchmal lebenswichtig für den Kranken. Dabei sollte berücksichtigt werden, daß gerade in septischen Phasen die Flüssigkeitszufuhr durch die parenterale antiinfektiöse Therapie nicht unerheblich ist.

Tabelle 27.3. Folgen radikaler Resektion im Bereich von Schluckstraße und Gastrointestinaltrakt für die Nährstoffaufnahme und -verwertung

Operationsbereich	Mögliche Effekte
Thorakaler Ösophagus	Magenentleerungsstörung Fettmalabsorption Abhängigkeit von jejunaler Ernährung (wenn Rekonstruktion unmöglich)
Magen	Dumpingsyndrom Fettmalabsorption Eisenmalabsorption Vitamin-B_{12}-Malabsorption
Duodenum	Fettmalabsorption (bei Beeinträchtigung von Galle-/Pankreassekretion)
Jejunum	Generelle Malabsorption
Ileum	Vitamin-B_{12}-Malabsorption Gallensäuremalabsorption
Gesamter Dünndarm (>80%)	Fettmalabsorption Kalzium-, Vitamin-D-Malabsorption Generelle Malabsorption Abhängigkeit von totaler parenteraler Ernährung (Short-Bowel-Syndrom)
Kolon	Wasser-, Elektrolytverlust

Tabelle 27.4. Folgen der Strahlentherapie für den Ernährungszustand

Bestrahlungsbereich	Mögliche Effekte
ZNS	Übelkeit
Mundhöhle, Pharynx	Speichelsekretionsstörung, Mukositis, Geschmacksverlust, Übelkeit, Erbrechen, Karies
Ösophagus	Ösophagitis, Ulzerierung, Fistelbildung, Fibrose, Stenose, Dysphagie, Übelkeit, Anorexie
Magen	Übelkeit, Anorexie, seltener Gastritis, Ulzerierung, Perforation
Duodenum	Enteritis, Laktasemangel, Malabsorption, Diarrhö, Anorexie, Übelkeit, Erbrechen

Tumor- und therapiebedingte Störungen der Ernährungsphysiologie

Ernährungsprobleme treten in der Onkologie vorrangig bei solchen Patienten auf, bei denen Anatomie und/oder physiologische Funktion im Bereich von Kau- und Schluckstraße, Magen, Darm und großen Darmdrüsen gestört sind (s. Tabellen 27.3 und 27.4), sowie bei Störungen in dem Bereich des zentralen Nervensystems, der die spontane Nahrungsaufnahme kontrolliert. Verantwortlich können hierfür sein: anatomische bzw. neurologische oder biochemische Schädigungen durch den Tumor oder entsprechende Folgen der tumorspezifischen Therapie.

Ursachen der Mangelernährung bei Tumorpatienten

Die Ursachen der tumorassoziierten Fehlernährung sind vielschichtig (s. Tabellen 27.3–27.6). Grundsätzlich handelt es sich dabei um negative Nährstoffbilanz, und zwar entweder als Folge von unzureichender Nährstoffzufuhr, übermäßigem Nährstoffverlust oder gestörtem Nährstoffstoffwechsel. Alle Faktoren können beim kritisch Kranken isoliert oder in Kombination auftreten.

Zwei Faktoren sind für die Entstehung der Tumorkachexie besonders bedeutend:

- ***Erhöhter Nährstoffbedarf*** als Folge von Stoffwechselveränderungen, die möglicherweise durch den Tumor selbst, insbesondere aber durch die zellschädigenden Eigenschaften der Tumortherapie auf das gesunde Gewebe des tumortragenden Organismus ausgelöst werden.
- ***Minderung der spontanen Nahrungsaufnahme*** infolge Appetitlosigkeit und vorzeitigem Sättigungsgefühl (sog. Anorexie).

Tabelle 27.5. Ursachen der Mangelernährung onkologischer Patienten

Störungen der Nährstoffaufnahme und -verwertung	Inadäquater Verlust von Nährstoffen	Störungen des Nährstoffstoffwechsels
Anorexie als Folge von – psychischer Belastung – Pharmaka (z.B. Zytostatika, Antibiotika) – Strahlentherapie – postoperativer Phase – konditionierten Aversionen (z.B. „Krankenhausgeruch") – Zytokinwirkung ***Unzureichende orale Ernährung*** als Folge von – Nüchternphasen zur Diagnostik – Ablehnung der Krankenhauskost – Kau-, Schluckstörungen (Schmerzen, Operation, Tumor) ***Unzureichende künstliche Ernährung*** (falsche Rezepturen) ***Störung der Nährstoffverwertung***	***Erbrechen und/oder Diarrhöen*** als Folge von – Pharmaka und Radiotherapie – Tumorbefall (Gastrointestinaltrakt, ZNS) ***Proteinverlust*** als Folge von – Ergüssen – Drainagen – Nephropathie – Darmstörungen	***Hypermetabolismus*** als Folge von – Tumorstoffwechsel (?) – Akute-Phase Reaktion ***Katabolismus*** als Folge von – Tumortherapie – Tumorstoffwechsel (?) – Komplikationen (Fieber, Sepsis) – Operationen ***Verminderter Anabolismus*** als Folge von – Tumortherapie – Tumoreinfluß (?) – Leberschädigung

Anorexie wird heute als der wichtigste pathogenetische Faktor der Mangelernährung angesehen, insbesondere bei chemotherapeutisch behandelten Patienten (s. Tabelle 27.6). Durch die Einführung neuer und potenterer Antiemetika (s. Kap. 20: Übelkeit und Erbrechen) kann das schwere ANE-Syndrom allerdings heute in den meisten Fällen verhindert oder zumindest abgeschwächt werden.

Nach den Ursachen unterscheidet man tumorinduzierte und therapieinduzierte Anorexie von psychogener Anorexie. Die letztgenannte Form tritt häufig als sog. erworbene Nahrungsmittelaversion („learned food-aversion") auf. Man versteht darunter die Abneigung gegenüber einer bestimmten Kostform, die unbewußt mit der Erinnerung an eine subjektiv stark belastende Situation assoziiert werden.

Mit intensiver Prophylaxe und Therapie des zytostatikabedingten Erbrechens läßt sich die erworbene Nahrungsmittelaversion meist vermeiden. Die Vorstellung, daß depressive Phasen beim Tumorpatienten verstärkt zur Appetitlosigkeit führen, konnte in eigenen Untersuchungen widerlegt werden.

Tabelle 27.6. Folgen onkologischer Chemotherapie für den Ernährungszustand

Substanz[a]	Mögliche Folgen
	ANE-Syndrom (= Anorexie, Nausea, Emesis)
Nitrogen-Mustard	Praktisch bei allen Patienten
Chlorethyl-Nitrosoharnstoffe (z.B. BCNU)	Variabel
DTIC	Praktisch bei allen Patienten
Cisplatin	Sehr schwer
Streptozotocin	Praktisch bei allen Patienten
Doxorubicin	Schwerer in Kombinationsschemata
Cyclophosphamid	Schwerer in Kombinationsschemata
	Mukositis
Methotrexat	Kann sehr schwer sein bei prolongierter Verabreichung; wird durch Strahlentherapie verstärkt. Antidot: Folinsäure
5-Fluorouracil, Actinomycin D, Doxorubicin, Bleomycin	Wird durch lokale Strahlentherapie verstärkt
	Andere Störungen des Ernährungszustands
Mithramycin	Hepatozelluläre Schädigung
L-Asparaginase	Störung des Leber- und Muskelstoffwechsels
Alle erwähnten Störungen sind dosisabhängig und können sich bei Kombinationstherapie verstärkt auf den Ernährungszustand auswirken.	

[a] Präparatenamen s. Anhang A.

Indikationen zur Ernährungstherapie

Eine Ernährungsbehandlung wird bei solchen Tumorpatienten notwendig, die offensichtlich mangelernährt sind oder Gefahr laufen, dies zu werden (s. Übersicht).

Bei der Indikationsstellung zur Ernährungstherapie ist zu berücksichtigen, daß die Verbesserung des Ernährungszustands nach dem derzeitigen Kenntnisstand keinen Einfluß auf den Verlauf der Krebserkrankung hat. Ziel einer ernährungsmedizinischen Behandlung ist es vielmehr, das körperliche und psychische Allgemeinbefinden zu stärken bzw. zu verbessern.

Gerade bei Tumoren, deren Behandlung sehr nebenwirkungsreich ist und trotzdem nur bei wenigen Patienten zur definitiven Heilung führt, ist die Verbesserung des subjektiven Wohlbefindens wichtiges Therapieziel.

Mögliche Indikationen zur Ernährungsbetreuung onkologischer Patienten

Bestehende Mangelernährung:
- Aktuelles Körpergewicht <90% Normalgewicht[a]
  oder
  Ungewollter Gewichtsverlust >10% in 6 Monaten/>5% in 3 Monaten
- Serum-Albumin, -Cholinesterase unter der Norm
  oder
  Kontinuierlicher Abfall von Albumin, Cholinesterase in Ausnahmen: Nachweis von isolierten Substratdefiziten (Vitaminen, Elektrolyten, Aminosäuren)

Drohende Mangelernährung:
- Unzureichende spontane Nahrungsaufnahme (<60% des berechneten Bedarfs für mehr als 1 Woche)
- Andauernde Diarrhö
- Onkologische Polychemotherapie
- Wiederholte Nüchternphasen zur Diagnostik
- Operationsvorbereitung

[a] Normalgewicht = BMI („Body-Mass-Index" = Körpermassenindex: BMI = Körpergewicht in kg: Körperlänge in m^2) Frauen: 19–24; Männer: 20–25.

Die Entscheidung für oder gegen eine bestimmte Ernährungsform muß wesentlich bestimmt werden durch folgende Faktoren:

- Einstellung und Wunsch des Patienten nach umfassender Aufklärung;
- Einfluß der Behandlungsart auf das subjektive Wohlbefinden (die Lebensqualität) des Patienten;
- Verlauf der Grunderkrankung;
- Prognose des Patienten;
- technische Machbarkeit der Therapie (ausreichende Kenntnisse von Betreuern und/oder Betroffenem);
- adäquate medizinische und pflegerische Versorgung des Patienten.

Patienten, die aufgrund ihrer weit fortgeschrittenen Tumorerkrankung nicht in der Lage sind, an der Entscheidung für oder gegen eine bestimmte Ernährungstherapie (insbesondere die künstliche Ernährung) mitzuwirken, weil sie somnolent oder komatös sind, sollten keine Ernährungstherapie erhalten, da in einer solchen terminalen Phase ein Nutzen für den Patienten nicht belegt ist.

Auf der anderen Seite darf einem Krebskranken die Nahrungszufuhr auf normalem oder künstlichem Applikationsweg nicht vorenthalten werden, solange sein subjektives Wohlbefinden, also „Lebensqualität", gewährleistet ist, und zwar auch bei fortschreitender Erkrankung.

Im Finalzustand eines Krebsleidens ist allein die Lebensqualität des Betroffenen Maßstab für die Indikation zu einer bestimmten Behandlungsart. Primär müssen Schmerzen, Angst und Durst vermieden werden. Die Zufuhr von Nährsubstraten ist im Vergleich hierzu von sekundärer Bedeutung und hat nach Überzeugung des Autors im palliativen Behandlungskonzept etwa den gleichen Stellenwert wie die antiinfektiöse Therapie.

Diagnostik der Fehl- und Unterernährung

Grundlage einer individuellen Ernährungsbetreuung ist die korrekte Einschätzung

- des Ernährungsproblems,
- der Art des Nährstoffdefizits,
- des Ausmaßes des Nährstoffdefizits.

Zur Charakterisierung des Ernährungszustands wurden häufig Methoden aus dem Bereich der theoretischen Ernährungswissenschaften vorgeschlagen (z.B. die Messung von Fettfalten, von Muskelumfang o.ä.). Die wenigsten dieser Verfahren sind – mangels Spezifität, Standardisierbarkeit bzw. allgemeiner Verfügbarkeit – in der klinischen Routine praktikabel. Vielmehr empfiehlt es sich, die in der folgenden Übersicht vorgeschlagenen Parameter zu verwenden.

Ungewollter Gewichtsverlust von mehr als 5% des Ausgangsgewichts innerhalb von 3 Monaten macht eine unzureichende Nährstoffversorgung wahrscheinlich. Gewichtskonstanz oder -zunahme schließen eine Mangelernährung jedoch nicht aus, z.B. im Rahmen von Flüssigkeitseinlagerungen.

Klinische Befunde bei Fehl- bzw. Mangelernährung

- Abnahme der körperlichen und geistigen Leistungsfähigkeit: Leistungsknick, Müdigkeit im Tagesverlauf, Kraftlosigkeit
- Störungen der Kreislaufregulation: Schwindel, Kollapszustände, Kälteempfindlichkeit
- Anorexie
- Hypoglykämie
- Bewußtseinsänderung: Depression, Apathie
- Amenorrhö
- Anämie, Blutungsneigung
- Muskelschmerzen, Muskelkrämpfe, Salzhunger
- Ödembildung, Atemnot
- Dermatopathien: atrophische Haut, Haarausfall
- Nachtblindheit
- Infektneigung

Bei vor Krankheitsausbruch übergewichtigen Patienten (Adipositasprävalenz ca. 50% der Bevölkerung) führt die einmalige Bestimmung des Körpergewichts häufig zur Fehleinschätzung des Ernährungszustands, insbesondere weil man ausgeprägte Kachexie nur selten findet. Viel häufiger ist der Nachweis von mehr oder weniger ausgeprägtem Gewichtsverlust bei noch Übergewichtigen, begleitet von Allgemeinsymptomen.

Wegen des oft nur schleichenden und deshalb klinisch schwer faßbaren Gewichtsverlusts kommt der Ernährungsanamnese in der Onkologie besondere Bedeutung zu. Manchmal gelingt es sogar, durch die regelmäßige

Selbstkontrolle der Nahrungsaufnahme den Ernährungsrisikopatienten zur Steigerung der spontanen Nahrungsaufnahme zu motivieren, so daß Ernährungsanamnese auch aktiver Bestandteil der Ernährungstherapie sein kann.

Bei unklarem anamnestischem Befund läßt sich das Ernährungsverhalten mit Hilfe der quantitativen Analyse der täglichen Nahrungsaufnahme – ausgeführt durch die Fachkraft (Diätassistentin) – objektivieren. Quantitative Ernährungsanalysen sind außerdem Voraussetzung für die Erstellung des individuellen Ernährungsplans.

Praxis der Ernährungstherapie

Die Ernährungstherapie des Tumorpatienten muß individuell geplant werden. Je nach Nährstoffbedarf, Möglichkeit der spontanen Nahrungsaufnahme, Lebenssituation und Wünschen des Kranken wird die Nahrungszufuhr auf natürlichem Wege, über Magen-Darm-Sonden oder mittels parenteraler Ernährung erfolgen (Übersicht).

Ernährungsformen für den Tumorpatienten

Oral
- Normalkost (Wunschkost)
- Normalkost + Zusatzernährung (Nährstoffsupplemente)
- Adaptierte Kost (spezielle Zubereitungen, z.B. passiert)

Künstlich
- *Gastral* (NDD = nährstoffdefinierte Diäten)
  - nasogastrale Sonde
  - perkutane endoskopische Gastrostomie (PEG)
- *Intestinal* (CDD = chemisch definierte Diäten)
  - nasoduodenale Sonde
  - nasojejunale Sonde
  - PEG
  - Katheterjejunostomie
- *Parenteral*
  - periphervenöse Ernährung (kurzzeitig oder in Kombination mit oraler/gastrointestinaler Ernährung)
  - zentralvenös („totale parenterale Ernährung")

Orale Ernährung

Im Falle einer Krebserkrankung sind einseitige Ernährungsformen zugunsten einer abwechslungsreichen, gesunden Mischkost zu meiden. Für die vielfach propagierten günstigen Effekte von sog. „Krebsdiäten" auf Tumorwachstum und Allgemeinbefinden von Tumorpatienten gibt es keine naturwissenschaftlich fundierten Beweise. Es besteht vielmehr die große Gefahr, durch die häufig unphysiologisch zusammengesetzten „Krebsdiäten" Nährstoffdefizite und Mangelernährung auszulösen und zu unterhalten.

Außerdem wird dem Tumorpatienten durch einseitige Kost oft ein wesentlicher Teil seiner verbliebenen Lebensqualität genommen.

Eine kritische Betrachtung von Effekten und Risiken sog. Krebsdiäten findet sich im Patientenratgeber „Ernährung bei Krebs" der Deutschen Krebshilfe. Diese 1993 veröffentlichte, kostenlos erhältliche Schrift (Bezugsadresse s. Anhang E) ist eine ausgezeichnete laienverständliche Publikation zum Thema Krebs und Ernährung. Sie enthält neben den theoretischen Grundlagen des Problems auch zahlreiche praktische Hinweise für Betroffene und deren Angehörige. Auch die Schweizerische Krebsliga gibt Informationsschriften zu verschiedenen „Krebsdiäten" heraus (Adresse s. Anhang E).

Orale Ernährung hat immer Vorrang vor künstlicher Nährstoffzufuhr. Dabei sind die Maßnahmen zu berücksichtigen, die eine Ernährung auf normalem Wege häufig erst möglich machen (s. Übersicht S. 526).

So ist es z.B. während des Krankenhausaufenthalts notwendig, Wunschkost anzubieten; der Tumorpatient sollte in die Lage versetzt werden, seine Speisenabfolge- und Zusammensetzung bzw. -zubereitung selbst beeinflussen zu können.

Ein fester Speiseplan ist wegen der häufig wechselnden Appetit-, Geschmacks-, Kau- und Schluckprobleme von Krebskranken nicht sinnvoll. Das unkritische Angebot von Standardkost („Einheitskost") ist wahrscheinlich die häufigste Ursache von Fehl- und Mangelernährung im Krankenhaus.

Grundlagen für den Erfolg oraler Ernährung sind – v.a. beim primär appetitlosen Patienten – die ernährungstherapeutische Beratung durch eine Fachkraft sowie die psychologische Führung. Ernährungsrisikopatienten und ihre Angehörigen dürfen nicht mit einer Broschüre über Ernährungsprobleme alleingelassen werden. Tabelle 27.7 gibt einen Überblick über verschiedene Kostformen, ihre Zusammensetzung und Indikationen.

Für den hospitalisierten Kranken sollte die tägliche Ernährungsvisite obligatorisch sein, für den ambulant geführten Kranken der regelmäßige Kontakt zur Diätberatung.

Dabei können Ernährungsprobleme von der Diätassistentin erfragt und bei der Kostzusammenstellung bzw. -beratung berücksichtigt werden. Die Aufgaben der Ernährungsfachkraft bei der Patientenbetreuung sind in der Übersicht S. 526 zusammengefaßt.

Wichtig und sinnvoll ist die Teilnahme von Angehörigen an praktischen Kursen zur Nahrungsmittelauswahl und Kostzubereitung. Entsprechende Angebote machen Verbraucherzentralen, Beratungsstellen der Deutschen

Tabelle 27.7. Nomenklatur[a], Eigenschaften und Indikationen von oralen Kostformen. (Nach Kotthoff et al. 1992)

Ernährungsprinzip/ Diätbezeichnung	Zusammensetzung/ Eigenschaften	Bemerkungen	Indikationen
Vollkost	Bedarfsdeckende Zusammensetzung, ausgewogene Nährstoffrelation		
Leichte Vollkost	Wie Vollkost, Verzicht auf individuell und oder häufig unverträgliche Nahrungsmittel	5 Mahlzeiten pro Tag Konsistenz nach Bedarf (z.B. püriert)	Mögliche oder vorhandene Nahrungsunverträglichkeiten
Flüssige Kost	Wie leichte Vollkost, dickflüssig, voll passiert	6 Mahlzeiten am Tag, nicht als Sondennahrung geeignet; je nach klinischer Situation durch vollbilanzierte Formeldiät ersetzen; je nach Indikation säurearm bzw. Verzicht auf schleimbildende Nahrungsmittel (z.B. Milch, Haferschleim, Bananen).	
Ovo-lakto-vegetabile Kost	Wie Vollkost, Verzicht auf Fleisch und Fleischzubereitungen		Fleischaversion
Eiweißdefinierte Diäten			
a) Eiweißarme Diät			Niereninsuffizienz, Leberinsuffizienz
b) Eiweißreiche Diät	Wie leichte Vollkost, mit hohem Eiweißanteil, hochenergetisch.		Kachexie, nephrotisches Syndrom
Gastroenterologische Basisdiät	Wie leichte Vollkost, zusätzlich fettarm, ballaststoffarm	Je nach Indikation ohne Verwendung von Zucker. 6–8 Mahlzeiten pro Tag, als Langzeiternährung nicht geeignet	Akute oder abheilende Erkrankungen des Magen-Darm-Trakts, zum Kostaufbau nach enteraler oder parenteraler Ernährung
Ballaststoffreiche Diät	Wie Vollkost, Einsatz ballaststoffreicher Nahrungsmittel	Erhöhte Flüssigkeitszufuhr	Obstipation, funktionelle Diarrhö, Reizdarmsyndrom, Hämorrhoidalleiden

Diät ohne Milch und Zucker	Wie leichte Vollkost, Verzicht auf Zucker und zuckerhaltige Nahrungsmittel, auf Milch und Milchzubereitungen, Milchprodukte	Bei unzureichender Ausnutzung des Nahrungsfettes teilweiser Ersatz durch Fette mit mittelkettigen Triglyzeriden. Bei Gastrektomie Substitution von Vitamin B_{12} und Eisen.	Dumping-Syndrom
Diät mit mittelkettigen Triglyzeriden	Wie leichte Vollkost; teilweiser Ersatz von Fetten mit langkettigen Fettsäuren durch Fette mit mittelkettigen Fettsäuren	Je nach Indikation ohne Milch und Zucker	Pankreasinsuffizienz, Kurzdarmsyndrom, intestinales Eiweißverlustsyndrom (z.B. bei intestinalem Lymphom), Malabsorptionssyndrom
Laktosefreie Diät	Wie leichte Vollkost; Elimination von Milch und Milchproduktion.	Austestung der Toleranzgrenze bei Quark, Joghurt, Käse	Primäre und sekundäre Laktoseintoleranz
Purinarme Diät	Wie leichte Vollkost. Vermeidung purinreicher Nahrungsmittel. Elimination von Alkohol		Primäre und sekundäre Hyperurikämie (z.B. während zytostatischer Therapie)
Energie- und nährstoffdefinierte Diäten: Reduktionsdiäten, Diabetesdiäten, Hyperliproteinämiediäten			Bei Krebspatienten nur in Ausnahmen indiziert

[a] Die Bezeichnungen der verschiedenen Kostformen können von Klinik zu Klinik variieren. Es wird empfohlen, mit der Diätberaterin Kontakt aufzunehmen und dies klarzustellen.

Allgemeine Richtlinien für die orale Ernährungstherapie des Tumorpatienten

- Abwechslungsreiche, wohlschmeckende Kost (Wunschkost im Krankenhaus)
- Adäquate Zufuhr von Energiesubstraten und essentiellen Nährstoffen
- Berücksichtigung der individuellen Eßgewohnheiten
- Häufig kleine Mahlzeiten einnehmen, ausreichend trinken
- Individuelles Aromatisieren/Würzen der Speisen
- Ansprechendes Servieren
- Essen in angenehmer Umgebung
- Vermeiden von Nahrungsmittelaversionen, -unverträglichkeiten
- Energie- und eiweißreiche Zwischenmahlzeiten („Mixgetränke")
- Behandlung von Kau- und Schluckstörungen und von Schleimhautentzündungen
- Behandlung von Anorexie, Übelkeit, Erbrechen
- Behandlung von abdominellen Beschwerden, Diarrhöen
- Regelmäßige, kompetente Diätbetreuung
- Ernährungsschulung von Patient und Angehörigen
- Regelmäßige Kontrolle von Nahrungsaufnahme und Körpergewicht
- Psychologische Führung („Motivation") des Patienten (Angehörige beteiligen)

Gesellschaft für Ernährung, Volkshochschulen, Familienbildungsstätten, Kliniken, Krankenkassen, Gesundheitsämter. Sinnvoll erscheint auch die Beratungstätigkeit durch Fachkräfte im Rahmen der hausärztlichen Praxis. Dabei obliegt dem betreuenden Arzt die Indikationsstellung zur Ernährungstherapie, die konsequente Motivation des Betroffenen und seiner Angehörigen sowie die Therapieüberwachung.

Aufgaben der Ernährungsfachkraft (Diätassistent/in, Ernährungsmedizinische/r Berater/in) bei der Betreuung des Tumorpatienten

- Erhebung und Auswertung einer differenzierten Ernährungsanamnese in Ergänzung zur ärztlichen Anamnese über das globale Ernährungsverhalten und den Gewichtsverlauf.
- Erstellen des individuellen Kostplans nach ärztlicher Anordnung.
- Detaillierte Patientenberatung in Kostzusammenstellung, Nahrungsmittelauswahl, Küchentechnik (oder Durchführung einer künstlichen Ernährung).
- Schulung der Angehörigen.
- Beteiligung an der Motivationsarbeit und Therapiekontrolle (Überwachung von Patientenwissen, Nährstoffaufnahme, Ernährungszustand).
- Information und Beratung der Pflegenden und des Arztes.
- Beteiligung an der Organisation der Patientenbetreuung.

Spezielle Probleme bei oraler Ernährung

Leidet ein Tumorpatient an Substratverwertungsstörungen oder -mangelzuständen, müssen diese bei der Kostzusammenstellung berücksichtigt werden (s. Tabelle 27.7).

Nahrungsmittelunverträglichkeiten
Besonders häufig findet man unspezifische Nahrungsmittelunverträglichkeiten (Völlegefühl, Blähungen u.ä.), die nicht auf einen definierten Auslöser zurückgeführt werden können, z.B. als Reaktion auf die Tumortherapie, infolge des schlechten Allgemeinzustands oder auch als Nebenwirkung von Antibiotika und anderen Pharmaka.

Spezielle Diäten (sog. Schonkostformen) sind meist nicht notwendig. Vielmehr empfiehlt sich die Verwendung einer leicht verdaulichen Vollkost („Magen-Darm-Variante der Vollwerternährung") unter Vermeidung von unverträglichen Nahrungsmitteln. Erfahrungsgemäß führen häufig zu Unverträglichkeiten:

- sehr fette und sehr süße Speisen,
- blähendes Gemüse,
- hartschalige und säurereiche Früchte,
- scharf Gebratenes,
- stark Gewürztes,
- alkoholische oder säurehaltige Getränke.

Mukositis und Anorexie
Die Nebenwirkungen der Tumortherapie können zu schweren Ernährungsproblemen führen (s. Tabellen 27.3–27.6).

Infolge der unspezifischen zellschädigenden Wirkung kommt es bei zahlreichen Zytostatika, aber z.T. auch bei Bestrahlung des Kopfes, Halses oder Abdomens, zu Schleimhautentzündung (Mukositis) und langdauernder Appetitlosigkeit, Durchfällen oder Erbrechen.

In Fällen von ausgeprägter Mukositis und Anorexie wird die Beratung und Motivation durch die Ernährungsfachkraft häufig nur dann erfolgreich sein, wenn das Eßvermögen durch prophylaktische und pflegerische Maßnahmen erhalten bleibt (s. folgende Übersicht und Kap. 25: Schleimhautveränderungen).

Die Therapie der Tumoranorexie ist nur möglich, wenn die zugrundeliegenden Ursachen erkannt wurden. Wissenschaftliche Beweise für die Wirksamkeit gebräuchlicher Antiemetika auch bei Appetitlosigkeit liegen nicht vor. In Einzelfällen wurde über gute Effekte von Kortikosteroiden, Serotoninantagonisten und anabol wirkenden Steroiden berichtet. Für die hormonelle Anorexiebehandlung (z.B. mit Megestrolacetat[1]) ist bisher noch nicht

[1] Präparatenamen: D: z.B. Megestat; CH: z.B. Megestat; A: z.B. Nia.

Prophylaxe und Mundpflege bei schleimhautschädigender aggressiver Tumortherapie

Prophylaxe
- Vermeiden von heißer Nahrung, scharfen Gewürzen, Tabak, Alkohol
- Zahnsanierung, Zahnpflege
- Mundspülungen (z.B. Kamillen-, Salbei-Extrakte, Azupanthenol, desinfizierende Lösungen)

Pflege
Trockener Mund:
- Gesteigerte Flüssigkeitszufuhr (2,5 l/Tag)
- Essen mit viel Flüssigkeit
- Nasenatmung bevorzugen
- Speichelstimulanzien (zuckerfreie Kaugummis oder Bonbons)
- Speichelersatz: künstlicher Speichel

Schmerzen:
- Weiche, passierte, breiige Speisen oder Trinknahrung anbieten
- Saure und zu süße Speisen vermeiden
- Lokalanästhetika als Lutschpastillen oder als visköse Pastenzubereitung
- Analgetika in ausreichendem Abstand vor der Mahlzeit verabreichen

der zweifelsfreie Beweis erbracht worden, daß die nachgewiesene Gewichtszunahme während der Behandlung auf der gewünschten Zunahme der fettfreien Körpermasse und nicht auf Flüssigkeitseinlagerung beruht. Hingegen hat die Verfügbarkeit moderner Antiemetika die Therapie der Anorexie deutlich vereinfacht.

Wird die Nahrung ausschließlich in flüssiger Form toleriert, empfiehlt es sich, aus Gründen der Hygiene und Praktikabilität industriell hergestellte, trinkfertige nährstoffdefinierte Diäten (NDD, sog. trinkbare Sondenkost) zu verwenden (s. Tabelle 27.8).

Die Kostenträger sind bei entsprechender medizinischer Begründung (z.B. „Unmöglichkeit der Nährstoffzufuhr durch die normale Ernährung"/„Vermeidung des stationären Aufenthalts zur Ernährungstherapie") zur Kostenübernahme verpflichtet.

NDD werden besser vertragen, wenn sie laktosearm (am besten laktosefrei) sind. Die Geschmacksrichtungen müssen häufig gewechselt werden; am besten werden individuell aromatisierte NDD-Zubereitungen über einen längeren Zeitraum toleriert.

Wirksamkeit der oralen Ernährungstherapie in der Onkologie

Die Wirksamkeit einer ausschließlich oral durchgeführten Ernährungstherapie läßt sich für den Bereich der Onkologie am sinnvollsten an internistischen Tumorpatienten beurteilen. Dabei wurde in den letzten Jahren nur die Effizienz künstlicher Ernährungsformen, nicht jedoch die von oraler Nährstoffzufuhr, wissenschaftlich bearbeitet.

Kürzlich konnte durch eine mit Leukämiepatienten durchgeführte Studie gezeigt werden, daß ***künstliche Ernährung bei internistischen Tumorpatienten nur in Ausnahmefällen***, d.h. bei lebensbedrohlicher Unterernährung oder unbehandelbarer Anorexie, indiziert ist: Bei täglicher Ernährungsberatung durch eine Diätassistentin sowie Wahlwunschkost während der stationären Behandlung hatten nahezu 70% der Patienten am Ende der Tumortherapie einen normalen Ernährungszustand im Vergleich zu ca. 30% der Vergleichsgruppe ohne Diätberatung. Das Ausmaß der Nährstoffaufnahme korrelierte direkt mit dem subjektiven Wohlbefinden (Ollenschläger et al. 1993).

Künstliche Ernährung

Ist der Tumorpatient trotz intensiver diätetischer Betreuung nicht in der Lage, auf normalem Wege ausreichend Nahrung zu sich zu nehmen, und besteht die Gefahr bzw. Situation einer schweren, lebensbedrohlichen Mangelernährung, muß entschieden werden, ob und in welcher Form eine künstliche Ernährung durchgeführt werden soll.

Tabelle 27.8. Nomenklatur, Indikation und Zusammensetzung von definiert bilanzierter Trinknahrung und Sondenkost

Diätprinzip	Zusammensetzung/Indikation
Definierte bilanzierte Diät	Nichtproteinmenge: ca. $^2/_3$ als Kohlenhydrate und $^1/_3$ als Fett, möglichst laktosefrei, Osmolarität 300 bis 400 mosomol/kg, Auslieferung: steril verpackt, gebrauchsfertig, möglichst flüssig
*Nährstoff*definierte Diäten (NDD) („Formuladiäten")	Hochmolekulare Trinknahrung/Sondennahrung (nur gastrale Zufuhr)
– normale NDD	Intaktes Protein; Poly-, Oligo-, Monosaccharide; vorrangig langkettige Fettsäuren, als Trinknahrung ballaststoffhaltig, als Sondennahrung ballaststofffrei, intakte Verdauung/Resorption notwendig
– modifizierte NDD	Laktosefrei, mittelkettige Fettsäuren (MCT/MKT) über 10 g/l, ballaststofffrei; indiziert bei partiell gestörter Verdauung/Resorption
*Chemisch*definierte Diäten (CDD)	Grundsätzlich ballaststofffrei („Astronautenkost"); niedrigmolekulare Sondennahrung (intestinale Zufuhr)
– Elementardiät	Freie Aminosäuren, Glukose, kaum Fett; langfristig keine vollwertige Kost
– Oligopeptiddiät	>80% Oligopeptide neben Aminosäuren, Oligo-, Monosaccharide, relevanter MKT-Gehalt

Sondenernährung

Besteht die Notwendigkeit zur künstlichen Ernährung, hat man zu entscheiden, ob die Nährlösung enteral oder parenteral appliziert werden soll.

Die Indikation für die enterale Ernährung ist immer dann gegeben, wenn der Magen-Darm-Trakt in der Lage ist, die über Sonde angebotene Nährlösung zu verwerten.

Eine Reihe von Sondentechniken steht zur Verfügung (s. Abb. 27.1). Man unterscheidet:

- transnasale Verfahren (nasogastral/nasointestinal) und
- transkutane Verfahren (perkutane endoskopische Gastrostomie/PEG, Feinnadel-Katheter-Jejunostomie/FKJ).

Besonders die Sondenernährung mittels der perkutanen endoskopischen Gastrostomie (PEG) hat sich in der Onkologie bewährt.

Die Applikation des Katheters ist einfach, schnell und komplikationsarm. Kann aus technischen Gründen, z.B. bei ausgeprägter Adipositas oder wegen nicht möglicher Gastroskopie bei stenosierenden Prozessen im oberen Magen-Darm-Trakt, bei Gerinnungsstörungen oder anderen Risiken (z.B. Fistelbildungen) keine PEG durchgeführt werden, soll über dünne Nasensonden, oder – wenn abdominal laparatomiert wurde – über die FKJ ernährt werden.

Nasale Sonden

Die nasale Zufuhr war vor Einführung der PEG-Technik der Regelfall der Sondenernährung.

Nasale Sonden sollten der kurzfristigen Ernährungstherapie unter stationären Bedingungen vorbehalten sein, da der Fremdkörper in Gesicht und Nasen-Rachen-Raum häufig schlecht toleriert wird und manchmal zu lokalen Komplikationen (z.B. Schleimhautulzera, Nebenhöhlenentzündungen) führt.

Zur nasalen Sondenernährung werden weichmacherfreie Silikonkautschuk- oder Polyurethansonden in einer Länge von 80–90 cm verwendet. Bei Applikation ballaststofffreier Nährlösungen können dünne Sonden mit einer Stärke von 8–12 Charr verwendet werden.

Zur Beurteilung der Sondenstärke ist die Angabe in Charriere (abgekürzt: Charr) üblich. Die Größe bezieht sich auf den Außendurchmesser: 1 mm entspricht 3 Charr. Da das Verhältnis von Außen- zu Innendurchmesser bei der Charriere-Angabe nicht berücksichtigt wird, ist zur Beurteilung einer Sonde auch die Angabe des Innendurchmessers erforderlich.

Die Applikation erfolgt wie in der folgenden Übersicht angegeben.

Applikation nasogastraler Sonden

- Materialien: Sonde, 1 Glas Wasser, lokalanästhesierendes Gleitmittel und Spray, 20-ml-Spritze, Stethoskop, Heftpflaster
- Besprechung mit dem Patienten: Notwendigkeit der Sondenernährung, Legen der Sonde
- Vorbereitung des Patienten: Prüfen der Durchgängigkeit beider Nasenlöcher im Okklusionsversuch und Lagerung in sitzender Position
- Messen der erforderlichen Sondenlänge: Nase-Ohr-Brustbeinspitze
- Lokalanästhesie des Rachenraumes
- Befeuchten der Sondenspitze mit Gleitmittel
- Patient nimmt einen Schluck Wasser in den Mund
- Nach Einführen der Sonde durch die Nase wird der Patient aufgefordert, zu schlucken, sobald er die Sonde „als Kloß im Hals" spürt. Schlucken, bis die gemessene Länge passiert hat
- Prüfung der Sondenposition durch Luftinsufflation und Auskultation über dem Magen
- Heftpflasterfixation der Sonde an Nase und Wange
- Röntgenkontrolle (nicht obligatorisch)

Nasale Sonden sind in der Onkologie absolut kontraindiziert, wenn sie der Patient ablehnt, bei häufigem bzw. unstillbarem Erbrechen und bei fehlendem bzw. gestörtem Schluckreflex.

Voraussetzungen für die ***nasogastrale Ernährung*** sind ein funktionierender Gastrointestinaltrakt und ein intakter Schluckreflex. Vorteile der nasogastralen Ernährung sind die einfache Sondenplazierung, die physiologische

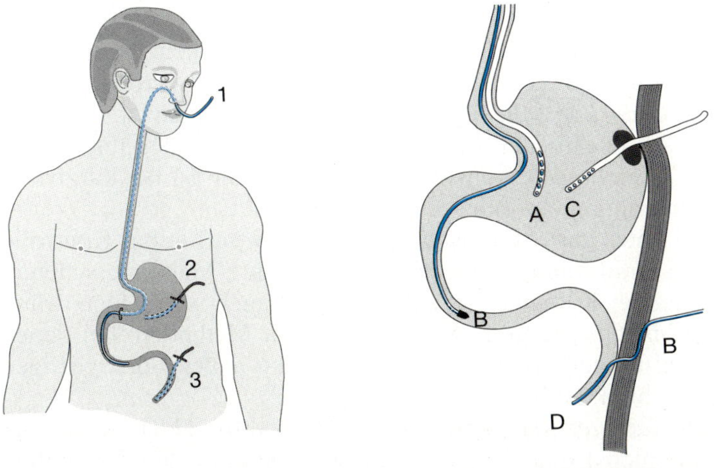

Abb. 27.1. Zugangswege für die Sondenernährung. Nasaler Zugang (alternativ transkutaner Zugang über Sinus piriformis) *(1)* sowie transkutaner Zugang über den Magen *(2)* und Dünndarm *(3)*; Sondenspitze im Magen *(A, C)*, Duodenum *(B)* oder Jejunum *(D)*. (Nach Heberer u. Günther 1988)

Magenentleerung sowie die Möglichkeit, preisgünstige nährstoffdefinierte Diäten verwenden zu können. Die Applikation kann in Form einer Tropfinfusion von 500-ml-Portionen über jeweils 2 h erfolgen.

Zur Applikation hoher Substratmengen ist die kontinuierliche, pumpenkontrollierte Ernährungstherapie geeigneter als die diskontinuierliche Bolusgabe.

Die Verwendung von Ernährungspumpen erleichtert außerdem die Betreuung und vermindert die Gefahr von Unverträglichkeiten (s. unten).

Nasointestinale Sonden sind bei Gefahr von Regurgitation und Aspiration (Bewußtlosigkeit) sowie bei Krankheiten mit beeinträchtigter Verdauungs- und Resorptionsleistung zur kontinuierlichen Applikation von chemisch definierter Diät (s. Tabelle 27.8) indiziert.

Die nasointestinale Sonde wird entweder wie in der Übersicht dargestellt oder – bei nichtkooperativen Patienten – mit Hilfe eines Führungsdrahtes im Magen plaziert. Die Sonde wird dann lose fixiert, so daß ein Weiterwandern von ca. 20–30 cm möglich ist. Das weitere Vorgehen ist von der Konstruktion der Sondenspitze abhängig und muß nach Angabe des Sondenherstellers trainiert werden.

Zur Beschleunigung des Sondentransports in den Dünndarm ist es hilfreich, den Patienten zu mobilisieren und trinken zu lassen, bzw. beim immobilen Patienten Rechtsseitenlage mit erhöhtem Oberkörper einzuhalten.

Tritt die Sonde nicht spontan durch den Magenausgang (Pylorus), empfiehlt sich die endoskopische Plazierung.

Die Kontrolle der Sondenlage muß bei intestinalen Sonden radiologisch erfolgen. Die Verwendung von Ernährungspumpen und chemisch definierter Diät ist obligatorisch.

Transkutane Sonden

Die Akzeptanz der enteralen Ernährung durch den Patienten ist seit Einführung der transkutanen Sondentechnik deutlich verbessert worden.

Die ***perkutane endoskopische Gastrostomie (PEG)*** kann sowohl zur gastralen als auch zur intestinalen Ernährung verwendet werden und eignet sich v.a. auch für die ambulante künstliche Ernährung. Sie ist bei kurzfristiger künstlicher Ernährung nicht indiziert.

Die Sonde wird unter gastroskopischer Sicht (Luftinsufflation, Kontrolle des Punktionsweges) transkutan in den Magen eingeführt. Man unterscheidet Verfahren, bei denen der Katheter von außen durch Bauch- und Magenwand eingeführt wird (Einstichverfahren, Abb. 27.2a), von Methoden, bei denen der Katheter peroral eingeführt und transgastral nach außen durchgezogen wird (Durchzugverfahren; Abb. 27.2b).

Die ***Feinnadel-Katheter-Jejunostomie (FKJ)*** (Abb. 27.3), dient der postoperativen enteralen Ernährung nach großen abdominellen Eingriffen. Allerdings muß im Gegensatz zur PEG wegen der fehlenden Verdauungskapazität im tieferen Dünndarm ausschließlich mit chemisch definierten Diäten (CDD) ernährt werden.

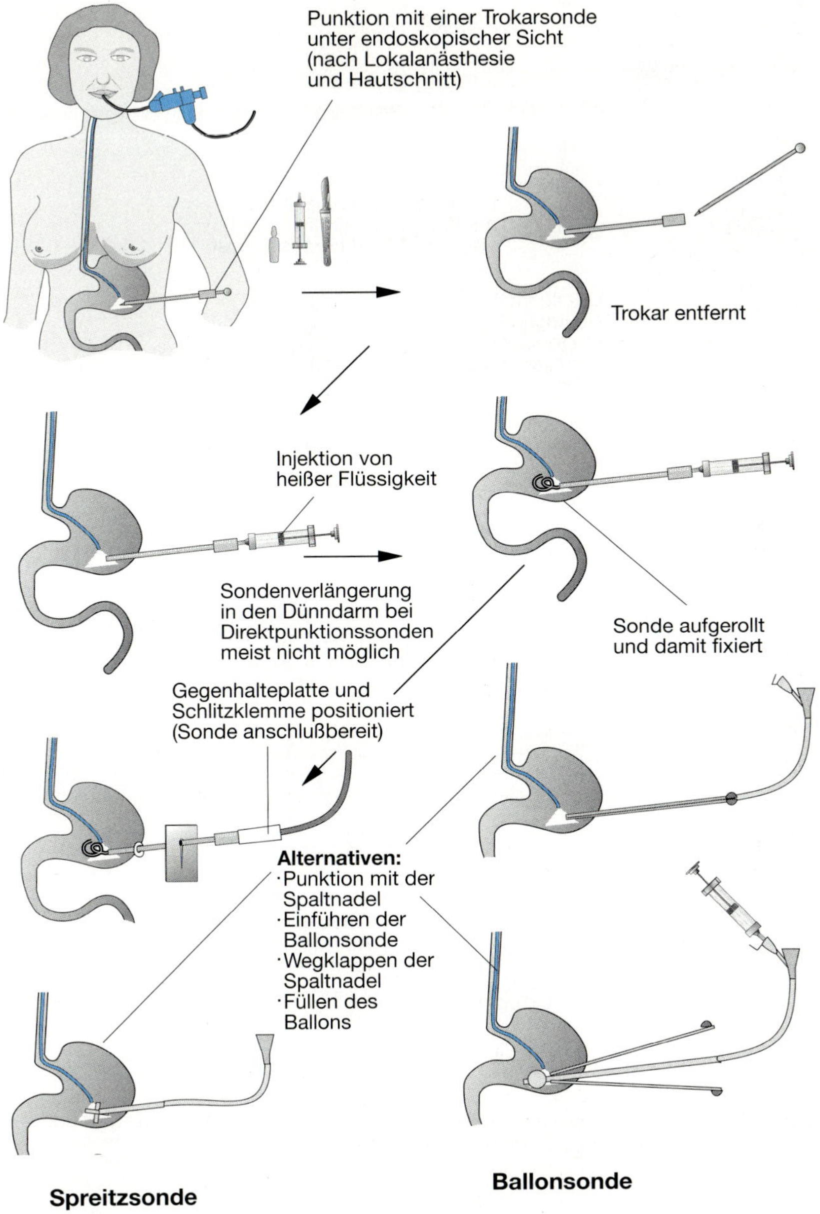

Abb. 27.2 a. Einstichverfahren (Direktpunktionsmethode)

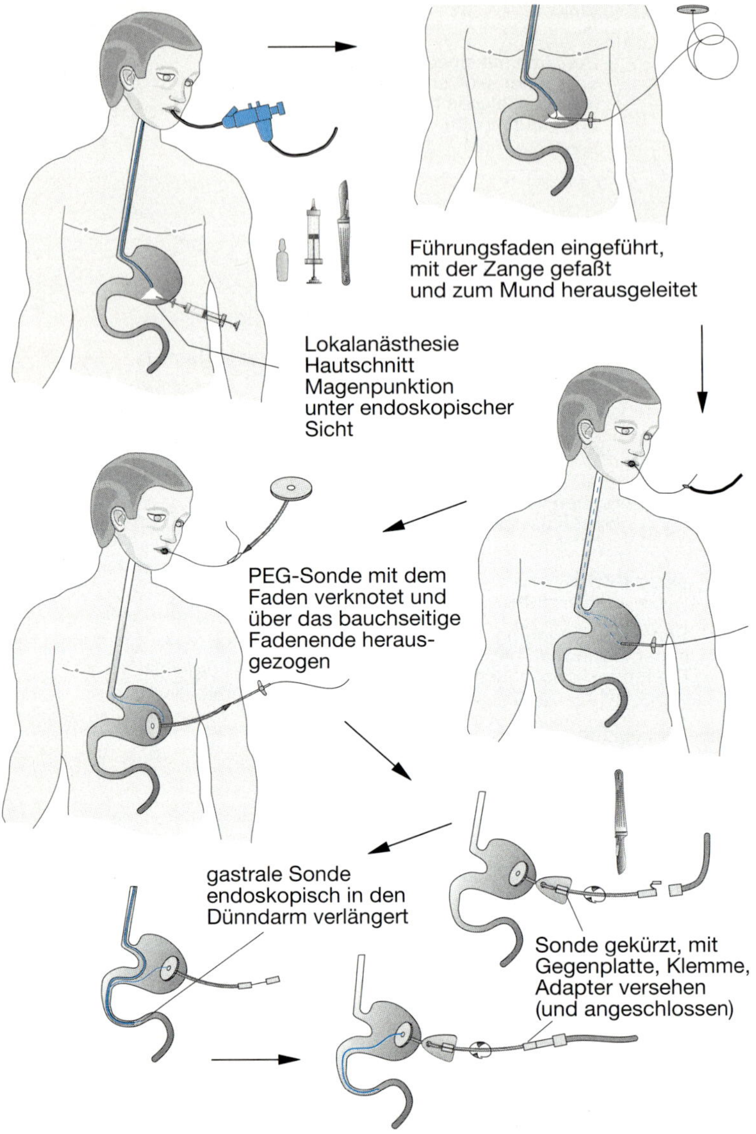

Abb. 27.2 b. Perkutan-endoskopische Gastrostomie. Durchzugverfahren (Fadendurchzugmethode). (Aus Reichenberger 1993)

Komplikationen der Sondenernährung und ihre Vermeidung
Art und Häufigkeit von Komplikation der enteralen Ernährung hängen von Grundkrankheit, Zugangsweg und verwendetem Ernährungsregime ab (s. Tabelle 27.9).

Gastrointestinale Komplikationen sind häufig, insbesondere die Diarrhö. Sie kann harmlos sein, aber auch erstes Zeichen eines Intoleranzsyndroms (Dumping-Syndrom, intestinale Distorsion, Ileus).

Gastrointestinale Komplikationen können vermindert oder vermieden werden, wenn der Patient über eine Adaptationsphase an die Sondenkost gewöhnt wird.

Gewöhnlich kann die tägliche Infusionsmenge innerhalb von 2–4 Tagen auf die berechnete Gesamtzufuhr gesteigert werden.

Eine zu schnelle Adaptationsphase führt häufig zu Völlegefühl, abdominellen Krämpfen und/oder Diarrhöen.

Durchfälle entstehen meist aufgrund individuell nicht akzeptabler Rezeptur der Kost (Laktoseintoleranz, Fettintoleranz, zu hohe Osmolarität), bei falscher Applikation (zu schnelle oder zu kalte Zufuhr) bei zu tiefer Sondenlage oder bakterieller Kontamination. Von besonderer Bedeutung ist der hygienisch einwandfreie Umgang mit Sondensystem und Nährlösung. Hier gelten dieselben Vorsichtsmaßnahmen wie bei der parenteralen Ernährung.

Bei Zeichen der Intoleranz ist eine Verminderung der Zufuhrrate oder eine Unterbrechung der Zufuhr für mindestens 6 h erforderlich.

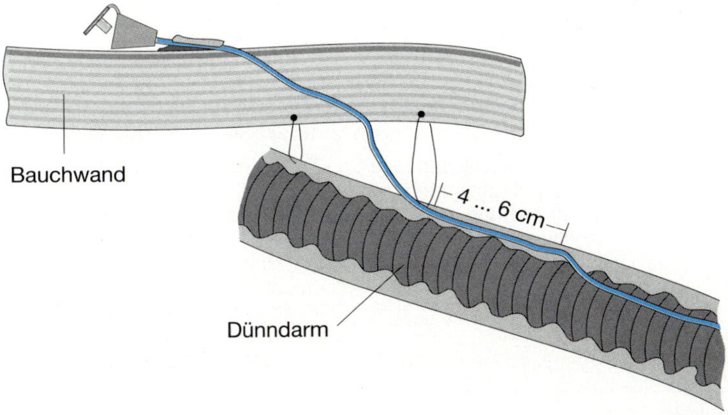

Abb. 27.3. Prinzip der (Nadel-)Katheterjejunostomie. Ein filiformer Katheter (8 Charr) wird durch eine spezielle Kanüle über einen submukösen Tunnel (3–4 cm) in den Dünndarm eingebracht. Die Splitkanüle kann über dem Katheter zurückgezogen, aufgebrochen und entfernt werden. Die kanülierte Schlinge wird mit 3 resorbierbaren Nähten an das parietale Peritoneum pexiert. Auf der Haut wird der Jejunalkatheter mit einer speziellen Halteplatte verankert. (Nach Heberer u. Günther 1988)

Tabelle 27.9. Häufige Komplikationen der Sondenernährung

Komplikationen	Behandlung	Prophylaxe
Gastrointestinal		
Diarrhö (10%), Distension	Teepause, Volumenreduktion, Wechsel von NDD[a] auf auf CDD[b], Ernährungspumpe	Individuelle Adaptationsphase, adäquate Diät (Osmolarität)
Reflux, Aspiration, Aspirationspneumonie (<1%)	Notfall!! Absaugen, Antibiotika, parenterale Ernährung	Keine nasale/gastrale Sondenernährung bei: emetogenen Zytostatika, fehlendem Schluckreflex
Übelkeit, Erbrechen (3%)	Behandlung unterbrechen	Keine Zytostatika, Adaptation
Obstipation	Klistier	Flüssigkeitsbilanz, Ballaststoffe
Sondenbedingt		
Sondenverstopfung	Durchspülen mit kleinen Volumina und hohem Druck	2mal tägl. mit NaCl 0,9% spülen
Katheterbruch	Austausch	Keine
Knotenbildung	Durchtrennen der Sonde, endoskopische Extraktion	Keine
Aseptische und septische Druckfolgen	Absetzen der Sondenernährung, parenterale Ernährung, evtl. Antibiotika	Dünne, weiche Sonden, Befeuchtung des Nasen-Rachen-Raums
Infekt am Kathetereintrittsort	Ruhigstellung, offene Wundbehandlung	Regelmäßige Kontrolle und Pflege
Akzidentelle Entfernung	Indikationsüberprüfung, Reinsertion	Patienteninformation, adäquate Fixation
Perforation, Ileus	Operation, parenterale Ernährung	Keine
Nährlösungsbedingt		
Fehl- oder Mangelernährung	Ernährungsregime überprüfen, bilanzieren	Individuelle, bedarfsadaptierte Kostberechnung
Sepsis	Nährlösung/System austauschen, mikrobiologische Untersuchung, Antibiotika	Peinlichst genaue Beachtung der Hygienevorschriften, aseptischer Umgang mit Nährlösung (idealer Nährboden) und Nährsystem (Händedesinfektion) Keine Wieder-/Weiterverwendung geöffneter und gelagerter Lösungen

[a] Nährstoffdefinierte Diät.
[b] Chemisch definierte Diät.

Eventuell kann die Änderung des Ernährungsregimes (anderes Präparat, Einsatz einer Ernährungspumpe) oder auch der Wechsel auf kombinierte enteral-parenterale Ernährung oder vollständige parenterale Ernährung notwendig werden.

Ein starres Ernährungsprogramm kann selten eingehalten werden. Die Zufuhrrate muß aufgrund täglicher klinischer Kontrollen oder Selbstkontrollen des Patienten der individuellen Toleranz angepaßt werden. Hier liegt übrigens ein wesentlicher Unterschied zur parenteralen Ernährung, bei der Laborkontrollen Priorität gegenüber der pflegerischen und klinischen Überwachung besitzen und ein weniger individuelles Anpassen der Zufuhrrate erforderlich ist.

Zur Überwachung der Sondenernährung sollen neben den metabolischen Befunden die Akzeptanz (psychisches Verhalten, Verträglichkeit, Stuhlfrequenz und -beschaffenheit) sowie der Ernährungserfolg (Gewichtsverlauf unter standardisierten Bedingungen) erfaßt werden.

Bei kompetenter individueller Betreuung können Tumorpatienten über Jahre erfolgreich ambulant mittels Sonde ernährt werden. Bemerkenswert erscheint insbesondere, daß die überwiegende Mehrzahl der so betreuten Krebskranken nicht im Krankenhaus, sondern in der häuslichen Umgebung stirbt.

Parenterale Ernährung

Die Frage der parenteralen Ernährung stellt sich dann, wenn der Patient enteral nicht oder nicht ausreichend ernährbar ist.

Dabei unterscheidet man die „vollständige" oder „totale parenterale Ernährung" (TPE) von der „partiellen parenteralen Ernährung" (PPE).

Da die Applikation der TPE wegen der hohen Osmolarität der Nährlösungen an einen zentralvenösen Katheter („Kavakatheter") gebunden ist, findet man auch den Begriff „zentralvenöse Ernährung". Die Zufuhrmöglichkeit der PPE über eine periphervenöse Vene erklärt die Bezeichnung „periphervenöse Ernährung". Entspricht die Zusammensetzung der Nährlösung dem Energiebedarf, redet man auch von „normokalorischer Ernährung". Ein reduziertes Kalorienangebot wird mit dem Ausdruck „hypokalorische Ernährung" beschrieben (s. Übersicht).

Seit Einführung der enteralen Ernährung über dünne Sonden wird die Indikation zur parenteralen Ernährung deutlich seltener gestellt. Jedoch ist es gerade bei onkologischen Patienten, die eine Nährsonde nicht tolerieren, häufig nötig, auf parenterale Ernährung zurückzugreifen.

Außerdem können die Probleme solcher Tumorpatienten, die oral oder enteral nicht ausreichend Nährstoffe und/oder Flüssigkeit aufnehmen, durch zusätzliche periphervenöse Infusionstherapie gelöst werden.

Allerdings muß bedacht werden, daß insbesondere die totale parenterale Ernährung keine komplikationslose Therapie darstellt.

Übersicht über Nährstofflösungen zur parenteralen Ernährung
(*V* Vorteile, *N* Nachteile, *I* Indikationen)

Monokomponentenlösungen (Bausteinprinzip):
Kohlenhydratlösungen, Aminosäurelösungen, Fettemulsionen, Elektrolyt-, Spurenelement-, Vitaminkonzentrate (je nach Osmolarität zentral oder peripher zu applizieren)

V: Individuelle Anpassung, rasche Änderung von Zusammensetzung und Dosierung.
Deckung des Bedarfs an Wasser, essentiellen Fettsäuren, Elektrolyten, Spurenelementen und Vitaminen in vollem Umfang über periphere Venen möglich.
N: Zum Teil aufwendige Infusionstechnik (Parallelinfusion, Mehrlumenkatheter).
I: Notwendigkeit zur individuellen Nährstoff- und Flüssigkeitsbilanzierung, z.B. Kombination mit oraler oder enteraler Ernährung, bei Intensivpatienten oder Patienten mit Stoffwechselrisiken.

Kombinationslösungen („Komplettlösungen", „3-Liter-Konzepte"):
Kohlenhydrate + Aminosäuren + Elektrolyte (kurzfristig peripher zu applizieren, bei längerer Anwendung zentral)

V: Einfachere Infusionstechnik, geringeres Infektionsrisiko, angeblich geringerer Überwachungsaufwand (Werbeargument).
N: Keine vollständige, bedarfsadaptierte Ernährung (Fette, Vitamine, Spurenelemente fehlen).
Gefahr von Stoffwechselrisiken bei Verwendung sog. „Zuckeraustauschstoffe" (Xylit, Fruktose), Gefahr bei Patienten mit Fruktose-Intoleranz.
I: Kurzfristige hypokalorische oder normokalorische Standardernährung (Therapiedauer: ca. 1 Woche).

Gesamtnährlösungen („All-in-one-Lösungen"):
Mischung aus Glukose + Aminosäuren + Fett + Elektrolyte + Spurenelemente + Vitamine (zentral zu applizieren)

V: Einfache Infusionstechnik, geringes Infektionsrisiko.
N: Teuer, aufwendige Herstellung und Überwachung.
I: Totale parenterale Langzeiternährung (z.B. ambulante Ernährung bei ausgedehntem Kurzdarmsyndrom, bei schwerer Maldigestion/Malabsorption, bei Stenosen des Gastrointestinaltrakts bei unstillbarem Erbrechen/Durchfall.

Komplikationen der parenteralen Ernährung und ihre Vermeidung
Punktionstechnische und thrombotische Komplikationen der TPE werden mit bis zu 4% angegeben, die Häufigkeit der Kathetersepsis mit bis zu 6% der Behandlungen.

Dabei haben onkologische Patienten ein mehr als doppelt so hohes Risiko, eine Sepsis, Fieber oder lokale Infektionen im Rahmen einer TPE zu entwickeln.

Der zentralvenöse Katheter ist Hauptrisikofaktor bei der TPE. Damit hat die Katheterpflege eine große Bedeutung für das Wohlergehen und die Prognose des Krebskranken. Sieht man von technischen Problemen wie Katheterbruch und unabsichtlicher Entfernung ab, so gilt es v.a. katheterbedingte Infektionen zu vermeiden.

Die Zubereitung einer Infusionslösung und die Betreuung des parenteral ernährten Patienten setzt aseptisches Arbeiten voraus.

Manipulation am Kathetersystem, z.B. Umstecken von Infusionen oder Verbandswechsel an der Eintrittsstelle, müssen unter aseptischen Bedingungen durchgeführt werden (s. Übersicht). Obligat sollte das Arbeiten am Kathetersystem mit sterilen Handschuhen sein.

Empfehlungen zur Katheterpflege

- Arbeiten am Infusionssystem unter aseptischen Bedingungen
- mindestens alle 2 Tage Verbandswechsel an der Kathetereintrittsstelle
- maximale Laufzeit einer Infusion 24 h
- täglicher Wechsel des Infusionssystems
- keine Blutentnahme aus dem Ernährungskatheter
- Registrierung des Datums der Katheterlage und tägliche Dokumentation der Liegedauer
- kein routinemäßiger Wechsel des Katheters

Bei der Herstellung der Nährlösung müssen mögliche Unverträglichkeiten der einzelnen Komponenten berücksichtigt werden. Insbesondere bei Mischungen von wäßrigen Lösungen (Kohlenhydrate, Elektrolyte, Aminosäuren) mit Fettemulsionen müssen Vorsichtsmaßnahmen beachtet werden. Faktoren, die zur Instabilität einer Fettemulsion beitragen – und damit schlimmstenfalls den Patienten akut gefährden können –, sind Veränderungen des Säuregrades, Zumischen von Elektrolytlösungen, Temperaturveränderungen und Lagerungszeit. Glukoselösungen haben z.T. sehr niedrige pH-Werte und dürfen erst nach Mischung mit einer Aminosäurenlösung durch Fettemulsionen ergänzt werden. Gesamtnährlösungen können 1 Woche lang bei 4 °C gelagert werden. Bei Raumtemperatur sollte die Lösung in 24 h verbraucht sein.

Vitaminlösungen sollten als Kurzinfusion gegeben werden, da ansonsten ein Lichtschutz für die Nährlösung notwendig wird.

Arzneimittel dürfen grundsätzlich nie durch den Ernährungskatheter appliziert werden, da ihre Steuerbarkeit und Wirksamkeit beeinträchtigt werden können.

Wirksamkeit der parenteralen Ernährung in der Onkologie

Die Wirksamkeit der parenteralen Ernährung ist gerade in der Onkologie unbestritten. Aggressive Tumortherapien (z.B. die Knochenmarktransplantation, die kombinierten Therapieformen und die Behandlung von Kindern) wären ohne PPE oder TPE undenkbar. Ein weiterer Einsatzbereich der TPE, der immer wieder kontrovers diskutiert worden ist, ist die parenterale Heimernährung. Notwendige Kriterien, die eine solche Maßnahme überhaupt erst durchführbar machen (ebenso wie auch die enterale Heimernährung) sind in der folgenden Übersicht zusammengestellt.

Voraussetzungen für die künstliche Ernährung zu Hause (nach Sailer)

Persönliche und medizinische Voraussetzungen:
- vorhandene Indikation
- kein finaler Krankheitsprozeß
- Zugewinn an „Lebensqualität" zu erwarten
- Zustimmung von seiten des Betroffenen

Technische und organisatorische Voraussetzungen:
- Sicherstellung der häuslichen Versorgung durch Patient/Angehörige, Pflegedienst, Hausarzt, Apotheker
- Betreuung durch ein spezialisiertes Ernährungsteam
- geregelte Kostenübernahme

Voraussetzung für die langfristige TPE ist die Implantation eines zentralen Silikon-Kautschuk-Verweilkatheters (Broviac-/Hickman-Katheter) oder eines total implantierbaren Kathetersystems (Port-Systeme). Port-Systeme müssen zwar transkutan zur Infusion anpunktiert werden, bieten aber kosmetische Vorteile und ein geringeres Infektionsrisiko.

Schlußfolgerung

Die ungestörte Ernährung ist von wesentlicher Bedeutung für das physische, psychische und soziale Wohlbefinden des Tumorpatienten. Differenzierte Ernährungstherapie ist wirksam und hat in der Onkologie unter folgenden medizinischen und ethischen Zielvorstellungen zu erfolgen:

- Prophylaxe und Therapie lebensbedrohlicher Mangel- und Fehlernährung bei prognostisch günstigem Krankheitsverlauf,
- Verbesserung des Ernährungstands zur Stärkung des körperlichen und psychischen Allgemeinbefindens,
- hierdurch Verbesserung oder Bewahrung der körperlichen und geistigen Mobilität,
- möglichst geringe Störung der sozialen Bindungen,
- Erleben des Lebensendes in der heimischen Umgebung.

Insbesondere sollten alle fachlichen und organisatorischen Bedingungen geschaffen werden, daß kein Krebskranker nur um der Ernährung willen hospitalisiert werden muß. Ernährungsberatung und -therapie sind als integraler Bestandteil der supportiven Behandlungsmaßnahmen onkologischer Patienten anzusehen.

Weiterführende Literatur

Aulbert E, Niederle N (Hrsg) (1990) Die Lebensqualität des chronisch Krebskranken. Thieme, Stuttgart

Deutsche Krebshilfe (Hrsg) (1993) Ernährung bei Krebs – Ein Ratgeber nicht nur für Betroffene. Bonn

Heberer M, Günther B (1988) Praxis der parenteralen und enteralen Ernährung in der Chirurgie. Springer, Berlin Heidelberg New York Tokyo

Kotthoff H, Haydous B, Baldamus CA et al. (1992) Ernährungs- und Diättherapie. Indikationen, Ernährungsprinzip, Nährstoffrelation. Deutscher Ärzte-Verlag, Köln

Ollenschläger G et al. (1992) Nutritional behavior and quality of life during oncological polychemotherapy: Results of a prospective study on the efficacy of oral nutrition therapy in patients with acute leukaemia. European Journal of Clinical Investigation 22:546–553

Ollenschläger G (1993) Die Ernährung als Prävention von Krankheit im Alter. Zeitschrift für Gerontologie 26:413–418

Reichenberger (1993) Künstliche Ernährung für Schwerkranke und Pflegebedürftige. Springer, Berlin Heidelberg New York Tokyo

Sailer D (1993) Praktische Ernährungsmedizin: ambulante künstliche Ernährung. In: Bundesärztekammer (Hrsg) Fortschritt und Fortbildung in der Medizin, Bd. 17. Deutscher Ärzteverlag, Köln, S 183–190

Schauder P (Hrsg) (1991) Ernährung und Tumorerkrankungen. Basel, Karger

Stute A (1992) Essen mit Lust. Appetitmacher für Menschen mit HIV und AIDS (und Krebs – Anmerkung des Autors). Deutsche AIDS-Hilfe, Berlin

Schweizerische Krebsliga (1990) Krebs und Ernährung

28 Sexualität

W. Rhomberg, M. Rhomberg

Inhaltsverzeichnis

Onkologische Behandlung berührt auch Bereiche der Sexualität des Patienten. Durch Verbesserungen der Therapie und damit höhere Heilungsraten ist gleichzeitig mit vermehrter Langzeittoxizität und in manchen Fällen mit erhöhten genetischen Risiken zu rechnen. Da das Pflegepersonal oft einen besseren Zugang zu persönlichen Problembereichen des Patienten hat, sollte es auch in der Lage sein, dem Kranken bezüglich einer anstehenden Therapieentscheidung oder in der Diskussion um eventuelle Therapiefolgen beizustehen. Dazu bedarf es eines bestimmten Grundlagenwissens.

Definitionen

Sexualität umfaßt Verhaltensweisen und Bedürfnisse des Menschen, die mit seinem Sexualtrieb und seiner Differenzierung als Mann und Frau zusammenhängen.

Voraussetzung für die menschliche Sexualität sind eine normale Entwicklung der Genitalorgane, des peripheren und zentralen Nervensystems sowie eine adäquate Gefäßversorgung und Hormonbalance. Die Intaktheit dieser Systeme ist gewissermaßen die Rahmenbedingung, die ein Geschlechtsleben auf einer organisch-biologischen Basis zuläßt. Für den Menschen bedeutet Sexualität grundsätzlich nur die Möglichkeit zu einem Geschlechtsleben. Sie sollte gelenkt und geprägt sein vom Geist und der Persönlichkeit des Menschen. Sie dient der Entfaltung der Liebe zwischen Mann und Frau sowie der Fortpflanzung.

Im folgenden werden ***Begriffe*** erläutert, die für Gespräche mit Patienten, die über mögliche Nebenwirkungen bei bestimmten Behandlungen aufgeklärt werden sollen, hilfreich sind.

Libido:	Geschlechtliches Verlangen.
Potenz:	Fähigkeit des Mannes, sich durch Einführen des Glieds in die Scheide mit der Frau zu vereinigen (Kohabitation).
Impotenz:	Unfähigkeit des Mannes, sich mit der Frau zu vereinigen. Diese Störung geht meist mit einer erektilen Dysfunktion einher (Impotentia coeundi).
Fertilität:	Zeugungsfähigkeit (Mann) oder Fähigkeit, zu empfangen und Kinder zu gebären (Frau).
Infertilität:	Unfruchtbarkeit oder Sterilität. Sterilität wird beim Mann auch als Impotentia generandi bezeichnet. Die Ursachen dafür sind vielfältig; sie führen in der Regel zu einer Verminderung oder pathologischen Zusammensetzung des Spermas.

Wichtige Befunde bei Spermiogrammen

Normospermie:	Normale Zahl und Funktion der Spermien.
Ejakulatvolumen:	2–5 ml.
Oligo(zoo)spermie:	Verminderte Spermienzahl (unter 40 Mio./ml).
Azoospermie:	Fehlen lebensfähiger Spermien im Ejakulat.
Aspermie:	Kein Sperma.

Physiologie und Sexualverhalten

Voraussetzung für das Verständnis bestimmter Störungen ist die Kenntnis einiger anatomisch funktioneller Zusammenhänge. Diese können beim Mann etwa so skizziert werden:

Eine penile Erektion wird möglich, wenn sich die Schwellkörper mit Blut füllen. Die Steuerung der notwendigen Erweiterung der zuführenden Gefäße erfolgt durch das parasympathische Nervensystem. Auf sensorische oder psychische Reize werden die notwendigen Nervenimpulse über die Segmente S 2–4 des sakralen Rückenmarks via Beckennerven an die Arterien und Venen der Geschlechtsorgane geleitet. Die Samenflüssigkeit und das Sperma werden zunächst unter Kontraktion der glatten Muskulatur der Samenleiter, der Samenbläschen und der Prostata in die hintere Harnröhre geleitet (hier wirken Impulse des sympathischen Nervensystems), um zur Zeit des Orgasmus unter rhythmischer Kontraktion des M. bulbocavernosus aus der hinteren Harnröhre ausgestoßen zu werden (Ejakulation). Diese Muskelkontraktionen werden vom N. pudendus gesteuert, einem Nerv, der seine Fasern aus allen Sakralsegmenten bezieht und damit störanfällig ist.

Anatomie und Embryologie zeigen, daß bei der Frau die äußeren Geschlechtsorgane, Muskeln, Nerven und Gefäße analog wie beim Mann angelegt sind und auch einige funktionelle Parallelen bestehen. Hingegen ist aus der Psychologie bekannt, daß bei der Frau gegenüber dem Mann unterschiedliche Komponenten der Empfindung bei der geschlechtlichen Vereinigung zur Auswirkung kommen.

Das Sexualverhalten ist geprägt von ethisch kulturellen Traditionen und der Religion. Dazu kommen schon beim Gesunden große individuelle Unterschiede auf der wohl auch konstitutionell festgelegten Ebene der Libido. Im Alter ist eine natürliche Abnahme der Sexualität festzustellen. Die Zahl der meist gefäßbedingten erektilen Dysfunktionen nimmt zu (25% bei den 65jährigen), und die Sexualforscher stellen eine Verschiebung der Lebensinteressen – weg von der Fokussierung auf einen häufigen Sexualvollzug – fest. Wenn bedacht wird, daß ein Großteil der an Krebs erkrankten Personen einer höheren Altersstufe angehört, so deutet sich zumindest bei den älteren Patienten eine gewisse Relativität des Problemkreises an. Wichtiger werden ohne Zweifel Überlegungen zu organschonenden Operationen, Fragen der Familienplanung und genetische Beratungen bei jüngeren Patienten sein, die eine kurative Chance und eine entsprechend hohe Lebenserwartung haben.

Sexuelle Störungen bei Tumorpatienten

Psychologische Störfaktoren

Dazu gehören:

- Verminderung des Selbstwertgefühls,
- dominierendes Krankheitsbewußtsein,
- reaktive Depression,
- vermeintliche Ansteckungsgefahr,
- Manifestwerden latenter Beziehungsstörungen.

Die psychologischen Auswirkungen v.a. operativer Eingriffe sind beispielsweise beim Mammakarzinom relativ gut untersucht worden. Wenig Beachtung fanden bisher die Befindlichkeiten der Patienten mit Ovarialkarzinomen oder Tumoren des männlichen Genitaltrakts. Vereinzelte Studien bei Patienten mit Hodentumoren ließen erkennen, daß zwar das Selbstwertgefühl der betroffenen Patienten deutlich litt, die Zuneigung der Partnerin aber eher zunahm und die eheliche Beziehung nicht gefährdet wurde.

Tumorbedingte Störungen

Dazu gehören folgende Ursachen:

- unspezifische Einflüsse (Reduktion des Allgemeinbefindens),
- Tumorbefall reproduktiver Organe,
- Tumorbefall des ZNS (Hirntumor, Querschnitt),
- Tumorbefall endokriner Organe,
- Störungen durch äußere Veränderungen, Geruchsbildung etc.

Therapiebedingte Störungen

Diese Störungen hängen mit der Art der Behandlung zusammen.

Chirurgie:
- Rekonvaleszenz nach Operationen,
- funktionelle Störungen nach Eingriffen an Genitalorganen oder dem Nervensystem,
- Infektionen und Wundschmerz,
- Stomadefekte.

Radiotherapie:
- Reduktion des Allgemeinbefindens (bei großvolumigen Bestrahlungen),
- Hautreaktionen,

- radiogene Kolpitis,
- Sterilität (Bestrahlungen am Becken).

Chemotherapie:
- Verminderung der Libido durch Übelkeit und andere Nebenwirkungen,
- Hemmung der Spermiogenese,
- Ausbleiben der Menstruation,
- Teratogenität und Mutagenität.

Hormontherapie:
- Libidoverlust,
- Libidosteigerung (z.B. Androgene),
- erektile Dysfunktion,
- Infertilität bzw. Sterilität.

Spezifische Probleme bei bestimmten Therapien

Chirurgische Therapie

Sieht man von der Allgemeinstörung ab, die jeder größere Eingriff mit sich bringt (Wundschmerz, Rekonvaleszenz), so sind Störungen der Sexualfunktion überall dort zu erwarten, wo die reproduktiven Organe in Mitleidenschaft gezogen oder Nerven und Gefäße unterbrochen wurden, die die normale Funktion der Genitalorgane gewährleisten. Die gravierendsten Eingriffe sind bei der Frau sicher die Entfernung der Beckenorgane sowie die Exstirpation von Vulva und Vagina, beim Mann die Penisamputation. Funktionell wirken sich aber auch die Ausräumung der retroperitonealen Lymphknoten oder die Verletzung von Nerven bei einer Prostatektomie oder Rektumamputation negativ aus.

Da die chirurgische Problematik eng mit Art, Größe und Ausbreitung eines Tumors verbunden ist, wird sie themenüberschneidend auch im Abschnitt „Spezifische Probleme bei bestimmten Tumoren“ ab S. 550 erwähnt.

Strahlentherapie

Die Verträglichkeit einer Strahlenbehandlung ist variabel. Sie hängt von vielen Faktoren ab. Es ist naheliegend, daß während der Phase einer stärkeren Reduktion des Allgemeinbefindens oder bei Übelkeit und Brechreiz die Bereitschaft zum Sexualleben gestört ist. Dies gilt wie für jede andere Krankheit. Fühlen sich die Patienten während der Therapie gut, so steht einem normalen Lebensablauf nichts im Wege. Jedenfalls gibt es keine allgemeine Kontraindikation für ein normales Sexualleben während der Zeit einer Strahlentherapie.

Belastung von Keimdrüsen und Genitalorganen

Beim **Mann** besteht nur selten die Indikation zu einer direkten Bestrahlung der Gonaden. Zu beachten ist hingegen die Streustrahlung bei Feldern, die in Gonadennähe liegen. Je nach Dosis, Feldgröße und -lage können die Hoden in ungünstigen Einzelfällen eine Streustrahldosis bis zu 2500 cGy erreichen, z.B. bei der Bestrahlung von Oberschenkelsarkomen. Die durchschnittlichen Streustrahldosen bei gonadennahen Bestrahlungen liegen zwischen 50 und 400 cGy. Sie können durch Verwendung einer massiven Gonadenkapsel aus Blei in bestimmten Situationen deutlich herabgesetzt werden.

Aufgrund der hohen Strahlenempfindlichkeit der Keimzellen führen diese Dosen in der Regel zu einer reversiblen Hemmung der Spermiogenese, in Einzelfällen auch zu einer jahrelangen Azoospermie. Die Dosisgrenze, ab der beim Menschen mit einer irreversiblen Azoospermie gerechnet werden muß, ist nicht genau bekannt. Gegenwärtig darf angenommen werden, daß Dosen von 400–600 cGy zu einer Störung der Spermiogenese über einen Zeitraum von 2–5 Jahren führen. In Einzelfällen kann die Störung irreversibel sein, insbesondere nach Einzeldosen in dieser Höhe.

Neben bestmöglicher Abschirmung und überlegter Felderwahl sind die Patienten auf diese mögliche Nebenwirkung aufmerksam zu machen, und es ist wegen der genetischen Risiken von einer Schwangerschaft der Ehefrau bis etwa 2 Jahre nach einer gonadennahen Bestrahlung abzuraten. Betroffen sind besonders Patienten mit Becken- und Leistenfeldern oder Weichteilsarkomen des Oberschenkels.

Eine Strahlentherapie kann auch bei der **Frau** zu einer vorübergehenden oder bleibenden Sterilität führen. In den meisten Fällen ist sie vorübergehend, wenn es sich um Streustrahlungen zwischen 400 und 2000 cGy handelt, und in einem hohen Prozentsatz permanent, wenn die Ovarien direkt im Bestrahlungsfeld liegen. So muß bei einem sog. umgekehrten Y-Feld beim Morbus Hodgkin trotz operativer Verlagerung der Ovarien hinter den Uterus oder nach lateral in 30–50% der Fälle mit einer längerfristigen Sterilität gerechnet werden. Jede höherdosierte Bestrahlung im Beckenbereich führt zur Suppression der Ovarialfunktion mit möglichem Libidoverlust und Sistieren der Menstruation.

Auf die Probleme einer Bestrahlung bei bestehender Schwangerschaft wird auf S. 556 eingegangen.

Chemotherapie

Hier gilt wie bei jeder Therapie, daß eine Beeinträchtigung des Allgemeinbefindens durch Nebenwirkungen der Zytostatika das Bedürfnis nach sexueller Aktivität vermindern wird. Die Skala der hier relevanten, negativen Auswirkungen reicht von Übelkeit und Brechreiz über Haut- und Schleimhautreaktionen bis zur Schädigung des zentralen und peripheren Nervensystems und anderer Organe.

Fertilitätsprobleme

Von größerer praktischer Bedeutung sind indessen Schädigungen am Keimepithel der Gonaden. Eine Therapie mit mehreren Zytostatika (speziell unter Einschluß von Alkylanzien) führt bei der Mehrzahl der Patienten zu vorübergehender Infertilität oder Amenorrhö. Von der Problematik sind gegenwärtig v.a. junge Männer und Frauen mit Morbus Hodgkin oder Patienten mit fortgeschrittenem Hodentumor betroffen. In einer englischen Langzeitstudie an 43 Männern mit Hodentumoren fanden sich nach einer Polychemotherapie letztlich 14 Fälle mit normalen Spermiogrammen, 26 Fälle mit einer Oligospermie unter 20 Mio./ml Sperma und nur 3 mit einer bleibenden Azoospermie. Von den 43 Männern wurden 9 Väter von gesunden Kindern; trotzdem hatte nur einer dieser Väter ein normales Spermiogramm, die anderen hatten eine Oligospermie.

Analog dazu muß bei einer Chemotherapie der Frau mit unterschiedlichen Amenorrhö- und Sterilitätsraten gerechnet werden. Tabelle 28.1 zeigt die Häufigkeit einer Azoo- und Oligospermie beim Mann sowie einer Amenorrhö bei der Frau nach Anwendung einiger gebräuchlicher polyzytostatischer Schemata. Die Häufigkeit der Amenorrhö ist dabei alters- und dosisabhängig. Dauert eine Chemotherapie viele Monate und ist sie mit einer Strahlentherapie kombiniert worden, so ist die Amenorrhö häufiger und nachhaltiger. Je mehr sich eine Frau der Menopause nähert (Alter >40 Jahre), desto eher bewirkt die Chemotherapie ein irreversibles Ende der Menstruation.

Ein Index für die Keimzellschädigung bei Mann und Frau ist die Erhöhung der hypophysären Hormone LH und FSH (Gonadotropine) im Serum, doch kann davon im Einzelfall die aktuelle Beurteilung der Fertilität nicht sicher abhängig gemacht werden.

Tabelle 28.1. Einfluß polyzytostatischer Therapien auf Spermiogenese und Menstruation. (Mod. nach Schmoll u. Weiß 1986)

Therapieschema	Azoo- und Oligospermie (Häufigkeit)	Erholungsrate (nach 2. Jahr)	Amenorrhö (Häufigkeit)
MOPP (6 Zyklen)	100%	<10%	43%
MVP (6 Zyklen)	100%	selten	79%
ABVD (6 Zyklen)	54%	100%	0%
PVB (4 Zyklen)	100%	83%	–
CMF (6 Zyklen)	–	–	78%

Abkürzungen:
MOPP Mustargen, Oncovin, Procarbazin, Prednisolon; bei Morbus Hodgkin;
MVPP Mustargen, Velbe, Procarbazin, Prednisolon; bei Morbus Hodgkin;
ABVD Adriamycin, Bleomycin, Velbe, DTIC; bei Morbus Hodgkin;
PVP Platinol, Velbe, Bleomycin; bei Hodentumoren;
CMF Cyclophosphamid, Methotrexat, 5-Fluorouracil; bei Mammakarzinom.

Chemotherapien können – mit oder ohne Kombination mit einer Strahlentherapie – auch schon vor der Pubertät Schädigungen der Keimdrüsen verursachen. So fand man bei Mädchen vor der Pubertät in den Ovarien Follikelreifungsstörungen (die Zahl der Follikel war normal) und bei Knaben in den Hoden Tubulusverdickungen. Die Bedeutung solcher Veränderungen für das Erwachsenenalter im Falle einer Heilung der Kinder bleibt unklar.

Mutagene und teratogene Wirkungen

Neben einer somatischen Keimzellschädigung (z.B. Verminderung der Spermiogenese) sind durch Zytostatika *theoretisch* auch Mutationen am genetischen Material der Keimzellen möglich (***mutagene Wirkung***). Dies würde bedeuten, daß Kinder, die nach Abschluß einer Chemotherapie (bei Vater oder Mutter) gezeugt wurden, ein erhöhtes Risiko von genetischen Defekten oder Erkrankungen aufweisen. *Bis heute liegen aber beim Menschen glücklicherweise keine entsprechenden Beobachtungen vor.*

Gesichert ist jedoch eine ***teratogene Wirkung*** der Chemotherapie, d.h. eine Schädigung des Embryos durch eine während der Schwangerschaft durchgeführte Behandlung der Mutter. Dieses Problem wird im Abschn. „Schwangerschaft und Tumorerkrankung" (s. S. 555) diskutiert.

Hormontherapie

Jede Hormontherapie mit pharmakologischen Dosen greift tief ins Gefüge des Hormonhaushalts ein. Alle hormonellen Therapien können zunächst die Sexualität im Sinne einer Steigerung oder Verminderung der Libido beeinflussen. Dazu kommen nach einer unterschiedlichen Latenz erektile Dysfunktionen, Störungen im Menstruationszyklus und bei der Spermiogenese. Da die Bedeutung der Hormontherapien in der Onkologie rasch wechseln kann, wird darauf verzichtet, alle gegenwärtig praktizierten Therapien im einzelnen zu besprechen. Wir greifen 4 wichtige Beispiele einer solchen Therapie heraus:

- gegengeschlechtliche Hormontherapie beim Mann,
- gegengeschlechtliche Hormontherapie bei der Frau,
- Tumortherapie mit Gestagenen,
- roborierende („stärkende") Hormontherapien.

Gegengeschlechtliche Hormontherapie beim Mann

Sie wird beim Prostatakarzinom eingesetzt und umfaßt die Orchiektomie sowie den Einsatz von Antiandrogenen, LH-RH-Agonisten und evtl. Östrogenen. Ziel der Behandlung ist es, die körpereigene Androgenproduktion auf ein Minimum zu reduzieren, bzw. die Androgenwirkung zu blockieren. Durch die Eingriffe werden sowohl Libido und Potenz als auch die Fertilität in der Mehrzahl der Fälle stark herabgesetzt, nicht aber in jedem Fall zum Erlöschen gebracht. Außer bei Orchiektomie sind die Veränderungen reversibel. Da diese Therapien aber vorwiegend im Stadium der Metastasierung angewandt werden, setzt in der Regel der Krankheitsverlauf dem Geschlechtsleben seine Grenzen.

Gegengeschlechtliche Hormontherapie bei der Frau

Solche Maßnahmen kommen beim Mammakarzinom als Ovarektomie, als Gabe von LH-RH-Agonisten oder Antiöstrogenen (z.B. Tamoxifen) zum Einsatz. Diese Therapieformen haben einen unklaren Einfluß auf die Sexualität der Frau; genaue Untersuchungen zu dieser Frage fehlen.

Tumortherapie mit Gestagenen

Gestagene werden in fortgeschrittenen Stadien des Endometrium- und Mammakarzinoms und gelegentlich beim Nierenzellkarzinom angewandt. Die Mehrzahl der behandelten Patienten hat ein höheres Alter und ein fortgeschrittenes Krankheitsstadium. Spezifische Veränderungen der sexuellen Befindlichkeit sind nicht bekannt geworden.

Roborierende („stärkende“) Hormontherapie

Zur Roborierung, aber auch zur Behandlung der aplastischen Anämie werden fallweise Androgene eingesetzt. Eine Steigerung der Libido ist möglich. Weit verbreitet ist die Anwendung von Kortikoiden zur Anregung des Appetits und zur Verbesserung des Allgemeinbefindens. Diese Hormone können bei längerem Gebrauch zur Störung der Hypophysen-Nebennieren-Achse führen.

Spezifische Probleme bei bestimmten Tumoren

Mammakarzinom

Der Verlust einer Brust bedeutet für viele Frauen einen erheblichen Eingriff in die leibliche und psychische Integrität. Subjektiv wird von einigen die „Vollwertigkeit als Frau“ in Frage gestellt; manche glauben, ihrem Partner nicht mehr zu genügen. Das Problem wird von den Patientinnen jedoch unterschiedlich verarbeitet: Bei einigen bleibt nach der Entfernung einer Brust ein ständiger Stachel im Körperbewußtsein zurück, andere können die Operation scheinbar rasch und vollständig akzeptieren. Die befürchteten psychologischen Folgen beim Partner scheinen indessen beschränkt zu sein. Eine Untersuchung an süddeutschen Nachsorgekliniken im Jahre 1985 zeigte nämlich, daß nach einer Brustamputation nur 1% der Ehen als mutmaßliche Folge des Eingriffs geschieden worden sind.

Erfreulicherweise ist die Therapie des Mammakarzinoms im letzten Jahrzehnt wesentlich differenzierter geworden und bietet den Frauen v.a. durch die Möglichkeit der brusterhaltenden Operation eine Verbesserung an. Auch bezüglich der operativen Rekonstruktion einer Brust gibt es neue Möglichkeiten.

Ovarialkarzinom

Bei der Therapie des Ovarialkarzinoms werden im Gegensatz zum Hodentumor nach Möglichkeit beide Keimdrüsen operativ entfernt. Daraus resultiert eine Sterilität der Frau. Die Fähigkeit zum Geschlechtsverkehr wird nicht betroffen, sieht man von einer möglichen Beeinträchtigung der Libido ab, bedingt durch niedrige Östrogenspiegel im Serum und psychische Faktoren. Die Symptome der Menopause können sich relativ abrupt entwickeln. Beim Auftreten von Östrogenmangelerscheinungen und generell bei jüngeren Frauen ist eine Substitution mit Östrogenen zu empfehlen.

Uteruskarzinom

Am häufigsten entstehen Probleme der Sexualsphäre bei den Karzinomen der Gebärmutter, insbesondere beim Zervixkarzinom. Der Grund liegt darin, daß Zervixkarzinome schon früh auf die Vagina übergreifen können und die Therapie in diesem Bereich aggressiver sein muß als beim Korpuskarzinom. Kontaktblutungen treten oftmals schon als erstes Symptom der Erkrankung auf. Hauptprobleme bilden dann aber Therapiefolgen wie vaginale und abdominale Wundschmerzen nach einer Operation, radiogene Kolpitis und mögliche Obliteration (Verschluß) der Vagina als Strahlenspätfolge. Sterilität ist unvermeidbar.

Nach einer operativen Entfernung des Uterus besteht eine Wunde am Scheidenstumpf, die in der Regel nach 2–3 Wochen problemlos verheilt sein sollte. Im Einzelfall kann eine erhöhte Empfindlichkeit der Scheide länger andauern – dann sind Wunddehiszenzen, lokale Entzündungen oder überlagernde psychologische Störmechanismen auszuschließen.

Die radiogene Kolpitis (entzündliche Veränderung der Scheide) wird sowohl unter einer perkutanen Bestrahlung als auch bei der intrakavitären Therapie beobachtet. Nach einer perkutanen Bestrahlung klingt die Kolpitis nach wenigen Tagen ab, nach intravaginalen Radium-, Zäsium- oder Iridiumeinlagen kann sie über Wochen andauern und dann allmählich in einen teilweisen oder vollständigen Verschluß der Scheide übergehen. Manchmal bleibt eine Atrophie der Schleimhaut zurück. Die Häufigkeit der Veränderungen hängt von der Bestrahlungstechnik und -dosis und von der Länge der vaginalen Strahlenauslastung ab.

Therapeutisch empfehlen sich entzündungshemmende Vaginalovula und Kamillosansitzbäder. Mittel zur Vorbeugung eines Vaginalverschlusses sind die lokale Applikation östrogenhaltiger Salben, die systematische Anwendung eines Vaginaldilatators sowie eine frühzeitige Wiederaufnahme des Geschlechtsverkehrs.

Während der gesamten Therapiephase sind Einfühlungsvermögen und Rücksichtnahme des Partners besonders wichtig.

Vulva- und Vaginalkarzinom

Diese beiden Karzinome sind eher selten und betreffen Frauen in höherem Alter. Beim Vulvakarzinom ist die Operation die Therapie der Wahl. Bei radikaler Operation müssen sensible Bereiche (Introitus und distales Vaginaldrittel) entfernt werden. Eine sexuelle Aktivität der vulvektomierten Frauen ist nicht ausgeschlossen, wenn der Introitus vaginae als Folge des chirurgischen Eingriffs nicht zu eng geworden ist. Eine evtl. aufgetretene Stenose kann chirurgisch korrigiert werden.

Beim Vaginalkarzinom wird oft primär bestrahlt. Je nach Sitz und Größe des Tumors und der strahlentherapeutischen Auslastung kann ein kleiner, funktionell intakter Vaginalanteil erhalten bleiben. In der Mehrzahl der Fälle ist jedoch mit einer weitgehenden Obliteration der Vagina zu rechnen. Sollte in seltenen Fällen bei jungen Frauen die radikale Exstirpation der Vagina indiziert sein, so ist nach einer entsprechenden Beobachtungszeit eine plastische Rekonstruktion der Scheide als Zweiteingriff durchführbar.

Prostatakarzinom

Auch hier sind es weniger die zerstörenden Wirkungen des Tumors auf die Genitalorgane, sondern die notwendigen Behandlungen, die zu Problemen in der Sexualsphäre führen. Alle gegenwärtig gebräuchlichen Therapien (Operation, Bestrahlung, hormonelle Behandlung) können in unterschiedlicher Häufigkeit funktionelle Probleme verursachen. Der Primärtumor selbst führt zu Obstruktionssymptomen und selten zu Schmerzen, gelegentlich kann eine Hämatospermie auftreten.

Die radikale Prostatektomie hat in 50–80% der Fälle eine erektile Dysfunktion zur Folge. Die Häufigkeit dieser Störung kann durch die Operationstechnik nach Walsh gesenkt werden, wobei das für die Erektion verantwortliche Gefäß-Nerven-Bündel erhalten wird. Behandlung der Wahl für den manifesten Schaden ist z.Z. die intrakavernöse Pharmakotherapie mit Papaverin, Phentolamin oder Prostaglandin E-1.

Nach einer radikalen Strahlenbehandlung wird eine erektile Impotenz bei 20–30% der Patienten beobachtet. Ein Teil der Störungen dürfte durch psychische Faktoren mitbestimmt sein. Auch hier bietet sich als Therapie der Versuch einer intrakavernösen Pharmakagabe an.

Hodenkarzinome

Die Gonaden sind paarweise angelegte Organe, und ein Tumorbefall betrifft in 95% der Fälle nur eine Seite. Die Primärtherapie der ***Seminome*** beschränkt sich auf die Entfernung des betroffenen Hodens und die Nachbestrahlung der gleichseitigen iliakalen und der paraaortalen Lymphabflußgebiete mit 30 Gy.

Da der Hoden der Gegenseite kompensatorisch einspringt, wird ein Hormondefizit kaum je zum Problem, sofern es nicht vorbestanden hat. Zu beachten ist die Streustrahlung aus dem iliakalen Feld, die zur vorübergehenden Depression der Spermiogenese beitragen kann. Es muß hier aber erwähnt werden, daß Patienten mit Hodentumoren in zwei Drittel der Fälle schon vor jeder Therapie ein pathologisches Spermiogramm aufweisen. Unter anderem wird dafür die Wirkung des Primärtumors verantwortlich gemacht.

Komplexere Probleme kommen auf Patienten mit ***nichtseminomatösen Tumoren*** (Teratokarzinom, embryonales Karzinom etc.) zu. Diese Tumoren sind heute auch im Stadium der Fernmetastasierung in einem hohen Prozentsatz heilbar, wenn neben der operativen Entfernung des Primärtumors eine mehrmonatige Therapie mit Zytostatika und bei Bedarf auch die Resektion von restlichen Metastasen (retroperitoneale Lymphome) erfolgt. Durch diese Zusatztherapien können Probleme in der Sexualsphäre entstehen, über die der Patient aufgeklärt werden muß:

- Störungen der nervösen Versorgung des Genitalbereichs durch retroperitoneale Lymphadenektomie (mögliche Aspermie und erektile Dysfunktion);
- Keimzellschäden durch Zytostatika;
- (fragliche) genetische Risiken im Falle einer Zeugung.

Peniskarzinom

Dieser Tumor ist selten. Häufig kann eine Infektion mit humanem Papillom-Virus nachgewiesen werden. Die Diagnose wird oft spät gestellt, da Schamgefühl und die Angst vor einem größeren Eingriff in dieser Körperregion den Gang zum Arzt verzögern.

Die funktionellen Störungen, die bei der Therapie des Peniskarzinoms entstehen können, sind sehr variabel. Beratungen und aufklärende Gespräche mit dem Patienten sind daher nur sinnvoll, wenn der Therapieplan feststeht.

Die chirurgische Tumorentfernung ist die Therapie der Wahl. Je nach Lage und Größe der Geschwulst bieten sich als Operationen die Zirkumzision, eine

Penisteilamputation oder eine vollständige Entfernung des Organs an. Im Falle der beiden erstgenannten Operationen bleibt die Fähigkeit zum Geschlechtsverkehr erhalten, und sogar nach einer Penisteilamputation ist bei einem Teil der Patienten eine Orgasmusfähigkeit gegeben.

Mögliche Folgen einer primären oder adjuvanten Bestrahlung sind regionäre Fibrose- und Ödembildung sowie eine Beeinträchtigung der Spermiogenese durch Streustrahlung.

Was die primäre Organschonung betrifft, so wird man heute – analog zum Mammakarzinom – den am wenigsten verstümmelnden Eingriff wählen und zusätzlich eine Strahlenbehandlung mit oder ohne Zugabe von Zytostatika durchführen. Bei kleinen Tumoren unter 3–4 cm Durchmesser bietet sich auch eine Laserbehandlung als primäres, organerhaltendes Verfahren an.

Pflegerische Begleitung

In den vorangegegenen Abschnitten wurde eine Fülle von Störungen in der Sexualsphäre aufgezeigt, die durch maligne Tumoren und ihre Therapie ausgelöst werden können. Dieses Wissen für den Patienten nutzbar zu machen, ist aber gar nicht so einfach. Es bestehen psychologische Hindernisse, oft auch auf der Seite des Pflegepersonals. Inwieweit die Pflegenden einem Patienten mit Störungen auf diesem Gebiet helfen können, hängt von mehreren Faktoren ab:

- Von der Beziehung zur eigenen Sexualität und den eigenen Sitten.
- Vom Wissen über die ethische und religiöse Einstellung des Patienten.
- Von der Kenntnis der angewandten Therapie und ihren möglichen Folgen.
- Steht genügend Zeit für das Gespräch zur Verfügung?
- Kann die Pflegende dem Patienten gegenüber unvoreingenommen und vertraulich bleiben – unabhängig von dessen Ansichten und Gewohnheiten?

Der Patient sollte den Eindruck bekommen, daß seine Störungen oder Probleme legitim sind, daß sie respektiert werden und er mit einer Person seines Vertrauens darüber sprechen kann. Für ein derartiges Gespräch können folgende Überlegungen hilfreich sein:

- Die pflegende Person sollte sich Einblick in die möglicherweise veränderte Rolle eines Patienten in der Familie oder einer Gemeinschaft verschaffen und auf diesbezügliche Bemerkungen des Patienten hören.
- Dem Patienten kann entgegengekommen werden, seine Gefühle darüber zu äußern, z.B. mit offenen und eher allgemeinen Fragen wie: „Manche Patienten fürchten den Verlust der Gebärmutter, eines Hodens etc. und daß dieser Verlust ihr Leben ändern könnte. Was meinen Sie dazu?“

- Es sollten Vorurteile und Fehlinterpretationen bezüglich der Auswirkungen von Tumorkrankheiten korrigiert werden, z.B. eine vermeintliche Ansteckungsgefahr bei Tumorleiden (Ausnahme: HIV-positive Patienten mit dafür typischen Tumoren). Es darf auch darauf hingewiesen werden, daß Schmerzen, Übelkeit oder Stomaprobleme behandelbar sind und nicht zwingend ein Störfaktor sein müssen.
- Die Pflegenden sollen auf naheliegende und oft übergangene Hilfsmittel hinweisen, die die äußere Erscheinung des Patienten bewahren können, z.B. Perücken, Prothesen oder spezielle Kleidung.
- Es kann Hilfe geleistet werden, indem Patienten auf Beratungsstellen oder Selbsthilfegruppen aufmerksam gemacht werden.

Die Bedeutung sexueller Fragen variiert bei jedem Menschen stark und verlangt dementsprechend eine individuelle Annäherung und unvoreingenommene Haltung. Ob ein Gespräch entsteht, ist letztlich von den Bedürfnissen des Patienten und der Gesprächssituation abhängig. Es soll in diesem Zusammenhang auch festgehalten werden, daß das Pflegepersonal von sich aus die angesprochene Thematik nicht unbedingt aufgreifen muß. Ohne eigene innere Bereitschaft wäre ein solches Gespräch nicht fruchtbar.

Schwangerschaft und Tumorerkrankung

Schwangerschaft und Disposition zur Tumorentstehung

Direkte „Folge" einer Schwangerschaft, speziell einer Molenschwangerschaft, ist nur das Chorionepitheliom der Frau, das sich in 1/50 Blasenmolen entwickelt. Dieses Karzinom hat eine besondere Stellung hinsichtlich seiner Pathogenese und Klinik. Es ist bei einem guten Teil der Patientinnen auch im Stadium der Metastasierung durch eine Chemotherapie noch heilbar.

Bezüglich anderer Tumoren sind unsere Kenntnisse zu dieser Frage gering. Sie stammen aus der epidemiologischen Forschung. So scheinen Frauen mit wenigen oder keinen Geburten in der Anamnese häufiger an einem Ovarial- oder Mammakarzinom zu erkranken im Vergleich zu Frauen ohne dieses Merkmal. Es handelt sich dabei aber nur um grobe statistische Zusammenhänge.

Schwangerschaft bei bestehender Tumorerkrankung

Interessant ist hier ein Phänomen aus der tierexperimentellen Forschung. Wird ein Lewis-Lungentumor in die Flanke einer Maus überimpft, so entstehen zu 100% Lungenmetastasen und manche andere Absiedelungen. Bei trächtigen Mäusen unterbleibt schon ab dem 3. Tag nach der Befruchtung die Metastasierung in die Lunge und den Uterus vollständig.

Beim Menschen ist vorläufig wenig über das Tumorverhalten während einer Schwangerschaft bekannt. Ungewöhnlich aggressive und schnelle Krankheitsverläufe sind beim Mammakarzinom und beim Melanom bekannt geworden. Daraus wurde abgeleitet, daß eine Schwangerschaft neu entstandene Tumoren, besonders wenn sie hormonabhängig sind, in ihrem Wachstum fördert. Unser Wissen geht aber selten über Einzelbeobachtungen hinaus. Aus diesem Grund sind wir heute nicht in der Lage, im Einzelfall eine bestimmte Prognose zu geben, wenn in der Schwangerschaft ein bösartiger Tumor diagnostiziert wurde. Dementsprechend kann in einem solchen Fall keine allgemeine Empfehlung für einen Schwangerschaftsabbruch gegeben werden. Selbstverständlich wird man versuchen, den Tumor möglichst rasch zu entfernen, ohne die Schwangerschaft zu gefährden.

Bei Inoperabilität bleibt im Einzelfall der mutmaßliche Krankheitsverlauf bezüglich einer Gefährdung von Schwangerschaft und Geburt abzuschätzen und die Notwendigkeit einer sofortigen Strahlen- oder Chemotherapie zu prüfen. Eine Gefährdung der Schwangerschaft durch den Tumor ist in erster Linie von der Tumorlage abhängig. Eine Interruptio wird unumgänglich sein, wenn ein invasiver Tumor im Frühstadium der Schwangerschaft z.B. den Gebärmutterhals (Collum uteri) befallen hat. Wenn Organe wie Gehirn oder Rückenmark von einem bösartigen Tumor betroffen sind, ist ein normaler Geburtsablauf gefährdet. Eine Lösung bietet hier jedoch die Sectio am Ende der Schwangerschaft, sofern vorher kein Spontanabort eingetreten ist. Insgesamt sind solche Situationen aber äußerst selten.

Wenn Bestrahlungen in Beckennähe oder eine zytostatische Therapie notwendig werden, drohen teratogene Wirkungen. Was die Strahlenexposition angeht, so werden im Schrifttum Grenzdosen zwischen 10 und 25 cGy diskutiert, ab welchen eine Unterbrechung der Schwangerschaft gerechtfertigt wäre. Diese nicht einfachen Überlegungen gelten für das Streustrahlrisiko. Wird diese therapeutische Bestrahlung des Beckens im 1. Trimenon notwendig, kann auf eine bestehende Schwangerschaft wahrscheinlich keine Rücksicht genommen werden.

Bezüglich einer Zytostatikatherapie wissen wir aus Tierversuchen, daß sie bei tragenden Muttertieren gesetzmäßig zu Mißbildungen führt. Wenn auch die Verhältnisse beim Menschen nur lückenhaft bekannt sind, so zeigen doch auch hier retrospektive Studien mit kleinen Fallzahlen eindeutig die teratogene Potenz von Zytostatika, insbesondere von Alkylanzien und Antimetaboliten. Auf der anderen Seite zeichnet sich immer klarer ab, daß Schäden am Embryo hauptsächlich durch zytostatische Einwirkungen im 1. Schwangerschaftsdrittel entstehen, während nach einer Zytostatikatherapie im 2. und 3. Schwangerschaftsdrittel weitgehend über normale Geburten ohne Mißbildungen berichtet wurde.

Die Frage nach einer Interruptio stellt sich demnach hauptsächlich bei einer unumgänglichen Zytostatikaexposition der Leibesfrucht im 1. Schwangerschaftstrimenon.

Schwangerschaft nach früher durchgemachter Tumorerkrankung

Ist ein Tumorleiden in früheren Jahren ***chirurgisch*** behandelt und mutmaßlich geheilt worden, so bestehen keine Bedenken gegen eine später geplante Schwangerschaft. Im Einzelfall bleibt natürlich die Prognose der früher behandelten Tumorkrankheit zu berücksichtigen. Bei hohem Rezidivrisiko (fortgeschrittene kolorektale Tumoren, Bronchuskarzinom etc.) sollte eine Schwangerschaft vermieden und eine konsequente Antikonzeption über einen Zeitraum von 3–4 Jahren durchgeführt werden. Schwieriger wird die Entscheidung, wenn das Rezidivrisiko über viele Jahre bestehen bleibt, z.B. beim fortgeschrittenen Mammakarzinom. Hier hilft nur eine offene Aussprache mit den betroffenen Patienten und eine Berücksichtigung möglichst vieler Prognosefaktoren.

Soweit die chirurgisch behandelten Tumoren. Vielfach sind jedoch zur Sanierung eines Tumors ***Bestrahlungen*** oder eine ***Chemotherapie*** notwendig geworden. Diese Behandlungen sind sowohl teratogen als auch mutagen, d.h. sie können theoretisch Veränderungen in den Keimzellen auslösen, also die Erbsubstanz von Frau und Mann betreffen. Die hier anstehenden Fragen sind wichtig, da eine große Zahl von Tumoren, die durch eine alleinige Strahlen- oder Chemotherapie geheilt werden, Personen im Alter zwischen 20 und 40 Jahren betreffen. Die notwendige Beratung hat folgendes zu berücksichtigen:

- somatische Schäden der Spermiogenese; Risiko und Dauer der Infertilität;
- Mutationsrisiken; bei Mutter und Vater theoretisch möglich;
- Probleme der Spermakonservierung (s. S. 559).

Die für eine Beratung wichtigen Daten über somatische und genetische Schädigungsmöglichkeiten sind zum Großteil im Abschnitt über „Spezifische Probleme bei bestimmten Therapien“ (s. S. 546) zu finden.

Empfehlungen zur Kontrazeption bei Tumorerkrankungen

Es gibt tumor- und therapiebedingte Situationen, die den Verzicht auf eine Schwangerschaft nahelegen. Die Indikation zu einer Kontrazeption (Schwangerschaftsverhütung) steht mit folgenden Fragen in Verbindung:

1. Kann eine bestehende oder durchgemachte Tumorerkrankung durch eine Schwangerschaft ungünstig beeinflußt werden (Gefährdung der Mutter)?
2. Kann das Kind durch eine bestehende oder durchgemachte Tumorerkrankung gefährdet werden?
3. Hat eine laufende oder abgeschlossene antineoplatische Therapie teratogene oder mutagene Nebenwirkungen?

Zu 1: Es gibt kein gesichertes Wissen darüber, ob eine Schwangerschaft im Einzelfall ein manifestes oder latentes Tumorleiden negativ beeinflußt. Allgemein gilt: Je mehr Zeit seit einer Tumordiagnose verstrichen ist und je besser die Prognose eingestuft werden kann, desto eher wird man einen Kinderwunsch der Eltern unterstützen können. Dazu einige Beispiele und Empfehlungen, die notwendigerweise Mängel haben und manchen Ermessensspielraum offen lassen:

Einer Frau mit frühem Mammakarzinom (T1/T2, N0) kann nach der Primärtherapie eine Karenzfrist von 2 bis 3 Jahren empfohlen werden. Sind Lymphknotenmetastasen diagnostiziert worden, verschlechtert sich die Prognose in der Prämenopause und es ist eine 3- bis 5jährige Antikonzeption auf nichthormoneller Basis anzuraten. Bei ausgeprägtem Kinderwunsch trotz unsicherer Prognose muß das Für und Wider einer Konzeption mit den Eltern ausführlich besprochen werden. Zu einer längerfristigen Antikonzeption ist auch jungen Frauen mit anderen Tumoren und schlechter Prognose zu raten. Beim Morbus Hodgkin (in Vollremission) sollte die Wartefrist nach Abschluß einer Radio- oder Chemotherapie etwa 2 Jahre betragen. Ähnliches gilt für akute Leukosen.

Zu 2: Die Frage, ob eine Übertragung des Tumorleidens auf die Frucht möglich ist, kann verneint werden.
Zu 3: Die Keimzellen in den Gonaden können sowohl durch Bestrahlungen unterhalb des Zwerchfells als auch durch eine Chemotherapie somatisch und genetisch geschädigt werden (siehe vorangegangene Abschnitte).

> Junge Patienten, die eine Radio- oder Chemotherapie erhalten (haben), müssen auf jeden Fall entsprechend dem gegenwärtigen Wissensstand informiert und beraten werden – am besten im Beisein des Ehepartners.

Methoden der Schwangerschaftsverhütung

Wesentliche Forderungen an eine kontrazeptive Methode sind:

- hohe Zuverlässigkeit
- Unschädlichkeit
- gute Verträglichkeit.

Wegen der beschriebenen Risiken einer Schwangerschaft sind nur Methoden mit größtmöglicher Zuverlässigkeit zu empfehlen. Die Versagerquote einer Methode wird mittels des Pearl-Index angegeben. Dieser Index gibt die Zahl der ungeplanten Schwangerschaften in 100 Frauenjahren bzw. in 1200 Anwendungsmonaten an. Der Pearlindex umfaßt korrekterweise sowohl die Methoden- wie auch die Anwendungsfehler. Wichtig ist daher eine gute Aufklärung der Patienten über den Sinn der Empfängnisverhütung und die dabei in Frage kommenden Methoden.

Bisher hat man aus medizinischer Indikation, wenn der Eintritt einer Schwangerschaft mit Gefahr für die Gesundheit und das Leben der Mutter oder des Kindes verbunden wäre, als zuverlässigste Maßnahme meist die operative ***Sterilisation*** empfohlen. Da der Eingriff nahezu irreversibel ist, fällt bei jungen Leuten der Entschluß dazu nicht leicht. Wenn man auch die Versagerquote der Sterilisation mit 0,5% berücksichtigt, so hat man heute in den Ovulationshemmern eine echte Alternative zur Verfügung. Sie bedeuten eine reversible Maßnahme und haben eine ähnliche Zuverlässigkeit.

Bei den ***Ovulationshemmern*** wird je nach Hormonzusammensetzung zwischen verschiedenen Präparaten unterschieden. Es sind eine Reihe von Kontraindikationen zu beachten:

- Lungenembolie und tiefe Beinvenenthrombose in der Anamnese,
- Zustand nach Herzinfarkt oder Apoplexie,
- zerebrale und retinale Gefäßleiden, periphere Durchblutungsstörungen,
- Hypertonie (Werte über 160/100),
- starker Zigarettenkonsum jenseits des 35. Lebensjahres und weitere, gleichzeitig bestehende Risikofaktoren,
- insulinpflichtiger Diabetes mit Gefäßveränderungen oder über 10jährigem Bestehen,
- Lebererkrankungen, cholestatische Funktionsstörungen,
- Sichelzellanämie; Herpes gestationis in der Anamnese.

Daneben gibt es relative Kontraindikationen für Ovulationshemmer, die eine Überwachung der Patientin in 3- bis 6monatigen Abständen ratsam machen. Auch bei hormonabhängigen Tumoren der Frau (z.B. Mammakarzinom) sind Östrogene (übliche Pillenpräparate) kontraindiziert, jedoch nur bei hohem Rezidivrisiko. Gegen Gestagene als hormonelle Kontrazeptiva gibt es in dieser Situation keine gesicherten Bedenken.

Die ***Gestagene*** sind als Depotinjektion erhältlich und unterdrücken die Ovulation für jeweils 3 Monate (sog. Dreimonatsspritze). Die Zuverlässigkeit dieser Methode ist hoch (Pearl-Index 0,5). Die Nebenwirkungen sind etwas geringer als bei typischen Ovulationshemmern, da der Östrogeneffekt entfällt. Nachteilig sind häufig auftretende Zyklusstörungen, z.B. auch Amenorrhöen bis zu 6–12 Monaten nach Absetzen der Behandlung. Aus diesem Grunde ist die Gestagendepotinjektion für junge Frauen mit späterem Kinderwunsch nicht ideal geeignet.

Als weitere zuverlässige Methode bietet sich für Frauen, die keine hormonelle Antikonzeption durchführen sollten oder wollen, die ***periodische Enthaltsamkeit*** an. Die Ergebnisse der letzten 20 Jahre haben gezeigt, daß die strenge Form der Temperaturmethode und die symptothermale Methode zu den besten, wenn auch schwierigeren Methoden gehören. Letztere beruht auf dem Auswerten der Basaltemperatur und des Zervixschleims. Gute Ergebnisse bei der Anwendung dieser NFP-Methoden („natural family planning“) setzen eine hohe Motivation des betreffenden Paares und eine gute Unterweisung in der Methode voraus.

Tabelle 28.2 faßt die wichtigsten Methoden und ihren Pearl-Index zusammen.

Spermakonservierung

Falls beim Mann eine intensive Zytostatikatherapie oder eine Bestrahlung in unmittelbarer Nachbarschaft der Gonaden geplant ist, besteht die Möglichkeit, vor der Behandlung Sperma durch Einfrieren konservieren zu lassen

Tabelle 28.2. Empfängnisverhütende Methoden und ihre Zuverlässigkeit. (Mod. nach Tietze 1962 und Döring 1988)

Methode	Zuverlässigkeit (PI: Perl-Index)
Ovulationshemmer Reine Gestagene Sterilisation Temperaturmethode (Döring) Symptothermale Methode	Sichere Methoden (PI <1)
Intrauterinpessare Minipille Billings-Methode Kondom	Relativ zuverlässige Methoden (PI 2–3)
Vaginaltabletten/Ovula Vaginalschaumsprays Portiokappe	Methoden mittlerer Zuverlässigkeit (PI 5–10)
Knaus-Ogino-Methode Coitus interruptus	Unzuverlässige Methoden (PI 15–30)

(Kryokonservierung) und so die Reproduktionskapazität zu erhalten. Die Methoden für dieses Vorgehen sind aus der Veterinärmedizin seit Jahrzehnten bekannt.

Voraussetzung ist eine kurable Krebserkrankung bei jungen Patienten und ein möglichst normales Spermiogramm. Aus noch nicht vollständig geklärten Gründen haben beispielsweise Patienten mit einem malignen Hodentumor nur in 25–50% der Fälle eine normale Spermienzahl. Zählt man noch die Patienten mit einer pathologischen Spermaqualität dazu, bleibt höchstens ein Viertel der Patienten, bei denen eine Kryokonservation sinnvoll ist.

Eine verminderte Spermienzahl wird auch bei Patienten mit Morbus Hodgkin berichtet, insbesondere bei Fieber in der Anamnese. Bei Patienten mit Morbus Hodgkin oder Hodentumoren scheint zusätzlich eine erhöhte Verletzlichkeit der Spermien durch den Einfrier- und Auftauprozeß zu bestehen, so daß die Chance einer erfolgreichen Insemination für diese Patienten insgesamt eher gering ist. Trotzdem sollte bei jungen Patienten mit einem heilbaren Tumor und dringendem Kinderwunsch die Möglichkeit einer Spermakonservierung erwähnt sowie ihre Umstände und Chancen erläutert werden. Entsprechende Institutsadressen sind an dermatologischen oder urologischen Abteilungen zu erfragen.

29 Stomapflege

A. Eidner, K. E. Matzel

Inhaltsverzeichnis

Stoma (Mehrzahl: Stomata) bedeutet Öffnung. Der Begriff „Ostomie" ist ein Synonym. Gemeint ist die künstlich geschaffene Verbindung zwischen einem Hohlorgan und der Haut.

Gemäß dieser Definition könnten Stomata auch als Fisteln bezeichnet werden. Der Begriff Fistel wird aber im allgemeinen für Stomata nicht verwendet.

Die lateinische Bezeichnung Anus praeter naturalis (= widernatürlicher After, Kunstafter) für Darmstomata sollte heute nicht mehr gebraucht werden, weil mit dem Begriff diskriminierende Assoziationen verbunden sind. Statt dessen wird heute international der neutrale Begriff ***Stoma*** oder auch ***Ostomie*** verwendet. Diese Nomenklatur erlaubt durch entsprechende Vorsätze eine genauere Bezeichnung der Ostomie.

Im folgenden werden operativ angelegte, künstliche Ausgänge der stuhl- bzw. harnableitenden Wege behandelt.

Die Anlage und das Tragen eines Stomas, sei es der harnableitenden oder der stuhlfördernden Wege, stellen für die betroffenen Patienten in der Regel neben der Grunderkrankung, die die Anlage eines Stomas erforderlich macht, eine erhebliche psychische Belastung dar. Das Stoma ist stigmatisiert. Die Furcht im Umgang mit der ungewohnten und neuen Situation und die Angst vor der sozialen Isolierung sind groß.

Nicht zuletzt deswegen sollte bei der Indikationstellung, der Anlage des Stomas und bei der Unterweisung des Patienten im Umgang mit dem Stoma große Sorgfalt walten. Der Patient lernt zu erfahren, daß das Stoma keine soziale Diskriminierung zur Folge haben muß.

Ostomien des Darmes

Indikationen

Ziel der Stomaanlage ist die Ausleitung des Darminhalts. Im Grunde kann die Anlage eines Stomas bei jedem operativen Eingriff an Kolon und Rektum erforderlich werden. Die Stomaanlage ist in den meisten Fällen Teil eines mehrschrittigen operativen Behandlungskonzepts. Sie kann aber auch einzige und definitive Behandlungsmaßnahme bestimmter Erkrankungen sein.

Es ist zwischen ***absoluten*** und ***relativen*** Indikationen zu unterscheiden:

Absolute Indikationen

Die Anlage eines Stomas ist bei Tumorpatienten in den folgenden Situationen zwingend und unvermeidbar:

- Entlastung des Darmes bei akutem Verschluß;
- Ausleitung des Darmes bei intraabdominellen septischen Komplikationen;
- Inkontinenz: permanenter funktioneller Defekt des anorektalen Kontinenzorgans infolge entzündlicher Erkrankungen (z.B. nach Strahlentherapie), bei Karzinomen (Rektumkarzinom, Analkarzinom);
- Verlust des natürlichen Ausgangs im Rahmen resezierender operativer Eingriffe (Rektumamputation).

Relative Indikationen

Die Stomaanlage kann bei bestimmten Erkrankungen und operativen Eingriffen im Sinne einer vorübergehenden Ausschaltung erkrankter oder operativ behandelter Darmabschnitte hilfreich sein, ist aber in diesen Situationen nicht zwingend:

- palliative Behandlung inkurabler, mit wiederholten Subileus- oder Ileuszuständen einhergehender Erkrankungen (in der Regel metastasierender Malignome),
- Schonung neugeschaffener, technisch aufwendiger oder störanfälliger Darmneuverbindungen im Rahmen resezierender Eingriffe oder Enddarmrekonstruktionen (z.B. Pouchanlage bei Kolektomie mit Proktomukosektomie),
- vorübergehende „Stillegung“ von Darmabschnitten bei entzündlichen Darmerkrankungen (z.B. Colitis ulcerosa, Morbus Crohn).

Stomalokalisation und Stomaformen

Nach der anatomischen Lokalisation des Stomas sind Ileostomien und Kolostomien zu unterscheiden, nach der Anlageform und dem Behandlungskonzept sind endständige und doppelläufige Stomata zum einen, definitive und vorübergehende Stomata zum anderen zu unterscheiden.

Da zum Teil doch beachtliche Abstände zwischen Bauchraum und Hautniveau bei der Anlage von Stomata überwunden werden müssen, eignen sich alle gut beweglichen Darmabschnitte zur Stomaanlage: Ileum, Colon transversum (Querkolon), Colon descendens und Sigma (Abb. 29.1).

- ***Ileostomien*** sind im Bereich des Ileums plazierte Stomata.
- ***Kolostomien*** sind Stomata, die im Dickdarm, sei es Colon transversum, Colon descendens oder Sigma, lokalisiert sind.
- Der Begriff ***Enterostomie*** beschreibt ganz allgemein ein im Bereich des Darmes befindliches Stoma.

Die Stomaform – ***endständig*** oder ***doppelläufig*** – beschreibt die Anzahl der Öffnungen eines einzelnen Stomas. Sie ist abhängig vom Gesamtbehandlungskonzept:

- ***Endständige Stomata*** (eine Öffnung = ein Lumen) werden in der Regel angelegt, wenn es sich um ein ***definitives*** Stoma handelt und eine Rückverlagerung nicht mehr geplant oder möglich ist (z.B. Deszendostoma bei abdominoperinealer Rektumresektion bei Karzinom, Ileostoma bei totaler Proktokolektomie bei entzündlichen Darmerkrankungen).
  Eine Ausnahme stellt die oben genannte Hartmann-Situation dar. In diesen Fällen ist eine Rückverlegung des Stomas mit Wiederanschluß an den vorübergehend blind verschlossenen Dickdarmschenkel geplant. Eine

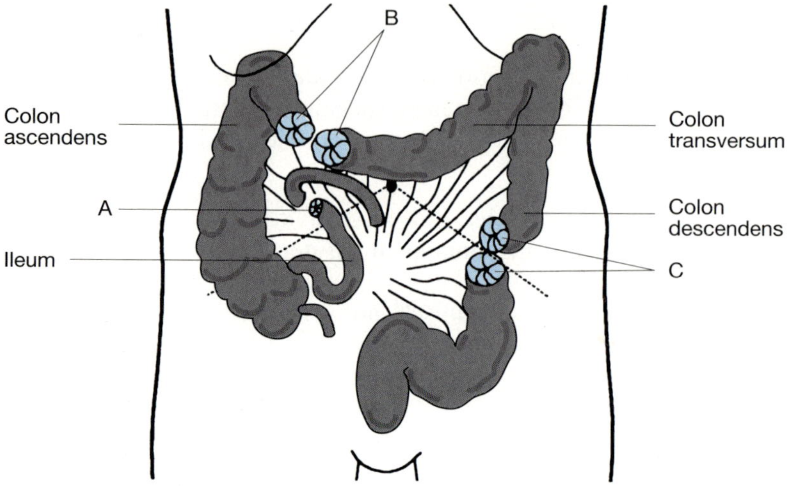

Abb. 29.1. Schematische Darstellung des Abdomens mit Ileostoma (*A*), Transversostoma (*B*) und Descendostoma (*C*)

Sonderform des endständigen Stomas ist das kontinente Ileostoma nach Kock. Es handelt sich um ein Stoma mit vorgeschaltetem Dünndarmreservoir, dessen kontinuierliche Spontanentleerung durch eine Art operativ angelegten Ventilmechanismus verhindert wird. Die Entleerung erfolgt in zeitlichen Intervallen.

- ***Doppelläufige Stomata*** (zwei Lumina) werden in der Regel in Situationen angelegt, in denen ein ***operativer Wiederanschluß*** vorübergehend ausgeschalteter Darmanteile geplant ist (z.B. Ileostoma bei technisch aufwendiger Darmanastomose bei Resektionen) oder in denen eine Entlastung ausgeschalteter Darmanteile nach 2 Richtungen (Stoma und Via naturalis) zwingend erforderlich ist (z.B. Transversostoma bei fortgeschrittenem, inoperablem Tumorleiden mit subtotalem Verschluß der linken Kolonflexur).

  Einen Sonderfall stellt die Anlage mehrerer Enterostomien dar (nach Turnbull), die der Druckentlastung des bereits durch Ileostomie ausgeschalteten toxischen Megakolon dient.

  Die Wahl der Form des sichtbaren Stomaanteils richtet sich nach der Stuhlfestigkeit:

- Bei dünnflüssigem Stuhl (Dünndarmstuhl) wird das endständige Stoma prominent, der stuhlzuführende Schenkel eines doppelläufigen Ileostomas prominent und der abführende (funktionell ausgeschaltete) Schenkel plan angelegt. Die Prominenz des Stomas erleichtert die Versorgung und ermöglicht es, Hautreizungen durch den aggressiven Dünndarmstuhl, der reich an Verdauungsenzymen ist, zu vermeiden.
- Dickdarmstomata fördern dickflüssigen oder geformten Stuhl. Die Zusammensetzung des Stuhles ist weniger aggressiv für umliegende Hautanteile. Die Anlage des Stomas erfolgt plan im Hautniveau.

Stomaplazierung

Die Wahl der Stomalokalisation ist abhängig von der Erkrankung und vom Ziel der Stomaanlage. Die funktionelle Ausschaltung des Dickdarms erfolgt durch ein Ileostoma. Entlastende Stomata sind grundsätzlich vor die funktionelle Engstelle zu plazieren. Definitve Stomata bei resezierenden Eingriffen sollten unter Wahrung der operativen Radikalität möglichst weit analwärts angelegt werden.

Wird bei Eingriffen mit der Möglichkeit einer Stomaanlage gerechnet, sollte die Wahl der eventuellen Stomaplazierung vor der Operation am liegenden, sitzenden, stehenden und sich bewegenden Patienten (Abb. 29.2) erfolgen (detaillierte Beschreibung s.S. 570 f.).

Bei der Plazierung ist es wichtig, daß das Stoma für den Patienten gut einzusehen und zu handhaben ist. Der Abstand zu Nabel, Leiste, Taille, knöchernen Strukturen (Darmbein, Rippenbogen), vorgeschädigten Hautarealen und Operationsnarbe sollte ausreichend sein, um adäquate Versorgungssysteme

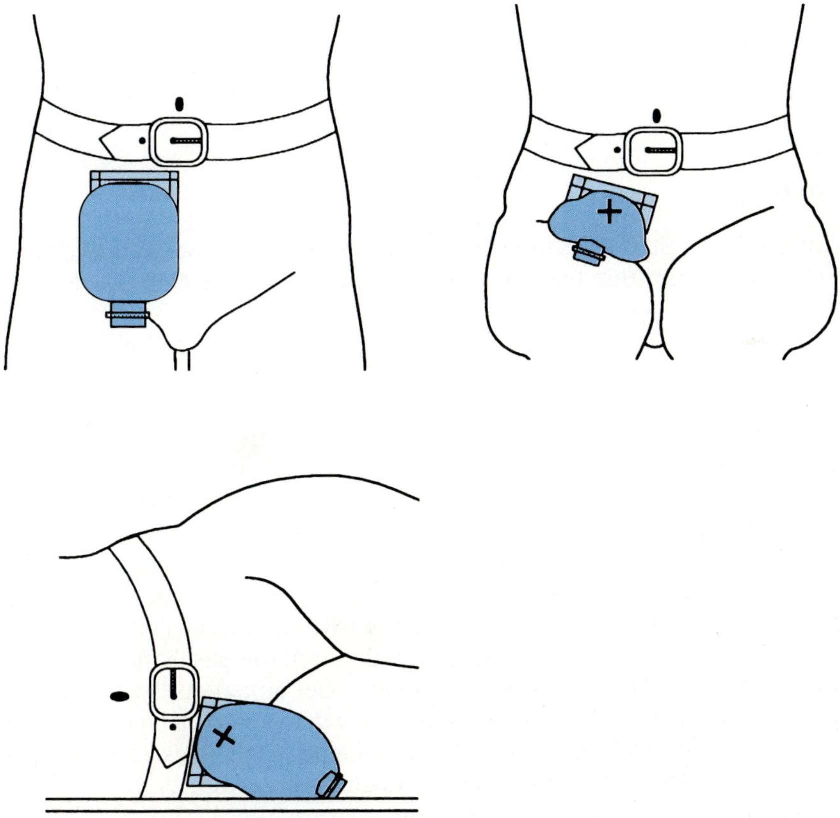

Abb. 29.2. Patient im Stehen, Sitzen und Liegen; Stomabeutel in entsprechend der Schwerkraft befindlicher Position

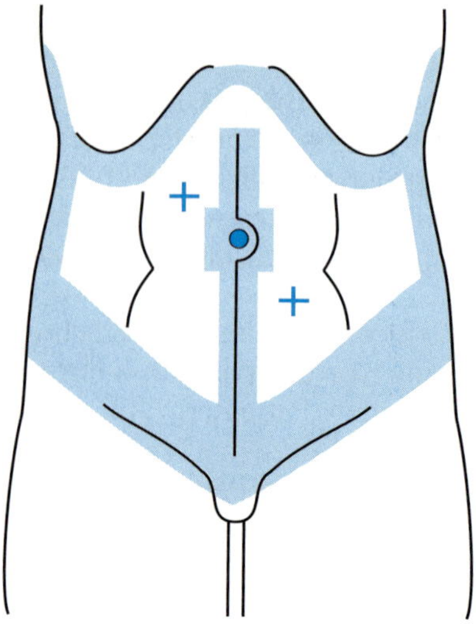

Abb. 29.3. Abdomen mit Operationsnarbe: Markierung der im Text angesprochenen kritischen anatomischen Strukturen

verwenden zu können (Abb. 29.3). Eventuelle spätere Gewichtszunahme ist zu berücksichtigen.

Stomaanlage

Die Anlage eines Stomas erfolgt immer außerhalb des Operationszugangs über eine eigene, einzelne Inzision, möglichst immer im Bereich der Rectusmuskulatur.

Der oder die stomatragenden Darmanteile werden durch sämtliche Schichten der Bauchdecke ausgeleitet: Peritoneum, hinteres Rektusmuskelfaszienblatt, Rektusmuskulatur, vorderes Rektusscheidenblatt, subkutanes Fettgewebe und Haut (Abb. 29.4). Besondere Sorgfalt bei der Anlage des Stomas ist darauf zu verwenden, daß die Durchtrittspforten der stomatragenden Darmabschnitte durch unelastische Schichten der Bauchdecke (Muskelfaszie, Haut) nicht zu eng gewählt werden, um eine Strangulation und Minderdurchblutung der stomatragenden Darmanteile zu vermeiden. Zu große Durchtrittspforten führen andererseits zur Ausbildung von parastomalen Hernien.

Bei der Anlage eines *endständigen Stomas* wird der mobilisierte Darmabschnitt, der das zukünftige Stoma tragen wird, durch die geschaffene Durchtrittspforte gezogen. Der Darm muß spannungsfrei anlaufen. Syphonartiger Verlauf der betreffenden Darmanteile soll vermieden werden. Handelt es sich um ein Ileostoma, erfolgt die Einnaht prominent; handelt es sich um ein Kolostoma, wird der Darm in Hautniveau flach fixiert (Abb. 29.4).

Bei *doppelläufigen Stomata* wird eine Darmschlinge (Loop) vor die Bauchdecke verlagert. Ein Rückgleiten der Darmschlinge wird durch das Einnähen eines Kunststoffsteges verhindert. Unter Erhalt der mesenterialen

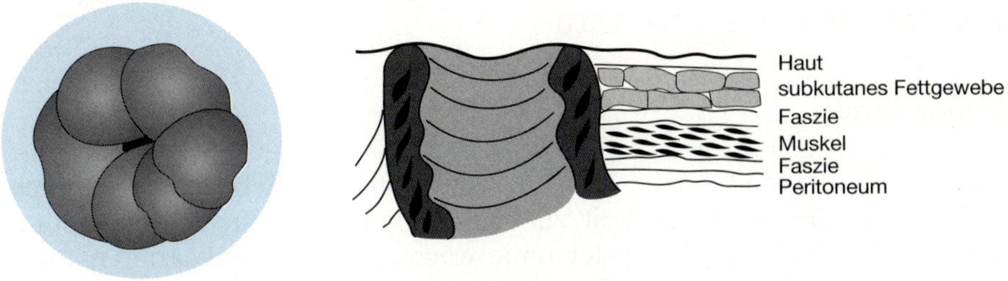

a

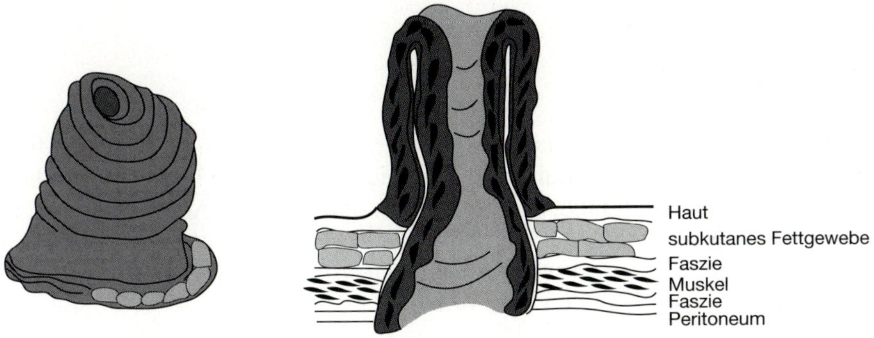

b

Abb. 29.4 a, b. Sämtliche Schichten der Bauchdecke mit planem endständigem Kolostoma (**a**) und prominentem endständigem Ileostoma (**b**)

Darmwand wird das Darmlumen eröffnet. Beim Kolostoma erfolgt diese Eröffnung zentrisch; das Kolostoma wird plan eingenäht. Beim Ileostoma ist die Darmwandinzision exzentrisch zu plazieren; der stuhlfördernde Schenkel wird ausgestülpt und prominent, der abführende Schenkel plan im Hautniveau fixiert (Abb. 29.5).

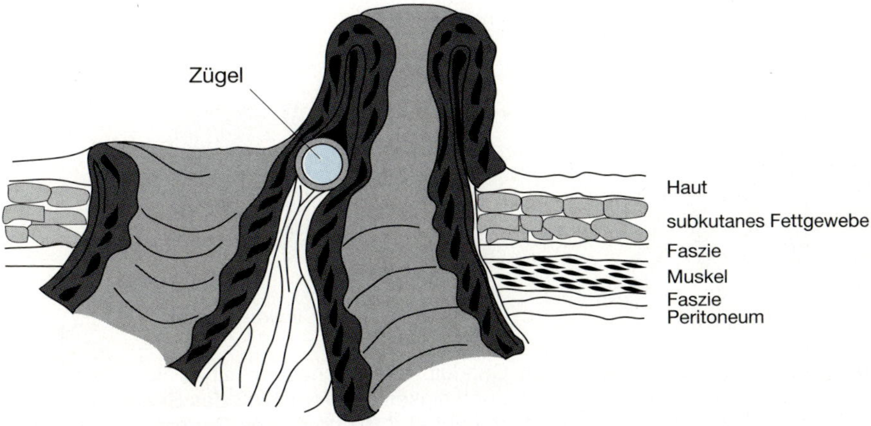

Abb. 29.5. Schema entsprechend Abb. 29.4., aber mit über einem Zügel befindlichem doppelläufigem Loopileostoma

Harnableitende Stomata

Indikationen

Durch Änderung und Verbesserung der medizinischen Behandlungsmöglichkeiten sinkt die Notwendigkeit zur Anlage von Urostomata. Indikationen bestehen bei Verlust (z.B. Zystektomie wegen eines Blasenkarzinoms) oder irreversibler Schädigungen (z.B. nach Strahlentherapie der Blase) der unteren harnableitenden Wege (Blase, Harnröhre).

Stomaformen

Zu unterscheiden sind Stomata der Harnleiter (Ureteren) und Stomata, die die Öffnungen operativ geschaffener, künstlicher Urinspeichersystem (Blasenconduit, z.B. Ileumpouch, Zäkumpouch) darstellen. (Abb. 29.6a–d, Abb. 29.7). Sie unterscheiden sich durch die Häufigkeit der Entleerung. Beim Ureterostoma herrscht ein kontinuierlicher Urinfluß, beim Conduit erfolgt die Urinentleerung in zeitlichen Intervallen.

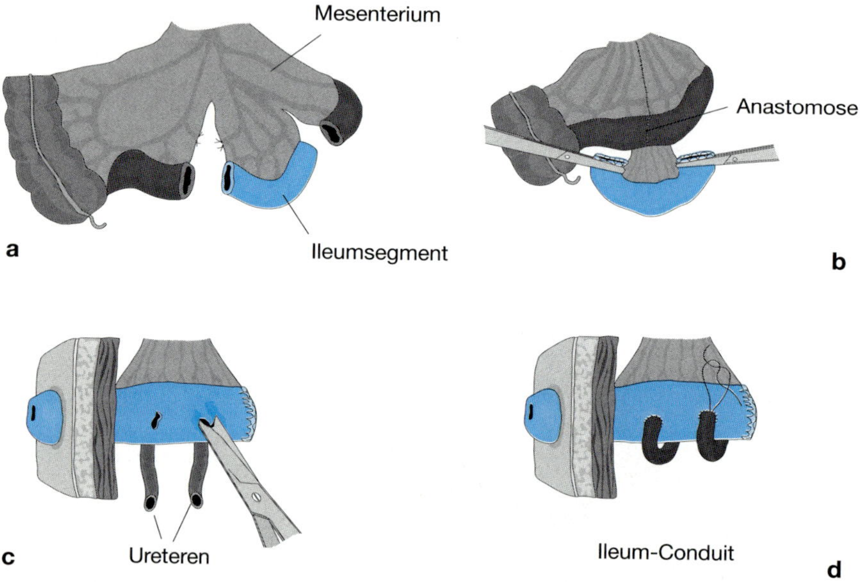

Abb. 29.6 a–d. Anlage eines Ileum Conduit. **a** Ausschaltung eines Ileumsegments. **b** Reanastomosierung des Dünndarms und einseitiger Verschluß des Segments. **c** Einpflanzung der Ureteren in das Ileumsegment und Bildung eines Stomas mit dem offenen Ende des Segments. **d** Ileum Conduit

Stomaplazierung

Wie bei der Anlage von Darmstomata, ist die Plazierung von Urostomata sorgfältig zu planen und durchzuführen. Fehler können die Lebensqualität der betroffenen Patienten erheblich einschränken.

Stomaanlage

Für die Anlage von Urostomata gelten die gleichen prinzipiellen Regeln wir für die Anlage von Darmstomata. Die Anlage erfolgt flach im Hautniveau. Bis zum Einheilen der ausgeleiteten Harnwege werden diese durch intraoperativ plazierte entfernbare Schienen stabilisiert.

Stomaversorgung

Die Stomatherapie befaßt sich mit dem Personenkreis der Stomaträger. Ihr Anliegen ist die bestmögliche Wiedereingliederung dieser Menschen in Familie, Beruf und Gesellschaft.

Besondere Verdienste in der Stomatherapie haben sich Dr. Turnbull und Norma Gill (USA) erworben, indem sie eine Schule für Stomatherapie gründeten. Besonderen Wert legten sie auf die optimale Technik der Stomaversorgung. Dazu gehört insbesondere die Anleitung zur Selbstversorgung, um

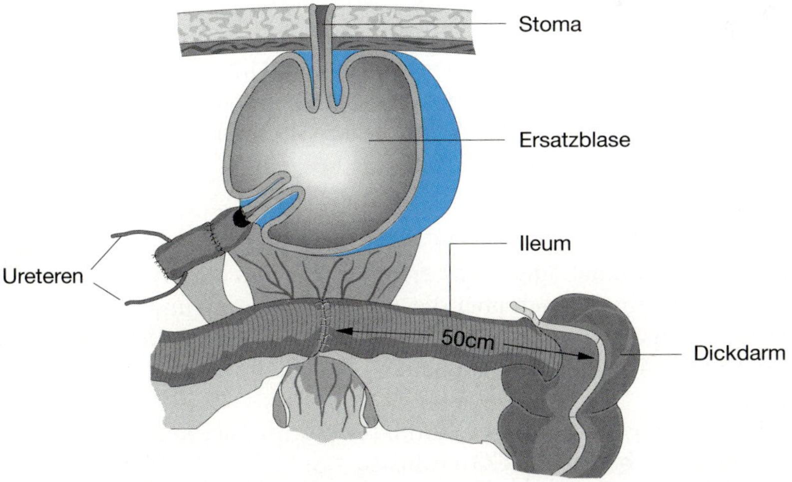

Abb. 29.7. Kontinente Ersatzblase aus einem ausgeschalteten Dünndarmsegment (Ileumpouch), die durch ein trockenes Stoma in der Bauchwand katheterisiert werden kann

die Betroffenen unabhängig zu machen. Damit wird die Voraussetzung für eine soziale und psychische Rehabilitation geschaffen. Dieses Konzept wurde international anerkannt und fand weltweit Verbreitung.

Aufgaben der Stomatherapie

Präoperative Phase
- Psychische Betreuung des Patienten und seiner Angehörigen, auf Wunsch Kontaktvermittlung zur ILCO (Ileostomie-Colostomie-Urostomie-Vereinigung: Selbsthilfevereinigung),
- Aufklärung bezüglich der künftigen Stomaversorgung,
- Lage des Stomas zusammen mit Operateur festlegen.

Postoperative Phase
- Anpassen der Stomaversorgung,
- Pflege und Behandlung des Stomas, besonders bei pflegerischen Komplikationen,
- Anlernen der Patienten und der Angehörigen in der Stomaversorgung,
- psychische Betreuung und Gesprächsbereitschaft,
- Anleitung des Pflegepersonals, der Gemeindepflege und der weiterbehandelnden Ärzte.

Ambulante Phase
- Durchführung von oder Mitarbeit in ambulanten Stomasprechstunden und Anlernen der Irrigation,
- Kontrolle der Stomaversorgung und Behandlung bei Komplikationen,
- ständige Kontaktperson für Betroffene (Ansprechpartner),
- Mitarbeit bei der ILCO.

Außer diesem fest umrissenen Aufgabenbereich sind Unterricht an Krankenpflegeschulen, Referate bei Fortbildungsveranstaltungen und die eigene Weiterbildung ein wesentlicher Teil der Arbeit in der Stomatherapie.

Planung des Stomas

Für jeden künftigen Stomaträger ist es erforderlich, daß der Arzt rechtzeitig mit ihm und seinen Angehörigen über die Art der Operation und das künftige Stoma spricht. Aufgabe der Stomatherapeutin ist es dann, den Patienten schon vor der Operation auf die Handhabung und Funktion des Stomas vorzubereiten.

Große Hilfestellung leisten dabei Aufklärungsbroschüren, auch von einigen Firmen, die z.B. bei der ILCO (Adresse s.S. 587), erhältlich sind. Sie können den Patienten relativ gut informieren, aber nicht das persönliche Gespräch ersetzen. Auch das Angebot des ILCO-Besucherdienstes sollte dem Patienten nicht vorenthalten werden.

Stomamarkierung

Für eine optimale Selbstversorgung ist die künftige ***Lage des Stomas*** von entscheidender Bedeutung.

Da intraoperativ am liegenden, überstreckten Patienten die Hautfalten und Fettpolster nicht beurteilbar sind, muß die richtige Lokalisation vorher am stehenden, sitzenden und sich bewegenden Patienten festgelegt werden (Abb. 29.8).

Jede Stomaanlage muß so gewählt werden, daß in ausreichendem Umfang eine plane Klebefläche vorhanden ist.

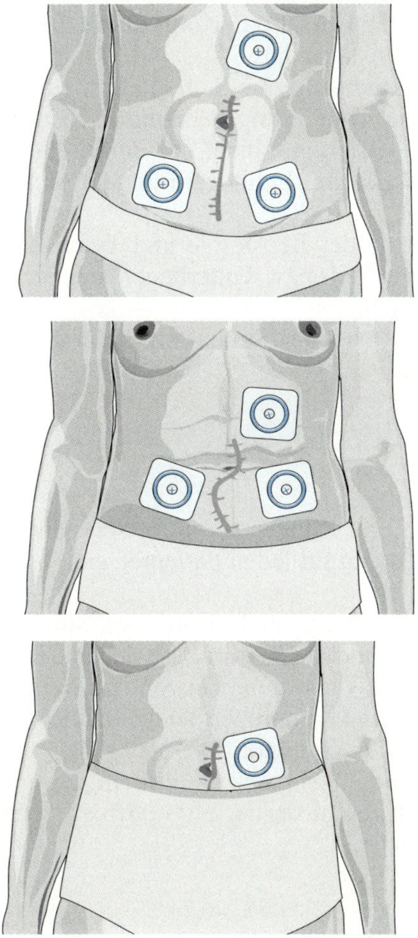

a

b

c

Abb. 29.8 a–c. Präoperative Markierungspunkte im Stehen (**a**), im Sitzen (**b**) und mit Hosenbund (**c**)

Alle Ostomien

- sollten im Rektusmuskel liegen,
- müssen genügend Distanz zum Nabel und zur Operationswunde haben,
- sollten nicht am Rippenbogenrand liegen,
- dürfen nicht zu tief in der Leiste und nicht in alten Narben oder Falten plaziert werden,
- müssen die Kleidung des Patienten (Hosen- oder Rockbund) berücksichtigen.

Der wichtigste Gesichtspunkt ist jedoch, daß der Patient sein Stoma später sehen und damit selbst versorgen kann. Bei korpulenten Menschen kann es daher unter Umständen erforderlich sein, die Ostomie im oberen Mittelbauch anzulegen.

Die präoperative Auswahl der Stomalokalisation erfolgt durch das probeweise Anlegen eines Klebebeutels oder auch durch spezielle Markierungsscheiben. Hat man sich definitiv für eine bestimmte Stelle entschieden, muß diese so angezeichnet werden, daß die Markierung während der Operation nicht abgewaschen werden kann. Am besten geschieht das durch einen speziellen Stift oder eine intrakutane Injektion mit Indigocarmin oder Methylenblau.

Die Anlage und auch die Markierung der Ileostomie und Transversostomie erfolgt im allgemeinen im rechten Mittel- bzw. Unterbauch, die der Kolostomie im linken Mittel- bzw. Unterbauch.

Es empfiehlt sich, auch ein vorübergehendes Stoma zu markieren, wenn die Notwendigkeit der Anlage bekannt ist.

Beutelsysteme

Es ist wichtig, daß Stomatherapeuten und Pflegende auf verschiedene Versorgungssysteme zurückgreifen können, um für jeden Patienten eine optimale Abdichtung zu erreichen.

Bei der Auswahl eines Systems sind Lage und Größe des Stomas, die Stuhlkonsistenz sowie Geschicklichkeit und die Bedürfnisse des Patienten zu berücksichtigen. Auf jeden Fall sollte die Versorgung des Stomas wenn möglich einfach, aber dennoch sicher sein. Eine kompliziert zu handhabende Versorgung erschwert die Situation des Patienten unnötig.

Zur Zeit werden zwei Beutelsysteme angeboten, die ***einteiligen*** und die ***zweiteiligen***. Für beide Systeme sind geschlossene, ausstreifbare spezielle Urinbeutel sowie Minibeutel erhältlich.

Einteilige Systeme (Abb. 29.9)

Einteilige Beutel sind fest mit der Klebefläche verbunden und werden beim Wechsel vollständig entfernt.

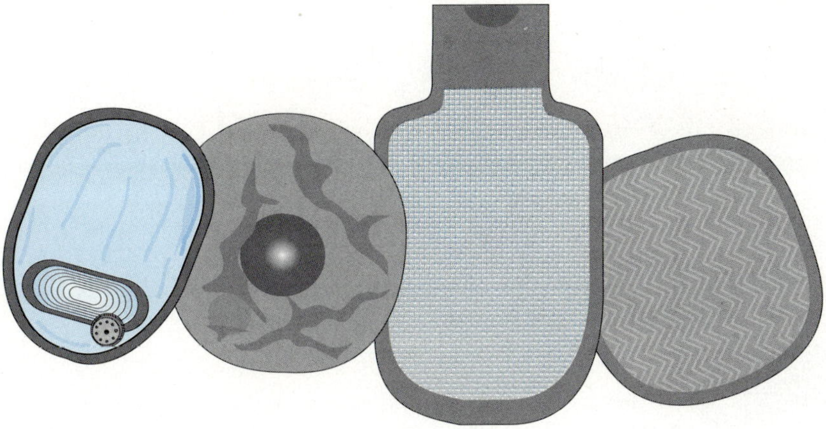

Abb. 29.9. Einteilige Beutel

Das Angebot bei den einteiligen Systemen reicht von einer integrierten Hautschutzplatte über Karayaringe bis zur mikroporösen Klebefläche. Beutel mit einer oklusiven Klebefläche sollten heute nicht mehr gebräuchlich sein. Bei rundem Stomata können Beutel mit vorgefertigter Lochgröße verwendet werden und bei ovalem Stoma ein Beutel, der individuell zugeschnitten werden muß.

Ist das Stoma zu groß für normale Beutel, z.B. bei doppelläufiger Kolostomie am Transversum, so werden von verschiedenen Firmen übergroße Versorgungsmöglichkeiten angeboten.

Zweiteilige Systeme (Abb. 29.10)

Hier wird der Beutel auf einer Hautschutzplatte mit integriertem Rastring befestigt. Der Beutel kann öfter gewechselt werden und die Grundplatte mehrere Tage auf der Haut verbleiben. Auch hier gibt es Basisplatten mit verschiedenen Lochgrößen und solche, die individuell zugeschnitten werden müssen. Dies und die Befestigung des Beutels auf dem Fixierring erfordert eine gewisse Fingerfertigkeit.

In einigen Fällen, z.B. bei korpulenten Patienten oder bei starker Gewichtszunahme, ist es ratsam, einen Beutel zu empfehlen, an dem ein Gürtel angebracht werden kann, um eine zusätzliche Sicherheit und Haftung zu gewährleisten. Diese Möglichkeit ist bei beiden Systemen gegeben.

Geschlossene Kolostomiebeutel werden heute meist mit einem Aktivkohlefilter angeboten. Für Patienten mit Blähungen sind diese Filter eine große Hilfe, da die Luft durch die Aktivkohle geruchlos entweichen kann. Die Filter können aber auch Probleme machen. Beim Ausbleiben von Blähungen bildet sich ein Vakuum im Beutel, die Ausscheidungen bleiben dadurch oben am Stoma liegen und führen dadurch zu Undichtigkeiten. Hier klebt man ein-

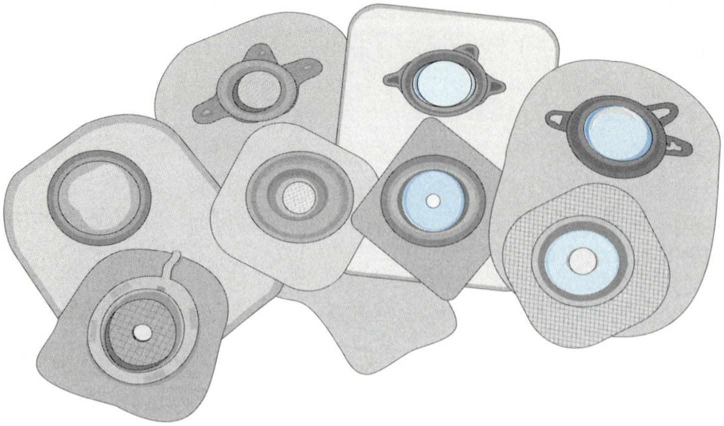

Abb. 29.10. Zweiteilige Beutel

fach den Filter mit einem kleinen Klebestreifen zu und zieht diesen bei Bedarf wieder ab.

Es sei darauf hingewiesen, daß die Wirksamkeit der Aktivkohle nur ca. 12 Stunden anhält.

Bei einigen Problemostomien, wie Retraktionen (eingesunkenes Stoma) oder Stomalokalisationen in Narben oder tiefen Hautfalten, stehen ***konvexe Versorgungen*** zur Verfügung. Sie haben eine gewölbte Platte, die sich dadurch besonders gut den Vertiefungen und Hautfalten anpaßt (Abb. 29.11).

Sie sind für alle Ostomiearten mit den speziellen Beuteln sowie als Ein- und Zweiteiler verfügbar.

Patienten, die durch die Irrigation kontrollierte Entleerungen haben, d.h. „ausscheidungsfrei“ sind, können zur Abdeckung einen ***Minibeutel***, ein ***Stoma-Cap***, oder einen ***Stomastöpsel*** tragen. Diese Abdichtungen sind auch für Sporttätigkeiten wie Schwimmen etc. gut geeignet. Die Stomatherapeuten werden auf die individuellen Bedürfnisse der Patienten eingehen.

Für alle Ostomiearten werden außer durchsichtigen, auch hautfarbene, weiße und andere undurchsichtige Beutel angeboten.

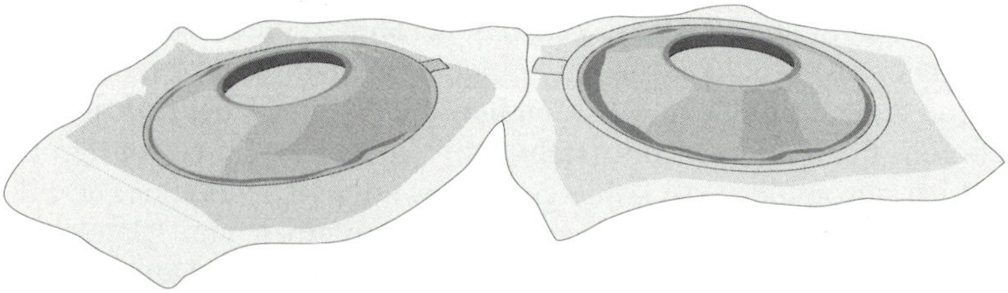

Abb. 29.11. Konvexe Versorgung

Außerdem haben viele Beutel auf der Unterseite (der Haut zugewandten Seite) ein Vlies, das das Tragen angenehmer macht.

Versorgung der Kolostomien

Stomata werden in der Regel unmittelbar nach ihrer Anlage mit einem Beutel versorgt. Für diese postoperative Zeit werden ***durchsichtige Ausstreifbeutel*** benötigt, um einen zu häufigen Wechsel zu vermeiden. Sie werden, und das gilt für alle Ostomien, seitlich hängend am liegenden Patienten angebracht, wodurch die Entleerung erheblich erleichtert ist.

Durchsichtige Beutel sollten postoperativ für alle Stomaarten Verwendung finden, damit die Ostomie und die Ausscheidungen besser beobachtet werden können. Zu achten ist vorrangig auf Blutungen, Nahtausriß und Nekrosen.

Nach ca. 10–14 Tagen kann bei der Kolostomie auf einen geschlossenen und je nach Wunsch auch auf einen undurchsichtigen Beutel übergegangen werden. Da ein großer Teil des Dickdarms zur Wasserrückresorption noch zur Verfügung steht, wird sich der Stuhl mit der Zeit verfestigen und meist auf 1–2 Entleerungen pro Tag normalisieren.

Transversostomie

Die doppelläufige Kolostomie am Transversum hat ihre eigenen Probleme. Häufig als Notoperation vorgenommen, ist der Patient nicht auf ein Stoma vorbereitet worden. Hinzu kommt, daß diese Art von Stoma meist recht groß und oval ist und aufgrund der anatomischen Verhältnisse im Oberbauch in der Nähe des Rippenbogens angelegt wird. Der hervorgezogene Querdarm wird meist mit einem Reiter oder Steg unterlegt (s. Abb. 29.1). Dieser schützt den Darm vor dem Zurücksinken unter das Hautniveau. Der Steg wird etwa am 10. postoperativen Tag entfernt.

Eine Transversostomie wird gleich im Operationssaal mit einem Ausstreifbeutel versorgt, da aufgrund der eingeschränkten Eindickfunktion des Colon ascendens eine baldige Stuhlentleerung zu erwarten ist. Auch als endgültige Versorgung ist es ratsam, Ausstreifbeutel zu wählen, da die Ausscheidungen meist unkontrolliert über den ganzen Tag stattfinden und von breiiger bis flüssiger Konsistenz sind.

Wegen der meist ovalen Form des Stomas benötigt man individuell zugeschnittene Beutel. Deshalb wird dem Patienten beim Anlernen eine Schablone angefertigt, nach der er sich seine Versorgung zurechtschneiden kann. Üblicherweise wird erst nach Entfernen des Reiters mit dem Training begonnen. Da die Transversostomie nach der Stegentfernung relativ schnell abschwillt, muß auch die Beutelöffnung ständig kontrolliert und neu angepaßt werden.

Versorgung der Ileostomie

Die Ausscheidung aus dem Ileostoma ist dünnflüssig und nicht kontrollierbar. Durch den Gehalt an Verdauungsenzymen ist der Dünndarmstuhl besonders aggressiv. Bei Kontakt mit der Haut kann er diese in kurzer Zeit angreifen. Besonders entscheidend ist deshalb die bestmögliche operative Erstellung der Ileostomie: sie muß – im Gegensatz zur beinahe flachen Kolostomie – rüsselförmig ca. 3–3,5 cm das Hautniveau überragen, damit der aggressive Dünndarmsaft sogleich in die Auffangvorrichtung gelangt (s. Abb. 29.4 b). Postoperativ schrumpft dann das Stoma auf etwa 1,5–2,5 cm zurück.

Eine Ileostomie wird sofort nach ihrer Anlage mit einem Ausstreifbeutel versorgt, der das Stoma dicht umschließt und exakt abdichtet. Die Öffnung darf aber auch nicht zu eng sein, da sie sonst das Stoma bis zum Ödem abschnüren oder auch Schnittverletzungen setzen kann.

Das Beutelende wird mit einer Klammer verschlossen. Auch zur Dauerversorgung wird ein Beutel gewählt, der entleert werden kann (Abb. 29.12). Besonders bewährt haben sich bei den Ileostomien die Hautschutzplatten auf der Basis von Pektin, Carboxymethylcellulose und Gelatine. Diese Platten haben die Fähigkeit, Feuchtigkeit aufzusaugen ohne sich schnell zu zersetzen und werden von den allermeisten Patienten gut vertragen. Auch hier sei nochmals an die Kontrolle der Ostomiegröße erinnert.

Versorgung der Urostomie

Urostomata sind häufig schwer zu versorgen. Oft ist die Stomaöffnung klein und hauteben angelegt (Ureter-Haut-Fisteln). Bei einem Ileum- oder Kolonconduit (Briggerblase) hat man zwar ein größeres Stoma, jedoch mehr Schwierigkeiten mit dem ständig nachlaufenden Urin.

Die operativ angelegten Splints oder Schienen werden nach ca. 12–14 Tagen gezogen.

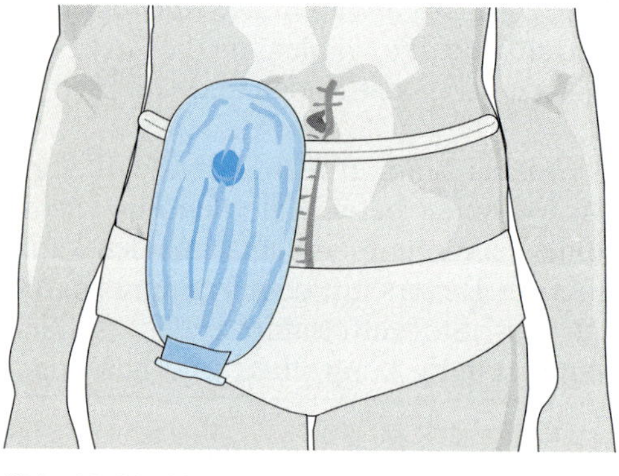

Abb. 29.12. Versorgung einer Ileostomie

Urostomien benötigen aufgrund ihrer Ausscheidung einen Beutel, der am unteren Ende ein Ablaufsystem (Abb. 29.13) hat. Für die Nacht kann man diese spezielle Versorgung an einen Bettbeutel anschließen, was den Vorteil hat, daß keine nächtliche Entleerung nötig ist. Auch gibt es sog. Beinbeutel, die tagsüber zur zusätzlichen Entlastung des Stomabeutels getragen werden können.

Unbedingt notwendig bei allen Urinbeuteln ist die eingeschweißte Rücklaufsperre. Sie verhindert am liegenden Patienten das Zurückfließen des Urins in und um das Stoma und die damit verbundene Ausbildung von Urinkristallen und Hyperkeratosen.

Schwierigkeiten entstehen beim Anbringen der Beutel durch ständigen Urinfluß, der die Beutelhaftung erschwert.

Hier ist zu empfehlen, das Wechseln des Beutels morgens vor dem Frühstück vorzunehmen, da um diese Zeit die geringste Urinabsonderung zu erwarten ist.

Als kleinen Trick kann man auch Pflasterspray verwenden, das über das Stoma gesprüht wird. Dieses stoppt für kurze Zeit den Urinfluß, in der man dann die Versorgung anbringen kann.

Wechsel der Stomaversorgung und allgemeine Pflegemaßnahmen

Die Pflege der parastomalen Haut ist besonders wichtig, da diese einer ständigen Belastung durch Klebestoffe ausgesetzt ist.

Alle Stomaversorgungen sollten schon aus hygienischen Gründen jeden 3. Tag vollständig erneuert werden.
Beim Wechsel ist auf folgende Punkte zu achten:

- Die alte Stomaversorgung wird abgelöst, indem man mit der einen Hand den Beutel hält und mit der anderen Hand vorsichtig die Haut von der Klebefläche löst.

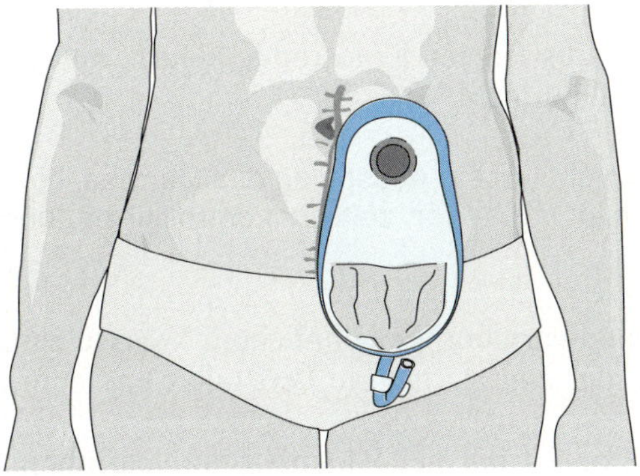

Abb. 29.13. Urostomieversorgung

- Die Verwendung von besonderen Lösungen ist in der Regel nicht erforderlich. Die das Stoma umgebende Haut wird sorgfältig mit Wasser und evtl. mit einer neutralen Seife gesäubert. Spezielle Reinigungsmittel sind normalerweise nicht erforderlich.
- Auf keinen Fall sollten langfristig Äther, Alkohol oder Benzin verwendet werden, da sie den normalen Fett- und Säuregehalt der Haut zerstören und diese brüchig machen.
- Auch ölhaltige Mittel sind in der Stomapflege zu meiden, da sie die Haftfähigkeit der späteren Versorgung beeinträchtigen.
- Zur Entfernung von evtl. auf der Haut verbliebenen Kleberesten werden von fast allen Herstellern spezielle Pflasterentferner angeboten, die nicht so aggressiv sind wie reiner Alkohol oder Benzin. Anschließend wird die Haut mit einem weichen Tuch oder mit einem Fön getrocknet.
- Nach der Reinigung können spezielle Hautschutzmittel aufgebracht werden, die entweder eine gerbende und damit abhärtende Funktion haben oder einen Schutzfilm auf der Haut bilden.

Um eine Benetzung der parastomalen Umgebung mit Ausscheidungen und nachfolgender Irritation und Entzündung zu vermeiden, ist es wichtig, daß die Beutelöffnung das Stoma exakt umschließt.
An dieser Stelle sei nochmals darauf hingewiesen, daß das Stoma in den ersten postoperativen Wochen um ca. 1/3 seiner Größe schrumpfen kann. Oft wird versäumt, den Patienten auf diese Tatsache hinzuweisen. Zu diesem Zweck liegen allen Beutelpackungen Schablonen bei, so daß der Betroffene selber des öfteren die Größe kontrollieren kann (Abb. 29.14).
Sollten Narben, Falten oder Retraktionen die Abdichtung erschweren, so kann man versuchen, diese Vertiefungen mit Hilfe von Karayapaste, Adhäsivpaste oder Puder auszugleichen und darauf die Versorgung anzubringen. Allerdings ist als zusätzliche Sicherheit eine Befestigung des Beutels mit einem Gürtel zu empfehlen.

Irrigation

Die Methode der Irrigation ermöglicht es einigen Kolostomieträgern, nur mit einer kleinen Stomaabdeckung auszukommen.

Bei der Irrigation handelt es sich nicht um ein Ausspülen des Darmes, sondern um eine Technik zur Einleitung einer zeitlich kontrollierten und geplanten Stuhlentleerung.

Durch die langsame Füllung mit handwarmem, gewöhnlichem Wasser wird im Darm ein Dehnungsreiz gesetzt, der eine vermehrte Peristaltik und damit Stuhlausscheidung auslöst.

Eine erfolgversprechende Irrigation ist nur bei Patienten durchzuführen, deren Stoma im Bereich des Colon descendens oder des Sigmas liegt. Wich-

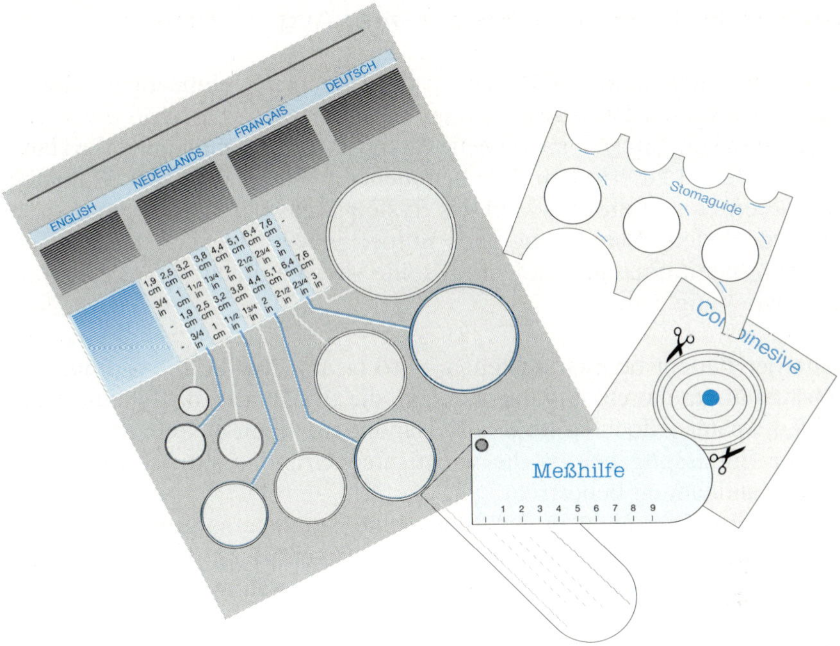

Abb. 29.14 Schablonen zur Selbstkontrolle

tige Voraussetzungen sind weiter die Bereitschaft des Patienten, die Irrigation selbst durchzuführen, und das Fehlen medizinischer Kontraindikationen, z.B. Divertikulitis, Stenose, Syphonbildung oder Strahlenkolitis.

Die Ausführung der Irrigation dauert zu Beginn ca. 45 min, verringert sich aber im späteren Verlauf. Sie wird anfangs täglich vorgenommen und reduziert sich bei einigen Patienten nach einer Gewöhnungszeit auf jeden 2. bis 3. Tag.

Mit der Irrigation kann wenige Wochen nach der Operation begonnen werden, sobald sich der Patient vom Eingriff erholt hat und bereit ist, die Technik selbst anzuwenden. Den Sets, die von vielen Firmen angeboten werden, liegt eine gute Beschreibung der Handhabung bei. Trotzdem sollte der Patient ***mindestens*** 1- bis 2mal unter fachkundiger Anleitung üben, damit er die Scheu überwindet, den Konus des Irrigators in sein Stoma einzuführen, und die nötigen Handgriffe zu beherrschen erlernt.

Ein Darmrohr sollte niemals verwendet werden, da die Perforationsgefahr sehr hoch ist. Um eventuelle Entleerungen aufzufangen, sollten in der Anpassungszeit zwischen den Irrigationen noch die gewohnten Beutel getragen werden. Später kann der Patient Minibeutel oder, wenn er sich ganz sicher ist, Stomakappen oder Stomastöpsel benutzen (s. Beutelsysteme, S. 572 f.).

Instruktion der Patienten und/oder ihrer Angehörigen

Sobald als möglich wird der Patient in die Pflege mit einbezogen. Das ist besonders bei älteren Personen wichtig, da sie erfahrungsgemäß etwas längere Zeit brauchen, um sich an die neue Situation zu gewöhnen und die Handhabung der Beutel zu erlernen. Die betreuenden Pflegenden oder Stomatherapeuten übernehmen die Auswahl des Systems, das der Patient dann später tragen wird. Welche Versorgung auch immer gewählt wird: Der Betroffene muß lernen, damit umzugehen. Darum sollte sie so einfach wie möglich und so sicher wie nötig sein.

Kann der Patient bereits aufstehen, wird er angehalten, die Stomapflege selbst zu übernehmen. Anfangs können die Pflegenden noch helfend eingreifen, später jedoch sollte er alle Handgriffe allein ausführen, damit er bei der Entlassung bereits die wichtigsten Grundkenntnisse der praktischen Handhabung beherrscht.
Ist der Betroffene nicht in der Lage, seine Stomaversorgung selbständig zu übernehmen, so müssen die nächsten Angehörigen in die Pflege mit einbezogen werden. Auch sie sollten bis zur Entlassung die nötigen Handgriffe erlernt haben.
Zu den Instruktionen des Patienten gehört auch die Aufstellung einer Liste der benötigten Materialien mit Bestellnummern, Beutelgröße und Firmennamen. Das erleichtert dem Hausarzt das Erstellen des Rezepts und dem Sanitätshaus oder der Apotheke das Besorgen der entsprechenden Ware.

Diät

Für Stomaträger, die nicht an einer anderen diätpflichtigen Erkrankung (z.B. Diabetes) leiden, gibt es keine diätetischen Einschränkungen.

Speiseunverträglichkeiten sind individuell. Einige Gemüsearten wie Kohl, Zwiebeln, Hülsenfrüchte usw. können natürlich Blähungen verursachen. Die Erstellung eines Speiseplanes, in dem alles, was der Patient zu sich nimmt, und seine Reaktion darauf vermerkt wird, ist bei der Ermittlung von Unverträglichkeiten sehr hilfreich. So kann er selbst sehr schnell herausfinden, welche Speisen er gut verträgt und welche er besser meiden sollte.

Ileostomieträger müssen unbedingt angehalten werden, mindestens 2 l Flüssigkeit pro Tag zu trinken, da der tägliche Flüssigkeitsverlust über die Ileostomie erheblich ist. Ebenso sollten Urostomieträger viel trinken, um die Urinkonzentration niedrig zu halten.

Stomakomplikationen – medizinische und pflegerische Maßnahmen

Allgemeine Stomaprobleme

Hernie

Ursachen:

- zu große Faszienöffnung für die Stomaanlage,
- postoperative Infektion im Stomabereich,
- Stomaanlage in Laparatomiewunde,
- Adipositas,
- zu starke Bauchdeckenbelastung.

Einige dieser Ursachen wären sicherlich chirurgisch zu vermeiden. Dazu gehört die zu große Faszienöffnung und die Plazierung in der Laparatomieinzision.

Postoperative Infektionen und Gewichtszunahme können oft nicht verhindert werden. Jedoch sollten die Patienten darauf aufmerksam gemacht werden, daß eine zu starke Gewichtszunahme zu vermeiden ist.
Da die Stomaöffnung in der Bauchdecke eine Hernie begünstigt, sollte das Heben schwerer Lasten unterlassen werden.
Nur bei älteren Patienten und bei allgemeiner Bauchdeckenschwäche ist es ratsam, einen Gürtel oder ein leichtes Mieder zur Unterstützung zu tragen.

Durch die Bruchpforte können Teile des Dick- oder Dünndarms austreten und ziehende Schmerzen und Entleerungsstörungen verursachen. Sofortige chirurgische Maßnahmen müssen bei Einklemmungen und Ileus ergriffen werden.

Wenn eine große Hernie operativ beseitigt wird, ist zu erwägen, das Stoma wegen einer möglichen Infektions- oder Rezidivgefahr auf die andere Bauchseite zu verlegen (präoperative Markierung).

Die konservative Versorgung erfolgt durch eine Bruchbandage („Mieder“) mit genau angepaßter und eingearbeiteter Öffnung für den Beutel. Bei größeren Stomahernien ist u.U. eine zusätzliche Lochverstärkung zu veranlassen. Diese Mieder werden von einem Bandagisten maßgerecht geschneidert und angepaßt. Die Patienten müssen einen Kragenbeutel verwenden, der dann durch das eingearbeitete Loch des Mieders gezogen wird.

Prolaps

Hierbei stülpt sich der Darm durch das Stoma nach außen. Diese Art der Komplikation tritt aufgrund der relativ losen intraabdominellen Fixierung des Querkolons gehäuft bei der doppelläufigen Transversostomie auf.

Wenn die Faszienlücke groß genug ist, läßt sich der Vorfall leicht im Liegen reponieren. Er tritt aber bei der geringsten Anspannung der Bauchdecken wieder auf. Durch das dauernde Hinein- und Herausgleiten kann es zur Bildung von Ulzera, Pseudopolypen und zu Blutungen kommen. Wenn es sich nicht um einen temporären oder palliativen Eingriff handelt, sollte bei großen Vorfällen eine chirurgische Beseitigung in Erwägung gezogen werden. Eine absolute Operationsindikation ist der eingeklemmte Prolaps.

Die ***konservative Behandlung*** besteht im Anpassen einer Prolapskappe, die im reponierten Zustand angelegt und über dem Beutel getragen wird.

Stenose

Diese Spätkomplikation ist in den allermeisten Fällen eine Folgeerscheinung parastomaler Entzündungen und Vernarbungen (s. Irritation, S. 583). Andere Ursachen sind postoperative Einheilungsstörungen durch Nahtinsuffizienz, Minderdurchblutung und Narbenschrumpfungen.

Eine regelmäßige Selbstbougierung mit dem Finger kann ein Fortschreiten verhindern. Ist eine Stenose für den Kleinfinger nicht mehr durchgängig und kommt es zu Stuhlverhaltungen (Gefahr des Ileus), so ist eine operative Korrektur erforderlich.

Retraktionen

Wenn der Darm intraoperativ zu wenig mobilisiert und unter zu großer Spannung eingenäht wurde, kann es postoperativ zum Ausreißen der Nähte, zur Nekrose und zum Zurückrutschen des Darmes kommen. Dies bedeutet eine sofortige Operationsindikation mit Neuimplantierung.

Auch leichtere Spannungen lassen das Stoma v.a. bei adipösen Patienten im aufrechten Zustand einsinken. Diese trichterförmigen Ostomien lassen sich schwer verbinden. Die Folgeerscheinungen sind Hautläsionen mit einer weiteren Schrumpfungstendenz und damit Stenose.

> Der Trichter wird rund um das Stoma mit einer Adhäsivpaste, -puder oder Karaya ausgekleidet. Dann werden eine Hautschutzplatte und ein Beutel mit festem Andruckring und Gürtel aufgebracht. Eine große Vereinfachung der Pflege bieten die ***konvexen Versorgungsartikel*** (s. Beutelsysteme, S. 572 f.).

Sonstige Komplikationen

Bei jeder Routinenachsorge der Patienten darf auch die Inspektion und Palpation des Stomas nicht vernachlässigt werden. Bei suspekten Befunden wie Polypenbildung oder Tumorrezidiv müssen die Patienten einer sofortigen ärztlichen Behandlung zugeführt werden.

Hautprobleme

Die häufigsten Hautprobleme sind auf eine unzulängliche Versorgung und Pflege zurückzuführen.

Um ihre Ursachen ausfindig zu machen, ist es unbedingt erforderlich, sich den Lokalbefund und die abgelöste Stomaversorgung genau anzusehen. Außerdem sollte man gezielt nach den Pflegegewohnheiten fragen.

Leichte Rötungen, Jucken oder Brennen ohne deutlich erkennbare entzündliche Veränderungen sind meist eine Reaktion auf ein zu vehementes Abziehen der Klebeflächen.

Irritation

Hautirritationen haben ihre Ursache in dauernder Benetzung der Haut mit den Ausscheidungen. Hierdurch wird die obere Epidermisschicht angegriffen. Zu Beginn ist diese Veränderung durch Rötung und einen feuchten Glanz sichtbar.

Im fortgeschrittenen Stadium, also bei Mazeration, reicht die Schädigung bis in die tieferen Hautschichten. Es kommt zu schmerzhaften, nässenden und blutenden Hautläsionen, die durch ihre narbige Ausheilung als Spätkomplikation eine Stenose zur Folge haben können.
Diese Läsionen sind ***nicht scharf begrenzt*** und haben ihre Usache in

- zu großen Beutelausschnitten,
- häufig undichter Versorgung,
- zu langem Tragen der Versorgung,
- schlechter bis mangelhafter Pflege und Hygiene.

Ist erst einmal eine Entzündung eingetreten, so ist es schwer, auf der nässenden, wunden Haut einen Beutel zu befestigen. Hier haben sich Karayaprodukte und Adhäsivplatten gut bewährt, da sie Feuchtigkeit aufnehmen und sich gut anschmiegen. Durch ihren Gehalt an Pektin und Gelatine beschleunigen diese Platten die Abheilung der geschädigten Haut.

Bei Irritationen, die durch Undichtigkeit hervorgerufen werden, gilt: Ist ein Beutel undicht, so muß er baldmöglichst gewechselt werden. Ein Versuch, ihn mit Plasterstreifen erneut zu befestigen, sollte unbedingt unterlassen werden.

Wird eine Versorgung zu lange getragen, zersetzen sich die Hautschutzringe oder -platten, und die Ausscheidungen benetzen für längere Zeit die Haut. Dies kann auch durch mangelhafte Pflege und Hygiene verursacht werden.

Allergie/Kontaktekzem

Diese Hauterkrankungen können entstehen als Reaktion auf:

- Klebeflächen,
- Plastikmaterial des Beutels,
- Hautpflegemittel, Seifen, Reinigungsmittel,
- Karaya, Adhäsivplatten, Gürtel.

Im Gegensatz zur Irritation ist die allergische entzündliche Rötung ***scharf begrenzt*** und oft ein Spiegelbild des auf die Haut aufgebrachten Allergens, z.B. Klebefläche oder Beutel.

Bei der Klebeflächenallergie muß die Haut mit Hilfe von Hautschutzlotionen, Adhäsivplatten oder Karaya vor dem direkten Kontakt geschützt werden. Auch das Plastikmaterial des Beutels kann bei Hautkontakt ein Ekzem auslösen. Hier helfen schon die Verwendung eines Beutelüberzugs aus Stoff oder Beutel, an deren Unterseite sich ein Vlies befindet.

Um herauszufinden, ob eine Überreaktion auf Reinigungs- bzw. Pflegemittel oder Seifen besteht, genügt oft das Weglassen der speziellen Mittel und der Wechsel zu einer neutralen parfümfreien Seife aus.
In den meisten Fällen benötigen Ostomieträger nicht so viele Lotionen zum Entfernen, Reinigen etc., sondern kommen mit Wasser und einer neutralen Seife aus.

Follikulitis

Die Follikulitis ist eine Entzündung der Haarbälge, die sich durch kleine rote, später eitergefüllte Pickel zeigt. Sie entsteht durch das Ausreißen der Haare beim Abziehen der Klebeflächen.

Das Entfernen der Haare im parastomalen Bereich sollte bei jedem Beutelwechsel vorgenommen werden. Bei stark entzündeter Haut ist nach der Rasur eine Adhäsivplatte zu empfehlen.

Pilzinfektion (Candida)

Pilzinfektionen treten im Stomabereich gehäuft auf, da hier die wichtigsten Voraussetzungen zum Gedeihen von Candida – feuchte Wärme und Luftabschluß – vorliegen. Bestimmte Bedingungen wie verminderte Immunabwehr bei Patienten mit Chemotherapie und Steroidtherapie oder Diabetes mellitus können den Pilzbefall noch begünstigen. Die Candida-Infektion erkennt man an den oft verstreuten „roten“ Papeln oder Pusteln, die gelegentlich einen weißen schuppigen Belag aufweisen. Besteht der Verdacht einer Candida-Infektion, sollte ein Arzt hinzugezogen werden. Ein Abstrich mit anschließender Kultur sichert die Diagnose. In einigen Fällen muß der gesamte Magen-Darm-Trakt mitbehandelt werden.

Zur lokalen Behandlung kommen hier antimykotische Lotionen oder Sprays in Frage, die täglich aufgetragen werden müssen. Salben oder Cremes sollten nicht verwendet werden, da sie die Haftung der Stomaversorgung verhindern.

Spezielle Probleme bei Urostomien

Hyperkeratose

Durch ständige Feuchtigkeit der parastomalen Umgebung durch Urinkontakt kommt es zum Aufquellen der Haut („Waschfrauenhaut“). Reaktiv verdickt sich die Hornschicht und führt zu einer Hyperkeratose, die das Stoma bis zur Stenose einengen kann. Die Ursachen liegen in einem zu groß gewählten Beutelausschnitt oder im Fehlen einer speziellen Urostomieversorgung mit Rücklaufsperre.

Die Behandlung besteht in der Anpassung der exakten Versorgung und in Spülungen mit einer Essigwasserlösung im Verhältnis 1:1.

- Die Lösung wird in den Beutel gegeben und am liegenden Patienten ca. 10 min belassen.
- Man kann auch eine mit der Essigwasserlösung getränkte Kompresse für ca. 10 min auf das Stoma drücken.
- Diese Behandlung sollte täglich mindestens einmal vorgenommen werden, bis die Verdickung der Hornschicht zurückgegangen ist.

Kristallbildung

Kristalle bilden sich bei zu hoher Harnsalzkonzentration. Sie lassen sich auch durch Reiben nicht entfernen und sitzen wie ein fester Ring um das Stoma.

Ihre Behandlung erfolgt analog der Hyperkeratose; zusätzlich Neutralisieren des Urin-pH-Wertes durch genügend Flüssigkeitszufuhr und/oder zusätzliche Medikamente nach ärztlicher Verordnung.

Psychosoziale Probleme bei Stomapatienten

Durch die Anlage eines Stomas wird der Patient mit einer veränderten Körpersituation konfrontiert. Daß sich die Ausscheidungen jetzt aus der Bauchhaut unkontrolliert entleeren, stellt für viele Betroffene ein großes psychisches Problem dar. Was jahrelang zum Intimbereich gehörte und ausschließlich allein hinter verschlossener Tür stattfand, wird jetzt vor Mitpatienten oder Familienangehörigen im Zimmer öffentlich vorgenommen.

Es sollte versucht werden, soweit wie möglich auf die Intimsphäre Rücksicht zu nehmen und die nicht bettlägrigen Patienten in einem separaten Raum zu versorgen.

> Die psychosoziale Anpassung an ein Stoma braucht Zeit. Bei diesem Prozeß, insbesondere zu Beginn, spielen die Pflegenden eine wichtige Rolle. Der Patient wird sie genau wahrnehmen und beobachten, wird auf ihre Bereitschaft schauen, das Stoma zu berühren, den Beutel zu leeren oder zu wechseln. Patienten und Angehörige richten sich in ihren Reaktionen und Beurteilungen oftmals nach dem Verhalten des Pflegepersonals.
> Zu der veränderten körperlichen Situation kommt die Angst, die Erkrankung könnte nicht ganz beseitigt sein oder wieder auftreten.
> Bei der Bewältigung können außer den Bezugspersonen Angehörige, Stomatherapeuten und Arzt auch andere rehabilitierte Betroffene behilflich sein.
> Die ILCO leistet mit ihrem Besucherdienst einen wichtigen Beitrag in der Verarbeitung und Bewältigung solcher Ängste (Adresse s.S. 587).

Die Möglichkeit einer Störung des Sexuallebens, und dies unabhängig vom Alter des Patienten, ist vorhanden. Nach der Entlassung aus dem Krankenhaus und der Erholungszeit realisieren die Patienten, daß sie wieder ein normales, aktives Leben führen können. In dieser Phase können die sexuellen Probleme stark zum Ausdruck kommen. Folgende Probleme treten dann häufig auf:

- Die Patienten fühlen sich nicht mehr attraktiv und begehrenswert.
- Sie und ihre Partner fürchten sich davor, das Stoma während des Geschlechtsverkehrs zu verletzen.
- Sie fürchten ein Verrutschen des Beutels oder ein Auftreten von Winden und unangenehmer Geruchsbildung.

Diese Ängste des Stomaträgers können therapeutisch mit ausführlichen Gesprächen und genügend Informationen über Versorgungsmöglichkeiten angegangen werden.

Wesentlich anders ist die Situation teilweise nach radikalen Operationen, wie z.B. bei abdominoperinealen Rektumresektionen bei Männern. Die mögliche definitive Zerstörung der vegetativen Innervation der Geschlechtsorgane kann zu irreversiblen sexuellen Störungen führen. Diese sind therapeutisch schwer zu beeinflussen und sollten Spezialisten wie Urologen und/oder

Andrologen zugeführt werden. Patienten reden gewöhnlich nicht von sich aus über sexuelle Probleme. Besteht jedoch genügend Vertrauen auf der Basis einer tragfähigen Beziehung, so können Angehörige, Pflegende, Stomatherapeut, Arzt, ILCO und Selbsthilfegruppen im Gespräch und durch ihr Verhalten wichtige Hilfestellung bieten.

ILCO

In der ILCO (Ileostomie-Colostomie-Urostomie-Vereinigung) haben sich Stomaträger zu Selbsthilfegruppen zusammengeschlossen.

Durch das persönliche Gespräch mit anderen Stomapatienten und durch enge Zusammenarbeit mit nahestehenden Personen (Familie) und den betreffenden Fachgruppen (Ärzte, Sozialarbeiter, Stomatherapeuten, Fachleuten für Stomaversorgung) will die ILCO dazu beitragen, daß die Betroffenen bei ihrer Wiedereingliederung unterstützt werden.

Adressen:

- Deutsche ILCO e.V.
  Kepserstraße 50, D-85356 Freising
  Tel. 08161 – 84909 oder 84911
- Österreichische ILCO
  Obere Augartenstraße 26–28, A-1020 Wien
  Tel. 0222 – 352348
  (Donnerstag 9–12 Uhr: 0222 – 356 8772)
- ILCO Schweiz
  Schermenweg 129, CH-3006 Bern
- D.C.C.V. e.V.
  (Deutsche Crohn/Colitis Vereinigung)
  Schwabstr. 68, D-72074 Tübingen
- D.V.E.T. e.V.
  (Deutsche Vereinigung der Enterostomatherapeuten)
  Geschäftsstelle
  Kantstr. 20, D-73033 Göppingen

Durch Zusammenarbeit aller an der Behandlung und Betreuung Beteiligten kann die Rehabilitation von Stomaträgern erreicht werden. Sie können so wieder weitgehend in ihr Berufs- und Sozialleben eingegliedert werden und mit kleinen Einschränkungen wie gewohnt leben.

30 Probleme nach Mastektomie

J. Benz, V. Bojovic

Inhaltsverzeichnis

Die operative Behandlung des Brustkrebses hat sich in den letzten Jahren gewandelt. Brustkrebs bedeutet nicht mehr in allen Fällen Mastektomie (Mastektomie: operative Entfernung der Brust). Aufgrund der Ergebnisse verschiedener Studien ist es vertretbar, unter bestimmten Voraussetzungen eine eingeschränkte operative Behandlung des Mammakarzinoms mit Ausräumung der Axilla und Bestrahlung des homolateral verbleibenden Brustgewebes vorzunehmen. Die Ergebnisse dieser brusterhaltenden Therapie sind denjenigen der Mastektomie vergleichbar; vor allem bestehen keine Unterschiede bezüglich Überlebensaussichten. Dabei besteht Übereinstimmung darin, daß die vollständige lokoregionäre Tumorentfernung nach wie vor das Behandlungsziel des primären Mammakarzinoms darstellt. Ganz allgemein gilt, daß jeder Mammakarzinombehandlung eine Aufklärung der Patientin über die im individuellen Fall möglichen alternativen Behandlungsmodalitäten vorauszugehen hat.

Voraussetzung für eine brusterhaltende Therapie von seiten des Therapeuten sind:

- enge Kooperation zwischen Operateur, Pathologen und Radiologen, die sich in einer intensiven und gut dokumentierten Nachsorge fortsetzt;
- Erfahrung des Operateurs in den verschiedenen Techniken der Mammachirurgie;
- systematische Entnahme der axillären Lymphknoten;

- sorgfältige histopathologische Untersuchung und Befundübermittlung;
- Erfahrung des Radiotherapeuten und adäquate apparative Voraussetzung für die Nachbestrahlung.

Die Voraussetzung von seiten des Tumors sind gegenwärtig weniger scharf definiert. Grundsätzlich ist damit zu rechnen, daß intramammäre Rezidive um so häufiger sind, je größer der Tumor und je geringer sein Abstand von den Absetzungsrändern ist. Darüber hinaus gilt:

- Die Exzision des Tumors muß histologisch im Gesunden durchgeführt werden.
- Eine ausgedehnte intraduktale Tumorausdehnung bringt eine höhere Rezidivrate mit sich.
- Ein am Operationspräparat nachgewiesener metastatischer Befall der regionären Lymphknoten ist keine Kontraindikation gegen eine brusterhaltende Therapie.
- Bei Lymphknotenbefall wird i. allg. eine adjuvante systemische Therapie durchgeführt.

Indikationen für eine Mastektomie mit Ausräumung der Axilla sind dagegen:

- Primärtumordurchmesser >4 cm,
- palpatorisch und mammographisch erkennbare Multizentrizität,
- fixierte axilläre Lymphknoten,
- ein retromammillärer zentraler Tumorsitz,
- ein zweifelhaftes kosmetisches Resultat durch brusterhaltende Therapie bei Mißverhältnis zwischen Tumorgröße bzw. Tumorlage und Gesamtbrust,
- eine ausgedehnte intraduktale Komponente des Tumors,
- die Ablehnung der postoperativen Nachbestrahlung und das Fehlen einer gut abgestimmten interdisziplinären Behandlungsgruppe von Ärzten.

Die Mastektomie bedeutet für die betroffene Frau allerdings eine große seelische Belastung. Durch die Entfernung der Brust fühlt sie sich in ihrer Weiblichkeit verletzt. Viele Dinge des normalen Lebens müssen neu bewältigt werden. Dazu gehört insbesondere die intime Begegnung mit dem Partner. Diese Momente zwingen die Frau, sich mit dem Verlust ihrer Brust auseinanderzusetzen. (Siehe hierzu auch Kap. 28: Sexualität.)
Nach der Mastektomie sind prinzipiell 2 Möglichkeiten gegeben, das Körperbild wiederherzustellen:

- die operative Rekonstruktion,
- die Anpassung einer externen Prothese.

Diese beiden Möglichkeiten werden im folgenden erläutert.

Operative Rekonstruktion

Indikationen

Eine operative Rekonstruktion kann in den meisten Fällen durchgeführt werden. Voraussetzung dazu ist eine intakte und karzinomfreie Haut und ein Zustand nach makroskopisch im Gesunden entferntem Tumorgewebe.

Die Entscheidung für eine operative Brustrekonstruktion kann jede Frau nur für sich selbst treffen. Sie sollte sich dabei fragen, ob der Wiederaufbau für sie mit einem Gewinn an Selbstsicherheit und positivem Lebensgefühl verbunden ist. Den Wünschen des Mannes nachzukommen, ist ein sehr problematisches Motiv für einen Wiederaufbau, denn eine Beziehung, die durch eine Amputation tiefgreifend belastet wird, kann mit einer Rekonstruktion kaum gefestigt werden.

Vor ihrer Entscheidung soll sich die Frau an einer entsprechenden Klinik informieren. Sie kann auch die Meinung anderer Ärzte einholen. Jeder Arzt, der sich mit Rekonstruktion befaßt, weiß um die große psychische Bedeutung dieser Eingriffe. Er wird sich deshalb für eine ausführliche Beratung Zeit nehmen. Dazu gehört auch die Demonstration von Bildern, die Patientinnen vor und nach dem rekonstruktiven Eingriff zeigen.

Derartige Fotodokumente können eine oft zu hohe Erwartungshaltung auf ein realistisches Maß korrigieren; denn auch eine noch so perfekte Rekonstruktion kann nie mit dem Aussehen einer natürlichen Brust konkurrieren.

Wenn eine Patientin dem Wiederaufbau unschlüssig gegenübersteht, sollte sie darauf verzichten. Ein solcher Eingriff wird ihr nur dann wirklich helfen, wenn sie von seinem Nutzen überzeugt ist. Die operative Rekonstruktion hat keinen nachteiligen Einfluß auf den Krankheitsverlauf. Das Auffinden von Lokalrezidiven wird durch die Rekonstruktion nicht erschwert, da die meisten Lokalrezidive in der Haut oder in der Subkutis liegen und damit der physikalischen Diagnostik ohne Schwierigkeiten zugänglich bleiben. Zudem werden die Prothesen heute üblicherweise submuskulär, das heißt unter dem Musculus pectoralis major und minor implantiert, so daß auch die sehr seltenen Lokalrezidive in der Pectoralismuskulatur entdeckt werden können.

Zeitpunkt des Wiederaufbaus

Grundsätzlich kann ein Wiederaufbau gleichzeitig mit der Tumoroperation begonnen werden. Diese Sofortrekonstruktion in der gleichen Narkose wird heute vermehrt praktiziert. Sie kann der Patientin die Verarbeitung der ganzen Problematik erleichtern. Das kosmetische Resultat wird auch durch eine eventuell nötige postoperative Bestrahlung nicht negativ beeinflußt. Da die Patientin aber durch eine sofortige Rekonstruktion nie den Zustand der fehlenden Brust erleben muß, stellt sie an das kosmetische Resultat der Rekonstruktion wesentlich höhere Ansprüche.

Die Rekonstruktion kann aber auch später erfolgen. Sie soll bei Frauen ohne Lymphknotenbefall nach einem halben bis einem Jahr, bei Lymphknotenbefall nach 2–3 Jahren durchgeführt werden. Nach diesen Wartezeiten erkranken nur noch wenige Patientinnen an Lokalrezidiven, und den meisten Patientinnen bleibt die Enttäuschung durch das Auftreten eines Lokalrezidivs nach einer Wiederaufbauplastik erspart. Zudem sind die Haut- und Weichteilverhältnisse nach diesen Wartezeiten wieder elastisch genug. Wurde eine Bestrahlung durchgeführt, sollte man nach Abschluß der Therapie noch ein Jahr mit der Rekonstruktion warten. Nach dieser Zeit hat sich die bestrahlte Haut soweit erholt, daß ein längeres Zuwarten keine weitere Verbesserung der Gewebsverhältnisse bringt.

Operationsverfahren

Bei Wiederaufbauoperationen müssen 3 wesentliche Strukturen der weiblichen Brust ersetzt werden: Brustgewebe, Hautmantel sowie Brustwarze und Warzenhof. Drüsengewebe, Bindegewebe und Fettgewebe werden bei der Tumoroperation weitgehend entfernt und müssen durch ein geeignetes anderes Material ersetzt werden. Dies kann ***körpereigenes Gewebe*** sein oder eine entsprechende ***Silikonprothese***. Bei der Tumoroperation wird auch der größte Teil des Hautmantels entfernt, so daß die Haut dem Brustkorb meistens flach aufliegt. Für die zu rekonstruierende Brust muß ein neuer Hautmantel geschaffen werden. Auch Brustwarze und Warzenhof werden bei Tumoroperationen entfernt und müssen rekonstruiert werden.

Gesundheitliche Sicherheit von Silikonimplantaten

In der letzten Zeit wurde über Fälle von schweren rheumatischen Erkrankungen bei Patientinnen mit Silikonimplantaten berichtet und eine Diskussion über mögliche Risiken von Silikonimplantaten ausgelöst. Laut einer Stellungnahme der Deutschen Gesellschaft für Gynäkologie und Geburtshilfe spricht die kritische Analyse der Krankheitsfälle aber gegen einen ursächlichen Zusammenhang zwischen Silikonimplantaten und rheumatischen Erkrankungen.

Mittlerweile sind auch Brustprothesen verfügbar, die in einer Silikonhülle eine Füllung aus Fetten auf der Basis von Sojaöl enthalten. Dieses Füllmaterial kann – im Gegensatz zu Silikon – bei einem eventuellen Austreten ins Gewebe abgebaut werden. Langzeiterfahrungen mit diesen neuen Prothesen fehlen.

Kein Zweifel besteht daran, daß Silikonprothesen in Einzelfällen zu einer ***lokalen Fibrose*** des umliegenden Gewebes führen können. Diese Fibrose äußert sich unter Umständen mit lokalen Schmerzen, Hauteinziehungen und einer Gewebeverhärtung. Sie läßt die Brust hart und unnatürlich wirken. Die lokale Fibrose kann durch eine manuelle oder operative Kapsel-Sprengung korrigiert werden.

Rekonstruktion der Brust

Die Wahl des Operationsverfahrens für die Rekonstruktion wird im wesentlichen durch den Mastektomiedefekt bestimmt, ist aber auch von den Wünschen der Patientin und von den Erfahrungen des Chirurgen abhängig.

Expanderprothese

Wird der Wiederaufbau im Sofortrekonstruktionsverfahren durchgeführt, so erfolgt die Einlage einer Expanderprothese mit Silikonmantel. Es gibt verschiedene Expandermodelle. Abbildung 30.1 zeigt die Expanderprothese nach Becker. Die Expanderprothese wird nach Abschluß der Wundheilung sukzessive über ein transkutan anstechbares Ventil nach Wunsch der Patientin und unter Berücksichtigung der Gegenseite mit physiologischer Kochsalzlösung aufgefüllt. Durch kontinuierliche Dehnung der vorhandenen Haut über 3–4 Monate gelingt die Bildung eines neuen Hautmantels. In dieser Zeit kann die Patientin zusätzlich eine Erstversorgungsprothese tragen (s. unten). Nach Erreichung der gewünschten Größe wird beim Expandermodell nach Becker (Abb. 30.1) das Auffüllventil in Lokalanästhesie herausgezogen und die Prothese als definitives Implantat belassen. Bei anderen Verfahren werden Expanderprothesen mit in die Prothese integriertem Auffüllventil in einer zweiten Operation durch eine definitive und anatomisch besser sitzende Pro-

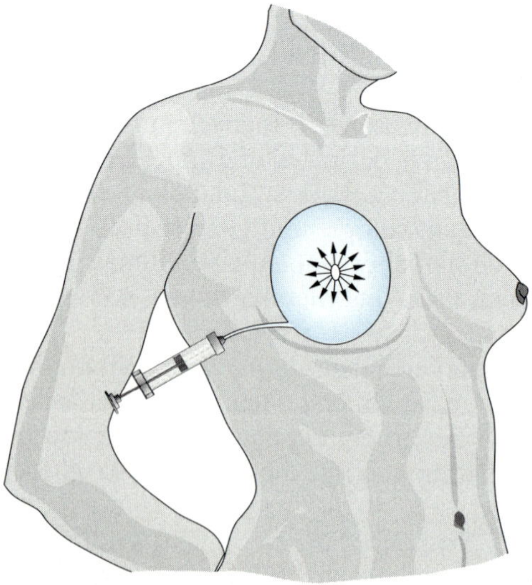

Abb. 30.1. Liegender Hautexpander zur Sofort- oder Sekundärrekonstruktion

these ersetzt. Beide Verfahren können auch sekundär, d.h. in zeitlichem Abstand nach Primäroperation eingesetzt werden.

Verschiebeplastik

In zeitlichem Abstand von der Mastektomie kann eine definitiv gefüllte Silikonprothese nach Durchführung einer Oberbauchverschiebeplastik (Abb. 30.2 a–c) präpektoral oder subpektoral eingelegt werden. Dazu ist es notwendig, einen Hautmantel für die neue Brust zu schaffen. Dieser kann aus dem Bereich des Oberbauchs gewonnen werden, indem Gewebe von dort nach

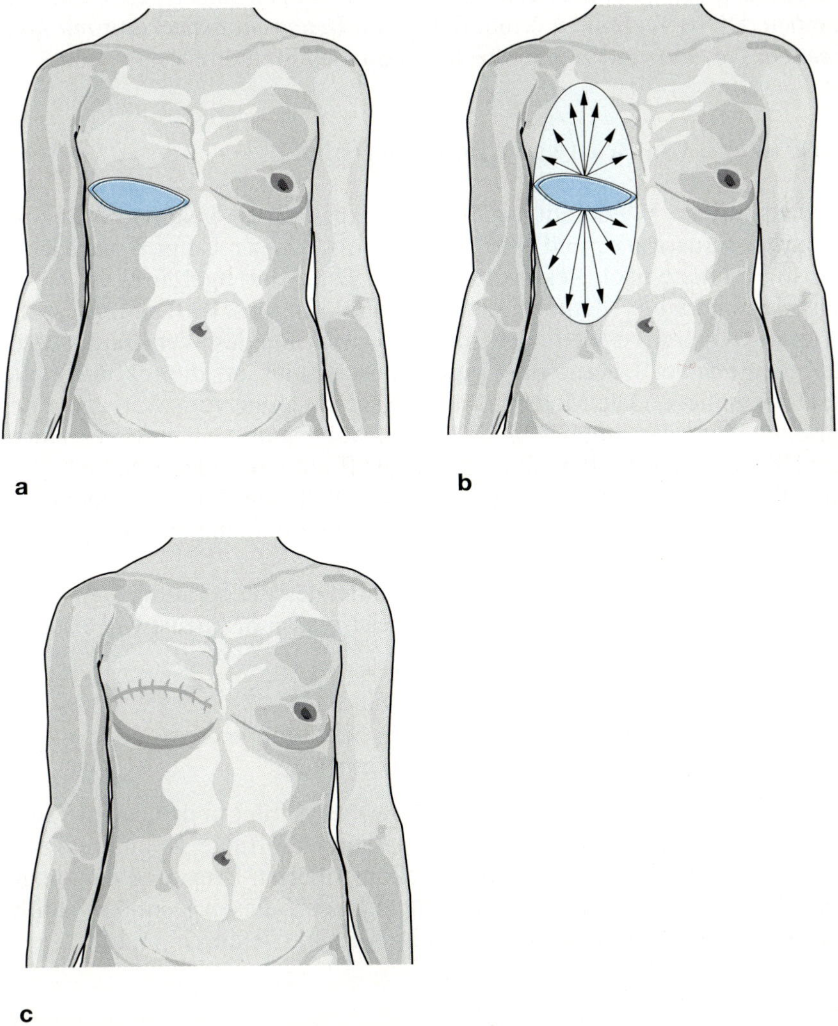

Abb. 30.2 a–c. Oberbauchverschiebeplastik. **a** Eröffnung der alten Operationsnarbe; **b** Mobilisation der Haut nach kranial und kaudal; **c** Hochziehen der Haut, Einlegen der Prothese, Vernähen der alten Operationsnarbe

oben gerafft wird. Als Prothesen werden dabei definitiv gefüllte Silikonimplantate verschiedener Größe (Inhalt: 100–600 ml) verwendet.

Schwenklappenplastik
Bei der Schwenklappenplastik wird das Gewebe ersetzt oder erweitert, indem gesundes Gewebe einer geeigneten Körperregion an die betroffene Körperstelle herangeschwenkt wird. Das Gewebe, das bei der Schwenklappenplastik verpflanzt wird, nennt man in der Fachsprache Lappen. Im Falle der weiblichen Brust kann mit Hilfe der Schwenklappenplastik ein Hautmantel zur Rekonstruktion der Brust gebildet werden. Je nach Entnahmeort existieren thorakoepigastrische Lappen, Latissimus-dorsi-Lappen und Rektus-abdominis-Lappen. Diese Techniken ermöglichen die ***Brustrekonstruktion mit körpereigenem Gewebe*** und zeigen die Nachteile des Fremdmaterials nicht.

Rekonstruktion von Brustwarze und Warzenhof

Zum vollständigen Wiederaufbau der weiblichen Brust gehört die Rekonstruktion der Brustwarze und ihres Warzenhofs. Dieser Eingriff wird üblicherweise 3 Monate nach Rekonstruktion der Brust durchgeführt.

Eine nichtoperative Methode zur Rekonstruktion des ***Warzenhofs*** ist die Tätowierung. Operative Methoden zur Rekonstruktion des Warzenhofs beruhen dagegen auf der Übertragung pigmentierter Haut auf die rekonstruierte Brust. Die naheliegendste Methode ist die Hautentnahme vom Warzenhof der Gegenseite. Voraussetzung dafür ist eine ausreichende Größe dieses Hofes und die Zustimmung der Patientin zum Eingriff auf der anderen Seite.

Falls diese Methode nicht in Frage kommt, läßt sich dunkel pigmentierte Haut auch von der Innenseite des Oberschenkels entnehmen (freie Transplantation).

Mit der Rekonstruktion der ***Brustwarze*** findet der Wiederaufbau der weiblichen Brust seinen Abschluß. Für die Rekonstruktion der Brustwarze stehen 3 Entnahmestellen zur Verfügung:

- die Brustwarze von der Gegenseite (Halbierung),
- die Entnahme von Haut aus einer kleinen Schamlippe oder
- die Entnahme eines Stückchens des Ohrläppchens.

Die Versorgung des frei transplantierten Gewebes erfolgt in den ersten Tagen über feinste Kontakte durch bei der Präparation eröffnete Kapillaren zwischen der desepithelialisierten Haut der rekonstruierten Brust und dem übertragenen Gewebe. Ein sanfter Druckverband fördert diesen Kontakt. Sämtliche Rekonstruktionsoperationen werden in Vollnarkose durchgeführt.

Nachbehandlung und pflegerische Maßnahmen

Die Mobilisation erfolgt bereits am ersten Tag mit entsprechenden hohen Kompressionsstrümpfen und wird täglich intensiviert.

Die rekonstruierte Brust wird unmittelbar postoperativ steril abgedeckt. Spätestens nach 72 Stunden erfolgt der erste Verbandswechsel und die Abgabe eines speziellen Büstenhalters, der die Brust in der unmittelbar postoperativen Form hält. Dieser Büstenhalter wird in der Folge ununterbrochen Tag und Nacht während den nächsten 4 Wochen getragen.

Hinweise zur Pflege nach Rekonstruktion der Brust

Zeitpunkt	Maßnahme
Unmittelbar postoperativ	Gazekompressen durch TEN (Netz-Schlauch) in situ gehalten
Spätestens nach 72 Stunden	1. Verbandswechsel, Ersatz des TEN durch speziellen Büstenhalter
4 Wochen postoperativ	Ständiges Tragen (Tag und Nacht) von Büstenhalter, kein Nikotin
Nach 4 Wochen postoperativ	Normale Körperpflege, Büstenhalter nur am Tag tragen

Bei der Rekonstruktion von Brustwarze und Warzenhof erfolgt der erste Verbandswechsel nach 10 Tagen. Er kann ambulant durchgeführt werden. Um die kritische Durchblutung nicht zu gefährden, sollte sich die Patientin in den ersten 4 Wochen nach der Operation körperlich schonen und wegen der Beeinträchtigung der Mikrozirkulation auf Nikotin verzichten. Nach dieser Zeit sind Brustwarze und Warzenhof angewachsen. Sie gehören jetzt fest zur neuen Brust.

Hinweise zur Pflege nach Rekonstruktion von Warzenhof und Brustwarze

Zeitpunkt	Maßnahme
Nach 10 Tagen	1. Verbandswechsel
4 Wochen postoperativ	Körperliche Schonung, kein Nikotin
Nach 4 Wochen postoperativ	Normale Körperpflege, Büstenhalter nur am Tag tragen

Es ist weiter darauf zu achten, daß die Operationswunden in dieser Zeit nicht naß werden und die Patientin ihre Brust auch nicht von außen komprimiert oder komprimieren läßt. Das Schlafen auf dem Bauch ist zu vermeiden. Nach 4 Wochen ist die Brust nun so weit gefestigt, daß auf das

Tragen eines Büstenhalters in der Nacht verzichtet werden kann. Tagsüber soll aber nach Möglichkeit ein Büstenhalter getragen werden. Nach einer Schonzeit von weiteren 4 Wochen kann die rekonstruierte Brust in die normale Körperpflege einbezogen werden.
Nach Abschluß der Wundheilung erhält die Patientin ein Rezept für Madecassol, Contractubex compositum oder Creme de Jouvence. Mit dieser Creme müssen die Narben während mindestens eines Jahres täglich vorsichtig eingerieben werden, um eventuelle nicht voraussehbare Keloidbildungen zu verhindern.

Vor- und Nachteile der operativen Rekonstruktion

Die offensichtlichen Vorteile der Rekonstruktion liegen in der zurückgewonnenen Brust, in dem verbesserten Lebensgefühl und in der Möglichkeit, bei der Kleiderwahl wieder frei zu sein. Weiter ist der Wille, den Kampf gegen die Krankheit aufzunehmen, ein erster Schritt, sie zu besiegen. Oft gehört dazu auch die Entscheidung, sich nicht den sichtbaren Zeichen der Krankheit zu beugen. Der Wunsch nach Rekonstruktion wird damit zu einem Symbol der Entschlossenheit nicht aufzugeben. Auf den Verlauf der Tumorerkrankung hat die operative Rekonstruktion allerdings keinen Einfluß: das rezidivfreie Überleben und die Gesamtüberlebenszeit werden durch die Rekonstruktion weder verlängert noch verkürzt.

Die Nachteile der chirurgischen Rekonstruktion ergeben sich aus operativen Mißerfolgen. Die häufigste Komplikation nach Rekonstruktion mit einer Silikonprothese ist die bereits erwähnte Kapselfibrose, die bei entsprechenden Beschwerden wie lokale Schmerzen, Hauteinziehungen und harte, unnatürliche Brüste durch eine manuelle oder operative Kapselsprengung korrigiert werden muß. Wundinfekte oder gar Abstoßungen von Prothesen sind eine Seltenheit. Keine Rekonstruktion kann aber die Natürlichkeit des Originals zurückbringen. Daher führen zu hohe Erwartungen an den Wiederaufbau zwangsläufig zu Enttäuschungen. Hier liegt es am Arzt, durch entsprechende Aufklärung vor dem Eingriff die Vorstellungen seiner Patientinnen auf das Mögliche zu konzentrieren. Wird eine operative Rekonstruktion durch die Patienten abgelehnt, ist das Tragen von externen Prothesen eine weitere allerdings suboptimale Lösung.

Externe Prothesen

Viele Frauen verzichten nach einer Brustamputation aus verschiedenen Gründen auf eine operative Rekonstruktion. Mit individuell angepaßten externen Prothesen kann auch diesen Patientinnen zu einer optisch und funktionell befriedigenden Lösung verholfen werden.

„Zurück zum Alltag – Leben Sie weiter wie bisher – machen Sie alles, was sie bisher gemacht haben, und machen Sie es mit Freude." So lautet die Empfehlung in einer Broschüre der Schweizerischen Krebs-Liga für brustamputierte Frauen. Dies ist aber leichter gesagt als getan!

Es ist für die Pflegenden eine dankbare Aufgabe, die brustamputierte Frau auf diesem schwierigen Weg „zurück zum Alltag" zu unterstützen. Zu dieser Unterstützung gehören:

- Gespräche und Informationen,
- die Abgabe der Erstversorgungsprothese,
- Information über die definitive Prothese.

Nach dem Eingriff steht neben der Körperpflege und einer komplikationslosen Wundheilung die Auseinandersetzung mit der körperlichen Veränderung im Vordergrund.
Die Pflegende leistet eine effektive Hilfe, wenn sie für offene Gespräche bereit ist. Dafür muß auch die eigene Auseinandersetzung mit dem Thema „Frausein" stattfinden. Nur wer sich der damit verbundenen Fragen selbst bewußt ist, kann Gesprächspartner sein.
Die Abgabe von Erstversorgungsprothesen und die Informationen über definitive Prothesen müssen während des Krankenhausaufenthalts erfolgen. Wenn keine für diese Frage kompetente Beratungsperson im Krankenhaus arbeitet, sollen zumindest Adressen spezialisierter Fachgeschäfte vermittelt werden. Daneben sollte auch informiert werden über:

- Selbsthilfegruppen,
- Krebsligen/Krebsgesellschaften,
- Gymnastikgruppen für brustamputierte Frauen,
- eventuelle Möglichkeiten der Kontaktaufnahme mit einzelnen selbst betroffenen Frauen,
- Leistungen der Sozialversicherungen.

Mit zeitlich und inhaltlich angepaßten Informationen kann die Pflegende viel dazu beitragen, daß die brustoperierte Frau das Krankenhaus mit mehr Lebensmut verlassen kann.

Erstversorgungsprothese

Ziel: Die Patientin kann das Krankenhaus mit einem äußerlich unversehrten Erscheinungsbild verlassen.

Die Erstversorgungsprothese wird als Übergangslösung bis zur vollständigen Wundheilung schon im Krankenhaus abgegeben. Sie ist so beschaffen, daß sie keine Druckstellen erzeugt. Sie kann darum bedenkenlos bald nach der Operation aufgelegt und bereits während des Krankenhausaufenthalts getragen werden.

In Deutschland und Österreich übernehmen die Krankenkassen die Kosten für die Erstversorgungsprothese, in der Schweiz wird sie von der Krebsliga gratis zur Verfügung gestellt.

Die Erstversorgungsprothese ist federleicht. Sie ist in verschiedenen Größen erhältlich, rechts und links tragbar, hat keine Nähte und Kanten und paßt in jeden gut angepaßten Büstenhalter.

Diese Prothese wird aus feiner Baumwolle hergestellt und mit synthetischer Watte oder Schaumstoff gefüllt. Volumen und Form sind leicht veränderbar durch Zugabe oder Entnahme von Füllmaterial. Sie kann so modelliert werden, daß das Erscheinungsbild der operierten Frau keine Einbuße erleidet.

Die Erstversorgungsprothese ist sehr pflegeleicht. Sie wird mit einem milden Waschmittel gewaschen und an der Luft getrocknet. Wegen ihres geringen Gewichts kann sie sich sehr leicht verschieben. Dies kann verhindert werden, indem die Prothese mit wenigen Haftstichen am Büstenhalter befestigt wird, Büstenhalter und Unterhosen mit einem Gummiband zusammengehalten werden oder die Frau ein Bodystocking trägt.

Die Erstversorgungsprothese ist nur eine Übergangslösung. Sie soll nur während 4–6 Wochen postoperativ getragen werden.

Definitive externe Prothese

Ziel: Die operierte Seite wird der gesunden optisch und funktionell optimal angepaßt, die Körpersymmetrie bleibt erhalten.

Für die brustamputierte Frau gilt es, nach der Operation Sicherheit und Selbstvertrauen wieder aufzubauen. Dabei sind Körpersymmetrie und Gewichtsausgleich bedeutende Faktoren. Die Anpassung und das Tragen der definitiven Prothese sind aber nicht nur aus psychologischen und kosmetischen Gründen wichtig:
Nach der Brustoperation nehmen die meisten betroffenen Frauen eine Schonhaltung ein, indem sie die Schulter der operierten Seite hochziehen. Dies wirkt sich ungünstig auf die gesamte Körperhaltung aus. Es kommt zu einer Verkrampfung und Verspannung der Muskulatur, die zu Rücken-, Schulter-, Nacken- und Kopfschmerzen führen kann. Besonders für Frauen mit schweren Brüsten ist es zur Vermeidung schmerzhafter Haltungsfehler wichtig, die definitive Prothese regelmäßig zu tragen.

Die definitive Brustprothese soll getragen werden, sobald durch ärztliche Nachkontrolle bestätigt wurde, daß die Wundheilung vollständig abgeschlossen ist (ca. 6–8 Wochen postoperativ).

Schon während des Krankenhausaufenthalts muß die Patientin über die definitive Brustprothese informiert werden. Ein Muster hilft dabei, die Frau mit dem Material vertraut zu machen. Adressen von Verkaufstellen sollten vermittelt werden.

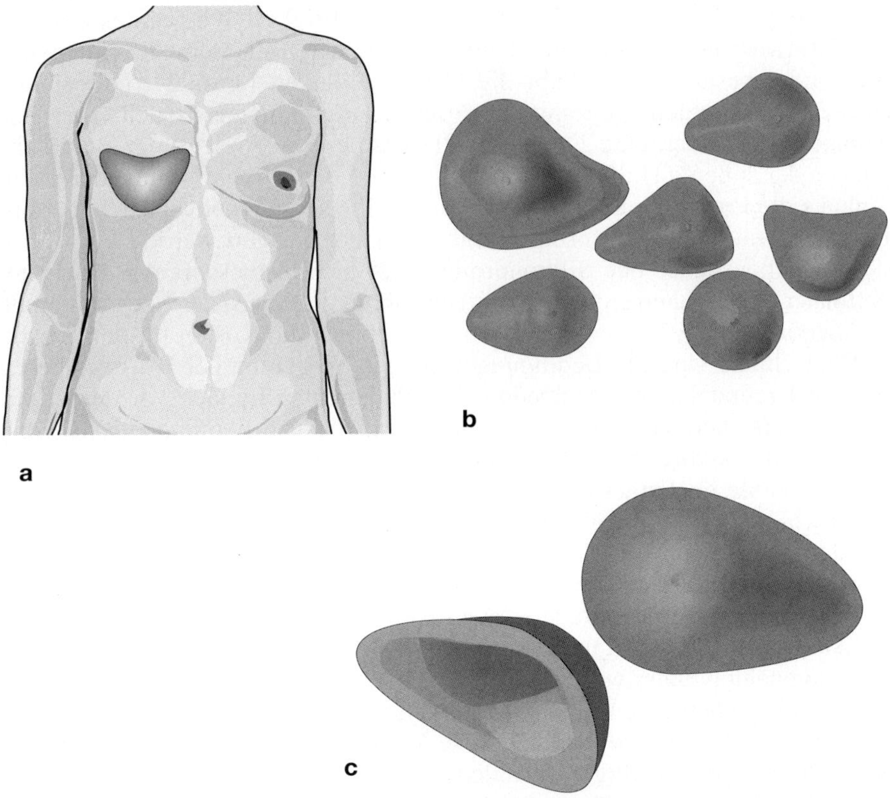

Abb. 30.3 a–c. Verschiedene Formen von definitiven externen Brustprothesen

Definitive Brustprothesen sind in verschiedenen Fachgeschäften (Sanitätsgeschäfte/Geschäfte für orthopädische Artikel/Damenwäschegeschäfte) erhältlich. Sie werden in verschiedenen Formen und Größen angeboten (Abb. 30.3). Natürlich führt nicht jedes Geschäft jede Marke und jedes Modell in seinem Sortiment. Die definitive Prothese muß nach den individuellen Gegebenheiten der betreffenden Frau ausgewählt werden; es ist deshalb sinnvoll, wenn sich die Patientin telefonisch im Geschäft voranmeldet, damit eine Fachperson sich genügend Zeit für eine individuelle Beratung nehmen kann.

Die meisten modernen definitiven Brustprothesen bestehen aus Silikon. Silikon paßt sich der Körpertemperatur schnell an. Es bleibt form- und farbbeständig und verträgt auch Sonnenbestrahlung, Chlor- und Salzwasser. Weder Fett noch Schweiß können in die Prothese eindringen; sie kann mit oder ohne Hülle aus Baumwolle getragen werden. Einige Modelle können direkt auf die Haut geklebt werden. Das Material ist geräuschfrei und geruchsneutral. In bezug auf Bewegung und Berührung verhält sich die Silikonprothese wie die natürliche Brust. Das Gewicht ist dem des gesunden Brustgewebes sehr ähnlich. Dies ist wichtig für die Balance der Wirbelsäule und für die Vermeidung von schmerzhaften Haltungsfehlern.

Silikonprothesen sind leicht zu pflegen: Die Prothese wird mit einem milden Feinwaschmittel von Hand gewaschen und nach dem Trocknen mit Babypuder bestäubt. So bleibt die Geschmeidigkeit optimal erhalten. Die Hersteller empfehlen, nicht mit der Prothese zu schlafen. In Bauch- oder Seitenlage kann der erhöhte Druck auf die Prothese zu Rissen oder Beschädigungen der äußeren Hülle führen oder die Form der Silikonfüllung verändern. Solange die Prothese nicht getragen wird, sollte sie in einem speziellen, vom Hersteller mitgelieferten formgerechten Behälter gelagert werden.

Die Lebensdauer der Silikonprothese ist nicht unbeschränkt: Auch bei optimaler Pflege kann sich nach einigen Jahren die Konsistenz des Materials verändern. Die Sozialversicherungen übernehmen die Kosten für den Ersatz. In Deutschland sind die Bedingungen für die Vergütung der Brustprothesen je nach Krankenkasse verschieden. Die Patientin sollte sich vor dem Kauf entsprechend beraten lassen. Es gibt verschiedene Silikonmodelle, so daß jede Frau die zu ihrer Figur passende Prothese finden kann. Es sind auch spezielle Modelle für Patientinnen mit Teilresektion der Brust oder mit Lymphödem erhältlich. In speziellen Fällen können Silikonprothesen auch nach Maß angefertigt werden.

Auch für Frauen mit externen Brustprothesen stehen viele Modelle von Büstenhaltern und Badekleidern, auch Bikinis, zur Verfügung. Bei der Auswahl ist v.a. auf Komfort und Tragesicherheit zu achten. Es gibt Büstenhalter mit eingenähten Baumwolltaschen für die Prothese, manche Frauen fühlen sich damit sicherer vor einem eventuellen Verrutschen der Prothese. Für Frauen mit Lymphödem sind spezielle Modelle erhältlich, die das Gewicht der Prothese gleichmäßiger verteilen und die das Einschneiden der Träger verhindern. Spezielle Badeanzüge haben auf beiden Seiten Taschen aus dem Oberstoff eingearbeitet. Auch eine brustamputierte Frau kann damit schwimmen oder am Strand liegen, ohne daß die Verletzung ihrer körperlichen Integrität von außen sichtbar ist.

31 Probleme bei Tumoren im Kopf-Hals-Bereich

M. WOLFENSBERGER, M. BAUMELER

Inhaltsverzeichnis

Maligne Tumoren des Kopf-Hals-Bereichs betreffen v.a. den Kehlkopf, die Mundhöhle (Zunge und Mundboden) und den Rachen (Rachenmandeln, Zungengrund sowie Hypopharynx), seltener die Nase, die Nasennebenhöhlen sowie die großen Speicheldrüsen. Histologisch handelt es sich überwiegend um Plattenepithelkarzinome. Rund die Hälfte der Patienten haben zum Zeitpunkt der Diagnosestellung bereits Hals-Lymphknoten-Metastasen. Hämatogene Fernmetastasen sind dagegen zu diesem Zeitpunkt extrem selten. Die einzigen Behandlungsformen mit kurativen Aussichten sind zur Zeit Chirurgie und Bestrahlung, und zwar allein oder in Kombination. Die Chemotherapie wird heute v.a. bei fortschreitenden Karzinomen eingesetzt.

Die prognostisch entscheidendsten Faktoren sind Tumorlokalisation und -ausdehnung. Dementsprechend kommt der Frühdiagnostik eine entscheidende Bedeutung zu. Rezidive treten mehrheitlich innerhalb der ersten 2 Jahre auf. Lange rezidivfreie Remissionen, wie sie von anderen bösartigen Tumoren bekannt sind, kommen beim Plattenepithelkarzinom des Kopf-Hals-Bereichs kaum vor.

In der Regel sind Patienten mit malignen Tumoren im Kopf-Hals-Bereich weder nach der Operation noch während der Bestrahlung lange bettlägering und allgemein pflegebedürftig. Dafür haben sie oft lokale Probleme, die intensiver Pflege und Betreuung bedürfen. Welche Schwierigkeiten im Einzelfall auftreten, hängt in erster Linie von der Lokalisation des Tumors ab. Genaue Kenntnisse der vielfältigen Funktionen der Kopf- und Halsorgane sind nötig, um diese Patienten nach der Operation oder während der Bestrahlung zu verstehen und sachgemäß zu betreuen.

In pflegerischer Hinsicht gilt es zu unterscheiden zwischen akuten Problemen, Spätfolgen der Behandlung sowie Problemen bei fortschreitenden Kopf-Hals-Karzinomen.

Die ***akuten Probleme,*** die unter der Bestrahlung oder unmittelbar nach der Operation auftreten, bedingen meist eine stationäre Behandlung. Sie verschwinden nach Abschluß der Behandlung ganz oder teilweise. ***Spätfolgen*** nach Bestrahlung oder Operation machen zwar nur selten eine Hospitalisation nötig, müssen aber bekannt sein, damit der Patient schon während des Krankenhausaufenthalts auf zu erwartende Schwierigkeiten und ihre Bewältigung aufmerksam gemacht werden kann.

Die weitaus größten pflegerischen Anforderungen stellen Patienten mit einem trotz aller therapeutischen Bemühungen ***fortschreitenden Karzinom.***

Präoperative Phase

Die mündlichen und/oder schriftlichen präoperativen Informationen, die die Pflegenden mit den Patienten besprechen, sind individuell zu betrachten und von größter Bedeutung für den postoperativen Rehabilitationsanfang. Bei Patienten mit Kopf-Hals-Tumoren sind spezielle Anliegen einerseits des Patienten und andererseits seiner Angehörigen zu berücksichtigen, und zwar hinsichtlich der Vorstellungen und Erwartungen in bezug auf die Operation und auf die anatomisch-funktionellen Änderungen, die aus der Operation folgen können. Außer Fragen, die unmittelbar mit der Operation zusammenhängen, ist manchmal eine Erklärung von besonderen Geräten, die postoperativ eingesetzt werden, hilfreich. Diese erste Begegnung mit fremden Objekten, z.B. Kanülen, Absauggeräten, kann die Befürchtung, man könnte ersticken, etwas mindern.

Die Pflegenden können dem Patienten auch die Sicherheit vermitteln, daß er nach einer Operation, nach der Stimmverlust folgt, weiterhin kommunizieren kann. Einige Möglichkeiten sollte er bereits vor dem Eingriff kennenlernen: von den Lippen ablesen, schreiben, Bilder zeichnen (falls der Patient fremdsprachig ist bzw. nicht schreiben kann), elektronische Schreibgeräte einsetzen.
Man soll feststellen, ob schon vor der Operation Ernährungsschwierigkeiten auftraten, z.B. wegen des Tumors, infolge Alkoholabusus, Leberfunktionsstörungen, schlechtem Zahnstatus. Für die postoperative Phase ist es hilfreich, eine Diätberaterin beizuziehen.

Therapiebedingte Komplikationen

Probleme während der Bestrahlung

Die Auswirkungen der Bestrahlung auf Haut und Schleimhäute werden in Kap. 8, 24 und 25 gesondert abgehandelt. Hier sollen nur einige wichtige Fakten genannt werden. Akut führt die Bestrahlung zu einer Entzündung der Mund- und Rachenschleimhaut, nicht selten kompliziert durch eine Soorinfektion. Hinzu kommt – falls die Zunge bestrahlt wird – der Verlust des Geschmackssinns. Die Folgen sind Inappetenz, ungenügende Ernährung, Gewichtsverlust und reduzierte Strahlentoleranz. Nicht selten muß zur Sicherung der Ernährung eine Magensonde gelegt werden. Wenn möglich, sollte versucht werden, dies durch gezielte Gabe von Schmerzmitteln vor dem Essen und durch Anpassen der Diät zu vermeiden.

Spätfolgen der Bestrahlung

Die Schleimhautentzündung klingt nach Abschluß der Bestrahlung innerhalb einiger Wochen ab. Damit verschwinden auch die Schmerzen. Bis zur Erholung des Geschmackssinns und damit der Rückkehr des Appetits vergehen dagegen einige Monate. Als Folge der Bestrahlung bleibt meist eine unangenehme Trockenheit der Mund- und Rachenschleimhaut bestehen, die nicht selten zu einer wesentlichen Einschränkung der Diät führt. Durch die Bestrahlung wird der Speichel zudem zähflüssig und ist schlecht zu schlucken. Darum glauben viele Patienten, sie hätten zuviel Speichel. Versuche, die Speichelproduktion medikamentös einzudämmen, sind kontraproduktiv und sollten unterlassen werden. In den meisten Fällen hilft nur häufiges Trinken (auch nachts). Der sogenannte künstliche Speichel befeuchtet zwar die Schleimhaut, löst bei vielen Patienten aber nach kurzer Zeit Ekelgefühle aus. Als Folge der Mundtrockenheit werden die Zähne anfällig für Karies. Es ist deshalb wichtig, daß die Patientin vom Zahnarzt oder von der Dentalhygienikerin hinsichtlich der lebenslang durchzuführenden täglichen Zahnpflege angeleitet werden (s. Kap. 25).

Probleme in der postoperativen Phase

Das Spektrum der nach operativer Entfernung eines Kopf-Hals-Karzinoms auftretenden Probleme ist sehr vielfältig. Doch während die strahlenbedingten Probleme meist über Wochen zunehmen und nachher nur langsam abklingen, verschwinden die meisten postoperativen Probleme relativ schnell. Zudem können die Patienten die postoperativen Probleme oft rational besser verstehen und darum auch besser tolerieren (s. Übersicht S. 606).

Die ersten Tage nach einer körperlich entstellenden Operation sind für den Patienten ein wichtiger Zeitpunkt, um zu lernen, mit seinen Ängsten vor einer Begegnung mit anderen Menschen umzugehen. Die Pflegenden können viel dazu beitragen, indem sie bei ersten Spaziergängen innerhalb des Krankenhauses unsichere Patienten begleiten. Die geschützte Umgebung des Krankenhauses ist wichtig, aber die Pflegende müßte den Patienten beraten oder ihn darauf aufmerksam machen, daß das „normale Leben" anders ist. Die Reaktionen der Umgebung können unter Umständen negativ sein. Der postoperative Aufenthalt im Krankenhaus kann kurz sein. Was physisch unter Kontrolle gebracht werden kann, gilt nicht immer in bezug auf die Probleme, die schon vor der Operation vorhanden waren, z.B. Alkoholismus und dessen Folgen. Gute Information und die Einbeziehung von Sozialarbeitern, die evtl. Hilfe organisieren, könnten etwas stabilere Entlassungsbedingungen für die ersten Tage zu Hause herstellen.

Tracheotomie

Um die Atmung in der unmittelbar postoperativen Phase sicherzustellen, muß oft eine Tracheotomie angelegt werden. Dadurch wird die Nase aus dem Luftweg ausgeschaltet, Reinigung und Befeuchtung der Atemluft entfallen. Den Ausfall der ***Luftbefeuchtung*** kompensiert man am besten durch den Einsatz eines Ultraschallverneblers. Alternativ haben auf die Tracheotomiekanüle aufgesetzte Filter (sog. künstliche Nasen) eine gewisse reinigende und befeuchtende Wirkung. Allerdings behindern sie bei starker Sekretbildung das Abhusten. Sekret, das nicht abgehustet werden kann, muß regelmäßig abgesaugt werden. Genaues Erklären und beruhigende Worte helfen, das Absaugen für den Patienten erträglicher zu machen. Während des Einführens des Absaugkatheters soll der Sog durch Knicken des Schlauchs unterbrochen werden, um ein Ansaugen und Verletzen der empfindlichen Schleimhaut zu vermeiden. Je nach Grad der Verschleimung ist ein- oder mehrmals täglich eine Kanülenreinigung vorzunehmen. Wurde eine doppelwandige Kanüle eingesetzt, muß dazu lediglich die innere Kanüle entfernt und mit einem feinen, sterilen Flaschenputzer gereinigt und mit NaCl 0,9% gespült werden. Damit die untere Kante der Kanüle nicht beschädigt wird, deckt man dieses Ende beim Reinigen mit dem Finger ab. Bei Verwendung von einwandigen Kanülen muß zur Reinigung die ganze Kanüle entfernt werden. Dies sollte in den ersten postoperativen Tagen nur im Beisein des Arztes durchgeführt werden, da das Wiedereinführen der Kanüle gelegentlich Schwierigkeiten bereiten kann. Müssen Patienten über längere Zeit mit einer Trachealkanüle leben, sollen sie baldmöglichst zur selbständigen Kanülenpflege angeleitet werden. Selten kommt es durch Borkenbildung zur Verlegung der Trachealkanüle oder der Trachea mit bedrohlicher Verlegung der Atemwege. In diesem Fall ist immer ein Arzt beizuziehen. Auf jeden Fall ist sofort die Innenkanüle oder bei Verwendung einer einwandigen Kanüle die ganze Kanüle zu entfernen. Durch Instillation von 5–10 ml steriler Kochsalzlösung kann der Pfropf oft soweit mobilisiert werden, daß er abgehustet werden kann. Gelingt dies nicht, ist eine mechanische Extraktion unumgänglich. Zur ***Stomapflege*** wird die Haut um das Stoma herum regelmäßig gereinigt, desinfiziert und mit einer leicht fettigen Creme gegen Mazeration durch austretendes Sekret geschützt. Die Verwendung von speziellen, die Feuchtigkeit von der Haut wegleitenden Verbandmaterialien kann die Stomapflege ergänzen, nicht aber ersetzen.

Schluckstörungen

Nach ausgedehnten Eingriffen im Mund- und Rachenbereich hat der Patient fast immer Probleme beim Schlucken. In der Regel wird die Ernährung während dieser Zeit über eine Magensonde sichergestellt (s. Kap. 27).

Kann der Speichel nicht geschluckt werden, muß er abgesaugt werden. Dazu sollte der Patient baldmöglichst selbst angeleitet werden. Gelegentlich ist es nötig, die Speichelproduktion durch Verabreichen von Anticholinergika einzudämmen. Sobald es die Wundverhältnisse erlauben, muß eine regelmäßige normale Mund- und Zahnpflege durchgeführt werden, vor allem wenn der Patient sich nicht oral ernährt.

Schmerzen

Bei unkompliziertem Verlauf genügen in der Regel einfache Analgetika zur Beherrschung der Schmerzen nach Eingriffen im Kopf-Hals-Bereich. Über mehrere Tage persistierende starke Schmerzen sind fast immer Zeichen einer beginnenden Komplikation (Wundinfektion, Fistelbildung) und sollten nicht durch Gabe stärkerer Analgetika maskiert werden. Die Situation muß aber individuell beurteilt werden.

Wundinfekte

Fast alle Eingriffe zur Entfernung von Kopf-Hals-Tumoren führen durch bakteriell kontaminiertes Gewebe. Trotz perioperativer Antibiotikaprophylaxe ist bei etwa 10% der Patienten mit einer Wundinfektion zu rechnen. Erste Anzeichen einer Infektion sind lokale Rötung, persistierende oder zunehmende Schmerzen und Fieber. Die meisten Wundinfekte treten einige Tage nach der Operation auf. Die Behandlung besteht im Normalfall in der chirurgischen Drainage und der regelmäßigen Spülung der Wunde. Hinzu kommen Antibiotika gemäß Resistenzprüfung.

Speichelfisteln

Unter einer Speichelfistel versteht man den Austritt von Speichel durch die Wunde. Speichelfisteln sind immer die Folge einer Insuffizienz der Schleimhautnaht. Oft, aber nicht immer, sind sie vergesellschaftet mit einer Wundinfektion. Die Mehrzahl der Speichelfisteln verschließen sich spontan, doch vergehen oft Wochen, bis die Sekundärheilung eintritt.

Hinweise für Pflege in der postoperativen Phase

Grundproblem	Folgen	Maßnahmen
Tracheotomie	Ausfall von Luftreinigung und -befeuchtung	Ultraschallvernebler
	Verschleimung, ungenügendes Abhusten	Häufig, atraumatisch Absaugen
	Verstopfen der Kanüle	Vorbeugen durch regelmäßige Reinigung Im Notfall (Innen)kanüle entfernen, Tracheostoma durch Nasenspekulum offenhalten
	Malazie der Haut ums Stoma	Reinigung, fetthaltige Hautcreme, feuchtigkeitsableitender Spezialverband
Schluckstörung	Speichelretention im Mund und Rachen	Absaugen medikamentöse Speichelreduktion
	Aspiration	Trachealkanüle blocken Ernährung über Magensonde
Schmerzen		Ursache abklären (Wundinfekt?)!
Speichelfistel	Speichel- und Nahrungsverlust über Wunde	Intensive Wundpflege Ernährung über Magensonde (chirurgische Revision nur bei Persistenz über mehrere Wochen)

Die Pflege von Patienten mit Speichelfisteln erfordert viel Geduld. Um die Haut vor Mazeration durch den austretenden Speichel zu schützen, müssen die nassen Verbände täglich mehrmals gewechselt werden. Stomasäcke, wie sie aus der Viszeralchirurgie bekannt sind, lassen sich leider wegen der unregelmäßigen Anatomie von Kopf und Hals nur selten einsetzen.

Spätfolgen nach operativer Behandlung

Die Art der zu erwartenden funktionellen Spätfolgen ist aufgrund des durchgeführten Eingriffs weitgehend voraussehbar, über das Ausmaß der Spätfolgen läßt sich dagegen keine zuverlässige Voraussage machen. Beeinträchtigt werden vor allem die Artikulation, das Kauen und Schlucken sowie die Stimmbildung. Wurde eine Halslymphknotenausräumung (Neck-dissection) durchgeführt, kommen Sensibilitätsstörungen, Narbenschmerzen und eine Einschränkung der Schultermobilität hinzu (s. Übersicht S. 609).

Artikulationsstörungen

Artikulationsstörungen sind vor allem nach Operationen an den Lippen und an der Zunge zu erwarten. Bei Entfernung von Teilen des weichen Gaumens entsteht gelegentlich ein offenes Näseln, was im Extremfall auch zu Verständigungsproblemen führen kann. Therapeutisch kommen vor allem logopädische Maßnahmen in Frage.

Stimmstörungen

Eingriffe am Kehlkopf, insbesondere an den Stimmlippen, führen zu Stimmstörungen, die von leichter Heiserkeit bis zur völligen Stimmlosigkeit reichen können. Gelegentlich kann hier mit Stimmtherapie geholfen werden. Bei sehr leiser Stimme verbessern spezielle Telefonverstärker die Kommunikation.

Schluckschwierigkeiten

Vorübergehende Schluckschwierigkeiten kommen nach fast allen Resektionen im Mund- und Pharynxbereich vor. Bleibende, eine adäquate Ernährung verhindernde Schluckstörungen sind dagegen selten. Motorische Ausfälle, Gewebedefekte und Narben behindern das Kauen und das Schlucken, da die Speisen nicht zwischen die Zähne geschoben bzw. in den Oropharynx befördert werden können. Sensibilitätsstörungen im Mundbereich stören den Schluckakt, da die Nahrung in den gefühllosen Mundpartien „verlorengeht“

und vom Patienten nicht selten per Finger wieder in den brauchbaren Teil der Mundhöhle zurückbefördert werden muß. Zusätzlich fehlt vielen Patienten als Folge der Radiotherapie der notwendige Speichel, um trockene Speisen gleit- und damit schluckfähig zu machen.

In all diesen Fällen hilft nur das Anpassen der Diät an die individuelle Situation. Oft muß der Patient dazu angehalten werden, seine normale Ernährung durch Zutrinken von flüssiger Sondennahrung zu ergänzen. Bei Problemen sollte man nicht zögern, eine Diätassistentin zur Beratung des Patienten und seiner Angehörigen beizuziehen. In Extremfällen muß das Anlegen einer perkutanen Gastrostomie (PEG) diskutiert werden.

Aspiration

Alle Patienten mit liegender Tracheotomiekanüle aspirieren geringgradig. Meist verschwindet die Aspiration jedoch nach Dekanülierung und Abschluß der Wundheilung ohne weitere Maßnahmen. Bei Störung der pharyngealen Motorik oder Sensibilität sowie nach Eingriffen am Kehlkopf selbst kann Aspiration dagegen zum quälenden Problem werden.

In diesen Fällen muß der Patient dazu angehalten werden, vor dem Schlucken Luft zu holen, dann die Stimmlippen bewußt zusammenzupressen und unmittelbar nach dem Schlucken auszuatmen oder gar leicht zu husten, um den Eintritt von Speisen in die Luftröhre zu vermeiden oder wenigstens zu minimieren. Die meisten Patienten aspirieren beim Trinken weit mehr als beim Essen, was bei der Planung der Diät zu berücksichtigen ist.

Nasale Regurgitation

Das Austreten von Speisen durch die Nase ist meist Folge eines inkompletten velopharyngealen Schlusses. Nasale Regurgitation beeinträchtigt die Nahrungsaufnahme auf eine für den Patienten ganz besonders unangenehme Weise. Schluckübungen und das Anpassen der Diät helfen manchmal weiter. Wenn weder damit noch durch chirurgische Maßnahmen eine Besserung zu erreichen ist, muß eine spezielle, den Defekt obturierende Prothese angefertigt werden.

Sensibilitätsstörungen und Schmerzen

Als Folge der Neck-dissection wird die Haut der betroffenen Halsseite bleibend gefühllos. Leider verhindert dies nicht das Auftreten von chronischen Narben- und Phantomschmerzen, die oft durch Überbelastung und Fehlhaltung der geschwächten Schulter noch verstärkt werden. Ein Versuch mit Krankengymnastik ist immer angezeigt. Oft kommt man aber um den Einsatz von Analgetika nicht herum.

Hinweise zur Pflege bei Spätfolgen nach operativer Behandlung

Grundproblem	Folgen	Maßnahmen
Artikulationsstörung Stimmstörung	Kommunikationsprobleme	Stimmtherapie
Schluckstörung	Gewichtsverlust	Diätanpassung, Diätberatung, flüssige Zusatznahrung zwischen den Mahlzeiten, Gastrostomie
Aspiration	Pneumonie	Schlucktraining, feste Kost ist oft besser zu schlucken als flüssige
Velopharyngeale Inkompetenz	Nasale Regurgitation	Schlucktraining, obturierende Prothese
Lähmung des N. accessorius	Einschränkung der Schultermobilität, Schmerzen	Krankengymnastik, Analgetika

Rekonstruktionen, Prothesen und Epithesen

In vielen Fällen kann der durch die Tumorresektion entstandene Defekt nicht durch lokales Gewebe gedeckt werden. Glücklicherweise stehen heute mit den muskulokutanen Verschiebelappen sowie den freien Transplantaten chirurgische Techniken zur Verfügung, die eine funktionell und kosmetisch befriedigende Rekonstruktion in den meisten Situationen gestatten.

Nicht gelungen ist bis heute die chirurgische Rekonstruktion des Kehlkopfes nach Laryngektomie (s. unten). In funktioneller Hinsicht oft unbefriedigend ist die chirurgische Rekonstruktion des harten und weichen Gaumens. Ein den Defekt exakt verschließender, mit einer Zahnprothese verbundener Obturator ist hier oft die beste Lösung. Ästhetisch unbefriedigend bleibt häufig der plastisch-chirurgische Ersatz der Ohrmuschel und der äußeren Nase. Hier kommen aus Kunststoff gefertigte Epithesen zum Einsatz. Diese werden entweder aufgeklebt oder als sog. osteointegrierte Epithesen am Knochen verankert. Nasennebenhöhlenkarzinome machen gelegentlich die Entfernung des Auges und von Teilen des Oberkiefers nötig. Viele Patienten bedecken den entstehenden Defekt mit einem hautfarbenen Augenverband und einer getönten Brille. Alternativ kommt auch in diesen Fällen eine epithetische

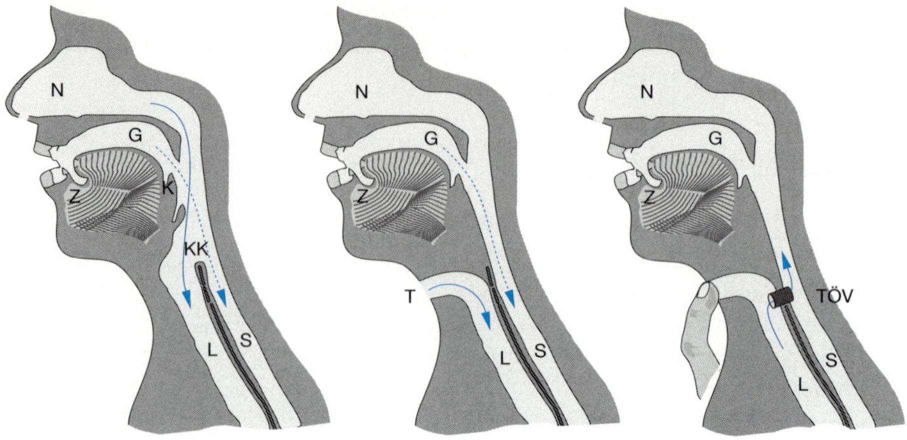

Abb. 31.1 a–c. Sagittaler Schnitt durch Kopf und Hals.
a Normale Verhältnisse: Kreuzung von Luft- (-----) und Speisewegen (.....) im Bereich des Kehlkopfs.
b Zustand nach totaler Laryngektomie: Vollständige Trennung von Luft- (-----) und Speisewegen (.....).
c Zustand nach totaler Laryngektomie: Ersatzstimmbildung durch Umleitung der Ausatmungsluft (-----) mit Hilfe eines Tracheo-Ösophageal-Ventils.
(*G* Gaumen, *K* Kehldeckel, *KK* Kehlkopf, *L* Luftröhre, *N* Nasenhaupthöhle, *S* Speiseröhre, *T* Tracheostoma, *TÖV* Tracheo-Ösophageal-Ventil, *Z* Zunge)

Versorgung in Frage. Neben der Befestigung der Epithese an eine Brille haben sich auch hier osteointegrierte Epithesen durchgesetzt.

Laryngektomie – Stimmrehabilitation und Tracheostoma

Von den verschiedenen Funktionen des Kehlkopfs ist die Stimmbildung (Phonation) die vordergründigste. Im weiteren dient der Kehlkopf als Weiche zwischen der Luft- und der Speiseröhre (Abb. 31.1a) und ermöglicht durch den Schluß der Glottis den zum Husten nötigen intrathorakalen Druckaufbau. Damit schützt er die Lungen vor Aspiration und hilft bei der Reinigung des Tracheobronchialsystems.

Funktionelle Folgen der Laryngektomie

Die Folgen der ***totalen Laryngektomie*** (Entfernung des gesamten Kehlkopfs) sind vielfältig.

Am auffälligsten ist der Verlust der Stimme, nicht der Sprache, wie man fälschlicherweise oft liest.

Bei der Laryngektomie wird die Verbindung von Luft- und Speiseröhre aufgehoben. Das Ende der Luftröhre wird in die Haut eingenäht (Tracheostoma), während die Speiseröhre in ihrer normalen Lage erhalten bleibt (Abb. 31.1b). Die Fähigkeit, normal zu schlucken, bleibt somit erhalten. Die Atmung erfolgt aber nicht mehr via Nase oder Mund, sondern über das Tracheostoma. Dabei ist der Luftröhreneingang völlig ungeschützt. Die Reinigung, Anwärmung und Befeuchtung der Atemluft entfällt. Auch ist es nicht mehr möglich, die Nase zu schneuzen. Die Geruchswahrnehmung wird durch den Ausfall der Nasenatmung eingeschränkt. Umgekehrt ist es nicht mehr möglich, sich zu verschlucken. Ebensowenig ist es aber möglich, kräftig zu blasen, zu schlürfen oder zu saugen. Schließlich wird durch den Wegefall des Glottisschlusses eine intrathorakale Drucksteigerung, wie sie zum Husten oder beim Einsatz der Bauchpresse nötig ist, unmöglich.

Nach ***partieller Laryngektomie,*** d.h. nach Entfernung von Teilen des Kehlkopfes bleiben in der Regel alle wesentlichen Kehlkopffunktionen erhalten. Die Patienten atmen normal durch Nase oder Mund, haben kein bleibendes Tracheostoma und behalten ihre Stimme. Die Stimmqualität ist meist heiser. Je nach Art und Ausmaß der Teilentfernung werden Aspiration oder Atemnot bei Anstrengung beobachtet (Tabelle 31.1).

Beratung vor der Operation

Eine eingehende Beratung ist vor jeder totalen Laryngektomie notwendig. Der Patient sollte den Stimmtherapeuten, der im später eine Ersatzstimme beibringen wird, schon vor der Operation kennenlernen. Jetzt kann er noch sprechen und Fragen stellen, nach der Laryngektomie ist das alles viel schwieriger. Auch eine provisorische Klärung der beruflichen Situation und der Wahrscheinlichkeit eines Wiedereinstiegs in das Berufsleben sollte, zusammen mit dem Sozialarbeiter, bereits vor der Operation erfolgen. Sehr

Tabelle 31.1. Folgen der totalen Laryngektomie

Veränderung	Folgen
Wegfall der Stimmlippen	Verlust der Stimme (nicht der Sprache)
Atmung via Tracheostoma, Nasen- und Mundatmung nicht mehr möglich	Luftreinigung, -anfeuchtung und -erwärmung entfällt. Geruchsinn reduziert (Schnüffeln nicht mehr möglich). Schneuzen, Blasen und Saugen nicht mehr möglich. Bauchpresse abgeschwächt.
Trennung von Luft- und Speiseweg	Schlucken normal, Verschlucken (Aspiration) nicht mehr möglich

bewährt hat sich die Kontaktaufnahme des Patienten mit einem Kehlkopflosen. Vielen Patienten fällt nach diesem Kontakt der Entschluß zur Laryngektomie wesentlich leichter. Schließlich sollte der Patient auf regionale Kehlkopflosen-Selbsthilfegruppen aufmerksam gemacht werden. Diese stellen oft spezielle Merkblätter oder bebilderte Broschüren über das Leben nach der Laryngektomie zur Verfügung (s. Anhang: Wichtige Adressen).

Stimmrehabilitation

Erst nach vollständiger Wundheilung kann mit der Stimmrehabilitation begonnen werden. Der Stimmrehabilitation kommt eine ganz zentrale Bedeutung bei der Rehabilitation des Laryngektomierten zu. Lernt ein Kehlkopfloser nicht, wieder mündlich zu kommunizieren, verliert er fast sicher seine Arbeit und oft seine Freunde. Grundsätzlich geht es bei der Stimmrehabilitation darum, im Bereich des Rachens oder der Mundhöhle einen Ton zu erzeugen, der dann in üblicher Weise im Mund zu verschiedenen Lauten geformt (artikuliert) werden kann.

> Die Kommunikation spielt schon nach der Operation für Patient und Pflegende eine wichtige Rolle; heißt doch Kommunikation teilnehmen am täglichen Leben. Beim Versuch zu „sprechen" sollte der Patient das Artikulationsorgan, „die Lippen", bewegen. Diese Übung ist eine Hilfe für die spätere erlernen der Ösophagusstimme. Anfangs sollte der Patient den Dialog mit ja oder nein beantworten können, bei Nichtverstehen sollte er seine Fragen und Antworten aufschreiben. Dieser Kontakt nach der Operation, wenn der Patient die Ösophagusstimme noch nicht beherrscht, braucht von beiden Seiten viel Geduld und Ausdauer. Für den Patienten ist er sehr wichtig.

Im wesentlichen gibt es 3 Möglichkeiten der Ersatzstimmbildung: Ösophagusstimme, Tracheo-Ösophageal-Ventil und elektrische Sprechhilfe.

Ösophagusstimme

Bei der sog. Ösophagusstimme wird Luft in die Speiseröhre geschluckt oder gepreßt und dann kontrolliert ausgestoßen. Dabei werden Schleimhautfalten in Schwingung versetzt und ein Ton erzeugt, der meist etwas tiefer und rauher ist als der normale Sprechton, der aber durchaus individuellen Charakter hat und (natürlich zusammen mit der jedem Menschen eigenen Artikulationsweise) eine rein akustische Identifikation eines Patienten erlaubt. Die Hauptprobleme der Ösophagusstimme sind der zerhackte Redefluß und die geringe Lautstärke. Rund die Hälfte der Patienten können damit rechnen, eine für den Alltag genügende Ösophagusstimme zu erwerben. Allerdings akzeptieren vor allem differenziertere Patienten den etwas an Rülpsen erinnernden Ton der Ösophagusstimme oft nur schlecht oder gar nicht.

Tracheo-Ösophageal-Ventil

Beim Tracheo-Ösophageal-Ventil handelt es sich um ein kleines Einwegventil aus Kunststoff, das unmittelbar unterhalb des Tracheostomas in ein chirurgisch gesetztes Loch zwischen Luft- und Speiseröhre eingesetzt wird. Das Ventil verhindert einerseits den Übertritt von Speichel und Speisen in die Luftröhre, gestattet aber andererseits den Übertritt der Ausatmungsluft in die Speiseröhre, sobald der Patient das Tracheostoma mit dem Finger verschließt (Abb. 31.1c). Die Stimmbildung erfolgt im wesentlichen wie bei der Ösophagusstimme. Damit ist auch die Stimmqualität derjenigen der Ösophagusstimme vergleichbar. Der Redefluß ist aber meist deutlich besser. Dafür braucht der Patient immer einen Finger zum Sprechen. Und letztlich muß das Ventil regelmäßig gereinigt und ersetzt werden.

Elektrische Sprechhilfe

Die elektrische Sprechhilfe sieht aus wie ein Mikrofon, ist aber in Wahrheit ein batteriebetriebener Vibrator, der von außen auf die Halsweichteile gedrückt wird und so die Luftsäule im Pharynx in Schwingung versetzt. Die Tonfrequenz läßt sich während des Sprechens nicht ändern, was der Stimme einen computerhaften, monotonen Klang verleiht. Die Verständlichkeit ist aber bei korrekter Anwendung gut bis sehr gut. Die Lautsärke ist in gewissen Grenzen regulierbar. Der Redefluß ist bei geschickter Handhabung sehr gut.

> Welcher Ersatzstimme der Vorzug zu geben ist, muß im Einzelfall geprüft werden. Bei guter Beherrschung ist mit allen 3 Techniken auch Telefonieren möglich. Sehr wichtig ist, daß möglichst rasch mit der Stimmrehabilitation begonnen wird, da der Patient sich sonst in die Isolation zurückzieht und die Motivation zum Erwerb einer Ersatzstimme verliert.

Tracheostoma

Das Tracheostoma wird in der Regel chirurgisch so geformt, daß das Tragen einer Kanüle (außer in der unmittelbar postoperativen Phase) nicht nötig ist.

> Wenn möglich, sollte das Stoma durch Kleidung, die das Stoma locker bedeckt, oder durch spezielle Schutztücher abgedeckt werden. Damit schützt der Patient seine Bronchien vor Staub und sich selbst vor den neugierigen Blicken seiner Mitmenschen. Beim Duschen oder Baden ist das Stoma gegen das Eindringen von Wasser zu schützen. Schwimmen ist auch für Laryngektomierte grundsätzlich möglich, allerdings nur mit Hilfe eines speziellen schnorchelartigen Gerätes (Aquamat), das das Stoma wasserdicht abschließt und die Atemluft vom Stoma via Mund zur Nase leitet.
> In den ersten Wochen nach der Laryngektomie produziert die Trachealschleimhaut viel Schleim, der abgesaugt werden muß. Bei der Entlassung

aus dem Krankenhaus muß der Patient deshalb (evtl. leihweise) ein Gerät zum Absaugen mit nach Hause bekommen. Nach einigen Wochen reduziert sich in der Regel die Sekretmenge, so daß ein Absaugen nicht mehr nötig ist. Durch den Wegfall der nasalen Luftbefeuchtung wird die Trachealschleimhaut mit der Zeit trocken und brüchig. Die Folge sind oft ganz leichte Trachealblutungen. Der Ausdrocknung kann dadurch vorgebeugt werden, daß täglich mehrmals einige Milliliter sterile isotone Kochsalzlösung in die Trachea eingeträufelt werden. Vom früher vielerorts geübten Instillieren öliger Substanzen sollte dagegen wegen der Schädigung der Lunge abgesehen werden. Im übrigen ist auf eine adäquate Luftbefeuchtung zu Hause und am Arbeitsplatz zu achten.

Probleme bei fortschreitenden Karzinomen

Leider können nur rund die Hälfte der Patienten mit einem Karzinom im Kopf-Hals-Bereich geheilt werden. Bei der anderen Hälfte kommt es, leider meist schon sehr rasch, zum Auftreten eines lokalen oder zervikalen Rezidivs. Und während die Patienten bei der Diagnose des Karzinoms meist in gutem Allgemeinzustand sind, kommt es nach Auftreten eines Rezidivs meist innerhalb von Monaten zu einer rasch progredienten Verschlechterung des Allgemeinzustands. Viele dieser Patienten müssen hospitalisiert werden, da die auftretenden Probleme Patient und Angehörige überfordern.

Die Pflege dieser Patienten stellt enorme Anforderungen. Zu den allgemeinen Schwierigkeiten der Pflege sterbender Patienten kommen multiple lokale Probleme hinzu. Erwähnt seien Exulzeration des Tumors mit gelegentlicher Blutung, Ernährungsschwierigkeiten und Atemnot sowie Schmerzen (s. Übersicht).

Hinweise zur Pflege beim fortschreitenden Karzinom

Problem	Maßnahmen
Ulzeration	Wundpflege (s. Kap. 24); Antibiotika und Raumdesodorierung bei starkem Fötor
Ernährungsschwierigkeiten	Frühzeitig perkutane endoskopisch kontrollierte Gastrostomie (PEG) anstreben
Atemwegsverlegung	Erweiterung mittels Laser (meist von kurzer Dauer), rechtzeitig Tracheotomie anstreben
Schmierblutungen	Eisauflage, Kompression, Koagulation; Bluttransfusion nur bei stabilem Kreislauf
Massive Blutung	Rechtzeitiges Festlegen des Prozedere und Verzicht auf heroische Maßnahmen

Exulzeration

Die meisten der fortschreitenden Kopf-Hals-Karzinome exulzerieren im Endstadium.

Bei Ulzeration in die Mundhöhle oder in den Pharynx stehen für den Patienten starke Schmerzen, für die Außenstehenden der penetrante faulige Geruch im Vordergrund. Gegen diese Schmerzen helfen nur starke Analgetika. Der meist durch anaerobe Bakterien hervorgerufene Fötor läßt sich oft durch Verabreichung entsprechender Antibiotika zumindest für eine gewisse Zeit eindämmen. Ulzeration nach außen führt häufig zu einer grotesken Entstellung, die oft noch verstärkt wird durch ein massives Lymphödem. Damit wird der Patient vollends von seiner Umwelt isoliert. Sehr sorgfältige Wundpflege, Antibiotikagabe und Raumdesodorierung können hier wenigstens teilweise Linderung bringen. (Detaillierte Angaben zur Pflege von Ulzerationen s. Kap. 24).

Ernährung

Für viele Patienten wird die Ernährung irgendwann zur Plage, sei es wegen Schmerzen, wegen Verlegung der Speisewege oder wegen chronischer Aspiration. Mit einer Magensonde wird der Patient sozial noch mehr isoliert. Vorzuziehen ist darum das Anlegen einer Gastrostomie. Dabei hat die perkutane endoskopisch kontrollierte Gastrostomie (PEG) die klassische Witzelfistel weitgehend ersetzt. Da der Patient sich vor dem Tag fürchtet, an dem er nichts mehr essen kann, sollte er frühzeitig über die Möglichkeit einer PEG informiert werden.

Verlegung der Atemwege

Die größte Angst vieler Patienten mit Kopf-Hals-Tumor ist die Angst vor dem Ersticken.

Tatsächlich besteht außer bei Patienten mit laryngealen oder tiefen pharyngealen Karzinomen kaum eine ernste Gefahr der akuten, vollständigen Atemwegsverlegung. Trotzdem sollten alle gefährdeten Patienten frühzeitig über die Möglichkeiten einer Tracheotomie informiert werden. Es fällt ihnen dann zum gegebenen Zeitpunkt leichter, in diesen Eingriff einzuwilligen.

Eine Erweiterung der obstruierten Luftwege mittels Laser kommt in ausgewählten Fällen in Betracht. Der Erfolg ist aber leider meist nur von sehr kurzer Dauer. Häufiger als tumoröse Obstruktion ist es das zähe, schlecht abhustbare Sekret, das dem Patienten (v.a. nächtliche) Dyspnoe verursacht. Genügende Flüssigkeitszufuhr und Luftanfeuchtung helfen hier oft weiter.

Blutung

Blutungen aus ulzerierten Karzinomen im Kopf-Hals-Bereich ängstigen Patienten und Angehörige, da sie im Gegensatz zu innerlichen Blutungen gut sichtbar sind. Patienten mit rezidivierenden Blutungen drängen oft auf eine Hospitalisation. Bei leichten Blutungen helfen einfache Maßnahmen wie Druck, Eisauflage oder Verätzung. Bleibt der Kreislauf trotz Blutung stabil, ist eine Bluttransfusion zu diskutieren, wenn der Patient dadurch so weit gestärkt werden kann, daß er das Bett oder sogar das Krankenhaus wieder verlassen kann. Massive, zum Kreislaufzusammenbruch führende Arrosionsblutungen sollten dagegen als Erlösung für den Patienten betrachtet werden und nicht Anlaß zu heroischen Maßnahmen sein. Absprache mit dem Patienten und entsprechende eindeutige ärztliche Verordnungen helfen, in solchen Situationen eine klare Linie einzuhalten (s. auch Kap. 32: Obstruktive und infiltrative Notfälle).

Notfälle in der Onkologie

32 Notfälle durch Obstruktion und Infiltration

H. J. Illiger

Inhaltsverzeichnis

Ein drohender Darmverschluß, eine Blutung aus der Halsschlagader oder eine beginnende Querschnittslähmung sind Beispiele für Notfälle durch Obstruktion oder Infiltration bei onkologischen Patienten.

In diesen dramatischen Situationen hängt für den Patienten viel von der Beobachtungsgabe und dem raschen, zielbewußten Handeln der Pflegenden ab. Durch gute Beobachtung können sie beispielsweise den Arzt früh auf die

Zeichen einer beginnenden Rückenmarkkompression hinweisen. Dies kann für das weitere Schicksal des Patienten von entscheidender Bedeutung sein, da nur durch eine rasch einsetzende Behandlung die Gefahr einer dauernden Querschnittslähmung abzuwenden ist.

Hirndruck

Ursachen

Jede Raumforderung im Gehirnschädel kann über kurz oder lang zu einem Anstieg des Hirndrucks führen.

Die häufigsten Tumoren, die zu einer Erhöhung des intrazerebralen Druckes führen, sind Metastasen von epithelialen Tumoren (Tabelle 32.1). Sie führen etwa 3mal häufiger zu Hirndrucksymptomen als primäre Hirntumoren.

Symptome

Die allgemeine Drucksteigerung im Gehirn führt zunächst zu

- Kopfschmerzen mit Übelkeit und evtl. auch Erbrechen.

Blutdruck und Atemfrequenz sind meist normal. Auch weitergehende neurologische Veränderungen können fehlen, die Motorik kann unbeeinflußt bleiben.

Die Anfangssymptome sind also ähnlich wie bei einer schweren Migräne. Während sie bei der Migräne i. allg. wellenförmig und krampfartig auftreten, sind bei erhöhtem Hirndruck in der Regel die Beschwerden kontinuierlich. Mit zunehmendem Druck, gelegentlich auch ohne Vorboten, kommt es dann zu

- Bewußtseinseintrübungen, Nackensteifheit und u.U. auch zu Krämpfen (vergleichbar epileptischen Zuständen), Sehstörungen, verminderter

Tabelle 32.1. Prozentuale Häufigkeit der Primärtumorlokalisationen bei Patienten mit Hirnmetastasen

Primärtumor	[%]
Brustkrebs	22
Lungenkrebs	19
Melanom	9
Nierenzellkarzinom	8
Schilddrüse	4
Magen	4
Gebärmutter	3
Speiseröhre	3
Sonstige	28

Schmerzempfindung und -reaktion, maximaler Pupillenverengung oder nachlassender Lichtreaktion und bei weiter fortschreitendem Druck zu

- Bewußtlosigkeit, Streckhaltungen von Extremitäten, Pupillenerweiterungen, Erliegen von Schmerzreflexen, Atemstörungen und schließlich zum Zusammenbruch der Atem- und Kreislauffunktionen.

Beurteilung und diagnostische Möglichkeiten

Jede Hirndrucksteigerung ist lebensbedrohlich. Je nach biologischen Eigenschaften des zugrundeliegenden Tumorleidens kann der im allgemeinen schmerzlose Tod aus einem komatösen Zustand heraus nach Stunden bis Tagen, selten nach noch längerer Zeit eintreten. Unspezifische Symptome können diesem Stadium jedoch lange vorausgehen, so daß schon bei geringer Symptomatik, die vom Patienten dem Arzt häufig gar nicht mitgeteilt wird, die Diagnose einer Hirndrucksteigerung gestellt werden kann.

Hier sind insbesondere die Pflegenden aufgerufen, Patienten wachsam zu begleiten, um ggf. dem Arzt gezielt Hinweise auf Mißempfindungen zu geben. Bei kurativ oder auch sinnvoll und langfristig palliativ behandelbarer Grundkrankheit hat eine gezielte und rationelle Diagnostik möglichst schnell einzusetzen, um größeren Schaden zu vermeiden.

Zur Beurteilung der Hirndrucksteigerung bzw. Hirnstammfunktionsstörung sowie der Geschwindigkeit, mit der sie sich entwickelt, ist die fortlaufende Überwachung des Patienten notwendig. Hierzu gehört die laufende Dokumentation des Zustands des Patienten, der Bewußtseinslage, der Mobilität und Reaktion auf Reize, des Verhaltens der Pupillen und Augenbewegungen, von Atmung, Temperatur sowie Blutdruck und Puls.

Medizinische Maßnahmen

Je nach Diagnose und Therapieziel sind medizinische Maßnahmen differenziert und situationsgerecht zu ergreifen. So wird man möglicherweise bei einem ausgiebig vorbehandelten soliden Tumor anders vorgehen als bei einem solitären zerebralen Herd bei unbekanntem und noch nicht behandeltem Primärtumor.

Unabhängig von evtl. notwendigen und gewissenhaft zu planenden lokalen Therapiemaßnahmen (Operation, Strahlentherapie) steht als Notfalltherapie evtl. schon parallel zu weiteren diagnostischen Maßnahmen die Injektion eines Kortikosteroids (Nebennierenrindenhormon) an erster Stelle, z.B. Dexamethason[1] i.v. mit dem Ziel, ein um einen tumorösen Herd liegendes Ödem und damit den intrakraniellen Druck zu mindern. Der Wirkungsmechanismus von Dexamethason beim Hirnödem ist weitgehend unbekannt, die Folge jedoch eine Verminderung des Hirnödems bei etwa 70% aller Patienten. Der Erfolg setzt in der Regel innerhalb von 10–20 min ein, selten wird

[1] Präparatenamen: D/CH: z.B. Decadron-Phosphat, Millicorten; A: z.B. Dexamethason.

mehr Zeit nötig sein. Die Anfangsdosis von 4 mg kann ausreichen, um für 6–8 h alle Symptome zu beseitigen. Gelegentlich sind aber wesentlich höhere Dosen nötig (10–40 mg). Eine Wiederholung der Injektion kann alle 6–8 h nötig werden. Deshalb empfiehlt es sich, als Erhaltungsdosis 4–8 mg Dexamethason oral alle 6 h zu verordnen, bis die Kausaltherapie der Grundkrankheit Wirkung zeigt. Danach allmähliche Dosisreduktion.

Angesichts der Notfallsituation sind die üblichen Kontraindikationen für Steroide zu relativieren. Ziel sollte es aber immer sein, die Dauer der Einnahme so kurz wie möglich zu halten, so daß eine wirksame Kausaltherapie möglichst schnell einsetzen muß. Nur selten wird eine diuretische Therapie statt einer Steroidtherapie durchgeführt werden müssen.

Die Kausaltherapie hat sich an der Lokalisation und der Grundkrankheit zu orientieren. Lokalwirksame radiotherapeutische Maßnahmen, Chemotherapie oder operative Maßnahmen kommen natürlich bei primären Hirntumoren und auch bei solitären Hirnmetastasen vorranging zum Einsatz.

Pflegerische Maßnahmen

Die Pflege des Patienten mit intrakraniellem Druckanstieg verlangt große Flexibilität des Pflegeteams, da die Symptome sehr vielfältig und anfangs auch unspezifisch sein können. Dies fordert von den Pflegenden intensive Beobachtung sowie eine sorgfältige Überwachung des Patienten und eine genaue Dokumentation des Gesamtzustands, damit eine schnell angepaßte und damit sichere Pflege gewährleistet ist. Wichtigste Pflegeziele sind jedoch die Linderung von subjektiven Symptomen (z.B. Schmerz) und die Vermeidung von weiteren Komplikationen beim immobilen Patienten. Hinweise zur Pflegeplanung s. Übersicht.

Hinweise zur Pflege bei Hirndruck

Problem	Ziel	Maßnahmen

Kopfschmerzen	Schmerzfreiheit oder bestmögliche Linderung	– Sorgfältige Schmerztherapie (s. Kap. 19)
		– Lärmimmissionen vermeiden:
		  – ruhiges Einzelzimmer
		  – leise sprechen
		  – Besuch nur auf Wunsch des Patienten
		  – Zimmer abdunkeln
		– Vermeidung von jeglichen körperlichen Anstrengungen wie: Husten, Pressen bei Obstipation, Erbrechen

Bewußtseinslage:		
Veränderungen der Bewußtseinslage können sich in Bewußtseinstrübung oder Verwirrung äußern	Sicherheit des Patienten gewährleisten, Früherkennung	– Häufiges Ansprechen – Patient nicht alleine lassen – Angehörige einschalten
Veränderungen des Muskeltonus, Lähmungen	Früherkennung und angepaßte Pflege	– Beurteilung des Muskeltonus: – Schmerzreize auslösen, Heben und Fallenlassen der Extremitäten – Intensivere Hilfestellung in der Grundpflege – Physiotherapie beiziehen
Gefahr von Krampfanfällen	Erstickung und Verletzung durch Krampfanfall vermeiden	– Gummikeil bereitlegen – Abgepolsterte Bettgitter anbringen – Reservemedikamente für den Notfall verordnen lassen
Mobilität:		
Zunehmende Immobilität und damit verbunden Thrombose-, Pneumonie- und Dekubitusgefahr	Vermeidung von zusätzlichen Komplikationen beim bettlägerigen Patienten	– Zu Beginn Rückenlage mit gerade liegendem Kopf und leicht erhöhtem Oberkörper, um einen freien Abfluß des hirnvenösen Blutabflusses zu gewährleisten, stabile Seitenlage – Dekubitusprophylaxe – Pneumonieprophylaxe, – Thromboseprophylaxe (Heparinisierung, Antithrombosestrümpfe)
Kontraktionsgefahr	Keine Kontraktur	– 2mal täglich aktive und passive Bewegungsübung
Muskelatrophie	Wiederaufbau der Muskulatur	
Vitalzeichen:		
Bradykardien als Hinweis auf Druckanstieg	Früherkennung	– Regelmäßige Pulskontrolle – Dokumentation der Vitalzeichen
Hypertonien und Hypotonien als Zeichen von Blutdruckregulationsstörungen		– Regelmäßige Blutdruckkontrolle
Störungen der Temperaturregulation bei Schädigung des Zwischenhirns		– Täglich mehrmalige Temperaturkontrolle
Beschleunigte Atmung deutet auf zunehmende Hirnstammeinklemmung hin		– Atmungskontrolle: Veränderungen sofort dem Arzt melden

Ernährung:		
Orale Ernährung nicht möglich durch zunehmende Bewußtseinstrübung	Bei kurativer Absicht vollwertigen Nahrungsersatz gewährleisten	– Überwachung der Sonde, Gabe von Sondenkost parenterale Ernährung per Infusionslösung – Ersetzen der enteralen Ernährung durch Magensonde oder Infusion

Rückenmarkkompression und Querschnittslähmung

Ursachen

Metastasen oder primäre Geschwulste im Bereich der Wirbelsäule und der Rückenmarkhäute sind Ursachen für eine Kompression des Rückenmarks bzw. von austretenden Nervenwurzeln. Diese Kompression führt zu einer Querschnittslähmung, die in der Regel symmetrisch ist, die nach Lage der Läsion aber auch eine Betonung einer Seite aufweisen kann.

Verschiedene Mechanismen können zur Kompression des Rückenmarks führen (Abb. 32.1):

- Skelettmetastasen können aus einem Wirbelkörper kontinuierlich in den Rückenmarkskanal hineinwachsen.
- Seltener sind Metastasen auf den Rückenmarkshäuten (Meningen) Ursache für eine Rückenmarkkompression.
- Gelegentlich kann Tumorgewebe auch aus Lymphknoten vor der Wirbelsäule (durch die Foramina intervertebralia) in den Rückenmarkkanal vorwachsen, z.B. bei malignen Lymphomen.

Tumoren, die häufig Querschnittsläsionen verursachen:

- Bronchuskarzinom,
- Mammakarzinom,
- Prostatakarzinom,
- Plasmozytom (multiples Myelom),
- Non-Hodgkin-Lymphome.

Durch Skelettmetastasen bedingte Wirbelfrakturen verursachen nur selten eine Querschnittsläsion. Die pathologischen Wirbelfrakturen haben (wie Wirbelfrakturen bei Osteoporose) eine Zusammensinterung des Wirbelkörpers und damit eine Abnahme der Körperlänge des Patienten zur Folge. Zu einer wesentlichen Einengung des Rückenmarkkanals durch Frakturfragmente kommt es dann, wenn die Fraktur zu einer deutlichen Abknickung der Wirbelsäulenachse führt. Wenn bei einem Tumorpatienten mit einer Quer-

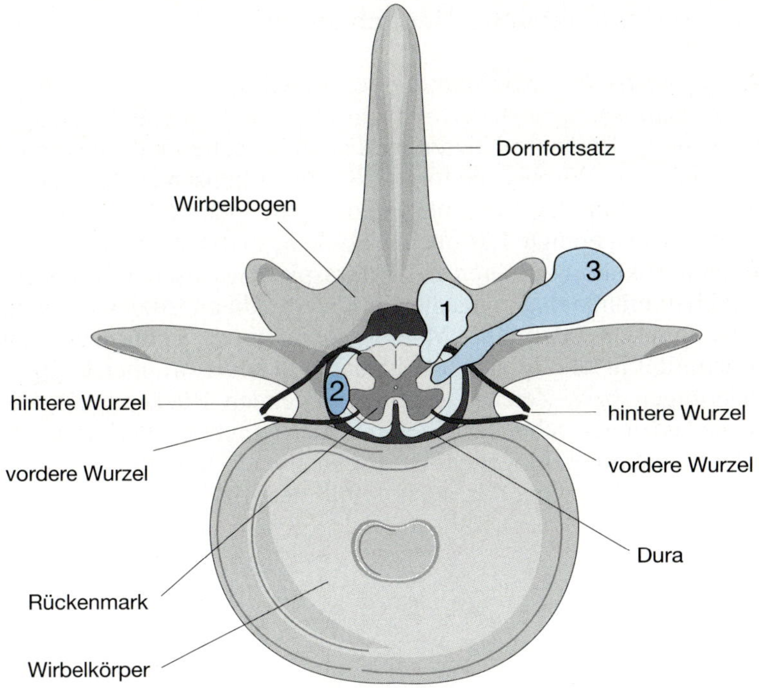

Abb. 32.1. Rückenmarkkompression durch **1** Skelettmetastase, **2** extramedulläre Metastase (Metastase auf den Meningen), **3** Lymphknotenmetastase

schnittslähmung eine pathologische Wirbelfraktur gefunden wird, liegt neben der Fraktur meist auch eine Kompression des Rückenmarks durch aus dem Wirbelkörper herauswachsendes Tumorgewebe vor.

Symptome

Die Einklemmung des Rückenmarks kann zu symmetrischen oder aber seitenbetonten Symptomen in Form von Ausfällen oder Schmerzen führen.

> Schmerzen sind bei 90% der Betroffenen Leitsymptom und können den objektiven Befunden lange vorausgehen.

Nach Tagen bis Monaten kommen dann meist Parästhesien, d.h. Empfindungsstörungen wie Kribbeln, auch Taubheitsempfindungen und Brennen hinzu. Auch frühzeitig schon werden Störungen beim Wasserlassen bzw. beim Stuhlgang angegeben, die bei fortschreitender Rückenmarkkompression zu einer kompletten Inkontinenz führen. Dann tritt allerdings auch die komplette Querschnittslähmung hinzu.

Beurteilung und diagnostische Möglichkeiten

Eine ***schnelle diagnostische Entscheidung*** bei Frühveränderungen ist nötig. Eine exakte Lokalisationsdiagnostik erfolgt zunächst durch eine subtile neurologische Untersuchung. Ergänzend hierzu wird dann je nach Lokalisation eine Röntgenuntersuchung der Wirbelsäule folgen. Röntgenologisch leichte Veränderungen werden sich in der Computertomographie oder NMR-Untersuchung jedoch oft als ausgeprägte Läsionen darstellen, so daß heute diese Verfahren zur weiteren Abklärung gehören. Auch intraspinal wachsende Läsionen, die keinerlei Skelettveränderungen machen, können so diagnostiziert werden.

Eine Lumbalpunktion oder eine Myelographie durch Einbringen von Röntgenkontrastmittel in den Spinalkanal ist dadurch heute oft überflüssig.

Frühveränderungen bzw. Zeichen einer beginnenden Rückenmarkkompression sind bei gezielter schneller Therapie meist reversibel. Eine komplette Querschnittslähmung hingegen ist irreversibel. Deshalb muß eine rasche Diagnostik und Therapie, d.h. auch notfallmäßig zu jeder Tages- und Nachtzeit, erfolgen.

Medizinische Maßnahmen

Chirurgie

Nach Sicherung der Diagnose ist eine notfallmäßige Intervention in der Regel unvermeidbar. An erster Stelle der Maßnahmen steht – falls möglich – die ***Operation.*** Eine schnelle Entlastung des komprimierten Rückenmarks wird durch eine Laminektomie (Entfernung von einem oder mehreren Wirbelbogen) erreicht. Da aber durch diese Maßnahme die auslösende Ursache nicht beeinflußt und zudem die Stabilität der Wirbelsäule geschwächt wird, ist eine stabilisierende Operation vorrangig in Erwägung zu ziehen. Hierzu gibt es verschiedene operative Maßnahmen, die in der Regel von vorn durchgeführt werden; die Laminektomie dagegen setzt am Rücken an. Während der stabilisierenden Operation kann man auch versuchen, den Tumor zu entfernen bzw. Metastasen auszuräumen. Die Eingabe von Knochenzement kann hierbei notwendig werden. Ein Fixateur interne gibt jedoch die größere Stabilität, setzt aber voraus, daß benachbarte Wirbelkörper krankheitsfrei sind oder nur geringe Läsionen aufweisen. Außerdem ist die Mobilität in der Wirbelsäule nach diesem operativen Eingriff etwas eingeschränkt.

Indikationen für einen operativen Eingriff:

- Guter Allgemeinzustand,
- Operabilität des Patienten,
- solitäre Metastase,
- benachbarte Wirbelkörper intakt,
- Histologie des Tumors noch nicht bekannt,
- Wirbelsäulenabschnitt bereits bestrahlt,
- Tumor wahrscheinlich nicht strahlensensibel.

Radiotherapie

Wenn die operative Intervention den lokalen Tumor nicht hat beseitigen können, ist eine Nachbestrahlung in der Regel erforderlich. Inoperable Patienten werden primär bestrahlt.

Indikationen für Bestrahlung:

- Patient nicht operabel,
- Tumor wahrscheinlich sehr strahlenempfindlich,
- Tumor bei Operation nicht oder unvollständig entfernt.

Medikamentöse Behandlung

Indikationen für Chemotherapie:

- Tumor wahrscheinlich sehr empfindlich für Chemotherapie.

Zytostatika sind bei Anzeichen einer beginnenden Querschnittslähmung in der Regel nicht ausreichend wirksam und somit nur wenigen Situationen vorbehalten (z.B. bei malignen Lymphomen). Hingegen hat eine hochdosierte ***Kortisongabe*** (ähnlich wie bei der Hirndrucksteigerung) einen Sinn, wenn auch die Wirksamkeit deutlich geringer ist als bei der intrakraniellen Hirndrucksteigerung. Es gelten die bereits dargestellten Regeln der Kortisontherapie (s. Seite 621 f.), die eine weitergehende Lokaltherapie bzw. Behandlung der Grundkrankheit nicht ausschließt.

Die lokale Applikation von Zytostatika in den Intrathekalraum ist bei einer Querschnittsläsion nicht sinnvoll. Nur bei einer diffusen Meningiosis, z.B. bei einer Leukämie oder einem malignen Lymphom, wird sie in Ergänzung zu einer lokalen Maßnahme erforderlich sein. Jedoch ist eine Meningiosis in der Regel nicht auslösende Ursache einer Querschnittsläsion.

Pflegerische Maßnahmen

Die Pflege des Patienten mit Rückenmarkkompression verlangt intensive physische und psychische Betreuung

Eine wichtige Aufgabe der Pflegenden ist die genaue Beobachtung und Früherkennung von auftretenden motorischen oder sensorischen Störungen beim Patienten. Je nach Schweregrad der Lähmungserscheinungen müssen sämtliche Pflegemaßnahmen des bettlägerigen, immobilen Patienten durchgeführt werden.

Der Patient mit plötzlicher oder langsam fortschreitender Querschnittslähmung steht immer unter starkem psychischem Druck. Die Pflegenden sind wohl am ehesten die Personen im Betreuungsteam, die die meiste Zeit beim Patienten verbringen, da die Pflegeverrichtungen zahlreich sind. Es liegt an ihnen, bewußt auf die Ängste des Patienten einzugehen und auch, falls gewünscht, längere Gespräche mit ihm zu führen. Hinweise zur Pflegeplanung s. Übersicht.

Hinweise zur Pflegeplanung bei Rückenmarkkompression

Problem	Ziel	Maßnahmen
Ausfälle oder Schmerzen im Versorgungsbereich der betroffenen Nerven, Parästhesien	Früherkennung auf neurologische Störungen hinweisender Symptome, um eine rechtzeitige Therapieeinleiten zu können	– Dokumentation und Beobachtung von folgenden Symptomen: Empfindungsstörungen wie Kribbeln und Taubheitsgefühl – Temperaturextreme vermeiden, z.B. Heizkissen, Eispackung – Verabreichung von Schmerzmitteln nach Verordnung
Miktionsstörungen	Früherkennung und Linderung der Symptome	– Miktionsprotokoll – Harnverhalten oder Inkontinenz nach Verordnung behandeln; evtl. Einlegen eines Dauerkatheters
Stuhlentleerungsstörungen	Obstipation und die Entwicklung eines paralytischen Ileus früh erfassen und Linderung der Symptome	– Beobachtung und Dokumentation der Stuhlentleerungen und der Stuhlkonsistenz – Behandlung der Obstipation nach Verordnung (s. auch Kap. 21)
Atemfunktionsstörung, Pneumonie	Komplikationen frühzeitig erkennen und vermeiden	– Kontrolle der Atmung – Pneumonieprophylaxe (z.B. Einreiben, Abklatschen)

	Totraumvergrößerung und somit Ventilationssteigerung	– Atemgymnastik – Inhalation – Totraumrohr[a]
Dekubitusgefahr	Intakte Haut, kein Druckgeschwür	– Weichlagerung – Umlagerung nach Plan, evtl. Spezialbett – Einreibungen
Thrombembolische Komplikationen, Thrombosegefahr	Ersatz des Muskeltonus, Vermeidung von Thrombose oder Embolie, Herabsetzung der Gerinnung	– Antithrombosestrümpfe – Verabreichung der Medikamente nach Anweisung – Krankengymnastik
Kontrakturgefahr	Erhaltung der Beweglichkeit in den Gelenken	– Passive und aktive Krankengymnastik – Lagerung in physiologischer Mittelstellung
Körperpflege kann vom Patienten nicht durchgeführt werden	Intakte Haut	– Körperpflege, Hautpflege einschließlich Mund-, Augen- und Nasenpflege
Psychische Veränderungen	Verminderung von Ängsten	– Zuhören und Gespräche führen, wenn der Patient seine Ängste über die Kompression äußert – Realistisch und korrekt informieren

[a] Totraumrohre nach Giebel bestehen aus beliebig zusammenfügbaren Einzelstücken von je 20 cm Länge (100 ml Volumen). Der zusätzliche Totraum des Mundstücks beträgt 50 ml. Man beginnt meist mit 300 bis 500 ml für Erwachsene; die Atemfrequenz darf 24/min nicht überschreiten.

Obere Einflußstauung

Ursachen

Tumoren oder Metastasen im oberen Mediastinum bzw. im Bereich der oberen Thoraxapertur können eine obere Einflußstauung verursachen.

Folgende Tumoren sind häufig Ursache einer oberen Einflußstauung (Abb. 32.2):

- Bronchuskarzinom,
- maligne Lymphome,
- Thymom,
- metastasierendes Mammakarzinom.

Die tumorösen Veränderungen komprimieren die obere Hohlvene (V. cava superior) und behindern dadurch den Rückfluß im venösen und lymphatischen Bereich, so daß ein Rückstau der Flüssigkeit im Kopf-Hals-Bereich und in den Armen resultiert.

Symptome

Subjektiv mag ein unspezifischer Kopfdruck im Vordergrund stehen. Bei der Betrachtung des Patienten zeigen sich oft nur gestaute Halsvenen. Bei weiterem Rückstau kommt dann allerdings gelegentlich auch eine extreme Schwellung des Gesichts und der Hals- sowie Armregionen hinzu. Wegen des venösen Rückstaus kommt es auch zu einer blauroten Verfärbung des Gesichts. Eine Dyspnoe wird oft infolge des gleichzeitig bestehenden Drucks auf die Atemwege beobachtet.

Beurteilung und diagnostische Maßnahmen

Auch wenn die klinische Symptomatik für die Diagnose einer oberen Einflußstauung spricht, muß eine exakte Dokumentation des Ausmaßes des Tumors erfolgen, da nur hierdurch eine optimale Therapieplanung möglich wird.

Ist eine bösartige Grunderkrankung bereits bekannt, wird die Therapie sich hieran orientieren. Bei unbekanntem Primärtumor jedoch wird die histo-

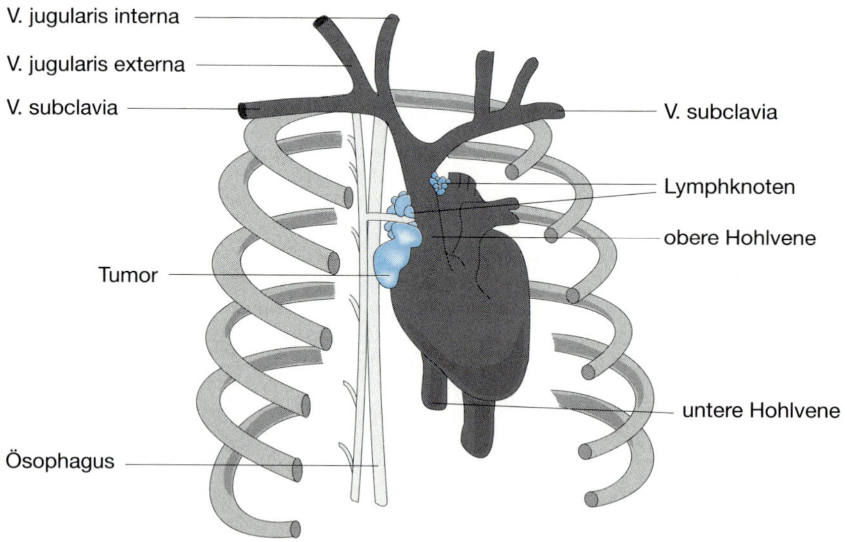

Abb. 32.2. Obere Einflußstauung durch Kompression der oberen Hohlvene

logische Abklärung nötig, sofern in der vorliegenden Situation möglich. Je nach Befunden wird eine Thorakotomie, Mediastinoskopie oder Bronchoskopie, gelegentlich auch eine Lymphknotenbiopsie die Diagnose klären können, oft wird man allerdings eine Therapie auf Verdacht je nach klinischem Bild einleiten.

Die Prognose der oberen Einflußstauung ist bei unbehandelten Patienten ernst. Oft liegt jedoch ein therapiesensibles Grundleiden vor, wodurch die Prognose entsprechend gebessert werden kann. Wichtig ist aber auf jeden Fall, die Therapie möglichst zügig einzuleiten.

Medizinische Maßnahmen

Als Notfalltherapie der 1. Wahl gilt auch hier wieder die hochdosierte Kortisontherapie, die relativ schnell zum Abklingen der Symptome führen kann. So wird es durch diese Kortisontherapie oft auch möglich, einen Zeitraum von mehreren Tagen bis zur Einleitung einer effektiven Tumortherapie zu überbrücken. Eine Behandlung mit Diuretika kann ergänzend hilfreich sein. Es gilt jedoch zu bedenken, daß es sich um eine mechanisch bedingte Wassereinlagerung handelt, die durch Diuretika in der Regel kaum beeinfluß werden kann.

Im Mittelpunkt steht die gezielte Therapie des Grundleidens, wobei sowohl eine Strahlentherapie wie auch – bei chemotherapiesensiblen Tumoren – eine Zytostatikatherapie zur Anwendung kommen kann. diese Behandlungen können neben der laufenden Kortisontherapie durchgeführt werden.

Begleitende medizinische Maßnahmen wie Sauerstoffzufuhr und Heparinisierung können in Frage kommen.

Pflegerische Maßnahmen

Das Pflegeziel ist die Vermeidung von Komplikationen der Ödeme in den oberen Extremitäten und gleichzeitige Linderung vorhandener Atemnot.

Vor allem Atemnot bewirkt beim Patienten starke Angst, aber auch die bläuliche Verfärbung des Gesichts infolge des venösen Rückstaus verunsichert Patienten wie Angehörige sehr.

Angemessene Zeit für Gespräche und Information sollte deshalb in der Pflegeplanung berücksichtigt werden (Hinweise s. Übersicht).

Hinweise zur Pflege bei oberer Einflußstauung

Problem	Ziel	Maßnahmen
Atemnot	Früherkennung, Verbesserung der Sauerstoffaufnahme, Linderung der Angst	– Genaue Kontrolle und Dokumentation der Atmungsfrequenz – Anzeichen von motorischer oder innerer Unruhe erfassen – Geringe Mobilisation, evtl. Bettruhe – Anleitung des Patienten, Bewegungen langsam durchzuführen – Oberkörperhochlagerung (sitzend, halbsitzend), evtl. Sauerstoff verabreichen – Versicherung, daß Hilfe zu jeder Zeit verfügbar ist
Ödeme in oberen Extremitäten	Verminderung von Flüssigkeitsansammlung im Körper	– Reduzierte Flüssigkeitsmenge (nach Verordnung) über den Tag verteilt verabreichen – Flüssigkeitsbilanz – Gewichtskontrolle – Diuretika nach Verordnung verabreichen – Fingerringe, Uhren, Armbänder rechtzeitig entfernen, ebenso einengende Kleidungsstücke – Dekubitusprophylaxe – Information des Patienten, daß sich die Gesichtsfarbe und Schwellungen während der Therapie normalisieren
Thrombosegefahr bei diuretisch behandelten Patienten, da durch die erreichte Verminderung des Plasmaolumens eine Hämokonzentration entsteht	Vermeidung von Thrombose und Embolie, Herabsetzung der Gerinnung und Muskeltonusersatz	– Thromboembolieprophylaxe – Medikamente nach Verordnung – Antithrombosestrümpfe – Krankengymnastik
Parotitisgefahr durch Mundatmung und Diuretika	Intakte und feuchte Mundschleimhaut	– Parotitisprophylaxe – Mundschleimhaut feuchthalten und Speichelfluß fördern

Intestinale Obstruktion (Darmverschluß)

Dieser Abschnitt beschäftigt sich ausschließlich mit der mechanischen Obstruktion. Der paralytische Ileus ist in Kap. 21 (Diarrhö und Obstipation) abgehandelt.

Ursachen

Ein mechanischer Darmverschluß mit kompletter oder auch nur inkompletter Unterbrechung der Passage ist bei malignen Erkrankungen eine wichtige und nicht seltene Komplikation.
Folgende Tumoren sind häufig Ursache eines Darmverschlusses:

- Ovarialkarzinom (Darmverschluß bei ca. 25% aller Patientinnen mit Ovarialkarzinom),
- Dickdarmkarzinom,
- Zervixkarzinom,
- Blasenkarzinom,
- maligne Lymphome.

Während bei Ovarial- und Darmtumoren meist der Tumor oder seine Metastasen zur Obstruktion führen, sind bei Zervix- und Blasentumoren, aber auch bei Lymphomen vorausgegangene Strahlentherapien mit nachfolgenden Fibrosen ursächlich zu nennen. Eine benigne Adhäsion oder ein Zweittumor sind eher selten.

Oft hat die maligne intestinale Obstruktion mehrere auslösende Ursachen, z.B. Tumorokklusion oder Strangbildung bei gleichzeitigem Einsatz von Medikamenten, die die Dünndarmmotilität herabsetzen.

Symptome

Die intestinale Obstruktion kann akut mit kolikartigen Schmerzen beginnen und zu Übelkeit und Erbrechen sowie Konstipation führen.

Meist setzt jedoch die Obstruktion langsam ein, nach Wochen oder auch Monaten an Intensität zunehmend. Gehäuft kommen dann auch Episoden mit teilweisem oder auch komplettem Verschluß und relativ akuter Symptomatik hinzu.

Bei einer langsam einsetzenden Obstruktion finden sich oft ganz andere Symptome als bei einem akuten Verschluß: Im Vordergrund stehen Übelkeit und Erbrechen, Koliken und andere tumorbedingte Schmerzen. Der Stuhlgang kann lange ganz normal bleiben, Diarrhöen sind lange Zeit häufiger als eine Konstipation.

Beurteilung und diagnostische Möglichkeiten

Die Diagnose ist bisweilen in der Anfangsphase schwer zu stellen, insbesondere, wenn die Symptome nur mild und uncharakteristisch sind. Mit fortschreitendem Prozeß wird es einfacher und typischer. Allerdings verschlechtern sich Behandlungsmöglichkeiten und Prognose.

Bei der physikalischen Untersuchung fühlt man evtl. schon einen Tumor oder mehrere Knoten im Abdomen.

Eine Röntgenuntersuchung des Abdomens zeigt zwar zuverlässig, daß eine Obstruktion vorliegt, aber nicht wo. Mit Kontrastmittel kann gewöhnlich zwischen Obstruktion durch Metastasen, radiogenen Schäden und Adhäsionen unterschieden werden. Eine langsame Passage von Bariumbrei deutet auf eine Motilitätsstörung hin, wie sie oft bei Ovarialkarzinomen besteht. Ein Kolonkontrasteinlauf oder eine Kolonoskopie kann bei Verschlüssen des Dickdarms hilfreich sein. Insgesamt sollten aber solche Untersuchungen nur erfolgen, wenn chirurgische Konsequenzen gezogen werden können.

Medizinische Maßnahmen

Bei jedem Tumorpatienten mit einer intestinalen Obstruktion sind zunächst die Möglichkeiten einer operativen Intervention zu klären, auch wenn nur noch palliative Therapiechancen bestehen sollten; denn manche Patienten erleben nach einer nur palliativen Operation eine recht lange beschwerdefreie Phase. Für eine Operation kommen vor allem Patienten in gutem Allgemeinzustand mit möglicherweise solitären oder nur wenigen beweglichen Tumoren in Frage. Bei bereits stark aufgetriebenem Leib sind die operativen Möglichkeiten oft begrenzt.

Ist eine Operation nicht durchführbar, bleiben nur noch konservative Palliativmaßnahmen. Eine langfristig wirksame Behandlung der Grundkrankheit hat nur selten Erfolg, sollte aber, falls möglich, versucht werden. Der Erfolg stellt sich oft erst nach Wochen ein, so daß symptomatische Maßnahmen ergänzend zum Einsatz kommen müssen.

Die intravenöse Ernährung und das Legen eines Magenschlauchs bringen oft eine merkliche Entlastung des Magen-Darm-Trakts, stellen aber keine befriedigende Langzeitlösung des Problems dar. In der Regel sind diese Maßnahmen nur bei Patienten mit der Chance auf operative Problemlösung als operationsvorbereitende Maßnahme sinnvoll. Bei allen anderen Patienten hilft dieses Vorgehen im Schnitt nur in einem von acht Fällen.

Rein symptomatische medikamentöse Behandlung bei Koliken und anderen tumorbedingten Schmerzen, Übelkeit und Erbrechen sowie Diarrhö müssen sorgfältig aufeinander abgestimmt werden, und zwar sowohl bezüglich der Dosis als auch des Zeitplans und der Applikationsart. Auch die Kombination verschiedener Mittel bei unterschiedlichen Symptomen muß im Einzelfall überdacht werden. So können z.B. bei bisher nur leichten Koliken

Antiemetika wie Metoclopramid[2] über eine Steigerung der Peristaltik die Symptome verstärken. Oft wird der alleinige Einsatz von Morphin oder auch Kodein als hilfreich und lindernd empfunden. Der Arzt sollte sich nicht scheuen, diese Substanzen bei Bedarf großzügig zu verordnen. Die orale Applikation, die zur Schmerztherapie normalerweise gut wirksam ist, kann bei intestinaler Obstruktion wegen der fast obligaten Übelkeit mit Erbrechen selten durchgeführt werden. Die parenterale Applikation stellt eine sinnvolle Alternative dar, insbesondere wenn eine Therapie über einen längeren Zeitraum nötig sein wird.

Die Prognose der chronischen Obstruktion ist ungünstig; trotzdem gibt es immer wieder Patienten, die über einen Zeitraum von vielen Monaten eine derartige Behandlung und Pflege benötigen. Das Ernährungsproblem in diesen Situationen ist zu lösen. Die Patienten sollten essen und trinken, was sie wünschen, möglichst aber nur in kleinen Portionen. Eine künstliche Ernährung wird nur selten nötig sein.

Pflegerische Maßnahmen

Das Ziel der Pflege besteht in der Linderung der Symptome und in der Vermeidung von lebensbedrohlichen Komplikationen des Darmverschlusses durch gezielte Beobachtung und Dokumentation. Hinweise zur Pflegeplanung s. Übersicht auf Seite 636.

Ruptur der Arteria carotis

Ursachen

Eine Ruptur der A. carotis, der großen Halsschlagader, führt zu einer akuten, lebensbedrohlichen Blutung. Sie kann bei Patienten mit Kopf-Hals-Karzinomen in 2 verschiedenen Situationen auftreten:

- Ruptur der Gefäßwand als Folge einer Arrosion durch einen progredienten Tumor, meist bei ausbehandelten Patienten in einem terminalen Krankheitsstadium.
- Ruptur als Folge einer therapiebedingten Gefäßschädigung. Sie kann kurz nach einer erfolgreichen Lokalbehandlung (Operation, evtl. in Kombination mit Bestrahlung) auftreten, also bei tumorfreien Patienten mit guter Prognose. Es handelt sich um eine postoperative Komplikation, meist 3–5 Wochen nach dem Eingriff, evtl. auch noch später, je nach Operationsverfahren. Risikofaktoren sind v.a. eine vorausgegangene Bestrahlung,

[2] Präparatenamen: D: z.B. Paspertin, Gastrosil; CH/A: z.B. Paspertin.

Hinweise zur Pflegeplanung bei intestinaler Obstruktion

Pflegeproblem	Ziel	Maßnahmen
Aufstoßen, Erbrechen, Übelkeit, Oligurie, Verschlechterung des Allgemeinzustandes	Rechtzeitiges Erkennen eines beginnenden mechanischen Ileus und eines Schocks, erträgliche Symptomatik, gute Ausscheidung	– Intensive Kreislaufüberwachung – Elektrolytkontrolle – Ein- und Ausfuhrkontrolle, Urin auf Menge, Aussehen und Konzentration beobachten, Flüssigkeitszufuhr evtl. parenteral – Antiemetika nach Verordnung
Ernährung	Ausreichende Kalorien- und Flüssigkeitszufuhr	– Gewichtskontrolle – evtl. parenterale Ernährung
Stuhl- und Windverhaltung, Meteorismus, reflektorische Abwehrspannung des Abdomens, Hyper- und Widerstandsperistaltik	Schmerzfreie Intervalle	– Obstipationsprophylaxe – Magensonde zum Absaugen des Darminhalts, – Genaue Dokumentation – Analgetika nach Verordnung – Eπvtl. Vorbereitung zur Operation

schlechter Ernährungszustand, Begleiterkrankungen wie Diabetes mellitus oder Arteriosklerose, und Operationsfolgen wie Wundinfekte, Hautlappennekrosen und Pharynxfisteln.

Symptome

Bei der Arrosion der A. carotis infolge eines progredienten Tumors kommt es nicht selten zunächst nur zu kleineren Blutungen, bevor dann eine akut einsetzende, massive arterielle Blutung in der Regel das Leben des Betroffenen beendet. Subjektiv fühlen oder sehen viele Patienten vorher ihren Tumor wachsen, was verständlicherweise Gefühle von Angst und Hilflosigkeit verursacht und unterhält. Auch Schmerzen und Nervenläsionen können je nach Lokalisation der Tumoren vorausgehen.

Einer postoperativen Karotisruptur geht oft eine mehr oder weniger ausgedehnte Haut- oder Lappennekrose mit meist bakteriell bedingten entzündlichen Veränderungen voraus.

Beurteilung und diagnostische Möglichkeiten

Die Arrosion durch einen progredienten Tumor ist ein Ereignis einer terminalen Krankheit, prognostisch also äußerst ungünstig einzustufen. Der Einsatz aller diagnostischen Maßnahmen sollte sich hieran orientieren. Ohnehin ist die aufmerksame Beobachtung des Lokalbefundes die diagnostische Methode mit der größten praktischen Relevanz, so daß sich weitergehende technische Untersuchungen wie Angiographien, Computertomographien usw. erübrigen dürften.

Die Ruptur als postoperative Komplikation ist prognostisch und somit auch therapeutisch günstiger einzustufen. Trotzdem gilt für den diagnostischen Aufwand das Gesagte gleichermaßen, lediglich eine selektive kontralaterale Karotisdiagnostik zur Beurteilung der restlichen Hirndurchblutung bei einer u.U. durchzuführenden Karotisligatur ist als sinnvolle Maßnahme einzustufen. Wird ein derartiger Eingriff als möglich und sinnvoll erachtet, sind auch entsprechende Vorbereitungen zu treffen, um im Notfall den Patienten optimal versorgen zu können (Bestimmung der Blutgruppe, Bereitstellung von Konserven, evtl. Überprüfen der Verfügbarkeit geeigneter Frischblutspender, Instrumentarium zur notfallmäßigen Versorgung einer akut einsetzenden Ruptur).

Medizinische Maßnahmen

Bei einer Arrosion der Karotis durch einen progredienten Tumor sind therapeutische Ansatzpunkte äußerst begrenzt, da ja in der Regel zuvor alle üblichen gezielten antineoplastischen Maßnahmen wie Operation, Strahlentherapie und u.U. auch Chemotherapie vorausgegangen und in ihren Möglichkeiten erschöpft sind. Angesichts dieses terminalen Tumorstadiums erscheint es fragwürdig, ob man sich bei einer drohenden Ruptur noch zu einer aktiven operativen Intervention entschließen soll, oder ob man nicht besser bei angemessener Sedierung dem Ereignis seinen Lauf läßt.

Bei der Gefahr einer postoperativen Karotisruptur ist die HNO-ärztliche Fachbetreuung notwendig. Dem Erfahrenen bleibt es vorbehalten, über Chancen und Grenzen einer sinnvollen operativen Intervention zu befinden.

Pflegerische Maßnahmen

Ziele der pflegerischen Maßnahmen sind:

- Verhütung der Karotisruptur, v.a. in der postoperativen Situation.
- Mithilfe beim Entscheidungsprozeß, ob im Falle einer Ruptur intensive therapeutische Maßnahmen versucht oder unterlassen werden sollen.
  Diese Entscheidung kann nur in Absprache zwischen allen Beteiligten getroffen werden, d.h. zwischen dem Patienten, seinen Angehörigen, den betreuenden Ärzten und den Pflegenden.

Entscheidend ist, daß sich sowohl der Patient als auch seine Angehörigen über die Tragweite einer solchen Blutung und ihrer Behandlung bzw. Nichtbehandlung im klaren sind.

Hinweise zur Pflege bei drohender und erfolgter Karotisruptur

Pflegeproblem	Ziel	Maßnahmen
Rupturprophylaxe:		
Durch Husten erhöhter Druck auf die A. carotis	Vermeiden von Hustenanfällen	– Ursache des Hustens feststellen – Verordnete Medikamente verabreichen
Durch Erbrechen erhöhter Druck auf die A. carotis	Unterbindung von Übelkeit und Erbrechen	– Verordnete Antiemetika nach Zeitplan verabreichen – evtl. Magensonde legen zur Entlastung
Obstipation (durch harten Stuhlgang Erhöhung des Drucks in der A. carotis	Regelmäßiger weicher Stuhlgang	– Verabreichung von Laxanzien nach Anordnung
Operationswunde	Vermeidung einer Wundinfektion, Primärwundheilung	– Aseptischer Verbandswechsel
Wundbelastung durch Antrocknung am Verband	Lösen des Verbandes, ohne die Wunde erneut aufzureißen	– Aseptischer Verbandswechsel – Vor dem Entfernen den Verband mit physiologischer Kochsalzlösung einweichen – Feinmaschige Kompressen verwenden (evtl. nichtklebende Gaze/Adaptic) verwenden
Bakteriell bedingte entzündliche Veränderungen	Ausbreitung der Entzündung verhindern, Wundheilung fördern	– Beobachtung der Wunde – Regelmäßige Wundpflege – Aseptischer Verbandswechsel
Patient fühlt Tumor wachsen, Angst und Hilflosigkeit	Linderung der Beschwerden	– Auf Patienten eingehen, Hilfe anbieten (Seelsorger/Angehörige) – Ausreichende Sedierung

Drohende Ruptur:		
	Absprache zwischen Patient, Angehörigen, Ärzten, effiziente Notfallversorgung gewährleisten	– Klare Entscheidung als Grundlage für Vorgehen bei Eintritt einer Ruptur – Bereitstellen von genügend Verbandmaterial, Tamponaden, Latexhandschuhen etc. im Zimmer
Ruptur postoperativ:		
Kleine Blutungen	Erkennen von einsetzenden arteriellen Blutungen	– Beobachtung der Operationswunde – Freihalten der Wunde, freie Sicht
	Erkennen eines Schocks	– Vitalzeichenkontrolle: Puls, Blutdruck, Atmung, Urinausscheidung – Dokumentation
Arterielle Blutung	Unterdrückung der Blutung bis zur Operation	– Abdrücken der A. carotis bis zur Operation. Notfall!
Ruptur durch Tumorwachstum:		
Kleine Blutung	Saubere Wunde, Vermeidung von Infektionen	– Häufige Verbandswechsel
Arterielle Blutung	Beruhigung des Patienten und seiner Angehörigen	Gezielt und ohne Hektik folgende Maßnahmen treffen: – den Patienten nicht allein lassen – lokalen Druckverband anlegen – Aspiration des Blutes vermindern durch Absaugen und entsprechende Seitenlage; keine aufrechte Haltung – alle Prozeduren kurz erklären

33 Stoffwechsel- und Elektrolytentgleisungen

H. Ludwig, E. Kofer

Inhaltsverzeichnis

Notfälle mit Stoffwechsel- und Elektrolytentgleisungen treten bei einem beträchtlichen Teil der Tumorpatienten im Rahmen des Krankheitsverlaufs auf. Es sollten daher in allen Zentren, in denen Tumorpatienten mit derartigen Risiken betreut werden, auch die Voraussetzungen für eine optimale Behandlung solcher Komplikationen vorhanden sein. Konkret handelt es sich dabei um besonderes Spezialwissen und Erfahrung auf dem Gebiet der Behandlung von Notfällen und um die dazu notwendigen Möglichkeiten zur intensiven Behandlungsüberwachung. Es werden daher auch zunehmend onkologische Patienten bei Auftreten von Notfällen auf Intensivstationen betreut. Diese Entwicklung hat erst ihren Anfang genommen und muß althergebrachte Barrieren, wie die Ablehnung von nichtkurablen Krebspatienten auf Intensivstationen, überwinden; sie wird aber in Zukunft sicher noch beschleunigt werden.

Hyperkalzämie

Ursachen und Pathophysiologie

Unter Hyperkalzämie versteht man die Erhöhung der Serumkalziumspiegel über 2,7 mmol/l (= 11 mg/100 ml) (Normbereich: 2,3–2,7 mmol/l = 9,5–11 mg/100 ml).

Da Kalzium eine wesentliche Rolle bei der Signalübertragung in Körperzellen spielt, insbesondere bei der Reizleitung in Herzmuskelfasern und Nervenzellen, stellt hochgradige Hyperkalzämie einen lebensbedrohlichen Zustand dar.

Hyperkalzämien sind bei Tumorpatienten relativ häufige Komplikationen. Sie entwickeln sich allerdings bevorzugt bei bestimmten Krebserkrankungen:

- bei Plattenepithelkarzinom der Lunge (bei Lungenkarzinomen anderer histologischer Typen, z.B. kleinzelligem Bronchuskarzinom oder Adenokarzinom, entwickeln sich nur selten Hyperkalzämien),
- bei Plasmozytom (multiples Myelom),
- bei Mammakarzinom,
- bei malignen Lymphomen,
- bei bestimmten lymphatischen Leukämien von Erwachsenen (T-Zell-Leukämien),
- bei Nierenzellkarzinom,
- bei Prostatakarzinom.

Der Anstieg des Serumkalziums kann langsam über mehrere Wochen, aber auch innerhalb weniger Stunden bis Tage erfolgen und unabhängig von der Ausbildungsgeschwindigkeit zu einem kritischen Zustandsbild führen.

Der Entwicklung tumorassoziierter Hyperkalzämien liegen in Abhängigkeit von der onkologischen Grunderkrankung unterschiedliche Mechanismen zugrunde (Tabelle 33.1). Beim Plasmozytom und bei Non-Hodgkin-Lymphomen werden verschieden Zytokine für die Aktivierung der Osteoklasten (knochenabbauende Zellen) und den damit verbundenen erhöhten Knochenabbau verantwortlich gemacht.

In Tabelle 33.2 sind jene Zellen angeführt, die für Knochenbildung und -resorption (Knochenabbau) verantwortlich bzw. im Knochengerüst vorhanden sind.

Hyperkalzämien bei Tumorpatienten ***ohne*** direkte Knochenmetastasierung sind seit dem Nachweis eines dem Parathormon verwandten Peptids (PTHrP) plausibel zu erklären. PTHrP kann von bestimmten Tumorzellen (Plattenepithel-, Lungen-, Nieren-, Pankreas- und Ovarialkarzinome) produziert werden und unterscheidet sich in seiner Struktur nur unwesentlich vom eigentlichen Parathormon, einem Hormon, das von den Epithelkörperchen (Nebenschilddrüsen) produziert wird und in die Regulation des Kalziumstoffwechsels eingreift (Abb. 33.1 und 33.2).

Tabelle 33.1. Ursachen für gesteigerten Knochenabbau bei Tumorpatienten

	Faktoren	Krankheitsgruppen
I.	Osteoklastenaktivierende Faktoren (OAF), Interleukin 1, Interferon, Lymphotoxin, Tumornekrosefaktor (TNF)	Plasmozytom, Non-Hodgkin-Lymphome, adulte lymphatische Leukämie vom T-Zell-Typ
II.	Prostaglandine, insbesondere Prostaglandin E_2 und direkte Resorption durch Tumorzellen und andere Faktoren	Solide Tumoren ***mit*** Knochenmarkmetastasen (kleinzelliges Lungen-, Mamma-, Zervixkarzinom)
III.	„Parathyreoid hormone related peptide" (PTHrP)	Solide Tumoren ***ohne*** Knochenmarkmetastasen (Plattenepithelkarzinom der Lunge, Nieren-, Pankreas-, Ovarialkarzinom)
IV.	1,25-Dihydroxy-Vitamin-D-Bildung (von pathologischen lymphatischen Zellen vermehrt produziert)	Sarkoidose, Non-Hodgkin-Lymphome

Tabelle 33.2. Zellen, die für Knochenbildung und Knochenabbau verantwortlich sind

Zellpopulation	Funktion
Osteoblasten	Knochenbildende Zellen, die Kollagen produzieren und ausscheiden; ihre Aktivität wird durch Kalzitonin stimuliert und von Parathormon und Vitamin D gehemmt
Osteoklasten	Mehrkernige Zellen, die den Knochen anbauen und abbauen; ihre Bildung und Aktivität wird durch Parathormon und Vitamin D stimuliert und durch Kalzitonin gehemmt
Osteozyten	Ruhende Zellen des Knochengerüsts, die von kalzifizierter Knochensubstanz umgeben sind

Tumoren ***mit*** Skelettmetastasierung führen durch Freisetzung von Prostaglandinen und anderen, derzeit nur ungenügend definierten Substanzen zum Knochenabbau. In bestimmten Fällen dürften Tumorzellen selbst zur Knochenresorption befähigt sein. Durch die bei manchen Patienten auftretende Immobilisierung kann es zum gesteigerten Knochenabbau mit geringgradiger Erhöhung des Serumkalziumspiegels kommen. Eine schwere hyperkalzämische Krise ist allerdings dadurch nicht zu erwarten.

Klinische Symptome und Komplikationen

Wie eingangs erwähnt, können sich tumorassoziierte Hyperkalzämien unterschiedlich schnell ausbilden. Bei langsamer Erhöhung des Serumkalziums werden nicht selten psychische Veränderungen beobachtet. Darüber hinaus klagen die Patienten über vermehrten Durst, da die Erhöhung der Urinmenge

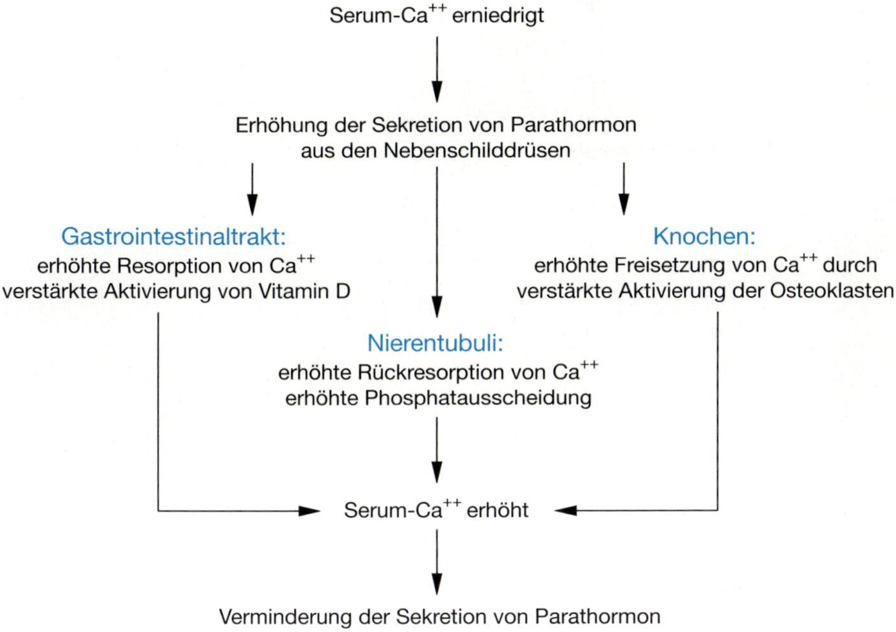

Abb. 33.1. Einfluß des Parathormons auf den Kalziumspiegel im Serum

einen beträchtlichen Flüssigkeitsverlust bedeutet. Ein weiterer Anstieg der Kalziumwerte kann eine Reihe von Symptomen auslösen (Tabelle 33.3).

Mit zunehmendem Anstieg der Serumkalziumwerte kann es zu einer hyperkalzämischen Krise kommen, die häufig mit einer Verstärkung der neuropsychologischen Veränderungen, wie Verwirrtheit oder Somnolenz bis zum komatösem Zustandsbild, einhergeht.

Tabelle 33.3. Klinische Symptome der Hyperkalzämie

Organsystem	Symptome
Psyche, ZNS	Müdigkeit, Depression, Verwirrtheit, Persönlichkeitsveränderung, Somnolenz, Koma
Gastrointestinaltrakt	Anorexie, Übelkeit, Erbrechen, Bauchschmerzen, Obstipation, Ileus (Hypotonie der glatten Muskulatur)
Niere	Polyurie, Azotämie, Nephrolithiasis, Polydipsie, Nierenversagen
Herz	Verkürzung der QT-Zeit, Rhythmusstörungen (Brady- und Tachyarrhythmien); bei extremer Hyperkalzämie: Bradykardie, Vorhofflimmern, Kammerextrasystolen, AV-Blockierungen
Muskulatur	Verminderter Muskeltonus, Schwäche
Stoffwechsel	Metabolische Alkalose, Dehydratation (Gewichtsverlust)

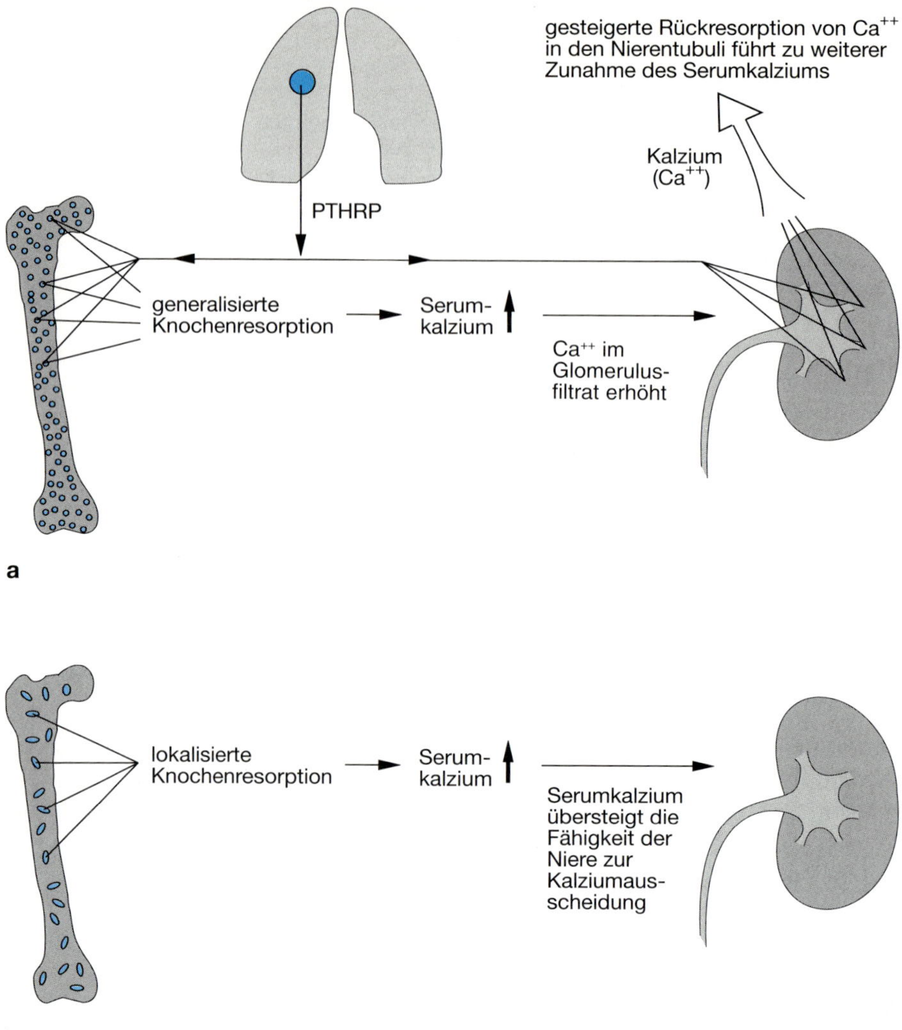

Abb. 33.2 a, b. Ursachen der Knochenresorption bei Tumorerkrankungen. **a** Plattenepithelkarzinom der Lunge. Knochenresorption durch paraneoplastische Bildung von PTHrP („parathyreoid hormone related peptide“) durch den Tumor; **b** osteolytische Metastasen mit lokaler Knochenresorption

Medizinische Maßnahmen

Die Behandlung der Hyperkalzämie (Tabelle 33.4) zielt auf

- Korrektur des Flüssigkeitsdefizits,
- Verstärkung der Diurese und damit der renalen Kalziumausscheidung,
- Verminderung der ossären Kalziumfreisetzung und zum Teil auch auf
- Verminderung der enteralen Kalziumaufnahme.

Tabelle 33.4. Medizinische Maßnahmen bei Hyperkalzämie

Behandlungs-maßnahmen	Arzneistoffe	Präparate	Dosierungen
Flüssigkeitszufuhr			3000–4000 ml/Tag
Diphosphonate	Clodronat	D: z.B. Ostac CH: z.B. Ostac A: z.B. Lodronat	300–600 mg/Tag
	Pamidronat	D: z.B. Aredia CH: z.B. Aredia A: z.B. Aredia	15 mg/Tag bzw. 60 mg Einmaldosis
Kalzitonin		D: z.B. Calsynar, Karil CH: z.B. Calcitonin, Miacalcin A: z.B. Calcitonin, Sanabo	100 i.E./Tag
Fakultativ: Kortikoide	Prednisolon	D: z.B. Decortin H, Solu-Decortin CH: z.B. Ultracorten H, Solu-Decortin A: z.B. Solu-Decortin	20–80 mg/Tag
Diuretika	Furosemid	D: z.B. Lasix CH: z.B. Lasix A: z.B. Lasix	20–80 mg/Tag
	Etacrynsäure	D: z.B. Hydromedin CH: z.B. Eterin A: z.B. Eterin	50–150 mg/Tag
Therapie der Grundkrankheit			
Beachte: Flüssigkeitsbilanz Kardiale Dekompensation Kaliumspiegel Säure-Basen-Haushalt			

Therapeutisch empfiehlt sich die Verabreichung von 3000–4000 ml Flüssigkeit pro Tag, wobei gerade bei älteren Patienten eine sorgfältige Flüssigkeitsbilanzierung vorgenommen werden muß, um eine Überwässerung und in weiterer Folge eine kardiale Dekompensation der Patienten zu vermeiden. Aus diesem Grund kann auch die Verabreichung von sog. *Schleifendiuretika* wie Furosemid[1] notwendig werden. Die zweite wesentliche Maßnahme neben der Flüssigkeitszufuhr besteht in der Verabreichung von *Diphosphonaten* (Bisphosphonaten).

Diphosphonate hemmen die ossäre Kalziummobilisation und führen innerhalb von 24 h zu einer signifikanten Senkung des Kalziumspiegels. Darüber hinaus können sie bei Langzeitmedikation die Progression osteolyti-

[1] Präparatenamen: D/CH/A: z.B. Lasix.

scher Skelettmetastasierung reduzieren, so daß sie derzeit auch in dieser Indikation verabreicht werden.

Kalzitonin führt über eine Hemmung der Osteoklastenaktivität zu einer raschen Senkung des Kalziumspiegels und eignet sich zur Behandlung hyperkalzämischer Zustandsbilder. Für die Dauertherapie nachteilig sind allerdings die Notwendigkeit der parenteralen Verabreichung sowie die relativ hohen Therapiekosten. *Glukokortikosteroide* sind v.a. bei malignen lymphoproliferativen Erkrankungen indiziert, da sie neben einer Anti-Vitamin-D-Wirkung die Produktion verschiedener Zytokine, die Osteoklasten stimulieren, hemmen. Außerdem läßt sich gerade bei lymphoproliferativen Systemerkrankungen der häufig zu beobachtende antiproliferative Effekt der Kortikosteroide therapeutisch nutzen. Ein weiterer Vorteil besteht in der Reduktion der enteralen Kalziumresorption.

Pflegerische Maßnahmen

Da Hyperkalzämien zu den häufigen Komplikationen von Tumorerkrankungen gehören, kommt den adäquaten pflegerische Maßnahmen besondere Bedeutung zu (Hinweise zur Pflegeplanung s. Übersicht).

So sollten Patienten mit hohem Risiko, eine tumorassoziierte Hyperkalzämie zu entwickeln, und deren Angehörige prophylaktisch mit den Symptomen einer Hyperkalzämie vertraut gemacht werden, um bei eventuellem Auftreten der Störung umgehend medizinischen Rat einzuholen. Patienten und Angehörige können die Symptome mit unerwünschten Wirkungen einer Radio- oder Chemotherapie verwechseln und damit die Diagnose verzögern.

Während ansteigender Serumkalziumspiegel muß die Flüssigkeitszufuhr in Abhängigkeit vom Schweregrad der Hyperkalzämie entsprechend gesteigert werden – natürlich unter exakter Flüssigkeitsbilanzierung und Gewichtskontrolle, um einer eventuellen Überwässerung bzw. kardialen Dekompensation vorzubeugen.

Durch die forcierte Entwässerung kommt es auch zu einer vermehrten Kaliumausscheidung, die in vielen Fällen eine Kaliumsubstitution notwendig macht. Eine solche empfiehlt sich auch, um einer erhöhten Erregbarkeit des Herzens und einer Reizleitungsstörung, die durch gleichzeitiges Vorliegen von Hyperkalzämie und Hypokalämie begünstigt wird, vorzubeugen. Bei digitalisierten Patienten ist wegen der hyperkalzämiebedingt verstärkten Wirkung von Herzglykosiden eine sorgfältige kardiale Überwachung notwendig.

Selbstverständlich sollte bei hyperkalzämischen Patienten die Einnahme kalziumreicher Nahrungsmittel wie Milch, Käse etc. eingeschränkt werden. Bei hypophosphatämischen Patienten kann über eine Phosphatsubstitution eine zusätzliche Kalziumreduktion erreicht werden.

Patienten, die anschließend an die parenterale Behandlung eine Langzeitbehandlung benötigen, wird man in erster Linie Diphosphonate für die orale Verabreichung empfehlen. Dabei sollten die Patienten umfassend über die optimalen Bedingungen der Tabletteneinnahme informiert werden.

Aufgrund der geringen enteralen Resorptionsrate der Diphosphonate (etwa 1%) müssen diese auf nüchternen Magen eingenommen werden, wobei die zur Erleichterung des Schluckaktes verabreichte Flüssigkeit möglichst kalziumarm sein sollte, um eine Interferenz der Kalziumsalze mit der ohnehin schon bescheidenen Resorption von Diphosphonaten zu vermeiden. Milch oder kalziumhaltige Mineralwasser sind daher je eine Stunde vor und nach der Tabletteneinnahme, die am besten 1mal täglich erfolgt, strikt zu vermeiden.

Es ist hilfreich, wenn sich die Pflegenden aus Interesse die Laborresultate ansehen, um eine bessere Vorstellung vom Verlauf der medizinischen Behandlung zu bekommen.

Hinweise zur Pflege bei Hyperkalzämie

Problem	Maßnahmen
Psychoneurologische Veränderungen	– Beachtung von Müdigkeit, Verwirrtheit, Somnolenz, Koma und Persönlichkeitsveränderungen (die Korrektur der Hyperkalzämie führt zur Normalisierung der psychoneurologischen Veränderungen) – Vorsichtsmaßnahmen zur Vermeidung von pathologischen Frakturen (Umstellen von ungeeigneten Möbeln, Anlegen von Steckgittern)
Flüssigkeitsverlust	– Flüssigkeitszufuhr – Überwachung und Dokumentation der Flüssigkeitsbilanz – Überwachung der Herz-Kreislauf-Funktion
Elektrolytstörung	– Verabreichung von Diuretika zur Forcierung der Kalziumausscheidung – Verabreichung von kalziumsenkenden Medikamenten nach Verordnung (Diphosphonate etc.) – Verabreichung von Kalium wie verordnet
Reizleitungsstörungen	– Beachtung von Anzeichen einer kardialen Dekompensation (Hustenreiz, Ödeme, Atemnot), genaue Pulskontrolle
Magen-Darm-Störungen	– Beachtung von Übelkeit und Erbrechen (Verabreichung von Antiemetika nach Verordnung) – Beachtung von Obstipation (Verabreichung von Laxanzien bzw. Klistieren nach Verordnung)
Mobilisierung	– Vorsicht, um pathologische Frakturen zu vermeiden – Einleitung physiotherapeutischer Maßnahmen und Anregung zur Durchführung isometrischer Übungen – Für bettlägerige Patienten ein Fußbrett benutzen – Aufstehen 4- bis 6mal/Tag wenn physischer Zustand dies erlaubt

Information des Patienten, sowie seiner Angehörigen	– Aufklärung über die Symptome der Hyperkalzämie vor Entlassung (Hinweis, daß es sich nicht um eine Nebenwirkung der Chemotherapie handelt) – Information über Maßnahmen zur Prophylaxe von Hyperkalzämien, ausreichende Flüssigkeitsaufnahme bis zu 3 l/Tag, körperliche Bewegung (Spaziergänge, soweit möglich), korrekte Medikamenteneinnahme – Diätempfehlungen (Vermeidung oder Reduktion kalziumreicher Nahrungsmittel)

Tumorlysesyndrom

Ursachen und Pathophysiologie

Bei rasch fortschreitenden Krebserkrankungen kann es sowohl spontan als auch durch Chemotherapie bedingt zu einem massiven Tumorzellzerfall kommen. Dies kann zu schweren metabolischen Entgleisungen und Störungen des Elektrolythaushalts führen und insgesamt eine bedrohliche Situation darstellen.

Bestimmte Lymphome, Leukämien und das kleinzellige Bronchialkarzinom können in Einzelfällen derart schnell wachsen, daß das Tumorwachstum der Entwicklung des für die Versorgung notwendigen Gefäßsystems voraneilt. Als Folge der Mangelversorgung kommt es zum Absterben großer Tumorzellmengen mit Freisetzung von Kern- und Zytoplasmamaterial. Dies führt zu einer Überlastung des Purinstoffwechsels mit rasch ansteigendem Harnsäurespiegel (Hyperurikämie). Der exzessive Anstieg der Harnsäure wird nicht selten durch ein aufgrund der Harnsäurekonzentrationserhöhung entstehendes Nierenversagen weiter verstärkt. Harnsäure ist bekanntlich im Serum nur schlecht löslich und fällt bereits bei geringer Konzentrationserhöhung aus. Dadurch entstehen Harn-säureniederschläge im Bereich der Nierentubuli, wodurch die Nierenfunktion weiter eingeschränkt wird und bis zur Anurie fortschreiten kann.

Durch den übermäßigen Zellzerfall werden auch große Mengen an Kalium und Phosphat freigesetzt und gelangen in den Blutkreislauf. Die Komplikationen der Hyperkaliämie betreffen in erster Linie das Reizleitungssystem des Herzens. Es kann zu Rhythmusstörungen bis zum Herzstillstand kommen, außerdem tritt eine generelle Schwäche der Muskulatur auf, die im Extremfall zu einer Lähmung führen kann.

Klinische Symptome und Komplikationen

Die klinische Symptomatik wird durch die schnelle Freisetzung intrazellulärer Substanzen und der damit verbundenen Hyperurikämie, Hyperkaliämie, Hyperphosphatämie und Hypokalzämie geprägt. Diese Veränderungen können zu rasch auftretender Niereninsuffizienz mit Oligo- und Anurie führen und darüber hinaus schwere Herzrhythmusstörungen hervorrufen. Bedingt durch die Hypokaliämie, können außerdem schwere tetanische Muskelkrämpfe auftreten.

Medizinische Maßnahmen

Bei bezüglich eines Tumorlysesyndroms besonders gefährdeten Patienten sollten bereits ***prophylaktisch*** Maßnahmen getroffen werden. So empfiehlt sich

- eine ausreichende Flüssigkeitszufuhr von etwa 3000–4000 ml/24 h;
- Diuretikagabe vom Typ Furosemid zur Aufrechterhaltung einer ausreichenden Diurese und zur Elimination von Kalium;
- sorgfältige Überwachung der Flüssigkeitsbilanz;
- die Verabreichung von Allopurinol[2] parenteral in einer Dosis von 300–600 mg/24 h zur Prävention einer Hyperurikämie.

Neben diesen unterstützenden Maßnahmen muß besonderes Augenmerk auf eine sorgfältige Planung der Tumortherapie gelegt werden. Diese muß bei gefährdeten Patienten mit gegenüber Chemotherapie hochsensiblen Tumoren mit einer niedrig dosierten Vorbehandlung eingeleitet werden, um einen zu raschen Tumorzerfall zu vermeiden.

Besteht bei Patienten mit derart hochsensiblen Tumoren aus bestimmten klinischen Gründen (z.B. Einflußstauung) die Notwendigkeit, unverzüglich eine aggressive Tumortherapie einzuleiten, so muß die Ausbildung eines akuten Tumorlysesyndroms in Betracht gezogen werden. In einem derartigen Fall sind die oben angeführten Maßnahmen unverzüglich einzuleiten. Darüber hinaus sollte der Harn zur Vermeidung der Ausfällung von Harnsäure mit NaH_2CO_3 alkalisiert und auf einen pH-Wert von etwa 7 eingestellt werden.

Pflegerische Maßnahmen

Das Tumorlysesyndrom stellt eine lebensbedrohliche Komplikation der Chemotherapie dar. Davon betroffene Patienten bedürfen einer intensiven Pflege:

- Kontrolle der Vitalfunktionen und neurologische Veränderungen;
- Flüssigkeitsbilanzierung;
- Kontrolle des Harn-pH-Wertes (dieser sollte auf pH 7 eingestellt sein);
- Kontrolle der Haut: Auftreten eines Ausschlags als unerwünschte Wirkung von Allopurinol.

---

[2] Präparatenamen: D: z.B. Zyloric, Urosin etc.; CH: z.B. Zyloric; A: z.B. Zyloric, Urosin.

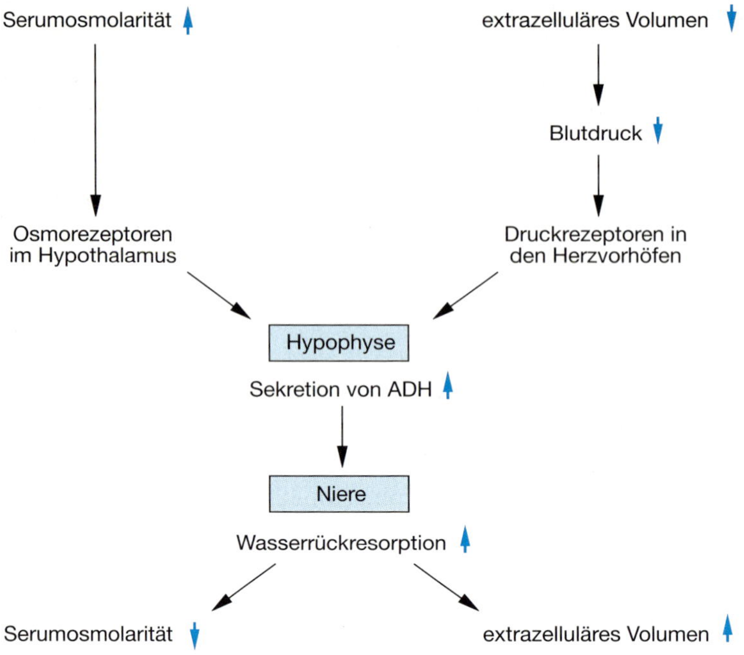

Abb. 33.3. Regulation des Wasserhaushalts durch antidiuretisches Hormon (ADH)

Syndrom der inadäquaten ADH-Sekretion (SIADH)

Ursachen und Pathophysiologie

Tumorerkrankungen stellen die häufigste Ursache für das Syndrom der inadäquaten Sekretion von antidiuretischem Hormon (Schwarz-Bartter-Syndrom) dar. Bei diesen Patienten ist die Sekretion des antidiuretischen Hormons (ADH) in Relation zur Serumosmolarität inadäquat erhöht. Die Patienten sind nicht in der Lage, den Harn zu verdünnen, sodaß es zu einer Flüssigkeitsretention kommt. Diese führt zu einer Vermehrung des extrazellulären Flüssigkeitsvolumens, ohne daß Ödeme auftreten, sowie zu einer Abnahme der Serumosmolarität.

Im Flüssigkeitshaushalt spielt das ADH eine zentrale Rolle (Abb. 33.3). ADH wird im Hypothalamus produziert und gelangt in Form von Vorläuferproteinen zum Hypophysenhinterlappen. Dort wird es vom Trägerprotein abgespalten und in die Zirkulation ausgeschüttet. ADH ist in der Niere wirksam, wo es zu einer Erhöhung der Wasserrückresorption führt. Die in den Herzvorhöfen angesiedelten Barorezeptoren registrieren den aktuellen Blutdruck. Bei Blutdruckabfall stimulieren sie Hypothalamus und Hypophysenhinterlappen zu vermehrter ADH-Sekretion und damit zur Erhöhung der

Wasserrückresorption. Dies führt letztlich zu einer Vermehrung des Flüssigkeitsvolumens und damit zur Anhebung des Blutdrucks.

Die zweite wesentliche Steuerfunktion wird von den Osmorezeptoren wahrgenommen. Diese befinden sich im Hypothalamus und reagieren auf Schwankungen der Serumosmolarität. Im Falle einer Reduktion der Osmolarität kommt es zu einer Hemmung der ADH-Sekretion mit nachfolgender Verdünnung des Urins und damit zu vermehrter Wasserausscheidung. Da mehr Flüssigkeit als Elektrolyte ausgeschieden wird, steigt die Serumosmolarität, deren Normalwert bei 280–295 mOsmol/l liegt, an.

Von besonderer Bedeutung für die Betreuung von Tumorpatienten ist die Kenntnis, daß bestimmte Zytostatika die ADH-Sekretion stimulieren und darüber hinaus verschiedene Tumoren zur ektopen Produktion von ADH befähigt sind (s. Übersicht). Das von den malignen Zellen produzierte ADH ist mit dem physiologischen ADH des Hypophysenhinterlappens identisch.

Ektope ADH-Produktion und inadäquate ADH-Sekretion bei Tumorerkrankungen

Tumoren, die zur ektopen ADH-Produktion führen können:
- Bronchuskarzinom (kleinzellig)
- Pankreaskarzinom
- Dünndarmkarzinom
- Endometriumkarzinom
- Non-Hodgkin Lymphome
- Morbus Hodgkin
- Thymom

Zytostatika, die zur inadäquaten ADH-Sekretion führen können:
- Cyclophosphamid[a]
- Vincristin[b]
- Vinblastin[c]

Andere Medikamente, die zur inadäquaten ADH-Sekretion führen können:
- Barbiturate
- Antidepressiva
- Diuretika

Begleiterkrankungen, die zur inadäquaten ADH-Sekretion führen können:
- Lungenerkrankungen (Pneumonien, Abszesse)
- Streß
- Operationen

[a] Präparatenamen: D/CH/A: z.B. Endoxan.
[b] Präparatenamen: D: z.B. Vincristin; CH/A: z.B. Oncovin.
[c] Präparatenamen: D/CH/A: z.B. Velbe.

Daneben kann die ADH-Sekretion noch durch eine Reihe anderer Faktoren beeinflußt werden. So führt Streß zu einer Vermehrung der ADH-Ausscheidung und damit zu einer Flüssigkeitsretention, möglicherweise als Präventivmaßnahme für etwaige Blutungen oder Flüssigkeitsverluste durch Schwitzen. Dies gilt für vielerlei Streßsituationen, also auch für Schmerzen, Traumen und eingreifende Operationen. Auch Begleiterkrankungen und verschiedene Medikamente können für eine vermehrte ADH-Sekretion verantwortlich sein.

Klinische Symptome

Patienten mit inadäquater ADH-Sekretion leiden unter Schwäche, Lethargie und Gewichtszunahme. Weiter können neurologische Symptome, die bis zur Verwirrung und in Einzelfällen zu Bewußtseinstrübung führen, beobachtet werden (s. Übersicht).

Symptome und Laborbefunde bei inadäquater ADH-Sekretion

Klinische Symptome:
- Gewichtszunahme
- Schwäche
- Lethargie
- neurologische Symptome mit Verwirrung und in Extremfällen Bewußtseinstrübung bis zum Koma
- selten Ödeme und Bluthochdruck
- selten Anorexie, Übelkeit und Erbrechen

Laborbefunde:
- Hyponatriämie (weniger als 130 mmol/l)
- Hypoosmolarität (unter 270 mOsm/l)
- niedrige Serumspiegel von Kreatinin, BUN, Harnsäure und Albumin
- Erhöhung der Harnosmolarität (Natriumkonzentration meist höher als 20 mmol/l)

Relativ selten kommt es durch die beträchtliche Flüssigkeitsretention zu Ödemen und Bluthochdruck. Häufiger hingegen klagen die Patienten über Anorexie, Übelkeit und Erbrechen.

Medizinische Maßnahmen

Die Therapie der Wahl bei Tumorpatienten mit ektoper Produktion von ADH liegt natürlich in der erfolgreichen Behandlung des Tumorgeschehens. Ist dies nicht möglich oder ist das Syndrom der inadäquaten ADH-Sekretion auf zytostatische Therapiemaßnahmen oder andere Begleiterkrankungen zurückzuführen, so empfehlen sich in erster Linie folgende medizinischen Therapiemaßnahmen:

- Einschränkung der Flüssigkeitszufuhr,
- Zufuhr von hypertoner Saline (3–5%iges NaCl) und zusätzliche Verabreichung von Diuretika, z.B. Furosemid,
- Dimethylchlorotetrazyklin[3],
- Lithiumkarbonat[4].

[3] Präparatenamen: D/CH: nur über Firma erhältlich; A: z.B. Ledermycin.
[4] Präparatenamen: D: z.B. Quilonum retard, Hypnorex retard, Leukominerase; CH/A: z.B. Quilonum.

Mit Hilfe der hypertonen Saline und der zusätzlichen Verabreichung von Furosemid kann die Symptomatik rasch gebessert werden. Allerdings ist nach medikamentöser Korrektur die Einhaltung einer Flüssigkeitsrestriktion notwendig. Das Antibiotikum Dimethylchlorotetrazyklin vermindert die Empfindlichkeit der Niere gegenüber ADH, während Lithiumkarbonat die antidiuretische Wirkung von ADH reduziert.

Pflegerische Maßnahmen

Eine Prävention der inadäquaten ADH-Sekretion bei Tumorpatienten ist nur durch eine wirkungsvolle Tumortherapie möglich. Dennoch können gerade die Pflegenden häufig dazu beitragen, die Frühsymptome dieser Störung zu erkennen. Bei Patienten mit unbefriedigend behandelbaren Tumoren muß die Aufmerksamkeit auf frühzeitige Diagnose gelegt werden, wobei verminderte Harnausscheidung, Hyponatriämie, Veränderung der Bewußtseinslage, Lethargie, Schwäche und Gewichtsverlust sowie Übelkeit und Erregbarkeit besonders zu beachten sind.

Da die genannten Symptome relativ unspezifisch sind, wird nicht selten ein Initialstadium des Syndroms der inadäquaten ADH-Sekretion übersehen. In solchen Fällen werden die beobachteten Beschwerden fälschlicherweise als Auswirkungen der Tumorerkrankung interpretiert.

Bei gesicherter Diagnose ist das Hauptaugenmerk der Pflege auf den Flüssigkeitshaushalt zu legen (Hinweise zur Pflegeplanung s. Übersicht).

Hinweise zur Pflege beim Syndrom der inadäquaten ADH-Sekretion

Problem	Maßnahmen
Flüssigkeitsbilanz	– Flüssigkeitsrestriktion laut Verordnung (Optimierung des Patientenkomforts während der Restriktionsphase) – Information des Patienten über die Notwendigkeit und Bedeutung der Maßnahmen – Stimulierung des Patienten zur Kooperation und zur Mitentscheidung über Zeitpunkt der Flüssigkeitszufuhr und Art der Getränke (wobei die Diätassistentin bei der Erarbeitung von Vorschlägen behilflich sein sollte) – Verabreichung von Diuretika und hypertoner Saline laut Verordnung – Überwachung der Herz-Kreislauf-Funktion – Überwachung von Flüssigkeitsretention und Gewichtsveränderung (täglich wiegen)

Elektrolythaushalt	– Beobachtung und Überwachung der Symptome von Hyponatriämie bzw. Hypokaliämie: – Lethargie – Reizzustände – Krämpfe – Sofortige Mitteilung eventueller Veränderungen an den behandelnden Arzt
Neurologischer Status	– Beobachtung und Dokumentation der Bewußtseinslage: – Lethargie – Verwirrtheit – Müdigkeit – Reizbarkeit – Anfälle – Koma – Adäquate Betreuung von Verwirrten und komatösen Patienten
Herz und Kreislauf	– Überprüfung von Frequenz, Rhythmus und Blutdruck
Dokumentation des Therapieerfolgs	– Gewichtsverlust und Anstieg von Natrium und Serumosmolarität dokumentieren – Beobachtung eventueller Nebenwirkungen
Therapieresistenz	– Reduktion bzw. Vermeidung von Schmerzen und Streßsituationen – Identifizierung der die ADH-Freisetzung begünstigenden Faktoren
Information	– Information des Patienten und der Familienangehörigen über Frühsymptome und Hinweis auf die Bedeutung der rechtzeitigen medizinischen Konsultation – Aufklärung über die Bedeutung der Flüssigkeitsrestriktion, der Präventions- und Behandlungsziele, sowie über eventuelle Therapienebenwirkungen – Den Patienten erklären, welche Medikamente vermieden werden sollen (s. Übersicht S. 651)

34 Störungen von Viskosität und Blutgerinnung

H. Ludwig, E. Kofer

Inhaltsverzeichnis

Komplexe Mechanismen sorgen für die Aufrechterhaltung der optimalen Zusammensetzung des Blutes, seiner Fließfähigkeit und der Integrität der Gefäßwände und verhindern dadurch Blutungen und Thrombosen. Störungen dieses Systems können schwerwiegende und zum Teil auch lebensbedrohliche Komplikationen nach sich ziehen. Aus den genannten Gründen kommt pflegerischen Maßnahmen, soweit diese thrombohämorrhagische Komplikationen verhindern können, größte Bedeutung zu.

Störungen der Blutgerinnung

Physiologie und Pathophysiologie

An der Blutgerinnung sind insgesamt 13 Faktoren, die in der Reihenfolge ihrer Entdeckung von I bis XIII durchnumeriert sind, beteiligt. Die Mehrzahl der Faktoren wird in der Leber – zum Teil unter dem Einfluß von Vitamin K

– gebildet, was die Möglichkeit der Gerinnungshemmung mittels Vitamin-K-Antagonisten (Cumarine), erklärt.

Vereinfacht läßt sich die Blutgerinnung als stufenweiser Reaktionsprozeß mit 3 wesentlichen Phasen darstellen (Abb. 34.1):

1. Bildung von Thromboplastin (Thrombokinase) entweder über den endogenen (Blutthrombokinase) oder über den exogenen (Gewebsthrombokinase) Weg. Daran sind verschiedene Gerinnungsfaktoren und Kalzium beteiligt.
2. Die Thrombokinase aktiviert in Anwesenheit von Kalziumionen Prothrombin zu Thrombin.
3. Thrombin verwandelt Fibrinogen in Fibrin.

Fibrin ist im Plasma nicht löslich und fällt daher als geformtes Eiweiß aus. Es entsteht ein unregelmäßiges Maschenwerk aus Fibrinfäden, in dem die zellulären, aber auch die plasmatischen Bestandteile des Blutes aufgefangen

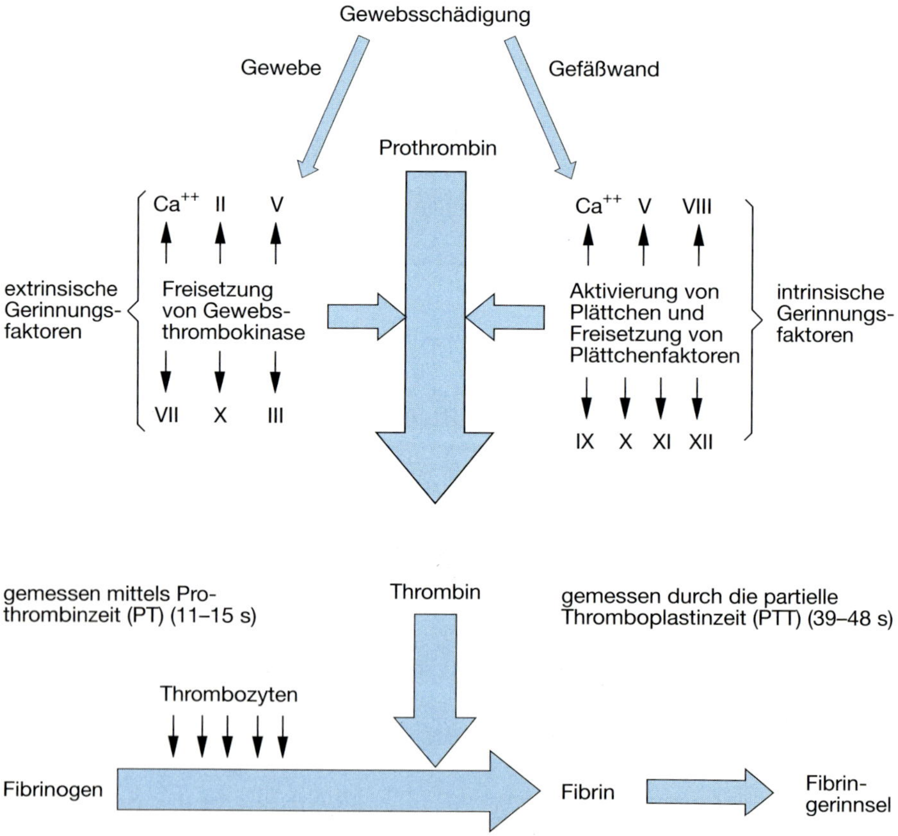

Abb. 34.1. Vereinfachtes Schema der Blutgerinnung

werden. Durch die weitere Entwicklung bestimmter Gerinnungsfaktoren (Faktor XIII) entstehen Quervernetzungen, die das Gerinnsel stabilisieren. In weiterer Folge ziehen sich die Fibrinfäden zusammen und pressen Serum aus. Dieser Vorgang soll bei der Gefäßverletzung die Gefäßwände einander näherbringen und dadurch den Reparatur- und Heilungsprozeß beschleunigen.

Das Fibrinolysesystem wirkt als Gegenspieler des Gerinnungssystems und baut darüber hinaus Endprodukte der Gerinnung ab. Analog zur Prothrombinaktivierung steht im Fibrinolysesystem die Umwandlung von Plasminogen zu Plasmin im Mittelpunkt. Diese Umwandlung erfolgt über Gewebs- und Blutaktivatoren. Plasmin lysiert Fibrin und spaltet Fibrinogen und andere Plasmaproteine. Dadurch entstehen Abbau- und Spaltprodukte, die ihrerseits zum Teil die Fibrinbildung hemmen und dadurch eine gerinnungshemmende Wirkung aufweisen (Abb. 34.2).

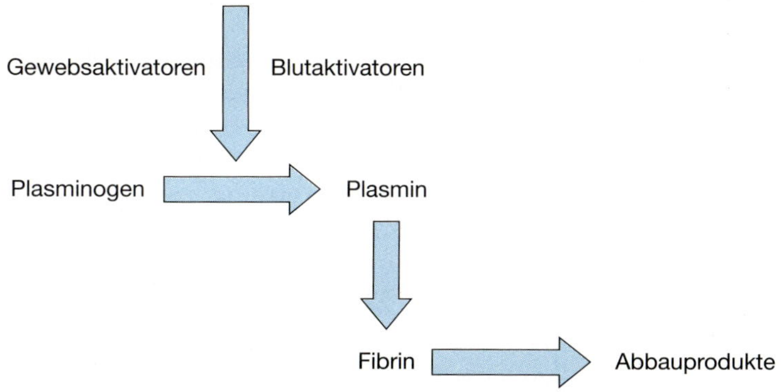

Abb. 34.2. Fibrinolysesystem

Gerinnungs- und Fibrinolysesystem stehen somit in einer fein balancierten Wechselwirkung zueinander, wodurch sie den normalen Blutfluß ermöglichen. Störungen können sowohl eines als auch beide Systeme gleichzeitig betreffen und finden sich bei Tumorpatienten weit häufiger als bei Normalpersonen.

Thrombosen

Patienten mit onkologischen Erkrankungen unterliegen einem erhöhten thromboembolischen Komplikationsrisiko (s. Übersicht).

Ursachen der Hyperkoagulabilität bei Tumorpatienten

- Produktion gerinnungsaktivierender Faktoren durch den Tumor,
- Hormontherapie,
- Chirurgie,
- Chemotherapie.
- Kompression bzw. Infiltration von Gefäßen durch Tumorgewebe,
- Immobilisierung der Patienten,
- Dehydratation,
- Hypotension.

Bestimmte Tumoren dürften durch die Produktion bisher nicht näher definierter Mediatoren das Gerinnungssystem aktivieren. In speziellen Fällen stellen thrombophlebitische Veränderungen, besonders im Bereich der Extremitäten, ein erstes Verdachtszeichen für das Vorliegen einer Tumorerkrankung dar.

Darüber hinaus können tumorbedingte Gefäßkompressionen die Strömungsverhältnisse derart beeinträchtigen, daß es zur lokalen Gerinnselbildung kommt. Weiter konnte gezeigt werden, daß zytostatische Behandlungsmaßnahmen und besonders Hormonbehandlungen mit einer erhöhten thromboembolischen Komplikationsrate einhergehen. Schließlich trägt die aufgrund des reduzierten Allgemeinzustandes oder wegen einer bestimmten Therapie notwendige Bettruhe zur erhöhten Thrombosegefährdung bei.

Klinische Symptome und Komplikationen

Die klinische Symptomatik hängt in erster Linie von den betroffenen Gefäßabschnitten (Tabelle 34.1) ab. Bei Beinvenenthrombosen kann es – vor allem wenn prophylaktische Maßnahmen unterlassen werden – zum Aufsteigen der Thrombose in den Beckenvenenbereich kommen. Eine weitere Gefährdung der Patienten ergibt sich durch eine eventuelle Loslösung von Thromben (Embolie) und Verschleppung dieser Gerinnsel in die Lungenvenen, wo sie zu einer Lungenembolie führen. Thrombosen an Herzklappen werden über den arteriellen Kreislauf bevorzugt in die Hirngefäße verschleppt, wo sie zu apoplektischen Insulten führen.

Medizinische Maßnahmen

Die Entstehung von Thrombosen sollte bereits prophylaktisch verhindert werden. Bei entsprechend gefährdeten Patienten, insbesondere bei immobilen Patienten oder in der postoperativen Phase, wird die prophylaktische Verabreichung von Heparin, z.B. 5000–7500 E alle 8 h, empfohlen (Tabelle 34.2). Bei den heute verfügbaren niedermolekularen Heparinen genügt sogar die

Tabelle 34.1. Symptome einer akuten Venenthrombose

Körperregion	Symptome
Haut,	Schwellung, Ödem
Extremitäten	Rötung, Entzündungszeichen, Erythembildung im Bereich der Gefäßstränge, lokale Druckempfindlichkeit, Ruheschmerzen, evtl. gestaute, ausgeweitete Venen, herabgesetzte oder nicht palpable Gefäßpulse
Hals, Gesicht	Bei oberer Einflußstauung: massive Schwellung im Kopf-Hals-Bereich, gestaute Venen

Tabelle 34.2. Übersicht über Wirkung, Nebenwirkung und Verabreichung von Antikoagulanzien

	Heparin	Cumarinpräparate
Präparatenamen	D: z.B. Calciparin, Liquemin, Hepathrombin-Salbe CH: z.B. Liquemin A: z.B. Heparin, Liquemin, Hirudoid-Salbe	D: z.B. Marcumar, Coumadin CH: z.B. Marcumar A: z.B. Marcumar, Sintrom, Tromexan
Verabreichungsart	Intravenös als Injektion oder Infusion, subkutan in die Bauchhaut, Lokalapplikation auf die Haut	Oral in hoher Dosierung bis Sättigung eintritt; die Erhaltungsdosis kann sehr gering sein: 1/4 bis 1/2 bis 1 Tablette pro Tag
Dosisbezeichnung	Einheiten (IE)	Milligramm (mg)
Dosierung	Mittlere Dosierung 5000 IE 4- bis 6stündlich, subkutan oder in Dauertropfinfusion; für niedermolekulare Heparine 1 Amp. pro 24 h	Anfangsdosis 12–14 mg Erhaltungsdosis 2–3 mg
Wirkungseintritt	Sofort	Nach ca. 12 h; die maximale Wirkung wird aber erst nach 5–7 Tagen erreicht
Anwendung	Einleitung einer Antikoagulation, zur Zeitüberbrückung bis die Cumarine wirksam sind	Als langdauernde Behandlung
Kontrolle von	Thrombinzeit (Heparin-Quick) oder PTT	Thromboplastinzeit = Prothrombinzeit = Quick-Wert
Gefahren	Blutungen	Blutungen
Antagonist	Protaminsulfat 1% (intravenös oder intramuskulär verabreicht) neutralisiert das Heparin innerhalb von Minuten	Vitamin K[a] (oral oder intravenös) hebt den Effekt des Cumarins auf; bei Blutungsbereitschaft genügen 1–3 mg, zur Neutralisation sind 10–20 mg notwendig, der Wirkungseintritt erfolgt allerdings erst nach mehreren Stunden

[a] Präparatenamen: D: z.B. Konakion; CH: z.B. Konakion; A: z.B. Konakion, Synkavit.

einmalige Injektion pro Tag, um eine wirksame Thromboseprophylaxe zu betreiben.

Alternativ zur Heparintherapie werden konventionelle, die Thrombozytenaggregation hemmende Substanzen wie Acetylsalicylsäure herangezogen; allgemein wird diesen Maßnahmen aber geringere Wirksamkeit zugeschrieben. Außerdem soll eine Dehydrierung der Patienten vermieden werden, da ein niedriger Venendruck die Thrombenbildung begünstigt. Nach Ausschluß einer latenten oder manifesten kardialen Dekompensation sollen täglich bis zu 1500–2000 ml Flüssigkeit zugeführt werden.

Für die Behandlung bereits ausgebildeter Thrombosen bestehen verschiedene Möglichkeiten:

- Bei akuten thrombotischen Komplikationen wird zur Vermeidung einer weiteren Ausbreitung der Thrombose eine sofortige intravenöse Heparintherapie mit 5000–10000 E gefolgt von einer kontinuierlichen Therapie mit 800–1000 E Heparin/h eingeleitet.
- Alternativ kann eine subkutane Intervallbehandlung mit 3mal 5000–7500 E Heparin/24 h vorgenommen werden.
- In besonderen Fällen empfiehlt sich eine chirurgische Intervention im Sinne einer Thrombektomie, wobei jedoch besonders bei Krebspatienten Aufwand und zu erwartender Nutzen des Eingriffs sorgfältig abgewogen werden müssen. Anstelle der Thrombektomie kann eine enzymatische Lyse versucht werden.

Bei entsprechend gefährdeten Patienten wird nach initialer Heparinbehandlung eine Rezidivprophylaxe mit Cumarinpräparaten vorgenommen (s. Tabelle 34.2).

Pflegerische Maßnahmen

Neben der medikamentösen Vorbeugung stehen pflegerische Maßnahmen zur Vermeidung von Thrombosen im Vordergrund (s. Hinweise zur Pflegeplanung).

Hinweise zur Pflege bei Thrombosen

Problem	Maßnahmen
Prophylaxe von Thrombosen	– Frühzeitige Mobilisierung (Muskelbewegungen führen zu einer Stimulation der Gefäßwände und dadurch zur Freisetzung antiaggregatorischer Substanzen) – Isometrische Übungen, wenn Mobilisierung nicht möglich ist; Ermutung der Patienten zur selbständigen Durchführung – Anlegen elastischer Binden oder von Kompressionsstrümpfen – Achten auf Ödeme – Kontrolle von Blutdruck und Flüssigkeitsbilanz (niedriger Venendruck erhöht das Thromboserisiko) – ***Keine*** Körpermassage ohne Vorbesprechung mit dem Arzt (wegen der Gefahr der Loslösung von Thromben)
Bei bestehenden Thrombosen	– Hochlagerung der betroffenen Körperregionen (erleichtert den Flüssigkeitsrückstrom) – Applikation von Eis- oder Alkoholwickeln – Verabreichung der verordneten Antikoagulationsmedikamente – Bei akuter Thrombose absolute Bettruhe, um eine Ablösung von Thrombosen zu verhindern. – Information des Patienten bei Cumarindauertherapie – Überprüfung auf: • Veränderungen der Hautfarbe, • gestaute, entzündete oder verhärtete Venen, • plötzlich auftretende stechende Schmerzen, • Hämoptoe, • Ödeme der Extremitäten – ***Keine*** Körpermassage ohne Vorbesprechung mit dem Arzt – Sorgfältige Überwachung der therapeutischen Maßnahmen und Kontrolle der Gerinnungsparameter: • bei Heparintherapie Plasmathrombinzeit, • bei Marcumarbehandlung Thrombosetestkontrollen

Disseminierte intravaskuläre Gerinnung

Pathophysiologie

Bei der disseminierten intravaskulären Gerinnung (DIC) kommt es initial zu einer vermehrten intravaskulären Gerinnung und Thrombenbildung in kleinen Gefäßen und Kapillaren, die konsekutiv zu einem steigenden Verbrauch von Blutplättchen und Gerinnungsfaktoren, insbesondere von Faktor V, VII und Prothrombin führt. In der Folge entwickelt sich eine Thrombopenie und eine Verlängerung der Plasmathrombinzeit (PTZ) und der partiellen Thromboplastinzeit (PTT). Im weiteren kommt es zu einer sekundären Aktivierung der Fibrinolyse mit vermehrter Bildung von Fibrinogenspaltprodukten, die – ebenso wie der Verbrauch an Gerinnungsfaktoren und Blutplättchen – die Blutungsbereitschaft erhöhen.

Trotz dieser Vorstellungen sind die Pathomechanismen der DIC bis heute noch nicht vollständig aufgeklärt. Bei Malignomen werden in die Zirkulation freigesetzte Gewebsfaktoren pathogenetisch verantwortlich gemacht.

Klinische Symptome und Komplikationen

Die klinische Symptomatik der DIC zeigt eine große Variationsbreite. In vielen Fällen verläuft der Krankheitsprozeß akut und dramatisch; es kann aber auch zu chronischen und subklinischen Verlaufsformen kommen.

> Meist stehen Blutungskomplikationen im Vordergrund, die durch den Verbrauch von Gerinnungsfaktoren und Blutplättchen sowie durch den gerinnungshemmenden Effekt der in der initialen thrombotischen Phase entstehenden Fibrinogenspaltprodukte verursacht werden.

Die thrombotischen Komplikationen können den Blutungskomplikationen zeitlich vorausgehen oder gleichzeitig mit diesen auftreten. Insgesamt leidet der größere Teil der Patienten unter Hämorrhagien, insbesondere Haut- und Schleimhautblutungen, Blutungen im Bereich der Eindringstellen von Kathetern oder Punktionsnadeln, sowie Blutungen im Gastrointestinal- und/oder Harntrakt. Die thrombotischen Komplikationen laufen etwas häufiger subklinisch ab und betreffen vor allem die kleinen Gefäße der Akren, in denen sich – begünstigt durch Vasospasmen – Mikrothromben ablagern. Gelegentlich finden sich eine periphere Akrozyanose und selten gangränöse Veränderungen im Bereich der Akren. Schließlich können Patienten die für eine chronische DIC charakteristischen Laborveränderungen aufweisen, ohne an einer entsprechenden klinischen Symptomatik zu leiden.

Diagnose

Die Diagnose erfolgt anhand folgender Befunde:

- Nachweis von Fibrinogenspaltprodukten,
- Verminderung von Fibrinogen und
- Vorliegen von fragmentierten Erythrozyten (Abb. 34.3).

Infolge des Verbrauchs an Gerinnungsfaktoren kommt es zu einer Verlängerung von Prothrombinzeit (PT), partieller Thromboplastinzeit (PTT), Thrombinzeit und vor allem zur diagnostisch wichtigen Verminderung des Fibrinogenspiegels. Auch die Thrombozytenzahl ist bei DIC oft vermindert.

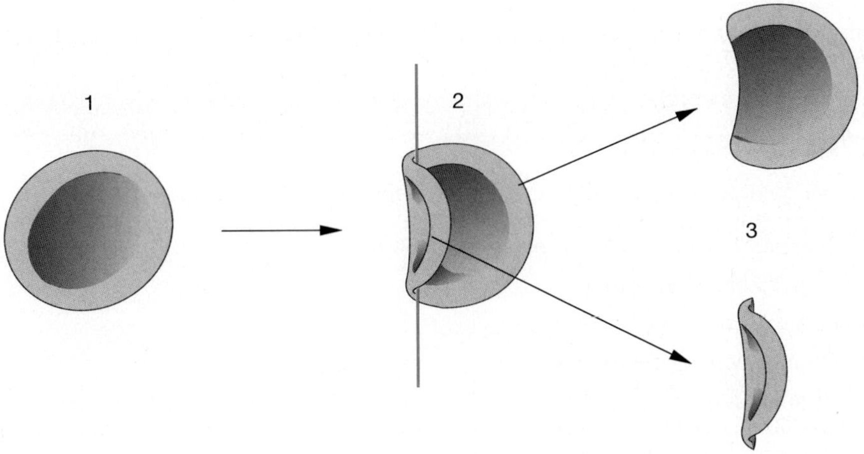

Abb. 34.3. Entstehung von Fragmentozyten (schematische Darstellung). ***1*** Erythrozyt; ***2*** Fibrinfaden, an dem ein Erythrozyt mechanisch verletzt (fragmentiert) wird; ***3*** Entstehung von Fragmentozyten unterschiedlicher Größe. (Nach Bessis 1977)

Im Gegensatz zur Knochenmarkschädigung ist die Leukozytenzahl bei DIC nicht vermindert.

Medizinische Maßnahmen

Die erfolgreiche Behandlung einer DIC bei Malignompatienten erfordert eine Therapie der Grundkrankheit. Dies bedeutet in erster Linie eine wirksame Bekämpfung von Sepsis bzw. Tumorprogression. Neben diesen Maßnahmen kommt der Kontrolle der Gerinnungsstörung große Bedeutung zu. Stehen Blutungskomplikationen im Vordergrund, so sollten die verbrauchten Gerinnungsfaktoren mit Fresh-frozen-Plasma bzw. Kryopräzipitat substituiert werden. Bei Thrombopenien empfiehlt sich die Verabreichung von Thrombozytenkonzentraten. Stehen jedoch thromboembolische Komplikationen mit Mikrothrombenbildung im Vordergrund, so empfiehlt sich die unverzügliche kontinuierliche intravenöse Heparinisierung. Widersprüchlich wird gegenwärtig der Einsatz von Heparin bei blutenden Patienten gesehen.

Pflegerische Maßnahmen

Patienten mit DIC benötigen eine sorgfältige Überwachung und umfassende pflegerische Betreuung. Die pflegerischen Probleme sind in vielen Punkten gleich wie bei Patienten mit Thrombopenien. Für detaillierte Angaben sei deshalb auf Kap. 22 verwiesen.

Im wesentlichen umfassen die ***pflegerischen Maßnahmen*** bei DIC folgende Punkte:

- Überwachung der Patienten während der Transfusion von Frischplasma, Thrombozytenkonserven oder Erythrozytenkonzentraten, sowie während der Heparinisierung.
- Bei gastrointestinalen Blutungen sind neben der systemischen Therapie (s. oben) auch lokale Maßnahmen wie orale Verabreichung von Vasopressin, Thromboplastin und Eiswasser vorzunehmen.
- Flüssigkeitsbilanzierung.
- Kontrolle der Vitalfunktionen.
- Quantifizierung des Blutverlustes (wenn möglich).
- Vermeidung von Traumen, wie z.B. Unterlassung nicht unbedingt notwendiger Gefäßpunktionen, Benutzung weicher Zahnbürsten, Vermeidung von Verletzungen beim Rasieren.
- Anlegen eines Druckverbandes auf blutende Wunden.
- Überwachung der Patienten bezüglich Auftreten von Akrozyanose, da diese auf schwere Durchblutungsstörungen durch Thrombosierungen schließen lassen.
- Achten auf die Einnahme von gerinnungshemmenden Medikamenten wie Acetylsalicylsäure und nichtsteroidale antiinflammatorische Substanzen – nach Verordnung absetzen.
- Bei progressiver DIC Verabreichung von Sauerstoff bei Bedarf.

Störungen der Viskosität

Hyperviskosität

Ursachen und Pathophysiologie

Die Fließeigenschaften des Blutes hängen von der Flexibilität und Zahl der korpuskulären Elemente sowie von der Konzentration der Serumproteine ab. Bei entsprechender Veränderung der zellulären Elemente und/oder der Eiweißkomponenten des peripheren Blutes kann ein erhöhter Widerstand des Blutflusses im Sinne einer Hyperviskosität entstehen. Hyperviskositätssyndrome werden am häufigsten bei Patienten mit Plasmozytom oder Polycythaemia vera beobachtet (Tabelle 34.3).

Bei der Polycythaemia vera können in Extremfällen Polyglobulien bis zu $9 \cdot 10^6$ Erythrozyten/µl mit Hämatokritwerten zwischen 55 und 60% beobachtet werden. In seltenen Fällen führen exzessive Vermehrungen von Leukozyten oder Lymphozyten, wie sie im Rahmen von Leukämien vorkommen können, zu einer durch Zellvermehrung bedingten Hyperviskosität.

Tabelle 34.3. Hyperviskosität bei verschiedenen Erkrankungen

Erkrankung	Ursache
Morbus Waldenström	Exzessive IgM-Paraproteinämie
Plasmozytom (multiples Myelom)	Exzessive IgA- oder IgG-Paraproteinämie
Polycythaemia vera	Exzessive Polyglobulie

Eine durch Vermehrung von Serumproteinen bedingte Hyperviskosität ist ausschließlich bei Paraproteinämie im Rahmen eines Plasmozytoms oder eines Morbus Waldenström zu beobachten.

Die Diagnose eines Hyperviskositätssyndroms wird aufgrund der klinischen Symptome gestellt. Ergänzend wird bei bekannter Hyperproteinämie, Polyglobulie oder Leukozytose die Bestimmung der Viskosität herangezogen. Dabei wird entweder nur das Serum oder die Gesamtviskosität des Vollblutes untersucht.

Klinische Symptome und Komplikationen

Die klinischen Symptome eines Hyperviskositätssyndroms sind variabel und von Ursache und Ausmaß der Viskositätserhöhung sowie vom biologischen Gesamtzustand des Patienten abhängig (Tabelle 34.4).

Die klinische Bedeutung des Hyperviskositätssyndroms hat im Vergleich zu früheren Jahren abgenommen. Heute werden gefährdete Patienten frühzeitig einer meist wirksamen Behandlung der Grundkrankheit unterzogen.

Medizinische Maßnahmen

Die Behandlung des Hyperviskositätssyndroms erfordert in Abhängigkeit von der Ursache eine mehr oder weniger intensive medizinische Intervention.

Tabelle 34.4. Klinische Symptome bei Hyperviskositätssyndrom

Betroffenes Organsystem	Symptome
ZNS	Schwindel, Kofschmerz, Verwirrtheit, orthostatische Hypotension, Somnolenz, Koma, Krämpfe, psychische Veränderungen
Auge	Sehstörungen, Gefäßschwellungen, Netzhautblutungen, Papillenödem
Herz-Kreislauf-System	Schwäche, Tachykardie, Dyspnoe, kardiale Dekompensation, Lungenödem
Gerinnung, Blutbefunde	Spontane Blutungen aus Nase, Gastrointestinaltrakt und Punktionsstellen, Verdünnungsanämie bzw. Polyglobulie

Primär ist natürlich eine erfolgreiche Behandlung der Grunderkrankung anzustreben. Diese führt selbst bei erfolgreichem Verlauf erst nach längerer Latenzzeit zur gewünschten Verbesserung im Sinne einer Senkung/Normalisierung der Paraproteinämie oder der Zellvermehrung. Es müssen daher auch sofortwirksame Maßnahmen ergriffen werden.

Bei paraproteinämischen Patienten stellt die ***Plasmapherese*** die Therapie der Wahl dar. Der Blutkreislauf der Patienten wird über einen abführenden und einen zuführenden Schlauch mit der Plasmapheresemaschine, die im Prinzip wie eine Zentrifuge funktioniert, verbunden. Nach Inbetriebnahme wird das in die Maschine geleitete, heparinisierte Blut aufgrund der unterschiedlichen Dichte der einzelnen Blutkomponenten in verschiedene Fraktionen aufgetrennt. Die einzelnen Fraktionen können nun entweder verworfen oder in den Patientenkreislauf zurückgeleitet werden. Bei Hyperproteinämien, wie sie bei Patienten mit paraproteinämischem Hyperviskositätssyndrom auftreten, soll das unerwünschte Plasma eliminiert, die erwünschten zellulären Elemente (Erythrozyten, Leukozyten und Thrombozyten) aber wieder in den Patientenkreislauf zurückgeführt werden.

Analog zur Plasmapherese können bei einer Leukapherese selektiv die weißen Blutkörperchen herausgefiltert und entfernt werden. Mit Hilfe der Plasmapherese lassen sich in wenigen Stunden mehrere Liter Patientenplasma oder größere Mengen an Patientenzellen (Leukozyten, Blutplättchen etc.) entfernen. Dadurch wird fast immer eine rasche Verbesserung der klinischen Symptomatik erreicht.

Exzessive Vermehrungen von roten Blutkörperchen im Rahmen einer Polycythaemia vera lassen sich durch ***Aderlässe*** relativ leicht reduzieren. Bei solchen Patienten werden pro Aderlaß ca. 450 ml Vollblut entfernt. Bei massiver Polyglobulie müssen Aderlässe in relativ kurzen Intervallen (eine bis mehrere Wochen) durchgeführt werden.

Pflegerische Maßnahmen

Zu den pflegerischen Aufgaben gehört die Information gefährdeter Patienten und ihrer Angehörigen über die Symptome eines Hyperviskositätssyndroms. Bei den ersten Anzeichen eines Hyperviskositätssyndroms sollte natürlich sofort medizinische Hilfe geholt werden. Bei Kontrolluntersuchungen sollte auf die in Tabelle 34.4 aufgeführten Symptome besonders geachtet werden. Liegt bereits ein Hyperviskositätssyndrom vor, so sind in Abhängigkeit von den führenden klinischen Symptomen die in den Hinweisen zur Pflegeplanung angeführten Maßnahmen zu ergreifen.

Hinweise zur Pflege bei Komplikationen im Rahmen des Hyperviskositätssyndroms

Problem	Maßnahmen
Nasenbluten	– Kompression der Nasenflügel – Anlegen kalter Kompressen im Bereich des Nackens – Bei persistierenden Blutungen Tamponade der Nasenhöhle, evtl. mit Hilfe von Adstringentia-getränkten Einlagen

Blutung im Magen-Darm-Trakt	– Nach Verordnung:
	  – orale Verabreichung von lokal wirksamen Hämostyptika, wie z.B. Thrombin[a],
	  – orale Verabreichung von Vasopressin (POR 8R)
	  – zusätzlich Verabreichung von H_2-Blockern zur Bekämpfung der häufig vorhandenen Hyperazidität
	– Sorgfältige Beobachtung auf Symptome einer Magen-Darm-Blutung, z.B. Pechstuhl, Kaffeesatzemesis usw.

Hautblutungen	– Kompression der Blutungsquellen bzw. Anlegen von Druckverbänden (z.B. nach Venenpunktion)
Blutungen im Mund-Rachen-Raum	– Vorsichtige Pflege der Zähne mit weichen Zahnbürsten – Sorgfältige Mundhygiene – Bei Auftreten von Sickerblutungen evtl. lokale Anwendung von Adstringentien
Herz-Kreislauf-Symptome	– Dokumentation der Flüssigkeitsbilanz – Durchführung von Elektrolytkontrollen, Gewichtskontrollen sowie EKG-Kontrollen
Augenveränderungen und neurologische Symptome	– Dokumentation der Symptome – Unterstützung des Patienten bei Visusverschlechterung – Aufklärung des Patienten über die Rückbildungsfähigkeit der klinischen Symptome des Hyperviskositätssyndrom nach erfolgreicher Behandlung – Unterstützung des Patienten bei seinen täglichen Aktivitäten – Schaffung einer sicheren Umgebung durch Entfernung gefährlicher Gegenstände und Bereitstellung von Pflegebehelfen, die der Patient benötigt evtl. Bereitstellung von Gehhilfen – Aktive Therapie des Hyperviskositätssyndroms mittels Plasmapherese

[a] Präparatenamen: D: z.B. Beriplast; CH: z.B. Thrombin; A: z.B. Velyn.

Technische Aspekte und Sicherheit der Tumortherapie

35 Intravenöse Chemotherapie: Technik und Probleme

R. Rohner

Inhaltsverzeichnis

Die Durchführung der intravenösen Chemotherapie erfordert aus verschiedenen Gründen besondere Sorgfalt und eine spezielle Technik:

Für den Patienten können schmerzhafte oder mißlungene Punktionen das subjektive Erleben der Chemotherapie entscheidend beeinflussen.

Je vertrauter er mit der Chemotherapie wird, desto bewußter wird ihm, wie sehr er für diagnostische Blutentnahmen und für die weitere Therapie auf intakte Venen angewiesen ist. Um so kritischer wird er auf ungeschickte Punktionen reagieren.

Nicht zuletzt ist eine korrekte Injektionstechnik nötig zur Vermeidung der oft schweren Haut- und Weichteilschäden, die durch Paravasate von Zytostatika entstehen können.

In Deutschland müssen intravenöse Injektionen von Zytostatika von Ärzten ausgeführt werden. In den USA und in einigen europäischen Ländern, z.B. Großbritannien und der Schweiz, kann auch das Pflegepersonal mit der Durchführung intravenöser Chemotherapie betraut werden. Die entsprechenden Kompetenzen sind allerdings auch in diesen Ländern von Klinik zu Klinik unterschiedlich geregelt.

Soweit es die entsprechenden Regelungen erlauben, sollten die Pflegenden die Möglichkeit wahrnehmen, intravenöse Chemotherapien selbständig auszuführen:

> Durch sorgfältige und sichere Injektionen können sie einen wichtigen Beitrag zum Wohlbefinden des Patienten leisten und – durch Beweis der fachlichen Kompetenz – sein Vertrauen gewinnen.

Vorbereitungen zur Venenpunktion und Injektion

Vorbereitung der Medikamente

Die ärztlichen Verordnungen sind genau auszuführen. An den Verordnungen dürfen keine Änderungen vorgenommen werden.

> Die Pflegenden dürfen vom Arzt ***keine mündlichen Verordnungen*** für Chemotherapien akzeptieren. Sie dürfen und müssen auf schriftlichen, gut leserlichen Verordnungen bestehen. Bei Unklarheiten, z.B. unbekannten Abkürzungen, muß beim verordnenden Arzt nachgefragt werden. Lieber einmal zuviel als einmal zuwenig fragen.

- Das Auflösen und Aufziehen der Medikamente sollte nach Möglichkeit an einem ruhigen Ort ohne Ablenkungen geschehen. Die Sicherheitsvorschriften sind dabei zu beachten (s. Kap. 39).
- Werden für einen Patienten mehrere Spritzen und/oder Infusionsflaschen vorbereitet, sind diese mit dem Inhalt, möglichst auch mit dem Namen des Patienten, zu beschriften.
- Vor der Injektion müssen die aufgezogenen Medikamente durch eine zweite Pflegeperson oder den Arzt kontrolliert werden: Die Zytostatikadosis wird meist in Milligramm verordnet und muß in Milliliter umgerechnet werden. Oft sind spezielle Verdünnungslösungen vorgeschrieben.

Bei der Kontrolle sind folgende Punkte besonders zu beachten:

- Richtiges Medikament?
- Richtige Verdünnungslösung?
- Korrekte Umrechnung?
- Korrektes Volumen?
- Richtiger Patient?

Die Angaben des Medikamentenherstellers über die geeigneten Verdünnungslösungen, korrekte Lagerung, Haltbarkeit etc. können sich ändern. Es empfiehlt sich deshalb, den Beipackzettel von Zeit zu Zeit neu zu studieren.

Wahl der Materialien

Spritzen

Geeignet sind Spritzen à 2 ml, 5 ml oder 10 ml. Größere Spritzen sollten – vor allem bei feinen oder brüchigen Venen – vermieden werden, da der Druck bei der Injektion schwieriger zu dosieren ist. Bei größerem Injektionsvolumen kann es von Vorteil sein, das Medikament auf mehrere kleinere Spritzen zu verteilen oder als Kurzinfusionen zu verabreichen.

Butterfly-Kanülen

Für Bolusinjektionen oder Kurzinfusionen werden häufig Butterfly-Nadeln verwendet. Sie weisen gegenüber einer konventionellen Nadel mehrere ***Vorteile*** auf:

- Wegen der großen Grifffläche ist der Butterfly bei der Punktion sicher zu führen.
- Der Schliff ist kurz und scharf; die Traumatisierung der Haut bei der Punktion wird dadurch minimalisiert.
- Die Butterfly-Kanüle kann nach der Punktion auf einer breiten Fläche gut an der Haut fixiert werden.
- Dank des ca. 30 cm langen Schlauchs wird die Nadel beim Wechsel der Spritze nicht bewegt und eine Verletzung der Venenwand somit vermieden. Zusätzliche Sicherheit kann erreicht werden, wenn mit dem Schlauch eine Schleife gebildet und diese zusätzlich an der Haut fixiert wird (Abb. 35.1).
  Es ist aber zu beachten, daß die scharfe Butterfly-Nadel bei Bewegungen des Patienten während Kurzinfusionen dünne Venenwände verletzen kann.

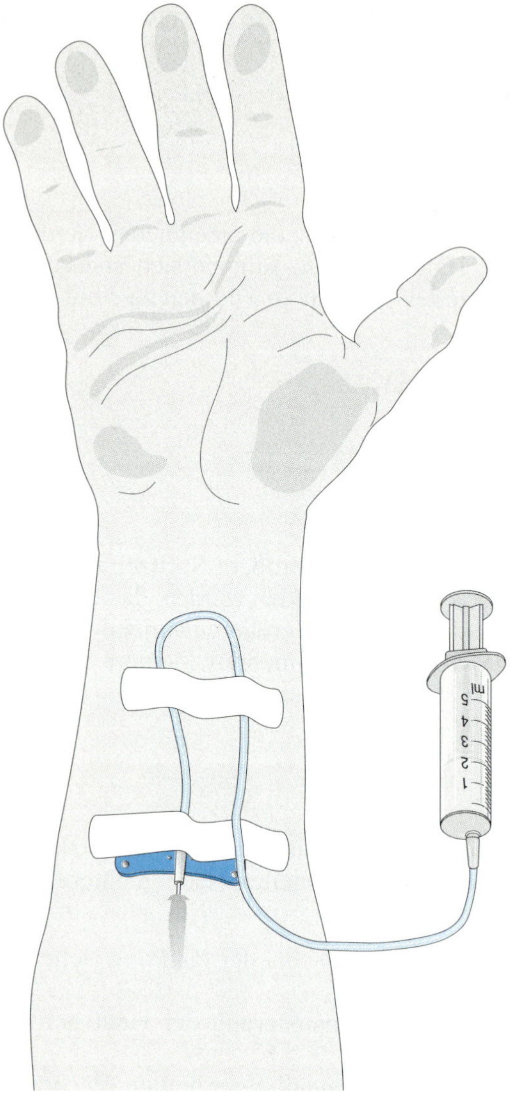

Abb. 35.1. Fixation des Butterfly während der Injektion

Intravenöse Katheter

Sehr dünne venöse Kurzkatheter, sog. „Baby-Katheter" (z.B. Quick-Cath, Insyte, Neoflon) sind für die Punktion von heiklen, feinen Venen zu empfehlen. Sie eignen sich für Bolusinjektionen wie auch für Infusionen bis ca. 1 Stunde Dauer.

Gegenüber dem Butterfly weisen diese feinen Katheter den Vorteil auf, daß nach der Punktion und der Entfernung des Metall-Mandrins die Venenwand auch bei Bewegungen kaum mehr verletzt werden kann.

Für Infusionstherapien, die mehrere Stunden oder Tage dauern, eignen sich die verschiedenen intravenösen Kathetersysteme (Venflon, Intracath etc.). Sie ermöglichen dem Patienten eine größere Bewegungsfreiheit und erleichtern die Kontrolle der Punktionsstelle und Pflege der Vene.

Sollen mehrere Medikamente hintereinander injiziert werden, muß zwischen Katheter und Spritze ein Verbindungsschlauch mit Dreiwegehahn angebracht werden.

Kanülenkaliber

Soll die Nadel neben der Zytostatika-Injektion auch für eine Transfusion oder eine Blutentnahme gebraucht werden, wird man sicher eine relativ dicke Kanüle wählen. Umgekehrt eignen sich für besonders feine Venen eher dünne Nadeln. Im übrigen bestehen aber widersprüchliche Ansichten über die optimale Kanülendicke: Während einige Fachleute prinzipiell größere Kaliber bevorzugen, wählen andere lieber dünnere Nadeln.

Mögliche Vorteile dickerer Nadeln:

- Möglichkeit, Zytostatika rascher zu infundieren, dadurch kürzere Kontaktzeit mit der Venenwand und geringeres Risiko der Phlebitis.
- Geringeres Risiko, die Venenwand zu durchstechen (?)

Mögliche Vorteile dünner Nadeln:

- Geringeres Risiko, die Venenwand zu durchstechen (?)
- Geringeres Risiko der mechanischen Phlebitis (?)
- Geringere Hauttraumatisierung bei der Punktion.

Lagerung des Patienten

- Falls möglich, sollte die Injektion an einem ***ruhigen Ort*** durchgeführt werden, der auch intimere Gespräche ermöglicht. Während der Durchführung der Chemotherapie hat der Patient die Pflegende ganz für sich. Viele Patienten benutzen diese Gelegenheit, Fragen zu stellen, über ihre Probleme zu sprechen oder auch einmal zu weinen.
- Eine gute und bequeme Lagerung des Patienten ist für das Gelingen der Injektion von großer Bedeutung. Vor allem bei der Lagerung von Patienten mit schmerzhaften Metastasen ist darauf zu achten, daß der Patient nicht während der Dauer der Injektion wegen Schmerzen die Position ändern muß: Der Patient sollte vor Beginn der Injektion gefragt werden, ob er gut liegt bzw. sitzt! Falls die Venenpunktion am sitzenden Patienten vorgenommen wird, ist auf eine gepolsterte und genügend breite Armlehne zu achten.

- Auch die bequeme Haltung der Punktierenden ist wichtig. Am besten ist es, sich zur Injektion hinzusetzen. Auf eine bequeme Sitzhöhe achten!
- Die Injektion braucht Zeit. Sie darf nicht in Hetze und unter Zeitdruck durchgeführt werden. Es lohnt sich nicht, bei der Vorbereitung der Injektion Zeit sparen zu wollen.
- Der Patient muß laufend über die Handlungen bei der Injektion orientiert werden.

Punktion

Wahl der Punktionsstelle

Die Punktionsstelle soll mit Ruhe und Geduld gewählt werden. („Gut vorbereitet ist halb gestochen!“) Oft weiß der Patient selbst am besten, welche seiner Venen für Punktionen geeignet bzw. ungeeignet sind. Gerade erfahrene Fachleute werden ein offenes Ohr für solche Hinweise haben.

Sind Injektionen oder Infusionen in Abständen von wenigen Tagen geplant, empfiehlt es sich in der Regel, distal (in der Nähe der Hand) zu beginnen und für die folgenden Punktionen jeweils eine weiter proximal gelegene Stelle zu wählen.

Falls möglich, soll für Chemotherapien nicht mehrmals hintereinander die gleiche Vene benutzt werden. Nach Möglichkeit zwischen den beiden Armen abwechseln.

Geeignete Venen

Vorderarmvenen
Bei Tumorpatienten mit zahlreichen „problemlosen“ Venen wird man für Bolusinjektionen und Infusionen in erster Linie möglichst kräftige Vorderarmvenen auswählen. Diese Lokalisation hat folgende Vorteile:

- Relativ geringe Gefahr der chemischen Phlebitis wegen hoher Blutströmung.
- Bei Infusionen bleibt die Beweglichkeit erhalten, da kein Gelenk fixiert werden muß.
- Relativ wenig Schmerzen bei der Punktion wegen geringer Innervationsdichte.
- Geringeres Risiko von schweren Schäden bei eventueller Extravasation, da keine Gelenke oder große Nerven in unmittelbarer Nähe liegen.

Stehen keine Vorderarmvenen zur Verfügung, so kann auf Venen am Handrücken, über dem Handgelenk oder in der Ellenbeuge ausgewichen werden.

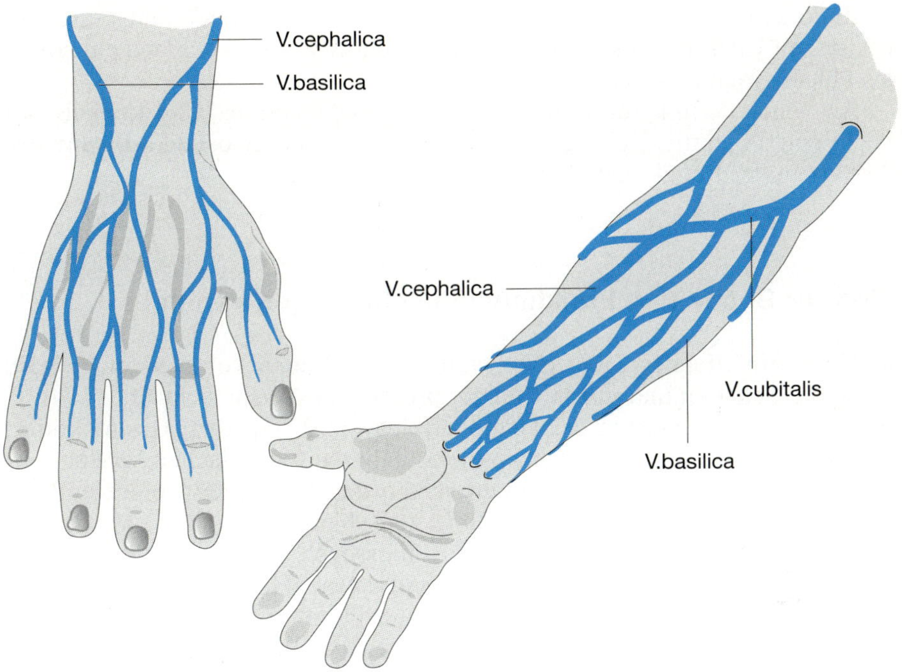

Abb. 35.2. Venen des Vorderarms

Venen am Handrücken

Nachteile:

- Großes Risiko von schweren Gewebsschädigungen bei Extravasation.
- Punktion wird oft als unangenehm und schmerzhaft empfunden.

Venen über dem Handgelenk

Nachteil:

- Großes Risiko von schweren Gewebsschädigungen bei Extravasation.

Venen der Ellenbeuge (V. cubitalis)

Nachteil:

- Bei Infusionen muß der ganze Arm in Streckhaltung fixiert werden.

Ungeeignete Venen

Wurde eine Vene für eine Blutentnahme verwendet oder bei einem Punktionsversuch durchstochen, darf innerhalb einiger Stunden die gleiche Vene ***nicht weiter distal*** für eine Chemotherapie benutzt werden: Es besteht das Risiko einer Extravasation des Zytostatikums im Bereich der ersten Punktion.

Ein ödematöser Arm ist in der Regel für Zytostatika-Injektionen ungeeignet, da mit Rückstau des Medikaments gerechnet werden muß und ein erhöhtes Phlebitisrisiko besteht.

An Venen der unteren Extremitäten entwickelt sich nach Injektionen sehr leicht eine Phlebitis. Bein- und Fußvenen sollten für Zytostatika-Injektionen deshalb in der Regel nicht verwendet werden.

Tips zur Suche und Punktion von schwierigen Venen

- Flach einfallendes Licht erleichtert das Auffinden von Venen: Es wirft starke Schatten und macht weniger prominente Venen sichtbar.
- Auch das Anfeuchten der Hautoberfläche (z.B. mit dem Desinfektionsmittel) erhöht unter Umständen die Sichtbarkeit von flachen Venen.
- Die Palpation mit den Fingern erleichtert die Wahl einer geeigneten Vene und ermöglicht die Unterscheidung zwischen einer dicken, aber elastischen und einer thrombosierten, verschlossenen Vene.
- Das „Vorwärmen" des Vorderarms mit einem Heizkissen, einem Föhn oder einem möglichst warmen, feuchten Tuch während 5–10 min verstärkt die Venenfüllung. Von Nutzen ist auch die möglichst tiefe Lagerung des Armes. Es kann auch mit einem Armbad in warmem Wasser vorgewärmt werden. Erfahrungsgemäß wird mit dem Heizkissen aber eine länger anhaltende Venenfüllung erreicht als mit warmen Tüchern oder Armbädern.
- Schlecht gefüllte Venen können durch ***sanftes Beklopfen*** mit den Fingern unter Umständen gefüllt und besser sicht- und spürbar werden.
  Achtung: Zu starkes Beklopfen und zu langes Anlegen der Staubinde führt zu Veränderungen in der Zusammensetzung des gestauten Blutes. Dies ist von Bedeutung, falls das Blut für Laboruntersuchungen abgenommen wird (z.B. falsch-hohe Werte für LDH, Gesamteiweiß, Kalzium etc.).
- Bei Tumorpatienten in schlechtem Allgemeinzustand sind die Venen oft dünn und brüchig. Diese Venen platzen oft bei der Punktion, besonders wenn vorher zu stark oder zu lang gestaut wurde.
- Bei „Rollvenen" empfiehlt sich die Punktion einer Venengabelung am Vorderarm oder am Handrücken. Die Punktion am Handrücken wird schmerzhafter empfunden als die am Vorderarm. Die Punktion gelingt eher, wenn distal von der Punktionsstelle die Haut gegen die Stichrichtung angespannt und die Vene leicht von der Seite angestochen wird.
- Bei „schwierigen" Venen und einer auf längere Zeit geplanten intravenösen Chemotherapie muß der Arzt ***frühzeitig*** auf das Venenproblem aufmerksam gemacht werden: Eventuell kommt für den Patienten die ***Implantation eines subkutanen Kathetersystems*** in Frage.

Die mißlungene Punktion

Auch erfahrenen Fachleuten kann einmal eine Venenpunktion mißlingen. Solange kein Zytostatikum paravenös injiziert wurde, ist dies kein Unglück. Nicht die Ruhe verlieren! Die Punktion noch einmal (***ein***mal!) versuchen. Die zweite Punktionsstelle muß dabei ***weiter proximal*** gewählt werden (s. oben).

> Mißlingt auch der 2. Versuch, soll die Pflegende weder sich noch den Patienten weiter quälen: Weitere Punktionsversuche werden – nach Orientierung des Patienten über das Vorgehen – einer anderen kompetenten Person überlassen.

Injektion

Maßnahmen vor der Injektion

- Die Butterfly-Kanüle bzw. der intravenöse Katheter muß an der Haut mit Heftpflaster fixiert werden. Die Lage des Heftpflasters muß dabei so gewählt werden, daß Einstichstelle und Vene nicht bedeckt sind und während der Injektion ständig im Auge behalten werden können.
- Müssen mehrere Medikamente hintereinander injiziert werden, soll ein ***Dreiwegehahn*** am Katheter angeschlossen werden. Die Handhabung wird dadurch sicherer, ruhiger und sauberer, da nicht bei jedem Spritzenwechsel die Kanüle bewegt wird oder Medikamente oder Blut austreten können.
- Eine genügende Schicht Zellstofftupfer zwischen Butterfly-Schlauch und Spritzenansatz bzw. Dreiwegehahn verhindert den Kontakt des Medikaments mit der Haut des Patienten.
- Vor Injektion des Zytostatikums:
  Injektion von 5–10 ml physiologischer Kochsalzlösung und Aspiration von Blut zur Bestätigung der korrekten intravenösen Lage.
- Kommt es schon bei der Injektion der Kochsalzlösung zur Extravasation, muß die Nadel unbedingt ganz gezogen werden. Es darf *unter keinen Umständen* die Nadel nur etwas zurückgezogen oder an der gleichen Stelle eine neue Punktion versucht werden. Eine neue Punktion darf ***nicht distal*** vorgenommen werden (s. oben).

Maßnahmen während der Injektion

- Zytostatika langsam injizieren – die Zeitdauer richtet sich nach der ärztlichen Verordnung oder den Angaben des Packungsprospektes.
- Die Lage der Nadel immer wieder kontrollieren.

- Während der Injektion immer wieder kurz aspirieren, um sich der unverändert richtigen Lage zu versichern.
- Den Patienten auffordern, Schmerzen oder Brennen an der Injektionsstelle zu melden.

Werden mehrere Zytostatika hintereinander injiziert, muß nach jedem einzelnen mit 5 bis 10 ml physiologischer Kochsalzlösung gespült werden, ebenso mit ***mindestens*** 10 ml physiologischer Kochsalzlösung ***am Ende der Injektion***. Dies reduziert das Risiko der Phlebitis und der Reizung der Injektionsstelle.

Maßnahmen nach der Injektion

Nach dem Entfernen der Kanüle wird der Patient aufgefordert, mit einem Tupfer kräftig und während einiger Minuten die Einstichstelle zu komprimieren. Es soll dadurch die Entstehung eines Hämatoms verhindert werden. Vor allem bei thrombopenischen Patienten ist eine genügend starke und genügend lange Kompression wichtig.

Lokale Schädigungen bei intravenöser Chemotherapie

Nach intravenöser Applikation von Zytostatika können verschiedene lokale Probleme auftreten:

- lokale Überempfindlichkeitsreaktionen,
- lokale Reizungen (chemische Phlebitis),
- Extravasation bei paravenöser Injektion.

Lokale Überempfindlichkeit

Einige Zytostatika führen gelegentlich zu einer „allergischen" Reaktion längs der Vene an der Venenwand und der Haut. Eine Generalisierung der Symptome ist ausgesprochen selten.

Symptome

Rötung
Urtikaria } im Verlauf der injizierten Vene
Juckreiz

Die Symptome treten während oder unmittelbar nach der Injektion auf. Sie klingen in der Regel innerhalb einer halben Stunde ab.

Die „allergische" Reaktion kann bereits bei der ersten Gabe des Zytostatikums auftreten.

Bei erneuter Gabe des gleichen Zytostatikums wird meist keine Überempfindlichkeitsreaktion mehr beobachtet.

Maßnahmen

Manche Autoren empfehlen die intravenöse Gabe von Kortikosteroiden, möglichst in die betroffene Vene (nach ärztlicher Verordnung). Antihistaminika sind ohne Wirkung.

Zytostatika, die eine lokale Überempfindlichkeitsreaktion auslösen können:[a]

- Daunorubicin,
- Doxorubicin,
- Mustargen (?).

[a] Präparatenamen in D, CH, A s. Anhang A.

Lokale Reizung (chemische Phlebitis)

Manche Zytostatika können – auch bei korrekter Applikation – zu einer lokalen Reizung im Bereich der Injektionsstelle und im Verlauf der Vene führen. Es handelt sich dabei um eine durch das Medikament ausgelöste chemische Phlebitis, die oft von einer Thrombose begleitet wird.

Diese Venenentzündungen sind – abgesehen von den lokalen Schmerzen – für den Tumorpatienten eine große Belastung: Die betroffene Vene kommt für weitere Blutentnahmen und intravenöse Therapien meist nicht mehr in Frage, und jeder Tumorpatient kennt die Bedeutung des guten venösen Zugangs für diagnostische und therapeutische Maßnahmen.

Symptome

Sofort:

- Brennende Schmerzen an der Injektionsstelle.
- Brennende Schmerzen im Verlauf der Vene.

Nach Stunden und Tagen:

- Rötung und Schwellung im Bereich der Vene.
- Verhärtung im Bereich der Vene.

Nach Wochen:
- Bräunliche Verfärbung längs der Vene.
- Anhaltende, strangförmige Verhärtung der Vene.

Zytostatika, die ***häufig*** zu lokalen Reizungen führen:[a]

- Mustargen,
- Dacarbazin (DTIC),
- Carmustin (BCNU),
- Amsacrine (m-AMSA).
- Vinorelbine (Navelbine)

Zytostatika, die ***gelegentlich*** zu lokaler Reizung führen:

- Paclitaxel
- Vepesid (VP 16),
- Teniposid (VM 26),
- Streptozocin,
- Cyclophosphamid,
- Mitomycin C,
- (Vinblastin).

[a] Präparatenamen in D/CH/A: s. Anhang A.

Begünstigende Faktoren

- Vorbestehende Phlebitis.
- Gleichzeitige mechanische Schädigung der Venenwand durch:
  - liegende i.v.-Katheter,
  - wiederholte Venenpunktionen und Punktionsversuche.
- Verminderung des venösen Abflusses bei lokalen Ödemen oder vorbestehender Kreislauferkrankung.
- Hohe Konzentration des Zytostatikums.
- Lange Dauer der Injektion/Infusion des Zytostatikums.

Vorbeugende Maßnahmen

Vorbeugen ist besser als Heilen – dies gilt ganz besonders für die chemische Phlebitis. Leider ist diese aber auch bei perfekter Technik nicht immer zu vermeiden. Die Details der korrekten Punktions- und Injektionstechnik sind zu beachten!

> Ausreichendes Nachspülen mit mindestens 10 ml physiologischer NaCl-Lösung nach Injektion des reizenden Zytostatikums.

Je besser die lokale Durchblutung, desto kürzer ist die Kontaktzeit des Zytostatikums mit der Venenwand und desto geringer das Risiko der Phlebitis.

Zur Förderung der Durchblutung kommen in Frage:

- Erwärmung des Armes mit dem Heizkissen, auch während und nach der Injektion/Infusion. Bei Injektionen oder Infusionen von Dacarbazin (DTIC) führt Erwärmung allerdings oft zu starken Schmerzen: Eis auf Venenverlauf auflegen!
- Lokale Anwendung eines Nitroglyzerin-Präparates distal der Injektionsstelle (ärztliche Verordnung). Nitroglyzerin führt zu einer Gefäßerweiterung. Durch Anbringen eines nitroglyzerinabgebenden Heftpflasters (z.B. Nitroderm TTS 5 mg) distal der Injektionsstelle kann eine lokale Hyperämie erreicht werden. Das Nitroderm-Pflaster ist 2 h nach Ende der Injektion/Infusion zu entfernen.
  Achtung: Nitroglyzerin kann Kopfschmerzen verursachen!

Nach der Injektion/Infusion kann evtl. die Vene mit einer heparinhaltigen „Venensalbe“ vorbeugend behandelt werden. Salbe auftragen, nicht einreiben!

Bei Dauerinfusionen und intravenösen Kathetern:

- Regelmäßige Kontrolle der Venenverhältnisse.
- Sorgfältige Pflege der Vene, evtl. mit heparinhaltigen Salben.
- Frühzeitiger Wechsel der Injektionsstelle bei Anzeichen einer Venenreizung.

Es ist umstritten, ob eine hohe Konzentration des Zytostatikums oder eine lange Kontaktzeit mit der Venenwand zur Entstehung einer Phlebitis beiträgt. Entsprechend werden immer wieder zwei unterschiedliche, sich gegenseitig ausschließende Methoden zur Prophylaxe der chemischen Phlebitis vorgeschlagen:

- Verdünnung des Zytostatikums; dies bedeutet aber größeres Volumen und damit längere Injektions- oder Infusionsdauer.
- Raschere Injektion/Infusion, was aber kleineres Volumen und damit höhere Konzentration bedeutet.

Behandlung der chemischen Phlebitis

Ist trotz aller Vorsichtsmaßnahmen eine Venenentzündung eingetreten, werden die üblichen lokaltherapeutischen Maßnahmen getroffen:

- Auftragen von heparinhaltigen Salben (nicht einreiben!) oder Alkoholwickel.
- Eventuell Ruhigstellen und Hochlagern des betroffenen Arms. Eine systemische Antikoagulation wird vom Arzt nur in Ausnahmefällen verordnet werden.

Extravasation

Definition und Symptome

Unter Extravasation verstehen wir das Austreten eines intravenös applizierten Medikaments in das die Injektionsstelle umgebende Gewebe.

> Die Extravasation bestimmter (nicht aller!) Zytostatika führt zu lokaler Gewebsschädigung.

Diese manifestiert sich in den ersten Stunden oder Tagen oft lediglich als Entzündung mit Rötung, Schwellung und Schmerz. Im weiteren Verlauf können sich über viele Wochen – oft weit über den ursprünglich betroffenen Bezirk hinaus – stark schmerzende Nekrosen und Ulzerationen entwickeln, die zur Zerstörung von Nerven, Sehnen und Gelenken in der Umgebung der Extravasationsstelle führen. Die betroffene Extremität bleibt oft über Monate gebrauchsunfähig. Oft sind chirurgische Eingriffe nötig. Die Heilung tritt erst spät und mit starker Narbenbildung ein. Die Folgen einer Extravasation stellen somit für den Patienten oft körperlich, psychisch und sozial eine große Belastung dar.

Faktoren, die das Risiko der Extravasation erhöhen

Patient

- Venen:
  - brüchige Venen (alters- oder krankheitsbedingt),
  - sehr dünne Venen,
- Kreislauf:
  - verminderter venöser Rückstrom bei Herzerkrankungen, Lymphomen etc.
- Keine Angaben über Schmerzen bei paravenöser Injektion

Injektionstechnik

- Fehlendes Training/Können.
- Ungeduld.
- Nichtbeachtung von Angaben des Patienten über Schmerzen an der Injektionsstelle.
- Mehrfachpunktionen.
- Ungenügendes Fixieren der Nadel/Extremität.
- Ungenügende Überwachung der Injektionsstelle.
- Erneute Punktion distal einer mißlungenen Punktion.
- Unterlassen des Vorspritzens von physiologischer Kochsalzlösung vor Injektion des Zytostatikums.
- Unterlassen der Kontrollaspiration vor und während der Injektion des Zytostatikums.

Ausmaß des Gewebeschadens

Ist eine Extravasation eingetreten, so hängt das Ausmaß des Gewebeschadens von verschiedenen Faktoren ab:

Art des Zytostatikums

Gewisse Zytostatika führen extravasal immer bereits in geringsten Mengen zu schweren Gewebsschädigungen. Andere Zytostatika werden sogar gelegentlich subkutan oder intramuskulär verordnet, da sie keine Gewebsschäden am Ort der Injektion verursachen (z.B. Bleomycin oder Methotrexat).

Tabelle 35.1 gibt eine Übersicht über Zytostatika, bei denen Gewebsschäden nach Paravasaten zu erwarten sind.

Tabelle 35.1. Risiko der Gewebsschädigung bei Extravasation durch verschiedene Zytostatika[a]

Zytostatikum	Risiko der Gewebsschädigung Sehr hoch	Fraglich/Gering	Kein Risiko
Amsacrin (m-Amsa)	+		
Asparaginase			+
Bleomycin			+
Carboplatin			+
Carmustin (BCNU)	+		
Cisplatin		+	
Cyclophosphamid			+
Cytarabin			+
Dacarbazin (DTIC)		+	
Dactinomycin (Actinomycin D)	+		
Daunorubicin	+		
Doxorubicin	+		
Epirubicin	+		
Etoposid (VP16)		+	
5-Fluoro-Uracil		+	
Idarubicin	+		
Ifosfamid			+
Melphalan		+	
Methotrexat			+
Mithramycin	+		
Mitomycin C	+		
Mitozantron		+	
Mustargen	+		
Paclitaxel		+	
Streptozocin		+	
Teniposid	+		
Thio-Tepa			+
Vinblastin	+		
Vincristin	+		
Vindesin	+		
Vinorelbine	+		

[a] Präparatenamen in D, CH, A s. Anhang A.

Konzentration und Volumen der Zytostatikalösung

Es ist einleuchtend, daß bei höheren Konzentrationen, respektive größerem Volumen des Extravasates größere Schäden zu erwarten sind.

Lokalisation des Extravasates

Eine Extravasation in dickem subkutanem Fettgewebe führt zu weniger schwerwiegenden Schäden als eine Extravasation in unmittelbarer Nähe von Gelenken, Nerven oder Sehnen. Deshalb sollen bei Zytostatika mit hohem gewebsschädigendem Potential folgende Injektionsorte nach Möglichkeit *vermieden* werden:

- Handrücken,
- Handgelenk,
- Ellenbeuge.

Es ist zu beachten, daß Extravasationen auch bei subkutan implantierten Kathetersystemen (Portsysteme) auftreten können. Ursache ist meist eine falsche Position der Nadel (s. dazu auch Kap. 36).

Dauer der Einwirkung des Extravasats

Gewisse Zytostatika, v.a. Anthrazykline wie Doxorubicin[1], bleiben nach Extravasation über viele Wochen im Gewebe und führen zu langsam fortschreitender lokaler Zerstörung. Eine frühzeitige chirurgische Exzision des Extravasats kann deshalb unter Umständen angezeigt sein.

Maßnahmen bei Extravasation

Die beste Maßnahme ist das Verhüten von Extravasaten durch sorgfältige Beachtung aller Details einer korrekten Injektionstechnik. Dazu gehört auch die Information des Patienten: Er muß wissen, daß er während der Injektion auftretende Schmerzen oder Brennen an der Injektionsstelle sofort melden muß.

Es gibt keinen allgemein anerkannten Standard für die Behandlung von Extravasaten. Für die wenigsten Zytostatika sind Antidote (Gegengifte) mit bewiesener lokaler Schutzwirkung bekannt. In vielen Publikationen finden sich detaillierte Angaben über zu treffende Maßnahmen; diese widersprechen sich aber oft in wesentlichen Punkten. Besonders bei der oft empfohlenen lokalen Injektion von Antidoten in die Umgebung des Extravasat ist zu bedenken, daß damit evtl. auch ein zusätzlicher Gewebsschaden gesetzt werden kann.

In jeder Institution, in der Zytostatika eingesetzt werden, sollten Richtlinien für Maßnahmen bei Extravasationen aufgestellt und regelmäßig revidiert werden. Eventuell vorgeschlagene Medikamente sollten in einem speziellen „Extravasat-Set“ auf den Stationen rasch und jederzeit zugänglich sein.

---

[1] Präparatenamen: D/CH/A: z.B. Adriblastin.

Allgemeine Maßnahmen (Vorschlag)

- Sofortiger Stopp der Injektion/Infusion.
- Nadel vorerst belassen.
- Nach Möglichkeit Blut/Gewebesaft durch die Nadel aspirieren, um Restmengen des Zytostatikums zu entfernen.
- Nach Vorschrift der Institution:
  - Arzt benachrichtigen oder:
  - sofort lokales Antidot (s. unten) durch die liegende Nadel anwenden,
  - Nadel entfernen,
  - betroffene Extremität ruhigstellen oder hochlagern (s. unten),
  - evtl. Applikation von Kälte oder Wärme (s. unten),
  - evtl. zusätzliche Maßnahmen (s. unten).
- Befund und getroffene Maßnahmen dokumentieren.
- Patient über das weitere Vorgehen informieren.

Spezielle Maßnahmen bei Extravasation von bestimmten lokal schädigenden Zytostatika (Vorschlag)

Anthrazykline (Doxorubicin, Epirubicin, Mitomycin C)[a]
- Lokale Kälte während 24 h nach Extravasation (Eisumschläge).
- DMSO-Gel[b] 80 bis 99%: Während 2 Wochen alle 6 h über dem Extravasat auftragen und an der Luft eintrocknen lassen.
- Betroffenen Arm ruhigstellen und hochlagern.
- Bei progredienter lokaler Schädigung: frühzeitige Konsultation mit Chirurgen; evtl. weite Exzision des infiltrierten Gewebes.

Vinca-Alkaloide (Vinblastin, Vincristin, Vindesin)
- Lokale, milde Wärme-Applikation während 24 h nach Extravasation.
- Betroffenen Arm ruhigstellen und hochlagern.
- ***Eventuell*** Hyaluronidase[c]: 1–6 ml einer Lösung mit 150 E/ml, subkutan in und um das Extravasat injizieren.

Mustargen[a]
- Lokale Kälte während 6–12 h.
- Betroffenen Arm ruhigstellen und hochlagern.
- ***Eventuell*** Natrium-Thiosulfat[d]: 4 ml 10% Natrium-Thiosulfat mit 6 ml Aqua dest. verdünnen. 5–6 ml dieser verdünnten Lösung subkutan in das Extravasat injizieren. Eventuell innerhalb der ersten Stunden wiederholen.

[a] Präparatenamen in D, CH, A s. Anhang A.

[b] DMSO: Dimethyl-Sulfoxyd. In vielen „Rheuma-Salben" enthalten, leicht durch die Haut resorbierbar. Wirkungsmechanismus unklar, evtl. Neutralisierung von Sauerstoffradikalen. DMSO kann selbst zu lokaler Hautreizung führen (Rötung, Juckreiz): Intervalle zwischen Applikationen verlängern; evtl. Schwefelgeruch in der Atemluft.

[c] Hyaluronidase: Enzym, das Hyaluronsäuren (Bestandteil der Zwischenzellsubstanz) auflöst und dadurch die Resorption des Extravasats erleichtern soll.

[d] Natrium-Thiosulfat: Inaktiviert Mustargen durch Alkalisierung.

Dokumentation

Im Falle einer Extravasation ist es wichtig, folgende Punkte genau zu dokumentieren:

- Datum/Zeitpunkt der Extravasation,
- Lokalisation des Extravasates,
- Zytostatikum und Lösungsmittel,
- geschätztes Volumen des Extravasates,
- vom Patienten geäußerte Beschwerden,
- objektive lokale Befunde,
- getroffene Maßnahmen,
- Benachrichtigung des Arztes,
- Verlauf.

36 Implantierbare Systeme

M. Röthlin, M.-C. Hatt

Inhaltsverzeichnis

Das Bestreben, onkologische Patienten zwischen den Therapiezyklen so oft und so lange wie möglich in ihre normale Umgebung zu entlassen, hat zu Beginn der 80er Jahre zur Entwicklung implantierbarer Systeme für die Verabreichung von Zytostatika, zur hyperkalorischen Ernährung und zur Blutentnahme geführt. Diese im Intervall zwischen den Zyklen wenig infektgefährdeten Systeme erlauben einen permanenten, einfachen Zugang zu Venen, Arterien oder verschiedenen Hohlräumen des Körpers. Nicht zuletzt ist eine

Infusion oder Injektion in ein gut zugängliches, subkutanes Reservoir auch für den Patienten angenehmer als die wiederholte Suche nach dem geeigneten Zugang.

Kosmetisch werden die tunnelierten Katheter meist gut akzeptiert, und die Bewegungsfreiheit ist ohne Einschränkung erhalten. Der Patient kann Sport treiben und in den Therapieintervallen ein ganz normales Leben führen.

Implantierbare Systeme bestehen aus einem Reservoir oder einer Kammer und einem Katheter. Die Punktionskammer besteht aus Stahl oder Kunststoff (meist Silikon) (Abb. 36.1) oder hat nur eine stählerne bzw. verhärtete Bodenplatte, die der Nadelspitze Einhalt gebietet. Der Deckel der Kammer besteht aus einer dicken Silikon-Membran, die ohne Leckage bis zu 2000 Punktionen gestattet.

Voraussetzung für diese große Zahl von Punktionen ist die Verwendung einer speziellen Nadel (Huber-Nadel), die schräger angeschliffen und abgewinkelt ist als eine gewöhnliche Kanüle (Abb. 36.2). Diese teilt die Membran bei der Punktion, anstatt jedesmal einen Zylinder aus dem Silikon auszustanzen. Alle Bestandteile bestehen aus erprobten, gut verträglichen Materialien.

Nachfolgend werden die heute gebräuchlichen Systeme, ihre Indikationen, Implantation und Pflege sowie mögliche Komplikationen mit ihren Symptomen beschrieben.

In den Tabellen 36.1 und 36.2 sind die Charakteristika und Anwendungsmöglichkeiten der gebräuchlichsten implantierbaren Kathetersysteme und Nadeln zusammengestellt (s. Seiten 692–693).

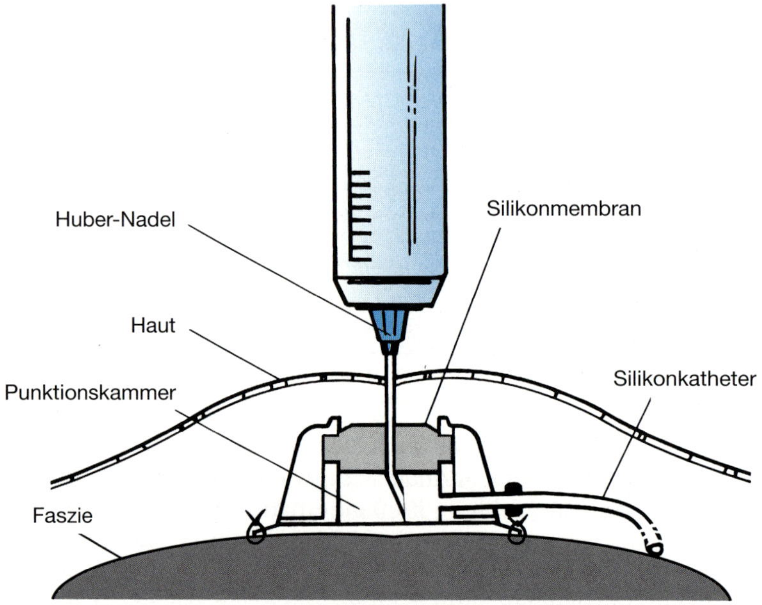

Abb. 36.1. Schnitt durch ein implantierbares System während der Injektion

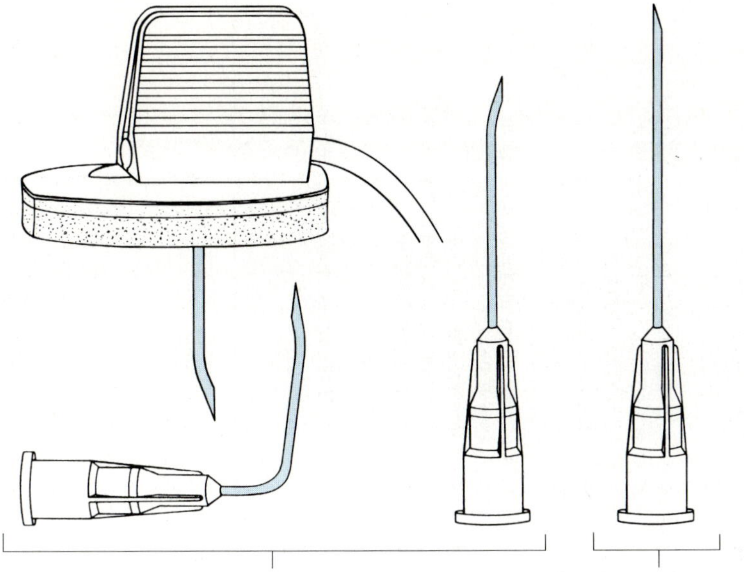

Abb. 36.2. Vergleich einer gewöhnlichen Nadel mit Huber-Nadeln

Venöse Zugänge

Indikationen

Bei jedem onkologischen Patienten muß die Entscheidung für oder gegen ein implantierbares System individuell beurteilt werden. Faktoren, die für einen voll implantierbaren Katheter sprechen, sind:

- Einsatz stark gefäßschädigender Zytostatika,
- schlecht zugängliche periphere Venen,
- bereits vorgeschädigte periphere Venen,
- voraussichtlich über längere Zeit notwendiger, venöser Zugang für:
- hyperkalorische Ernährung,
- häufige Blutentnahmen,
- Transfusionen,
- wiederholte Injektionen und Infusionen von Zytostatika, Antibiotika, Antiemetika.

Kosmetische Bedenken des Patienten gegenüber tunnelierten Kathetern und die Einschränkung seiner Bewegungsfreiheit durch normale Infusionen müssen bei der Indikationsstellung berücksichtigt werden. Bei ambulanten Patienten wird oft ein implantierbares System vorgezogen, wenn bei hospitalisierten Patienten unter gleichen Umständen ein Subklaviakatheter noch diskutiert werden kann. Bei Kindern soll die Indikation eher großzügig gestellt werden.

Tabelle 36.1. Charakteristika und Anwendungsmöglichkeiten der gebräuchlichsten implantierbaren Kathetersysteme im deutschsprachigen Raum. (Die Tabelle hat keinen Anspruch auf Vollständigkeit.)

Firma	Kathetersystem	Verwendung	Materialien
Braun	Implantofix	i.v., i.a.	POM und Silikonmembran, Polyurethankatheter, Polyamidkatheter, 2teiliges System
	Intestoplant	i.p.	
	Perifix	epidural	
CORDIS	Nr. 955-130	intrathecal	Silastic-Katheter, Reservoir mit Nadelhalt aus rostfreiem Stahl
CORMED	Mediport	i.p., i.v., i.a.	Reservoir aus Stahl, Katheter und Silikon, 1teiliges System
HICKMAN		i.v., i.a.	Reservoir: rostfreier Stahl und Silikon, Duallumen
Fresenius	Intraport	i.v., i.a.	Polyethersulfon und Silikon, 1teiliges System
Heier-Schulte	Omaya	i.v., intraventrikular	Polypropylene Membran
		nur Bolus-Injektionen	Reservoir: Silikon
Pharmacia	Port-a-Cath	i.v., i.a., i.p., epidural und intrathekal	Reservoir: Titanium mit Silikonmembran und Silikonkatheter Epidural-intrathekal: polyurethar-Katheter
Polysite LPI		i.v., i.a., intrathekal	Polymer-Reservoir, Silikonkatheter, 2teiliges System
Travenol (Baxter)	Theraport	i.v.	Reservoir: Polyurethan mit Titaniumring und Silikonmembran Katheter aus Silikonelastomer, 2teiliges System
Vygon	Chemo-Port	i.v., i.a., i.p.	Silikonelastomer
	Pain Port	intrathekal	Stahlboden, 1teiliges System
VIGGO	Vescuport	i.v.	Reservoir: Titanium, Membran, Silikonelastomer, Polyurethankatheter

Tabelle 36.2. Charakteristika und Anwendungsmöglichkeiten der gebräuchlichsten Nadeln zu implantierbaren Kathetersystemen im deutschsprachigen Raum. (Die Tabelle hat keinen Anspruch auf Vollständigkeit.)

Firma	Nadeln	Spülungen
Braun	Huber-Nadeln 19G, 22G	alle 3–4 Wochen, One-way-valve-System:
	wie Butterfly mit Verlängerung	kein Heparinlock bei i.a.-Katheter
Cordis	Standard-Nadeln	keine Spülungen (i. th.)
Cormed	18G–25G, Huber-Nadeln	keine Angaben
Hickman	Huber-Nadeln 19G–22G	keine Angaben
Fresenius		1mal monatlich
Omaya	Huber-Nadeln 25G	keine Spülungen (i. th.)
Pharmacia	Huber-Nadeln 19, 20, 22, 24G	alle 4–6 Wochen i.v.
	Gripper-Nadeln mit Verlängerung	i.a. alle 1–2 Wochen
Polysite	Huber-Nadeln 22G	keine Angaben
Travenol (Baxter)	Spezielle Nadeln mit Verlängerung und Klammer (Quick-Set)	keine Angaben
Vygon	Huber-Nadeln 22G, 25G	keine Angaben
VIGGO	Huber-Nadeln 22G	keine Angaben
Medarax	Huber-Nadel 19, 20, 21, 23G	i.v. alle 4–6 Wochen
	Safe-set-Nadel mit Verlängerung	i.a. alle 1–2 Wochen

Implantation

Die Implantation erfolgt im Operationssaal unter sterilen Bedingungen. Sie kann sowohl in Lokalanalgesie, als auch in Allgemeinnarkose vorgenommen werden. Als Zugang für das zentral plazierte Reservoir kommen die V. jugularis interna, die V. jugularis externa und die V. subclavia in Frage (s. Abb. 36.3). Die Venen des Vorderarmes oder die V. cephalica können für die neuen, peripher am Arm implantierten Systeme verwendet werden. Periphere Systeme kommen in Frage bei Frauen, wo die Plazierung des Reservoirs zwischen Décolleté, BH-Träger und Mamma Schwierigkeiten bereiten kann oder auf Wunsch des Patienten. Je nach Typ des Systems erfolgt zuerst die Implantation des Reservoirs in einer subkutanen Tasche und die Fixation an der Faszie oder die Einlage des Katheterendes in die Vene. Der Katheter wird dann in einem subkutanen Tunnel zur Vene bzw. zum Reservoir durchgezogen. Die Lage der Katheterspitze vor dem rechten Vorhof wird mit dem Bildverstärker überprüft. Abschließend werden die Hautinzisionen über der Vene und dem Reservoir verschlossen und das System durchgespült.

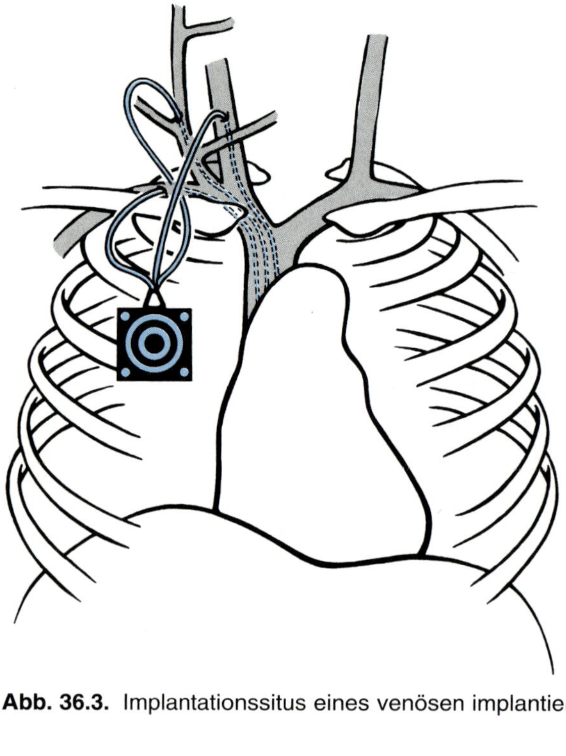

Abb. 36.3. Implantationssitus eines venösen implantierbaren Systems

Pflege

Die Pflege der implantierbaren Systeme unterscheidet sich auch bei unterschiedlicher Lokalisation und Funktion nicht wesentlich. Verschiedene Hersteller können allerdings verschiedene Handhabungen erfordern.

Wichtig ist in jedem Fall, daß diese Systeme nur von diplomiertem Pflegepersonal und Ärzten benützt werden, die auch über die notwendigen Kenntnisse über implantierbare Katheter und deren Anwendungen verfügen.

Die Angaben in diesem Kapitel gelten auch für nichtvenöse Katheter. Ausnahmen sind in den einzelnen Abschnitten ausdrücklich erwähnt.

Präoperative Vorbereitung

Nach der Indikationsstellung sollte eine Information des Patienten über die Art der bevorstehenden Operation erfolgen. Ferner sollte er über die Lokalisation des Reservoirs und die Gründe für dessen Implantation orientiert werden. Diese Orientierung erfolgt in der Regel durch den behandelnden Arzt.

Postoperative Nachsorge

Zum Verschluß der Operationswunden werden resorbierbare, intrakutane Nähte und ein durchsichtiger Klebeverband oder normale Hautnähte und ein Gazeverband verwendet. Letzterer erfordert einen täglichen Verbandwechsel mit Desinfektion, während der Klebeverband bei komplikationslosem Verlauf bis zum Abschluß der Wundheilung belassen werden kann. Nicht resorbierbare Hautnähte können in der Regel nach 10–12 Tagen entfernt werden.

Während der ganzen postoperativen Phase sind die Inzisionen und insbesondere die Tasche mit dem Reservoir regelmäßig auf Hautrötungen, Überwärmung, Fluktuation, Druckschmerz und Sekretion zu prüfen. Eine Schwellung und Druckdolenz in den ersten postoperativen Tagen ist normal. Prinzipiell sind die Katheter unmittelbar postoperativ einsatzbereit. Bei bestimmten Chemotherapien wäre es, der Wundheilung wegen, günstiger, ein paar Tage zu warten. Ist eine sofortige Benützung des Katheters geplant, so ist es wünschenswert, bereits im Operationssaal unter sterilen Bedingungen und Anästhesie die Nadel ins Reservoir einzuführen. Postoperativ wird das System während 3 Tagen täglich gespült, sofern eine sofortige Benützung nicht vorgesehen ist. Venöse Katheter müssen alle 4–6 Wochen mit 5–10 ml heparinisierter Kochsalzlösung (100 E/ml) gespült werden. Arterielle Katheter werden auf dieselbe Weise alle 1–2 Wochen gespült.

Gebrauch des Systems

Vorbereitung

- ***Eine streng aseptische Arbeitsweise ist von größter Wichtigkeit!***
- Das Reservoir ist schon vor der Desinfektion sorgfältig zu palpieren.
- Hände mit desinfizierender Seife waschen, eventuell sterile Handschuhe anziehen. Klinikinterne Regeln sind selbstverständlich maßgebend.
- Hautdesinfektion über dem Reservoir mit getönter Lösung, z.B. Polyvidon-Jod,[1] evtl. Umgebung mit sterilen Tüchern abdecken.

Injektion

- Für die Injektion von Medikamenten wird ein 3-Wege-Hahn, evtl. mit Verlängerungsstück zwischen die Huber-Nadel und die Spritze oder an den Gripper montiert (System hat kein Ventil).
- ***Auf das Katheter-System sollte kein hoher Druck ausgeübt werden. Keine Insulin- oder 2 ml-Spritzen verwenden!***
- Mit 10 ml-Spritzen sollte die Injektion langsam erfolgen.
- Das Reservoir wird mit 2–3 Fingern gefaßt (Abb. 36.4)
- ***Die Huber-Nadel wird senkrecht zum Membran (nicht zur Haut) langsam eingestochen!***
  Der Widerstand der Membran und der Aufschlag der Nadelspitze auf der Bodenplatte des Reservoirs zeigen den richtigen Sitz. Wird zu heftig ein-

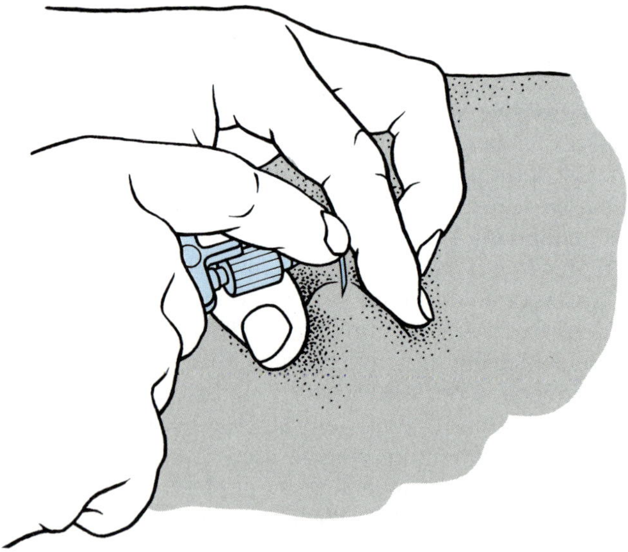

Abb. 36.4. Fixieren des Reservoirs und Handhabung der Nadel

---

[1] Präparatename:
D: z.B. Betaisodona, Braunovidon; CH: z.B. Betadine, Braunol; A: z.B. Betaisodona.

gestochen, kommt es bei Reservoirs mit Metallboden zur Verbiegung der Nadelspitze. Bei schrägem Einstich in die Membran kann die seitliche Öffnung der Huber-Nadel in der Membran zu liegen kommen, was eine Injektion verunmöglicht.

- Zunächst werden mindestens 5 ml Kochsalzlösung injiziert, um die Durchgängigkeit des Systems zu prüfen.
- ***Injektion der Medikamente (Zytostatika, Antibiotika etc.) nach Spritzenwechsel am geschlossenen 3-Wege-Hahn.***
- Nach der Verabreichung jedes Medikamentes muß der Katheter mit Kochsalzlösung gespült werden.
- Spülung des Systems mit 5 ml heparinisierter Kochsalzlösung (100 E/ml). ***Nadel unter Ausübung von positivem Druck herausziehen, um das System gefüllt zu lassen!*** Deshalb während des Injizierens des letzten Milliliters gleichzeitig den 3-Wege-Hahn schließen. Dies verhindert das Zurückfließen von Blut in den Katheter (Blockierungsgefahr). Wenn kein 3-Wege-Hahn benützt wird, positiven Druck manuell ausüben (Abb. 36.5).

Beim Entfernen der Nadel das Reservoir wiederum gut mit den Fingern fixieren.
Der Widerstand der Membran ist recht stark. Wegen der Gefahr der Selbstinnokulation ist Vorsicht bei HIV-positiven, und bei Hepatitis-B- und -C-Patienten geboten.

- Steriler Klebeverband.

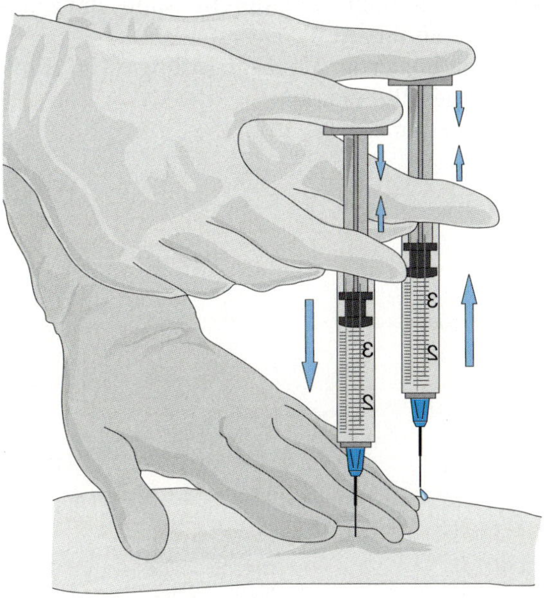

Abb. 36.5. Manueller positiver Druck beim Einstechen und Herausziehen der Nadel

Infusion

- Für Infusionen wird eine rechtwinklig gebogene Huber-Nadel oder ein Gripper verwendet. Ein 3-Wege-Hahn wird zwischen Infusionsbesteck und Nadel oder am Gripper montiert.
- Entlüften der Leitung.
- Anstechen des Systems wir unter Injektion.
- Spülung des Systems mit 5 ml Kochsalzlösung über den Seitenschluß des 3-Wege-Hahns.
- Der Verband besteht im Unterlegen der gebogenen Nadel mit einer sterilen Kompresse und Fixation der Nadel mittels Kompresse und Pflaster oder Klarsichtfolie (z.B. Tegaderm) (Abb. 36.6). Beim Gripper entfällt das Unterlegen der Kompresse. Auch hier sind primär klinikinterne Regeln und besondere Gegebenheiten des Patienten zu beachten.
- Infusion von Medikamenten, parenteraler Ernährung oder Blutbestandteilen mit externer Pumpe oder Tropfenzähler. Infusionen fließen langsamer durch den Katheter. Für eine rasche Rehydrierung kann das Reservoir auch mit 2 Nadeln gleichzeitig punktiert werden.
- Nach Beendigung der Infusion wird der Verband entfernt und die Einstichstelle desinfiziert.

> Die Huber-Nadel kann bis zu 14 Tagen im Septum belassen werden. Bei länger dauernden Infusionen empfiehlt es sich, nach dem Einstich eine antibakterielle Salbe auf die Einstichstelle zu geben.

- Nach der Verabreichung von Blutbestandteilen und parenteraler Ernährung wird mit mindestens 20 ml Salzlösung durchgespült, um sämtliche Blutreste aus dem System zu entfernen.
- Das System wird mit 5 ml heparinisierter Kochsalzlösung (100 E/ml) gespült und mit positivem Druck gefüllt belassen.
- Entfernen der Nadel und steriler Verband.

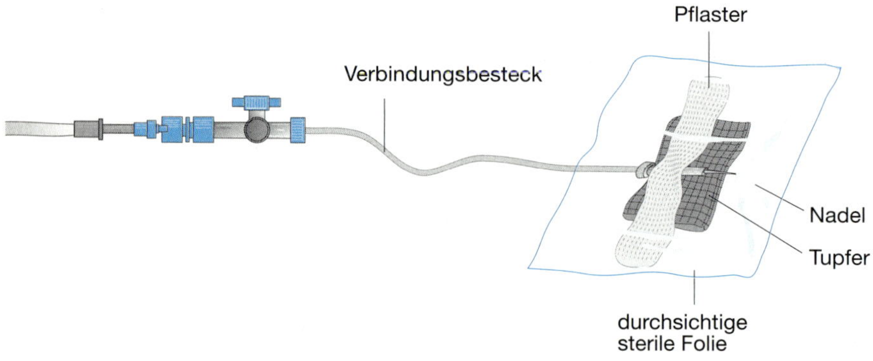

Abb. 36.6. Fixation und Verband der Nadel für die Infusion

Huber-Nadeln und Gripper:

19 Gauge:	Für intraperitoneale Therapien und Kontrastmittelinjektionen,
20 Gauge:	Bluttransfusionen, rasche Hydrierung, dickflüssige Infusionen, bei allen länger dauernden Therapien Blutentnahmen.
22 Gauge:	Arterielle Therapien, venöse Therapien, Blutentnahmen, Infusionen, Injektionen, Chemotherapien.
24 Gauge:	Nur für epidurale und intrathekale Therapien (kein Gripper in dieser Größe).
Alle Nadeln:	– Haben einen Luer-Lock, – sind wegwerfbar, – sind rechtwinklig und gerade erhältlich, – sind in verschiedenen Längen erhältlich.

Blutentnahme

- Für Blutentnahmen wird eine gerade oder abgewinkelte Huber-Nadel und eine Spritze mit 3-Wege-Hahn verwendet.

- Senkrechtes Einstechen unter Fixation des Reservoirs mit 3 Fingern.
- Aspiration und Verwerfen von 5 ml Blut aus dem Reservoir, da dieses ja zumindest teilweise noch die Spüllösung der letzten Injektion enthält.
- Spritzenwechsel bei geschlossenem 3-Wege-Hahn.
- Blutentnahmen (auch bei Vacutainer-System).
- Spritzenwechsel bei geschlossenem 3-Wege-Hahn.
- Spülen mit 2 ml heparinisierter Kochsalzlösung.
- Spülen mit 20 ml Kochsalzlösung und anschließend Füllung des Systems mit 5 ml heparinisierter Kochsalzlösung (100 E/ml) mit positivem Druck.
- Entfernen der Nadel.
- Steriler Klebeverband.
- Ist die Aspiration von Blut nicht möglich, so sollte der Patient umgelagert werden, um die Katheteröffnung neu zu plazieren, bevor das System als verstopft angesehen wird (s. auch „Pflegerische Maßnahmen").

Spülung

- Während einer Therapiepause wird das intravenöse System alle 4–12 Wochen gespült (SAKK-Studie 95/90 I. Bachmann).
- Für die Spülung verwendet man eine Huber-Nadel und eine Spritze mit 5–10 ml heparinisierter Kochsalzlösung (100 E/ml). Es wird kein 3-Wege-Hahn benutzt, denn Spülung und Heparin-Lock (positiver Druck) werden mit derselben Spritze ausgeführt.

Pflegerische Maßnahmen

Hinweise zur Pflegeplanung bei venösen Zugängen

Probleme/ Komplikationen	Ursachen/ Auftreten	Symptome	Maßnahmen/ Therapie
Infekt am Reservoir	Früh postoperativ, bei infiziertem Hämatom	Schwellung, Rötung, Fieber, Sekretion	Entfernung des Systems, Antibiotika durch das System geben, entfernen
Dislokation der Nadel	Unter Infusionstherapie	Schmerzen und Schwellung am Port bei der Infusion	Nadel entfernen, bei Nekrosen System entfernen
Abriß des Katheters am Reservoir Katheterruptur	Bei okkludierten Systemen, die mit Druck gespült wurden	Schmerzen und Schwellung am Port bei der Infusion	Nadel entfernen bei Nekrosen System entfernen
Katheterokklusion	Bei Unterlassung der Spülungen oder des Heparin-Lock. Bei Inkompatibilität von Heparin mit verschiedenen Zytostatika	Aspiration/ Injektion nicht möglich	– Anderes Aspirationshindernis ausschließen (s. unten) – 10 ml heparinisierte Kochsalzlösung (100 E/ml) in 20-ml-Spritze – 0,5 ml mehrmals mit leicht erhöhtem Druck injizieren und wieder aspirieren. Falls Erfolg, mit Kochsalzlösung spülen und 1 l Infusion mit 5000 E Heparin über 24 h laufen lassen. – Spülung mit 5000 E Streptokinase in 3–5 ml Kochsalzlösung durch Arzt. Aspiration nach 1 h und kräftige Spülung mit heparinisierter Kochsalzlösung

Venenthrombose	Bei Dislokation der Katheterspitze in periphere Vene, bei erhöhter Thromboseneigung, bei ätzenden Substanzen	Aspiration/Injektion nicht möglich, Schwellung und livide Verfärbung des Arms, Umgehungskreislauf	Fibrinolyse oder chirurgische Thrombektomie
Hautnekrose über dem Reservoir	Früh postoperativ, bei Extravasation	Schmerzen, livide bis schwarze Verfärbung der Haut	Therapie stoppen, System evtl. entfernen
Nadel im Septum	Schräges Einstechen in das Septum oder Verkanten des Reservoirs beim Einstechen	Aspiration/Injektion nicht möglich	Entfernen und Umplazieren der Nadel
Blutaspiration nicht möglich	Katheterspitze liegt der Venenwand an	Aspiration nicht möglich, Injektion geht gut	Lagewechsel des Patienten, husten, Arm kreisen
Dislokation der Katheterspitze	Durch Lageveränderungen des Patienten, Erhöhung des intrathorakalen Druckes	Venenthrombose und Schmerzen bei Injektion ätzender Medikamente in eine periphere Vene	Prophylaktische Röntgenkontrolle vor jeder Therapie, Replazieren der Katheterspitze
Kathetersepsis	Bei Dauertherapie und unsauberer Arbeitsweise	Fieber, Schüttelfrost, Malaise, septischer Schock	Antibiotika, evtl. System entfernen

Arterielle Zugänge zur Leberinfusion

Indikationen

Die intraarterielle regionale Chemotherapie mit implantierbaren Systemen wird v.a. zur Behandlung primärer und sekundärer Lebermalignome eingesetzt. Voraussetzung sind lokal nicht resezierbare Tumoren oder allgemeine Inoperabilität des Patienten. Der Vorteil der intraarteriellen Chemotherapie liegt in der Eigenschaft der Leber, gewisse Zytostatika aufzunehmen und zu metabolisieren („First-pass"-Effekt) so, daß die in die Zirkulation gelangende Konzentration bedeutend tiefer liegt als die in der Leber wirksame. Dies resultiert in einer höheren Wirkkonzentration im Tumor bei geringeren systemischen Nebenwirkungen.

Implantation

Die Implantation erfolgt in Allgemeinnarkose durch Laparotomie. Vorher muß allerdings eine Röntgendarstellung der Leberarterien durchgeführt werden, da in diesem Bereich häufig Varianten im Gefäßverlauf vorkommen, deren Unkenntnis bei der Therapie zu schweren Komplikationen führen kann.

Die Katheterspitze wird in die A. gastroduodenalis eingeführt und fixiert. Zudem muß die Gallenblase entfernt werden, um zytostatikabedingte Gallenblasenentzündungen zu vermeiden. Der Katheter wird dann in einer Schleife durch die Bauchwand nach außen geleitet, wo über dem rechten Rippenbogen das Reservoir in einer subkutanen Tasche plaziert wird (Abb. 36.7).

Gebrauch des Systems

Injektion

Das Anstechen und Herausziehen der Nadel erfolgt genau wie beim venösen System. Beim Injizieren wird man den starken, arteriellen Gegendruck verspüren.

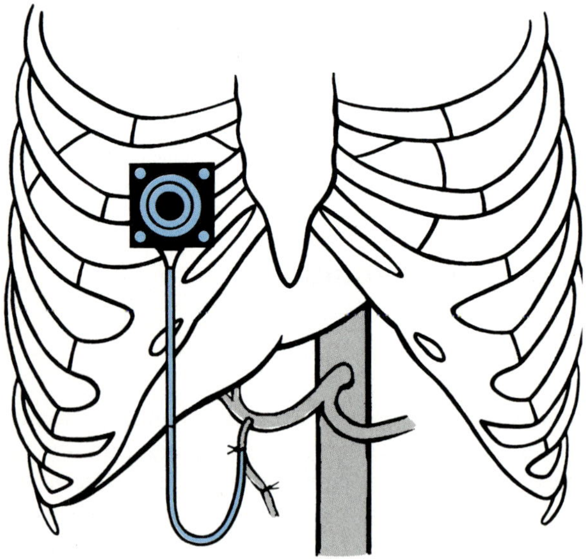

Abb. 36.7. Implantationssitus eines arteriellen implantierbaren Systems

Infusion

Infusionen sind, wegen des hohen intraarteriellen Druckes nur mit externen Pumpen möglich. Bei Verwenden einer normalen Infusion füllt sich das System innert kurzer Zeit mit Blut und es besteht die Gefahr der Blockierung!

Spülung

- Während der Therapiepausen werden arterielle Katheter alle 1–2 Wochen mit 10 ml heparinisierter Kochsalzlösung gespült.

Pflegerische Maßnahmen

Hinweise zur Pflegeplanung bei arteriellen Zugängen zur Leberinfusion

Probleme/ Komplikationen	Ursachen/ Auftreten	Symptome	Maßnahmen/ Therapie
Katheter-okklusion	Ohne regelmäßige Spülungen, bei Unterlassung des Heparin-Lock	Aspiration/ Injektion unmöglich	Injektion von 5000 E Streptokinase in 3–5 ml Kochsalzlösung, Aspiration nach 1 h und Spülung mit heparinisierter Kochsalzlösung
Thrombose der A. hepatica	Bei erhöhter Thrombose-neigung	Aspiration/ Injektion unmöglich	Entfernung des Systems
Katheterruptur	Nach forcierter Spülung bei Okklusion	Schmerzen subkutan oder peritoneale Reizung bei Injektion der Zytostatika	Röntgenkontrastdarstellung, sofortiger Stopp der Injektion, Ersatz oder Replazierung des Katheters
Katheter-dislokation	Bei ungenügender Fixation	Schmerzen subkutan oder peritoneale Reizung bei Injektion der Zytostatika	Röntgenkontrastdarstellung, sofortiger Stopp der Injektion, Ersatz oder Replazierung des Katheters
Cholezystitis	Falls keine Cholezystektomie erfolgte, früh nach Beginn der Chemotherapie	Nausea, Erbrechen, Druckdolenz, Oberbauchschmerzen rechts	Cholezystektomie

Gallengang-striktur	Nach längerer Therapie	Fieber, Ikterus Oberbauch-schmerzen	Entfernen des Systems, Prothese, Operation
Erosive Gastritis	Früh nach Beginn der Chemotherapie	Nausea, Erbrechen, Diarrhoe, evtl. Blutung	Röntgenkontrastdarstellung, Umplazierung des Katheters oder Ligatur der zum Magen/Duodenum führenden Arterien
Ulcus ventriculi Ulcus duodeni	Früh nach Beginn der Chemotherapie	Blutung, Peritonitis bei Perforation, Schmerzen	Röntgenkontrastdarstellung, Umplazierung des Katheters oder Ligatur der zum Magen/Duodenum führenden Arterien
Akute Pankreatitis	Früh nach Beginn der Chemotherapie	Oberbauch-schmerzen, Nausea, Erbrechen, Aszites, Peritonitis	Röntgenkontrastdarstellung, Umplazierung des Katheters oder Ligatur der zum Magen/Duodenum führenden Arterien

Ommaya-Reservoir

Indikationen

Das Ommaya-Reservoir wurde ursprünglich zur Therapie von Pilzmeningitiden entwickelt. Erst später fand es Verwendung in der Onkologie zur Therapie und Verhütung der meningealen Leukämie (ALL, AML) v.a. bei Kindern. Nach ersten, guten Erfahrungen wurde die Indikation auf inoperable, primäre und sekundäre Hirntumoren erweitert. Ein großer Vorteil gegenüber der systemischen Verabreichung von Zytostatika besteht in der Umgehung der Blut-Hirn-Schranke.

Implantation

Die Implantation erfolgt in Allgemeinnarkose durch eine halbrunde Inzision seitlich der Mittellinie hinter dem frontalen Haaransatz (Abb. 36.8). Durch diese Inzision wird die Haut über dem Reservoir für einige Zeit denerviert, so daß die Injektionen völlig schmerzfrei sind. An dieser Stelle wird ein Bohrloch in den Schädel gefräst und durch den Frontallappen ein Katheter bis in das Vorderhorn des Seitenventrikels gelegt. Der Katheter wird bei Rechtshändern rechts, d.h. auf der nicht dominanten Seite eingelegt. Nachdem die

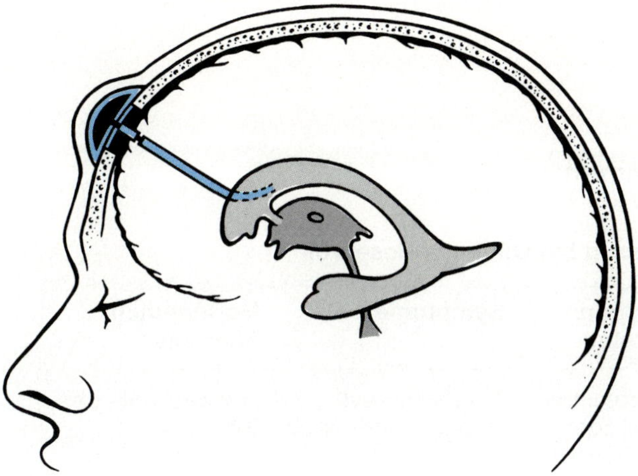

Abb. 36.8. Implantationssitus eines Ommaya-Reservoirs

Lage durch Röntgenkontrast-Darstellung überprüft wurde, wird der Katheter am Reservoir befestigt, das Reservoir am Schädel fixiert und die Wunde verschlossen.

Gebrauch des Systems

Die Anwendung und Pflege des Ommaya-Reservoirs wird nur vom Arzt ausgeführt.

Injektionen

- Rasieren und Desinfektion der Haut über dem Reservoir mit alkoholischer Desinfektionslösung, Abdecken mit sterilen Tüchern.
- ***Die Nadel wird schräg durch die kuppelförmige dünne Silikon-Membran gestochen!***
- Aspiration von 5 ml Liquor zur Verdünnung der in der Spritze befindlichen Medikamente.
- Spritzenwechsel bei geschlossenem 3-Wege-Hahn.
- Aspiration von 5 ml Liquor in 2. Spritze.
- Nach erneutem Spritzenwechsel werden die Medikamente injiziert.
- 2–3 ml aus der 2. Spritze werden ebenfalls wieder injiziert und anschließend die Nadel entfernt.
- Auspressen des Reservoirs mit dem Daumen oder 2 Fingern.
- Steriler Verband.

Infusionen

- Sind wegen intrakranieller Drucksteigerung durch das Infusat nicht möglich.

Spülung

- Ist nicht nötig.

Pflegerische Maßnahmen

Hinweise zur Pflegeplanung bei Ommaya-Reservoir

Probleme/ Komplikationen	Ursachen/ Auftreten	Symptome	Maßnahmen/ Therapie
Katheter-okklusion	Bei proteinrei- Liquor oder Tumorwachstum	Aspiration, evtl. Injektion unmöglich	Auswechseln des Systems
Katheter-diskonnektion	jederzeit	Aspiration schwierig, Wirkung der Medikamente vermindert	Entfernung des Katheters und Neuimplatation
Fehlplazierung des Katheters	Früh postoperativ oder bei 1. Injektion	Neurologische Ausfälle durch Gewebsschaden, Epilepsie	Replazierung des Katheters
Dislokation der Katheterspitze	Bewegungen des Patienten	Neurologische Ausfälle durch Gewebsschaden, Epilepsie	Replazierung des Katheters
Meningitis	Bei unsauberer Arbeitsweise	Fieber, Nackensteife, Kopfschmerzen, Sopor	Antibiotika, evtl. fernung des Systems
Subdurale, intraventrikuläre, subarachnoidale Blutung	Unmittelbar postoperativ	Kopfschmerzen, Sopor, Nackensteife, Anisochorie, Erbrechen	Entfernung des Systems, evtl. operative Revision
Leckage des Reservoirs	Nach längerem Gebrauch	Schwellung über Reservoir, Schmerzen und Nekrose durch austretende Zytostatika	Auswechseln des Reservoirs

Epiduralkatheter

Indikation

Epidurale Katheter werden heute für die Therapie chronischer Schmerzzustände bei fortgeschrittenen, meist metastasierenden und unheilbaren Malignomen verwendet. Diese Schmerzzustände lassen sich gelegentlich mit systemischen Opiaten und/oder Kombinationen mit anderen Medikamenten (Antidepressiva) über längere Zeit nur ungenügend beherrschen. Durch die epidurale Gabe von Opiaten wird auch bei kleinen Dosen mit mäßigen systemischen Nebenwirkungen eine gute Schmerzlinderung erreicht. Vorteile der epiduralen Therapie sind die erhaltene Mobilität des Patienten und die Möglichkeit zur ambulanten Behandlung. Nachteilig ist sicher das Risiko der Infektion, das sich auch bei optimaler Pflege des Systems nie ganz ausschließen läßt.

Implantation

Der Epiduralkatheter wird unter sterilen Bedingungen in Lokalanalgesie und Seitenlage eingelegt (Abb. 36.9). Nach Auffinden des Epiduralraumes mit einer Spezialnadel wird der Katheter in den Epiduralraum vorgeschoben. Durch Injektion eines Lokalanästhetikums und Röntgenkontrolle wird die richtige Lage geprüft. Nun wird mit einer Hohlnadel die Subkutis von der Austrittsstelle um die rechte Flanke bis zum Rippenbogen untertunneliert und der Katheter in 2–3 Schritten durchgezogen. Am Rippenbogen wird eine subkutane Tasche für das Reservoir angelegt, dieses mit dem Katheter verbunden

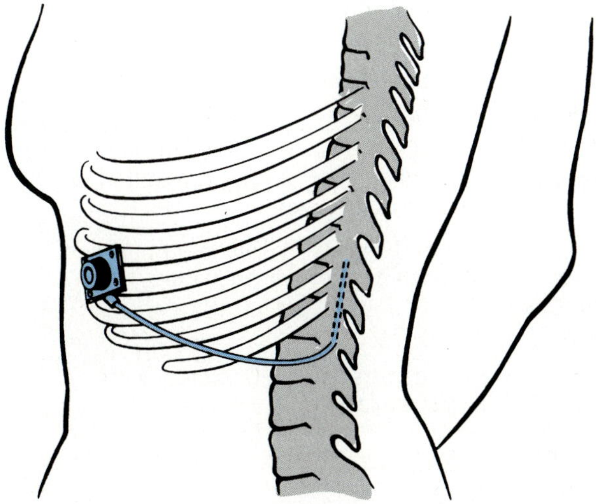

Abb. 36.9. Implantationssitus eines epiduralen implantierbaren Systems

und an der Faszie fixiert. Anschließend werden die Inzisionen verschlossen und ein steriler Verband angelegt.

Gebrauch des Systems

Injektion

- Nach Bolusinjektionen wird das System mit 3–5 ml Kochsalzlösung gefüllt, bevor die Nadel entfernt wird.

Infusion

- Nach Abschluß der Infusion wird das System mit 3–5 ml Kochsalzlösung gefüllt.
- Verbandwechsel und Desinfektion erfolgen täglich.

Spülung

- Ist nicht nötig.

Pflegerische Maßnahmen

Hinweise zur Pflegeplanung bei Epiduralkatheter

Probleme/ Komplikationen	Ursachen/ Auftreten	Symptome	Maßnahmen/ Therapie
Katheter-diskonnektion	Fehlerhafte Fixation	Fehlende Analgetikawirkung	Revision des Reservoirs
Katheter-dislokation	Bewegungen des Patienten	Fehlende Analgetikawirkung	Röntgenkontrolle System wechseln
Katheter-okklusion	Falls die Füllung mit Salzlösung unterlassen wird	Aspiration/Injektion unmöglich	System wechseln
Infekt lokal	Früh postoperativ	Schwellung, Rötung Schmerzen	System entfernen
Meningitis	Jederzeit, v.a. nach langer Liegedauer der Nadel	Fieber, Nacken Kopfschmerzen	System entfernen Antibiotika
Medikamenten-nebenwirkung	Zu Beginn der Behandlung von Patienten, die zuvor keine Opiate verabreicht erhielten	Atemdepression, Hypoventilation	Dosisreduktion, Einsatz von Lokalanästhetika

Intraperitonealkatheter

Indikation

Die Behandlung von persistierendem Aszites bei Malignomen mit peritonealer Aussaat hat durch die Einführung der implantierbaren Peritonealkatheter eine Verbesserung erfahren. Es gelingt dadurch, im Peritonealraum Zytostatikakonzentrationen zu erreichen, welche bis zu 600mal größer sind, als systemisch verabreichte Dosen mit gleichen Nebenwirkungen. Diese Therapie wird heute vor allem bei metastasierenden Ovarial-, Kolon-, Pankreas- und Magenkarzinomen sowie Mesotheliomen eingesetzt.

Implantation

Die Implantation erfolgt durch eine kleine Inzision rechts, links oder median auf Nabelhöhe, je nach gewünschter Lage der Katheterspitze (Abb. 36.10). Die Bauchdecken werden bis auf das Peritoneum eröffnet und dieses inzi-

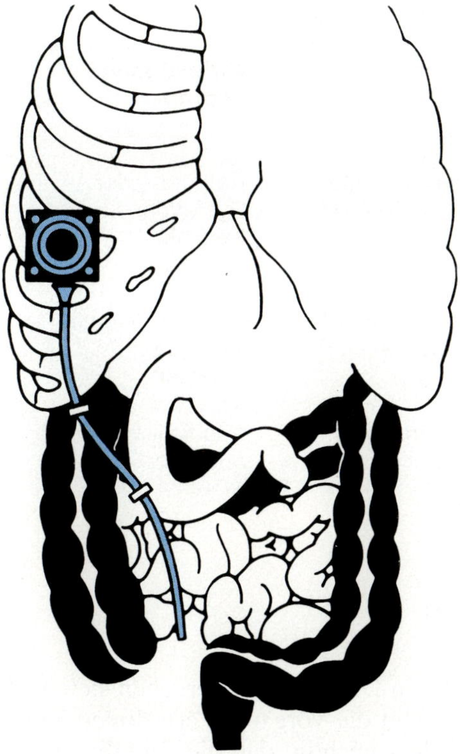

Abb. 36.10. Implantationssitus eines intraperitonealen implantierbaren Systems

diert. Der Katheter wird in die gewünschte Richtung vorgeschoben und das Peritoneum unter der ersten Dacron-Muffe verschlossen. Die Faszie und der Muskel werden über der Muffe vernäht. Nun wird ein subkutaner Tunnel zum rechten oder linken Rippenbogen angelegt, wo anschließend das Reservoir in einer subkutanen Tasche zu liegen kommt. Reservoir und Katheter werden verbunden und der Port an der Faszie fixiert. Die zweite Muffe kommt in den subkutanen Tunnel zu liegen. Nach Verschluß der Haut ist das System betriebsbereit. Es empfiehlt sich allerdings eine Karenzfrist von etwa einer Woche, um einen dichten Abschluß des Peritoneums zu gewährleisten.

Gebrauch des Systems

- Vor und nach Injektionen und Infusionen muß das Reservoir mit 5 ml Kochsalzlösung gespült und gefüllt belassen werden (positiver Druck).
- In den Therapie-Intervallen sind keine Spülungen nötig.

Pflegerische Maßnahmen

Hinweise zur Pflegeplanung bei Intraperitonealkatheter

Probleme/ Komplikationen	Ursachen/ Auftreten	Symptome	Maßnahmen Therapie
Katheter-okklusion	Nach längerer Liegedauer, v.a. bei sehr protein-reichem Asizites	Injektion möglich, Aspiration nicht möglich	Katheter oder System aus-wechseln
Katheter-dislokation	Ungenügende Fixation	Schmerzen in der Bauchdecke bei Injektion	Katheter neu pla-zieren, evtl. ersetzen
Peritonitis	Bei unsauberer Arbeitsweise	Peritonismus, Fieber	Antibiotika, System entfernen

Aufgaben und Kompetenzen

Bei der Anwendung dieser implantierbaren Dauersysteme ergeben sich auch für das Pflegepersonal neue Aufgaben. Um die vorgängig erwähnten Komplikationen zu vermeiden, ist es besonders wichtig, daß die Richtlinien zur Punktion und zur speziellen Behandlung konsequent eingehalten werden.

Die Punktion darf nur von einem geübten Arzt oder von geübtem, diplomiertem Pflegepersonal ausgeführt werden. Die Pflegenden müssen sich die nötigen Kenntnisse im Rahmen einer Weiterbildung aneignen.

Dabei sind natürlich die landesspezifischen und hausinternen Regelungen zu beachten, z.B. ist es in gewissen Krankenhäusern dem Pflegepersonal untersagt, diese Katheter zu benutzen und die Anwendung fällt ganz in den Aufgabenbereich des Arztes. Diese gründliche Instruktion des Personals wird allein einen sicheren Umgang mit diesen Systemen gewährleisten.

Eigentlich hat der Einsatz dieser Katheter eine ausgesprochen pflegerische Indikationsstellung, wenn auch die Verordnung klar in den Bereich des Arztes gehört. Das Pflegepersonal aber ist es, das die Venenverhältnisse meist am besten kennt. Besonders bei Tumorpatienten werden die Venen bei wiederholter Verabreichung von Zytostatika häufig geschädigt, d.h. es besteht ein erhöhtes Infektions- und Thromboserisiko. Ebenso kann die Suche nach einem geeigneten Blutgefäß für den Patienten zu einer Quelle von Schmerz und Angst und für das Pflegepersonal oder den Arzt zu einer höchst schwierigen und zeitraubenden Aufgabe werden. Darum sollten Arzt, Pflegende und Patient gemeinsam diese Möglichkeit zur Umgehung wiederholter Venenpunktionen diskutieren.

Bei der Einführung einer Methode ist es besonders wichtig, daß das Pflegepersonal die Vor- und Nachteile, die sich für den Patienten ergeben, abschätzen kann. Es wäre auch wünschenswert, wenn die Pflegenden vor der Operation den Chirurgen auf gewisse Besonderheiten des Patienten aufmerksam machen könnten z.B. Entfernung von subkutanem Fett bei adipösen Patienten, bei Frauen vermeiden, daß der Büstenhalterrand auf das Reservoir drückt etc.

Diese Systeme lassen sich durchaus, wenigstens teilweise, durch den Patienten oder seine Angehörigen handhaben. Besonders der Einsatz des epiduralen Katheters sollte zum Ziel haben, dem Patienten eine möglichst große Selbständigkeit in seiner Schmerztherapie zu ermöglichen.

Wenn vom Patienten Unabhängigkeit gewünscht wird, sollte schon frühzeitig, unmittelbar postoperativ mit der Schulung des Patienten und/oder eines Angehörigen begonnen werden, damit der Krankenhausaufenthalt nicht unnötig verlängert wird.

Diese Zeit soll genutzt werden, um den „Schüler“ anzulernen und seine Arbeitsweise sorgfältig zu kontrollieren. Auch die Spülungen während der Therapiepausen können vom Patienten übernommen werden. Damit kann man ihm unter Umständen lange Anreisen zum Krankenhaus, nur für eine Spülung, ersparen.

Der Preis dieser Kathetersysteme ist noch verhältnismäßig hoch (er unterscheidet sich je nach den verwendeten Materialien); demzufolge sollten sie auch optimal genutzt werden.

37 Pumpen

H. R. Stoll

Inhaltsverzeichnis

Seit einigen Jahren kommen tragbare und implantierbare Pumpen bei ambulanten Tumorpatienten vermehrt zum Einsatz. Dabei handelt es sich um Geräte, die dazu dienen, Medikamente kontinuierlich oder in gewissen Zeitabständen parenteral (intravenös/subkutan) zu applizieren. In der Onkologie stehen die Zytostatikatherapie und die Schmerztherapie im Vordergrund.

Dieses Kapitel gibt eine Übersicht über die technischen Eigenschaften verschiedener Modelle und über die Anforderungen an die Pflegenden sowie an den Patienten.

Technische Eigenschaften und Merkmale der verschiedenen Pumpen

Grundsätzlich gibt es 3 Arten von Pumpen:

- die Spritzenpumpe (Abb. 37.1),
- die Ballonpumpe (Abb. 37.2),
- die Peristaltikpumpe (Abb. 37.3).

Spritzenpumpe

Bei der Spritzenpumpe dient eine übliche Einwegspritze (2 ml, 5 ml, 10 ml, 20 ml) als Flüssigkeitsreservoir. Diese ist über einen Verlängerungsschlauch mit dem Patienten verbunden und mittels einer Haltevorrichtung auf einer Gewindestange fixiert. Der elektrisch betriebene Motor dreht die Gewindestange gemäß der programmierten Geschwindigkeit. Dadurch wird der Spritzenstempel langsam nach vorne geschoben. Die Pumpen dieses Typs sind batteriebetrieben und sind mit einfachen Alarmsystemen ausgestattet.

Ballonpumpe

Die Ballonpumpe enthält einen elastischen Ballon als Medikamentenreservoir. An dessen Ausgang ist eine Kapillare eingebaut, die aufgrund des genau definierten Durchmessers eine bestimmte Flüssigkeitsmenge pro Zeit durchläßt. Die Flüssigkeitsmenge pro Zeit kann deshalb nicht unterschiedlich eingestellt werden. Der Förderdruck auf die Kapillare ist durch die Elastizität des Ballons gewährleistet. Alarmsysteme und Kontrollen sind in dieser rein

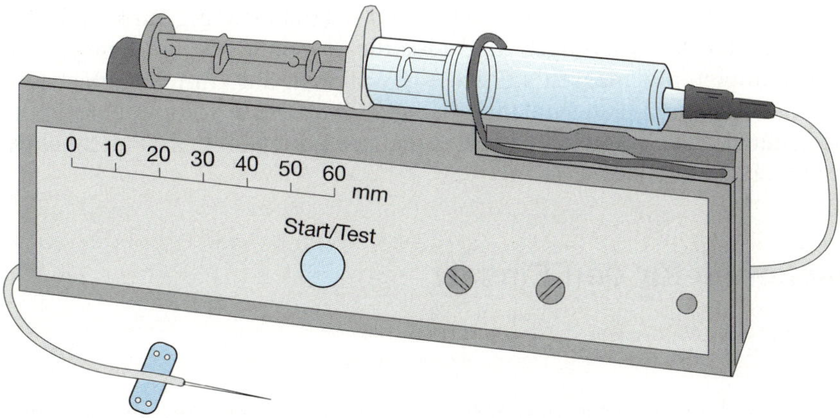

Abb. 37.1. Spritzenpumpe (Typ MS 16A; Fa. Fresenius)

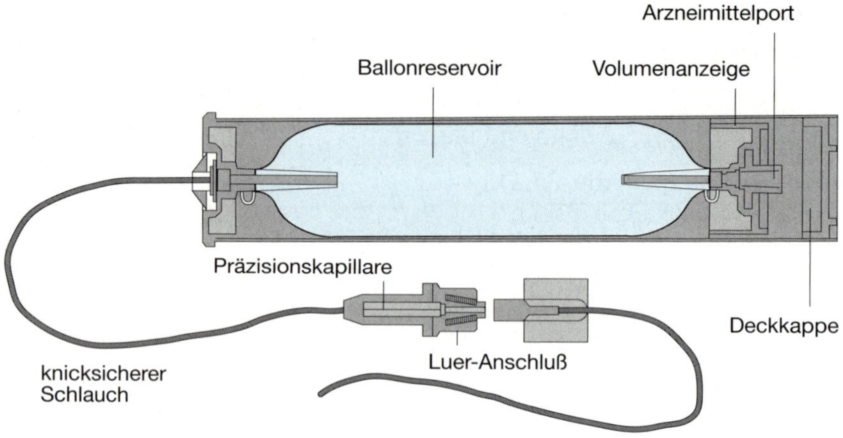

Abb. 37.2. Ballonpumpe (Fa. Travenol)

mechanischen Pumpe nicht möglich. Die Pumpe ist für den Einmalgebrauch gedacht.

Peristaltikpumpe

Die Peristaltikpumpe besteht aus einem eigenen Reservoirteil und dem Pumpengehäuse mit Motor, Mikroprozessor, Tastenfeld und Anzeigefeld. Der vom Reservoir ausgehende Infusionsschlauch läuft durch die Pumpe. Dort wird dieser der programmierten Flußrate entsprechend mehr oder weniger häufig ausgepreßt. Alle Pumpen dieses Typs sind mit verschiedenen audiovisuellen Alarmsystemen und Kontrollen ausgestattet. Sie zeichnen sich durch eine den verschiedenen Bedürfnissen angepaßte Programmierungsmöglichkeit aus (kontinuierliche oder intermittierende Infusion; Abb. 37.3).

Folgende Anforderungen werden an diese Pumpen gestellt (s. auch Tabelle 37.1): Sie sollen handlich, genau, sicher und netzunabhängig funktionieren. Die qualitativen Anforderungen sind also die gleichen wie bei den großen Infusionspumpen, nur müssen sie wie ein Walkman am Gürtel tragbar oder sogar vollständig subkutan implantierbar sein. Außerdem sollten diese Pumpen bedienerfreundlich sein, denn in den meisten Fällen muß der Patient aktiv damit umgehen können.

Indikationen für den Einsatz

Zytostatika

In den letzten Jahren wurde immer häufiger die Frage gestellt, ob die kontinuierliche Verabreichung von Zytostatika als Dauerinfusion wirkungsvoller

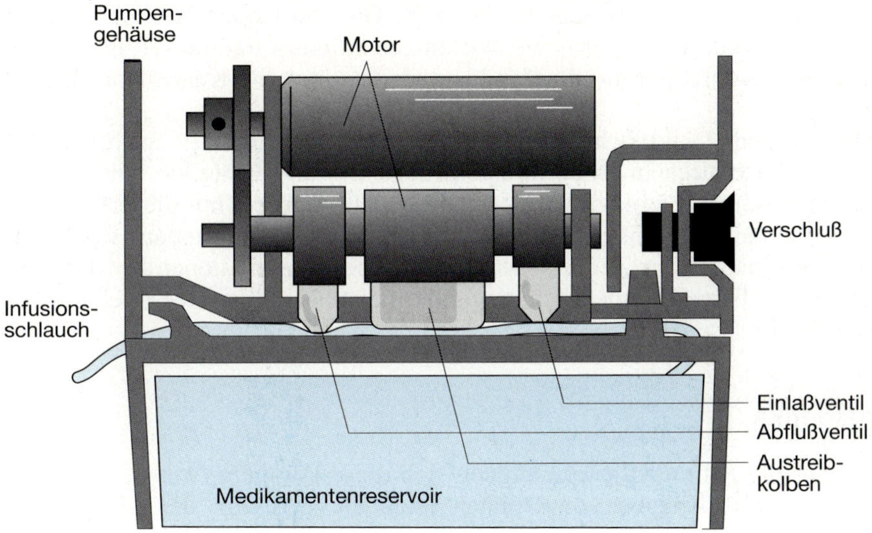

Abb. 37.3. Peristaltikpumpe (Fa. Deltec-Pharmacia)

und verträglicher sei als die übliche intermittierende Verabreichung als Bolusinjektion oder Kurzinfusion. Eine Dauerinfusion bedeutet für den Patienten, daß er an ein Infusionsgerät angeschlossen ist. Bei konventionellen Infusionsgeräten ist eine solche Behandlung i. allg. nur im Krankenhaus möglich. Nichtbettlägrige Patienten müßten deshalb nur wegen der Infusionsbehandlung hospitalisiert werden. Dies ist speziell bei einer palliativen Chemotherapie schon aus ethischen Gründen nicht vertretbar.

Erst die Entwicklung tragbarer bzw. implantierbarer Pumpen hat es ermöglicht, die Dauerinfusion von Zytostatika als ambulante Behandlungsmöglichkeit zu untersuchen und mit anderen Verabreichungsarten zu vergleichen. Neben der Wirksamkeit und den Nebenwirkungen sind dabei auch wirt-

Tabelle 37.1. Anforderungen an Pumpensysteme für Chemotherapie

Eigenschaft	Anforderung
Präzision	Fördermenge ±5% des gewünschten Infusionsvolumens
Handlichkeit	Ausmaß ca. 15x8 cm oder kleiner
Flexibilität	Fördermenge wählbar von 2–1800 ml/Tag Medikamentenreservoir wählbar von 2–100 ml
Antrieb	Netzunabhängig
Sicherheit	Kontrollmechanismen für: – Batteriespannung – Reservoirfüllung – Pumpenmechanik

schaftliche Aspekte zu beachten: Wenn die Dauerinfusion bei gleicher (oder besserer) Wirkung weniger Nebenwirkungen aufweist und mit billigen Geräten zu Hause durchgeführt werden kann, dann wären die Kosten entschieden geringer.

In einigen Untersuchungen konnte tatsächlich gezeigt werden, daß gewisse Zytostatika in Dauerinfusion meist besser verträglich sind als mit Bolusinjektionen. Es bleibt vorläufig aber noch offen, ob mit dieser besseren Verträglichkeit auch eine erhöhte Tumorwirksamkeit verbunden ist. Daraus folgt auch, daß es zur Zeit erst wenige gesicherte Indikationen für den Einsatz von tragbaren Pumpensystemen gibt; meist handelt es sich noch um klinische Studien.

Analgetika

Auch für die Schmerztherapie eignen sich diese Pumpensysteme, da sie die kontinuierliche Abgabe von Opiaten erlauben, evtl. mit der Möglichkeit zusätzlicher Bolusgabe bei speziellen Typen.

Pumpen mit der Möglichkeit zur Bolusgabe tragen meist auch die Bezeichnung **PCA** („patient controlled analgesia“: für „Patienten gesteuerte Analgesie“; s. auch Kap. 19: Schmerz).

Verschiedene Modelle

Im folgenden werden 10 Modelle vorgestellt, die bereits im Handel sind. Da der Markt sich im Moment sehr schnell entwickelt und expandiert, kann die Übersicht keinen Anspruch auf Vollständigkeit erheben. Die Pumpen wurden so ausgesucht, daß sowohl Vertreter einfacher mechanischer Modelle, elektronischer Spritzenpumpen, computerisierter Peristaltikpumpen wie auch chronobiologisch programmierbarer Pumpen vorhanden sind. Diese Auswahl soll auch die Vielfalt in bezug auf Ansprüche, aber auch Preis verdeutlichen.

Tabelle 37.2 zeigt 10 Modelle, die die wichtigsten Eigenschaften der Pumpen charakterisieren sollen. Für detailliertere Angaben ist auf den einzelnen Hersteller zu verweisen. Alle 10 Modelle eignen sich für Zytostatikatherapien im ambulanten Bereich und erfüllen die internationalen Anforderungen in bezug auf Fördergenauigkeit von höchstens ±5% des gewünschten Infusionsvolumens.

Im folgenden wird auf die einzelnen Merkmale der Pumpen genauer eingegangen.

Fördermenge

Mit Ausnahme des Infusors von Travenol mit einer fixen Durchflußmenge von 48 ml pro Tag und dem Perfusor von Braun, der eine minimale Menge

Tabelle 37.2. Übersicht über 10 Modelle und ihre wichtigsten technischen Merkmale

Pumpe/ Hersteller	Graseby MS-26 Fresenius	Chrono- mat Fresenius	CADD 1 Deltec- Pharmacia	CADD- Deltec- Pharmacia	Synchro- mat Medtronic	Infusor Travenol	Perfusor Braun	2004 Parker	CADD- PCA Deltec- Pharmacia	Parker PCA 2100 Parker Mikropumpe
Technische Eigenschaften:										
Fördermenge in ml/24 h	0,5–31	0,1–144	1–299	1–1800	0,6–22	48 (fix)	10–40	2,4–10		
Bolus- möglichkeit	Ja	Ja	Nein	Nein	Ja	Nein	Nein	Nein	Ja	Ja
Intermittieren- de Infusion	Nein	Ja	Nein	Ja	Ja	Nein	Nein	Nein	*keine*	*keine*
Eingebaute Kontrollen	Mikro- prozessor	Mikro- prozessor	Mikro- prozessor	Mikro- prozessor	Mikro- prozessor	Mechanische Kontrolle	Mechanische Kontrolle	Mikro- prozessor	Mikro- prozessor	Mikro- prozessor
Reservoir- Kapazität in ml	2/5/10/20 Spritze	10/50/100 Reservoir	50/100 Reservoir	50/100 Reservoir	18 Reservoir	80 Ballon- Reservoir	10 Spritze	50 Reservoir	50/100 Reservoir	50 Reservoir
Alarme	3 akustische 4 optische ohne Anzeige	5 akustische 5 optische ohne Anzeige	8 audio- visuelle mit Anzeige	8 audio- visuelle mit Anzeige	3 akustische optisch	keine	keine	3 akustische	8 audio- visuelle	3 akustische
Spezielles		Chrono- biologisch Kalender und Uhr	HIgh Flow 90 ml/h		Chrono- biologisch implantierbar	Wegwerfbar	Mechanisches Uhrwerk Antrieb	Gewicht nur 70 g		Gewicht nur 70 g
Preisbeispiele (in SFr)	1790,–	Unbekannt	5400,–	6400,–	11000,–	80,–	2800,–	5000,–	5400,–	5000,–
Pumpenart	Spritzen- pumpe	Peristaltik- pumpe	Peristaltik- pumpe	Peristaltik- pumpe	Peristaltik- pumpe	Ballonpumpe	Peristaltik- pumpe	Impuls- pumpe		Impulspumpe

von 10 ml pro Tag befördert, sind alle Pumpen in den niedrigen Bereichen identisch. Die obere Begrenzung dagegen variiert stark (40–1800 ml). Eine große Fördermenge ist wichtig, wenn das Medikament schon aufgelöst im Handel ist und eine minimale Konzentration nicht unterschritten werden kann.

Verabreichungsrhythmus

Bei einigen Pumpen (Graseby MS-26/Chronomat/Synchromed) besteht die Möglichkeit einer Bolusgabe im laufenden Programm. Für Zytostatika dürfte dies kaum von Bedeutung sein. Die Modelle können aber auch für Schmerztherapien verwendet werden, wo die Bolusgabe bei plötzlichen Schmerzen von Bedeutung ist, oder für Antibiotikatherapie.

Modelle mit dieser zusätzlichen Möglichkeit sind die beiden chronobiologischen Pumpen und die CADD-Plus.

Pumpen mit chronobiologischem Rhythmus der Therapie sind neu (Chronomat von Fresenius und Synchromed von Medtronik). Hier werden die Infusionsdauer und die Tageszeit an den sogenannten biologischen Rhythmus des Patienten angepaßt; die Pumpe kann dazu im voraus programmiert werden. Auch dies ist eine Möglichkeit der Verabreichung von Zytostatika; die Wirksamkeit ist aber nicht nachgewiesen.

Sicherheitsvorrichtungen und Alarmmöglichkeiten

Alle Pumpen sind so sicher, daß die Möglichkeit einer unvorhergesehenen Entleerung der Pumpe praktisch ausgeschlossen ist. Dafür sind in jeder Pumpe entweder elektronische oder mechanische Kontrollen eingebaut. Bei den Spritzpumpen und den Ballonpumpen kann der Patient allerdings selbst eingreifen und manipulieren. Bei den Peristaltikpumpen dagegen ist es möglich, mit einem Code das Tastenfeld zu sperren. Dies bringt für die Pflegenden den Vorteil, daß sie sicher sein können, daß der Patient nichts verändert hat. Die Patienten wiederum sind meist froh, wenn das Gerät gegen Störungen und versehentliche Manipulationen gesichert ist.

Außer den mechanischen Modellen (Infusor/Perfusor) verfügen alle Pumpen über wenigstens elementare Alarmmöglichkeiten. Sie geben an: Infusionsende, Batterieende und Pumpenversagen. Daneben sind aber Modelle mit bis zu 8 verschiedenen Alarmformen mit audiovisuellen Signalen und Alarmgrund auf der LCD-Anzeige im Handel (LCD = „liquid cristal display").

Preis

Die angegebenen Preise beziehen sich auf die reinen Pumpenkosten. Das Verbrauchsmaterial kommt dazu und ist meist nicht billig. So geht der Preisbereich in der Schweiz von ca. SFr. 80,– bei der wegwerfbaren Infusorpumpe von Travenol bis zu über SFr. 11000,– für die chronobiologischen Modelle. Die Kosten für Pumpenmiete und Verbrauchsmaterial werden bei Chemotherapien meist von den Krankenkassen übernommen.

Kriterien bei der Pumpenauswahl

Welches ist nun die richtige Pumpe? Da die Wahl der richtigen Pumpe durch mehrere Faktoren beeinflußt wird, kann für die einzelnen Modelle keine Empfehlung gegeben werden. Im folgenden sind die wichtigsten Kriterien aufgeführt, die es zu beachten gibt:

- Welche Art von Therapie (Zytostatika, Antiemetika, etc.) soll appliziert werden?
- Sind spezielle Rhythmen (intermittierend, Bolusgabe) bei diesen Therapien wichtig?
- Welche Kosten entstehen durch Pumpe und Zubehörmaterial?
- Welchen Kostenteil übernimmt die Krankenkasse oder andere Kostenträger?
- Wie häufig ist mit einem Pumpeneinsatz zu rechnen?

Diese technischen und materiellen Fragen müssen geklärt werden, bevor eine Pumpe angeschafft wird. Die Praxis zeigt, daß der Einkauf eines einfachen und billigen Modells später trotzdem die Anschaffung weiterer Modelle notwendig macht; dies führt langfristig kaum zur Wirtschaftlichkeit.

Auf der anderen Seite entsteht ein Einsatz- oder Gebrauchszwang für die Pumpe mit daraus resultierender unsauberer Indikationsstellung, wenn eine zu teure, aber nicht ausgelastete Pumpe angeschafft wurde. Eine gute Beratung, z.B. durch ein Tumorzentrum mit viel Erfahrung auf diesem Gebiet, kann deshalb für eine andere Klinik, wie auch für eine Praxis von großem Nutzen sein. Zudem bieten viele Hersteller ihre Pumpen auch in Miete oder mit Miet-/Kaufvertrag an. Schließlich muß noch beachtet werden: Je komplizierter eine Pumpe, desto wichtiger und auch aufwendiger ist das Dienstleistungsnetz für das Pflegepersonal.

Anforderungen an den Hersteller

Um mit einem neuen Pumpensystem vertraut zu werden und es sicher anzuwenden, ist die direkte Zusammenarbeit mit dem Hersteller von großer Bedeutung.

Dabei müssen vom Hersteller folgende Leistungen gewährleistet sein:

- Schriftliche, in der Muttersprache abgefaßte Unterlagen.
- Am Anfang direkte Instruktion des Pflegepersonals durch Firmenvertreter.
- Schulungsangebot durch den Hersteller.
- Geregelter Materialnachschub (auch im Notfall).

Anforderungen an das Pflegepersonal

Die Aufgaben, die durch eine Therapie mit tragbaren Pumpen entstehen, werden je nach Klinik und Land unterschiedlich verteilt.

In vielen Fällen liegt die Therapievorbereitung und die Pflege dieser Patienten beim Pflegepersonal. Die therapeutische Verantwortung liegt jedoch beim Arzt. Deshalb ist die Grundvoraussetzung für ein Maximum an Qualität für den Patienten ein gutes Zusammenarbeiten zwischen Arzt und Pflegenden.

Voraussetzungen für den routinemäßigen Einsatz in der Pflege sind:
- gute Zusammenarbeit zwischen Arzt und Pflegenden;
- Bereitschaft zur Innovation seitens der Pflegenden (keine Angst vor Technik);
- Bereitschaft zur Anleitung des Patienten.

Grundsätzlich gilt auch hier, daß jemand nur so gut unterstützen kann, wie er selbst unterstützt wird; d.h. eine gute und direkte Verbindung zum Hersteller der Pumpe ist erforderlich. Diese Verbindung ist ungeeignet, wenn sie nur in einer regelmäßigen Sendung von Studien und Arbeiten aus anderen Zentren besteht. Es ist ein direkter Ansprechpartner nötig, der jederzeit mit Rat und Material zur Verfügung steht.

Der Hersteller muß auch eine entsprechende Schulung anbieten können. Diese Schulung wiederum sollte idealerweise von Pflegenden für Pflegende durchgeführt werden. Dieses Konzept ist speziell bei den komplizierten Modellen wichtig.

Die Praxisumsetzung und die weitere Instruktion erfolgt am besten nach dem Prinzip des Schneeballeffekts; d.h. schnell wenig Leute mit möglichst viel Erfahrung zu haben. Dazu ist in der Anfangszeit ein 24-Stunden-Alarmnetz nötig, das aus diesen wenigen Personen besteht. Später, wenn Wissen und Erfahrung mehr verbreitet sind, sollte sich immer jemand finden, der helfen kann. Dieses Prinzip gilt selbstverständlich auch für die zu Hause Pflegenden. Sollte dies jedoch aus organisatorischen Gründen nicht möglich sein, empfiehlt es sich, eng mit einer Klinik zusammenzuarbeiten, die die entsprechende Infrastruktur besitzt. Zusätzlich ist nochmals auf die Hilfe des Herstellers zu verweisen.

Anforderungen an den Patienten

Auch bei den Ansprüchen, die das Pflegepersonal an den Patienten stellt, um seine Sicherheit bei der Therapie zu gewährleisten, gibt es große Unterschiede von Klinik zu Klinik. Die Erfahrung zeigt:

Je sicherer das Pflegepersonal in der Handhabung der Pumpe ist und je besser die Zusammenarbeit zwischen Pflegenden und Arzt funktioniert, um so mehr Sicherheit erhält der Patient. Somit wird er auch mehr Verantwortung übernehmen können.

Die wichtigste Anforderung an den Patienten ist die Zuverlässigkeit, Probleme zu erkennen und zu melden. Im weiteren wird die Übertragung der Verantwortung an den Patienten ganz seinen Fähigkeiten angepaßt.
Dabei spielen folgende Punkte eine wichtige Rolle:

- Vertrauen zu Arzt und Pflegenden,
- Zuverlässigkeit,
- Selbständigkeit,
- Kenntnisse von Therapieablauf und Medikamente,
- keine Angst vor Technik.

Anleitung des Patienten

Bei einem Patienten, der ängstlich ist und sich wenig zutraut, übernehmen Arzt und Pflegende alle Aufgaben an der Pumpe. Wenn das Reservoir leer ist, meldet der Patient sich in der Klinik; wenn ein Alarm ertönt, ruft er die zuständige Stelle an. Falls er weiter vom Krankenhaus entfernt wohnt, wird nach Möglichkeit die zu Hause Pflegende instruiert.

Ist ein Patient sehr selbständig, wird er in allen folgenden Aufgaben instruiert, z.B.:

- Pumpe starten,
- Reservoir wechseln und
- einfache Probleme selber lösen.

Dieser Patient kommt nur noch wegen Materialnachschub oder größerer Probleme in die Klinik.

Bei der Anleitung des Patienten ist sicher auch die Art des Medikaments zu berücksichtigen (Zytostatika, Antiemetika, etc.).

Selbstverständlich wird bei einer Dauerinfusion mit Zytostatika, die bei Extravasation stark gewebsschädigend sind, eine sichere intravenöse Leitung benötigt (Subklaviakatheter, oder implantierbares Kathetersystem). Der Patient muß trotzdem 2- bis 3mal pro Tag die Einstichstelle kontrollieren und kleinste Veränderungen unverzüglich melden.

Eine Dauerinfusion mit weniger gewebeschädigenden Zytostatika kann auch über periphere Venen verabreicht werden. Die Kontrolle der Einstichstelle muß hier nicht so streng erfolgen.

Das Erlernen der Handhabung der Pumpen ist sehr zeitintensiv – sowohl für den Patienten als auch für das Pflegepersonal und den Arzt.

Es empfiehlt sich jedoch, diese Zeit bewußt einzuplanen, um den vollen Nutzen gewinnen zu können.

Die vorgestellten Pumpen sind eine sinnvolle Ergänzung im modernen onkologischen Therapiekonzept. Sie können die Lebensqualität des Patienten ohne Zweifel erhöhen. Mit der Pumpe ist das Leben zwar nicht wie früher, aber es wird doch ein hoher Grad an Selbständigkeit und Unabhängigkeit erreicht. Vorläufig werden sie hauptsächlich in größeren Zentren eingesetzt, oft auch im Rahmen von klinischen Studien. Erst in den nächsten Jahren wird sich zeigen, wieweit sie in der alltäglichen Pflege Fuß fassen werden.

38 Schutzmaßnahmen beim Umgang mit Zytostatika

B. SCHMID

Inhaltsverzeichnis

Zytostatika sind toxische Substanzen. Sie haben zum Teil folgende Eigenschaften:

- direkte Reizwirkung an Haut und Schleimhäuten,
- mutagene Wirkung: permanente und vererbliche Veränderungen des genetischen Materials der Zellen,
- teratogene Wirkung: Auslösen von Mißbildungen am Fötus oder Embryo bei Exposition während der Schwangerschaft,
- karzinogene Wirkung: Auslösen der Entstehung von bösartigen Tumoren.

Das Risiko der teratogenen und karzinogenen Wirkung ist für ***Patienten***, die mit Zytostatika in therapeutischen Dosierungen behandelt werden, bekannt. Dieses (kleine) Risiko muß im Einzelfall gegen den möglichen Nutzen einer Behandlung abgewogen werden.

Die Situation des ***Pflegepersonals***, das mit Zytostatika umzugehen hat, unterscheidet sich von der eines Patienten: Bei beruflicher Exposition werden (durch die Atemwege und über Haut und Schleimhäute) höchstens sehr geringe Menge Zytostatika aufgenommen, allerdings kann diese Exposition *über viele Jahre andauern.*

Im Gegensatz zum bekannten Risiko bei der Behandlung mit therapeutischen Dosen ist das Risiko einer solchen kontinuierlichen Exposition mit geringsten Mengen Zytostatika – *falls überhaupt vorhanden* – noch nicht bekannt. Gesichert sind jedoch mögliche Reizerscheinungen an Haut und Schleimhäuten bei direktem Kontakt mit gewissen Zytostatika.

In diesem Kapitel wird diskutiert, welche Bedeutung die toxischen Wirkungen von Zytostatika für die Personen haben, die beruflich damit umgehen. Es werden Richtlinien vorgestellt mit dem Ziel, eventuelle Risiken möglichst zu vermeiden.

Diese Richtlinien sind nicht als absolute Vorschriften zu verstehen, sondern als Grundlagen für die Erarbeitung von Richtlinien für die jeweilige Institution.

Wissenschaftliche Untersuchungen

Verschiedene Studien haben versucht, das Expositionsrisiko des medizinischen Personals zu erfassen, das zytotoxische Medikamente vorbereitet und anwendet.

Die Mutagenität, d.h. das Auftreten von Erbgutveränderungen durch gewisse Substanzen, kann in verschiedenen Testverfahren aufgezeigt werden. Der am häufigsten gebrauchte Test ist der ***Ames-Test***. Bei diesem Test wird die mutagene Wirkung auf Bakterien untersucht. Zytostatika, s. Anhang A, wie Nitrosourea, Busulfan, Cyclophosphamid, Doxorubicin, Daunorubicin, Mitomycin und Mercaptopurin wirken im Ames-Test mutagen.

Studien haben gezeigt, daß im Urin von Patienten und Pflegekräften, die intensiven Kontakt mit Zytostatika hatten, mutagene Substanzen vorhanden waren. *Mutagene Substanzen fanden sich aber auch im Urin von Rauchern die keinen Kontakt mit Zytostatika hatten.*

In einer gut kontrollierten Studie wurde Apothekerpersonal untersucht, das mit Zytostatika in offenen Sicherheitswerkbänken mit direkt ins Gesicht blasendem Horizontalluftstrom umging. Dabei wurde ein fast 2fach erhöhter Wert der Mutagenität im Urin nachgewiesen. Nach Umstellung auf ein geschlossenes System mit vertikalem laminarem Luftstrom konnte keine Erhöhung der Mutagenität mehr im Urin nachgewiesen werden. Die Klasse-II-Sicherheitswerkbank-Systeme produzieren einen nach unten gerichteten Luftstrom; dieser zieht Partikel und Aerosole weg und filtert sie aus der Luft heraus.

Es ist bekannt, daß Zytostatika die Eigenschaft besitzen, Haut, Augen, Schleimhäute und andere Gewebe zu reizen. Die Wirkungen von verschütteten injizierbaren Zytostatikalösungen auf die Haut und die nötigen Maßnahmen bei Kontamination sind in Tabelle 38.1 zusammengestellt.

Zahlreiche Studien und Forschungsprojekte sind dokumentiert, jedoch ohne eindeutige Ergebnisse. Einige dieser Berichte widersprechen sich und können ein definitives Risiko aus folgenden Gründen nicht beweisen:

- zu geringer Umfang der Studie,
- fehlende Angaben über Expositionsdauer der spezifischen antineoplastischen Substanz,
- Veränderung der Expositionsbedingungen in gewissen Studien und
- unbewiesener Zusammenhang zwischen mutagener Aktivität oder chromosomaler Veränderung und der Entstehung von Karzinomen.

Dennoch werden aus folgenden Gründen gewisse Vorsichtsmaßnahmen beim Umgang mit Zytostatika empfohlen:

- Viele zytostatische Medikamente sind mutagen, teratogen und kanzerogen.
- Viele Zytostatika reizen durch direkten Kontakt Haut und Schleimhäute.
- Bei der Zubereitung von Zytostatika an offenen Arbeitsplätzen oder an horizontal strömenden (laminaren) Sicherheitswerkbänken können Aerosole entstehen. Diese Arbeitsweise fördert die Absorption durch die Haut oder durch Inhalation.

Empfehlungen

> Zum Schutz des medizinischen Personals sind in zahlreichen Ländern Richtlinien für den Umgang mit Zytostatika ausgearbeitet worden. Ziel dieser Richtlinien ist es, die Absorption dieser Medikamente durch direkten Hautkontakt und durch Inhalation möglichst niedrig zu halten.

Die folgenden Vorschläge für Zubereitung, Anwendung und Beseitigung von zytotoxischen Medikamenten fassen verschiedene neue Richtlinien zusammen (OSHA = Occupational Safety and Health Administration, SUVA = Schweizerische Unfallversicherungsanstalt). Sie gewährleisten ein realistisches Maß von Schutz. Sie verstehen sich als Grundlage für die Ausarbeitung von Maßnahmen, die jedes Krankenhaus oder jede Institution eigenen Bedürfnissen anpassen könnte.

Arbeitsplatz

- Zytostatika müssen in einer ruhigen Umgebung, von Heizung oder Klimaanlagen und von anderem Personal abgeschirmt zubereitet werden. Die Arbeit ist auf einer saugfähigen, auf der Unterseite mit Plastik beschichteten Einweg-Arbeitsunterlage durchzuführen.
- Das Essen, Trinken, Rauchen, Schminken, Aufbewahren von Eßwaren in der Nähe des Zubereitungsortes ist zu unterlassen.

Tabelle 38.1. Empfohlene Maßnahmen bei Haut- und Schleimhautkontamination mit Zytostatika[a]

Substanz	Wirkungen an der Haut	Maßnahmen bei Kontamination
Actinomycin D	Ätzend	Zunächst in fließendem Wasser 10 min spülen; anschließend mit gepufferter Phosphatlösung spülen
Amsacrin	Zusatzflüssigkeit (Milchsäure) ist hautreizend	Sofortiges gründliches Waschen mit Wasser
Asparaginase	Nicht hautreizend	Sofortiges gründliches Waschen mit Wasser
Bleomycin	Lokal toxisch, potentielles Allergen	Sofortiges gründliches Spülen mit Wasser, danach nach Waschen mit Seife und Wasser
Cisplatin	Potentielles Allergen	Sofortiges gründliches Spülen mit Wasser
Cyclosphosphamid	Hautreizung selten	Sofortiges gründliches Waschen mit Wasser und Seife
Cytarabin	Keine Resorption bei intakter Haut	Sofortiges gründliches Waschen mit Wasser und Seife
Dacarbacin	Hautreizend	Sofortiges gründliches Waschen mit Seife und Wasser; Augenspülung mit Wasser
Daunorubicin	Hautreizend	Sofortiges gründliches Waschen mit Wasser oder isotoner Kochsalzlösung
Doxorubicin	Hautreizend	Sofortiges gründliches Waschen mit Seife und Wasser
Estramustinphosphat	Hautreizend, Kontakt mit Haut oder Schleimhäuten vermeiden	Sofortiges gründliches Spülen mit Wasser; bei Kontamination der Augen sofortiges Spülen mit isotoner Kochsalzlösung, danach mit isotoner (2,98%) Natriumthiosulfatlösung; bei fortbestehender Augenreizung Konsultation eines Augenarztes; Aufwischen des verschütteten Materials mit einer Mischung aus Azeton und konzentrierter Ammoniaklösung, anschließend gründliches Reinigen mit Wasser
Fluorouracil	Bei Hautläsion leichte lokale Entzündung	Gerötete Hautpartien mit reichlich Wasser behandeln

Ifosfamid	Selten hautreizend	Sofortiges gründliches Waschen mit Wasser
Lomustin	Stark toxisch; Kontakt mit Haut oder Schleim	Gründliches Reinigen von Haut und Schleimhäuten mit reichlich Wasser; sämtliches Material, das mit der Pulverform der Substanz in Kontakt war, mit einer 10%igen Lösung von konzentriertem (25%) wäßrigem Ammoniak in Azeton oder Alkohol spülen; Material, das mit Lösungen der Substanz Kontakt hatte, mit verdünntem wäßrigem Ammoniak spülen
Mechtorethamin	Kontakt mit Haut oder Schleimhäuten vermeiden	Bei Kontamination der Augen sofortiges Spülen mit isotonischer Kochsalzlösung. Bei Kontamination der Haut sofortiges Spülen während 15 Minuten mit viel Wasser. Anschließend Spülung mit 2% Natriumthiosulfatlösung
Melphalan	Nicht hautreizend	Wenn verschüttet: 3%ige Natriumbikarbonatlösung
Methotrexat	Hautreizend	Mit Wasser waschen; bei transistorischem stechendem Schmerz milde Hautcreme auftragen; bei systemischer Resorption signifikanter Mengen Behandlung mit Calciumfolinat (Leucovorin)
Mitomycin	Hautreizend	Sofortiges und gründliches Waschen mit Wasser; sofortige Augenspülung mit Wasser
Vinblastin	Hautreizend, bei Kontakt mit den Augen können an der Cornea Ulzerationen entstehen	Sofortiges und gründliches Waschen mit reichlich Wasser; sofortige Augenspülung mit Wasser
Vincristin	Hautreizend, bei Kontakt mit den Augen können an der Cornea Ulzerationen entstehen	Sofortiges und gründliches Waschen mit reichlich Wasser; sofortige Augenspülung mit Wasser
Vindesin	Hautreizend, bei Kontakt mit den Augen können an der Cornea Ulzerationen entstehen	Sofortiges und gründliches Waschen mit reichlich Wasser; sofortige Augenspülung mit Wasser

[a] Mod. nach: D'Arcy PF (ed) (1983) Drug Interactions and Reactions Update
[b] Präparatenamen: s. Anhang A

- Eine Klasse-II-Sicherheitswerkbank sollte bei regelmäßiger und täglich mehrfacher Handhabung von Zytostatika eingesetzt werden (s. Abb. 38.1). Diese Sicherheitswerkbank arbeitet mit einem vertikalen Laminar-Luftstrom nach dem Rezirkulationsprinzip. Dies bedeutet, daß die Luft mit Hilfe von Ventilatoren angesaugt und danach durch das die Decke der Arbeitszone bildende Sterilfilterelement gleichmäßig verteilt eingeblasen wird. Es entsteht dabei ein wirbelfreier Luftstrom, der sich von der Decke der Kabine in Richtung Arbeitstisch bewegt. Durch Öffnungen vor und in der Arbeitsfläche wird diese Luft durch einen weiteren Satz Sterilfilter von einem Ventilator abgesaugt und über der Arbeitsbank durch einen Abluftstutzen gereinigt nach oben in den Raum oder in einen Abluftkanal geblasen.

Um die Außenluft und das Bedienungspersonal gegen Kontamination aus der Arbeitsfläche zu schützen, wird in der Frontöffnung ein Luftvorhang erzeugt (Abb. 38.1).

Anleitung zum Gebrauch der Klasse-II-Sicherheitswerkbank s. Anhang, S. 735.

Persönliche Schutzausrüstung

Chirurgische Latexhandschuhe, mindestens 0,2 mm dick, sind für viele Zytostatika weniger durchlässig als Polyvinylchlorid-Handschuhe. Im Gegensatz zu anderslautenden Richtlinien wird das Tragen von ungepuderten chirurgischen Handschuhen bei der Zubereitung an der Sicherheitswerkbank empfohlen. Es hat sich gezeigt, daß der Talk in den Handschuhen zur Verunreinigung der Luft in der Klasse-II-Sicherheitswerkbank führen kann und zudem die Filter verstopft. Da die Durchlässigkeit mit der Zeit zunimmt, müssen die Handschuhe nach jedem Gebrauch gewechselt werden. Zerrissene oder perforierte Handschuhe werden sofort ausgewechselt.

Zu tragen ist ein vorn geschlossener Schutzmantel mit langen Ärmeln und festanliegenden elastischen oder gestrickten Manschetten, wobei die Manschetten unter die Handschuhe gesteckt werden. Bei der Benutzung des Sicherheitskabinetts genügt das Tragen von Vorderarmstulpen anstatt eines Schutzmantels. Handschuhe und Schutzmantel dürfen nicht außerhalb des Arbeitsplatzes getragen werden.

Fehlt ein Sicherheitskabinett, sollen Schutzbrillen getragen werden. Werden die normalen eigenen Brillen getragen, vermitteln diese jedoch nur einen direkten Schutz von vorn. Einen großen Schutz vor der Inhalation von Aerosolen bietet das Tragen einer Atemschutzmaske. Empfohlen wird eine partikelfiltrierende Halbmaske.

In einigen Tumorzentren wird die Zubereitung und Verabreichung der Zytostatika teilzentralisiert, um die Zahl der exponierten Arbeitnehmer beschränken zu können.

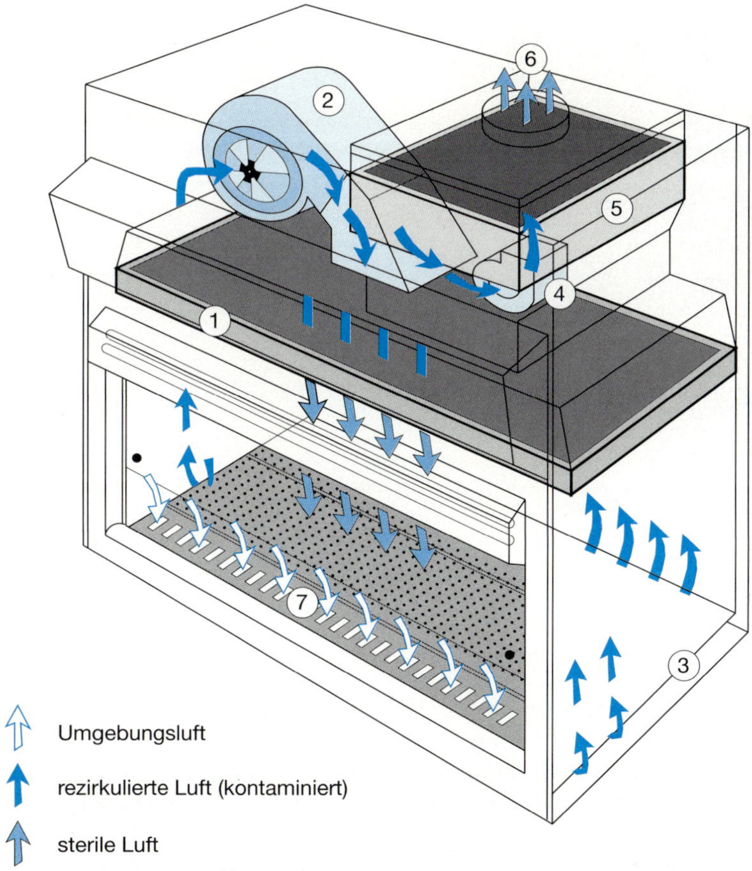

Abb. 38.1. Sicherheitswerkbank Klasse II Typ A. Arbeitsprinzip:
Die durch den Haupthoschfilter (1) aufbereitete Luft wird laminar der Arbeitszone zugeführt. Durch die perforierte Arbeitsfläche wird die Luftmasse mit dem Hauptmotor (2) abgesaugt. Diese kontaminierte Luft wird dabei im Unterdruckbereich (3) geführt.
30% der Gesamtluftmenge entweichen über den Fortluftmotor (4) und den Fortlufthoschfilter (5). Diese Luftmenge (6) wird gleichzeitig durch Ansaugen einer äquivalenten Frischluftmenge durch die Schlitze an der Frontöffnung ersetzt; dadurch wird die stabile Ausbildung einer Luftbarriere (7) erreicht, die den Anforderungen in bezug auf das Rückhaltevermögen gemäß DIN 12950, Teil 1, erfüllt

Zubereitung von Zytostatika

Folgende Punkte sollten beachtet werden:

- Vor und nach dem Tragen der Handschuhe werden die Hände gründlich gewaschen.
- Zur Vermeidung einer Kontamination durch Auslaufen der Flüssigkeit sollen Spritze und intravenöse Bestecke Luer-Lok-Ansätze enthalten (wenn erhältlich) (Abb. 38.2).

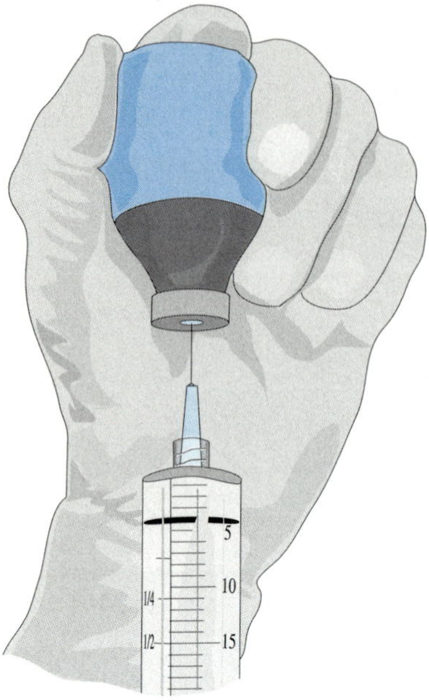

Abb. 38.2. Luer-Lok-Ansatz

- Intravenöse Bestecke mit separatem Luftfilter sind möglichst zu vermeiden. Werden solche benutzt, dann ist ein steriler Tupfer auf das Ende des Luftschlauchs anzubringen, damit keine Flüssigkeit heraustropfen kann. Zu empfehlen sind Bestecke mit einem Schlauch, der ein eigener Luftfilter enthält.
- In der intravenösen Leitung vorhandene Luft wird *vor* Zugabe des Zytostatikums in die Infusionsflasche abgelassen. Dadurch wird eine Kontamination der Umgebung vermieden, und es wird verhindert, daß die Lösung bei der Luftentfernung Zytostatika enthält.
- Grobe Aufziehnadeln (No. 18 oder No. 20) sind anzuwenden. Sie verhindern einen zu hohen Druck beim Aufziehen der Lösung.
- Zytostatika sollen möglichst im geschlossenen System gemischt bzw. gelöst werden.
- Eine Druckausgleichfilternadel (Sterilfilter mit hydrophober Membran, z.B. Millipore, Cytosafe, Sterifix Chemo Mini-Spike) normalisiert den Druck oder entfernt ein Vakuum in der Stechampulle (Abb. 38.3).
- Vor dem Entfernen der Nadel aus der Stechampulle und nach erfolgtem Druckausgleich wird genau die vorgesehene Menge des gelösten Zytostatikums aspiriert. Bei Glasbrechampullen wird ein steriler oder alkoholhaltiger Tupfer um den Hals der Ampulle gewickelt, bevor diese eröffnet wird. Dadurch wird die Aerosolbildung reduziert und eine Verletzung vermieden.
- Unbenützte, aber nicht mehr haltbare aufgelöste Zytostatika werden in eine leere entsprechend beschriftete Stechampulle gespritzt.

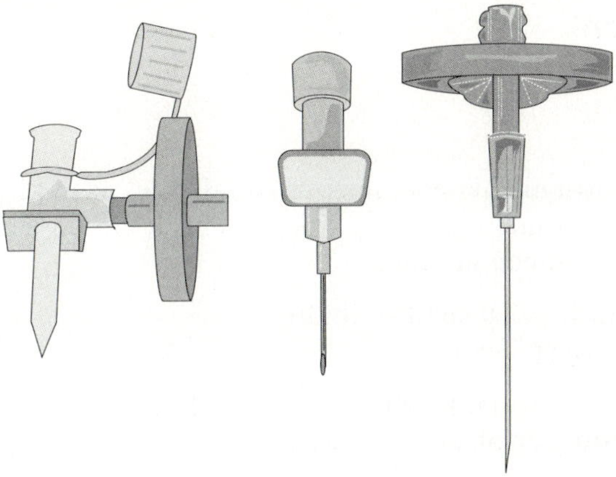

Abb. 38.3. Verschiedene Druckausgleichfilter-Nadel

In der Spritze enthaltene Luftblasen werden in sterile Tupfer und nicht in die Luft abgelassen.

Verabreichung der Zytostatika

Bei der intravenösen Injektion von Zytostatika kann Hautkontamination auftreten

- durch Injektion in die intravenöse Leitung,
- bei der Entfernung von Luft aus der Spritze oder der intravenösen Leitung,
- durch Abtropfen am Schlauchsystem, an der Spritze oder den Verbindungsstücken.

Um diese Probleme zu verhindern, empfiehlt sich folgende Maßnahme bei der Verabreichung:

- Wegwerfbare chirurgische Latex-Handschuhe können während der Dauer der Verabreichung von Zytostatika getragen werden,

Entsorgung von Exkrementen und Wäsche

Zytostatika und ihre Metaboliten können in den Ausscheidungen der Patienten nachgewiesen werden. Bei der Handhabung von Urin oder verunreinigter Wäsche besteht theoretisch die Möglichkeit, daß die Pflegenden und anderes Personal exponiert werden. Urin, Erbrochenes und Stuhl werden nach den Vorschriften der Krankenhaushygiene entsorgt. Besondere, darüber hinausgehende Maßnahmen sind nicht angezeigt.

Das gleiche gilt für die Entsorgung verschmutzter Bettwäsche und kontaminierter Schutzmäntel oder Stulpen.

Entsorgung von Materialien

Allgemeines

Zytostatikahaltiger oder mit Zytostatika kontaminierter Abfall muß nach klinikinternen Richtlinien gesammelt und entsorgt werden. Je nach Größe der Klinik und Menge des Abfalls kommen in Frage:

- separates Entsorgungssystem für Zytostatika-Abfälle,
- Entsorgung über bestehende Systeme.

Die definitive Vernichtung von Zytostatika-Abfällen kann durch Verbrennung oder chemische Inaktivierung erfolgen.

- *Verbrennung:* bei Verbrennungstemperaturen über 1000°C werden alle Zytostatika inaktiviert und zerstört.
- *Chemische Inaktivierung:* Einzelne Zytostatika können durch chemische Substanzen inaktiviert werden. Es ist keine einzelne, für alle Zytostatika wirksame Methode bekannt. Chemische Inaktivierung kommt deshalb nur für größere Mengen einzelner Zytostatika in Frage.

Lokale Richtlinien von Krankenhäusern oder außerklinischen Institutionen für die Entsorgung sollen folgende Punkte berücksichtigen:

- Menge des Zytostatika-Abfalls,
- eventuelle gesetzliche Regelungen (Sondermüll-Vorschriften),
- lokale Methode der Müllverbrennung (Verbrennungstemperatur)

Einwegmaterial

- *Nadeln, Stechampullen und gebrauchte Glasbrechampullen* werden in einen dichten, nichtperforierbaren Behälter mit dichtem Verschluß und den Inhalt bezeichnender Aufschrift verbracht und gesammelt.
- *Kanülen* dürfen nicht in die Hülse zurückgesteckt werden (Gefahr der Selbstinokulation).
- *Handschuhe, Spritzen, gebrauchte Zytostatikainfusionsflaschen mit Besteck und anderes kontaminiertes Material* sowie der Behälter mit gebrauchten Nadeln werden in widerstandsfähige, verschließbare Abfallbehälter verbracht.
  Auch hier gelten die hausinternen Vorschriften.

Zytostatikareste

Ungebrauchte bzw. angebrochene Zytostatikalösungen dürfen nicht in Ausgußbecken oder WC geleert werden.

Restmengen sind in eine leere beschriftete oder in die ursprüngliche Stechampulle zu spritzen. Diese kann in einem gut verschlossenen beschrifteten Behälter in die Apotheke zurückgebracht werden. Bei getrennter Entsorgung werden Medikamentenreste zusammen mit dem anderen kontaminierten Material im gleichen Abfalleimer aufbewahrt.

Vorgehen bei Kontamination

Persönliche Kontamination

- Die kontaminierten Handschuhe oder Mäntel werden sofort entfernt. Die Mäntel werden mit der infektiösen Wäsche desinfiziert und gewaschen.
- Kontamination ungeschützter Hautpartien: Die kontaminierte Haut wird nach den Vorschriften in Tabelle 38.1 behandelt.
- Kontamination des Auges: Das Auge wird nach den Vorschriften in Tabelle 38.1 mit Wasser oder isotonischer Kochsalzlösung mindestens 5 Minuten lang gebadet. Eine augenärztliche Untersuchung und Dokumentation des Unfalls wird empfohlen.

Arbeitsplatz und Material

- Verschüttete zytostatikahaltige Lösungen sind sofort zu entsorgen. Die Reinigung erfolgt mit Arbeitsmänteln, Latex-Handschuhen und Augenschutz.
- Verschüttete Flüssigkeiten sind mit saugfähigem Material aufzufangen; feste Materialien sind mit feuchter saugfähiger Gaze oder feuchten Tüchern zu reinigen.
- Der verunreinigte Arbeitsplatz wird mehrmals mit einem Reinigungsmittel gesäubert und dann mit sauberem Wasser gespült.
- Zerbrochene Glaswaren und kontaminiertes Wegwerfmaterial werden in dichte, nicht perforierbare, beschriftete Behälter mit dichtem Verschluß verbracht.
- Kontaminierte, wiederverwendbare Gegenstände werden in ein Spülbecken gestellt und gereinigt. Das Tragen von chirurgische Handschuhen wird empfohlen.

Instruktion des Personals

Medizinische Institutionen, die Zytostatika anwenden wollen, sollten schriftliche Vorschriften zum Schutz des Personals ausarbeiten. Sie müssen ihre Mitarbeiter über den neuesten Wissensstand informieren. Folgende Punkte sind dabei zu berücksichtigen:

Ausbildung und Schulung

Alle Personen, die in irgendeiner Form mit zytostatischen Substanzen umgehen (Ärzte, Pflegepersonal, Apotheken), sind über folgende Aspekte zu informieren:

- Sichere Arbeitsweise im Umgang mit Zytostatika.
- Korrekte Handhabung der Schutzausrüstungen.
- Maßnahmen bei Exposition oder Verschüttung der Zytostatika.
- Maßnahmen zur Entsorgung von Material und ungebrauchter bzw. angebrochener Zytostatikalösungen.
- Einsatz von Sicherheitskabinetten in onkologischen Zentren oder Apotheken.

Organisatorische Maßnahmen

Ideal wäre folgende Situation: Eine Dienstvorschrift, die Richtlinien enthält, wird allen Mitarbeitern zur Verfügung gestellt. In Weiterbildungskursen werden Angaben zu Wissensstand und Technik der Ausführung auf den neuesten Stand gebracht:

- Toxizität der Zytostatika,
- Vorgehen bei frischer Exposition,
- chemische Inaktivatoren,
- Löslichkeit und Stabilität der Zytostatika.

Ist dies nicht möglich, kann eine Kontaktadresse vermittelt werden, die über die oben erwähnte Information verfügt.

Die Registrierung und regelmäßige medizinische Kontrolle aller Mitarbeiter, die Zytostatika zubereiten und anwenden, wird an vielen Orten diskutiert. Der Nutzen solcher Maßnahmen ist aber fraglich.

> Schwangere, stillende oder die sofortige Schwangerschaft wünschende Frauen sollten die Arbeit mit Zytostatika auf ein Minimum einschränken.

Sicherheitswerkbänke

Sicherheitsklasse I: bietet reinen Personenschutz.
Sicherheitsklasse II: bietet Personen- und Produktschutz.

- *Type A:* 70% Umluft und 30% Fortluft, filtriert über Hochfilter.

Sicherheitsklasse III: bietet Personen- und Produktschutz in einer geschlossenen Sicherheitsbank.

Für die Zytostatikazubereitung kommen nur die Sicherheitsklassen II und III zum Tragen. Geräte der Sicherheitsklasse III finden wegen des hohen technischen Aufwands in der Praxis kaum Anwendung.

Anleitung zum Gebrauch der Klasse-II-Sicherheitswerkbank

1. In der Klasse-II-Sicherheitswerkbank (Abb. 38.1) strömt saubere Luft von oben nach unten über die Arbeitsfläche. Die Luft unterteilt sich in 2 Strömungen, wovon die eine durch die hintere Öffnung und die andere durch die Frontöffnung zieht. Der Ort der Trennung der zwei Strömungen wird als „Rauchteilung“ (smoke split) bezeichnet weil eingeblasener Rauch sich an dieser Stelle in zwei Richtungen aufteilt.
2. Trotz gegenteiliger Werksangabe muß die Stelle, wo die Rauchteilung stattfindet, speziell in jedem Kabinett bestimmt werden. Ein sorgfältig von vorne vor der Mitte nach hinten seitlich bewegtes, angezündetes Rauchstäbchen deckt diese Stelle leicht auf.
3. Wenn irgendwie möglich, wird hinter der „Rauchteilung“ gearbeitet; an dieser Stelle strömt die Luft weg vom Operateur; dadurch vermindert sich die Expositionsgefahr.
4. Vor Arbeitsbeginn wird das gesamte nötige Material in das Sicherheitskabinett verbracht.
5. Sterile Substanzen werden in unmittelbarer Nähe der „Rauchteilung“ zur Verhütung der Kontamination aufgestellt.
6. Die innerhalb von 7 cm von den Wänden und in der Nähe der Öffnung liegende Fläche bieten den geringsten Schutz vor Kontamination der Gegenstände und des Personals. Arbeit in der Nähe der Wände ist zu unterlassen.
7. Der Betrieb des Sicherheitskabinetts sollte zur Vermeidung von Turbulenzen selten unterbrochen werden. Eventuell kommt ein Dauerbetrieb in Frage.
8. Die Arbeitsfläche des Kabinetts kann mit saugfähigem Folienschutzpapier abgedeckt werden. Diese Arbeitsunterlage wird täglich oder nach Kontamination ersetzt.
9. Das Kabinett ist täglich mit 70%igem Alkohol zu reinigen. Wöchentlich, bei Verschüttungen oder bei Wartungen muß es dekontaminiert werden. Die Dekontamination besteht in der Reinigung mit einem Mittel, das einen hohen pH-Wert aufweist, und in gründlicher Spülung.

39 Strahlenbelastung und Strahlenschutz

W. Rhomberg, E. Hillbrand

Inhaltsverzeichnis

Grundlagen und Gesetze

Ziel des Strahlenschutzes für beruflich exponierte Personen ist es, den einzelnen Menschen und seine Nachkommen vor möglichen Schäden durch ionisierende Strahlen zu bewahren. Solche Schäden können sich beim einzelnen Individuum als körperliche Veränderung (***somatischer Schaden***) oder als Mutation in den Keimzellen (***genetischer Schaden***) manifestieren. Letztere können sich auch auf die Nachkommen des Exponierten auswirken.

Seit 1928 beschäftigt sich die Internationale Strahlenschutzkommission (ICRP) mit der Erarbeitung von Strahlenschutzrichtlinien. Die *Empfehlungen* dieser Kommission bilden die Grundlage der nationalen *Strahlenschutzgesetze* und Strahlenschutzverordnungen, die von den Bundesbehörden erlassen werden. Da diese Gesetze auf einer gemeinsamen Basis – den Richtlinien der ICRP – aufbauen, unterscheiden sie sich in den deutschsprachigen Ländern nicht wesentlich voneinander.

Während der Strahlenschutz der Bevölkerung und der Umwelt sowie die Erteilung von Bewilligungen von Strahleneinrichtungen in die Kompetenz der Strahlenschutzbehörden des Bundes und der Länder fallen, werden die Belange des Strahlenschutzes in den Krankenhäusern und Betrieben von den *Strahlenschutzverantwortlichen* oder Strahlenschutzbeauftragten wahrgenommen (meist Vertreter der radiologischen Fächer oder der medizinischen Physik). Bei Strahlenschutzfragen wende man sich an diese Personen.

Beruflich strahlenexponierte Personen

Als „beruflich strahlenexponiert“ gelten Personen, die sich in Ausübung ihrer beruflichen Tätigkeit oder zu Ausbildungszwecken im Strahlenbereich aufhalten oder mit offenen radioaktiven Stoffen umgehen.

Überwachung (Dosimetrie)

Für beruflich exponierte Personen in der Strahlentherapie ist das Tragen eines amtlichen Personendosimeters vorgeschrieben. Meist handelt es sich um Film- oder Thermolumineszenzdosimeter (TLD), die monatlich von einer autorisierten Meßstelle versandt und ausgewertet werden. Zusätzlich kann durch die Behörde oder den Strahlenschutzbeauftragten ein sofort ablesbares Personendosimeter, z.B. ein Stabdosimeter, angeordnet werden.

Filmdosimeter lassen die Dosen nur indirekt ermitteln, sie haben aber den Vorteil, auch Informationen über die Strahlenqualität und die Einstrahlrichtung zu liefern. Stabdosimeter haben etwa die Größe einer Füllfeder und arbeiten nach dem Prinzip von Kondensatorkammern; der übliche Meßbereich liegt bei 0–2 mSv Photonen-Äquivalentdosis. Daneben gibt es noch andere Meßverfahren. Diese ***physikalische Strahlenschutzkontrolle*** wird ergänzt durch periodische ***ärztliche Untersuchungen***.

Grenzwerte

Die höchstzulässige *Lebensalterdosis* beruflich strahlenexponierter Personen darf einen gewissen Grenzwert nicht übersteigen:

$$\mathbf{D = 50\,(N-18)\ mSv}$$

(D = Dosis in mSv, N = Lebensalter in Jahren)

Es handelt sich dabei um die gesamte, bis zu einem bestimmten Lebensalter aufgenommene Dosis am (ganzen) Körper bzw. an den Keimdrüsen. Pro Jahr beträgt die so erlaubte berufliche Strahlenbelastung 50 mSv (früher 5 rem). Für einzelne Organe (z.B. Extremitäten) sind höhere Dosen zulässig. Zudem gelten höchstzulässige Vierteljahresdosen. Bei den höchstzulässigen Dosen bestehen in den einzelnen Staaten unterschiedliche Regelungen.

Allgemeine Regeln zur Herabsetzung möglicher Strahlenbelastungen

- ***Vergrößerung des Abstands zur Strahlenquelle.*** (Berücksichtigung des reziproken Abstand-Quadrat-Gesetzes).
- ***Herabsetzung der Strahlenbelastung durch Abschwächung der Strahlen(absorption) über Schutzschichten.***

Darunter fallen beispielsweise bauliche Schutzmaßnahmen, die Nutzung von fahrbaren oder fest montierten Bleiwänden bei bestimmten Tätigkeiten, Schutzschürzen und Handschuhe aus Bleigummi sowie die Aufbewahrung von radioaktiven Quellen in Sicherheitsbehältern.

- ***Herabsetzung der Arbeitszeit und Aufenthaltsdauer in Räumen mit erhöhtem Strahlenpegel.***
  (Betrifft vor allem nuklearmedizinische Abteilungen.)

Mögliche Belastungen und Schutzmaßnahmen in verschiedenen Arbeitsbereichen

Situation in der Teletherapie

Röntgentechnische Assistenten, Physiker und Ärzte sind im Rahmen ihrer Tätigkeit bei der externen Hochvoltbestrahlung durch bauliche Maßnahmen ausreichend geschützt. Bei Beachtung der einschlägigen Vorschriften sind stärkere Expositionen nur durch Unfälle oder grobe Fahrlässigkeit zu erwarten. Eine geringe, durch Neutronen hervorgerufene Aktivierung der Luft in Beschleunigerräumen ist möglich, wenn ein Beschleuniger im Rahmen von Ganzkörperbestrahlungen, Messungen oder aus anderen Gründen längere Zeit bei Strahlungsenergien von mehr als 8 MeV in Betrieb stand. Es empfiehlt sich in solchen Situationen, wenige Minuten zu warten, bevor der Raum wieder betreten wird.

Eine ***Strahlenexposition*** ist unter Umständen bei der Simulation (abhängig von Gerätetyp und baulichen Gegebenheiten) oder bei einer Röntgennahbestrahlung (Halten und Stützen von Patienten und Kleinkindern) möglich. Für diese Tätigkeiten gelten gleiche Schutzbestimmungen wie für den Bereich Röntgendiagnostik.

Die ***Schutzmaßnahmen*** im Teletherapiebereich und bei der Simulation beschränken sich auf folgende Punkte:

- Einhalten der Arbeitsvorschriften.
- Bei Durchleuchtung und Röntgenoberflächenbestrahlungen: Schürze, evtl. Handschuhe (0,25, besser 0,5 cm Pb-Gleichwert) benutzen, Abstand halten oder Aufenthalt hinter Schutzwand.
- Physikalische und ärztliche Überwachung der Personen, die exponiert werden können.

Schutzmaßnahmen bei Radiumtherapie oder Applikation permanenter Seeds

In solchen Situationen trägt der Patient vorübergehend Radioaktivität in sich. Es besteht für das Pflegepersonal die Gefahr einer Bestrahlung von außen, d.h. vom Patienten herkommend.

Folgende Punkte sind zu beachten:

- Einbringen der Strahlenquelle in den Patienten hinter festmontierten oder fahrbaren Bleiwänden.
- Radioaktive Quellen nie direkt anfassen (auch nicht mit Handschuhen), sondern nur über lange Pinzetten oder Zangen.
- Unterbringung des Patienten in dafür vorgesehenen und bewilligten Räumen (mit entsprechender Türaufschrift und internationalem Strahlenwarnzeichen) (Abb. 39.1).
- Abstand vom Patienten bzw. von der Strahlenquelle halten (bester Strahlenschutz).
- Vermeiden unnötiger Pflegearbeiten am Patienten, die notwendigen Aufenthalte im Patientenzimmer sollen auf die möglichst kürzeste Zeit beschränkt werden.
- Verwendung von Warndosimetern.
- Physikalische und ärztliche Überwachung des Personals.
- Dichtigkeitskontrolle der Radiumquellen, sofern noch damit gearbeitet wird.
- Beim Fehlen zeitgemäßer Brachytherapiemethoden: Rücksprache mit den Verantwortlichen nehmen. Forderung nach Einführung problemloserer Techniken.

Strahlenschutz bei Nachladeverfahren

Die Strahlenbelastung des Pflegepersonals bei der intrakavitären und interstitiellen Strahlenbehandlung war bei den früheren Techniken nicht unerheblich. An der Spitze stand sicherlich die Belastung des Pflegepersonals durch die Gammastrahlen der Radiumeinlagen im gynäkologischen Bereich. Bei den Ärzten waren relativ hohe Dosen an den Händen zu beobachten.

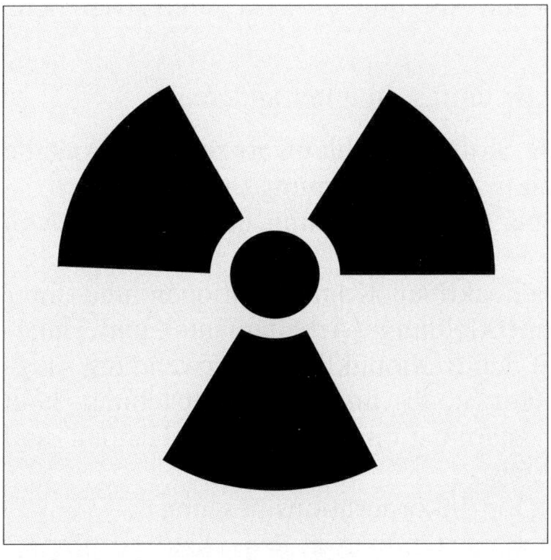

Abb. 39.1. Strahlenwarnzeichen. Dieses Symbol dient zur Kennzeichnung von Strahlenbereichen und radioaktiven Stoffen

Mit der Einführung der Nachladeverfahren (Afterloading-Technik) sind Strahlenbelastungen für Pflegepersonal und Ärzte vermeidbar geworden.

Immer mehr Krankenhäuser ersetzen daher die herkömmliche manuelle Technik einer permanenten Seed-Applikation oder Radiumeinlage durch moderne Verfahren. Die neuen Techniken sind genügend ausgereift und im Preis angemessen, so daß die Forderung nach ihrer allgemeinen Anwendung erhoben werden muß.

Die Anwendung der Nachladeverfahren muß selbstverständlich in Räumen erfolgen, die nach den einschlägigen Sicherheitsvorschriften der Länder errichtet worden sind, d.h. Ausstattung mit entsprechend dicken Wänden, Strahlenmeßanlagen im Raum, Warnanzeigen etc. Die Patienten werden über einen Monitor überwacht. Für die notwendigen pflegerischen Maßnahmen und die Versorgung mit Essen wird die Bestrahlung vorübergehend unterbrochen, indem die radioaktiven Quellen auf Knopfdruck in einen Tresor zurückgefahren werden. Wird die Tür zum Bestrahlungsraum irrtümlich geöffnet, so wird durch einen Türkontakt die Bestrahlung automatisch unterbrochen.

Trotz dieser weitgehenden Sicherheit vor ungewollter Bestrahlung ist wiederum die physikalische und ärztliche Überwachung des Pflegepersonals vorgeschrieben, zumal ***Störfälle*** nicht ausgeschlossen werden können.

Umgang mit offenen Radionukliden

Beim Umgang mit radioaktiven Stoffen ist eine externe Bestrahlung durch Kontamination (Verunreinigung von Gegenständen oder des Körpers mit Radionukliden) und eine interne Strahlenbelastung durch Inkorporation solcher Stoffe (Einatmen, orale Aufnahme) möglich. Der Strahlenschutz an nuklearmedizinischen Einrichtungen und Abteilungen wird durch zusätzliche Vorschriften geregelt.

Diese zusätzlichen ***Schutzmaßnahmen*** umfassen unter anderem:

- Kennzeichnung der radioaktiven Stoffe (Strahlenwarnzeichen; Angabe des Stoffes, der Aktivität und Datum der Bestimmung).
- Führung von Aufzeichnungen über die Verwendung und Lagerung von radioaktiven Stoffen.
- Maßnahmen zur Vermeidung radioaktiver Kontaminationen und ihrer Verschleppung: Tragen von Schutzkleidung (Arbeitsmantel und Handschuhe); sorgfältiger Umgang mit den Radionukliden (Verwendung saugfähiger Unterlagen, Vermeiden von Staub- und Dampfentstehung, kein Pipettieren mit dem Mund); Kontaminationsmessung an Händen und Füßen beim Verlassen der Abteilung.
- Jährliche Ganzkörpermessungen (Jod-Inkorporationsmessung).
- Ableitung der Abwässer von Therapiestationen in sog. Abklinganlagen. Entsorgung in das öffentliche Abwassernetz erst nach Abklingen der Aktivität auf unbedenkliche Werte (Gesetzesvorschriften variieren).

Aspekte der onkologischen Forschung und Betreuung

40 Klinische Krebsforschung

F. Cavalli, Y. Willems Cavalli

Inhaltsverzeichnis

Die internistische Onkologie ist eine junge Wissenschaft. Ihre Entstehung fällt etwa mit dem Ende des 2. Weltkrieges zusammen. In ihrer Entwicklung hat die klinisch-chemotherapeutische Forschung von Anfang an eine zentrale Rolle gespielt. Während vieler Jahre beschränkte sich diese fast ausschließlich auf die Erprobung der Antitumorwirkung neuer Substanzen oder neuer Therapieverfahren. Dies hing möglicherweise mit der rasanten Entwicklung dieses neuen Faches wie auch mit den anfänglich sich mehrenden Erfolgen zusammen: Da man die Hoffnung hegte, „bald alle Tumoren heilen zu können", wurde damals die Bewertung anderer, etwa der subjektiven Krankheitsparameter meist unterschätzt. In den letzten 10 Jahren konnte man aber einen großen Wandel in der Einstellung, die der klinischen Krebsforschung zugrunde liegt, beobachten. Ein großer Teil dieser Forschung befaßt sich in der Tat heutzutage mit der Erfassung der Lebensqualität der Patienten oder sucht nach besseren Möglichkeiten, die Kurz- und Langzeitnebenwirkungen der verschiedenen Krebsbehandlungen zu mindern oder gar aufzuheben. In letzter Zeit wird zudem die Forschung zunehmend interdisziplinär: weitere Erfolge erhofft man sich zur Zeit weniger von der Entdeckung einzelner „Wundersubstanzen", sondern vielmehr vom optimalen Einsatz mehrerer Medikamente oder Therapieverfahren. Die klinische Krebsforschung ist also interdisziplinär, komplizierter und umfassender geworden. Es liegt deshalb auf der Hand, daß bei einer solchen Entwicklung das Pflegepersonal seine randständige Position endgültig verloren hat.

Diese Entwicklung bedeutet aber auch, daß das Pflegepersonal sich mit neuen, zum Teil recht schwierigen technischen Aufgaben auseinandersetzen muß. Noch schwerer wiegt die Tatsache, daß die Pflegenden sich dieser neuartigen psychischen Belastung kaum entziehen können. Sie müssen sich deshalb rechtzeitig und sorgfältig mit dieser Problematik befassen. Diese Entwicklung hat in den letzten Jahren vor allem in den angelsächsischen und in den nordeuropäischen Ländern dazu geführt, daß Pflegende speziell für die Mithilfe in der klinischen Krebsforschung eingesetzt werden. In der Schweiz gibt es dafür den Begriff „Forschungsschwester". Wie bei jeder neuen Spezialisierung innerhalb eines Berufs droht damit die Gefahr der Delegierung neuer Aufgaben an eine Einzelperson, deren Tätigkeit dann rein technokratisch verstanden werden kann. Damit die Einführung einer solchen „Fachperson" im Klinikalltag positiv wirkt, muß sie deshalb im Rahmen einer intensivierten Kooperation im Behandlungsteam und einer verbesserten Ausbildung aller Pflegenden der betroffenen Abteilung stattfinden.

Klinische Studien

Unter klinischen Studien versteht man wissenschaftliche Untersuchungen an Patienten. Sie dienen der Klärung einer gezielten Fragestellung und werden nach einem definierten Plan (= Studienprotokoll) durchgeführt.

In der Onkologie werden klinische Studien vor allem zur Weiterentwicklung von Systemtherapien (Zytostatika, Hormone, immunstimulierende Medikamente), Radiotherapie und Tumorchirurgie durchgeführt. Aber auch in der interdisziplinären Forschung und bei der Durchführung von Analgetika- oder Antiemetikatherapien dienen sie als Mittel zur objektiven Beurteilung.

Im folgenden sollen am Beispiel der klassischen Zytostatika das Prinzip und der praktische Ablauf von Studien erläutert werden.

Weltweit werden jährlich etwa 20 000 neue Substanzen entwickelt, von denen man sich theoretisch eine Antitumorwirkung verspricht. Nach einer ausgedehnten und heutzutage recht gut standardisierten präklinischen Phase bleiben aber dann jedes Jahr nicht viel mehr als eine Handvoll Zytostatika übrig, die für die klinische Erprobung in Betracht kommen. Es ist gut bekannt, daß von einer antitumoralen Wirksamkeit bei experimentellen Tumoren am Tiermodell nicht ohne weiteres auf entsprechende Erfolge bei menschlichen Neoplasien geschlossen werden kann. Die tierexperimentelle Phase, die heutzutage übrigens immer mehr durch den Einsatz von Kulturen von Zellinien in vitro eingeschränkt wird, ist recht erfolgreich in der Aussonderung wirkungsloser Substanzen. Leider ist ihre Treffsicherheit aber viel kleiner für die Medikamente, die sie als möglicherweise wirkungsvoll durchläßt. Diese Feststellung unterstreicht die Bedeutung der klinischen Studien, da neue Therapieempfehlungen sich nur auf methodologisch sauber durchgeführte und ausgewertete klinische Versuche stützen können. Eine gut verstandene klinische Krebsforschung strebt heute eine schrittweise Verbesserung der Therapieresultate und der Lebensqualität der Patienten an. Ziel jeder

Forschung ist die Formulierung neuer Therapieempfehlungen, die aufgrund einer methodologisch einwandfrei bewiesenen Überlegenheit die zur Zeit geltende Standardtherapie ersetzen werden.

Zwischen dem Beginn der Erprobung beim Menschen und dem endgültigen Beweis des Erfolgs verstreichen normalerweise 5–8 Jahre: Versuche, auf Umwegen die Prüfung zu beschleunigen, bedeuten meist schlecht belegte Schlußfolgerungen oder – noch schlimmer – sie stellen ethisch unzumutbare Bedingungen für die Patienten dar.

Ablauf der klinischen Prüfungen

Die klinische Krebsforschung im engeren Sinne wickelt sich über 3 Stufen ab (Phase-I, -II- und -III-Studien; s. Tabelle 40.1); sog. Phase-IV-Studien dienen dann nur der Überwachung der bereits kommerziell eingeführten Medikamente, z.B. um sehr selten auftretende Komplikationen zu dokumentieren.

Die 3 Forschungsphasen unterscheiden sich in der Zielsetzung und in der angewandten Methodologie. In der Phase I sucht man die optimale Dosierung, in der Phase II die empfindlichen Tumortypen, in der Phase III den optimalen Platz der neuen Substanz im Therapieplan der empfindlichen Tumorarten.

Phase-I-Studie

Eine Phase-I-Studie erfordert eine beschränkte Anzahl Patienten (10–30), die in eine solche Prüfung nur dann aufgenommen werden können, wenn sie alle

Tabelle 40.1. Phasen der klinischen Prüfung von Krebsmedikamenten und Rolle des Pflegepersonals

Forschungsphase	Zielsetzung	Wichtige Punkte für die Pflegenden	Besondere Aspekte in der Pflege
Phase I: 10–30 Patienten	Definition der optimalen Dosierung	Information des Patienten Genaue Vorbereitung und Verabreichung des Medikaments Intensive Beobachtung	Enormer Zeitaufwand Eventuell Durchführung pharmakokinetischer Studien Starke Bindung an den Patienten (häufig „fast präterminale" Fälle) Intensive psychische Unterstützung der Patienten
Phase II: Mindestens 14 Patienten pro Tumortyp	Suche der empfindlichen Tumorarten	Information des Patienten Genaue Vorbereitung und Verabreichung des Medikaments	Starke Bindung an den Patienten Intensive psychische Unterstützung der Patienten
Phase III: 100–1000 Patienten	Suche nach definitivem Platz im Therapieplan	Fast immer ambulante Behandlung: häufig logistische Probleme zu lösen	Probleme der Langzeitbehandlung (Venen, späte Toxizitäten usw.)

üblichen Therapien bereits erhalten haben oder an einer Tumorkrankheit leiden, für die keine wirksame Behandlung zur Verfügung steht. Man fängt mit einer aus pharmakologischen Tierdaten abgeleiteten Dosis an, die dann sukzessive und aufgrund sorgfältiger Beobachtung erhöht wird.

Als Resultat dieser Forschungsphase stellt man die sog. maximal tolerierte Dosis (MTD) und das Toxizitätsmuster der neuen Substanz fest und fixiert daraufhin die Dosierung für die Phase-II-Studien.

Die Hauptschwierigkeit der Phase-I-Studien besteht in der Selektion der Patienten: Einerseits kommen aus naheliegenden Gründen fast nur Patienten in Betracht, die ausbehandelt sind. Andererseits sollten die wichtigsten physiologischen Funktionen (Leber, Nieren, Knochenmark, Herz usw.) noch möglichst gut sein, damit die MTD nicht fälschlicherweise zu niedrig ausfällt. Tritt dieser Fall ein, bedeutet das, daß die Phase-II-Studie mit einer zu niedrigen Dosis durchgeführt wird. Dies wiederum kann die Entdeckung einer möglichen Antitumorwirkung stark erschweren.

Ein weiterer methodologischer Hinweis macht die Tragweite der Last recht deutlich, die für einen Patienten mit einer Phase-I-Studie einhergehen kann: Bei sich abzeichnenden Toxizitätserscheinungen dürfen im allgemeinen noch keine Maßnahmen dagegen getroffen werden, da die klare Charakterisierung des Toxizitätsmusters eines der Hauptziele dieser Forschungsphase ist.

Phase-II-Studie

Etwa die Hälfte der neuen Zytostatika kann die Hürde der Phase I überwinden, um dann zur nächsten Forschungsphase überzugehen. Während der Phase-II-Studien wird die neue Substanz in der nun bekannten optimalen Dosierung bei den wichtigsten Tumortypen geprüft, um diejenigen herauszufinden, die damit beeinflußt werden können.

Aus theoretisch-statistischen Gründen müssen mindestens 14 Patienten pro Tumortyp in die Auswertung aufgenommen werden. Wichtig ist dabei, daß diese hinsichtlich der bedeutendsten prognostischen Faktoren recht homogen zusammengesetzt sind (z.B. 14 Patienten mit einem nicht vorbehandelten Bronchuskarzinom des Typs Plattenepithelkarzinom). Wird bei 14 „prognostisch homogenen" Patienten keine einzige Remission festgestellt, darf man die Substanz für diesen Tumortyp als unwirksam betrachten. Werden aber Remissionen beobachtet, braucht man noch 10–30 weitere Patienten, um den genauen Wirksamkeitsgrad zu bestimmen. Man wird deshalb einige hundert Patienten benötigen, um am Schluß dieser Forschungsphase zu wissen, welche Tumoren auf die neue Substanz ansprechen und welche nicht: Mindestens 1/5 der Patienten eines bestimmten Tumortyps sollte auf die neue Behandlung ansprechen, damit von einer aktiven Substanz gesprochen werden kann.

Phase-III-Studie

Mit den Phase-III-Studien wird zuletzt der endgültige Platz dieses Zytostatikums im Therapieplan von Patienten mit einem bestimmten Tumor gesucht. Die gleiche Methodologie wird auch angewandt, wenn verschiedene Chemotherapien oder unterschiedliche Behandlungen (z.B. Radiotherapie allein oder Radiotherapie kombiniert mit Chemotherapie) verglichen werden. Hier bedient man sich meist der Methodologie der sog. ***randomisierten Studien*** (*„random“* = Zufall), bei denen im allgemeinen mindestens Hunderte und häufig Tausende von Patienten benötigt werden. Dieses Verfahren ist deshalb notwendig, da wir nur einen Bruchteil der prognostischen Faktoren kennen, die den Verlauf einer bestimmten Krankheit bestimmen (diese Feststellung gilt nicht nur für Neoplasien). Will man Behandlung A mit der Behandlung B vergleichen, müssen die 2 Patientengruppen (die A und B erhalten) soweit wie möglich gleich sein: Dies kann aufgrund des Gesetzes der großen Zahlen nur dadurch erreicht werden, daß der Zufall bestimmt, wer A und wer B bekommt.

Neben methodologischen beinhalten Phase-III-Studien auch erhebliche logistische Probleme (Patientenzahl, Informationsfluß, multizentrische Studien usw.): Ein großer Teil der häufig ungenügend vorbereiteten klinischen Versuche scheitert deshalb daran und wird ergebnislos abgebrochen oder mit wenig aussagenden Resultaten zu Ende geführt.

Ethische Betrachtungen

Klinische Studien werfen allerlei ethische Probleme auf: Viele davon wurden erst in den letzten Jahren in ihrer Tragweite deutlich erfaßt, wobei diese Entwicklung mit dem verbesserten Schutz der individuellen Rechte parallel geht.

Nur wenn eine klinische Studie mit größter Sorgfalt aufgebaut und geplant wird, kann sie erfolgversprechend sein. Und nur wenn eine „realistische Hoffnung auf Erfolg“ besteht, kann eine derartige Studie ethisch sein. Vor allem darüber müssen Ethikkommissionen entscheiden. Zu den Mitgliedern eines solchen Gremiums gehört immer ein Vertreter aus dem Pflegebereich. Er muß unter anderem die Durchführbarkeit der Studie aus der Sicht der Pflege beurteilen können. Wird ein Studienprotokoll durch eine Ethikkommission akzeptiert, heißt das nur, daß die aufgeworfene Fragestellung und die vorgesehene Versuchsanordnung als ethisch vertretbar angesehen werden. Dieser Entschluß bedeutet aber nicht, daß diese Studie jedem Patienten mit dieser Krankheit zugemutet werden kann.

Die Auswahl der möglichen Kandidaten für eine bestimmte klinische Studie fällt dem Behandlungsteam zu. Dabei müssen folgende Kriterien berücksichtigt werden:

- soziales und familiäres Umfeld,
- intellektuelle und psychologische Fähigkeiten,
- sorgfältige Abwägung der Vor- und Nachteile der Standardbehandlung (soweit vorhanden) im Vergleich zur experimentellen Therapie, denn das unreflektierte Angebot einer experimentellen Therapie mit den dazugehörenden Informationen an einen ungeeigneten Patienten bedeutet für diesen häufig ein weiteres Maß an Leid und Streß.

Schließlich muß aber der Patient selbst entscheiden und evtl. schriftlich bekunden, ob er zur Teilnahme an der Studie bereit ist oder nicht. Dieser Entschluß setzt jedoch naturgemäß eine ausreichende und verständliche Information voraus, die wiederum weitgehend von der jeweiligen Forschungsphase abhängt:

- Bei **Phase-I-Studien** muß der Patient klar mit der Tatsache konfrontiert werden, daß die neue Substanz bis jetzt (wenn überhaupt) nur wenigen Menschen verabreicht wurde. Er muß auch die besondere Zielsetzung dieser Forschungsphase (Suche nach optimaler Dosierung und Toxizitätsmuster) verstehen. Das Behandlungsteam muß insbesondere zugeben, daß die möglichen Nebenwirkungen noch weitgehend unbekannt sind.
- Bei **Phase-II-Studien** geht es vor allem darum, daß der Patient über die Vor- und Nachteile der verschiedenen Optionen informiert wird: keine Therapie, Standardbehandlung (falls vorhanden) oder experimentelle Substanz.
- Bei **Phase-III-Studien** sollte sich der Patient vor allem mit dem Problem der Randomisation auseinandersetzen. Zumindest in Europa wird bei dieser Forschungsphase die Informationstätigkeit aber noch sehr unterschiedlich gehandhabt.

Bei jeder Studie muß der Patient auch wissen, daß er seine Einwilligung jederzeit zurückziehen kann.

Vor allem Phase-I-/-II-Studien setzen eine optimale Information der Patienten voraus: Dies nicht zuletzt, weil nur einem kleinen Teil dieser Patienten durch die Behandlung ein objektiver Vorteil erwachsen wird. Die Gestaltung einer solchen optimalen Information ist eine Aufgabe, die dem ganzen Behandlungsteam zufällt.

Wiederholte Gespräche mit dem Patienten zusammen mit einer Pflegeperson und einem Angehörigen oder Freund des Patienten sind von Vorteil. Es gibt aber keine Patentlösung bezüglich des Informationsmodus: Nur die ständige, aktive Auseinandersetzung des ganzen Teams mit dieser Problematik schafft die nötigen Rahmenbedingungen für die Suche nach möglichen Lösungen.

Trotz optimaler Kommunikation im Behandlungsteam und sorgfältiger Abwägung der Indikationen gibt es auch immer wieder Fälle, bei denen eine Pflegeperson nur sehr widerwillig eine bestimmte experimentelle Therapie bei einem Patienten durchführen würde. In dieser Situation soll sie das Recht haben, die Behandlung einer anderen Kollegin zu überlassen: Weigert sich das gesamte Personal, die Therapie durchzuführen, dann muß die Entscheidung überprüft werden.

Aufgaben des Pflegepersonals

Aus dem bereits Gesagten geht klar hervor, daß den Pflegenden bei der klinischen Krebsforschung eine ganze Fülle von Aufgaben zufällt.

Diese Aufgaben betreffen einerseits die Pflege des Studienpatienten, andererseits mehr administrative Arbeiten und die Organisation der korrekten Durchführung von Studien.

Pflege des Studienpatienten

- Auflösung und Verabreichung der oft neuartigen Medikamente.
- Anwendung eines intensiven Überwachungsschemas (Flüssigkeitsbilanz, Puls- und Blutdruckmessung, Temperaturmessung usw.), da die Toxizität der Therapie und damit evtl. auftretende Nebenwirkungen oft noch nicht bekannt sind.
- Genaue und vor allem ganzheitliche Beobachtung des Patienten: Hier gilt das Prinzip: „Alles überwachen, jede Beobachtung ist wichtig, jede Kleinigkeit wird gemeldet“. Genaue Protokollführung der Beobachtungen.
- Wahrnehmung und möglichst Linderung der Ängste des Patienten. Jeder Patient verspürt Angst vor der experimentellen Natur der Therapie, selbst bei bester Information und klarer Bejahung der Therapie.
- Aktive Rolle in der Auswertung der Lebensqualität der Patienten während klinischen Studien: Durch den engen Kontakt mit dem Patienten ist das Pflegepersonal dafür geradezu prädisponiert. Diese Erhebungen sollten weitgehend durch geschultes Personal in enger Zusammenarbeit mit einem Psychoonkologen durchgeführt werden.
- Information des Patienten: Das Pflegepersonal sollte die Rolle des „aufgeklärten Zeugen“ übernehmen, der die Interessen des Patienten immer wahrnimmt. Deshalb müssen die Pflegenden schon sehr frühzeitig in die Information des Patienten einbezogen werden.

Administrative Aufgaben und Organisation der korrekten Durchführung von Studien

Dieser Bereich hängt sehr von der Erfahrung der für die Studie verantwortlichen Pflegenden ab. Sind sie neu in diesem Gebiet tätig, brauchen sie sicher viel Unterstützung von ärztlicher Seite. Sie werden auch die Bedürfnisse des Patienten und des Pflegeteams noch nicht ausreichend vertreten können.

Mit der Erfahrung, die sie durch die Spezialisierung in diesem Gebiet erreichen, können sie einen wichtigen Teil dazu beitragen, daß eine Studie zur Zufriedenheit aller Beteiligten durchgeführt werden kann.

Folgende Tätigkeiten zählen zum administrativen und organisatorischen Bereich:

- Mithilfe bei der Planung von Studien (vor allem bei Phase-I-/-II-Protokollen). Folgende Fragen müssen vor Beginn der Studie geklärt werden:
  - Ist die vorgesehene Frequenz der Kontrollen dem Patienten zumutbar? (Dies gilt vor allem für die arbeitsmäßig sehr aufwendigen pharmakokinetischen Studien.)
  - Ist die Wahl des Behandlungsschemas praktikabel, oder gibt es andere Lösungen?
  - Welche Informationen muß man dem Patienten zukommen lassen?
- „Übersetzung" des fertigen Studienprotokolls in eine für alle Kollegen verständliche Sprache. Sehr ratsam ist die Vorbereitung einer 1- bis 2seitigen Zusammenfassung, in der folgende Punkte klar erklärt sein müssen:
  - Sinn und Logistik der Studie,
  - Aufklärung der Patienten,
  - genaue Angaben über Anwendung des Medikaments (Auflösung, Verabreichung, notwendige Kontrollen, etc.).

  Diese Zusammenfassung muß mit den Arbeitskollegen auch noch mündlich besprochen werden, um Mißverständnisse auszuschließen.
- Übertragung der Daten in die Verlaufsblätter des Studienprotokolls (evtl. zusammen mit Data-Manager, wenn vorhanden).
- Laufende Information der Kollegen über den Stand der Studie.
- Mitarbeit bei der Auswertung und Deutung der Resultate der klinischen Studie.

Integration von klinischer Forschung und Pflege

Es liegt auf der Hand, daß für die Aufgaben im administrativen Bereich eine speziell dafür eingesetzte Pflegeperson von großem Nutzen ist, da diese Arbeiten sehr zeitintensiv sind und zudem recht viel Pflegeerfahrung voraussetzen.

Inwieweit der oder die Betreffende auch die pflegerischen Arbeiten ausführt oder inwieweit er/sie dabei nur eine beratende Funktion hat, hängt weitgehend von den logistischen Bedingungen in einer Abteilung ab (Anzahl des Personals, Belastung, Anzahl der gleichzeitigen experimentellen Therapien usw.).

Ob eine für Studien verantwortliche Pflegeperson sinnvoll eingesetzt werden kann, hängt also von verschiedenen Faktoren ab:

- Sicher sind das Ausmaß der Forschungstätigkeit und die lokalen Gegebenheiten ausschlaggebend.
- Eine solche Pflegeperson sollte vollständig im Pflegeteam integriert sein und nicht ein isoliertes Dasein fristen. Sie soll vor allem eine beratende Funktion für ihre Kolleginnen hinsichtlich der Forschungsinhalte übernehmen. Ob sie dann auch direkt praktische Arbeiten am Krankenbett übernimmt, ist von zweitrangiger Bedeutung, sofern diese Integration stattgefunden hat. Je nach Belastung der Studie, des Personals und der Patienten wird das Behandlungsteam dieses Problem ohne Schwierigkeiten lösen können.

41 Häusliche Betreuung und Pflege von Tumorpatienten

K. Fellinger

Inhaltsverzeichnis

Die Pflege des kranken Menschen zu Hause hat in den letzten Jahren stark zugenommen. Gründe sind wohl sicher die konstante Überbelastung der Krankenhäuser und Pflegeheime und die enorme Kostenexplosion des gesamten Gesundheitswesens. Ein wesentlicher Grund der Zunahme der häuslichen Pflege ist jedoch auch in einem grundsätzlichen Wandel der gesellschaftlichen Wertvorstellungen zu sehen. Individualität, persönliche Entfaltungsmöglichkeit sind Begriffe, die stark an Bedeutung gewinnen. Sie sind im Begriff „Lebensqualität" enthalten, der in allen Bereichen, sei es Wirtschaft, Schulwesen etc., immer häufiger erscheint.

Im medizinischen Bereich heißt dies, den Patienten möglichst ganzheitlich zu erfassen und zu behandeln.

In der Onkologie ist die Frage der Erhaltung der Lebensqualität sehr aktuell, was sich unter anderem in folgenden Aspekten äußert:

- Immer häufiger ambulant durchgeführte Chemotherapien.
- Möglichst kurze Krankenhausaufenthalte, eingeschaltete Kurzurlaube so oft wie möglich.
- Einsatz von tragbaren Infusionspumpen.
- Bildung von Fachkommissionen für Palliativpflege von Tumorpatienten.
- Der Patient entscheidet, ob er zu Hause sterben möchte oder im Krankenhaus.

Ein Teil dieser Beispiele macht deutlich, daß Krebspatienten immer häufiger zu Hause betreut werden können.

Das Ziel der häuslichen Betreuung und Pflege von Tumorpatienten ist:

- Krebspatienten während einer kurativen oder palliativen Tumortherapie in den Therapiepausen zu Hause zu begleiten oder zu beraten,
- Krebspatienten in terminaler Situation zu Hause zu pflegen und deren Angehörige zu unterstützen,
- dem Krebspatienten zu ermöglichen, nach seinem Wunsch zu Hause zu sterben.

Die Praxis zeigt, daß die Tätigkeiten im häuslichen Onkologiedienst hauptsächlich die Pflege und Begleitung des sterbenden Patienten bedeuten. Krebspatienten in gutem Allgemeinzustand sind gerne selbständig und beanspruchen eine solche Dienstleistung möglichst wenig.

Bei Krebspatienten ist jedoch immer wieder eine zum Teil überstürzte Einweisung in die Klinik zu beobachten. Beim Patienten in akuter Therapiephase ist meistens ein Notfall der Grund. Bei terminalen Patienten ist die Pflegesituation oft so belastend, daß sie zu einer Überforderung aller an der Pflege Beteiligten wird.

Um eine erfolgreiche Heimpflege des sterbenden Krebspatienten zu erreichen, sind sicher einige Voraussetzungen notwendig:

- Der Patient hat den Wunsch, zu Hause zu sterben.
- Psychische Verfassung von Patient und Angehörigen.
- Der Patient hat ein gut funktionierendes soziales Beziehungsnetz.
- Die Angehörigen sind bereit, die Pflege zu einem großen Teil zu übernehmen.
- Die Angehörigen erhalten von Fachkräften ausreichende Unterstützung und Beratung in der Pflege.
- Der Hausarzt bzw. Onkologe ist bereit, nötige Hausbesuche durchzuführen.

Im Rahmen dieser Voraussetzungen stellt sich die Frage: Genügen die bestehenden regionalen Pflegedienste oder wäre ein spezieller Pflegedienst für Krebspatienten zu Hause, zusätzlich zu den bestehenden regionalen Pflegediensten, hilfreich für Patienten wie für ***alle*** an der häuslichen Betreuung beteiligten Pflegepersonen, und wenn – wie kann er sinnvoll realisiert werden?

Problematik eines spezialisierten Pflegedienstes für Tumorpatienten zu Hause

Aus dem Bedürfnis heraus, Krebspatienten zu Hause ein umfassendes Pflegeangebot bieten zu können, entstanden schon vor etwa 20 Jahren an einigen Orten in der Schweiz Pflegedienste zur Betreuung von Tumorpatienten zu Hause.

Sie wurden entweder durch die regionalen Krebsligen organisiert und finanziert oder von onkologischen Zentren in größeren Krankenhäusern. Immer wieder wurden diese Dienstleistungen jedoch angefochten in bezug auf Aufgabenbereich, Kompetenz der Pflegenden und natürlich auch bezüglich der Finanzierung. Nur wenige dieser Pflegedienste funktionierten über einen längeren Zeitraum.

Inzwischen wurde jedoch in Zürich auf selbständiger Basis ein neuer Pflegedienst aufgebaut („Stiftung Pflegedienst für Krebspatienten"), der von interessierten Ärzten unterstützt und mitgetragen wird. Dieser Dienst hat sich nun im Laufe von 7 Jahren etabliert und funktioniert gut. Er soll auch für die weiteren Ausführungen in diesem Kapitel als Modell dienen.

Eine Spezialisierung in Onkologie im Rahmen der häuslichen Pflege von Tumorpatienten scheint aber dennoch nicht einfach zu sein.

Wo liegen die Ursachen dafür?

- Verschiedene rechtliche Bestimmungen und auch verschiedene Auffassungen über Kompetenzen und Aufgabenbereich des Pflegepersonals verhindern oft eine umfassende Stellenbeschreibung, die unumgänglich ist bei der Schaffung einer neuen Dienstleistung.
- Eine Spezialisierung innerhalb der schon bestehenden regionalen Pflegedienste führt leicht zu Kompetenzkonflikten.
- Die häusliche Versorgung und Pflege von Tumorpatienten muß finanziert werden. Da kaum eine exakte Stellenbeschreibung für diese Spezialisierung existiert, ist es äußerst schwierig, entsprechende Finanzträger zu finden.

Eine gut funktionierende Versorgung von Tumorpatienten zu Hause kann nur dann bestehen und sinnvoll sein, wenn sie sorgfältig auf die Ansprüche der dahinter stehenden Institution und die lokalen Gegebenheiten abgestimmt wird, natürlich in Abhängigkeit von den jeweiligen rechtlichen Bestimmungen im betreffenden Land. Dies verlangt eine genaue Abklärung der persönlichen Möglichkeiten und Fähigkeiten sowie der äußeren Rahmenbedingungen.

Persönliche Möglichkeiten und Fähigkeiten

- Wie sind die fachlichen Kenntnisse im Fachgebiet Onkologie?
- Wieviel Erfahrung besteht in der praktischen Pflege von Tumorpatienten?
- Wie sind die eigenen Kompetenzen?
- Wie groß ist die Erfahrung im selbständigen Arbeiten?

Äußere Rahmenbedingungen

- Wie sind die Kompetenzen; sind sie rechtlich abgesichert?
- Welche Region könnte von dieser Dienstleistung profitieren (Größe)?
- Welche Bedürfnisse bestehen von seiten der Trägerschaft?
  (Welche Pflegedienstleistungen werden erwartet bzw. nicht gewünscht?)

- Sind Klinikärzte, Hausärzte, frei praktizierende Onkologen interessiert an einem speziellen Pflegedienst?
- Existieren in der entsprechenden Region Pflegedienste zur Betreuung von Patienten zu Hause? Wenn ja:
  - Wie sind die Pflegedienste zur häuslichen Betreuung von Patienten in der entsprechenden Region organisiert?
  - Wie stark sind sie ausgelastet?
  - Was sind ihre spezifischen Erwartungen an einen speziellen onkologischen Pflegedienst?
  - Wieviele Krebspatienten werden zu Hause gepflegt? (Nachfrage bei den entsprechenden regionalen externen Pflegediensten)
  - Wird von den Krankenversicherungen zumindest einen Teil der Kosten übernommen?

Nur auf solch einer Basis der Vorabklärungen ist es möglich, einen klaren Aufgabenbereich zu definieren und damit eine sinnvolle Ergänzung zum bestehenden regionalen Pflegedienst zu bieten.

Die Versorgung von Tumorpatienten zu Hause kann somit in sehr verschiedenen Formen existieren, z.B. als unabhängiger Pflegedienst, der beim einzelnen Patienten eine umfassende Heimpflege anbietet. Dies ist dann sinnvoll, wenn allgemein zu wenig häusliches Pflegepersonal in der entsprechenden Region vertreten ist. Da die Pflege von Krebspatienten zu Hause meist komplex ist, d.h. enormen zeitlichen Aufwand für die physische und psychische Betreuung bedeutet, würde ein zusätzlicher Dienst im Sinne einer Arbeitsentlastung sicher sehr willkommen sein.

Aber auch bei einem gut ausgebauten regionalen Pflegedienst kann ein onkologischer Pflegedienst durchaus seinen Platz haben. Er wird sich zwangsläufig mehr auf die speziellen onkologischen Pflegemaßnahmen konzentrieren, dafür aber ein größeres Gebiet versorgen können. Das entsprechende Ziel ist dann nicht die Ermöglichung einer Heimpflege wie beim ersten Beispiel, sondern die Optimierung der Heimpflege für den Patienten wie auch eine Entlastung der betreuenden, regional tätigen Pflegenden.

Aufbau eines Pflegedienstes für Tumorpatienten zu Hause

Am Modellbeispiel Zürich soll gezeigt werden, wie ein solcher Pflegedienst aufgebaut werden könnte. Es ist zu betonen, daß diese Situation nicht allgemeingültig ist.

Um die Kontinuität eines solchen Dienstes zu gewährleisten wird eine öffentliche oder private Trägerschaft benötigt. Für die Sicherheit der Pflegepersonen und die konsiliarische Tätigkeit für Hausärzte sollte eine fachtechnische Kommission (mit einem Onkologen) eingesetzt werden. Die rechtlichen und versicherungstechnischen Aspekte müssen selbstverständlich genau geregelt werden.

Der Aufgabenbereich muß abgeklärt und klar schriftlich definiert sein.

Wichtigste Voraussetzung für den Aufbau eines regionalen Onkologiepflegedienstes ist jedoch sicher eigene ausgedehnte Erfahrung in der Pflege von Tumorpatienten!

Technische und organisatorische Voraussetzungen

Je nach Definition dieses Dienstes sind einige technische Hilfsmittel unumgänglich. Meist muß ein Dienstauto zur Verfügung stehen, um größere Gebiete miteinbeziehen zu können.

Die in der häuslichen Pflege von Tumorpatienten tätige Pflegeperson sollte für den Patienten 24 Stunden (also „rund um die Uhr“) telefonisch erreichbar sein, da plötzliche Veränderungen des Zustandes bei Krebspatienten oft vorkommen (Blutungen, Atemnot, Schmerzen etc.). Auch bei Patienten mit Pumpenvorrichtung oder implantierten Systemen ist dieses „jederzeit erreichbar sein“ sehr wichtig. Ein Funktelefon leistet sicher dazu den besten Dienst.

Betreffend Büroeinrichtung bleibt zu erwähnen, daß ein abschließbarer Aktenschrank und ebenso ein abschließbarer Medikamentenschrank vorhanden sein müssen. Das Pflegematerial wird entweder direkt vom Hersteller bezogen oder auch durch ein entsprechendes Abkommen von einem naheliegenden Krankenhaus.

Aufgaben der Pflegenden in der häuslichen Betreuung und Pflege von Tumorpatienten

Die Pflege des Krebspatienten zu Hause kann sehr verschiedene Tätigkeiten umfassen. Folgende Tätigkeiten stehen im Vordergrund:

- Organisation und technische Vorbereitung der Pflege zu Hause.
- Physische Betreuung des Patienten.
- Psychische Betreuung des Patienten.
- Psychische Betreuung der Angehörigen.
- Laufende Koordination der Pflege.

Daneben gibt es administrative Aufgaben wie:

- Pflegedokumentation,
- Abrechnungen,
- Jahresbericht,
- Statistik.

Organisation und technische Vorbereitungen der Pflege zu Hause

Die Grundvoraussetzung für eine von Anfang an gut funktionierende Betreuung zu Hause ist das frühzeitige Miteinbeziehen aller notwendigen Fachkräfte. Gerade in komplexen Pflegesituationen bei Krebspatienten geschieht dies jedoch immer noch oft in unbefriedigender Weise: bei Entlassung aus dem Krankenhaus werden Hausarzt und häusliche Pflegeperson zu spät informiert. Ambulante Patienten und ihre Angehörigen sind oft schlecht informiert über die Möglichkeit, professionelle Hilfe beizuziehen, oder sie trauen sich nicht, von sich aus eine regional tätige Pflegeperson beizuziehen. In diesen Fällen findet ihr erster Einsatz zu Hause eher in Form einer „Feuerwehrübung" statt, d.h. in möglichst kurzer Zeit möglichst viele Probleme lösen. Nicht selten führt eine solche Situation zu einer verfrühten oder unnötigen Krankenhausaufnahme.

Das Ziel soll demnach sein, möglichst frühzeitig Zeichen der Überforderung bei Patient oder Angehörigen zu erkennen und eine sorgfältig angepaßte und sichere Pflege zu gewährleisten. Bei der Entlassung eines Patienten aus dem Krankenhaus ist es die beste Lösung, wenn die regional tätige Pflegeperson die Pflege zu Hause organisiert, in enger Zusammenarbeit mit der verantwortlichen Pflegeperson in der Klinik. So hat der Patient die Möglichkeit, die verantwortliche Pflegeperson für die Heimpflege bereits im Krankenhaus kennenzulernen. Dies gibt ihm und seinen Angehörigen die notwendige Sicherheit, zu Hause ebensogut gepflegt zu werden wie im Krankenhaus.

Organisatorische Aufgaben bedeuten:

- Anpassung der Pflege an die Wünsche des Patienten und an die Belastbarkeit der Angehörigen.
- Genaue Anleitung und Information des Patienten und der Angehörigen über die Pflege wie auch über eventuelle Notfallmaßnahmen.
- Einschaltung aller notwendigen Dienste, wie Haushaltshilfe, Pflegerin, Nachtwache, evtl. freiwillige Helfer.
- Eventueller Miteinbezug von weiteren Bezugspersonen des Patienten in die Pflege.
- Erstellung einer gut leserlichen Telefonliste. Darauf steht: „wer" vor allem auch „wann" erreichbar ist.

Technische Vorbereitung bedeutet:

- Anpassung der Wohnverhältnisse an die Bedürfnisse von Patient und Angehörigen, nach Möglichkeit vor der Krankenhausentlassung (evtl. eigenes Zimmer für den Patienten oder Einrichtung des Krankenzimmers im Wohnraum).
- Beschaffung weiterer nötiger Hilfsmittel wie Krankenbett, Nachtstuhl, Rollstuhl etc.
- Bereitstellung aller notwendigen Pflegematerialien.

Mit einer sorgfältigen, bis in das kleinste Detail geplanten Heimpflege erhalten gerade auch die Angehörigen von Krebspatienten die so nötige Sicherheit, nicht allein zu sein.

Physische Betreuung des Patienten

Grundpflege

Die Grundpflege (Sorge für Nahrung, Flüssigkeit, Schlaf, Körperhygiene) wird in den meisten Fällen von den Angehörigen durchgeführt. Neben der beratenden Tätigkeit sollte die verantwortliche Pflegeperson aber in jedem Fall mindestens einmal, besser 2mal pro Woche die Pflege übernehmen, um die Haut- und Schleimhautverhältnisse des Patienten sorgfältig kontrollieren zu können (Trockenheit, Druckstellen, Pilzstomatitis). Auch Verspannungen des Patienten kann sie so erspüren. Zusätzlich bedeutet dies eine konkrete Entlastung des Angehörigen.

Behandlungspflege

Die behandlungspflegerischen Aufgaben richten sich nach ärztlicher Verordnung, entsprechender Kompetenz und lokalen rechtlichen Gegebenheiten. Sie können folgende Tätigkeiten umfassen:

- Blutentnahmen,
- Durchführung und Kontrolle von:
  - Infusionstherapien (mit oder ohne Pumpe),
  - Bluttransfusionen,
  - palliativen Chemotherapien,
- Punktionen und Pflege von implantierten Kathetersystemen,
- Durchführung einer angepaßten Schmerztherapie,
- Durchführung einer angepaßten Antiemetikatherapie,
- Installation und Überwachung der Sauerstofftherapie,
- Verabreichung von Klistieren,
- Katheterisierung.

Vor allem die Übernahme der Verrichtungen wie Punktionen von implantierten Systemen, palliative Chemotherapien und Bluttransfusionen durch einen Pflegedienst für Tumorpatienten zu Hause ist sehr sinnvoll, sind doch dies meist Gründe, weswegen der Patient trotz Heimpflege immer wieder für einige Stunden in die Klinik muß. Gerade Bluttransfusionen werden viel zu häufig im Krankenhaus durchgeführt, wo doch die Lebensqualität des Patienten enorm verbessert werden könnte, wenn er die Transfusionen zu Hause in seinem Bett bekommen könnte und nicht jedesmal in geschwächtem Zustand in die Klinik fahren müßte.

Aus Zeitgründen ist es der regional tätigen Pflegeperson selten möglich, bei einem Patienten während der ganzen Dauer einer Bluttransfusion anwesend zu sein. Aber auch rechtliche Bestimmungen können die Durchführung dieser speziellen Pflegeverrichtungen verhindern. Ein rechtlich abgesicherter Pflegedienst für Tumorpatienten zu Hause mit Schwerpunkt auf diesen Pflegeverrichtungen könnte somit äußert sinnvoll sein, um solche „Lücken" in der Heimpflege auszufüllen.

Psychische Betreuung des Patienten

Psychische Betreuung kann nur stattfinden, wenn ein Vertrauensverhältnis aufgebaut ist. Nicht immer ist dies aber von Anfang an der Fall. Krebspatienten, die länger in einem onkologischen Zentrum oder in einer Zentrumsklinik betreut werden mußten, reagieren bei einer Entlassung manchmal mit Angst und Unsicherheit. Dies wirkt sich direkt auch auf die zu Hause arbeitende Pflegeperson und den Hausarzt aus, indem sie vom Patienten gewissermaßen getestet werden, ob sie genauso „fähig" sind wie das Personal in der Klinik. Durch gute Zusammenarbeit zwischen Klinikpersonal und regionalen Diensten können solche Spannungen weitgehend verhindert werden. Wichtigste Aufgabe der Pflegeperson ist es, die Bedürfnisse des Patienten nach Zurückgezogenheit, Ruhe oder aber auch nach offenen Gesprächen über seinen Zustand und über Sterben und Tod wahrzunehmen und darauf einzugehen. Es geschieht immer wieder, daß Patienten zwar zu Hause von den Angehörigen fürsorglich gepflegt werden, jedoch keine Kommunikation über wichtige Themen und Inhalte stattfindet. Dies, weil der Patient seine Angehörigen schonen möchte oder weil er spürt, daß es ihre Kräfte überfordern würde. Statt dessen wird er förmlich überrollt von der Fürsorge der Angehörigen und hat keine Möglichkeit zum Rückzug.

Pflegende haben die Möglichkeit, durch ihren intensiven Kontakt mit Patient und Angehörigen, solche Spannungen wahrzunehmen und als außenstehende Fachpersonen zur Milderung beizutragen. Sie haben am ehesten die Möglichkeit, entsprechende Wünsche des Patienten durchzusetzen.

Psychische Betreuung der Angehörigen

In der Heimpflege von Krebspatienten nimmt die Betreuung der Angehörigen meist ebensoviel Zeit in Anspruch wie die Pflege und Betreuung des Patienten. Insbesondere während der oft langdauernden und intensiven Betreuung eines sterbenden Menschen stößt die emotionale wie auch physische Belastung bei Angehörigen bis an äußerste Grenzen. Neben der konkreten Pflege des nahestehenden Menschen müssen alle Alltagspflichten erledigt werden. Hinzu kommt die ständige Konfrontation mit der eigenen Trauer, mit Zukunftsängsten und mit der Hilflosigkeit gegenüber der Krankheit. Die Pflegeperson kann wertvolle Hilfe leisten, indem sie Freiräume schafft, in deren

Rahmen auch Angehörige Zeit für sich selbst haben. Oft müssen Angehörige dazu überredet werden, weil sie sich selbst völlig vergessen oder unter dem ständigen Druck stehen, zu versagen, nicht genug stark zu sein. Es muß ihnen erklärt werden, wie wichtig es ist, zeitweise die Verantwortung abgeben zu können, um auch evtl. längere Zeit in der Pflege durchhalten zu können.

Möglich wäre zum Beispiel, mit dem Patienten und seinen Angehörigen gewisse Zeiten abzusprechen, wo keiner der Angehörigen anwesend ist. Zusammen sollte überlegt werden, wer für diese Stunden einspringen könnte.

Freiraum schaffen für Angehörige heißt auch, die Möglichkeit geben, ohne Beisein des Patienten über sich oder über konkrete Pflegeprobleme sprechen zu können. Dieses Bedürfnis zeigt sich nicht selten im schon vorbereiteten Kaffee in der Küche (und nicht im Krankenzimmer). Das bewußte Einplanen dieser Zeit in die Pflegeplanung ist nicht „Luxus", sondern trägt ungemein viel bei zum Gelingen einer längeren Betreuung eines sterbenden Patienten zu Hause.

Es sollte noch hervorgehoben werden, daß die Pflege des sterbenden Menschen zu Hause nicht als einzig ideale Situation angesehen werden darf. Eine Klinikeinweisung „zum Sterben" kann für Angehörige auch eine große Entlastung von der Verantwortung bedeuten. Die ständige Angst, „was muß ich tun, wenn er nicht mehr atmen kann, wenn er blutet etc." fällt weg. Durch die ständige Präsenz von „professionellen" Betreuern können Angehörige unter Umständen eher die innere Ruhe finden, um sich ganz dem Patienten widmen zu können.

Auch der Patient wird dies spüren. Vielerorts ist es heute in Krankenhäusern möglich, auch in großen Zentren, entsprechende Bedingungen zu schaffen, wie zum Beispiel Einzelzimmer, Schlafmöglichkeit im selben Zimmer für Angehörige, 24-Stunden-Besuchszeit.

Erstes Ziel der Pflege und Betreuung eines sterbenden Menschen zu Hause ist, daß die Zeit zu Hause von Patient und Angehörigen positiv empfunden werden kann und dazu beiträgt, die Situation besser zu verarbeiten. Niemals soll die Betreuung des sterbenden Menschen zu Hause zu einem Trauma für die Hinterbliebenen werden.

Laufende Koordination der Pflege

An der Pflege von Krebspatienten zu Hause, insbesondere von sterbenden Patienten, sind meist mehrere Fachpersonen beteiligt. Um eine Kontinuität in der Pflege zu erreichen, ist es sehr wichtig, daß der Informationsaustausch zwischen allen Beteiligten gut funktioniert. Ist dies nicht der Fall, so erlebt der Patient, daß Pflegeverrichtungen jedesmal anders durchgeführt werden, daß Medikamente zur Schmerztherapie immer wieder geändert werden, daß zum Beispiel der Hausarzt oder die regional arbeitende Pflegeperson nichts von entsprechend neuen Verordnungen weiß. Solche Situationen rufen bei Patient und Angehörigen Unsicherheit hervor, und letztlich wissen sie nicht, wer eigentlich zuständig ist.

Um dieser Situation vorzubeugen, empfiehlt es sich, eine schriftliche Pflegedokumentation beim Patienten zu Hause einzurichten, worin sämtliche Verrichtungen und durchgeführte Verordnungen mit Datum, Zeit und Unterschrift notiert sind. Auch ärztliche Verordnungen, sei es vom Hausarzt oder vom Onkologen der Klinik, für Reservemedikamente müssen darin vermerkt sein mit Datum, Zeit und Unterschrift der Pflegenden, die die Verordnung entgegengenommen hat. Patient und Angehörige sollten ebenso entsprechende Notizen darin machen.

Eine solche laufende Dokumentation ist auch in Situationen, wo ein Notfallarzt oder eine notfallmäßige Klinikeinweisung notwendig ist, äußerst wertvoll, damit schnell richtig reagiert werden kann.

Für den Informationsfluß zwischen allen Beteiligten sollte diejenige Pflegeperson besorgt sein, die den Patienten zu Hause betreut, da dieser wichtige Aspekt bei klinikinternen Ärzten und Pflegenden oft zu wenig beachtet wird. Die Koordination der Pflege zu Hause ist sehr zeitintensiv und bedeutet manchmal unzählig viele Telefonate. Die von Anfang an enge Zusammenarbeit zwischen regionalem Pflegedienst und regionalem Onkologiepflegedienst kann auch in diesem Bereich sehr viel zeitliche Entlastung bringen.

Verantwortung in der Pflege von Tumorpatienten zu Hause

Die Durchführung spezieller Pflegeverrichtungen bei Tumorpatienten zu Hause fordert viel Fachwissen und Sicherheit.

Zum Beispiel bei Punktionen von implantierten Kathetersystemen, Bluttransfusionen oder evtl. auch bei palliativer Zytostatikatherapie ist die Pflegeperson in der häuslichen Betreuung ganz auf sich gestellt. Treten dabei Komplikationen auf (Venenprobleme, Transfusionsreaktion, verstopftes Kathetersystem), muß sie meist allein Entscheidungen treffen. Bei Zytostatikatherapien kommt hinzu, daß die Medikamente meist an Ort und Stelle zubereitet werden müssen und somit die unmittelbare Kontrolle durch eine zweite Fachperson wegfällt.

Alle diese speziellen Pflegeverrichtungen werden meist genau von den Angehörigen beobachtet – manchmal auch sehr ängstlich. Nur durch eine gewisse Routine in diesen Dingen kann die verantwortliche Pflegeperson in diesen Situationen die notwendige Ruhe und Sicherheit ausstrahlen und damit eine Vertrauensbasis aufbauen.

Auch bei der Schmerztherapie gehen die Kompetenzen meist sehr weit. Oft sind es die in der häuslichen Pflege tätigen Pflegenden, die eine Dosissteigerung von Opiaten oder eine zusätzliche Verordnung für Reservemedikamente vom Hausarzt oder Onkologen telefonisch verordnen lassen, ganz einfach, weil dies gerade im Moment notwendig ist und der Hausarzt nicht abkömmlich ist und auch, weil sie den Patienten am besten kennt. Wird dies bei entsprechenden Veränderungen des Zustandes des Patienten immer wieder so praktiziert, weil der zuständige Arzt der Kompetenz der Pflegeperson vertraut und Patient und Angehörige ebenfalls, so ändert sich die Schmerztherapie im Laufe der Zeit völlig, ohne daß der zuständige Arzt sie „vor Ort" geprüft hat. Die Situation des Patienten hängt deshalb letztlich von der Beurteilung der Pflegeperson ab. Dies mag zur besten Zufriedenheit aller Beteiligten geschehen, doch sollte sich die Pflegeperson ihrer Verantwortung immer wieder bewußt sein, um eigene Anzeichen der Überforderung zu erkennen.

Ein weiterer wichtiger Punkt ist die Information von Patient und Angehörigen. Sicher ist dies Aufgabe des Arztes, doch wird es – durch die häufige Anwesenheit bedingt – nicht minder Aufgabe der Pflegenden. Fragen über den Verlauf der Krankheit, eventuelle Komplikationen bis hin zur konkreten Frage der Angehörigen über den zu erwartenden Zeitpunkt des Todes werden ganz sicher auch an die Pflegeperson gestellt. Sie muß sich also genauso wie der Hausarzt diesen Fragen stellen, um glaubwürdig zu sein und Vertrauen zu schaffen. Deshalb sollte sie sich solche eventuell auftauchende Fragen am besten im voraus überlegen (zusammen mit dem zuständigen Arzt), damit sie ruhig darauf eingehen kann. Im Gegensatz zur Klinik hat die häuslich tätige Pflegeperson weniger Möglichkeiten sich abzugrenzen oder Verantwortung zu teilen.

Persönliche Verarbeitung

Die Pflege von Tumorpatienten zu Hause ist geprägt durch eine starke emotionale Beteiligung, bedingt durch den meist sehr intensiven, oft längere Zeit dauernden Miteinbezug in den konkreten Alltag von Patient und Angehörigen. Insbesondere während der Zeit der Pflege eines sterbenden Patienten muß sich die Pflegeperson ganz stark mit den Gefühlen der Betroffenen befassen und somit auch mit ihren ganz persönlichen Gefühlen der Trauer, des Abschiednehmens. Dies kann einerseits starke Befriedigung bedeuten, in dem Gefühl, den Betroffenen durch die eigene ehrliche Anteilnahme bedeutend geholfen zu haben, andererseits heißt dies auch eine starke Belastung über manchmal längere Zeit auszuhalten. Hinzu kann die Belastung kommen, im wesentlichen für das Gelingen der Pflege des Patienten zu Hause verantwortlich zu sein.

Aus diesen Gründen ist es äußerst ratsam, daß in solchen Pflegesituationen immer zwei kompetente Pflegepersonen zusammenarbeiten, um die Möglichkeit zu haben, Gedanken auszutauschen oder auch Verantwortung abgeben zu können. Eine regelmäßig durchgeführte Supervision, von der entsprechenden Grundorganisation ermöglicht, hilft ebenso, mit belastenden Situationen besser umgehen zu können.

Häufige Tumoren des Erwachsenen: Symptome, Diagnostik, Therapie

Bronchialkarzinome

K.-D. Humbert

Epidemiologie und Risikofaktoren

- Etwa 60 Neuerkrankungen jährlich pro 100 000 Einwohner.
- Häufigste Krebserkrankung des Mannes, achthäufigste Krebserkrankung der Frau, Anteil der Frauen steigt.
- Die meisten Patienten sind zwischen 45 und 85 Jahren alt, 50% sind älter als 65 Jahre.

Risikofaktoren

- Wichtigster Risikofaktor: Zigarettenrauchen. Das Risiko steigt in Abhängigkeit von der Anzahl der pro Tag gerauchten Zigaretten bis zum 20- bis 30fachen eines Nichtrauchers.

Symptome

Beachte: in der Regel keine Frühsymptome oder nur unspezifisch, häufig Diagnoseverschleppung.
Symptome des unbehandelten Primärtumors:

- Neu einsetzender Husten oder Verschlimmerung eines chronischen Hustens.
- Auswurf mit oder ohne beigemengtes Blut.
- Atemnot.
- Schmerzen.

Diagnostik

Ein effektives und praktikables Screeningverfahren zur Früherkennung gibt es nicht.

Bei Verdacht auf Lungenkrebs

Ziel

- Sicherung oder Ausschluß der Verdachtsdiagnose:
  Thoraxröntgen,
  zytologische Untersuchung des Sputums,
  Bronchoskopie mit Biopsie,
  evtl. invasive Methoden, z.B. Thorakoskopie mit Biopsie.

Bei gesicherter Diagnose

Ziel

- Beurteilung der Operabilität des Tumors:
  evtl. Computertomographie des Thorax.
- Ausschluß von Fernmetastasen:
  - Skelettszintigraphie,
  - Sonographie oder Computersonographie des Oberbauchs,
  - bei kleinzelligen Karzinomen Knochenmarkbiopsie, evtl. Computertomographie des Schädels.
- Untersuchungen zur Bestimmung des Operationsrisikos:
  EKG,
  Spirometrie,
  Blutgasanalyse.

Histologie

Unterteilung der Karzinome für die Therapieplanung in
- kleinzelliges Lungenkarzinom,
- nichtkleinzellige Lungenkarzinome:
  - Plattenepithelkarzinom,
  - Adenokarzinom,
  - großzelliges Karzinom,
  - undifferenziertes Karzinom.

Kleinzellige Lungenkarzinome sprechen besser auf Chemotherapie und Strahlentherapie an als die nichtkleinzelligen Lungenkarzinome.

Klassifikation und Stadieneinteilung

Die Tumorausbreitung wird nach dem TNM-Klassifikationssystem der UICC entsprechend der jünsten Fassung von 1987 (4. Auflage) beschrieben.

Für kleinzellige Karzinome ist daneben auch die Einteilung in die beiden Stadien „limited“ und „extensive disease“ gebräuchlich.

TNM (4. Auflage, gekürzt)

T	**Primärtumor**
Tx	Primärtumor kann nicht beurteilt werden
Tis	Carcinoma in situ
T1	Größter Tumordurchmesser 3 cm
T2	Tumor hat eines der folgenden Kennzeichen
	– größter Tumordurchmesser mehr als 3 cm
	– Ausbreitung in die Hilusregion (mehr als 2 cm von Carina)
	– Tumorbefall der viszeralen Pleura
	– Atelektase in einem Teil der Lunge

T3	Tumor ist in eine der folgenden Strukturen eingewachsen: Brustwand, Zwerchfell, mediastinale Pleura, parietales Perikard; oder Ausbreitung in Hilusregion (weniger als 2 cm von Carina) oder Atelektase der ganzen Lunge
T4	Tumor ist in eine der folgenden Strukturen eingewachsen: Mediastinum, Herz, große Gefäße, Trachea, Ösophagus, Wirbelkörper, Carina; oder maligner Pleuraerguß
N	**Regionäre Lymphknoten**
Nx	Regionäre Lymphknoten können nicht beurteilt werden
N0	Keine regionären Lymphknotenmetastasen
N1	Tumorzellen nur ipsilateral: in peribronchialen und/oder hilären Lymphknoten
N2	Metastasen nur ipsilateral: in mediastinalen und/oder subcarinalen Lymphknoten
N3	Metastasen kontralateral: in mediastinalen und/oder hilären Lymphknoten, ipsi- oder kontralateral: in Skalenus- oder supraklavikulären Lymphknoten
M	**Fernmetastasen**
Mx	Das Vorliegen von Fernmetastasen kann nicht beurteilt werden
M0	Keine Fernmetastasen
M1	Fernmetastasen

Stadiengruppierung

- „Limited disease":
  Der Tumor ist auf eine Thoraxseite beschränkt.
- „Extensive disease":
  Jede Tumorausdehnung über die Definition von „limited disease" hinaus.

Stadium 0	Tis	N0	M0
Stadium I	T1–2	N0	M0
Stadium II	T1–2	N1	M0
Stadium IIIA	T1–2	N2	M0
	T3	N0–2	M0
Stadium IIIB	jedes T	N3	M0
	T4	jedes N	M0
Stadium IV	jedes T	jedes N	M1

Therapie der kleinzelligen Karzinome

Übersicht

- Wichtigste Therapieform ist die Chemotherapie. Damit läßt sich in der Regel eine rasche, bei einem Teil der Patienten vollständige Tumorrückbildung erreichen.
- Nach Beendigung der Chemotherapie erfolgt oft eine ergänzende Bestrahlung der Tumorregion (Verminderung der Lokalrezidivrate).

- Nur bei einem kleinen Teil der Patienten bleiben die Tumorrückbildungen langfristig stabil (Heilung), häufig ist aber eine Lebensverlängerung möglich.
- Bei sicherem Frühstadium (selten): Operation vor (oder nach) einer Chemotherapie, danach oft Bestrahlung der Tumorregion.

Chirurgie

- Nur wenn der Tumor in seiner Ausdehnung sehr begrenzt ist. Immer in Kombination mit Chemotherapie, häufig zusätzlich Strahlentherapie.
- Operationstechniken s. bei nichtkleinzelligen Karzinomen.

Strahlentherapie

Kurativ

- Bei Patienten mit Stadium „limited disease" und kompletter Tumorrückbildung nach Abschluß der Chemotherapie, dadurch weniger Rückfälle im Tumorbereich.
- Wurde bei begrenzter Tumorausbreitung mit der Chemotherapie keine komplette Remission erreicht, kann diese manchmal noch mit der zusätzlichen Strahlentherapie erzielt werden.
- Bestrahlt wird die Tumorregion (und das Mediastinum).

Adjuvant

- In ausgewählten Fällen kann eine Bestrahlung des gesamten Gehirns zur Vorbeugung von Metastasen durchgeführt werden. Wegen der möglichen Nebenwirkungen ist dies sorgfältig abzuwägen.

Palliativ

- Ziel: Linderung tumorbedingter Beschwerden und Vermeidung von Komplikationen bei chemotherapieresistenten Tumoren.
- In der Regel als perkutane Bestrahlung.

Chemotherapie

Kurativ

- Im Stadium „limited disease" Remissionsraten über 80% (komplette Remissionen etwa 40%), im Stadium „extended disease" 60% Remissionen (etwa 25% komplette Remissionen). Die Remissionen halten meist nur für begrenzte Dauer (6–8 Monate).
- Zu den wirksamen Substanzen beim kleinzelligen Karzinom gehören: Cyclophosphamid, Adriamycin, Epirubicin, Vincristin, Vindesin, Ifosfamid, Etoposid, Teniposid, Cisplatin und Carboplatin.
- Behandlung in Form von 4–6 Zyklen einer Dreier- oder Zweierkombination (ACO = Adriamycin, Cyclophosphamid, Vincristin; PE = Cisplatin, Etoposid u.a.); keine Erhaltungstherapie.

Palliativ

- Bei schlechter Prognose, z.B. Rezidiv nach Chemotherapie, bei schlechtem Allgemeinzustand.
- Nebenwirkungsarme Chemotherapie: z.B. Etoposid, 4-Epirubicin.

Therapie der nichtkleinzelligen Karzinome

Übersicht

- Wirkungsvollste Therapieart ist die Operation. Nur bei 30% der Patienten ist mit der Operation eine vollständige Tumorentfernung möglich, ein Teil kann dadurch geheilt werden.
- Die Bedeutung der neoadjuvanten und adjuvanten Radio- oder Chemotherapie ist noch unklar.
- Wenn der Tumor zwar begrenzt, aber eine Operation nicht möglich ist, kann eine kurative Bestrahlung bedacht werden. Die Heilungsaussicht ist sehr beschränkt.
- Bei inkurablem Primärtumor und/oder Fernmetastasierung: Zur Linderung von Beschwerden kann eine Strahlentherapie, kombinierte Laser-/Strahlentherapie oder eine Chemotherapie durchgeführt werden.

Chirurgie

Kurativ

- Art der Operation ist abhängig von Tumorgröße, Tumorlokalisation und Allgemeinbefinden des Patienten (Belastbarkeit!).
- Verfahren: Lobektomie (häufigster Eingriff), Bilobektomie, Pneumonektomie und erweiterte Pneumonektomie.
  Gewebserhaltende Operationen (Manschettenresektion, Segmentresektion) bei verminderter Belastbarkeit; scheinen bei bestimmten kleineren Tumoren auch ausreichend zu sein.

Palliativ

- Zur Vermeidung von Blutungen, Abszeßbildung, poststenotischer Pneumonie, Schmerzen.

Strahlentherapie

Kurativ

- Perkutane Strahlentherapie, wenn der Tumor zwar örtlich begrenzt, aber eine Operation nicht möglich ist (technische Gründe, keine Einwilligung).

Adjuvant

- Bestrahlung nach Operation eines Tumors mit ipsilateralem Lymphknotenbefall (Verminderung der Lokalrezidive, Verlängerung des Überlebens).

Palliativ

- Bei nicht kurablem Primärtumor, Rezidiv, Metastasen.
- Ziel ist die Linderung tumorbedingter Beschwerden und Vermeidung von Komplikationen.
- In der Regel als perkutane Bestrahlung.
- Endobronchiale Bestrahlung mit der Nachladetechnik zur Beseitigung einer Stenose, oft nach einer endobronchialen Lasertherapie.

Chemotherapie

Adjuvant/neoadjuvant

Es gibt Hinweise auf Verbesserung der Prognose, wird geprüft.

Palliativ

- Nur geringe Zytostatikaempfindlichkeit, überwiegend Teilrückbildungen von kurzer Dauer.
- In der Regel nur bei symptomatischen Patienten unter sorgfältiger Abwägung von Verhältnis Nutzen/Nebenwirkungen.
- Begrenzt wirksam: Cisplatin, Carboplatin, Etoposid, Ifosfamid, Cyclophosphamid, Vindesin, Mitomycin C, Adriamycin (z.B. VM = Vindesin, Mitomycin C; VP = Vindesin, Cisplatin; IE = Ifosfamid mit Uromitexan, Etoposid).

Prognose

Abhängig von Tumorart und Tumorstadium.

Nachsorge

Ziel

- Erfassung von Komplikationen und deren Linderung,
- Früherfassung von Rezidiven und Zweittumoren,
- psychosoziale Betreuung.

Untersuchungen

- Kein allgemein anerkanntes Nachsorgeschema.

Kolorektale Karzinome

TH. KRONER

Epidemiologie und Risikofaktoren

- Etwa 55 Neuerkrankungen jährlich pro 100 000 Einwohner.
- Nach Brustkrebs bei Frauen und Lungenkrebs bei Männern zweithäufigste Krebserkrankung.

Risikofaktoren

- Alter wichtigster Risikofaktor:
- Männer und Frauen etwa gleich häufig betroffen.
  Stetige Zunahme des Erkrankungsrisikos mit dem Lebensalter:
  25jährige Frauen: 1 Neuerkrankung jährlich/100 000 Einwohner,
  70jährige Frauen: 100 Neuerkrankungen jährlich/100 000 Einwohner.
- Andere Risikofaktoren:
  - Colitis ulcerosa,
  - bestimmte Formen von Kolonpolypen,
  - fett- und fleischreiche, ballaststoffarme Ernährung,
  - manchmal familiär gehäuftes Vorkommen: erbliche Disposition.

Symptome

Symptome des unbehandelten Primärtumors

- Blut- und Schleimbeimengung im Stuhl,
- Änderung der Stuhlgewohnheiten,
- Wechsel von Durchfall und Verstopfung bis zum Darmverschluß,
- Anämie.

Diagnostik

Bei Verdacht auf Dickdarmkrebs

Ziel

- Sicherung der Diagnose.

Untersuchungen

- rektale digitale Untersuchung,
- Endoskopie mit Biopsie: immer Koloskopie.

Bei gesicherter Diagnose

Ziel

- Beurteilung der Operabilität (allgemein und lokal).
- Ausschluß von Fernmetastasen sekundär, da Primärtumor wegen Symptomen (s. oben) praktisch immer entfernt wird.

Untersuchungen

- Thoraxröntgenbild,
- Ultraschall,
- Bei Rektumkarzinom: Abdomen-CT, evtl. endoluminale Sonographie (Ultraschallsonde im Rektum),
- evtl. gynäkologische Untersuchung,
- Tumormarker (CEA) zur Verlaufsbeurteilung.

Histologie

In etwa 95% der Fälle handelt es sich um Adenokarzinome.

Klassifikation und Stadieneinteilung

Es werden verschiedene Stadieneinteilungen verwendet. Am gebräuchlichsten sind die TNM-Klassifikation (mit Stadiengruppierung 0–IV) und die Dukes-Klassifikation (Dukes A–D). Es wird empfohlen, die TNM-Klassifikation anzuwenden.

Zu großer Verwirrung führt der Umstand, daß sowohl von der Dukes- wie von der TNM-Klassifikation verschiedene Varianten angewandt werden: Die Dukes-Klassifikation wurde mehrmals modifiziert, die TNM-Klassifikation zwischen 1978 (3. Auflage) und 1987 (4. Auflage) in wesentlichen Punkten revidiert.

TNM (4. Auflage)

T	**Primärtumor**
T1	Tumor infiltriert Submukosa
T2	Tumor infiltriert Muscularis propria
T3	Tumor hat Muscularis propria, das heißt eigentliche Darmwand, durchdrungen und infiltriert das perikolische oder perirektale Fettgewebe
T4	Tumor perforiert das viszerale Peritoneum oder infiltriert andere Organe
N	**Regionäre Lymphknoten**
Nx	regionäre Lymphknoten können nicht beurteilt werden
N0	keine regionären Lymphknoten-Metastasen

N1	Metastasen in 1–3 perikolischen oder perirektalen Lymphknoten
N2	Metastasen in 4 oder mehr perikolischen oder perirektalen Lymphknoten
N3	Metastasen in Lymphknoten entlang eines benannten Gefäß-Stammes
M	**Fernmetastasen**
M0	keine Fernmetastasen
M1	Fernmetastasen

Stadiengruppierung

Stadium I:	T1–2	N0	M0
Stadium II:	T3–4	N0	M0
Stadium III:	T1–4	N1–3	M0
Stadium IV:	T1–4	N0–3	M1

Dukes (Turnbull 1967)

Stadium A:	Tumor infiltriert Submukosa oder Muscularis propria (entspricht T1 oder T2)
Stadium B:	Tumor infiltriert in Serosa oder Nachbarorgane (entspricht T3 oder T4)
Stadium C:	A oder B mit Lymphknotenbefall
Stadium D:	Fernmetastasen

Das Dukes-Stadium B setzt sich zusammen aus einer Gruppe mit besserer (T3) und einer Gruppe mit schlechterer (T4) Prognose, ebenso Dukes-Stadium C.

Therapie

Übersicht

- Definitive Heilung bei kolorektalen Karzinomen nur durch operative Resektion erreichbar, evtl. unterstützt durch adjuvante Radio- oder Chemotherapie.
- Bei Metastasen oder inoperablem Primärtumor nur palliative Maßnahmen möglich: chirurgische Eingriffe, Radio- oder Chemotherapie.

Chirurgie

Kurativ

Resektion des tumorbefallenen Darmabschnittes mit Lymphdrüsen des Lymphabflußgebietes:

Kolonkarzinom

Eingriff abhängig von Lokalisation des Tumors: Kolonteilresektion, in der Regel mit Anastomose (kein definitiver künstlicher Darmausgang).

Rektumkarzinom

Eingriff abhängig von Lokalisation des Tumors:

- Bei Tumorlokalisation mehr als 8 cm vom Anus entfernt: meist anteriore Rektumresektion mit Anastomose möglich (kein definitiver künstlicher Darmausgang).
- Bei tieferem Sitz des Tumors: Erhaltung des Schließmuskels oft unmöglich. Abdomino-perineale Rektumresektion mit definitivem Stoma.
- Bei kleinen Tumoren (T1, T2, N0) gelegentlich transanale Resektion möglich.

Palliativ

- Bei inoperablem Primärtumor oder Lokalrezidiv:
  Wiederherstellung der Darmpassage durch Laser- oder Elektrokoagulation, schließlich durch Anlegen eines Enterostomas.
- Bei Fernmetastasen:
  Chirurgische Resektion von einzelnen Metastasen in Leber oder Lunge gelegentlich sinnvoll, selten sogar kurativ wirksam.

Strahlentherapie

Allgemein

- Kolorektale Karzinome sind in der Regel wenig strahlensensibel.
- Probleme ergeben sich aus der geringen Strahlentoleranz der umgebenden Gewebe (Dünndarm, Blase).

Adjuvant

  - Beim ***Rektum***karzinom wird teilweise eine präoperative (= neoadjuvante) oder postoperative (= adjuvante) Bestrahlung empfohlen.
  - Die Indikation für diese adjuvante Radiotherapie ist noch nicht definitiv geklärt. Durchführung vor allem bei lokal fortgeschrittenen Tumoren.

Palliativ

- Eine palliative Bestrahlung wird vor allem bei lokalisierten, inoperablen Rezidiven des Rektumkarzinoms im Bereich des kleinen Beckens durchgeführt.

Chemotherapie

Allgemein

- Kolon- und Rektumkarzinome sind in der Regel nur mäßig chemotherapiesensibel.
- Wirksamste Substanzen:
  - 5-Fluorouracil
  - CCNU
  - Methyl-CCNU
  - Mitomycin C

Adjuvant

- Der postoperative adjuvante Einsatz von 5-Fluorouracil, evtl. in Kombination mit anderen Substanzen, senkt die Rezidivhäufigkeit und verlängert das Überleben.
- Indikationen noch nicht definitiv geklärt.
- Verschiedene Medikamentenkombinationen zur Zeit in Prüfung.

Palliativ

- Palliative Chemotherapie bei Auftreten von symptomatischen Metastasen oft indiziert.
- Remissionsraten 20–40%.
- Häufig Behandlung mit 5-Fluorouracil i.v. oder als Dauerinfusion, evtl. in Kombination mit Leukovorin.
- Bei ausschließlicher Metastasierung in Leber evtl. lokoregionale Chemotherapie durch die A. hepatica, meist über ein implantiertes Kathetersystem: Etwas bessere Remissionsraten als bei i.v.-Chemotherapie, verbunden allerdings mit höherer Komplikationsrate.

Prognose

- Große Spannbreite: Heilungschance 20–90%.
- Abhängig von Tumorstadium und Differenzierungsgrad.
- Abhängig von der Radikalität der Operation und der Erfahrung des Operateurs.

Nachsorge

Ziele

- Früherfassung von operativ behandelbaren Rezidiven,
- Früherfassung von kolorektalen Zweittumoren,
- Erfassung von Behandlungskomplikationen,
- psychosoziale Betreuung.

Untersuchungen

- Kein allgemein anerkanntes Nachsorgeschema, für die beiden ersten Ziele wird jedoch eine regelmäßige Koloskopie empfohlen.

Magenkarzinom

TH. KRONER

Epidemiologie und Risikofaktoren

- In Westeuropa ca. 15 Neuerkrankungen jährlich pro 100 000 Einwohner.
- Deutliche Abnahme der Erkrankungshäufigkeit in den letzten Jahrzehnten, wahrscheinlich in Zusammenhang mit veränderten Ernährungsgewohnheiten.
- Männer doppeltes Erkrankungsrisiko im Vergleich zu Frauen.

Risikofaktoren

- Lebensgewohnheiten/Ernährung:
  - viel geräucherte/gepökelte Nahrungsmittel (Fleisch/Fisch),
  - wenig Vitamin A/C,
  - hoher Nitratgehalt im Trinkwasser,
  - Rauchen,
  - Beschäftigung in Kohle- oder Gummiindustrie.
- Medizinisch:
  - chronische Gastritis,
  - Infektion der Magenschleimhaut mit Helicobacter pylori,
  - erbliche Disposition.

Symptome

Symptome des unbehandelten Primärtumors

- Völlegefühl/Schmerz im Oberbauch, meist abhängig von Nahrungsaufnahme,
- Inappetenz,
- Gewichtsabnahme.

Diagnostik

Bei Verdacht auf Magenkarzinom

Ziel
- Sicherung oder Ausschluß der Diagnose.

Untersuchungen
- Gastroskopie mit Biopsie.

Bei gesicherter Diagnose

Ziel

- Beurteilung der Operabilität (allgemein und lokal),
- Ausschluß von Fernmetastasen (Lunge? Leber?).

Untersuchungen

- Ultraschall oder Computertomographie des Abdomes.
- Eventuell endoskopische Ultraschalluntersuchung des Magens (Beurteilung der Magenwand und der Lymphknoten).
- Eventuell Tumormarker (CEA, CA 19–9) zur Verlaufsbeurteilung.

Histologie

Magenkarzinom: Fast ausschließlich Adenokarzinome. Bei ca. 5% der bösartigen Magentumore handelt es sich um Sarkome oder um maligne Non-Hodgkin-Lymphome, nicht um Karzinome. Die malignen Lymphome des Magens unterscheiden sich wesentlich von den Magenkarzinomen (s. maligne Lymphome, S. 826 ff.).

Klassifikation und Stadieneinteilung

TNM (4. Auflage)

T	**Primärtumor**
T1	Tumor infiltriert Lamina propria oder Submucosa
T2	Tumor infiltriert Muscularis oder Subserosa
T3	Tumor penetriert das viszerale Peritoneum
T4	Tumor infiltriert benachbarte Strukturen, z.B. Milz, Pankreas, Leber etc.
N	**Regionäre Lymphknoten**
N0	keine regionären Lymphknotenmetastasen
N1	Metastasen in perigastrischen Lymphknoten innerhalb 3 cm vom Rand des Primärtumors
N2	Metastasen in perigastrischen Lymphknoten weiter als 3 cm vom Rand des Primärtumors entfernt oder in anderen, durch Arterien bezeichneten regionären Lymphknoten

Stadiengruppierung

Stadium I:	T1 N0–1
	T2 N0
Stadium II:	T1 N2
	T2 N1
	T3 N0
Stadium III:	T2 N2
	T3 N1–2
	T4 N0–1
Stadium IV:	T4 N2
	Alle Tumoren mit M1

Therapie

Übersicht

- Definitive Heilung nur durch chirurgische Magenresektion möglich.

Chirurgie

Kurativ

- Meist totale Magenresektion (Gastrektomie) mit Entfernung der regionären Lymphknoten.
- Operationstechnik abhängig von Sitz und Größe des Primärtumors und Vorliegen von Lymphknotenmetastasen, subtotale Magenresektion bei gut differenziertem Karzinom des Antrums und/oder bei alten Patienten.
- Operation mit kurativer Absicht nur bei einer Minderheit von Patienten möglich, da Tumor bei Diagnosestellung meist bereits fortgeschritten.
- Mögliche Folgen der totalen Gastrektomie: Dumping-Syndrom. Eisen- und Vitamin-B12-Mangel, andere Mangelerscheinungen wegen Resorptionsstörungen; können parenteral korrigiert werden.

Palliativ

- Palliative Entfernung des Primärtumors bei Blutung und/oder bei Behinderung der Magenpassage:
  - evtl. Umgehungsanastomose (Gastroenterostomie),
  - evtl. endoskopische Einlage einer Endoprothese (bei Kardiakarzinom).

Strahlentherapie

- Gelegentlich als palliative Maßnahme bei lokalisierten Fernmetastasen indiziert.

Chemotherapie

Allgemein

- Keine kurative Wirkung.
- Gut dokumentierte palliative Wirkung bei gewissen Indikationen.
- Wirksame Substanzen (Auswahl):
  - 5-Fluorouracil, evtl. kombiniert mit Leukovorin,
  - Mitomycin C,
  - Cisplatin,
  - Methotrexat,
  - Adriamycin.

Adjuvante Chemotherapie

- Widersprüchliche Resultate verschiedener Studien.
- Nicht als Standardbehandlung akzeptiert.

Palliative Chemotherapie

- Palliative Chemotherapie bei inoperablen Tumoren oder Rezidiven nach Operation oft sinnvoll, vor allem bei jüngeren Patienten.
- Behandlung meist mit Zytostatikakombinationen.
- Remissionsraten 20–40%, mittlere Remissionsdauer 8–10 Monate.

Prognose

- Abhängig von Tumorstadium bei Operation.
- Nach radikaler Operation bei Patienten ohne Lymphknotenmetastasen: Heilungschance ca. 50%, mit Lymphknotenmetastasen ca. 20%.

Nachsorge

Ziele

- Früherfassung von operativ behandelbaren Rezidiven (selten),
- diätetische Betreuung,
- Erfassung und Behandlung von Therapiekomplikationen,
- psychosoziale Betreuung.

Untersuchungen

- Kein allgemein anerkanntes Nachsorgeschema.

Mammakarzinom

K.-D. Humbert

Epidemiologie und Risikofaktoren

- Etwa 100 (99 Frauen/1 Mann) Neuerkrankungen jährlich pro 100 000 Einwohner.
- Häufigste Krebserkrankung der Frau in den meisten Ländern der westlichen Welt, Inzidenz leicht zunehmend.
- Inzidenz steigt mit dem Lebensalter.
- Etwa 65% der Patientinnen sind älter als 60 Jahre.
- Ursachen weitgehend unbekannt, viele Faktoren scheinen beteiligt: hormonelle Einflüsse, erbliche Disposition (v.a. bei prämenopausalen Erkrankungen, insgesamt nur für kleinen Teil der Fälle verantwortlich), soziologische und Umweltfaktoren.

Wichtigste Risikofaktoren

- Alter
- Erbliche Disposition (erhöhtes Risiko, wenn nahe weibliche Verwandte erkrankt sind, besonders bei Mutation der Gene BRCA 1/2);
- Brustkrebs in der eigenen Anamnese (5- bis >10fach).

Andere Risikofaktoren

- Proliferierende Mastopathie mit Atypien,
- Kinderlosigkeit,
- hohes Alter bei der ersten Geburt,
- Menarche vor 12. Lebensjahr,
- Menopause nach 52. Lebensjahr,
- fettreiche Ernährung, Übergewicht.
- Generell erhöht die Einnahme der empfängnisverhütenden Hormonpille das Risiko nicht, möglicherweise aber bei frühem Beginn (unter 25 Jahre) mit folgender langjähriger Einnahme.

Symptome

Symptome des unbehandelten Primärtumors

- Tastbare Verhärtung oder Knoten: führt meist zur Entdeckung,
- Schmerzen, Druck- oder Spannungsgefühl in der Brust,
- Mamillenveränderung (Einziehung, ekzemartig),
- Einziehung oder Vorwölbung der Haut, Rötung, „Apfelsinenhaut“,
- einseitige Sekretion aus der Mamille,
- neue Größen- oder Formdifferenz.

Diagnostik

Früherkennungsuntersuchung

Ziel
- Entdecken des noch symptomlosen Tumors in einem heilbaren Stadium.

Untersuchungen
- Tastuntersuchung durch den Arzt,
- Selbstuntersuchung,
- evtl. Mammographie.

Bei Verdacht auf Brustkrebs

Ziel
- Sicherung oder Ausschluß der Verdachtsdiagnose.

Untersuchungen
- Inspektion und Abtastung der Brüste sowie der Lymphknoten (Axilla, supraklavikulär, Hals),
- Mammographie in 2 Ebenen beiderseits,
- Ultraschalluntersuchung,
- zytologische bzw. histologische Untersuchung nach Feinnadelpunktion, Stanzbiopsie oder – am sichersten – Exzisionsbiopsie.

Bei gesicherter Diagnose

Ziel
- Beurteilung der Operabilität,
- Ausschluß von Fernmetastasen.

Untersuchungen
- Thoraxröntgen,
- Skelettszintigramm,
- Sonographie Oberbauch (v.a. Leber),
- evtl. Tumormarkerbestimmung (CA 15-3, CEA).

Histologie

Unterteilung der Karzinome (WHO 1981) (gekürzt)

- Nichtinvasive Karzinome (ca. 10%)
  - intraduktales und lobuläres Karzinom in situ
- Invasive Karzinome
  - invasives duktales Karzinom (ca. 50%),
  - seltenere Typen: Invasives lobuläres Karzinom, muzinöses Karzinom u.a.
- Morbus Paget der Mamille.

- Das inflammatorische Karzinom gleicht im Aussehen einer Entzündung der ganzen Brust. Histologisch liegt eine ausgedehnte Ausbreitung des Tumors in den lokalen Lymphgefäßen vor.

Hormonrezeptoren

In den Karzinomzellen können in unterschiedlichem Maße Rezeptoren für Östrogene und Gestagene nachgewiesen werden.
Pauschal wird nach Rezeptorgehalt unterteilt in:
- Östrogenrezeptoren (ER) positiv oder negativ,
- Progesteronrezeptoren (PR) positiv oder negativ.

Die Aussagen „Rezeptor-positiv" bedeutet ER und/oder PR positiv. Der Rezeptorgehalt hat prognostische sowie therapeutische Bedeutung. Rezeptor-negative Karzinome sprechen in der Regel weniger gut auf Hormontherapien an.

Klassifikation und Stadieneinteilung

Die Tumorausbreitung wird nach dem TNM-Klassifikationssystem der UICC (1987) beschrieben.

TNM (gekürzt)

T	**Primärtumor**
Tx	Primärtumor kann nicht beurteilt werden
Tis	nichtinvasives Karzinom
T1	größte Ausdehnung des Tumors nicht mehr als 2 cm
T2	größte Ausdehnung des Tumors mehr als 2 cm, aber nicht mehr als 5 cm
T3	größte Ausdehnung des Tumors mehr als 5 cm
T4	Tumor jeder Größe mit direkter Ausdehnung auf Brustwand oder Haut
N	**Regionäre Lymphknoten**
Nx	regionäre Lymphknoten können nicht beurteilt werden
N0	keine regionären Lymphknotenmetastasen
N1	Metastasen in beweglichen ipsilateralen axillären Lymphknoten
N2	Metastasen in ipsilateralen axillären Lymphknoten, untereinander oder an andere Strukturen fixiert
N3	Metastasen in ipsilateralen Lymphknoten entlang der Arteria mammaria interna
M	**Fernmetastasen**
Mx	Vorliegen von Fernmetastasen kann nicht beurteilt werden
M0	keine Fernmetastasen nachweisbar
M1	Fernmetastasen vorhanden

Stadiengruppierung

Stadium 0	Tis	N0	M0
Stadium I	T1	N0	M0
Stadium IIA	T0	N1	M0
	T1	N1	M0
	T2	N0	M0
Stadium IIB	T2	N1	M0
	T3	N0	M0
Stadium IIIA	T0	N2	M0
	T1	N2	M0
	T2	N2	M0
	T3	N1, N2	M0
Stadium IIIB	T4	jedes N	M0
	jedes T	jedes N3	M0
Stadium IV	jedes T	jedes N	M1

Therapie

Übersicht

- Grundpfeiler der Therapie ist die operative Entfernung des Primärtumors: Brusterhaltende Operationsverfahren und solche mit Entfernung der Brust.
- In geeigneten Fällen erfolgt eine brusterhaltende Operation, danach in der Regel Bestrahlung der Restbrust. Die Therapieergebnisse sind hierbei der Entfernung der Brust gleichwertig.
- Bei der Primärtumoroperation werden gleichzeitig auch mindestens 10 Achsellymphknoten entfernt (Prognoseabschätzung, Vorbeugung eines Rezidivs).
- Der weitere Verlauf hängt in der Regel davon ab, ob sich Fernmetastasen entwickeln.
- Eine adjuvante Chemo- oder Hormontherapie kann die rezidivfreie Zeit und die Lebenszeit verlängern.
- Sehr deutlichen Nutzen durch adjuvante medikamentöse Therapie haben Frauen in der
  - Prämenopause mit Lymphknoten-Befall in der Axilla: Chemotherapie,
  - Postmenopause mit Rezeptor-positivem Primärtumor und Lymphknotenbefall: Antiöstrogene.
- Bei Frauen ohne Lymphknotenbefall sind die Vorteile der adjuvanten Therapie weniger deutlich: Therapie richtet sich nach dem Rückfallrisiko.
- Bei Lokalrezidiven nach brusterhaltender Therapie erfolgt in der Regel die Entfernung der Brust (in ausgewählten Fällen: brusterhaltende Therapie).
- Sind Fernmetastasen vorhanden, ist eine Heilung nicht mehr möglich. Die Krankheitsverläufe sind aber sehr unterschiedlich. Die Therapie ist palliativ: Hormontherapie, Chemotherapie, lokale Maßnahmen (Operation, Strahlentherapie).

Chirurgie

Kurativ

Entfernung des gesamten Primärtumors in der Brust und von mindestens 10 Lymphknoten aus der gleichseitigen Achselhöhle.

Mastektomie

- Modifizierte (eingeschränkt) radikale Mastektomie: Entfernung der Brust mit Haut und Brustwarze und ggf. dem kleinen Pektoralismuskel.

Brusterhaltende Operationsverfahren

- Entfernung des Tumors mit Saum aus gesundem Brustgewebe (Tumorresektion, Segmentresektion, Quadrantenresektion).
- In der Regel Nachbestrahlung der erkrankten Brust, dadurch verminderte Häufigkeit von Lokalrezidiven.
- Wesentliche Auswahlkriterien für die brusterhaltende Therapie:
  - Größe des Tumors bzw. Verhältnis Tumorgröße/Brustgröße,
  - keine Multizentrizität,
  - Kosmetik.
- Die brusterhaltende Therapie hat bei richtiger Auswahl die gleiche Heilungsaussicht wie die modifizierte radikale Mastektomie.

Palliativ

- In Einzelfällen werden Metastasen in Lunge oder Gehirn operativ entfernt.
- Operative Stabilisierung bei Skelettmetastasen.

Rekonstruktion

- Nach der Brustentfernung kann diese mit Hilfe unterschiedlicher Techniken (Implantat, körpereigenes Gewebe) wiederaufgebaut werden (Details s. Kap. 30).
- Zeitpunkt: sofort oder ab dem 3. Monat nach Operation.

Strahlentherapie

Kurativ

- Tumorreste nach Mastektomie: perkutane Bestrahlung der Thoraxwand.

Adjuvant

- Nach brusterhaltender Therapie: perkutane Strahlentherapie der gesamten Brust, evtl. zusätzliche Bestrahlung des Tumorbetts (perkutan oder als Brachytherapie).

Palliativ

- Skelettmetastasen bei Frakturgefahr und zur Schmerzlinderung.
- Bestrahlung von Hirnmetastasen.

Medikamentöse Therapie

Adjuvant

- Ziel: Zerstörung von Kleinstmetastasen, die zum Zeitpunkt der Krankheitsdiagnose und Erstbehandlung noch nicht nachweisbar sind.
- Eine adjuvante medikamentöse Therapie kann die rezidivfreie Zeit und die Lebenszeit verlängern.
- Der Nutzen der adjuvanten Therapie ist in den einzelnen prognostischen Subgruppen unterschiedlich ausgeprägt: z.B. mit Lymphknotenbefall doppelt so hoch wie ohne.

Die Wahl der adjuvanten Therapieart richtet sich nach:
- Rückfallrisiko,
- Menopausenstatus und Lebensalter,
- Hormonrezeptorgehalt im Tumor.

Prämenopause
- In erster Linie: Chemotherapie,
- Entfernung (bzw. Bestrahlung) der Ovarien,
- LH-RH Analoga (medikamentöse Kastration),
- Antiöstrogene (Tamoxifen).

Postmenopause
- In erster Linie: Antiöstrogene (Tamoxifen),
- Chemotherapie.

Adjuvante Chemotherapie: 6 Zyklen CMF-Schema (Cyclophosphamid, Methotrexat, 5-Fluorouracil) oder 4 Zyklen AC-Schema (Adriamycin, Cyclophosphamid); Antiöstrogentherapie in der Regel 2–5 Jahre.

Neoadjuvant

- Chemotherapeutische Vorbehandlung (neoadjuvante Therapie) bei ausgedehnten, nichtoperablen oder inflammatorischen Karzinomen mit dem Ziel der anschließenden Operation.

Palliativ (metastasiertes Karzinom)

- Eine Heilung (Tumorfreiheit) ist bei Metastasierung nicht mehr möglich, aber oft langandauernde Remissionen.
- Vorrangiges Ziel der palliativen Therapie ist die Linderung von Beschwerden (Lebensqualität!), eine Lebensverlängerung ist nur für bestimmte Patientinnengruppen zu erwarten.

Therapiewahl

Eher ***Hormontherapie*** bei
- klinisch wenig eilbedürftigen Situationen,
- geringer Belastbarkeit der Patientin,

- rezeptorpositiven Tumoren
- günstigem Grading,
- regional begrenzten, nichtviszeralen Metastasen (Haut, Lymphknoten, Pleura, Skelett).

Möglichkeiten (s. hierzu Kap. 10):
- LH-RH-Agonisten zur medikamentösen Kastration; bei Ansprechen evtl. Entfernung der beiden Ovarien (bzw. Bestrahlung der Ovarien, wenn Operation nicht möglich),
- Antiöstrogene,
- Aromatasehemmer,
- Gestagene.

Eher ***Chemotherapie*** bei
- objektiv bedrohlichen oder subjektiv quälenden Situationen (schnelle Wirksamkeit erforderlich),
- Befall viszeraler Organe (Leber, Lunge u.a.),
- Tumoren mit sehr ungünstigem Grading.

Möglichkeiten:
- Mehrere Zytostatika sind wirksam, insbesondere aus der Gruppe der Anthrazykline und der Taxane. Es werden sowohl einzelne Substanzen als auch Kombinationen eingesetzt.
- Beispiele für häufig eingesetzte Schemata: CMF (Cyclophosphamid, Methotrexat, 5-Fluorouracil); FAC (5-Fluorouracil, Adriamycin, Cyclophosphamid).

Prognose

- Wichtigster Faktor ist der gleichseitige Achsellymphknotenbefund.
- 10-Jahres-Überleben:
  - kein Lymphknotenbefall: 75%,
  - bei Befall von 1–3 Lymphknoten: 25–65%,
  - bei Befall von mehr als 3 Lymphknoten: 15–30%.

Nachsorge

Ziele

- Erfassung von Behandlungskomplikationen und deren Behandlung, z.B. Armlymphödem,
- Früherfassung von behandelbaren Rezidiven,
- Früherkennung von Zweittumoren (v.a. gegenseitige Brust),
- psychosoziale Betreuung und Rehabilitation.

Untersuchungen

- Körperliche Untersuchung,
- Mammographie der gesunden und der erkrankten Brust (bei brusterhaltender Operation),
- Zusatzuntersuchungen entsprechend der klinischen Situation,
- kein allgemein anerkanntes Schema.

Gynäkologische Malignome

Zervix- und Portiokarzinom

A. Gaisser

Epidemiologie und Risikofaktoren

- Etwa 20 Neuerkrankungen jährlich pro 100 000 Frauen.
- Häufigstes Genitalkarzinom bei Frauen.
- Mortalität seit etwa 30 Jahren rückläufig, aber vermehrt Diagnose von Frühstadien.
- Altersgipfel für Frühstadien und Präkanzerosen: 20.–40. Lebensjahr,
- Altersgipfel für invasive Karzinome: 40.–60. Lebensjahr.

Risikofaktoren

- Das Risiko steigt mit der sexuellen Aktivität, der Anzahl der Sexualpartner und der Geburtenzahl.
- Als ein wesentlicher Risikofaktor gilt heute die Infektion mit bestimmten humanen Papillomviren, in erster Linie Typ 16 und 18 (HPV 16 und 18).
- Andere Risikofaktoren:
  - Rauchen
  - Milieu: niedrige soziale Schicht, besonders häufig bei Prostituierten.

Symptome

- Keine Frühsymptome!

Symptome des bereits manifesten Primärtumors

- blutiger vaginaler Ausfluß,
- postkoitale Blutung,
- atypische Genitalblutung, z.B. Blutung außerhalb der Menstruation.

Symptome bei fortgeschrittenen Tumoren

- übelriechender vaginaler Ausfluß,
- Schmerzen,
- Lymphstauung in den Beinen durch Befall inguinaler Lymphknoten,
- Miktions- und Defäkationsschwierigkeiten.

Diagnostik

Früherkennungsmöglichkeiten bei asymptomatischen Patientinnen

- Gynäkologische Untersuchung mit Inspektion der Portio.
- Zytologische Abstrichuntersuchung von Portio und Zervikalkanal, am besten unter kolposkopischer Kontrolle (10- bis 20fache Vergrößerung).

Einteilung der zytologischen Befunde nach der Klassifikation von ***Papanicolaou*** in 5 Gruppen:

I	normales Zellbild: nicht kontrollbedürftig
II	entzündliche und degenerative Zellveränderungen: evtl. antientzündliche Therapie und danach Wiederholungsuntersuchung
III	nicht eindeutiger Befund, schwere Entzündungszeichen, degenerative Veränderungen oder auch Präkanzerose: unbedingt kurzfristige Kontrolle
IIID	leichte bis mittelschwere Dysplasie, rückbildungsfähig: Kontrolle nach 4 Monaten
IVa	schwere Dysplasie oder Carcinoma in situ: histologische Abklärung durch Konisation
IVb	wie IVa, aber invasives Karzinom nicht auszuschließen: histologische Sicherung durch Konisation
V	invasives Karzinom wahrscheinlich

Bei persistierendem Pap III und IIID sowie bei Pap IV. Abklärung durch Konisation: Ausschneidung eines den verdächtigen Bezirk umfassenden Gewebskegels aus Portio und Zervikalkanal und histologische Aufarbeitung. Bei Pap V multiple Biopsien und fraktionierte Kürettage.

Der Wert der regelmäßigen Abstrichuntersuchung von Gebärmuttermund und -hals im Hinblick auf Senkung von Morbidität und Mortalität an Zervixkarzinomen ist gesichert.

Diagnostik bei makroskopisch verdächtigem Befund

- Anamnese, Inspektion, Palpation,
- Zytologie,
- histologische Sicherung durch Knipsbiopsie.

Weiterführende Diagnostik nach histologischem Nachweis eines invasiven Karzinoms (Staging)

Ziel

Erfassung von Tumorausbreitung und Lymphknotenbefall zur situationsgerechten Therapieplanung (Beurteilung der Operabilität etc).

Untersuchungen

- Narkoseuntersuchung zur Erfassung der lokalen Ausdehnung im kleinen Becken: Biopsien aus verdächtigen Bezirken,
- Thoraxröntgen,
- Infusionsurogramm oder Nierensonographie,
- Unterbauch- oder Vaginalsonographie,
- Abdominalsonographie,
- evtl. Zystoskopie, Rektoskopie,
- CT oder MRT nicht routinemäßig erforderlich!
- Als Tumormarker kann SCC-Referenzwert bestimmt werden.

Histologie

- 90–95% Plattenepithelkarzinome unterschiedlicher Differenzierung (G1–G4).
- 5–10% Adenokarzinome.
- Andere histologische Formen extrem selten.

Entwicklung des Zervixkarzinoms bevorzugt im Grenzbereich zwischen Plattenepithel und drüsigem Zylinderepithel des Zervikalkanals über Zellveränderungen steigenden Schweregrades (zervikale intraepitheliale Neoplasien, CIN). Der Begriff CIN entspricht den zytologischen Befunden Pap IIID und IV.

CIN I:	leichte Dysplasie (rückbildungsfähig)
CIN II:	mittelschwere Dysplasie (rückbildungsfähig)
CIN III:	schwere Dysplasie, Carcinoma in situ (Pap IVa oder IVb; obligate Präkanzerose, aber noch kein invasives Karzinom)

Klassifikation und Stadieneinteilung

Die TNM-Klassifikation ist mittlerweile mit der FIGO-Einteilung für gynäkologische Tumoren in Übereinstimmung gebracht worden. Die präoperative Stadiendefinition muß postoperativ aufgrund des Operationsbefundes und der Aufarbeitung des Operationspräparates häufig maßgeblich revidiert werden.

TNM- und FIGO-Klassifikation

TNM			**FIGO-Stadium**	
Primärtumor				
Tis		Carcinoma in situ	0	
T1		Tumor ist begrenzt auf Uterus	I	
	T1a	präklinisches invasives Karzinom, Diagnose nur durch Mikroskopie		Ia
	T1b	klinisch invasives Karzinom		Ib

T2		Tumorausdehnung jenseits des Uterus, aber nicht bis zur Beckenwand oder ins untere Drittel der Vagina	II	
	T2a	kein Befall des Parametriums		IIa
	T2b	Parametrium befallen		IIb
T3		Tumorausdehnung auf unteres Drittel der Vagina und/oder Beckenwand mit oder ohne Hydronephrose	III	
	T3a	Befall des unteren Drittels der Vagina		IIIa
	T3b	Ausdehnung bis zur Beckenwand und /oder Hydronephrose/stumme Niere		IIIb
T4		Tumor infiltriert Schleimhaut von Blase oder Rektum und/oder überschreitet die Grenzen des kleinen Beckens	IVa	
Fernmetastasen				
M1		Fernmetastasen vorhanden	IVb	

Stadiengruppierung

Stadium 0	Tis	N0	M0
Stadium Ia	T1a	N0	M0
Stadium Ib	T1b	N0	M0
Stadium IIa	T2a	N0	M0
Stadium IIb	T2b	N0	M0
Stadium IIIa	T3a	N0	M0
Stadium IIIb	T1	N1	M0
	T2	N1	M0
	T3a	jedes N	M0
	T3b	jedes N	M0
Stadium IVa	T4	jedes N	M0
Stadium IVb	jedes T	jedes N	M1

Von prognostischer Bedeutung ist auch der Differenzierungsgrad der Tumorzellen (Grading, G1–G4).

Therapie

Übersicht

- Therapieziel: Kuration durch chirurgische oder radiotherapeutische Maßnahmen bei lokalisierten Tumoren (Stadium 0, I und II).
- Bis Stadium II a Radikaloperation nach Wertheim-Meigs.
- Ab Stadium II b (Ausdehnung auf Parametrien) in der Regel primäre Strahlentherapie.

- Bei bereits eingetretener Metastasierung, primärer Inoperabilität oder Rezidiv in der Regel nur palliative Maßnahmen möglich (operativ, intrakavitäre und/oder perkutane Bestrahlung, Chemotherapie, Radiochemotherapie).
- ***Zytostatische Behandlung*** um so effektiver, je früher sie im Behandlungsverlauf eingesetzt wird.
  Besonders wirksame Substanzen:
  Cisplatin, Carboplatin, Doxorubicin, Bleomycin, Vinca-Alkaloide, Methotrexat, 5-Fluorouracil
  - ***Präoperativ (neoadjuvant):***
    Ziel: Verkleinerung des Tumors zur Verbesserung bzw. Erreichen der Operabilität.
  - ***Adjuvant:***
    Senkung des Rückfallrisikos möglich (noch nicht gesichert).
  - ***Palliativ:***
    Bei Fernmetastasierung und tumorbedingten Beschwerden oft indiziert, aber meist nur temporäre Rückbildungen.
- ***Kombinierte Radio- und Chemotherapie:***
  Bei primärer Inoperabilität und Lokalrezidiv evtl. verbesserte Ergebnisse durch Kombination von Bestrahlung und Chemotherapie, insbesondere Cisplatin plus 5-Fluorouracil.

Dysplasien, Präkanzerosen (CIN)

- Bei CIN I und II in der Regel nur zytologische Überwachung.
- Bei CIN III (schwere Dysplasie und Carcinoma in situ, Pap IV) und tumorfreien Schnitträndern keine weitere Therapie, andernfalls Nachkonisation (bei jüngeren Frauen mit Kinderwunsch) oder einfache Hysterektomie.

FIGO-Stadium I

- Bei ***Mikrokarzinomen*** (***Stadium I a***) evtl. alleinige Konisation, sofern Kinderwunsch besteht, ansonsten einfache Hysterektomie; bei Lymphgefäßeinbrüchen Radikaloperation.
- Im ***Stadium I b*** Radikaloperation nach Wertheim-Meigs (Hysterektomie, Entfernung der Parametrien, Entfernung einer Scheidenmanschette und der regionären Lymphknoten). Ovarien werden in der Regel belassen.
- Nachbestrahlung nur bei inkompletter Tumorentfernung oder unvollständiger Lymphknotenentfernung (je nach Situation perkutan oder Afterloading-Technik).
  Cave: hohe Komplikationsrate der kombinierten Therapie.
- Alleinige Strahlentherapie kann im Stadium I kurativ sein.

FIGO-Stadium II

- Im ***Stadium II a*** (Parametrien nicht befallen) Radikaloperation nach Wertheim-Meigs.
- Im ***Stadium II b*** (Parametrien befallen) meist primäre Strahlentherapie: intrakavitäre Kontakttherapie (Afterloading-Verfahren) und perkutane Bestrahlung; Radikaloperation nur in ausgewählten Fällen.
- Evtl. präoperative (neoadjuvante) Chemotherapie oder Chemoradiotherapie zur Verkleinerung des Tumors und damit zur Verbesserung der Operabilität.

FIGO-Stadium III

- Primäre Strahlentherapie mit Kombination von intrakavitärer Kontakttherapie und perkutaner Bestrahlung.
- Wegen der hohen Komplikationsrate durch geringe Strahlentoleranz benachbarter Strukturen wie Rektum und Blase ist sorgfältige Bestrahlungsplanung erforderlich, heute meist computerunterstützt.

FIGO-Stadium IV

- Therapieziel rein palliativ.
- Primäre perkutane Strahlentherapie.
- Im ***Stadium IV b*** (Fernmetastasen) evtl. zusätzliche zytostatische Therapie, aber meist keine langanhaltenden Remissionen.

Rezidiv/Metastasierung

- Bei Lokalrezidiven erneute Strahlentherapie und Chemotherapie zur Verkleinerung des Tumors bzw. zum Erreichen der Operabilität, falls primär bestrahlt wurde.
- Palliative Chemotherapie bei Fernmetastasierung und tumorbedingten Beschwerden; evtl. Monochemotherapie anstelle aggressiver Kombinationsschemata.
- Bei nicht vorbestrahlten Patientinnen: Radiotherapie.

Prognose

- Abhängig von Tumorstadium/Lymphknotenbefall und Differenzierungsgrad.
- 5-Jahres-Überleben gesamt: 53%.
- Nach kompletter Resektion Heilung in 55 (Stadium II) bis 100% (Stadium 0).
- Günstiger bei primärer Operation.

Nachsorge

Ziele

- Früherfassung behandelbarer Rezidive.
- Erfassung und Behandlung therapiebedingter Komplikationen (operations- oder bestrahlungsbedingt), Überwachung von Organfunktionen (besonders der Niere und der ableitenden Harnwege).
- Differenzierung von Therapie- und tumorbedingten Beschwerden.
- Psychosoziale Betreuung und Rehabilitation.

Vorgehen

- Wegen erhöhten Rezidivrisikos in den ersten 3 Jahren nach Primärtherapie in dieser Phase häufigere Kontrollen.
- Kein allgemein anerkanntes Nachsorgeschema.

Endometriumkarzinom (Korpuskarzinom)

A. Gaisser

Epidemiologie und Risikofaktoren

- Häufigkeit: 15–20 Neuerkrankungen jährlich pro 100 000 Frauen.
- 10% aller gynäkologischen Tumoren.
- Inzidenz besonders in höheren Altersgruppen steigend.
- 80% der Erkrankungsfälle treten nach der Menopause auf.
- Erkrankungsgipfel ab dem 60. Lebensjahr.

Risikofaktoren

- Alter,
- frühe Menarche, späte Menopause,
- Adipositas, oft mit Hypertonie und Diabetes mellitus,
- alleinige oder überwiegende Östrogenzufuhr im Rahmen der Kontrazeption oder der postmenopausalen Hormonsubstitution.
  Aber: Kombinierte Therapie mit Östrogenen und Gestagenen unproblematisch (moderne Kontrazeptiva, postmenopausale Hormonsubstitution).
- Langdauernde Einnahme von Tamoxifen.
- Familiäre Häufungen deuten auf genetische Disposition hin.

Symptome

- Kardinalsymptom: postmenopausale Blutung.
- Irreguläre uterine Blutungen vor der Menopause.

Blutungsstörungen beim Endometriumkarzinom meist relativ früh im Krankheitsverlauf!

Spätsymptome

- Chronische Unterleibsschmerzen,
- Blutabgänge aus Blase und Rektum,
- eitriger Ausfluß,
- tastbarer Tumor.

Diagnostik

- Frühdiagnostik schwierig, zytologischer Abstrichbefund nicht aussagekräftig in bezug auf Endometrium.
- Evtl. transvaginale Sonographie zur Bestimmung der Endometriumdicke.

Bei Verdacht auf Endometriumkarzinom

Ziel

Sicherung oder Ausschluß der Diagnose.

Untersuchungen

- Fraktionierte Kürettage (Abrasio), getrennt für Zervix und Uteruskörper, und histologische Aufarbeitung (Grading, Hormonrezeptoren); 80–90% Sicherheit.
- Zusätzlich endoskopische Untersuchung des Uterus (Hysteroskopie) mit gezielter Probenentnahme.
- Transvaginale Sonographie.

Bei gesicherter Diagnose

Ziel

- Beurteilung von Tumorausbreitung und Operabilität.
- Nachweis bzw. Ausschluß von Fernmetastasen.

Untersuchungen

- Zysto- und Rektoskopie (bei fortgeschrittenen Stadien),
- Thoraxröntgen,
- Oberbauchsonographie,
- Infusionsurogramm,
- evtl. gynäkologische Untersuchung in Narkose,
- CT von Becken und Abdomen nicht obligat!

Histologie

70% Adenokarzinome unterschiedlicher Differenzierung (G1–G3)

G1:	gut differenziert (ca. 50%)
G2:	mäßig differenziert
G3–G4:	schlecht oder undifferenziert

Klassifikation und Stadieneinteilung

TNM-System und FIGO-Klassifikation stimmen weitgehend überein.

TNM		FIGO
Tis	Carcinoma in situ	0
T1a–c	Tumor begrenzt auf Corpus uteri (mit oder ohne Myometriuminvasion)	I
T2a, b	Ausbreitung des Tumors auf die Zervix, aber nicht außerhalb der Gebärmutter	II

T3a, b/N1	lokale Ausbreitung auf Adnexe oder Peritoneum (a) oder Vaginalbefall (b) und/oder Befall regionärer Lymphknoten (N1)	III
T4a, b	Tumor breitet sich außerhalb des kleinen Beckens aus, befällt Schleimhaut von Blase und/oder Darm (a), mit Fernmetastasen (M1, T4b)	IV

Therapie

Übersicht

- Das Endometriumkarzinom ist in 87% der Fälle operabel.
- Potentiell kurativ sind Chirurgie und Strahlentherapie, wobei die alleinige Bestrahlung der Operation unterlegen ist.
- Im Stadium III und IVa individuelle kombinierte Therapie, nach Möglichkeit immer operative Tumorverkleinerung mit nachfolgender Radiotherapie.
- Bei Fernmetastasen (Stadium IVb) zusätzlich zur Strahlentherapie Hormontherapie oder Chemotherapie (palliativ).

Stadium I

- Totale abdominale Hysterektomie unter Mitentfernung beider Adnexe und einer Scheidenmanschette.
- Bei prognostisch ungünstiger Histologie Entfernung der Beckenlymphknoten.
- Nachbestrahlung (Afterloading plus perkutan) bei inkompletter Entfernung und ungünstigen Prognosefaktoren (risikoadaptiert).

Stadium II

- Radikaloperation nach Wertheim-Meigs mit Entfernung der Beckenlymphknoten und beider Adnexe.
- Postoperative intravaginale Strahlentherapie (Afterloading).
- Zusätzliche perkutane Bestrahlung je nach Risikosituation (Infiltration von Parametrien und Adnexen, inkomplette Tumorentfernung, Lymphknotenbefall).
- Adjuvante hochdosierte Gestagentherapie über 1–2 Jahre, bei Kontraindikationen oder Unverträglichkeit Antiöstrogen; experimentell: LHRH-Analoga, Antigestagene.
- Präoperative Kontaktbestrahlung weitgehend verlassen.

Stadium III

- Falls möglich, Operation wie im Stadium II plus Entfernung paraaortaler Lymphknoten und Nachbestrahlung (intravaginal, dann perkutan).
- Ist keine Radikaloperation möglich, Reduktion der Tumormasse und Bestrahlung (intravaginal und perkutan).
- In jedem Fall nachgehende hochdosierte Gestagentherapie, bei undifferenzierten Tumoren evtl. auch Chemotherapie (v.a. Adriamycin und Cisplatin als Einzelsubstanzen oder in Kombinationsschemata).

Stadium IV/Rezidiv

Therapie in der Regel rein palliativ!

- Nach Möglichkeit operative Reduktion der Tumormasse, evtl. vorher Strahlentherapie.
- Strahlentherapie (intravaginale Kontakttherapie und perkutan) bei Inoperabilität.
- Systemische Therapie:
  - Bei G1/G2-Tumoren orale Gestagentherapie; im Falle von Progreß als nächste Stufe Antiöstrogene, dann evtl. noch Versuch mit Aromatasehemmern möglich; experimentell: LH-RH-Analoga, Antigestagene.
  - Bei undifferenzierten Tumoren ohne Hormonrezeptoren Polychemotherapie (z.B. Cisplatin und Adriamycin).

Prognose

- Abhängig von Differenzierungsgrad und Tumorstadium.
- 5-Jahresüberleben gesamt: 65%
- 5-Jahresüberleben nach Stadien:

  I ca. 70–90%,
  II ca. 50%,
  III ca. 30%,
  IV ca. 10%.

Nachsorge

Ziele

- Früherfassung behandelbarer Lokalrezidive.
- Früherfassung von Zweittumoren der Brust und des Kolorektums (statistisches Risiko bei Endometriumkarzinom erhöht!).
- Erfassung von therapiebedingten Komplikationen.
- Psychosoziale Rehabilitation und Betreuung.

Vorgehen

- Risikoadaptierte Kontrolluntersuchungen.
- Kein allgemein anerkanntes Nachsorgeschema.

Ovarialkarzinom

K.-D. Humbert

Epidemiologie und Risikofaktoren

- Etwa 24 Neuerkrankungen jährlich pro 100 000 Frauen.
- Inzidenz steigt ab dem 40. Lebensjahr an.
- Ursache unbekannt, vermutlich verschiedene Faktoren beteiligt.

Risikofaktoren

- Keine (oder wenige) Schwangerschaften,
- in manchen Familien gehäuftes Auftreten, bei Mutation des Gens BRCA 1 erhöhtes Risiko,
- Überernährung, hoher Fettverzehr,
- Brustkrebs oder Gebärmutterkrebs in der Anamnese,
- Risikosenkung durch Einnahme der empfängnisverhütenden Hormonpille.

Symptome

- Keine Frühsymptome, deshalb meist erst spät entdeckt.
- Typische Symptome gibt es nicht.

Diagnostik

Bei tastbarer Vergrößerung im Unterbauchbereich

Ziel

- Ausschluß nichtgynäkologischer Erkrankungen,
- Unterscheidung gutartig/bösartig (Dignität des Tumors).

Untersuchungen

- Gynäkologische Tastuntersuchung,
- Ultraschalluntersuchung Becken- und Bauchraum.

Wenn Malignität nicht auszuschließen

Ziel

- Weitere Hinweise zur Dignität,
- Beurteilung der Operabilität,
- Ausschluß von Fernmetastasen.

Untersuchungen

- evtl. Rektoskopie oder Koloskopie,
- evtl. Infusionsurographie, Zystoskopie,
- evtl. Computertomographie oder Kernspintomographie,
- evtl. Thoraxröntgen,
- Tumormarkerbestimmung (v.a. CA 125), abhängig vom Tumortyp,
- evtl. Aszitespunktion und zytologische Untersuchung.

Oft ergibt erst die diagnostische Bauchöffnung (Laparatomie) mit der Tumorentfernung und dessen histologischer Untersuchung eine sichere Diagnose.

Histologie

- Überwiegend Karzinome:
  - seröse Karzinome (häufigster Typ),
  - muzinöse Karzinome,
  - endometrioide Karzinome,
  - seltenere, wie hellzellige Karzinome u.a.
  - undifferenzierte und nichtklassifizierbare Karzinome,
- Bösartige Keimzelltumoren.
- Bösartige Stromatumoren.
- Sehr seltene Tumoren wie Sarkome u.a.
- Metastasen bösartiger Primärtumoren außerhalb des Ovars (6–10%!).

Klassifikation und Stadieneinteilung

Die Tumorausbreitung wird nach dem TNM-Klassifikationssystem der UICC (1987) beschrieben. Die FIGO-Stadieneinteilung ist parallel dazu aufgeführt.

TNM		FIGO
Tx	Primärtumor kann nicht beurteilt werden	
T0	kein Anhalt für Primärtumor	
T1	begrenzt auf Ovarien (evtl. mit Tumorzellen in Aszites/Peritonalflüssigkeit)	I
T2	Ausbreitung im Becken	II
T3/N1	Peritonealmetastasen jenseits Becken und/oder regionäre Lymphknotenmetastasen	III
M1	Fernmetastasen	IV
Nx	regionäre Lymphknoten können nicht beurteilt werden	
N0	keine regionären Lymphknotenmetastasen	
N1	regionäre Lymphknotenmetastasen	
Mx	Vorliegen von Fernmetastasen kann nicht beurteilt werden	
M0	keine Fernmetastasen nachweisbar	
M1	Fernmetastasen vorhanden	

Therapie

Übersicht

- Entscheidend für die Heilungsaussicht ist die möglichst vollständige chirurgische Entfernung des Tumors und seiner Absiedelungen im Bauchraum.
- Durch den zusätzlichen Einsatz von Chemotherapie (evtl. Strahlentherapie) besteht eine Heilungschance auch dann, wenn nach der Operation noch minimale Tumorreste verbleiben.
- Tumor hat die Grenzen der Ovarien nicht überschritten (Stadium I) mit guten Prognosefaktoren: nur Operation.
- Tumor innerhalb des kleinen Beckens (Stadium II): ergänzend zur Operation wird eine Chemotherapie (und/oder Strahlentherapie) mit kurativer Absicht durchgeführt.
- Tumor hat im Bauchraum die Grenzen des Beckens überschritten (Stadium III) und nach der Operation verbleiben
  - geringe Tumorreste: Chemotherapie in kurativer Absicht,
  - größere Tumorreste: Chemotherapie nahezu ausschließlich palliativ.
- Fernmetastasen (Stadium IV): palliative Chemotherapie.
- „Second-look"-Laparatomie: Diagnostische Zweitoperation, nur wenn nach Operation und Chemotherapie eine vollkommene Krankheitsrückbildung eingetreten zu sein scheint. In der Routinetherapie nur noch selten angebracht.
- Rezidiv: palliative Therapie (Operation, erneute Chemotherapie, Chemotherapiewechsel, Strahlentherapie).

Chirurgie

- Ziel der operativen Therapie: weitestgehende Entfernung des Tumors mit seinen Absiedelungen in Bauchraum, insbesondere aller Einzelherde >2 cm im Durchmesser.
- Bei der Operation werden auch diagnostische Maßnahmen zur Erfassung der Krankheitsausbreitung im Bauchraum durchgeführt (Staging): Biopsien, Spülung.
- In der Regel werden beide Eierstöcke mit Eileitern, die Gebärmutter und das große Netz (Omentum majus) entfernt, stadienabhängig auch Lymphknoten.
- Nur in streng ausgewählten Einzelfällen des Stadiums Ia bei jungen Frauen mit Kinderwunsch können das gegenseitige Ovar und die Gebärmutter belassen werden.

Chemotherapie

- Chemotherapie ist sehr gut wirksam.
- Größte Bedeutung: systemische Therapie zusätzlich zur Operation.
- Wirksam sind Cisplatin und Carboplatin, Anthrazykline (Adriamycin, Epirubicin etc.), alkylierende Substanzen (Cyclophosphamid, Ifosfamid etc.) und Taxane (Paclitaxel, Docetacel)
- In der Regel Kombination mit Cisplatin bzw. Carboplatin, auch als Monotherapie.
- Gebräuchliche Schemata:
  - Cisplatin/Carboplatin + Cyclophosphamid,
  - Cisplatin/Carboplatin + Treosulfan,
  - Cisplatin + Adriamycin + Cyclophosphamid.
  - neu: Cisplatin/Carboplatin + Taxan.
- Regionale Chemotherapie evtl. als palliative Maßnahme: intraperitoneal bei malignem Aszites, v.a. mit Mitoxantron.

Strahlentherapie

Techniken

- Perkutane Bestrahlung des Oberbauchs und mit höherer Dosis des Unterbauchs.
- Instillation von Radionukliden in den Bauchraum, z.B. radioaktiver Phosphor.
- Individuell angepaßte kleinvolumige Bestrahlung.

Prognose

- Die Prognose epithelialer Tumoren hängt vor allem ab von: Stadium, Tumorrest nach Operation, Grading, Alter.
- 5-Jahres-Überleben stadienabhängig:
  Stadium I: 70–80%,
  Stadium II: 25–45%,
  Stadium III/IV: 5–20%.

Nachsorge

Ziele

- Erfassung von Behandlungskomplikationen und deren Behandlung.
- Früherfassung von Rezidiven (besser behandelbar).
- Früherkennung von Zweittumoren.
- Psychosoziale Betreuung und Rehabilitation.

Untersuchungen

Kein allgemein anerkanntes Schema.

Urologische Malignome

Prostatakarzinom

P. JAEGER

Epidemiologie und Risikofaktoren

- Bei 55jährigen 20 Neuerkrankungen jährlich pro 100 000 Männer, bei 80jährigen 500 Neuerkrankungen jährlich pro 100 000 Männer.
- Zweithäufigste Krebserkrankung des Mannes.
- Das Prostatakarzinom ist ein „Alterskrebs“. Vor dem 50. Lebensjahr selten auftretend.
- Bei Männern über 60 Jahren in 10–20%, bei Männern über 80 Jahren in über 40% klinisch manifest (bei histologisch nachweisbarem Prostatakarzinom).
- Der wichtigste Risikofaktor ist das Alter. Andere sind nicht bekannt.
- Das Wachstum des Prostatakarzinoms ist androgenabhängig, d.h. Wachstum und Metastasierung werden durch Testosteron beeinflußt.

Symptome

Kaum Frühsymptome.

Durch Primärtumor

- In frühen Stadien keine Symptome.
- Evtl. obstruktive Miktionssymptome wie bei der gutartigen Prostatahyperplasie.
- Makrohämaturie.
- Oligo-/Anurie: Bei fortgeschrittener Niereninsuffizienz durch Harnstauung bei doppelseitiger Harnleiterinfiltration.

Durch Metastasen

- Kreuzschmerzen bzw. Ischiasbeschwerden bei Wirbelsäulenmetastasen, „rheumatische“ Beschwerden oder Druckschmerzhaftigkeit bei sonstigen Skelettmetastasen.

Diagnostik

- Rektalpalpation: derber Knoten oder ganze Drüse derbhart verändert, zu Beginn auf das Organ begrenzt, später die Organgrenze überschreitend.
- Blutchemie: Prostataspezifisches Antigen (PSA).

Sicherung bzw. Ausschluß der Diagnose

- Transrektale Nadelbiopsie (digital oder mit transrektalem Ultraschall gesteuert).

Bei gesicherter Diagnose

Ziel

- Festlegung des Tumorstadiums (T, N, M) und des Gradings (G) als Grundlage für die Therapieentscheidung.

Untersuchungen

- Abdomen-CT (für T- und N-Stadium),
- transrektale Ultraschalluntersuchung (für T-Stadium),
- Skelettszintigraphie (für M-Stadium),
- evtl. intravenöse Urographie (ivU).

Histologie

In über 90% der Fälle handelt es sich um Adenokarzinome. Es werden 4 Differenzierungsgrade unterschieden:
G1: gut differenziert, leichte Anaplasie,
G2: mäßig differenziert, mäßige Anaplasie,
G3: schlecht differenziert, ausgeprägte Anaplasie und
G4: undifferenziert.

Klassifikation und Stadieneinteilung

Es gelangt heute vorwiegend die TNM-Klassifikation zur Anwendung.

Primärtumor

T0	kein Anhalt für einen Primärtumor
T1	Tumor entspricht einem zufälligen histologischen Befund (inzidentelles Karzinom)
T1a	nicht mehr als 3 mikroskopische Karzinomherde
T1b	mehr als 3 mikroskopische Karzinomherde
T2	Tumor klinisch oder makroskopisch vorhanden
T2a	Tumor 1,5 cm oder weniger im größten Durchmesser, mit normalem Gewebe an zumindest 3 Seiten
T2b	Tumor mehr als 1,5 cm im größten Durchmesser oder in mehr als einem Lappen
T3	Tumor infiltriert in Apex der Prostata oder in oder jenseits der Prostatakapsel oder im Blasenhals oder Samenblasen, ist jedoch nicht fixiert
T4	Tumor ist fixiert oder infiltriert Nachbarstrukturen, die bei T3 nicht aufgeführt sind

Regionäre Lymphknoten

N0 keine regionären Lymphknotenmetastasen
N1 Metastase in solitärem Lymphknoten, 2 cm oder weniger im größten Durchmesser
N2 Metastase in solitärem Lymphknoten, mehr als 2 cm, aber nicht mehr als 5 cm im größten Durchmesser, oder in multiplen Lymphknoten, keine mehr als 5 cm im größten Durchmesser
N3 Metastase in Lymphknoten mehr als 5 cm im größten Durchmesser

Fernmetastasen (in überwiegender Mehrzahl Skelettmetastasen)

M0 keine Fernmetastasen nachgewiesen
M1 Fernmetastasen vorhanden

Therapie

Übersicht

- Grundsätzliche Entscheidung zwischen kurativer bzw. palliativer Behandlungsmöglichkeit. Eine kurative Therapiemöglichkeit mit Aussicht auf definitive Heilung besteht bei den Tumorstadien T1 bis 3, G1 bis 3, N0, M0.
- Als ***kurative*** Behandlungsmethoden gelten die operative radikale Prostatovesikulektomie bzw. die Strahlentherapie.
- Bei allen übrigen Tumorstadien, d.h. bei Überschreiten der Organgrenzen bzw. bei Vorliegen einer Metastasierung, besteht lediglich eine ***palliative*** Behandlungsmöglichkeit.
- Palliative Behandlung:
  - Lokal: palliative transurethrale Elektroresektion zur Behebung der lokalen Vergrößerung der Prostata (TUR-P).
  - Systemisch: Ausschaltung der Testosteronwirkung (operativ durch Orchiektomie/medikamentös mit LH-RH Analogen bzw. Antiandrogenen).

Chirurgische Maßnahmen

Kurativ

- Vollständige Entfernung der Prostata samt Prostatakapsel sowie der Samenblasen mit Reanastomosierung zwischen Blasenhals und hinterer Harnröhre: radikale Prostatovesikulektomie.

Palliativ

- Zur Behebung der lokalen Obstruktion: palliative transurethrale Elektroresektion der Prostata.
- Systemisch: Subkapsuläre Orchiektomie (Entfernung des testosteronproduzierenden Gewebes aus den Hoden).

Strahlentherapie

Kurativ

- Strahlentherapie im kleinen Becken mit 70 Gy als Alternative zur chirurgischen Behandlung.

Palliativ

- Als blutstillende Bestrahlung bei blutendem Prostatakarzinom (Makrohämaturie).
- Bestrahlung schmerzhafter Knochenmetastasen.

Medikamentöse Behandlung

Hormontherapie

- Blockierung der Wirkung des Testosterons an der Prostatazelle bzw. Blockierung der Testosteronproduktion.
- Palliativ bei nicht mehr kurativ behandelbarem Prostatakarzinom als Alternative zur subkapsulären Orchiektomie.
- Antiandrogene, LH-RH-Analoga, Östrogene.

Chemotherapie

- Eine wirksame Chemotherapie ist beim Prostatakarzinom bis heute nicht bekannt, weder mit kurativer noch mit palliativer Indikation. Gewisse Präparate kommen heute im Rahmen streng kontrollierter klinischer Studien zur Anwendung.

Prognose

- Nach kurativer Behandlung: 5-Jahres-Überlebensrate über 80%.
- Bei palliativer Behandlung: Wenige Wochen bis mehrere Jahre möglich.

Nachsorge

Ziele

- Früherfassung von behandelbaren Rezidiven nach kurativer Behandlung.
- Erfassung von Behandlungskomplikationen.
- Wichtigste Verlaufsparameter: Prostataspezifisches Antigen (PSA) im Blut und digitale Rektaluntersuchung.

Harnblasenkarzinom

P. JAEGER

Epidemiologie und Risikofaktoren

- Jährlich etwa 25 Neuerkrankungen pro 100 000 Einwohner.
- Etwa 3% aller bösartigen Tumoren.
- Männer sind 3mal häufiger als Frauen von der Erkrankung betroffen.
- Altersgipfel zwischen 50 und 75 Jahren mit einem Maximum um das 65. Lebensjahr.
- Risikofaktoren: Medikamentenmißbrauch (phenacetinhaltige Schmerzmittel), Rauchen, Industrietoxine (v.a. aromatische Amine), chronische Entzündungen.

Symptome

- Schmerzlose Makrohämaturie.
- Subjektive Beschwerden können bis zu weit fortgeschrittenen Tumorstadien fehlen.

Diagnostik

- Zystoskopie (Blasenspiegelung): Die entscheidende Untersuchung in der Diagnostik von Blasentumoren.
- Zytologische Untersuchung des Urins (Tumorzellen im Urin).
- Ultraschall der Blase (kleine Tumoren können übersehen werden).
- i.v.-Urographie: Darstellung der ableitenden Harnwege (Stauung der Nieren, Nierenfunktion).

Sicherung bzw. Ausschluß der Diagnose

Transurethrale Elektroresektion bzw. Resektionsbiopsie aus dem Blasentumor (TUR-B).

Bei gesicherter Diagnose

Ziel

- Festlegung des Tumorstadiums für die Therapieentscheidung.

Untersuchungen

- Abdomen CT: Ausdehnung des Tumors in der Blase sowie insbesondere außerhalb der Blase und Einwachsen in die Nachbarorgane und Darstellung von Lymphknotenmetastasen.

Histologie

- In über 95% vom Übergangsepithel der Blase ausgehend: Übergangsepithelkarzinom.
- Je nach histologischer Differenzierung werden verschiedene Differenzierungsgrade unterschieden:
  G1: gut differenziert,
  G2: mäßig differenziert,
  G3: schlecht differenziert.

Klassifikation und Stadieneinteilung

Es gelangt heute vorwiegend die 1987 revidierte TNM-Klassifikation zur Anwendung.

Primärtumor

T0	kein Primärtumor vorhanden
Tis	Carcinoma in situ
T1	bis Lamina propria, palpatorisch frei beweglich, nach TUR nicht mehr palpabel
T2	bis oberflächliche Muskularis, palpatorisch frei beweglich, nach TUR nicht mehr palpabel
T3a	bis tiefe Muskularis reichend
T3b	bis perivesikales Fettgewebe
T4a	bis Prostata, Vagina, Uterus, palpabler, fixierter Tumor
T4b	bis Becken und Beckenboden, palpabler fixierter Tumor

Lymphknoten

N0	keine regionären Lymphknotenmetastasen
N1	Metastase in solitärem Lymphknoten, 2 cm oder weniger im größten Durchmesser
N2	Metastase(n) in solitärem Lymphknoten, mehr als 2 cm, aber nicht mehr als 5 cm im größten Durchmesser, oder in multiplen Lymphknoten, keine mehr als 5 cm im größten Durchmesser
N3	Metastasen in Lymphknoten, mehr als 5 cm im größten Durchmesser

Fernmetastasen

M0	keine Fernmetastasen
M1a	Fernmetastasen, biochemischer Parameter
M1b	solitäre Metastase
M1c	multiple Metastasen
M1d	multiple Metastasen in verschiedenen Organen

Therapie

Übersicht

- In erster Linie kommen chirurgische Maßnahmen zur Anwendung, die sich nach der Infiltrationstiefe des Tumors in die Blasenwand richten.

- Strahlentherapie sowie Chemotherapie haben zur Zeit in den meisten Fällen adjuvanten bzw. palliativen Charakter. Heilungen sind jedoch auch mit diesen Behandlungsformen möglich.

Chirurgie

- Transurethrale Elektroresektion der Blasentumoren (= TUR-B).
- Die TUR-B ist bei oberflächlichen Blasentumoren gleichzeitig diagnostisch und kurativ durch vollständige Resektion. Bei soliden, die Blasenwand infiltrierenden Tumoren handelt es sich bei der TUR-B um eine diagnostische Resektion zur histologischen Verifizierung des Karzinoms.
- Eine teilweise Entfernung der Harnblase mit dem tumortragenden Anteil (Blasenteilresektion) kommt bei umschriebenen infiltrierenden Tumoren, gegebenenfalls als kurative Maßnahme, in Frage.
- Die vollständige Blasenentfernung (Zystektomie) und das Anlegen einer supravesikalen Harnableitung wird bei ausgedehnten oder multiplen infiltrierenden, schlecht differenzierten Blasentumoren in kurativer Absicht durchgeführt.
- Möglichkeiten der supravesikalen Harnableitung:
  - Einleiten der Harnleiter in den Dickdarm (Ureterosigmoidostomie),
  - Ableiten der beiden Harnleiter an die Haut (Ureterokutaneostomie),
  - Einleiten der beiden Harnleiter in ein ausgeschaltetes Dünndarmstück (Bricker- oder Ileumblase): nasses Stoma,
  - Umformen eines großen, ausgeschalteten Dünndarmstücks zu einer sog. Neoblase (= Ileumpouch) im Sinne einer echten Ersatzblase, ohne nasses Stoma mit direkter Anastomosierung mit der Urethra und Harnentleerung auf natürlichem Weg (Z-Blase, W-Blase, Ulmer Blase, Ileumpouch nach Studer und andere).

Radiotherapie

- Als palliative Maßnahme bei nicht operablem Blasenkarzinom.
- Gelegentliche Anwendung der Strahlentherapie als kurative Behandlungsform (Prognose unsicher).

Chemotherapie

- Als Induktionsbehandlung (neoadjuvant) beim metastasierenden oder lokal nicht operablem Blasenkarzinom bei später vorgesehener operativer Blasenentfernung.
- Als adjuvante Behandlung nach erfolgter Blasenentfernung mit supravesikaler Ableitung.
- Medikamente:
  Heute üblich ist die sog. M-VAC-Therapie (Methotrexat/Vinblastin/Adriamycin/Cisplatin oder Carboplatin). Unter dieser Zytostatikakombination ist häufig ein gutes Ansprechen zu beobachten. In Einzelfällen ist diese Therapieform kurativ.

Rezidivprophylaxe

- Zur Vorbeugung der beim oberflächlichen Blasenkarzinom häufig auftretenden Rezidive wird eine sog. Instillationsprophylaxe angewendet:

- Mitomycin: Instillation des Zytostatikums Mitomycin in die Harnblase;
- BCG-Prophylaxe: Instillation von BCG durch einen Katheter in die Blase zur lokalen Immunstimulation.

Prognose

- Oberflächlicher, nicht aggressiver Blasentumor (G1–G2):
  5-Jahres-Überlebensrate über 90%, Rezidivhäufigkeit 40–60%.
- Oberflächlicher, aggressiver Blasentumor (G3):
  5-Jahres-Überlebensrate 60–75%, Rezidivrate über 70%.
- Infiltrierender Blasentumor:
  5-Jahres-Überlebensrate 35–65%.
- Fortgeschrittener bzw. metastasierender Blasentumor:
  5-Jahres-Überlebensrate unter 20%.

Nachsorge

Ziele

- Erfassung von Behandlungskomplikationen.
- Früherfassung behandelbarer Rezidive.

Untersuchungen

- Kein allgemein anerkanntes Schema.

Nierenzellkarzinom

P. Jaeger

Epidemiologie und Risikofaktoren

- Die bösartigen Nierentumoren machen ungefähr 1–2% aller Tumoren aus, d.h. pro 100 000 Einwohner 6 Neuerkrankungen jährlich.
- Die Häufigkeitsverteilung zwischen Männern und Frauen beträgt ca. 2:1, eine Seitenbevorzugung zwischen links und rechts ist nicht bekannt.
- Der Altersgipfel liegt um das 58. Lebensjahr.
- Es sind keine Risikofaktoren bekannt.

Symptome

Durch Primärtumor

Praktisch durchweg Spätsymptome, die in der Regel einem lokal fortgeschrittenen Tumor entsprechen:

- blutiger Urin (Hämaturie),
- Flankenschmerzen.

Durch Metastasen

- Spontanfrakturen bei Knochenmetastasen.

Diagnostik

- Immer häufiger als Zufallsbefund festgestellt im Rahmen einer Ultraschalluntersuchung des Abdomens bei anderer Fragestellung.
- Palpation eines Tumors (bei schlanken Patienten, bei Tumoren am Unterpol der Niere).
- Blutchemie: Ein Tumormarker beim Nierenkrebs ist bis heute nicht bekannt.
- Ultraschall: Zuverlässige Erkennung eines Nierentumors. Die sonographische Untersuchung hat zentrale Bedeutung in der Erkennung von Nierentumoren.
- Abdomen-CT:
  - Erkennung der Tumorgröße,
  - Erkennung von Lymphknotenmetastasen,
  - Erkennung des Tumorwachstums in die Umgebung, z.B. in die Blutgefäße.
- Thoraxröntgenbild: Erkennung von Lungenmetastasen.
- Evtl. i.v.-Urographie: Erkennung der Funktion der gesunden Niere.

Histologie

In über 90% der Fälle handelt es sich um Adenokarzinome.

Klassifikation und Stadieneinteilung

Als Basis dient die TNM-Klassifikation.

Primärtumor

T0	kein Primärtumor vorhanden
T1	Tumor kleiner als 2 cm
T2	größerer Tumor (über 2 cm) mit Verformung/Vergrößerung der Niere, Befall des Kelchsystems/Nierenbeckens. Kontinuität des Kortex erhalten
T3	Tumor mit Ausdehnung in die Fettkapsel oder am Hilus
T4	Befall der Nachbarorgane oder der Bauchwand

Lymphknoten

N0	keine Lymphknotenmetastasen
N1	Metastase in einem einzigen Lymphknoten, bis 2 cm groß
N2	einzelne oder mehrere Metastasen, größer als 2 cm, in Lymphknoten, aber kleiner als 5 cm im Durchmesser
N3	Lymphknotenmetastase größer als 5 cm im Durchmesser.

Fernmetastasen

M0	keine Fernmetastasen
M1	Fernmetastasen vorhanden

Malignitätsgrad

G0	Nierenadenom
G1	hochdifferenziert
G2	mäßig differenziert
G3	wenig differenziert
G4	anaplastisch

Therapie

Übersicht

- Die Therapie beim Nierenzellkarzinom ist heute grundsätzlich operativ und besteht in der Regel in einer Entfernung der tumortragenden Niere (Tumornephrektomie).
- In besonders günstigen Fällen bei kleinen Tumoren ist eine Entfernung des tumortragenden Nierenanteils möglich (Nierenteilresektion).
- Die Nephrektomie erfolgt grundsätzlich in kurativer Absicht. In rein palliativer Absicht wird die Tumornephrektomie in Fällen mit tumorbedingten Komplikationen durchgeführt, wie z.B. Makrohämaturie, die zur Anämie führt.

Chirurgische Maßnahmen

- Tumornephrektomie mit vollständiger Entfernung der tumortragenden Niere sowie der umgebenden Fettkapsel.
- Die zusätzliche Entfernung der regionären Lymphknoten, ob mit oder ohne metastatischen Befall, ist umstritten.

Radiotherapie

- Eine wirksame Strahlentherapie beim bösartigen Nierentumor ist nicht bekannt.

Chemotherapie

- Eine wirksame Chemotherapie beim bösartigen Nierentumor ist nicht bekannt.
- Die zytostatische Chemotherapie und Immuntherapie bzw. deren kombinierter Einsatz (Interferon, Interleukin 2) sind zur Zeit nach wie vor als experimentell zu betrachten.

Prognose

Abhängig von der Ausdehnung des Nierentumors bei der Erstdiagnose.

- 5-Jahres-Überlebenszeit für alle Stadien: 50%.
- Bei lokal begrenztem Tumor (Stadium T1–2 N0 M0): 70–100%.
- Bei lokal fortgeschrittenem Tumor (T3 N0–2 M0): 20–60%.
- Bei metastasierendem Nierentumor (T3–4 N3 M1): unter 10%.

Nachsorge

Ziel

- Früherfassung von behandelbaren Rezidiven nach kurativer Behandlung.

Untersuchungen

- Thoraxröntgenbild: Erkennung von Lungenmetastasen.
- Ultraschall des Abdomens: Erkennung von Lokalrezidiven.

Hodentumoren

P. JAEGER

Epidemiologie und Risikofaktoren

- Ca. 30 Neuerkrankungen pro 100 000 Männer pro Jahr.
- 1% aller maligner Tumoren des Mannes.
- In der Altersgruppe zwischen 20 und 35 Jahren 10–15% aller Krebstodesfälle, in der Altersgruppe von 20–25 Jahren häufigster bösartiger Tumor bei Männern.
- Hodentumoren treten vor allem zwischen dem 20. und 40. Lebensjahr auf.

Risikofaktoren

- Unvollständiger Deszensus des Hodens, d.h. Lage des Hodens außerhalb des Skrotums.

Symptome

Durch Primärtumor

- Schmerzlose Vergrößerung des Hodens.
- Verhärtung des Hodens.

Durch Metastasen

- Diffuse Abdominal- und Rückenschmerzen (bei großen Lymphknotenmetastasen).
- Atemnot, Hämoptoe (Blutspucken) bei Lungenmetastasen.

Diagnostik

- Palpation des Hodens: Knotige Veränderung und/oder Vergrößerung des Hodens.
- Blutchemie: Bestimmung der Tumormarker Alphafetoprotein (AFP) und β-humanes Choriongonadotropin (β-HCG). Beim reinen Seminom ist AFP niemals erhöht.
- Ultraschall des Hodens: Wechselndes, inhomogenes Reflexmuster des Hodengewebes.

Sicherung bzw. Ausschluß der Diagnose

- Operative Freilegung des Hodens mit Entfernung des Hodens (Semikastration). Keine Hodenpunktion!

Bei gesicherter Diagnose

Ziel

- Festlegung des Tumorstadiums als Grundlage für die Therapieentscheidung.

Untersuchungen

- Computertomographie des Abdomens und des Thorax zur Erkennung retroperitonealer und mediastinaler Lymphknotenmetastasen sowie zur Erkennung von Lungenmetastasen.

Histologie

Die wichtigste Gruppe der bösartigen Hodentumoren stellen die von den germinalen Zellen (Keimzellen) des Hodens ausgehenden Tumoren dar. Sie umfassen 90% der Hodentumoren.

Einteilung der Keimzelltumoren des Hodens nach Pugh (Dixon und Moore):

- **Seminom**
  - Metastasen: lymphogen und hämatogen.
  - Gutes Ansprechen der Metastasen auf Radiotherapie und Chemotherapie.

- **Nichtseminomatöse Hodentumoren** (Embryonalkarzinom, Chorionkarzinom, Dottersacktumor, Mischformen)
  - Metastasen: lymphogen und hämatogen (reines Chorionkarzinom ausschließlich hämatogen).
  - Praktisch resistent auf Strahlentherapie.
  - Allgemein gutes bis sehr gutes Ansprechen auf Chemotherapie.

Klassifikation und Stadieneinteilung

Die TNM-Klassifikation hat sich bei der Einteilung der Hodentumoren nicht bewährt. Heute wird die folgende Stadieneinteilung angewendet:

Stadium I:	Primärtumor, keine Lymphknotenmetastasen
Stadium II:	Primärtumor plus retroperitoneale Lymphknotenmetastasen
– IIa:	Lymphknotenmetastasen kleiner als 2 cm
– IIb:	solitäre oder multiple Lymphknotenmetastasen, 2–5 cm
– IIc:	Lymphknotenmetastasen über 5 cm groß, fixiert
Stadium III:	Primärtumor plus Lymphknotenmetastasen unterhalb und oberhalb des Zwerchfells (retroperitoneal und im Mediastinum) sowie allenfalls zusätzliche Organmetastasen (Lunge, Leber, Skelett).

Therapie

Grundsätzlich besteht heute auch bei Vorliegen von Metastasen durch Chemotherapie eine

Aussicht auf Heilung, d.h. auf eine kurative Behandlung.

An erster Stelle steht die Behandlung des Primärtumors, d.h. die operative Entfernung des tumorbefallenen Hodens (Semikastration).

Behandlung im Stadium I (kein Nachweis von Metastasen)

Im Anschluß an die Semikastration:

- Seminom: Adjuvante Strahlenbehandlung im Retroperitoneum.
  Alternative: Abwarten und Kontrollieren („wait and watch").
- Nichtseminomatöse Hodentumoren: Adjuvante Chemotherapie mit 2 Zyklen einer Platin-haltigen Medikamentenkombination, beispielsweise BEP (Bleomycin, VP 16, Cis-Platin).
- Alternative in ausgewählten Fällen: Abwarten und Kontrollieren („wait and watch").

Behandlung im Stadium II a und b

- Im Anschluß an die Semikastration: Chemotherapie mit 3 Zyklen BEP.
- Das weitere therapeutische Vorgehen richtet sich nach dem Markerverlauf sowie nach dem Rückgang der Metastasen im CT.
- Operative Entfernung von Resttumoren (Lymphknotenmetastasen) nach Abschluß der Chemotherapie.

Behandlung im Stadium II c und III

- In diesen Stadien ist das therapeutische Vorgehen im Anschluß an die Semikastration nicht standardisiert.
- Chemotherapie mit 4 Zyklen BEP oder andere Zytostatikakombination. Evtl. Hochdosistherapie: Hohe Toxizität. Der Einsatz von autologem Knochenmark wird untersucht. Diese Therapieformen sind teilweise noch im Stadium von klinischen Studien.
- Nach Chemotherapie zurückbleibende Resttumoren werden gegebenenfalls operativ entfernt.
- Bei Rezidiv nach Chemotherapie evtl. Hochdosistherapie mit autologem Stammzellersatz.

Prognose

5-Jahres-Überlebensrate:

Stadium I:	Gegen 100%.
Stadium II:	Über 90%.
Stadium III:	Um 60%.

Nachsorge

Ziele

- Möglichst frühzeitige Erkennung eines Tumorrezidivs bzw. einer Tumorprogression.

- Frühzeitige Erkennung eines Hodentumors auf der Gegenseite (im verbliebenen Hoden ist die Wahrscheinlichkeit eines Tumors etwa 3fach gegenüber der Normalpopulation erhöht). Die Patienten werden zur Selbstpalpation des Resthodens angewiesen.
- Hodentumorspätrezidive nach dem 5. Jahr der Nachsorge sind selten.

Untersuchungen

- Palpation des Resthodens.
- Thoraxröntgen (Lungenmetastasen).
- Tumormarker im Blut.
- Ultraschall des Resthodens sowie des Abdomens.
- Computertomogramm des Abdomens (retroperitoneale Lymphknotenmetastasen).

Intervalle

- 1. und 2. Jahr nach Therapie: 3- bis 4monatlich.
- 3. bis 5. Jahr nach Therapie: 6monatlich.
- Nach dem 5. Jahr: jährlich.

Leukämien

Akute myeloische Leukämie (AML)

TH. KRONER

Epidemiologie und Risikofaktoren

- Ca. 2 Neuerkrankungen jährlich pro 100 000 Einwohner.
- Alter wichtigster Risikofaktor:
  unter 30 Jahre: 1 Neuerkrankung jährlich/100 000 Einwohner,
  über 75 Jahre: 14 Neuerkrankungen jährlich/100 000 Einwohner.
- Männer und Frauen etwa gleich häufig betroffen.

Risikofaktoren

- Zytostatika:
  Bestimmte Zytostatika, v.a. alkylierende Substanzen, erhöhen das Risiko, nach Jahren an einer akuten Leukämie zu erkranken.
- Ionisierende Strahlen:
  Risiko der Leukämieentwicklung abhängig von Dosis und Volumen des bestrahlten Knochenmarks. Nach therapeutischer Bestrahlung nur sehr gering erhöhtes Risiko.
- Zigarettenraucher haben gegenüber Nichtrauchern ein verdoppeltes Leukämieerkrankungsrisiko.
- Genetische Faktoren:
  Krankheiten mit Chromosomenanomalien sind mit erhöhtem Leukämierisiko verbunden: Trisomie 21 (Mongolismus): 20fach erhöhtes Leukämierisiko.
- Vorbestehende Knochenmarkerkrankung:
  Entwicklung einer akuten myeloischen Leukämie aus anderen Knochenmarkkrankheiten, z.B. chronische myeloische Leukämie und refraktäre Anämie.

Symptome

Die Symptome der unbehandelten akuten Leukämie sind hauptsächlich auf die gestörte Entwicklung der normalen Blutzellen zurückzuführen:

- Anämie: Müdigkeit, Blässe, Tachykardie,
- Neutropenie (Verminderung normaler Granulozyten):
  erhöhte Infektanfälligkeit: lokale Infekte (Abszesse, Stomatitis) und systemische Infekte (Pneumonie, Sepsis etc.),
- Thrombopenie: Blutungen (Schleimhäute, Netzhaut, Hirn)

Weitere Symptome

- Zahnfleischwucherungen (bei monozytären Leukämien).
- Leukämische Infiltrate in anderen Organen (Haut, Hirnhäute).
- Störungen der Blutgerinnung (bei promyelozytären Leukämien).

Anscheinend akuter Beginn der Symptome, bei ca. der Hälfte der Patienten lassen sich Symptome aber über 3 und mehr Monate zurückverfolgen.

Diagnostik

Blutbild

- Anzahl der weißen Blutkörperchen ohne Bedeutung: Die Leukozytenzahl kann zum Zeitpunkt der Diagnose erhöht, normal oder vermindert sein (bei etwa 40% der Patienten bei Diagnose normale oder verminderte Leukozyten-Zahl).

Knochenmark

- Zur Sicherung der Diagnose und genauen Klassifikation der Leukämie (s. unten): Zytologische und histologische Untersuchungen, oft auch Chromosomenanalysen (Zytogenetik).
- Zur Beurteilung des Verlaufs sind bei Patienten unter Chemotherapie in der Regel wiederholte Knochenmarkuntersuchungen nötig.

Klassifikation

- Die AML wird üblicherweise nach der Morphologie und Zytochemie der Leukämiezellen im Knochenmark eingeteilt:
  Klassifikation nach FAB (French-American-British-Arbeitsgruppe).
- In Zukunft wahrscheinlich zunehmende Bedeutung von zytogenetischen Kriterien (Chromosomen-Anomalien) und Oberflächen-(CD-)Antigenen für die Klassifikation.

FAB-Klassifikation der AML

Typ		Häufigkeit beim Erwachsenen
M_1	akute Myeloblasten-Leukämie ohne Ausreifung	20%
M_2	akute Myeloblasten-Leukämie mit Ausreifung	20%
M_3	Promyelozyten-Leukämie	5%
M_4	akute myelomonozytäre Leukämie	40%
M_5	akute monozytäre Leukämie	10%
M_6	akute Erythro-Leukämie	3%
M_7	Megakaryoblasten-Leukämie	selten

Therapie

Übersicht

Ziel der Behandlung

- Erreichen einer dauerhaften kompletten Remission, d.h. Zerstörung aller leukämischen Zellen durch intensive Chemotherapie.

Probleme dieses Therapieansatzes

- Während Chemotherapie Hemmung des noch vorhandenen gesunden Knochenmarks: Phase der Knochenmarkaplasie mit zahlreichen Problemen durch Infekte, Thrombopenie etc.: Große Bedeutung der *„supportiven" Behandlung* (= unterstützende Behandlung), z.B. mit Antibiotika und Blutersatz.
- Hohes *Rezidivrisiko:* Eine komplette Remission wird zwar bei 60–80% der Patienten erreicht, ohne Zusatzbehandlung kommt es aber bei ca. 75% dieser Patienten zu einem Rückfall. Versuche, das Rezidivrisiko zu reduzieren durch:
  - Anschlußbehandlungen mit hochdosierten Zytostatika (Konsolidierung),
  - *allogene Knochenmarktransplantation:* Übertragung des Knochenmarks eines gesunden Spenders (in der Regel Geschwister; s. Kap. 12).
- Bei älteren Patienten intensive Chemotherapie wegen hoher Komplikationsrate oft nicht indiziert.

Ablauf der Chemotherapie

Induktionstherapie

Von lat. Induktion = Hineinführen: Therapiephase bis zum Erreichen der Remission.
- Meist Kombination von 2 oder mehr Zytostatika während 3–7 Tagen.
- Wiederholung nach ca. 3–4 Wochen, sobald Knochenmarkaplasie und Komplikationen überwunden.
- Remission meist nach 1–2 Zyklen der Induktionstherapie erreicht.
- Wirksame Zytostatika:
  - Daunorubicin und andere Anthrazykline,
  - Cytosin-Arabinosid,
  - Vepesid,
  - m-Amsacrin,
  - Vincaalkaloide.

Konsolidierungstherapie

Von lat. consolidare = Befestigen, Sichern: Weiterführende Therapie nach Erreichen der Remission mit der Absicht, noch vorhandene, aber nicht nachweisbare Restleukämiezellen zu zerstören:
- Meist 1–2 zusätzliche Chemotherapiezyklen, oft mit Zytostatika, die in der Induktion nicht eingesetzt wurden.

- Evtl. Einsatz von Zytostatika in sehr hoher Dosierung mit anschließender Rücktransfusion von autologem Knochenmark oder von zuvor entnommenen Stammzellen aus dem Blut (s. Kap. 12). Der Wert dieser Behandlungsmethode ist noch nicht gesichert, sie wird zur Zeit in klinischen Studien geprüft.
- Evtl. allogene Knochenmarktransplantation.
- Eine Langzeiterhaltungstherapie wird bei akuten myeloischen Leukämien in der Regel nicht durchgeführt.

Supportive Behandlung

Von lat. supportare = Unterstützen: Während der Knochenmarkaplasie (in Induktions- und Konsolidierungsphase) ist eine intensive supportive Behandlung nötig und von größter Bedeutung für den Therapieerfolg.

- Antibiotische Behandlung von Infekten.
- Ersatz von Blutzellen: Erythrozyten- und Thrombozytensubstitution (s. Kap. 22).
- Evtl. Stimulation des Knochenmarks durch sog. koloniestimulierende Faktoren (s. Kap. 22).
- Vorbeugende Behandlung von Haut- und Schleimhautdefekten (s. Kap. 24 und 25).

Andere Behandlungsansätze

Bei der akuten promyelozytären Leukämie (FAB M_3) können durch Retinoide (Abkömmlinge des Vitamins A) Remissionen erzielt werden. Ihr Einsatz in Kombination mit Zytostatika wird zur Zeit geprüft.

Prognose

- Mittleres Überleben ohne Behandlung: ca. 2 Monate nach Diagnosestellung.
- Nach intensiver Chemotherapie: ca. 20% Langzeitüberlebende.
- Nach Chemotherapie und allogener Knochenmarktransplantation: über 50% Langzeitüberlebende.

Chronische myeloische Leukämie (CML)

TH. KRONER

Epidemiologie und Risikofaktoren

- Ca. eine Neuerkrankung jährlich pro 100 000 Einwohner.
- Häufigkeitsgipfel zwischen 30. und 50. Altersjahr, aber auch bei Kindern vorkommend.
- Gehäuft nach Strahlenexposition.

Verlauf und Symptome

Chronische Phase

- Dauer im Mittel 3 Jahre (bis 15 Jahre).
- Wenig Symptome: Müdigkeit, Gewichtsverlust, Milzvergrößerung, evtl. Thrombosen/Blutungen, Gichtanfälle.

Akzelerierte Phase

- Entwickelt sich bei ca. 15% der Patienten aus chronischer Phase.
- Dauer 3–12 Monate.
- Vermehrt Allgemeinsymptome, z.B. Fieber.

Akute Phase („Blasten-Krise“)

- Entwickelt sich bei ca. 85% der Patienten aus chronischer oder aus akzelerierter Phase.
- Meist als akute myeloische Leukämie (AML), seltener als akute lymphatische Leukämie auftretend.
- Symptome: Müdigkeit, Gewichtsverlust, Fieber, Panzytopenie (Infekte, Blutungen).

Diagnostik

- Blutbild, meist auch Knochenmarkuntersuchung.
- Evtl. Nachweis des Philadelphia-Chromosoms (verändertes Chromosom Nr. 22) in leukämischen Zellen aus Blut oder Knochenmark.

Therapie

Übersicht

- Heilung nur möglich bei jungen Patienten mit Knochenmarkspender:
  Allogene Knochenmarktransplantation nach vorheriger hochdosierter Chemotherapie.
- Falls Knochenmarktransplantation nicht möglich: gute palliative Wirkung verschiedener Zytostatika.
- Rolle der Behandlung mit biologisch aktiven Substanzen (Interferon) noch nicht definitiv geklärt.

Chemotherapie

- Wirksame Substanzen:
  Hydroxy-Harnstoff (Litalir), Busulfan (Myleran).
  In der chronischen Phase meist als perorale Monotherapie verabreicht.

Andere Therapiemaßnahmen

- Alpha-Interferon: Wirksam in chronischer Phase. Definitive Stellung im Behandlungsplan noch nicht geklärt.
- Milzbestrahlung: evtl. bei Beschwerden durch stark vergrößerte Milz, vor allem in akzelerierter Phase.
- Leukozytapherese: Maschinelle „Blutwäsche“ zur Entfernung von Leukozyten aus dem Blut. Indiziert bei sehr hohen Leukozytenwerten mit akuter Gefahr der Bildung von Leukozytenthromben (z.B. in Netzhaut oder Lunge).

Chronische lymphatische Leukämie (CLL)

Th. Kroner

Epidemiologie und Risikofaktoren

- Jährlich 3 Erkrankungen pro 100 000 Einwohner.
- Häufiger bei Männern als bei Frauen.
- Häufiger im höheren Lebensalter, 90% der Patienten älter als 50 Jahre.

Symptome

- Oft Zufallsbefund bei symptomfreien Patienten.
- Lymphknotenschwellungen.
- Anämie, Thrombopenie.
- Immunschwäche: Infekte (häufigste Todesursache!).

Diagnostik

- Blutbild, evtl. zusätzlich Knochenmarkuntersuchung.
- Evtl. histologische, zytologische und immunologische Untersuchung.

Stadieneinteilung

Stadieneinteilung nach Binet

Stadium A:	– Hämoglobin >10,0 g/dl – Thrombozyten-Zahl normal – weniger als drei vergrößerte Lymphknotenregionen
Stadium B:	– Hämoglobin >10,0 g/dl – Thrombozyten-Zahl normal – drei oder mehr vergrößerte Lymphknotenregionen
Stadium C:	– Hämoglobin <10,0 g/dl oder – Thrombozyten-Zahl unter 100 000/µl – unabhängig von Anzahl vergrößerter Lymphknoten

Daneben auch andere Stadieneinteilungen gebräuchlich, z.B. nach Rai.

Therapie

Übersicht

- Keine definitive Heilung möglich.
- Bei asymptomatischen Patienten oft längere Zeit keine Therapie nötig.

Chemotherapie

- Gute palliative Wirkung,
- Meist Monotherapie mit Chlorambucil (Leukeran) oder Cyclophosphamid (Endoxan) oder den neuen Purinanalogen 2-CDA (Cladribine) oder Fludarabine; evtl. zusätzlich Kortikosteroide.

Andere Therapiemaßnahmen

- Evtl. Radiotherapie bei großen Lymphomen oder großer Milz.
- Intensive Behandlung von Infekten wichtig (Pneumonie, Herpes zoster).

Prognose

Binet-Stadium A: mittleres Überleben über 10 Jahre!
Binet-Stadium B: mittleres Überleben ca. 5 Jahre.
Binet-Stadium C: mittleres Überleben ca. 2 Jahre.

Maligne Lymphome

Morbus Hodgkin

A. GAISSER

Epidemiologie und Risikofaktoren

- Jährlich etwa 2–3 Neuerkrankungen pro 100 000 Einwohner.
- Männer häufiger betroffen als Frauen (10 : 6).
- Zwei Altersgipfel: 15.–30. Lebensjahr und jenseits des 50. Lebensjahres.
- 25% aller malignen Lymphome.

Ursachen/Risikofaktoren

Weitgehend ungeklärt; diskutiert werden:
- virale Genese (Epstein-Barr-Virus) mit Autoimmunreaktion,
- familiäre Disposition,
- Umweltfaktoren.

Symptome

- Schmerzlose Lymphknotenschwellungen.
- In 60–80% der Fälle Beginn oberhalb des Zwerchfells mit zervikalen und superklavikulären Lymphknotenvergrößerungen.
- Meist regelhaftes Ausbreitungsmuster, zuerst auf weitere Lymphknotenregionen, dann auf Milz, Leber und andere Organe.
- Allgemeinsymptome:
  - Müdigkeit, Leistungsabfall,
  - Gewichtsverlust,
  - Fieber (oft subfebril, intermittierend),
  - Nachtschweiß,
  - seltener Alkoholschmerz im Bereich der befallenen Lymphknoten.
  - Juckreiz (nicht charakteristisch).
- B-Symptome:
  - unerklärter Gewichtsverlust von über 10% in 6 Monaten,
  - längeranhaltendes, unerklärtes Fieber über 38 °C.
  - Nachtschweiß.

Diagnostik

Bei Verdacht auf Morbus Hodgkin

- Lymphknotenexzision zur histologischen Untersuchung.

Staging nach gesicherter Diagnose

Ziel

- Exakte Erfassung der Erkrankungsausbreitung für stadiengerechte Therapieplanung.

Untersuchungen

- Thoraxröntgen,
- CT des Thorax,
- CT oder Sonographie des Abdomens,
- Knochenmarkbiopsie aus dem Beckenkamm,
- Leberstanzbiopsie,
- evtl. Lymphographie,
- evtl. explorative Laparotomie mit Milzentfernung, mehrfachen Lymphknotenexzisionsbiopsien und Leberbiopsien, falls
  - Befall unterhalb des Zwerchfells weiterhin unklar,
  - Stadium I oder II vermutet,
  - Ovarienverlegung wegen geplanter totalnodaler Bestrahlung vorgesehen;

  nicht, falls sowieso primäre Chemotherapie vorgesehen;
- evtl. Galliumszintigraphie.

Histologie

- Histologisches Erkennungszeichen: Reed-Sternberg-Riesenzellen (makrophagenähnlich).
- 4 histologische Subtypen:
  - lymphozytenreicher Typ,
  - nodulär-sklerosierender Typ,
  - Mischtyp,
  - lymphozytenarmer Typ.

Stadieneinteilung

Die Stadieneinteilung erfolgt nach der Ann Arbor-Klassifikation:

I	Befall einer einzelnen Lymphknotenregion (I) oder eines einzelnen extralymphatischen Organs oder Gewebebezirks (I_E)
II	Befall von 2 oder mehr LK-Regionen auf derselben Seite des Zwerchfells (II) oder Befall eines extralymphatischen Organs oder Bezirks mit regionären Lymphknoten mit/ohne Befall weiterer LK-Regionen auf derselben Seite des Zwerchfells (II_E)
III	Befall von LK-Gruppen beiderseits des Zwerchfells (III), evtl. zusätzlicher Befall von extralymphatischem Gewebe mit regionären LK (III_E) oder Milzbefall (III_S) oder beides
IV	Disseminierter Befall eines oder mehrerer extralymphatischer Organe oder Bezirke mit oder ohne LK-Befall

A- und B-Kategorien

Zusatz A: keine Allgemeinsymptome

Zusatz B: B-Symptome vorhanden (s. oben)

Therapie

Übersicht

- Die Therapie erfolgt in allen Stadien mit kurativer Absicht.
- In der Regel alleinige Strahlentherapie in lokalisierten Stadien (IA, IIA).
- In der Regel alleinige Chemotherapie in Stadium IIIB und IV.
- Oft kombinierte Radio-Chemotherapie in Stadien mit ungünstigem Befallsmuster.

Strahlentherapie

Mögliche Bestrahlungsfelder

- Bestrahlung der befallenen Lymphknotenregion („involved field irradiation").
- Bestrahlung der befallenen und benachbarter nichtbefallener Lymphknotenregionen („extended field irradiation", Großfeldtechnik).
- Bestrahlung aller stammnahen Lymphknotenstationen *oberhalb* des Zwerchfells: „Mantelfeld".
- Bestrahlung aller stammnahen Lymphknotenstationen *unterhalb* des Zwerchfells: „umgekehrtes y-Feld
- Kombination von Mantel- und umgekehrtem y-Feld („total nodal irradiation", totalnodale Bestrahlung).

Chemotherapie

Gebräuchliche Zytostatikakombinationen

- MOPP (Mustargen, Vincristin, Procarbazin, Prednison): in der Regel 6 Zyklen (80% komplette Remissionen), bzw. COPP (Cyclophosphamid statt Mustargen),
- ABVD (Adriamycin, Bleomycin, Vinblastin, Dacarbazin),
- MOPP bzw. COPP und ABVD alternierend,
- verschiedene Alternativschemata bei Resistenz gegenüber MOPP bzw. COPP.

Bei Patienten mit ungenügendem Ansprechen auf erste Chemotherapie: evtl. Hochdosistherapie mit anschließender autologer Knochenmarktransplantation oder Stammzelltransplantation.
Bei Rezidiv: je nach Länge des rezidivfreien Intervalls, Vortherapie und Lokalisation erneute Chemotherapie, Radiotherapie oder Hochdosistherapie mit Stammzellenersatz.

Prognose

Abhängig u.a. von Histologie, Stadium, Tumormasse, Ansprechen auf Primärtherapie und Alter des Patienten.

- In lokalisierten Stadien 10-Jahres-Überleben 85–95%.
- In fortgeschritteneren Stadien 10-Jahres-Überleben 40–60%.

Nachsorge

Ziele

- Erfassung von Rezidiven.
- Erfassung von therapiebedingten Komplikationen (kardiopulmonal, neurologisch, hämatologisch).
- Erkennung von Zweittumoren (Inzidenz: 17% nach 15 Jahren, besonders nach kombinierter Strahlen- und Chemotherapie; v.a. Lungenkarzinom, Mammakarzinom, seltener Leukämien und Non-Hodgkin-Lymphome).
- Psychosoziale Rehabilitation und Betreuung.

Vorgehen

Abhängig von Tumorstadium bei Primärtherapie und individuellen Risikofaktoren:
- Wegen des hohen Rezidivrisikos in den ersten 2 Jahren in dieser Phase engmaschige Kontrollen.
- Anamnese (B-Symptome!), körperliche Untersuchung, Blutbild und Basislabor; Thoraxröntgen und Sonographie des Abdomens seltener; weitere apparative Untersuchungen bei klinischen Verdacht.
- Nachsorgeuntersuchungen auch über 10 Jahre hinaus (Zweittumorrisiko!).

Non-Hodgkin-Lymphome

A. GAISSER

Epidemiologie und Risikofaktoren

- Jährlich etwa 7 Neuerkrankungen pro 100 000 Einwohner.
- Männer häufiger betroffen als Frauen.
- Altersgipfel im 7. Lebensjahrzehnt.

Ursachen/Risikofaktoren

Diskutiert werden:
- virale Genese (z.B. Burkitt-Lymphom: Epstein-Barr-Virus);
- Störungen des Immunsystems (z.B. bei HIV-Infektion, nach Organtransplantation);
- ionisierende Strahlen;
- Zytostatika (Non-Hodgkin-Lymphome als Zweittumoren nach Chemotherapie in der Anamnese!).

Symptome

Im wesentlichen wie bei Morbus Hodgkin.
Aber:
- Häufiger Beschwerden durch Manifestationen außerhalb von Lymphknoten (extranodal): Mund-Rachen-Raum, Magen-Darm-Trakt.
- Häufiger primärer Befall mehrerer Lymphknotenregionen mit schmerzlosen Schwellungen.
- Primärer Hautbefall möglich (ekzem- oder tumorartig).

Diagnostik

Im wesentlichen wie bei Morbus Hodgkin.

Bei Verdacht auf Non-Hodgkin-Lymphome (NHL)

- Diagnosesicherung durch histologische Untersuchung eines oder mehrerer befallener Lymphknoten oder von Gewebeproben aus befallenen extranodalen Geweben/Organen.

Bei gesicherter Diagnose

Ziel
- Erfassung der Krankheitsausbreitung (Staging).

Vorgehen
Im wesentlichen wie bei Morbus Hodgkin.
Aber:
- Wegen häufig diskontinuierlicher Ausbreitung noch eingeschränktere Indikation zur explorativen Laparotomie.
- Beidseitige Beckenkammbiopsie.
- Evtl. Liquoruntersuchung.
- Evtl. HNO-ärztliche Untersuchung/Gastroskopie.

Histologie

- Ausgehend von Zellen des lymphatischen Systems (Lymphknoten, Milz, Mandeln, Thymus und lymphatische Gewebe im Rachenbereich und im Gastrointestinaltrakt); 90% B-Zellen, 10% T-Zellen (s. auch S. 19 und 20).
- Im Gegensatz zum Morbus Hodgkin:
  - häufig multizentrische Entstehung mit vielfach rascher diskontinuierlicher Ausbreitung;
  - häufiger primär extranodale Manifestationen, etwa im Gastrointestinaltrakt, in der Haut und anderen Organen bzw. Geweben.
- Nach ihrem natürlichen (unbehandelten) Verlauf, dem Ansprechen auf Behandlung und dem histologischen Erscheinungsbild werden hochmaligne („high grade"), mittelgradig maligne („intermediate grade") und niedrigmaligne („low grade") NHL unterschieden.
- Hochmaligne Formen schreiten unbehandelt rasch fort, sprechen aber in der Regel gut auf eine Therapie an und können oft geheilt werden, während niedrigmaligne NHL langsam fortschreiten, vorübergehend gut therapeutisch angehbar sind, aber nur in seltenen Fällen definitiv geheilt werden können.
- Bei einigen hochmalignen NHL ist der Übergang in eine Leukämie häufig.

Diese Unterscheidungskriterien sind Grundlagen der beiden derzeit gebräuchlichsten, allerdings nur begrenzt vergleichbaren Klassifikationssysteme, die die NHL nach Malignitätsgrad und Prognose einteilen: Kieler Klassifikation und „International Working Formulation (IWF)".

Klassifikation und Stadieneinteilung

Kiel-Klassifikation in der aktualisierten Fassung von 1990

B-Zell-Lymphome

Niedriger Malignitätsgrad

- lymphozytisch
  - chronische lymphatische Leukämie (B-CLL) und Prolymphozytenleukämie (B-PLL),
  - Haarzellenleukämie,
- lymphoplasmozytisch/-zytoid (LP-Immunozytom),
- plasmozytisch,
- zentroblastisch/zentrozytisch:
  - follikulär ± diffus,
  - diffus,
- zentrozytisch.

Hoher Malignitätsgrad

- zentroblastisch,
- immunoblastisch,
- großzellig-anaplastisch,
- Burkitt-Lymphom,
- lymphoblastisch.

Seltene Formen.

T-Zell-Lymphome

Niedriger Malignitätsgrad

- T-CLL und T-PLL,
- Mycosis fungoides und Sezary-Syndrom,
- lymphoepitheloid (Lennert-Lymphom),
- angioimmunoblastisch,
- T-Zonen-Lymphom,
- pleomorph-kleinzellig.

Hoher Malignitätsgrad

- pleomorph-mittelgroß- und großzellig,
- immunoblastisch,
- großzellig-anaplastisch,
- lymphoblastisch.

Seltene Formen.

Unklassifizierbare Lymphome

„International Working Formulation (IWF)" der Non-Hodgkin-Lymphome

Niedriger Malignitätsgrad

A Kleinzellig lymphozytisch:
  - übereinstimmend mit chronischer lymphatischer Leukämie,
  - plasmazytoid,

B Follikulär, überwiegend kleinzellig („cleaved cells").

C Follikulär, gemischtzellig (kleine „cleaved cells" und große Zellen).

Intermediärer Malignitätsgrad

D Follikulär, überwiegend großellig.

E Diffus, kleinzellig („cleaved cells").

F Diffus, gemischtzellig (kleine und große Zellen).

G Diffus, großzellig:
  - „cleaved cells",
  - „non-cleaved-cells".

Hoher Malignitätsgrad

H Großzellig immunoblastisch
  - plasmozytoid,
  - hellzellig,
  - polymorph,
  - polymorph mit epitheloidzelliger Komponente.

I Lymphoblastisch
  - „convoluted cell",
  - „non-convoluted cell".

J Kleinzellig („non-cleaved cell")
  - ohne näheren Zusatz,
  - Burkitt-Typ.

Sonstige

- Mischformen,
- Mycosis fungoides,
- histiozytisch,
- extramedulläres Plasmazytom,
- unklassifizierbar,
- andere.

Stadieneinteilung

Nach der modifizierten Ann Arbor-Klassifikation, wie für Morbus Hodgkin.

I	Maximal eine Lymphknotenregion oder eine extralymphatische Region befallen
II	Befall mehrerer Lymphknotenregionen ± Befall eines extralymphatischen Gewebes auf einer Seite des Zwerchfells
III	Befall von Lymphknotenregionen beidseits des Zwerchfells einschließlich lokalisierter Befall von Milz oder eines anderen extralymphatischen Gewebes
IV	disseminierter Befall von Lymphknoten und extralymphatischen Geweben

Zusätze zur Stadienbezeichnung

E	extralymphatisches Gewebe befallen
S	Milzbefall

Therapie

Die Behandlung orientiert sich stärker am histologischen Typ als an der Krankheitsausbreitung.

Niedrigmaligne NHL

Therapieziel

- In lokalisierten Frühstadien (selten) kurativ.
- In fortgeschrittenen Stadien abwartend, palliativ und lebensverlängernd.

Vorgehen

- In lokalisierten Frühstadien evtl. primäre Strahlentherapie; potentiell kurativ.
- In fortgeschrittenen Stadien mit Symptomen palliative Chemotherapie.
- Eingesetzte Zytostatika:
  Prednison, Chlorambucil, Cyclophosphamid, Vincristin, Anthrazykline, Etoposid.
- Gebräuchliche Schemata:
  - Monotherapie mit Chlorambucil,
  - Knospe-Schema (Chlorambucil, Prednison):
    bis zu 50% Remissionen,
  - COP (Cyclophosphamid, Vincristin, Prednison):
    bis zu 80% Remissionen,
  - aggressivere Schemata, meist im Rahmen klinischer Studien.
- Evtl. Interferon alpha als Erhaltungstherapie zur Remissionsverlängerung.
- Neue Medikamente:
  Purinanaloga (Pentostatin, 2-Chlorodeoxyadenosin, Fludarabin):
  je nach Vortherapie 30–80% Remissionen.

Bei Rezidiv/Progression

Erneute Chemotherapie, palliative Strahlentherapie, evtl. niedrig dosierte Ganzkörperbestrahlung; Wert dosisintensivierter Chemotherapien mit autologer Knochenmark- bzw. Stammzellentransplantation noch nicht gesichert.

Hochmaligne NHL

Therapieziel

- In allen Stadien mit kurativer Absicht.

Vorgehen

- Im Stadium I evtl. primäre Radiotherapie.
- In Stadien II–IV Polychemotherapie (4–6 Zyklen).
  „Standardschema“: CHOP (Cyclophosphamid, Adriamycin, Vincristin, Prednison); komplette Remissionen in ca. 60%.
- Evtl. alternierende Schemata (CHOP und IVEP: Ifosfamid, Vindesin, Etoposid, Prednison).
- Evtl. VACOP-B (Etoposid, Adriamycin, Cyclophosphamid, Vincristin, Prednison, Bleomycin).
- Evtl. zusätzlich Bestrahlung der befallenen Regionen.
- Bei Hochrisikopatienten evtl. Intensivierung der Chemotherapie mit Zugabe von G- bzw. GM-CSF (zur Verkürzung der Knochenmarkaplasie).
- Evtl. auch autologe Knochenmarktransplantation oder Stammzellentransplantation nach Hochdosischemotherapie.
- Hochmaligne lymphoblastische NHL werden in der Regel wie akute lymphatische Leukämien behandelt.

Rezidiv/Progression

- Situation besonders ungünstig bei kurzem Intervall zur Primärtherapie.
- Evtl. Hochdosischemotherapie mit anschließender allogener oder autologer Knochenmarktransplantation oder Stammzelltransplantation (Vorteil im 1. Rezidiv erwiesen).
- Alternativ: palliative niedrigdosierte Monochemotherapie.

Gastrointestinale Lymphome

- Häufigste Primärlokalisation: Magen, seltener Dünndarm, Kolon.
- Lokalisation, Ausbreitung, Histologie und Alter des Patienten entscheidend für Therapieplanung.
- In den Stadien I und II bei im Gesunden resezierbaren Befunden evtl. Operation, evtl. ergänzt durch Chemo- oder Strahlentherapie.
- In den Stadien III und IV meist primär Chemotherapie.
- Bei Magenlymphomen sollten wegen hoher Operationsmorbidität und in der Regel gutem Ansprechen auf Strahlen- und Chemotherapie ausgedehnte operative Eingriffe (totale Gastrektomie oder noch weitergehende Eingriffe) vermieden werden.

Prognose

Abhängig von Histologie, Ausbreitungsgrad und Primärlokalisation.

Niedrigmaligne Lymphome

- Spontanverlauf häufig langsam über viele Jahre.
- Remissionen durch Therapie häufig, aber wegen Rezidivneigung selten Dauerheilung.
- Frühstadien durch Radiotherapie heilbar (5-Jahresüberleben 65–100%).
- Fortgeschrittene Stadien: 5-Jahres-Überleben ca. 50%.

Hochmaligne Lymphome

- Unbehandelt rascher Progreß.
- Durch Polychemotherapie auch in fortgeschrittenen Stadien heilbar: bei Vollremission 5-Jahres-Überleben 60–90%, 5-Jahres-Überleben insgesamt: 30–40%.

Nachsorge

Niedrigmaligne Lymphome

Ziel

- Beobachtung des Krankheitsverlaufs und Beurteilung der Behandlungsbedürftigkeit.
- Erkennen von Komplikationen als Folge der Therapie und von tumorunabhängigen Begleiterkrankungen (meist ältere Patienten!).
- Psychosoziale Rehabilitation und Betreuung.

Vorgehen

- Kein standardisiertes Nachsorgeschema.
- Risiko- und situationsadaptierte Kontrolluntersuchungen: hauptsächlich körperliche Untersuchung mit Blutbild und Labor; apparativ v.a. Ultraschall (Leber, Milz, evtl. retroperitoneale Lymphknoten).

Hochmaligne Lymphome

Ziel

- Erkennen von behandelbaren Rezidiven.
- Erkennen von therapiebedingten Komplikationen (aggressive Chemotherapien!).
- Psychosoziale Rehabilitation und Betreuung.

Vorgehen

- Intervall und Untersuchungsprogramm je nach Prognosekriterien und Vortherapie.
- Basis: körperliche Untersuchung, Labor, Blutbild.

Plasmozytom (multiples Myelom)

A. GAISSER

Epidemiologie und Risikofaktoren

- Jährlich etwa 3–4 Neuerkrankungen pro 100 000 Einwohner.
- Männer häufiger betroffen als Frauen.
- Altersgipfel im 7. und 8. Lebensjahrzehnt.

Ursachen/Risikofaktoren

Diskutiert werden:
- Strahlenexposition (10–30 Jahre vor Erkrankung),
- Umwelteinflüsse,
- erbliche Disposition (familäre Häufungen!).

Symptome

- „Rheumatische" Beschwerden, Knochenschmerzen und Spontanfrakturen (durch Osteolysen),
- Blutungsneigung, Anämie,
- Infektneigung,
- Proteinurie (Ausscheidung von Bence-Jones-Protein: Leichtketten von pathologischen Immunglobulinen),
- Leukopenie, Thrombozytopenie,
- evtl. Niereninsuffizienz,
- evtl. Hyperkalzämie.

Diagnostik

Ziel

- Diagnosesicherung und Stadienteinteilung (Staging).

Labor

- Knochenmarkzytologie und -histologie (Beckenkammbiopsie).
- Nachweis der Paraproteine in Serum/Urin: Elektrophorese/Immunoelektrophorese bzw. Immunfixation.
- Blutbild.
- Untersuchung der Nierenfunktion.

Apparativ

- Röntgen von Schädel, Wirbelsäule, Becken, knöchernem Thorax, Oberarmen und Oberschenkeln.
- evtl. MRI oder Skelettszintigraphie.

Histologie

Das Tumorgewebe besteht aus pathologischen Plasmazellen (Endstufe der Differenzierung von B-Lymphozyten). Diese Plasmazellen produzieren pathologische Immunglobuline (Paraproteine).

Stadieneinteilung (nach Durie u. Salmon)

I Geringe Myelomzellmasse
Alle folgenden Kriterien erfüllt:
- Hämoglobin >10 g/100 ml
- Serumkalzium <3 mmol/l
- keine röntgenologisch nachweisbaren Osteolysen oder maximal 1 Herd
- geringe Paraproteinkonzentration im Serum (IgG <5 g/100 ml, IgA <3 g/100 ml)
- geringe Bence-Jones-Protein-Ausscheidung im Urin (<4 g/24 h)

II Mittlere Myelomzellmasse
Befunde, die weder Stadium I noch Stadium III entsprechen

III Hohe Myelomzellmasse
Eines oder mehrere der folgenden Kriterien erfüllt:
- Hämoglobin <8,5 g/100 ml
- Serum-Kalzium >3 mmol/l
- fortgeschrittene Skelettdestruktion, multiple Knochenläsionen im Röntgenbild
- hohe Paraproteinkonzentration im Serum (IgG >7 g/100 ml, IgA >5 g/100 ml)
- Bence-Jones-Protein im Urin >12 g/24 h

Zusätze zur Stadienbezeichnung
A normale Nierenfunktion (Kreatinin <175 µmol/l)
B eingeschränkte Nierenfunktion (Kreatinin >175 µmol/l)

Therapie

Übersicht

- Eine kurative Therapie durch Bestrahlung ist nur bei den seltenen solitären Plasmozytomherden möglich.
- Behandlungsziel bei multiplen Plasmozytomherden:
  weitestmögliche Reduktion der Myelomzellmasse und der Paraproteine durch palliative Chemotherapie.

- In asymptomatischen Frühstadien (Grenze zur benignen Gammopathie fließend) abwartend.
- Palliative Radiotherapie bei schmerzhaften oder frakturgefährdenden Skelettherden.

Vorgehen bei Primärtherapie

- In den behandlungsbedürftigen Stadien II/III steht Chemotherapie im Vordergrund; Strahlentherapie und Chirurgie nur fakultativ zusätzlich.
- Standard-Induktionsschema: Melphalan und Prednison (peroral); bei rascher Progression und hoher Tumorzellmasse evtl. intensivere Induktionstherapie, z.B. Vincristin, Adriamycin und Dexamethason (VAD).
- Die besten Ergebnisse werden derzeit durch konsolidierende hochdosierte Melphalantherapie mit anschließender Stammzelltransplantation erzielt.
- Bei primärer Therapieresistenz gegen Induktionstherapie evtl. Hochdosistherapie mit Stammzelltransplantation; alternativ mittelhoch dosierte Melphalantherapie.
- Bei Patienten, die eine objektive Remission (= 50%ige Reduktion des Paraproteins im Serum) erreichen, kann eine Erhaltungstherapie mit niedrigdosiertem Interferon-α möglicherweise die Plateauphase verlängern.
- Experimentell: myeloablative Therapie mit nachfolgender allogener Knochenmarktransplantation in frühen Krankheitsstadien.

Rezidiv/Progression

- Erneute Chemotherapie (wie Primärtherapie oder alternative Schemata).
- Evtl. Hochdosischemotherapie mit nachfolgender autologer Stammzell- oder Knochenmarktransplantation bei Patienten, die auf Rezidivtherapie ansprechen.

Prognose

- Abhängig vom Erkrankungsstadium.
- 5-Jahresüberleben gesamt 25–30%.
- Mittlere Überlebenszeiten nach Stadien:

IA:	5 Jahre
IB, IIA und B:	4,5 Jahre
IIIA:	2,5 Jahre
IIIB:	14 Monate

Nachsorge

Ziele

- Überwachung der Krankheitsaktivität,
- Erfassung therapie- und krankheitsbedingter Komplikationen.

Vorgehen

- Blutbildkontrollen, Serumkalziumüberwachung,
- evtl. Infektprophylaxe bei Immunglobulinmangel,
- Überwachung der Nierenfunktion und (nach Adriamycintherapie) der kardialen Funktion.

Anhang

A: Zytostatika/Hormone/Zytokine (alphabetisch nach Substanznamen)

Substanzname	Handelsname	Abkürzung Substanz	Abkürzung in Therapie-schemata
Zytostatika			
Actinomycin-D	Lyovac Cosmegen, Cosmegen	Act-D, ACD	A
Amsacrin (m-AMSA)	Amsidyl	m-AMSA	
Aspariginase (L-Aspariginase)	Crasnitin, Aspariginase, Kidrolase	L-ASP	
BCNU (Carmustin)	Carmubris, BiCNU	BCNU	B
Bleomycin	Bleomycin, Bleomycinum-Mack, Bleomycin Lundbeck	BLM, BLEO	B
Busulfan	Myleran	BUS, (BSF)	
Carboplatin	Paraplatin, Carboplat, Carboplatin Abic	CBDCA, IM-8	
Carmustin	Carmubris, BiCNU	BCNU	B
CCNU Lomustin	Cecenu, CiNU, Locustin, Lomeblastin	CCNU	C
Chlorambucil	Leukeran	CLB (CAB)	L
Cisplatin	Platinex, Platinol, Cismaplat, Abiplatin, Cisplatin Lösung, Platiblastin	DDP, CDDP	P, C
Cladribine	Leustatin	2-CDA	
Cyclophosphamid	Endoxan, Cyclostin, Endoxan Asta, Cyclophosphamid „Bristol“	CTX (CPM)	C
Cytarabin (Cytosin-Arabinosid)	Alexan, Cytosar, Udicil, Ara-cell	Ara-C	A
Dacarbazin	DTIC-Dome, D.T.I.C., Deticene, Detimedac	DTCI (DIC)	D
Dactinomycin, Actinomycin-D	Lyovac-Cosmegen, Cosmegen	Act-D, (ACD)	A
Daunorubicin	Daunoblastin, Gerubidin, Daunorubicin RP	Dauno	D
Docetaxel	Taxotere		
Doxorubicin	Adriamycin, Doxorubicin, Adriblastin	ADM, DX	A, H
4-Epi-Doxorubicin	Farmorubicin RD, Farmorubicin Solution	4'EA, epi DX	
Estramustin	Estracyt, Cellmustin	EMP	
Etoposide	Vepesid, VP-16 Bristol	VP-16	E, V
Fludarabin	Fludara		
5-Fluorouracil	Fluorouracil „Roche“, Fluorouracil „Cehasol“, Fluorblastin, 5-Fluorouracil-biosyn, Fluorouracil ABIC, Efudix Salbe	5-FU	F

Gemcitabin	Gemzar		
Hydroxycarbamid, Hydroxyurea	Litalir Syrea	HU	
Idarubicin	Zavedos, Idarubicin „Strallhofer“	DMD, DMDR	
Ifosfamid	Holoxan, IFO-cell	Ifo	I
L-Aspariginase	Crasnitin, Aspariginase	L-Asp	
Lomustin (CCNU)	Cecenu, CiNU, Locustin, Lomeblastin	CCNU	C
Mechlorethamin	Mustargen	HN_2	M
Melphalan	Alkeran	L-PAM	
Mercaptopurin	Puri-Nethol	6-MP	
Methotrexat	Methotrexat, Farmitrexat, Abitrexate, Lumexon Tabl.	MTX	M
Miltefosin	Miltex		
Mitomycin	Mitomycin-C, Mutamucin, Mitomedac	Mit-C, MMC	Mi
Mitoxantron	Novantron, Mitoxantron AWD	MZT	M, N
Nimustin	Acnu		
Paclitaxel	Taxol	TAX	
Procarbazin	Natulan	PCZ	P
Streptozotozin	Zanosar	SZT	S
Teniposid	VM-26 Bristol, Vumon	VM-26	
Thioguanin (Tioguanin)	Thioguanin „Wellcome“, Lanvis, Thioguanin	6-TG	
Thiotepa	Thiotepa „Lederle“, Thiotepa	T-tepa	
Vinblastin	Velbe, Vinblastin RP, Vinblastin Sulfat GRY	VLB	V, Ve
Vincristin	Vincristin, Oncovin, Vincristin RP, Vincristin Bristol, Vincristin Abic	VCR	O, V
Vindesin	Eldisine	VDS	Vi
Vinorelbine	Navelbine	VNR, VNB, VRL	
All-trans-Retinsäure (Tretinoin)	Vesanoïd	ATRA	
Citrovorum-Faktor	Leucovorin, Calciumfolinat, Resuvolin, Leucovorin „Lederle“, Leucovorin Calcium Farmos	CV, CF, LV	LV
Hormone			
Aminoglutethimid	Orimeten, Rodazol		
Anastrozol	Arimidex		
Biclutamid	Casodex		
Buserelin	Suprefact, Suprefact Depot		
Cyproteronacetat	Androcur		
Flutamid	Flucinom, Fugerel		
Formestan	Lentaron		
Fosfestrol	Honvan		
Goserelin	Zoladex		
Megestrolacetat	Megestat	MEG	
Tamoxifen	Nolvadex, Kessar, Tamoxifen, Tamoxasta, Tenoxifen, Tamoxigenat u.A.	TAM	
Triptorelin	Decapeptyl Retard, Decapeptyl Depot		

Zytokine

Epoetin,	Eprex, Erypo. Erypo FS,	
Erythropoietin	Recormon/-S	EPO
Filgrastim	Neupogen	G-CSF
Interferon alfa 2	Intron A(2b), Roferon-A(2a)	INF-α
Interleukin-2	Proleukin	IL-2
Lenograstim	Granocyte	G-CSF
Molgramostim	Leucomax	GM-CSF
Sargramostim	Leukine	GM-CSF

B: Zytostatika/Hormone/Zytokine (alphabetisch nach Handelsnamen)

Handelsname	Substanzname	Abkürzung Substanz	Abkürzung in Therapie-schemata
Zytostatika			
Abiplatin	Cisplatin	DDP, CDDP	P, C
Abitrexate	Methotrexat	MTX	M
Acnu	Nimustin		
Adriblastin	Doxorubicin	ADM, DX	A, H
Adriamycin	Doxorubicin	ADM, DX	A, H
Alexan	Cytarabin	Ara-C	A
Alkeran	Melphalan	L-PAM	
Amsidyl	Amsacrin (m-AMSA)	m-AMSA	
Ara-cell	Cytarabin (Cytosin Arabinosid)	Ara-C	A
Aspariginase	L-Aspariginase	l-Asp	
BiCNU	Carmustin	BCNU	B
Bleomycinum-Mack	Bleomycin	BLM, BLEO	B
Bleomycin	Bleomycin	BLM, BLEO	B
Bleomycin Lundbeck	Bleomycin	BLM, BLEO	B
Carboplat	Carboplatin	CBDCA, IM-8	C
Carboplatin Abic	Carboplatin	CBDCA, IM-8	C
Carmubris	Carmustin	BCNU	B
C.C.N.U.	Lomustin	CCNU	C
Cecenu	Lomustin (CCNU)	CCNU	C
Cellmustin	Estramustin	EMP	
Cerubidine	Daunorubicin	Dauno	D
CiNU	Lomustin	CCNU	C
Cismaplat	Cisplatin	DDP, CDDP	P
Cisplatin	Cisplatin	DDP, CDDP	P
Cosmegen	Actinomycvin-D (Dactinomycin)	Act-D, ACD	A
Crasnitin	L-Aspariginase	l-Asp	
Cyclostin	Cyclophosphamid	CTX	C
Cyclophosphamid „Bristol“	Cyclophosphamid	CTX	C
Cytosar	Cytarabin (Cytosin-Arabinosid)	Ara-C	A
Daunoblastin	Daunorubicin	Dauno	
Daunorubicin RP	Daunorubicin	Dauno	
Deticene	Dacarbazin	DTIC	D
Detimedac	Dacarbazin	DTIC	D
Doxo-cell	Doxorubicin	ADM, DX	A, H
Doxorubicin	Doxorubin	ADM, DX	A, H

DTIC-Dome	Dacarbazin	DTIC	D
D.T.I.C.	Dacarbazin	DTIC	D
Eldisine	Vindesin	VDS	Vi
Endoxan, Endoxan „Asta“	Cyclophosphamid	CTX	C
ERstracyt	Estramustin	EMP	
Farmitrexat	Methotrexat	MTX	M
Farmorubicin/RD	4-epi-Doxorubicin	4-EA, epi DX	
Farmorubicin Solution			
Fluorblastin	5-Fluorouracil	5 FU	F
Fluorouracil „Roche“	5-Fluorouracil		
Fluorouracil „ABIC“	5-Fluorouracil		
Fluorouracil „Cehasol“	5-Fluorouracil	5-FU	F
Fludara	Fludarabin		
Gemzar	Gemcitabin		
Holoxan	Ifosfamid	Ifo	I
Idarubicin „Strallhofer“	Idarubicin	DMD, DMDR	
IFO-cell	Ifosfamid	Ifo	
Kidrolase	Aspariginase	L-ASP	
Lanvis	Thioguanin	6-TG	
Leukeran	Chlorambucil	CLB, CAB	L
Leustatin	Cladribine	2-CDA	
Litalir	Hydroxyurea	HU	
Locustin	Lomustin	CCNU	C
Lomeblastin	Lomustin	CCNU	C
Lumexon Tabletten	Methotrexat	MTX	M
Lyovac Cosmegen	Actinomycin-D, Dactinomycin	Act-D, ACD	A
Methotrexat	Methotrexat	MTX	M
Miltex	Miltefosin		
Mito-medac	Mitomycin	MIT-C, MMC	M
Mitomycin-C	Mitomycin	MIT-C, MMC	M
Mitoxantron AWD	Mitoxantron	MZT	
Mustargen	Mechlorethamin	HN_2	M
Mutamycin	Mitomycin	MIT-C, MMC	M, Mi
Myleran	Busulfan	BUS (BSF)	
Natulan	Procarbazin	PCZ	P
Navelbine	Vinorelbine	VNR, VNB, VRL	
Novantron	Mitoxantron	MZT	M
Oncovin	Vincristin	VCR	O, V
Paraplatin	Carboplatin	CBDCA, JM-8	C
Platiblastin	Cisplatin	DDP, CDDP	P, C
Platinex	Cisplatin	DDP, CDDP	P, C
Platinol	Cisplatin	DDP, CDDP	P, C
Puri-Nethol	Mercaptopurin	6-MP	
Syrea	Hydroxycarbamid, Hydroxyurea	HU	
Taxol	Paclitaxel	TAX	
Taxotere	Docetaxel		
Thioguanin	Thioguanin	6-TG	
Thiotepa	Thiotepa	T-Tepa	
Thiotepa „Lederle“	Thiotepa	T-Tepa	
Udicil	Cytarabin	Ara-C	A
Velbe	Vinblastin	VLB	V, Ve

Vepesid	Etoposide	VP-16	E, V
Vinblastin Sulfate GRY	Vinblastin	VLB	V, Ve
Vinblastin RP	Vinblastin	VLB	V, Ve
Vincristin	Vincristin	VCR	O, V
Vincristin Abic	Vincristin	VCR	O, V
Vincristin RP	Vincristin	VCR	O, V
VM-26 Bristol	Teniposid	VM-26	
Vumon	Teniposid	VM-26	
Zanosar	Streptozotocin	SZT	S
Zavedos	Idarubicin	4-dm DNR	

Calciumfolinat	Citrovorum Faktor	CV, CF, LV	LV
Leukovorin, Leukovorin „Lederle“	Citrovorum Faktor	CV, CF, LV	LV
Resuvolin	Citrovorum Faktor	CV, CF, LV	LV
Leukovorin-Calcium Farmos	Citrovorum Faktor	CV, CF, LV	LV
Vesanoïd	All-trans-Retinsäure	ATRA	

Hormone

Androcur	Cyproteronacetat		
Arimidex	Anastrozol		
Casodex	Biclutamid		
Decapeptyl	Triptorelin		
Flucinom	Flutamid		
Fugerel	Flutamid		
Honvan	Fosfestrol		
Kessar	Tamoxifen*	TAM	T
Lentaron	Formestan		
Megestat	Megestrolacetat	MEG	T
Nolvadex	Tamoxifen	TAM	
Orimeten	Aminoglutethimid		
Rodazol	Animoglutethimid		
Suprefact	Buserelin		
Suprefact Depot			
Tamoxasta	Tamoxifen	TAM	T
Zoladex	Goserelin		

Zytokine

Eprex	Epoetin, Erythropoetin	EPO
Erypo, Erypo FS	Epoetin, Erythropoetin	EPO
Granocyte	Lenograstim	G-CSF
Intron A	Interferon-α (2b)	IFN-α
Leukine	Sargramostim	GM-CSF
Leucomax	Molgramostim	GM-CSF
Neupogen	Filgrastim	G-CSF
Proleukin	Interleukin-2	IL-2
Recoromon/-S	Epoetin, Erythropoetin	EPO
Roferon A	Interferon-α (2a)	IFN-α

* Merke: Tamoxifen ist innerhalb des deutschsprachigen Raumes unter 14 verschiedenen Markennamen erhältlich.

C: Häufig eingesetzte Therapieschemata

Abkürzung	Zusammensetzung
ABV	Doxorubicin, Bleomycin, Vincristin oder Vinblastin oder VP-16
ABVD	Doxorubicin, Bleomycin, Vinblastin oder VP-16 (Vepesid) oder Vincristin
ABVP	Doxorubicin, Bleomycin, Vinblastin oder VP-16 oder Vincristin, Prednison
AC	Doxorubicin, Cyclophosphamid
BEAM	BCNU, Etoposid, ARA-C (Cytosin-Arabinosid), Melphalan
BEP	Bleomycin, Etoposid, Cisplatin
BMP	Bleomycin, Methotrexat, Cisplatin
CAF	Cyclophosphamid, Doxorubicin, Fluorouracil
CAP	Cyclophosphamid, Doxorubicin, Cisplatin
CAMP	Lomustin, Melphalan, Methotrexat, Prednison
CARBO/VM-26	Carboplatin, Vumon
CEB	Carboplatin, Etoposide, Bleomycin
CEP	Cyclophosphamid, Etoposid, Prednison
CHOEP	Cyclophosphamid, Doxorubicin, Oncovin, Etoposid, Prednison
CHOP	Cyclophosphamid, Doxorubicin, Vincristin, Prednison
CHOP-BLEO	Cyclophosphamid, Doxorubicin, Vincristin, Prednison, Bleomycin
CISCA	Cisplatin, Cyclophosphamid, Doxorubicin
CMF	Cyclophosphamid, Methotrexat, Fluorouracil
CMFP	Cyclophosphamid, Methotrexat, Fluorouracil, Prednison
CMFT	Cyclophosphamid, Methotrexat, Fluorouracil, Tamoxifen
CMFVP	Cyclophosphamid, Methotrexat, Fluorouracil, Vincristin, Prednison
C-MOPP	Cyclophosphamid anstelle von oder alternierend mit Mechlorethamin, Vincristin, Procarbazin, Prednison
CNOP	Cyclophosphamid, Mitoxantron, Vincristin, Prednison
COP	Cyclophosphamid, Vincristin, Prednison
COP-BLAM	Cyclophosphamid, Vincristin, Prednison, Bleomycin, Procarbazin, Doxorubicin
COP-BLEO	Cyclophosphamid, Vincristin, Prednison, Bleomycin
COPP	Cyclophosphamid, Vincristin, Procarbazin, Prednison
CVPP	Cyclophosphamid, Vinblastin, Procarbazin, Prednison
CYVADIC	Cyclophosphamid, Vincristin, Doxorubicin, Dacarbazin
DAT	Daunorubicin, Cytarabin, Thioguanin
EPOCH	Etoposide, Prednison, Vincristin, Cyclophosphamid, Doxorubicin
EVA	Cyclophosphamid, Vepesid, Doxorubicin
ESHAP	Etoposid, Solu-Medrol, Hochdosiert Cytarabin, Cisplatin
FAC	Fluorouracil, Doxorubicin, Cyclophosphamid
FAM	Fluorouracil, Doxorubicin, Mitomycin-C
5-FU-CV	Fluorouracil, Citrovorum Faktor
LMF	Chlorambucil, Methotrexat, Fluorouracil
LOPP	Chlorambucil, Vincristin, Procarbazin, Prednison

LOPP-ABV	Chlorambucil, Vincristin, Procarbazin, Prednison, Doxorubicin, Bleomycin, VP-16
M-BACOD	Methotrexat, Bleomycin, Doxorubicin, Cyclophosphamid, Vincristin, Dexamethason
MFC	Mitomycin, Fluorouracil, Cytarabin
MiViP	Mitomycin, Vindesin, Cisplatin
MMM	Mitomycin, Mitoxantron, Methotrexat
MOB	Mitomycin, Vincristin, Bleomycin
MOF	Methyl-CCNU, Oncovin, Fluorouracil
MOPP	Mechlorethamin, Vincristin, Procarbazin, Prednison
MOPP-ABV Hybrid	Mechlorethamin, Vincristin, Procarbazin, Prednison, Doxorubicin, Bleomycin, Vinblastin
M-VAC	Methotrexat, Vinblastin, Doxorubicin, Cisplatin
M-VAP	Methotrexat, Vinblastin, Mitoxantron, Carboplatin
MVPP	Mechlorethamin, Vinblastin, Procarbazin, Prednison
PAVe	Procarbazin, Melphalan, Vinblastin
ProMACE	Cyclophosphamid, Doxorubicin, Etoposid, Methotrexat
ProMACE-MOPP	Cyclophosphamid, Doxorubicin, Etoposid, Methotrexat, Mechlorethamin, Vincristin, Procarbazin, Prednison
PVB	Cisplatin, Vinblastin, Bleomycin
VACOP-B	VP-16, Doxorubicin, Cyclophosphamid, Vincristin, Prednison, Bleomycin
VAD	Vincristin, Doxorubicin, Dexamethason

D: Häufig verabreichte Zytostatika/ Hormone/Zytokine*

Die nachfolgend zusammengefaßten Beschreibungen stammen aus folgenden Quellen:

- Arzneimittel-Kompendium der Schweiz 1996;
- Rote Liste – Arzneimittelverzeichnis des BPI 1995–1996;
- Kompendium Internistische Onkologie 1986, 1996 – (Hrsg. Schmoll, Peters, Fink) 2. Aufl., Springer, Berlin Heidelberg New York Tokyo;
- The Cytotoxics Handbook 1990/1993 – (eds. Allwood, Wright), Radcliffe Medical Press;
- The Cancer Chemotherapy Handbook 1993 – D. Fischer, M. T. Knobf; Yearbook Medical Publishers.

In der Literatur finden sich abweichende Angaben, besonders in bezug auf die Haltbarkeit/Lagerung nach der Auflösung oder weiteren Verdünnung der Substanzen. Die Haltbarkeit hängt von der Stabilität des Medikaments ab (chemisch-physikalische Eigenschaften). Bei Stechampullen oder Infusionen ist wegen der Kontaminationsgefahr die Haltbarkeit beschränkt.

Grundregeln sind:

- Zytostatika, die in Lösungsmitteln ohne Konservierungsmittel aufgelöst werden, sollen spätestens innerhalb von 24 h verwendet werden, falls keine anderslautenden Angaben vom Hersteller vorliegen. ***Vorsicht: Nach mehrfachen Entnahmen ohne strenge aseptische Techniken ist eine Lösung in der Regel nicht mehr keimfrei!***
- „Vor Licht schützen" bedeutet, daß bestimmte Medikamente nicht direkter Sonnenstrahlung oder vergleichbaren Lichtquellen ausgesetzt werden sollen. Präparate, die in geschlossenen Schränken bzw. Kühlschränken aufbewahrt werden, sind „vor Licht geschützt".
- Wegen möglicher Inkompatibilitäten und Wechselwirkungen sollen die Zytostatika nicht ohne vorherige Rücksprache mit der Apotheke mit anderen Zytostatika oder sonstigen Medikamenten gemischt werden.

Die Rubrik „Häufigste unerwünschte Wirkungen" beschränkt sich absichtlich auf die Wirkungen, die für die Pflegeplanung am bedeutsamsten sind.
Wo viele Zytostatika zubereitet werden, empfiehlt es sich, neben dem Zubereitungsplatz eine Referenztabelle aufzuhängen, um eine schnelle und sichere Kontrolle vornehmen zu können, z.B. in folgender Art:

---

* Zusammengestellt von Chr. Sauter und A. Margulies.

Handelsname Handelsformen	Applikationswege	Auflösung	Lagerung Temp./Zeit	Verabreichung	Spezielle Hinweise/ Unerwünschte Wirkungen
Velbe 10-mg-Amp.	i.v.	10 ml NaCl	KüSch/24 h	i.v.-Bolus	Gewebsschädigend Neurotoxizität

Die einzelnen Rubriken können aber auch den individuellen Bedürfnissen der Klinik oder der Praxis angepaßt werden.
Zusammensetzung und Anwendung der Medikamente usw. können sich ändern. Es empfiehlt sich daher, die Information der Beipackzettel oder entsprechende Fachinformation regelmäßig zu konsultieren.

Zytostatika

Substanzname **Actinomycin-D, Dactinomycin**

Handelsnamen **Lyovac Cosmegen, Cosmegen**

Substanzgruppe
Antitumor-Antibiotikum – phasenunspezifisch

Lagerung der Originalpackung
Raumtemperatur

Applikationswege
i.v., i.a.

Auflösung
Trockensubstanz in Aqua dest. pro inject. 1,1 ml, beiliegend. Aufgelöste Flüssigkeit muß klar sein.

Weitere Verdünnung
NaCl 0,9% oder Glukose 5%

Lagerung des aufgelösten Medikaments
Muß innerhalb von 24 h verwendet werden.

Dosisbereich
15–30 µg bis 400–600 µg/m^2 – je nach Therapieschemata (und Alter)

Verabreichung

i.v.-Bolus	– langsam, gleichzeitig mit laufender NaCl-Infusion (0,9%) über z.B. 3-Wege-Hahn (Spüleffekt)
	– in 20 ml Aqua dest. pro Injektion oder NaCl 0,9% verdünnen,
	– langsam injizieren
i.v.-Infusion	– in 100–500 ml NaCl 0,9% oder Glukose 5% bis zu 60 min infundieren

Häufigste unerwünschte Wirkungen
Knochenmarktoxizität
Übelkeit, Erbrechen bei ungenügenden Antiemetika
Hautveränderungen: Akneähnlicher Ausschlag, Erythema, Recall-Phänomen Alopezie
Gewebeschädigend – Extravasation vermeiden!
Mukositis

Substanzname **L-Asparaginase**

Handelsnamen **Crasnitin, Asparaginase, Kidrolase**

Substanzgruppe
Enzyme, Diverse – phasenspezifisch

Lagerung der Originalpackung
Trockensubstanz – im Kühlschrank

Applikationswege
i.v., i.m.

Auflösung
Trockensubstanz mit Aqua pro inject. Das aufgelöste Medikament muß klar sein. Nicht schütteln!

Lagerung des aufgelösten Medikaments
Muß innerhalb von 6–8 h gebraucht werden, sehr instabil

Dosisbereich

i.v.	10 000–20 000 IE/m^2
i.m.	3 000–12 000 IE/m^2

Verabreichung

i.m.	– manchmal empfohlen, um allergische Reaktion zu reduzieren
i.v.-Bolus	– langsam, gleichzeitig mit laufender NaCl-Infusion (0,9%) über z.B. 3-Wege-Hahn (Spüleffekt)
i.v.-Infusion	– in 100 ml NaCl 0,9%

Häufigste unerwünschte Wirkungen
Allergische Reaktion, anaphylaktischer Schock
Übelkeit, Erbrechen – bei ungenügenden Antiemetika
Gerinnungsstörungen
Neurotoxizität
Hepatotoxizität
Pankreatitis

Spezielle Hinweise
- Wegen anaphylaktischer Reaktion vor Therapiebeginn Verabreichung einer intrakutanen Testdosis empfohlen. Entsprechende Notfallmedikamente bereithalten und ärztliche Verordnung vor der Therapie festlegen.
- Bei i.m.-Verabreichung sollte man die Injektionsstellen abwechselnd rechts und links wählen. Bei einer Dosis über 10 000 IE muß die i.m.-Injektion an 2 Orten verabreicht werden.
- Kontakt mit Gummi meiden, d.h. nach dem Auflösen nur leicht schwenken, um Kontakt mit Stöpsel zu vermeiden.

Substanzname **m-AMSA, Amsacrin**

Handelsname **Amsidyl**

Substanzgruppe
Diverse – phasenunspezifisch

Lagerung der Originalpackung
Trockensubstanz – Raumtemperatur

Applikationswege
i.v.

Auflösung
Inkompatibel mit NaCl!
Aqua pro injekt oder beigelegte Lösungsmittel

Weitere Verdünnung
Glukose 5%

Lagerung des aufgelösten Medikaments
Raumtemperatur – 8 h, vor Licht schützen

Lagerung des weiter verdünnten Medikaments
Raumtemperatur – 8 h, vor Licht schützen

Dosisbereich
30–120 mg/m^2 – je nach Therapieschema

Verabreichung
i.v.-Infusion – bis 75 mg in 250 ml Glukose über 1 h bis 90 min
– ab 75 mg in 500 ml Glukose 5% über 1 h bei 90 min

Häufigste unerwünschte Wirkungen
Übelkeit, Erbrechen – bei ungenügenden Antimetika
Knochenmarktoxizität
Alopezie
Mukositis
Phlebitis
Gewebeschädigend – Extravasation vermeiden!

Spezielle Hinweise
- Der Hersteller empfiehlt Auflösung mit Glasspritzen wegen Materialinkompatibilität mit Gummi/Plastik. Diese Glasspritzen sind über die Firma erhältlich. Erfahrungen zeigen jedoch, daß Polypropylenspritzen, z.B. Omnifix, für diesen Verwendungszweck geeignet wären.
- Verdünnte Infusion greift Plastik nicht an.
- Keine Filter benutzen.

Substanzname **Bleomycin**

Handelsnamen **Bleomycin, Bleomycinum-Mack, Bleomycin Lundbeck**

Substanzgruppe
Antitumor-Antibiotikum – phasenunspezifisch

Lagerung der Originalpackung
Raumtemperatur

Applikationswege
i.v., i.m., s.c., intrakavitär, i.a. (regional), topisch

Auflösung
Trockensubstanz (je nach Hersteller) mit NaCl 0,9% oder Aqua pro injekt.

Weitere Verdünnung
NaCl 0,9% oder Glukose 5%

Lagerung des aufgelösten Medikaments
Je nach Hersteller: Ohne Konservierungsmittel – 24 h, vor Licht schützen
Mit Konservierungsmittel – bis 7 Tage, vor Licht schützen

Lagerung des weiter verdünnten Medikaments
Instabil in Plastikflaschen – soll maximal 24 h vor Licht geschützt aufbewahrt werden

Dosisbereich
5–30 IE/m^2 – je nach Therapieschema, maximale Gesamtdosis 225 IE/m^2

Verabreichung

i.v.-Bolus	– verdünnt mit NaCl 0,9% auf 20 ml; langsam injizieren
i.m., s.c.	– in NaCl 0,9% auflösen, evtl. wegen schmerzhafter Injektion in 1,5–2 ml Lidocain 1%
i.v.-Infusion	– 250–1000 ml NaCl 0,9% oder Glukose 5% (mit Glukose-Glassflaschen benützen)

Häufigste unerwünschte Wirkungen
Allergische Reaktion – Fieber, Schüttelfrost (3 h nach Verabreichung)
Pulmonologische Veränderungen – Fibrosis, Pneumonitis
Dermatologische Toxizität – besonders Druckstellen und Kratzer vermeiden (Hornhautbildung/Hyperpigmentation)
Mukositis
Alopezie

Spezielle Hinweise
- Bei Therapiebeginn die Patienten über die Möglichkeit einer Hyperpigmentation informieren.
- Geschmacksveränderungen während i.v.-Bolus-Applikation möglich.

Substanzname **Busulfan**

Handelsname **Myleran**

Substanzgruppe
Alkylans – phasenunspezifisch

Lagerung der Originalpackung
Tabletten – im Kühlschrank

Applikationswege
p.o.

Dosisbereich
Wird ausschließlich eingesetzt in Konditionierungsschemen bei Stammzelltransplantationen bei hämatologischen Neoplasien z.B. CML, AML

Verabreichung
p.o.

Häufigste unerwünschte Wirkungen
Knochenmarktoxizität – *Stammzellschädigung* (!)
Bei längeren Behandlungszeiten – Hyperpigmentation
Lungentoxizität

Spezielle Hinweise
- Wegen Gefahr einer irreversiblen Knochenmarkaplasie ist eine *sorgfältige* Blutbildüberwachung notwendig.

Substanzname **Carboplatin**

Handelsnamen **Carboplat, Paraplatin, Carboplatin Abic**

Substanzgruppe
Diverse – phasenunspezifisch

Lagerung der Originalpackung
Raumtemperatur

Applikationswege
i.v.

Auflösung
Je nach Hersteller: Trockensubstanz in Aqua pro injekt. oder bereits gelöst; keine Aluminiumkanülen verwenden.

Weitere Verdünnung
NaCl 0,9%, Glukose 5%

Lagerung des aufgelösten Medikaments
8 h bei Raumtemperatur

Lagerung des weiter verdünnten Medikaments
8 h bei Raumtemperatur

Dosisbereich
100–500 mg/m^2 – je nach Therapieschema oder Clearance muß Nierenfunktion angepaßt werden

Verabreichung
i.v.-Infusion
- 100 ml 30–60 min
- auf 250 ml verdünnen oder bis 1 : 20 verdünnen; kann auch als 24-h-Infusion verabreicht werden

Häufigste unerwünschte Wirkungen
Knochenmarktoxizität
Übelkeit, Erbrechen (weniger ausgeprägt als bei Cisplatin)
Parästhesien (weniger ausgeprägt als bei Cisplatin)
Allergische Reaktion

Spezielle Hinweise
- Carboplatin hat reduzierte neuro-, oto- und nephrotoxische Wirkungen im Vergleich zu Cisplatin; keine forcierte Diurese.
- Vorsicht bei eingeschränkter Nierenfunktion.

Substanzname **Carmustin, BCNU**

Handelsnamen **BiCNU, Carmubris**

Substanzgruppe
Akylierend – phasenunspezifisch

Lagerung der Originalpackung
Im Kühlschrank

Applikationswege
i.v., i.a.

Auflösung
Lösungsmitel (absoluter Ethanol) der Packung beigelegt, Trockensubstanz muß ganz aufgelöst werden, anschließend dann mit Aqua pro inject.

Weitere Verdünnung
NaCl 0,9% oder Glukose 5%

Lagerung des aufgelösten Medikaments
Ohne Konservierungsmittel: Im Kühlschrank 2 h, vor Licht schützen
Mit Konservierungsmittel: Im Kühlschrank 24 h, vor Licht schützen

Lagerung des weiter verdünnten Medikaments
In Glasflaschen: 24–48 h mit Konservierungsmittel
In Plastikflaschen: sofortige Verwendung

Dosisbereich
40–200 mg/m^2 – je nach Therapieschema

Verabreichung
i.v.-Bolus – möglich, aber nicht empfohlen (Venenkrämpfe)
– gleichzeitig mit schnell laufender Infusion über z.B. 3-Wege-Hahn (Spüleffekt) über 15 min
i.v.-Infusion – in NaCl 0,9% oder Glukose 5% infundieren während 1–2 h
Bei Infusionszeiten über 2 h vor Licht schützen

Häufigste unerwünschte Wirkungen
Übelkeit, Erbrechen – bei ungenügenden Antiemetika
Knochenmarktoxizität
Hepatotoxizität
Gewebeschädigend – Extravasation vermeiden!
Mukositis

Spezielle Hinweise
- Plastikflaschen für die Infusion zu verwenden, wird von den Herstellern nicht empfohlen.
- Bei Venenkrämpfen während der Infusion kalte Kompressen oberhalb der Injektionsstelle applizieren.
- Bei einer zu schnellen Infusion ist Hauterrötung möglich – dauert ca. 4 h an.

Substanzname **Chlorambucil**

Handelsname **Leukeran**

Substanzgruppe
Alkylierend – phasenunspezifisch

Lagerung der Originalpackung
Tabletten – im Kühlschrank

Applikationswege
p.o.

Dosisbereich
4–8 mg/m^2/Tag – je nach Therapieschema

Verabreichung
p.o. – empfohlen wird auf leeren Magen

Häufigste unerwünschte Wirkungen
Knochenmarktoxizität
Leichte Übelkeit

Substanzname **Cisplatin**

Handelsnamen **Cisplatin, Platinol, Cisplatin-Lösung, Platiblastin, Platinex, Cismaplat, Abiplatin, Cisplatin Ebewe**

Substanzgruppe
Diverse – phasenunspezifisch

Lagerung der Originalpackung
Raumtemperatur

Applikationswege
i.v., i.a., intraperitoneal

Auflösung
Keine Aluminiumkanülen verwenden!
Trockensubstanz – Lösungsmittel beigelegt oder in Aqua pro injekt.
Gelöst

Weitere Verdünnung
Empfohlen wird NaCl 0,9% oder NaCl/Glukose 2 : 1
Glukose 5% meiden!

Lagerung des aufgelösten Medikaments
Trockensubstanz – maximal 20 h bei Raumtemperatur
Gelöst – nicht angestochen bis Verfalldatum

Lagerung des weiter verdünnten Medikaments
Je nach Marke – 6–12 h; Raumtemperatur

Dosisbereich
15–100 mg/m^2 – je nach Therapieschema

Verabreichung
Kein i.v.-Bolus
i.v.-Infusion – Bei steigender Dosis progressive Verdünnung in NaCl 0,9% von 100–2000 ml über 15 min bis 24 h

Häufigste unerwünschte Wirkungen
Übelkeit, Erbrechen – sehr stark emetogen; *genügend Antiemetika!*
Nephrotoxizität bei ungenügender Diurese
Knochenmarktoxizität
Ototoxizität bei höherer Dosis (Tinnitus, Hochtonschwerhörigkeit)
Neurotoxizität
Allergische Reaktionen
Gewebeschädigend – Extravasation vermeiden!

Substanzname **Cladribine**

Handelsname **Leustatin**

Substanzgruppe
Antimetabolit

Lagerung der Originalpackung
Im Kühlschrank

Applikationswege
s.c., i.v.

Auflösung
Gelöst

Weitere Verdünnung
NaCl 0,9%; Glukose 5% ist nicht empfohlen

Lagerung des aufgelösten Medikaments
Im Kühlschrank – 8 h

Lagerung des weiter verdünnten Medikaments
Raumtemperatur – 24 h

Dosisbereich

s.c.	– 0,1 mg/kg/Tag für 7 Tage (3,4 mg/m^2/Tag)
i.v.	– 0,1 mg/kg/Tag (3,4 mg/m^2/Tag) – 5–7 Tage als kontinuierliche Infusion

Verabreichung

s.c.	
i.v.-Infusion	– Tagesdosis in 500 ml NaCl 0,9% über 24 h oder kontinuierliche Infusion über 7 Tage nach Anleitung

Häufigste unerwünschte Wirkungen
Knochenmarktoxizität – Neutropenie (akut), Lymphopenie (langdauernd)
Hautausschlag und Myalgien (eher selten)

Substanzname **Cyclophosphamid**

Handelsnamen **Endoxan, Endoxan-Asta, Cytoxan, Cyclostin, Cyclophosphamid Bristol**

Substanzgruppe
Alkylans – phasenunspezifisch

Lagerung der Originalpackung
Raumtemperatur

Applikationswege
p.o., i.v.

Auflösung
Kein NaCl 0,9% verwenden!
Trockensubstanz in Aqua pro injekt.; eventuell leichte Vorwärmung des Aqua pro injekt.; Schwenkung der Ampulle (nicht schütteln) beschleunigt die Auflösung.
100–200 mg–10 ml
500 mg–20 ml
1000 mg–30–50 ml

Weitere Verdünnung
Glukose 5%

Lagerung des aufgelösten Medikaments
Je nach Marke – zwischen 3 und 8 h bei Raumtemperatur; 24 h im Kühlschrank

Lagerung des weiter verdünnten Medikaments
24 h im Kühlschrank

Dosisbereich
60–120 mg/m^2 bis 500–1 800 mg/m^2 je nach Therapieschema, Allgemeinzustand, gleichzeitig verabreichten Medikamenten

Verabreichung
p.o. – Soll am Morgen oder früh am Nachmittag eingenommen werden wegen Blasenirritation
i.v. – bis 500 mg in 100 ml Glukose 5%
ab 500 mg bis 2 g in 250 ml Glukose 5%
(ab 1000 mg in 500 ml Glukose 5%)

Cyclophosphamid darf ziemlich konzentriert verabreicht werden. Man muß aber überlegen, ob die Flüssigkeitszufuhr des Patienten gesichert ist. Die Infusion soll evtl. weiter verdünnt werden.

Häufigste unerwünschte Wirkungen
Übelkeit, Erbrechen – bei ungenügenden Antiemetika (auch verspätet) oder erhöht, wenn mit anderen Medikamenten kombiniert
Knochenmarktoxizität
Hämorrhagische Zystitis (nicht infektiös) – bei ungenügender Diurese
Alopezie

Spezielle Hinweise
- Gute Hydration wichtig – Patient soll viel trinken, ca. 3 l/Tag; besonders bei hohen Dosen ≥1 g/m^2.
- Geschmacksveränderungen während der i.v.-Verabreichung möglich.
- Mundgefühlveränderungen während der i.v.-Verabreichung möglich.

Substanzname **Cytarabin, Ara-C, Cytosin-Arabinosid**

Handelsnamen **Alexan, Cytosar, Udicil, Ara-cell**

Substanzgruppe
Antimetabolit – phasenunspezifisch

Lagerung der Originalpackung
Trockensubstanz – Raumtemperatur

Applikationswege
i.v., s.c., intrathekal

Auflösung
Beigelegt oder Aqua pro injekt.
Intrathekal mit NaCl 0,9%
Hochdosiert mit NaCl 0,9% oder Aqua pro injekt.

Weitere Verdünnung
NaCl 0,9%, Glukose 5%

Lagerung des aufgelösten Medikaments
Ohne Konservierungsmittel – bis maximum 8 h – Raumtemperatur
Mit Konservierungsmittel – 24 h – Raumtemperatur
Vor Licht schützen

Lagerung des weiter verdünnten Medikaments
Raumtemperatur – 24 h; vor Licht schützen

Dosisbereich

i.v.	– 100–200 mg/m^2
s.c.	– 10 mg/m^2
i.th.	– 15–30 mg/m^2
Hochdosiert	– i.v. 1–3 g/m^2

Verabreichung
s.c.
i.v.-Infusion – in 250 ml NaCl 0,9% oder Glukose 5% über ca. 1 h
i.v.-Infusion bei hochdosiertem Cytarabin
– in 250–500 ml NaCl 0,9% oder Glukose 5% über 1–3 h
i.v.-Dauerinfusion – in 500–1000 ml NaCl 0,9% oder Glukose 5% über 24 h
i.th – *muß* mit NaCl 0,9% *ohne Konservierungsmittel* aufgelöst werden

Häufigste unerwünschte Wirkungen
Knochenmarktoxizität
Übelkeit, Erbrechen bei ungenügenden Antiemetika und zu schneller i.v.-Verabreichung
Exantheme
Hepatotoxizität
Neurotoxizität
Bei *hochdosierter* Therapie:
Keratokonjunktivitis
Alopezie

Spezielle Hinweise
- Bei hochdosierter Therapie prophylaktische Augenpflege, z.B. mit Spersadex bei Therapiebeginn und 1 bis 2 Tage nach der Therapie.

Substanzname **Dacarbazin**

Handelsnamen **D.T.I.C. Deticene, DTIC Dome, Detimedac**

Substanzgruppe
Diverse, alkylierend – phasenunspezifisch

Lagerung der Originalpackung
Trockensubstanz – Raumtemperatur

Applikationswege
i.v.

Auflösung
Aqua pro injekt., i. allg. vor Licht schützen oder nach Angaben des Herstellers

Lagerung des aufgelösten Medikaments
1–8 h bei Raumtemperatur, vor Licht schützen
24 h im Kühlschrank, vor Licht schützen

Lagerung des weiter verdünnten Medikaments
24 h, vor Licht schützen

Dosisbereich
100–1450 mg/m^2 – je nach Therapieschema

Verabreichung
- Bei der Zubereitung und beim Infundieren vor Licht schützen mit Schutzhülle und lichtdichtem Schlauch

i.v.-Bolus – nicht empfohlen wegen Venenspasmen
i.v.-Infusion – 250 ml NaCl 0,9% oder Glukose 5% während 15–30 min infundieren; bei Venenspasmen langsamer infundieren

Häufigste unerwünschte Wirkungen
Knochenmarktoxizität – besonders Leuko- und Thrombopenie
Übelkeit, Erbrechen – bei ungenügenden Antiemetika
Alopezie
Hepatotoxizität
Gewebeschädigend – Extravasation vermeiden!

Spezielle Hinweise
- Bei Farbveränderung des Medikaments (von Gelb ins Rötliche) Lösung verwerfen.
- Bei Venenspasmen kalte Wickel oder Eiskompressen (Cold-Pack) oberhalb der Punktionsstelle während der Infusion auflegen.

Substanzname **Daunorubicin**

Handelsnamen **Daunoblastin, Cerubidine, Daunorubicin RP**

Substanzgruppe
Antitumor-Antibiotikum – phasenunspezifisch

Lagerung der Originalpackung
Trockensubstanz – Raumtemperatur

Applikationswege
i.v.

Auflösung
Aqua pro injekt., Zubereitung unmittelbar vor dem Gebrauch
Lösung muß klar sein

Weitere Verdünnung
NaCl 0,9%, Glukose 5%

Lagerung des aufgelösten Medikaments
24 h bei Raumtemperatur
48 h im Kühlschrank

Lagerung des weiter verdünnten Medikaments
Muß innerhalb von 6–8 h verabreicht werden

Dosisbereich
20–80 mg/m^2 – je nach Therapieschema, jedoch meist 30–60 mg/m^2
Maximale Kumulativdosis 500–550 mg/m^2

Verabreichung

i.v.-Bolus	– gleichzeitig mit schnell laufender Infusion (NaCl 0,9% oder Glukose 5%) über z.B. 3-Wege-Hahn (Spüleffekt)
	– direkt in Schlauch einer laufenden NaCl-Infusion 0,9% oder Glukose 5%
i.v.-Infusion	– in 250- bis 500-ml-Infusionslösung

Häufigste unerwünschte Wirkungen
Knochenmarktoxizität
Übelkeit, Erbrechen – bei ungenügenden Antiemetika
Kumulative Kardiotoxizität
Alopezie
Recall-Phänomen
Gewebeschädigend – Extravasation vermeiden!

Spezielle Hinweise
– Nicht mit alkalischen Lösungen mischen (pH >8).
– Patient informieren. Urin wird rot-orange gefärbt bis 2 Tage nach Verabreichung.

Substanzname **Docetaxel**

Handelsname **Taxotere**

Substanzgruppe
Mitosehemmstoff; hemmt die Depolymerisation der Milrotubuli

Lagerung der Originalpackung
Im Kühlschrank

Applikationswege
i.v.

Auflösung
Konzentrat mit beigefügter Lösungsmittelampulle (6 ml Ethanol 13% in Aqua pro injekt.) mischen. Nicht schütteln! Schwenken, bis die Lösung klar ist

Weitere Verdünnung
NaCl 0,9% oder Glukose 5%

Lagerung des aufgelösten Medikaments
Im Kühlschrank oder Raumtemperatur 8 h

Dosisbereich
100 mg/m^2 alle 3 Wochen

Verabreichung
i.v.-Infusion – in 250 ml NaCl 0,9% oder Glukose 5% über 1 h

Häufigste unerwünschte Wirkungen
Neutropenie
Asthenie
Hautveränderungen – Ausschlag, „Flushing"
Nagelveränderung

Spezielle Hinweise
- Prämedikation mit Kortikosteroid p.o. zur Verminderung von Flüssigkeitsretention und von Haut- und Überempfindlichkeitsreaktionen.
- Wegen Überempfindlichkeitsreaktionen sorgfältige Überwachung der Patienten v.a. während der 1. und 2. Infusion.

Substanzname **Doxorubicin**

Handelsnamen **Adriblastin Solution (Lösung), Doxorubicin, Adriamycin, Adriblastin RD, Doxo-cell**

Substanzgruppe
Antitumor-Antibiotikum – phasenunspezifisch

Lagerung der Originalpackung
Fertiglösung – im Kühlschrank
Trockensubstanz – Raumtemperatur

Applikationswege
i.v., i.a., intrakavitär

Auflösung
Gelöst
Trockensubstanz; NaCl 0,9% oder Aqua pro injekt., je nach Hersteller

Weitere Verdünnung
NaCl 0,9% oder Glukose 5%

Lagerung des aufgelösten Medikaments
Fertiglösung – 24 h im Kühlschrank
Trockensubstanz – 24 h Raumtemperatur; vor Licht schützen

Lagerung des weiter verdünnten Medikaments
Aus der Fertiglösung – 24 h im Kühlschrank
Aus Trockensubstanz – 24 h bei Raumtemperatur; vor Licht schützen

Dosisbereich
8–90 mg/m^2 – je nach Therapieschema

Verabreichung
i.v.-Bolus – unverdünnt (Tagesdosis)
i.v.-Infusion – Tagesdosis in 50–100 ml NaCl 0,9% oder Glukose 5% während 10–15 min
– Langzeitinfusionen werden für besondere Therapien eingesetzt; in 500–1000 ml NaCl 0,9% oder Glukose 5%; vor Licht schützen

Häufigste unerwünschte Wirkungen
Knochenmarktoxizität
Übelkeit, Erbrechen – bei ungenügenden Antiemetika
Kumulative Karditoxizität
Alopezie
Haut- und Nagelveränderungen, besonders bei hochdosierten Therapien
Mukositis
Gewebeschädigend – Extravasation vermeiden!

Spezielle Hinweise
- Kombiniert mit bestimmten anderen Zytostatika ist die Kardio- und Hepatotoxizität erhöht.
- Patienten informieren, Urin wird rot-orange gefärbt bis 2 Tage nach Verabreichung.

Substanzname **4-Epi-Doxorubicin**

Handelsnamen **Farmorubicin RD, Farmorubicin Solution**

Substanzgruppe
Antitumor-Antibiotikum – phasenunspezifisch

Lagerung der Originalpackung
Trockensubstanz – Raumtemperatur
Fertiglösung – im Kühlschrank

Applikationswege
i.v.

Auflösung
Lösungsmittel beigelegt; mit Aqua pro injekt. oder NaCl 0,9%
10 mg auf 5 ml; 20 mg auf 20 ml; 50 mg auf 25 ml
Gelöst

Weitere Verdünnung
NaCl 0,9%

Lagerung des aufgelösten Medikaments
Raumtemperatur – 24 h, vor Licht schützen (Trockensubstanz)

Lagerung des weiter verdünnten Medikaments
Raumtemperatur – 24 h, vor Licht schützen

Dosisbereich
15–90 mg/m^2 – je nach Therapieschema

Verabreichung

i.v.-Bolus	– gleichzeitig mit schnell laufender NaCl-Infusion (0,9%) über z.B. 3-Wege-Hahn (Spüleffekt) während 3–5 min; im Anschluß 10–15 min mit NaCl 0,9% weiter spülen.
i.v.-Infusion	– über 24 h, Endkonzentration soll nicht >2 mg/ml werden; vor Licht schützen

Häufigste unerwünschte Wirkungen
Knochenmarktoxizität
Übelkeit, Erbrechen
Alopezie
Mukositis
Kumulative Kardiotoxizität
Gewebeschädigend – Extravasation vermeiden!

Spezielle Hinweise
- Wegen Venensklerose kleine, feine Venen meiden.
- Patienten informieren, Urin wird rot-orange gefärbt bis 2 Tage nach Verabreichung.

Substanzname **Estramustin**

Handelsnamen **Estracyt, Cellmustin**

Substanzgruppe
Alkylans, Östrogen

Lagerung der Originalpackung
Kapseln und Trockensubstanz – Raumtemperatur

Applikationswege
p.o., i.v.

Auflösung
Aqua pro Injektion – Inhalt nicht schütteln, Schaumbildung vermeiden

Weitere Verdünnung
Nur in Glukose 5%, keine Kochsalzlösungen verwenden

Dosisbereich

p.o.	490–550 mg/m^2 – je nach Therapieschema
i.v.	150–200 mg/m^2 – je nach Therapieschema

Verabreichung

p.o.	– 1 h vor oder 2 h nach dem Essen, evtl. mit Antazida
i.v. Bolus	– langsam über 3–5 min
i.v.-Infusion	– in 250 ml Glukose 5% während maximal 3 h

Häufigste unerwünschte Wirkungen
Knochenmarktoxizität
Übelkeit, Erbrechen besonders bei p.o.-Verabreichung – genügend antiemetische Prophylaxe
Gynäkomastie, Impotenz
Hepatotoxizität
Irritant – Extravasation vermeiden!

Spezielle Hinweise
– Vorübergehender Juckreiz nach i.v.-Verabreichung im Perianal- oder Genitalbereich.

Substanzname **Etoposid**

Handelsname **Vepesid**

Substanzgruppe
Interphasehemmstoff, Mitosenhemmer – phasenspezifisch

Lagerung der Originalpackung
Kapseln/Ampullen – Raumtemperatur

Applikationswege
i.v., p.o.

Auflösung
Gelöst

Weitere Verdünnung
Weiter verdünnen mit NaCl 0,9% oder Glukose 5%
Achtung bei höheren Konzentrationen (0,4 mg/ml) – Kristallisationsgefahr

Lagerung des aufgelösten Medikaments
Ampulleninhalt mit Saft gemischt – 3 h (bei p.o.-Verabreichung)

Lagerung des weiter verdünnten Medikaments
Raumtemperatur 24 h, vor Licht schützen

Dosisbereich

p.o.	100–200 mg/m^2
i.v.	100–200 (330) mg/m^2

Verabreichung

p.o.	– Kapseln mit dem Essen einnehmen oder vom Hersteller empfohlene Ampullenlösung in einem Glas Orangensaft mischen
i.v.-Infusion	– in 250 ml NaCl 0,9% oder Glukose 5% über 30–60 min oder über 24 h mit Lichtschutz

Häufigste unerwünschte Wirkungen
Knochenmarktoxizität
Übelkeit, Erbrechen – bei ungenügenden Antiemetika
Alopezie
Mukositis
Lokale Reizungen/Entzündungen bei Extravasation

Spezielle Hinweise
– Auf Hypotonie und Bronchospasmen während der Infusion achten.

Substanzname **Fludarabine-Phosphate**

Handelsname **Fludara**

Substanzgruppe
Antimetabolit

Lagerung der Originalpackung
Trockensubstanz – Raumtemperatur

Applikationswege
i.v.

Auflösung
Trockensubstanz in 2 ml Aqua pro injekt.

Weitere Verdünnung
NaCl 0,9%

Lagerung des aufgelösten Medikaments
Nicht gebrauchte Restmedikamente 8 h bei Raumtemperatur

Lagerung des weiter verdünnten Medikaments
8 h bei Raumtemperatur

Dosisbereich
25 mg/m^2

Verabreichung
i.v.-Bolus – auf 10 ml NaCl 0,9% verdünnen
i.v.-Infusion – 100 ml NaCl 0,9% oder Glukose 5% über 30 min

Häufigste unerwünschte Wirkungen
Knochenmarktoxizität
Allgemeine grippeähnliche Symptome
Übelkeit, Erbrechen
Pulmonologische Symptome – Husten, Dyspnoe
Hautausschlag
Ödeme

Spezielle Hinweise
– Bei Patienten mit großen Tumormassen kann ein Tumorlysesyndrom auftreten.

Substanzname **5-Fluorouracil**

Handelsnamen **Fluorouracil. Fluorblastin, Fluorouracil „Roche", Fluorouracil Abic, Fluorouracil „Cehasol", 5-Fluorouracil-biosyn, 5-FU Medac, Efudix-Salbe**

Substanzgruppe
Antimetabolit (Pyrimidin-Analog) – phasenspezifisch

Lagerung der Originalpackung
Raumtemperatur – vor Licht schützen

Applikationswege
p.o., i.v., topisch

Auflösung
Gelöst

Weitere Verdünnung
NaCl 0,9%, Glukose 5%

Lagerung des weiter verdünnten Medikaments
Raumtemperatur; je nach Marke zwischen 8 und 24 h

Dosisbereich
375–600 mg/m^2

Verabreichung

p.o.	– Trinklösung, Kapseln (sehr selten); auf einmal Einnehmen wegen unregelmäßiger Resorption
i.v.-Bolus	– Unverdünnt
i.v.-Infusion	– In 250 ml NaCl 0,9% oder Glukose 5%
	– Bei 24-h-Dauerinfusion ist der 8stündigen Haltbarkeit der Lösung Rechnung zu tragen; vor Licht schützen

Häufigste unerwünschte Wirkungen
Knochenmarktoxizität
Stomatitis
Übelkeit, Erbrechen, Durchfall bei hochdosierter Verabreichung
Hyperpigmentation, Photosensitivität
Alopezie, besonders bei hochdosierter Verabreichung

Spezielle Hinweise
- Bei Kristallisation Ampullen im Wasserbad vorwärmen.
- Bei hochdosierter Verabreichung und Dauerinfusion ist eine Stomatitisprophylaxe besonders wichtig.
- Wirkung und Toxizität werden gleichzeitig mit Citrovorumfaktor-(Leukovorin) Gabe erhöht.

Substanzname **Gemcitabin**

Handelsname **Gemzar**

Substanzgruppe
Antimetabolit (Pyrimidinanalog) – phasenspezifisch

Lagerung der Originalpackung
Raumtemperatur

Applikationswege
i.v.

Auflösung
Trockensubstanz – NaCl 0,9%; Lösung muß farblos und schwebstofffrei sein
– 200 mg in mindestens 5 ml NaCl 0,9%
– 1000 mg in mindestens 25 ml NaCl 0,9%

Weitere Verdünnung
NaCl 0,9%

Lagerung des aufgelösten Medikaments
Raumtemperatur – innerhalb von 24 h

Lagerung des weiter verdünnten Medikaments
Raumtemperatur – innerhalb von 24 h

Dosisbereich
800–1250 mg/m^2 je nach Therapieschema

Verabreichung
i.v.-Infusion – in 250 ml NaCl 0,9% während 30 min

Häufigste unerwünschte Wirkungen
Knochenmarktoxizität
Grippeähnliche Symptome
Schwach bis mäßig ausgeprägte periphere Ödeme
Hautausschläge

Spezielle Hinweise
- Verabreichung der Infusion in dünne Venen könnte zu einer likalen Reizung führen, welche mit Spülen (NaCl 0,9%) behoben werden kann. Man kann auch die Infusion langsamer laufen lassen oder eine größere Vene benützen.

Substanzname **Hydroxycarbamid, Hydroxyurea**

Handelsnamen **Litalir, Syrea**

Substanzgruppe
Diverse – phasenspezifisch

Lagerung der Originalpackung
Kapseln – Raumtemperatur

Applikationswege
p.o.

Dosisbereich
500–3000 mg/Tag

Verabreichung
p.o. – vor oder mit dem Essen

Häufigste unerwünschte Wirkungen
Übelkeit, Erbrechen
Knochenmarktoxizität
Alopezie

Spezielle Hinweise
- Besonders bei älteren Patienten kann Schläfrigkeit auftreten.
- Rapide Senkung der Leukozytenzahl (innerhalb 24–48 h). Bei Patienten mit Leukämien ist dies aber die gewünschte Wirkung.
- Während der Therapie soll auf eine genügende Flüssigkeitszufuhr geachtet werden.

Substanzname **Idarubicin**

Handelsname **Zavedos**

Substanzgruppe
Antitumor-Antibiotikum – phasenunspezifisch

Lagerung der Originalpackung
Trockensubstanz – im Kühlschrank

Applikationswege
i.v.

Auflösung
Aqua pro injekt.

Weitere Verdünnung
NaCl 0,9%

Lagerung des aufgelösten Medikaments
24 h im Kühlschrank

Dosisbereich
7–12 mg/m^2 in Kombination
20–30 mg/m^2 als Monotherapie
Maximale Kumulativdosis 100 mg/m^2

Verabreichung
i.v.-Bolus – gleichzeitig mit schnell laufender Infusion über z.B. 3-Wege-Hahn (Spüleffekt)
i.v.-Infusion – in 100 ml NaCl 0,9% während 15 min

Häufigste unerwünschte Wirkungen
Knochenmarktoxizität
Kardiotoxizität
Übelkeit, Erbrechen bei ungenügenden Antiemetika
Alopezie
Gewebeschädigend – Extravasation vermeiden!
Mukositis

Spezielle Hinweise
– Patient informieren, Urin wird rot-orange gefärbt bis 2 Tage nach Verabreichung.
– Wegen Venensklerosierung sollten die Punktionsstellen gewechselt werden.

Substanzname **Ifosfamid**

Handelsnamen **Holoxan, Ifo-cell**

Substanzgruppe
Akylans – phasenunspezifisch

Lagerung der Originalpackung
Injektionsflaschen mit Trockensubstanz nicht über 25 °C aufbewahren!

Applikationswege
i.v.

Auflösung

Aqua pro injekt.	200 mg–5 ml
	500 mg–13 ml
	1 g–25 ml
	2 g–50 ml

evtl. kräftig schütteln – bei nicht aufgelösten Resten einige Minuten ruhen lassen

Weitere Verdünnung
Glukose 5%, NaCl 0,9%

Lagerung des aufgelösten Medikaments
Die rekonstituierte Lösung sollte nach der Herstellung innerhalb von 24 h verwendet werden (nicht über +8 °C lagern!).

Lagerung des weiter verdünnten Medikaments
Keine weitere Lagerung

Dosisbereich
50–60 mg/kg/Tag an 5 aufeinanderfolgenden Tagen
2,0–2,4 g/m^2/Tag an 5 aufeinanderfolgenden Tagen
Einzeldosis 5 mg/m^2 bei kontinuierlicher 24-h-Infusion
Dauerinfusion bis zu 4 g/m^2/Tag (4 Tage) bzw. 3,2 g/m^2/Tag (5 Tage) (Zyklusdosis: 16 mg/m^2)

Verabreichung

i.v.-Bolus	– Infusion mit 100 ml Glukose 5% oder NaCl 0,9% über 30 min
i.v.-Infusion	– mit 250 ml Glukose 5% oder NaCl 0,9% über 1–2 h
	– 24-h-Dosis, verteilt bis auf 3000 ml NaCl 0,9% oder Glukose 5%

Häufigste unerwünschte Wirkungen
Hämorrhagische Zystitis – Prophylaxe mit Uromitexan
Übelkeit, Erbrechen – bei ungenügenden Antiemetika
Knochenmarktoxizität
Enzephalopathie (Desorientiertheit, Verwirrungszustände)
Alopezie

Spezielle Hinweise
- Patient soll 1 Tag vor der Therapie und 2 Tage danach 3–4 l Flüssigkeit/Tag erhalten.
- Uromitexan (Mesna) wird bei Erwachsenen in einer Dosis von je 20% der Holoxan-Dosis zu den Zeitpunkten 0, 4, 8 i.v. appliziert.
- Ifosfamid kann z.B. bei der kontinuierlichen 24-h-Infusion bei gleichzeitiger Mesna-Gabe im Verhältnis 1 : 1 in der Infusionsflasche gemischt werden.
  Sowohl vor der Infusion, als Bolus-Injektion, als auch anschließend Mesna-Infusionen für weitere 8–12 h sind erforderlich.

Substanzname **Lomustin, CCNU**

Handelsnamen **C.C.N.U., CiNU, Cecenu, Lomeblastin**

Substanzgruppe
Alkylans – phasenunspezifisch

Lagerung der Originalpackung
Kapseln – Raumtemperatur

Applikationswege
p.o.

Auflösung

Dosisbereich
100–130 mg/m^2 – je nach Therapieschema

Verabreichung
p.o. – auf leeren Magen, evtl. vor dem Schlafengehen, reduziert Übelkeit und Erbrechen

Häufigste unerwünschte Wirkungen
Knochenmarktoxizität
Übelkeit, Erbrechen – bei ungenügenden Antiemetika

Spezielle Hinweise
- Alkoholkarenz für kurzen Zeitraum (bis 2 h) nach der Einnahme wird empfohlen.
- Übelkeit und Erbrechen treten treten ca. 4–6 h nach der Einnahme auf. Falls das Erbrechen sofort nach der Verabreichung auftritt, und das Medikament evtl. erbrochen ist, soll der Arzt entscheiden, ob eine 2. Verabreichung folgen soll.

Substanzname **Mechlorethamin**

Handelsname **Mustargen**

Substanzgruppe
Alkylans – phasenunspezifisch

Lagerung der Originalpackung
Raumtemperatur – Trockensubstanz

Applikationswege
i.v., topisch, intrakavitär

Auflösung
10 ml Aqua pro injekt. oder NaCl 0,9%
Zubereitung nur, wenn i.v.-Leitung gelegt ist und Kurzinfusion läuft

Weitere Verdünnung
Keine

Lagerung des aufgelösten Medikaments
Sofortiger Gebrauch, 15 min haltbar, Restmedikament verwerfen

Dosisbereich

topisch	– verdünnt in sterilem Aqua – nach Anweisung des Arztes
i.v.	– Kombination: 6 mg/m^2; Einzelmedikament: 12–15 mg/m^2 meist in Notfallsituationen
intrakavitär	– 0,2–0,4 mg/kg

Verabreichung

i.v.-Bolus	– gleichzeitig mit schnell laufender NaCl-Infusion (0,9%) über z.B. 3-Wege-Hahn (Spüleffekt). Nach der Verabreichung weiter spülen mit ***mindestens*** 20 ml NaCl 0,9%.

Häufigste unerwünschte Wirkungen
Übelkeit, Erbrechen – sehr stark, gute antiemetische Prophylaxe indiziert
Gewebeschädigend – Extravasation unbedingt vermeiden!
Thrombosierung der Venen
Thrombophlevitis, Verfärbung der Venen
Knochenmarktoxizität

Spezielle Hinweise
- Besondere Vorsicht bei der Zubereitung: Augen- Haut- und Schleimhautkontakt vermeiden.

Substanzname **Melphalan**

Handelsname **Alkeran**

Substanzgruppe
Alkylans – phasenunspezifisch

Lagerung der Originalpackung
p.o.: im Kühlschrank – vor Licht schützen
i.v.: im Kühlschrank – vor Licht schützen

Applikationswege
p.o., i.v.

Auflösung
Alte Auflösung: Zwei Phasen: Lösungsmittel beiliegend.
Reihenfolge der Auflösung muß unbedingt eingehalten werden.
Neue Auflösung: 10 ml Lösungsmittel beigelegt, alles auf einmal zur Trockensubstanz geben; kräftig schütteln.
Die Packung kontrollieren; ist alte oder neue Auflösungsmethode erforderlich?

Weitere Verdünnung
Nur mit NaCl 0,9% – Inkompatibel mit Glukose 5%

Lagerung des aufgelösten Medikaments
Sofortige Verwendung innerhalb maximal 2 h! Zubereitetes Medikament *nicht* im Kühlschrank aufbewahren.

Dosisbereich

p.o.	2–15 mg/m h^2
i.v.	12–15 mg/m^2
i.v.	100 mg/m^2 hochdosiert bei Intensivierung der Behandlung nur möglich, wenn kombiniert mit Knochenmarktransplantation oder autologem Stammzellersatz

Verabreichung

p.o.	– vor dem Morgenessen nüchtern wegen Resorption
i.v.-Bolus	– gleichzeitig mit schnell laufender NaCl-Infusion (9%) über z.B. 3-Wege-Hahn (Spüleffekt)
i.v.-Infusion	– in 100 ml NaCl 0,9%

Häufigste unerwünschte Wirkungen
Knochenmarktoxizität, besonders Leuko- und Thrombopenie
Übelkeit und bei i.v.-Verabreichung Erbrechen – bei ungenügenden Antiemetika

Spezielle Hinweise
– Venenspasmen während i.v.-Verabreichung möglich.

Substanzname **Mercaptopurin**

Handelsname **Puri-Nethol**

Substanzgruppe
Antimetabolit (Purinanalog) – phasenspezifisch

Lagerung der Originalpackung
Tabletten – Raumtemperatur

Applikationswege
p.o.

Dosisbereich
2,5 mg/kg/Tag – je nach Therapieschema

Verabreichung
p.o. – vor einer Mahlzeit auf leeren Magen wegen Resorption

Häufigste unerwünschte Wirkungen
Knochenmarktoxizität – besonders Leuko- und Thrombopenie
Stomatitis bei höherer Dosierung
Leichte Übelkeit, Erbrechen
Hepatotoxizität

Spezielle Hinweise
– Vorsicht bei Verabreichung mit Cumarinpräparaten und Allopurinol.
– Dosisanpassung notwendig.

Substanzname **Methotrexat**

Handelsnamen **Methotrexat Lederle, Methotrexat Farmos, Furmitrexat, Abitrexat, Methotrexat Abic, Methotrexat Ebewe, Lumexon Tabletten**

Substanzgruppe
Antimetabolite (Folsäureantagonist) – phasenspezifisch

Lagerung der Originalpackung
Tabletten, Fertiglösung und Trockensubstanz – Raumtemperatur – vor Licht schützen

Applikationswege
p.o., i.v.; intrathekal, i.m., i.a., intraventrikulär

Auflösung
Gelöst
Trockensubstanz – NaCl 0,9%, Glukose 5%
Bei intrathekaler Applikation – Konservierungsmittel freies NaCl 0,9%

Lagerung des aufgelösten Medikaments
Lösung – angebrochene Ampullen sofort verwenden; vor Licht schützen

Lagerung des weiter verdünnten Medikaments
24 h, Raumtemperatur, in NaCl 0,9% oder Glukose 5%

Dosisbereich

p.o.	– 0,05–0,15 mg/kg – Resorption schlecht voraussehbar, daher möglichst keine perorale Verabreichung
i.v.	– 20–40 mg/m^2
i.m.	– 10–0 mg/m^2
i.th.	– 10–12 mg/m^2 (maximale Einzeldosis bis 15 mg)
Hochdosiert	– 1–12 g/m^2

Verabreichung

i.v.-Bolus	– bis 150 mg
i.v.-Infusion	– 150–500 mg in 100 ml NaCl 0,9% während 15–30 min
	– ab 500 mg in 250 ml NaCl 0,9% während 30 min
i.th.	– muß konservierungsmittelfrei sein
Hochdosiert	– muß konservierungsmittelfrei sein

Häufigste unerwünschte Wirkungen
Knochenmarktoxizität – beonders Leukopenie
Mukositis – meistens Stomatitis
Übelkeit, Erbrechen hochdosiert – bei ungenügenden Antiemetika
Hautreaktion – Photosensibilität

Spezielle Hinweise
- Hochdosierte Verabreichung muß mit „Rescue“ (Rettung)-Antidot Citrovorumfaktor kombiniert werden.
- Nierenfunktion muß intakt sein.

Substanzname **Miltefosin**

Handelsname **Miltex**

Substanzgruppe
Aetherlipid; Membranfunktionsstörung

Lagerung der Originalpackung
Raumtemperatur

Applikationswege
Topisch

Auflösung
Gelöst

Lagerung des aufgelösten Medikaments
Raumtemperatur – 4 Wochen nach Anbruch, die Flasche stehend aufbewahren

Dosisbereich
1–2 Tropfen/10 cm während ca. 8 aufeinanderfolgenden Wochen
1. Woche 1mal/Tag, ab 2. Woche 2mal/Tag
Gesamte Tagesdosis sollte nicht mehr als 5 ml betragen.

Verabreichung
Wegwerfbare Handschuhe sind zu benützen.
Auf die betroffene Hautstelle tropfen; mit leichtem Druck einmassieren.
Ein ca. 3 cm breiter Rand über dem sichtbar befallenen Hautbereich sollte eingeschlossen werden.
Sobald die Lösung eingezogen ist, mit luftdurchlässigem Verbandsmaterial abdecken.

Häufigste unerwünschte Wirkungen
Bei offenen Läsionen – Juckreiz, Rötung, Spannungsgefühl, Austrocknung der Haut, Brennen, Schuppenbildung

Spezielle Hinweise
- Nicht anwenden, falls eine Operation oder Bestrahlung unmittelbar geplant ist.
- Kontakt mit Schleimhäuten und Augen ist zu vermeiden.

Substanzname **Mitomycin**

Handelsnamen **Mitomycin-C, Mutamycin, Mito-medac**

Substanzgruppe
Antitumor-Antibiotikum – phasenunspezifisch

Lagerung der Originalpackung
Raumtemperatur

Applikationswege
i.v., selten i.a., intravesikulär

Auflösung
Trockensubstanz in Aqua pro injekt.

Weitere Verdünnung
NaCl 0,9% oder Glukose 5%

Lagerung des aufgelösten Medikaments
14 Tage im Kühlschrank – vor Licht schützen

Lagerung des weiter verdünnten Medikaments
In Glukose 5% 3 h, in NaCl 0,9% 12 h, Raumtemperatur

Dosisbereich

i.v.	– 2–20 mg/m^2 – je nach Therapieschema
i.a.	– 10–15 mg/m^2
intravesikal	– 1 mg/ml 20–60 ml

Maximale Kumulativdosis 60 mg/m^2

Verabreichung

i.v.-Bolus	– gleichzeitig mit schnell laufender NaCl-Infusion (0,9%) über z.B. 3-Wege-Hahn (Spüleffekt)
i.v.-Infusion	– in 100 ml NaCl 0,9% oder Glukose 5% über 15 min

Häufigste unerwünschte Wirkungen
Knochenmarktoxizität
Übelkeit, Erbrechen – bei ungenügenden Antiemetika
Alopezie
Mukositis
Gewebeschädigend – Extravasation vermeiden!
Hämolytisches urämisches Syndrom
Lungentoxizität (Pneumonitis)

Substanzname **Mitoxantron**

Handelsnamen **Novantron**

Substanzgruppe
Topoisomerasehemmer II – phasenspezifisch

Lagerung der Originalpackung
Raumtemperatur

Applikationswege
i.v.

Auflösung
Gelöst

Weitere Verdünnung
NaCl 0,9% oder Glukose 5%

Lagerung des weiter verdünnten Medikaments
Raumtemperatur – 24 h

Dosisbereich
10–14 mg/m^2 – empfohlene Kumulativdosis 150 mg/m^2

Verabreichung
i.v.-Bolus – gleichzeitig mit schnell laufender Infusion über z.B. 3-Wege-Hahn (Spüleffekt)
i.v.-Infusion – 50–100 ml NaCl 0,9% oder Glukose 5% während ca. 15 min

Häufigste unerwünschte Wirkungen
Knochenmarktoxizität – besonders Leukopenie
Übelkeit, Erbrechen – bei ungenügenden Antiemetika
Alopezie
Mukositis hautpsächlich bei Leukämiepatienten
Bei einer Extravasation können Lokalreizungen und evtl. Gewebeschädigung ausgelöst werden
Kardiotoxizität bei kumulativer Dosis!

Spezielle Hinweise
– Patient informieren, Urin wird blau-grün gefärbt bis ca. 24 h nach Verabreichung.

Substanzname **Nimustin**

Handelsname **Acnu**

Substanzgruppe
Alkylans

Lagerung der Originalpackung
Raumtemperatur, aber nicht über 25 °C

Applikationswege
i.v.

Auflösung
10 ml Aqua pro injekt.

Weitere Verdünnung
NaCl 0,9% oder Glukose 5%

Lagerung des aufgelösten Medikaments
Sofortiger Gebrauch

Lagerung des weiter verdünnten Medikaments
Keine

Dosisbereich
2–3 mg/kg oder 90–100 mg/m^2

Verabreichung
i.v.-Infusion – in 100–250 ml NaCl 0,9% oder Glukose 5% unter Lichtschutz über ca. 1 h

Häufigste unerwünschte Wirkungen
Knochenmarktoxizität
Übelkeit, Erbrechen – bei ungenügenden Antiemetika

Substanzname **Paclitaxel**

Handelsname **Taxol**

Substanzgruppe
Mitosehemmstoff; hemmt die Depolymerisation der Mikrotubuli

Lagerung der Originalpackung
Raumtemperatur – vor Licht schützen

Applikationswege
i.v.

Auflösung
Gelöst

Weitere Verdünnung
NaCl 0,9% oder Glukose 5%

Lagerung des weiter verdünnten Medikaments
In Glasflasche 27 h bei Raumtemperatur; keine PVC-Infusionsflaschen oder Infusionsbesteck

Dosisbereich
175–200 mg/m^2

Verabreichung
i.v.-Infusion – mit PVC-freiem Infusionsbesteck (bzw. DEHP-frei) und Micropore-In-Line-Filter über 3 h

Häufigste unerwünschte Wirkungen
Knochenmarktoxizität
Alopezie
Neurotoxizität, Myalgien
Übelkeit, Erbrechen (selten)

Spezielle Hinweise
- Wegen allergischer Reaktion immer Prämedikation mit Dexamethason, Clemastin und Ranitidin nach Verordnung.

Substanzname **Procarbazin**

Handelsname **Natulan**

Substanzgruppe
Diverse – phasenunspezifisch

Lagerung der Originalpackung
Kapseln – Raumtemperatur

Applikationswege
p.o.

Dosisbereich
50–100 mg/m^2 – je nach Therapieschema

Verabreichung
p.o. kurz nach dem Essen mit Dosissteigerung über 3 Tage

Häufigste unerwünschte Wirkungen
Knochenmarktoxizität
Übelkeit, Erbrechen – bei ungenügenden Antiemetika

Spezielle Hinweise
- Spezielle Instruktion des Patienten: Alkoholkarenz, Vermeidung von Käse, Bananen, Joghurt. Vorsicht bei Einnahme von bestimmten Antidepressiva.

Substanzname **Streptozotocin**

Handelsnamen **Zanosar**

Substanzgruppe
Alkylans – phasenunspezifisch

Lagerung der Originalpackung
Trockensubstanz – im Kühlschrank

Applikationswege
i.v., i.a.

Auflösung
NaCl 0,9%, Glukose 5% oder Aqua pro injekt.

Weitere Verdünnung
NaCl 0,9% oder Glukose 5%

Lagerung des aufgelösten Medikaments
Raumtemperatur – zwischen 12 und 24 h

Lagerung des weiter verdünnten Medikaments
Raumtemperatur – 24 h

Dosisbereich
500–1500 mg/m^2 – je nach Therapieschema

Verabreichung
Keine bolus-Injektion
i.v.-Infusion – in 100 ml NaCl 0,9% oder Glukose 5% während 15 min bis 1 h; bei Venenspasmen langsamer infundieren – weitere Verdünnung auf 250 ml NaCl 0,9% oder Glukose 5% ist möglich

Häufigste unerwünschte Wirkungen
Übelkeit, Erbrechen
Knochenmarktoxizität – besonders Anämien
Nephrotoxizität

Substanzname **Teniposid**

Handelsnamen **Vumon, VM-26 Bristol**

Substanzgruppe
Mitroshemmer – phasenspezifisch

Lagerung der Originalpackung
Raumtemperatur

Applikationswege
i.v.

Auflösung
Gelöst

Weitere Verdünnung
NaCl 0,9% oder Glukose 5%

Lagerung des weiter verdünnten Medikaments
Bei Konzentration 0,4 mg/ml zwischen 8 und 24 h;
je nach Infusionsbehälter: Plastik – 8 h
Glas – 24 h

Dosisbereich
20–100 mg/m^2 – je nach Therapieschema

Verabreichung
i.v.-Infusion – in 250 ml NaCl 0,9% oder Glukose 5% über 30 bis 60 min

Häufigste unerwünschte Wirkungen
Knochenmarktoxizität
Übelkeit, Erbrechen – bei ungenügenden Antiemetika
Neurotoxizität
Phlebitis bei ungenügender Verdünnung
Alopezie
Gewebeschädigend – Extravasation vermeiden!

Spezielle Hinweise
– Verwendung von Hartplastikmaterialien vermeiden.

Substanzname **Thioguanin (Tioguanin)**

Handelsnamen **Thioguanin, Lanvis**

Substanzgruppe
Antimetabolit (Purinanalog) – phasenunspezifisch

Lagerung der Originalpackung
Tabletten – Raumtemperatur

Applikationswege
p.o.

Dosisbereich
2,0–3,0 mg/kg

Verabreichung
p.o. – auf leeren Magen wegen Resorption

Häufigste unerwünschte Wirkungen
Knochenmarktoxizität
Leichte Übelkeit, Erbrechen

Substanzname **Thiotepa**

Handelsnamen **Thiotepa Lederle**

Substanzgruppe
Alykalans – phasenunspezifisch

Lagerung der Originalpackung
Im Kühlschrank

Applikationswege
i.v., i.m., intrathekal, intrapleural, peritoneal, vesikal

Auflösung
Trockensubstanz in Aqua pro injekt., Flüssigkeit muß klar bis leicht trüb sein.

Weitere Verdünnung
NaCl 0,9% oder Glukose 5%

Lagerung des aufgelösten Medikaments
Im Kühlschrank bis 5 Tage

Lagerung des weiter verdünnten Medikaments
5–24 h, vor Licht schützen

Dosisbereich

i.v.	0,3–0,4 mg/kg	intrathekal	0,15–0,25 mg/kg
i.m.	0,3–0,4 mg/kg	intraperitoneal	0,8–1,0 mg/kg
i.pl.	0,8–1,0 mg/kg	intravesikal	bis zu 60 mg in 60 ml Aqua dest.
		intratumoral	0,04–0,8 mg/kg

Verabreichung
i.v.-Bolus – direkt in die Venen
i.v.-Infusion – in NaCl 0,9% oder Glukose 5% 100–250 ml rasche Infundierung

Häufigste unerwünschte Wirkungen
Knochenmarktoxizität
Übelkeit, Erbrechen – bei ungenügenden Antiemetika

Substanzname **Vinblastin**

Handelsnamen **Velbe, Vinblastin RP, Vinblastin GRY**

Substanzgruppe
Pflanzenalkaloide, Mitosehemmstoff – phasenspezifisch

Lagerung der Originalpackung
Trockensubstanz – im Kühlschrank

Applikationswege
i.v.

Auflösung
10 ml NaCl 0,9%

Weitere Verdünnung
NaCl 0,9% oder Glukose 5%

Lagerung des aufgelösten Medikaments
im Kühlschrank 24 h

Lagerung des weiter verdünnten Medikaments
Innerhalb 24 h

Dosisbereich
3,7 mg/m^2–6,0 mg/m^2
Maximale Einzeldosis – i.allg. 10 mg

Verabreichung
i.v.-Bolus – direkt in die Venen oder gleichzeitig mit schnell laufender NaCl-Infusion (0,9%) über z.B. 3-Wege-Hahn (Spüleffekt)

Häufigste unerwünschte Wirkungen
Knochenmarktoxizität – v.a. Leukopenie
Gewebeschädigend – Extravasation vermeiden!
Phlebitis
Mukositis
Neurotoxizität – periphere Neuropathien, Vinca-Ileus, Gefühlslosigkeit, Verlust der tiefen Sehnenreflexe

Spezielle Hinweise
- Prophylaktisch Laxanzien und/oder Diätänderungen bei Therapiebeginn wegen Vinca-Ileus.
- Neurotixzität kann bis zu 1 Jahr dauern.

Substanzname **Vincristin**

Handelsnamen **Oncovin, Vincristin Liquid, Vincristin Bristol Vincristin RP, Vincristin Abic, Vincristin-biosyn**

Substanzgruppe
Mitosehemmstoff (Pflanzenalkaloide) – phasenspezifisch

Lagerung der Originalpackung
Im Kühlschrank

Applikationswege
i.v.

Auflösung
Je nach Hersteller: gelöst, Fertigspritze, Trockensubstanz mit NaCl 0,9%

Weitere Verdünnung
NaCl 0,9% oder Glukose 5%

Lagerung des aufgelösten Medikaments
Im Kühlschrank – 24 h

Dosisbereich
0,4–1,4 mg/m^2 – maximale Einzeldosis bis 2 mg

Verabreichung
i.v.-Bolus – direkt in die Vene oder gleichzeitig mit schnell laufender NaCl-Infusion (0,9%) über z.B. 3-Wege-Hahn (Spüleffekt) über ca. 1 min

Häufigste unerwünschte Wirkungen
Neurotoxizität – periphere Neuropathien, Vinca-Ileus, Gefühllosigkeit, Verlust der tiefen Sehenenreflexe
Gewebeschädigend – Extravasation vermeiden!

Spezielle Hinweise
- Neurotoxizität kann bis 1 Jahr dauern.
- Prophylaktisch Laxanzien und/oder Diätänderungen bei Therapiebeginn wegen Vinca Ileus.

Substanzname **Vindesin**

Handelsnamen **Eldisine**

Substanzgruppe
Mitosehemmstoff – phasenspezifisch

Lagerung der Originalpackung
Trockensubstanz – im Kühlschrank

Applikationswege
i.v.

Auflösung
Lösungsmittel beigelegt oder in NaCl 0,9% (5 ml)

Weitere Verdünnung
NaCl 0,9%

Lagerung des aufgelösten Medikaments
Im Kühlschrank – 24 h

Dosisbereich
1,5–3,0 mg/m^2 – je nach Therapieschema

Verabreichung
i.v.-Bolus – unverdünnt direkt in die Vene,
verdünnt bis 20 ml NaCl 0,9% oder gleichzeitig mit schnell laufender NaCl-Infusion (0,9%) über z.B. 3-Wege-Hahn (Spüleffekt)

Häufigste unerwünschte Wirkungen
Knochenmarktoxizität
Neurotoxizität – Parästhesien, Obstipation, Jyalgien, Verlust der tiefen Sehnenreflexe
Alopezie unterschiedlichen Grades
Übelkeit, Erbrechen – bei ungenügenden Antiemetika
Gewebeschädigend – Extravasation vermeiden!

Spezielle Hinweise
- Vorbeugende Maßnahmen bei verminderter Darmmotilität.
- Neurotoxizitäten sind weniger schwer und fortschreitender als nach Vincristinverabreichung.

Substanzname **Vinorelbine**

Handelsnamen **Navelbine**

Substanzgruppe
Mitosehemmstoff; hemmt die Depolymerisation der Mikrotubuli

Lagerung der Originalpackung
Im Kühlschrank

Applikationswege
i.v.

Auflösung
Gelöst

Weitere Verdünnung
NaCl 0,9%, Glukose 5%

Lagerung des weiter verdünnten Medikaments
Raumtemperatur – 24 h

Dosisbereich
15–30 mg/m^2 je nach Therapieschema

Verabreichung
i.v. – „schwierige“ Venen sollten nicht verwendet werden. Bei schlechten Venenverhältnissen muß die Möglichkeit einer Zentralleitung in Betracht gezogen werden.
Siehe unter „Spezielle Hinweise“

Häufigste unerwünschte Wirkungen
Knochenmarktoxizität
Neurotoxizität – Obstipation, Verlust der tiefen Sehnenreflexe
Phlebitis
Gewebeschädigend – Extravasation vermeiden!

Spezielle Hinweise
- Vinorelbine kann Venenentzündungen u.a. mit Bläschenbildung proximal und distal der Stichstelle auch ohne eine Extravasation verursachen.
- Verschiedene Verabreichungsmethoden sind in der Literatur vorgeschlagen, z.B.:

i.v.-Infusion – Dosis in 100 ml NaCl 0,9% verdünnen; während 15–20 min infundieren. Mit mindestens 100 ml NaCl 0,9% spülen.

i.v.-Bolus – Vorspülen mit schnell laufender 100 m NaCl-Infusion Vinorelbine gleichzeitig mit schnell laufender 250 ml NaCl 0,9% Infusion über z.B. 3-Wege-Hahn (Spüleffekt); weiter spülen mit dem Rest der NaCl-Infusion (0,9%)

- Die Nachspülung der Venen scheint von größter Wichtigkeit zu sein, um eine Phlebitis zu vermeiden. Bei Zeichen einer Phlebitis soll der Patient sich frühzeitig melden.

Substanzname **All-trans-Retinsäure; Tretinoin (ATRA)**

Handelsname **Vesanoïd**

Substanzgruppe
Retinoide

Lagerung der Originalpackung
Raumtemperatur – vor Licht schützen

Applikationswege
p.o.-Kapseln

Dosisbereich
45 m/m^2 bis zu 90 Tage

Verabreichung
p.o. – aufgeteilt auf zwei gleiche Dosen

Häufigste unerwünschte Wirkungen
Hautveränderungen – Trockenheit, Schuppenbildung, Rötingen, Dermatitis, Rhagade, Juckreiz
Kopfweh
Arthralgien
„Retinsäure-Syndrom“ (ATRA Syndrom), – ungeklärtes Fieber, Atemnot, Hyptonoe, Flüssigkeitsretention

Spezielle Hinweise
– Die Hautveränderungen sind mit fettender Salbe gut kontrollierbar.
– Die „Retinsäure-Syndrom“ wird in der Regel mit Steroiden behandelt.

Substanzname **Citrovorumfaktor, Calciumfolinat**

Handelsnamen **Leucovorin Lederle, Leucovorin-Calcium Farmos, Resuvolin, Calciumfolinat, Leucovorin**

Substanzgruppe
Wasserlösliche Folinsäure – Vitamin-B-Komplex

Lagerung der Originalpackung
Tabletten/Ampullen – Raumtemperatur – vor Licht schützen

Applikationswege
p.o., i.m., i.v.

Auflösung
Gelöst,
je nach Hersteller Trockensubstanz Aqua pro Injektion

Weitere Verdünnung
NaCl 0,9%, Glukose 5%

Lagerung des aufgelösten Medikaments
12 Stunden im Kühlschrank (Lederle)
4 Stunden Raumtemperatur (Farmos)

Dosisbereich
Bei Methotrexat: Richtet sich nach Methotrexat-Dosis und der Plasmakonzentrations-Bestimmung: 10–75 mg/m^2 alle 6 Stunden für 6–8 Dosen
Bei 5-Fluorouracil: 20–200 mg/m^2/Tag i.v.-Bolus über 5 Tage

Verabreichung
p.o. – falls keine Resorptionsstörungen vorhanden sind
i.v.-Bolus – direkt
i.v.-Infusion – während einiger Stunden

Häufigste unerwünschte Wirkungen
Magenbeschwerden bei p.o.-Verabreichung
Mögliche allergische Reaktionen

Spezielle Hinweise
- Kombiniert mit mittel- bis hochdosiertem Methotrexat wird es als Antidot (Rescue) benutzt, um eine Verminderung der Toxizität erzielen zu können. Der Zeitpunkt der Verabreichung muß genau bestimmt werden, um die normalen Zellen retten zu können.
- Kombiniert mit 5-Fluorouracil wird die Wirkung der Zytostatika verstärkt (s. Kap. 9 Chemotherapie).

Hormone

Substanzname **Aminoglutethimid**

Handelsnamen **Orimeten, Rodazol**

Substanzgruppe
Aromatasehemmer

Lagerung der Originalpackung
Raumtemperatur

Applikationswege
p.o. – Tabletten

Dosisbereich
Einschleichend: 250 mg/Tag bis 1000 mg/Tbl. über ca. 4 Wochen

Verabreichung
p.o.; verteilt über den Tag nach Verordnung

Häufigste unerwünschte Wirkungen
Schläfrigkeit, Müdigkeit, Lethargie (zu Beginn der Behandlung)
Exanthem
Übelkeit (gelegentlich)
Suppression der Nebennierenfunktion

Spezielle Hinweise
- Kortisonacetat wird oft dazuverordnet. Es dient zur Substitution der endogenen Kortikosteroide, deren Biosynthese durch Orimeten vermindert sein kann.

Substanzname **Anastrozol**

Handelsname **Arimidex**

Substanzgruppe
Aromatasehemmer (nichtsteroidaler)

Lagerung der Originalpackung
Raumtemperatur

Applikationswege
p.o.-Tabletten

Dosisbereich
1 mg/1mal pro Tag

Verabreichung
p.o. – unabhängig von den Mahlzeiten

Häufigste unerwünschte Wirkungen
Hitzewallungen
Magen-Darm-Beschwerden

Substanzname **Biclutamid**

Handelsname **Casodex**

Substanzgruppe
Nichtstereoidales Antiandrogen

Lagerung der Originalpackung
Raumtemperatur

Applikationswege
p.o.-Tabletten

Dosisbereich
50 mg/1mal pro Tag
Kombiniert mit medikamentöser oder chirurgischer Kastration

Verabreichung
p.o. – unabhängig von den Mahlzeiten

Häufigste unerwünschte Wirkungen
Gynäkomastie
Hitzewallungen
Spannungsgefühl der Brust

Substanzname **Buserelin**

Handelsnamen **Suprefact, Suprefact Depot**

Substanzgruppe
LHRH Analog

Lagerung der Originalpackung
s.c. – im Kühlschrank
– Depot – im Kühlschrank
Dosierpumpe – Raumtemperatur; vor Licht schützen

Applikationswege
s.c., nasal

Auflösung
Gelöst, Fertigspritze, Dosierpumpe

Dosisbereich
s.c. – 0,5 mg/3mal pro Tag
s.c. Depot – 6,3 mg alle 2 Monate
nasal – 0,1 mg/6- bis 12mal Sprühstöße täglich

Verabreichung
s.c. – unter die Bauchhaut
nasal via Dosierpumpe – nach beiligender Anleitung

Häufigste unerwünschte Wirkungen
Vorübergehende Zunahme der Schmerzen bei Skelettmetastasen
Hitzewallungen
Libidoverlust
Stimmungsveränderungen

Spezielle Hinweise
- Bei starken lokalen Schmerzen bei der Injektion evtl. vorher ein Lokalanästhetikum verwenden.

Substanzname **Cyproteronacetat**

Handelsname **Androcur**

Substanzgruppe
Antiandrogen

Lagerung der Originalpackung
Raumtemperatur

Applikationswege
p.o., i.m.

Auflösung
Gelöst

Dosisbereich

p.o.	100–300 mg/Tag je nach Therapieschema
i.m.	Depot 300 mg/Woche

Verabreichung

p.o.	– mit oder nach dem Essen
i.m.	– ***tief,*** ölige Lösung

Häufigste unerwünschte Wirkungen
Fertilitätsstörungen
Gynäkomastie

Substanzname **Flutamid**

Handelsnamen **Flucinom, Fugerel**

Substanzgruppe
Andiandrogen (nichtsteroidal)

Lagerung der Originalpackung
Tabletten – Raumtemperatur – vor Licht schützen

Applikationswege
p.o.

Dosisbereich
250–500 mg 3mal täglich, bis 750 mg/Tag

Verabreichung
p.o. meist kurz vor oder mit dem Essen mit reichlich Flüssigkeit

Häufigste unerwünschte Wirkungen
Gynäkomastie, Mamillenschmerzen
Gelegentlich Schlaflosigkeit und Müdigkeit

Substanzname **Formestan**

Handelsname **Lentaron**

Substanzgruppe
Steroidale Aromatasehemmer

Lagerung der Originalpackung
Trockensubstanz – im Kühlschrank

Applikationswege
i.m.

Auflösung:
Lösungsmittel vom Hersteller beigelegt

Dosisbereich
250 mg alle 2 Wochen bis Progression

Verabreichung
i.m. Depot – Aspiration notwendig; tief i.m.; warten bis die Suspension Raumtemperatur angenommen hat
Lange Nadel bei Adipositas wegen Resorption. Abwechselnd linke und rechte Seite wählen

Häufigste unerwünschte Wirkungen
Hautveränderungen – Juckreiz, Irritation
Granulom an der Injektionsstelle
Gelegentlich Hitzewallungen
Selten vasovagale Reaktion

Spezielle Hinweise
- Zwei Stunden nach der Verabreichung sollte sich der Patient wegen der Resorption und Granulombildung bewegen.
- Bei Granulom Injektionsort ändern.

Substanzname **Fosfestrol**

Handelsname **Honvan**

Substanzgruppe
Synthetisches Östrogen

Lagerung der Originalpackung
Ampullen und Tabletten – Raumtemperatur

Applikationswege
i.v., p.o.

Auflösung
Gelöst oder Trockensubstanz in Aqua pro injekt. beigelegt

Weitere Verdünnung
In NaCl 0,9%

Dosisbereich
Initialtherapie bis 1200 mg/Tag

i.v.	300 mg/Tag
p.o.	120–240 mg/Tag (3mal 1- bis 3mal 2 Tbl./Tag (1 Tbl. = 120 mg)

Verabreichung

p.o.	vor den Mahlzeiten
i.v.	langsam, mindestens bei höherer Dosis über 60 min oder länger in 250 ml NaCl 0,9%

Häufigste unerwünschte Wirkungen
Bei i.v.-Injektion Brennen, Jucken oder Schmerzen in der Anal- oder Genitalgegend
Gynäkomastie (Mamillenhemmbestrahlung vor Therapiebeginn)
Libidoverlust, Impotenz
Thrombophlebitis
Lungenembolie
Flüssigkeitsretention (Herzinsuffizienz)

Substanzname **Goserelin**

Handelsname **Zoladex**

Substanzgruppe
LHRH-Analog

Lagerung der Originalpackung
Raumtemperatur unter 25 °C

Applikationswege
s.c. Depot

Auflösung
Fertigspritze

Dosisbereich
3,6 mg/Monat

Verabreichung
s.c. 1mal/Monat, empfohlen wird die Verabreichung unter die Bauchhaut

Häufigste unerwünschte Wirkungen
Hitzewallungen
Verminderte Libido
Vorübergehende Verstärkung der Schmerzen bei Skelettmetastasen

Spezielle Hinweise
- Bei starken lokalen Schmerzen bei der Injektion evtl. vorher ein Lokalanästhetikum verwenden.

Substanzname **Megestrolacetat**

Handelsname **Megestat**

Substanzgruppe
Gestagen

Lagerung der Originalpackung
Tabletten – Raumtemperatur – vor Licht schützen

Applikationswege
p.o.

Dosisbereich
p.o. 160 mg/Tag empfohlen

Verabreichung
p.o. – am besten auf nüchternen Magen

Häufigste unerwünschte Wirkungen
Gynäkologische Veränderungen – Mensunregelmäßigkeiten
Eventuell Übelkeit, Erbrechen
Gewichtszunahme, Wasserretention

Substanzname **Tamoxifen**

Handelsnamen **Nolvadex, Tamoxifen Farmos, Tamoxasta, Kessar Tenoxifen, Tamoxigenat u.A.**

Substanzgruppe
Nichtsteroidales Antiöstrogen

Lagerung der Originalpackung
Tabletten – Raumtemperatur

Applikationswege
p.o.

Dosisbereich
10–80 mg/Tag, in der Regel 20 mg/1mal pro Tag

Verabreichung
p.o. – mit dem Essen

Häufigste unerwünschte Wirkungen
Selten Übelkeit, Erbrechen
Knochenmarktoxizität
Hitzewallungen, vaginale Blutungen, Fluor (Ausfluß – eher bei älteren Frauen), Amenorrhö, Pruritus vulvae
Wasserretention

Spezielle Hinweise
– Bei Therapiebeginn können erhöhte Schmerzen bei Skelettmetastasen auftreten.
– Interaktion mit Cumarinpräparaten.

Substanzname **Triptorelin**

Handelsnamen **Decapeptyl Retard, Decapeptyl Depot**

Substanzgruppe
LHRH-Analog

Lagerung der Originalpackung
Im Kühlschrank

Applikationswege
i.m.

Auflösung
Fertigspritze

Dosisbereich
300 mg alle 28 Tage

Verabreichung
i.m.

Häufigste unerwünschte Wirkungen
Anfangs Verstärkung der Karzinombeschwerden
Hitzewallungen
Libidoverlust

Zytokine

Substanzname **Epoetin, Erythropoietin**

Handelsnamen **Eprex, Erypo, Erypo FS, Recormon/-S**

Substanzgruppe
Wachstumsfaktor (Erythropoese-Stimulation)

Lagerung der Originalpackung
Im Kühlschrank – Reste verwerfen

Applikationswege
s.c., i.v.

Auflösung

s.c.	Fertigspritzen verschiedene Dosis oder Stechampullen
i.v.	Stechampullen verschiedene Dosis – je 1 ml

Dosisbereich
Initial: 50 U/kg – 3mal/Woche
Die Weiterbehandlung richtet sich nach dem Ansprechen des Patienten.
Maximale Dosis 200 U/kg – 3mal/Woche

Verabreichung

p.o.	– nicht mehr als 1 ml pro Stichstelle, größere Volumina sollten an mehreren Stellen injiziert werden
i.v.Bolus	– über 1–5 min

Häufigste unerwünschte Wirkungen
Grippeähnliche Symptome – Gelenkschmerzen, Kopfweh
Lokale Reaktionen – Schmerzen, Hämatome, Erythem
Hypertonie

Spezielle Hinweise
- Der Patient kann die s.c.-Verabreichung selbst durchführen. Die 1. Verabreichung sollte aber unter Beobachtung (ca. 4 h) erfolgen.

Substanzname **Filgrastim**

Handelsname **Neupogen**

Substanzgruppe
Wachstumsfaktor (Granulopoese)

Lagerung der Originalpackung
Im Kühlschrank

Applikationswege
s.c., i.v.

Auflösung
Gelöst – 30 Mio. E (300 μg)
48 Mio. E (480 μg)

Lagerung des weiter verdünnten Medikaments
Im Kühlschrank – 24 h

Dosisbereich
0,5 Mio E (5 g)/kg/Tag bis 3,0 Mio. E (3 μg)/kg/Tag

Verabreichung
s.c.
i.v. Infusion – in 20 bis 50 ml Glukose während 30 min
– über 24 h (via Infusomat)
Die Konzentration soll nicht unter 0,2 Mio. E (2 μ)/ml liegen

Häufigste unerwünschte Wirkungen
Grippeähnliche Symptome – Knochenschmerzen, Gelenkschmerzen, Muskelschmerzen
Lokale Reizungen bei s.c.-Verabreichung

Spezielle Hinweise
- G-CSF erhöht die Häufigkeit von Chemotherapie-induzierten unerwünschten Wirkungen nicht.
- Der Patient kann die s.c.-Verabreichung nach Instruktion selbst durchführen.
- Bei i.v.-Verabreichung – s. Beipackzettel für spezielle Zubereitung bei niedrig dosiertem G-CSF.

Substanzname **Interferon alfa 2**

Handelsnamen **Intron A (Interferon-α-2b)**
Roferon-A (Interferon-α-2a)

Substanzgruppe
Zytokine

Lagerung der Originalpackung
Im Kühlschrank

Applikationswege
s.c., i.m.

Auflösung
Fertiglösung (Intron A)
Trockensubstanz – 1 ml Aqua pro injekt. (beigelegt) – nicht schütteln (Intron A, Roferon-A)

Lagerung des aufgelösten Medikaments
Raumtemperatur – 2 h (Roferon-A)
Im Kühlschrank – 24 h (Intron A, Roferon-A)

Dosisbereich
Je nach Indikation – von 2–30 Mio. IE 3mal wöchentlich (Intron A)
– von 3–36 Mio. IE täglich (Roferon-A)

Verabreichung
s.c., i.m. – empfohlen gegen Abend

Häufigste unerwünschte Wirkungen
Grippeähnliche Symptome – Gelenkschmerzen, Muskelschmerzen, Müdigkeit, Fieber, Schüttelfrost
Hautveränderungen – aufflammen von Herpes simplex, Exanthem, Pruritus
Übelkeit, Appetitlosigkeit

Spezielle Hinweise
- Die Symptome sind in der Regel zu behandlungsbeginn am ausgeprägtesten. Sie sind oft dosisabhängig und bilden sich nach Unterbrechen oder Absetzen der Therapie innerhalb von 72 h zurück.
- Der Patient kann nach Instruktion die Verabreichung selbst durchführen.

Substanzname **Interleukin-2**

Handelsname **Proleukin**

Substanzgruppe
Wachstumsfaktor (T-Zellen)

Lagerung der Originalpackung
Im Kühlschrank

Applikationswege
i.v., s.c.

Auflösung
Trockensubstanz – in 1,2 ml Aqua pro injekt.; das Wasser sollte vorsichtig
gegen die Seitenwand eingerichtet werden
Schwenken – nicht schütteln! (Schaumbildung vermeiden.)

Weitere Verdünnung
Glukose 5% – *NaCl 0,9% meiden*

Lagerung des aufgelösten Medikaments
24 h – Raumtemperatur

Lagerung des weiter verdünnten Medikaments
24 h – Raumtemperatur

Dosisbereich
18 x 10^6 (1 Mio.) IE/m^2/5 Tage (max. 24-Stunden-Dosis)

Verabreichung
s.c.
i.v.-Infusion – 1,0 ml (18 x 10^6 (1 Mio. IE) in bis zu 500 ml Glukose 5% mit einem Zusatz von 0,1% Humanalbumin über 24 h

Häufigste unerwünschte Wirkungen
Lokale Reaktion bei s.c.-Verabreichung
Bei hochdosiertem IL-2:
Herz- und Kreislaufbeschwerden – Hypotonie
Dyspnoe
Gewichtszunahme
Bei niedrigdosiertem IL-2:
Grippeähnliche Symptome – Fieber, Müdigkeit, Gelenkschmerzen, Kopfschmerzen, Myalgien
Gastrointestinale Beschwerden – Übelkeit, Erbrechen, Durchfall, Appetitlosigkeit

Haut und Schleimhautveränderungen – Erythem, Ausschlag, Puritus, evtl. Mukositis
Katheter bakterielle Infektionen

Spezielle Hinweise
- Äußerste Vorsicht und sorgfältige Überwachung ist geboten bei Patienten mit bereits bestehen kardiovaskulären und pulmonalen Erkrankungen, mit veränderter Bewußtseinslage oder mit eingeschränkter Funktion von Leber oder Niere

Substanzname **Lenograstim (G-CSF)**

Handelsname **Granocyte**

Substanzgruppe
Wachstumsfaktor (Granulopoese)

Lagerung der Originalpackung
Im Kühlschrank

Applikationswege
s.c. ,i.v.

Auflösung
Trockensubstanz – 1 ml Aqua pro injekt. beigelegt; (ergibt 33,6 Mio. IE; 263 µg)
Nicht schütteln!

Weitere Verdünnung
NaCl 0,9% auf maximal 100 ml

Lagerung des aufgelösten Medikaments
Im Kühlschrank – 24 h

Dosisbereich
19,2 Mio. IE (150 µg)/m²/Tag

Verabreichung

s.c.	– Injektionen abwechselnd an körpernahen äußeren Bereichen (Oberschenkel, Oberarm, Bauch
i.v.-Infusion	– NaCl 0,9% (max. 100 ml) über 30 min

Häufigste unerwünschte Wirkungen
Grippeähnliche Symptome – Knochenschmerzen, Fieber, Kopfschmerzen
Übelkeit, Erbrechen
Lokale Reaktionen

Spezielle Hinweise
- G-CSF soll nicht gleichzeitig mit einer zytostatischen Chemotherapie angewendet werden. Behandlungsbeginn nach Ende der Chemotherapie.
- Regelmäßige Kontrolle der Leukozytenzahlen; Absetzen des Medikaments bei deutlichem Anstieg der Leukozytenzahl.

Substanzname **Molgramostim**

Handelsname **Leucomax**

Substanzgruppe
Wachstumsfaktor (Granulozyten-Makrophagen-Stimulator)

Lagerung der Originalpackung
Im Kühlschrank

Applikationswege
s.c., i.v.

Auflösung
Trockensubstanz – in 1 ml Aqua pro injekt. – schwenken, nicht schütteln (!), bis sich das Pulver vollständig aufgelöst hat

Weitere Verdünnung
NaCl 0,9%; Glukose 5%

Lagerung des aufgelösten Medikaments
Im Kühlschrank – 24 h

Lagerung des weiter verdünnten Medikaments
Im Kühlschrank – 24 h

Dosisbereich
5–10 μ/kg/Tag

Verabreichung
s.c.
i.v.-Infusion – in 20–100 ml NaCl 0,9% oder Glukose 5% über 4–6 Stunden (empfohlen mit Filter, z.B. Millipore)

Häufigste unerwünschte Wirkungen
Grippeähnliche Symptome – Gelenkschmerzen, Fieber, Müdigkeit
Hautausschläge
Lokale Reaktionen an der Injektionsstelle (s.c.)

Spezielle Hinweise
- Falls akute allergische Reaktionen auftreten, darf GM-CSF nicht wieder eingesetzt werden.
- Verwendung eines implantierbaren Systems (z.B. Port-a-Cath) bei i.v.-Verabreichung ist von den Herstellern nicht empfohlen.

Substanzname **Sargramostim**

Handelsname **Leukine**

Substanzgruppe
Wachstumsfaktor (Hämatopoese)

Lagerung der Originalpackung
Im Kühlschrank

Applikationswege
s.c., i.v.

Auflösung
Trockensubstanz – in 1 ml Aqua pro injekt. – schwenken, nicht schütteln (!), bis sich das Pulver vollständig aufgelöst hat

Weitere Verdünnung
NaCl 0,9%

Lagerung des aufgelösten Medikaments
Im Kühlschrank – innerhalb 6 h

Lagerung des weiter verdünnten Medikaments
Im Kühlschrank – innerhalb 6 h

Dosisbereich
250 mcg/m^2/Tag

Verabreichung
s.c.
i.v.-Infusion – in 50 ml NaCl 0,9% über 2–4 h

Häufigste unerwünschte Wirkungen
Grippeähnliche Symptome – Gelenkschmerzen, Fieber
Blutdruckveränderungen (Hypo- oder Hypertonie)
Lokales Erythem
„Flushing“

Spezielle Hinweise
– Bei i.v.-Verabreichung s. Beipackzettel für spezielle Zubereitung bei niedrig dosiertem GM-CSF (<10 mg/ml).

E: Wichtige Adressen

Deutschland

Informationen über Krebs

Krebsinformationsdienst KID
Deutsches Krebsforschungszentrum
Im Neuenheimer Feld 280
69120 Heidelberg
Tel. 0 62 21/41 01 21

KID informiert telefonisch aktuell und individuell zu allen krebsbezogenen Fragen – Krebsforschung, Präventions- und Früherkennungsmöglichkeiten, Standards und neue Entwicklungen in Diagnostik und Therapie, Nachsorge und Sozialrecht – und vermittelt bundesweit Adressen und Angebote relevanter Institutionen und Einrichtungen der gesundheitlichen Versorgung wie Tumorzentren, Nachsorgekliniken und Beratungsstellen. Das kostenlose Informationsangebot richtet sich in erster Linie an Patienten und Angehörige, aber auch an allgemein Interessierte und Professionelle im Gesundheitswesen.
Der Telefondienst ist von Montag bis Freitag von 8 bis 20 Uhr erreichbar. Dienstags, mittwochs und donnerstags bietet KID von 18 bis 20 Uhr Krebsinformation in türkischer Sprache.

Deutsche Krebshilfe e.V.
Thomas-Mann-Str. 40
53111 Bonn
Tel. 02 28/72 99 00

Neben ihrem Engagement in der Forschungsförderung und der Unterstützung von Versorgungsangeboten in Therapie und Nachsorge gibt die Deutsche Krebshilfe e.V. eine Reihe von Informationsbroschüren heraus, die auf Anforderung versandt werden. Ein telefonischer Beratungsdienst informiert in erster Linie zu psychosozialen und sozialrechtlichen Fragestellungen und nennt Anlaufstellen für individuelle Probleme.

Bundeszentrale für gesundheitliche Aufklärung
Ostmerheimer Str. 200
51109 Köln

Die direkt dem Bundesministerium für Gesundheit unterstellte Behörde gibt u.a. verschiedene Broschüren und Ratgeber zu krebsbezogenen Themen heraus, die auf Anforderung versandt werden.

Nationale Organisationen der Krebsbekämpfung

Deutsche Krebsgesellschaft e.V.
Paul-Ehrlich-Str. 41
60596 Frankfurt
Tel. 0 69/53 00 96-0

Die Deutsche Krebsgesellschaft mit ihren Landesverbänden und den wissenschaftlichen und klinischen Arbeitsgemeinschaften setzt sich für Gesundheitsförderung und Krebsprävention und für experimentelle und klinische Krebsforschung, für Qualitätssicherung in der Tumortherapie und für onkologische Fort- und Weiterbildung ein. Die Arbeitsgemeinschaften der verschiedenen onkologisch relevanten Teilgebiete der Medizin führen klinische Studien zur Prüfung neuer therapeutischer Ansätze durch und pflegen den interdisziplinären Wissensaustausch. Die Landesverbände arbeiten auf regionaler Ebene und betreiben psychosoziale Beratungsstellen für Patienten und Angehörige.

Deutsche Krebshilfe e.V. und Dr. Mildred Scheel-Stiftung
Thomas-Mann-Str. 40
53111 Bonn 1
Tel. 02 28/72 99 00

Die Deutsche Krebshilfe und die Dr. Mildred Scheel-Stiftung fördern und unterstützen verschiedenste Projekte der experimentellen und klinischen Onkologie, Therapiestudien sowie psychosoziale und Nachsorgeangebote für Patienten.

Fachverbände und Organisationen

Deutscher Bundesverband für Krankenpflege (DBfK)
Geschäftsstelle
Hauptstr. 392
65746 Eschborn

Konferenz onkologischer Kranken- und Kinderkrankenpflege (KOK)
Arbeitsgemeinschaft der Deutschen Krebsgesellschaft
c/o Universitäts-Kinderklinik
Theodor-Stern-Kai 7
60596 Frankfurt

Deutsche Gesellschaft für Lymphologie
Haslachstr. 37
79862 Höchenschwand

Deutsche Vereinigung der Enterostomatherapeuten e.V.
Geschäftsstelle
Kantstr. 20
73033 Göppingen

Zentralverband für Logopädie
Postfach 400614
50836 Köln

Deutsche Arbeitsgemeinschaft für Psychoonkologie (dapo)
c/o Abt. für psychosoziale Rehabilitation der Fachklinik Hornheide
Dorbaumstr. 300
48157 Münster

Deutsche Gesellschaft zum Studium des Schmerzes
Im Neuenheimer Feld 326
69120 Heidelberg

Deutsche Hospizhilfe e.V.
Reit 25
21244 Buchholz

Dachverbände der Selbsthilfevereinigungen

Frauenselbsthilfe nach Krebs e.V.
B6, 10–11
68159 Mannheim

Deutsche Ileostomie-Colostomie-Urostomie-Vereinigung (ILCO) e.V.
Kepserstr. 50
85356 Freising

Arbeitskreis der Pankreatektomierten e.V.
Krefelder Str. 52
41539 Dormagen

Bundesverband der Kehlkopflosen e.V.
Obererle 65
45897 Gelsenkirchen

Deutsche Leukämie-Forschungshilfe – Aktion für krebskranke Kinder e.V. (DLFH)
Joachimstr. 20
53113 Bonn 1

Trägerorganisationen von regionalen psychosozialen Krebsberatungsstellen

Deutsche Krebsgesellschaft mit ihren Landesverbänden
Paul-Ehrlich-Str. 41
60596 Frankfurt

Deutsches Rotes Kreuz
Generalsekretariat
Friedrich-Ebert-Allee 71
53133 Bonn

Arbeiterwohlfahrt Bundesverband e.V. (AWO)
Marie-Juchacz-Haus
Oppelner Str. 130

Deutscher Caritas-Verband e.V. (DCV)
Karlstr. 40
79104 Freiburg

Deutscher Paritätischer Wohlfahrtsverband (DPWV)
Heinrich-Hoffmann-Str. 3
60528 Frankfurt

Diakonisches Werk der Evangelischen Kirchen in Deutschland
Stafflenbergstr. 76
70184 Stuttgart

Schweiz

Schweizerische Krebsliga
Effingerstrasse 61
Postfach 8219
3008 Bern
Tel. 0 31/389 91 00
Fax. 0 31/389 91 60

Angebot:
Information und Adressen von:
- Regionale Krebsligen
- Regionale Tumorzentren
- Sektionen der Kehlkopfvereinigungen
- Sektionen der ILCO Vereinigung
- Stoma-Beratungsstellen
- Selbsthilfegruppen für brustamputierte Frauen
- Organisationen die sich mit Lymphdrainage befassen

Bestellungen für Broschüren
- Tel. 157-30-05
- Erhältlich sind u.a.:
- Leben mit Krebs, ohne Schmerzen
- Medikamentöse Tumortherapie für Patienten und Angehörige
- Die Radioonkologie für Patienten und Angehörige
- Krebs und Ernährung
- Selbsthilfegruppen
- Zurück in den Alltag
- Unbewiesene Behandlungsmethoden
- Krebstelefon
  Montag–Freitag 16–19 Uhr
  0800-55-88-38 – (Deutsch)
  0800-55-42-48 – (Französisch)

Selbsthilfeorganisationen von Krebsbetroffenen

UNION Schweizerischer Kehlkopflosen-Vereinigungen	Hans Erne Zwischenbächen 90, 8048 Zürich Tel. 01 431 52 22
ilco-Schweiz	Herr Alfred Schatz Rappenholzstr. 7, 8623 Wetzikon 3 Tel. 01 9 30 08 81
Schweizerische Interessengemeinschaft für krebskranke Kinder	Frau Marianne Würsch Sonnenrain 4, 4534 Flumenthal Tel. 065 77 30 85

ARFEC
(Association romande des familles
des enfants cancéreux)

Mme Elisabeth Ray
Vallonnette 3, 1012 Lausanne
Tél. 021 728 16 67

Schweizer-Verein
für Frauen nach Brustkrebs
«Leben wie zuvor»

Frau Susi Gaillard
Unt. Rebbergweg 96, 4153 Reinach/BL
Tel. 061 711 91 43

«Vivre comme avant»

Mme Maryse Bozonet
Rue du Pont-Neuf 5, 1227 Carouge
Tél. 022 342 16 29

Schweizerische Interessengruppe Onkologie (SIO)
Dachorganisation für Onkologie-Krankenpflege
Präsidentin: Yvonne Willems-Cavalli
Via delle Querce 1, 6612 Ascona
Tel. und Fax 091 792 25 35

Österreich

Überregionale Verbände und Organisationen

Österreichische Krebshilfe
Theresiengasse 46
1160 Wien
Tel. 02 22/4 02 19 22
Fax. 02 22/4 08 22 41

Krebshilfe-Telefon der österreichischen Krebshilfe
Spitalgasse 19
1090 Wien
Tel. 02 22/4 08 70 48 (Mo–Fr 10–18 Uhr)
Fax. 02 22/4 08 22 41

Dachverband der onkologischen Selbsthilfegruppen
Obere Augartenstraße 26–28
1020 Wien
- Frauenselbsthilfe nach Krebs
- Verein der Kehlkopflosen
  Tel. 02 22/3 32 23 48 (vormittags)
- Österreichische ILCO
  Tel. 02 22/3 56 87 72 (jeden Donnerstag 9–12 Uhr)

Adressen von Institutionen

Krebsinfo	KID Österreich Tirol Krebshilfetelefon Tirol Fritz-Pregl-Straße 3, 7. Stock A-6020 Innsbruck, Österreich Tel. 00 43/(bzw. in Öst. 0) 5 12/57 57 60 Fax: 00 43-5 12-57 77 68 Zusätzliche Informationen: Mitarbeiterin: Anna Wedermann (für KID zu erreichen im Klinikdienst): 00 43-5 12/5 04-22 93 oder -22 95 oder über Zentrale: 5 04-29 13
Krebsinfo	KID Österreich Kärnten Österreichische Krebshilfe Kärnten Beratungszentrum Kärnten Ferdinand-Porsche-Str. 16, A-9020 Klagenfurt Tel. 00 43-4 63-26 15 87 Zusätzliche Informationen: Prof. Dr. med. Olaf Wieser, Tel.: 04 63-51 23 63
Krebsinfo	KID Österreich Österreichische Krebshilfe Krebshilfezentrum Theresiengasse 46, A-1180 Wien, Österreich Tel. 00 43-1/408 70 48 (Tel. Dienst) Fax: 408 22 41 Zusätzliche Informationen: Krebshilfe Beratungszentrum. Telefondienst von 9.00–17.00 Uhr besetzt. Büro: Tel. 00 43-1-402 19 22 Außerhalb dieser Zeit kann eine Nachricht auf das Band im Büro gesprochen werden, Tel. 42 63 63. Vorwahl für Wien innerhalb Österreichs: 0222! Prof. Micksche (Österreichische Krebshilfe)
Krebsinfo	KID Österreich Salzburg Österreichische Krebshilfe Salzburg Krebshilfe-Telefon Mertensstr. 13, A-5020 Salzburg, Österreich Tel. 00 43/662/87 35 35 Zusätzliche Informationen: Dienstzeiten Mo bis Fr von 10 bis 13 Uhr
Krebsinfo	KID Österreich Steiermark Österreichische Krebshilfe Steiermark Krebsberatungsstelle Plüddemanngasse 51/5/28, A-8010 Graz, Österreich Tel./Fax 00 43/3 16/47 44 33

Krebsinfo

KID Österreich Hohenems
Österreichische Krebshilfe Hohenems
Krebshilfe-Beratungsstelle
Bahnhofstr. 26, A-6854 Hohenems, Österreich
Tel. 00 43/55 76/35 72
Zusätzliche Informationen:
Dienstzeiten: Montag bis Freitag von 10 bis 12,
Donnerstag von 17 bis 19 Uhr

Europäische Organisation der onkologischen Krankenpflege

European Oncology Nursing Society (EONS)
Europäische Onkologiepflegegesellschaft
Sekretariat:
EONS/FECS
Avenue E Mouniel 83
B-1200 Brussels

Tel.: 32 2 775 0207
Fax: 32 2 775 0200

Präsidentin:
Kathy Redmond
Department of Nursing Studies
University College
Ealrsfort Terrace
Dublin 2, Ireland

Tel.: 353 1 706 7340
Fax: 353 1 494 7856

Weiterführende Literatur

Allwood M, Wright P (1990/1993) The Cytostatics Handbook. Radcliffe Medical Press, Oxford

Berges R, Isaacs JT (1993) Clinical Chemistry 39:356

Bopp M, Schüler G (1992) Jahresbericht der Schweizerischen Krebsliga, Bern

Bundesamt für Statistik (1992) Todesursachen Statistik 1991, Bern

Bundesverband der Pharmazeutischen Industrie (1996) Rote Liste, e.V. Frankfurt a. M.

Cairns J (1978) Cancer: Science and Society. Freeman, San Francisco

Cotran RS, Kumar V, Robbins SL (1993) Grundlagen der allgemeinen Pathologie. Gustav Fischer, Stuttgart Jena New York

D'Arcy PF (ed) (1983) Drug Interactions and Reactions Update. Drug Intell Clin Pharmacy vol 17

Doll R, Peto R (1983) Epidemiology of cancer. In: Weatherall DJ, Ledingaham JGG, Warrell DA (eds) Oxford Textbook of Medicine. Oxford Univ Press, Oxford New York Toronto

Fischer D, Knobf MT (1989) The Cancer Chemotherapy Handbook 3rd edn. Year Book Medical Publishers, Chicago, London Boca Raton

Gullino PM (1977) Cancer 39:2697

Hammond EC (1966) National Cancer Institute Monographs 19:127

Heberer M, Günther B (1988) Praxis der parenteralen und enteralen Ernährung in der Chirurgie. Springer, Berlin Heidelberg New York Tokyo

Hermanek P, Scheibe O, Spiessl B, Wagner G (Hrsg) (1992) UICC, TNM Klassifikation maligner Tumoren. 4. Aufl. /2. Revision Springer, Berlin Heidelberg New York Tokyo

Jensen OM (1990) European Journal of Cancer 26:1167

Johnson B, Gress J (Ed) (1985) Handbook of Oncology Nursing. John Wiley & Sons, New York Chichester Brisbone Toronto Singapore

Kotthoff H, Haydous B, Baldamus CA et al. (1992) Ernährungs- und Diättherapie; Indikationen, Ernährungsprinzip, Nährstoffrelation. Deutscher Ärzte-Verlag, Köln

Kübler-Ross E (1971) Interviews mit Sterbenden. Kreuz, Stuttgart

McCaffery M, Beebe A (1989) Pain – Clincial Manual for Nursing Practice. Mosby Company, St Louis Baltimore Philadelphia Toronto

Meerwein F (1981) Einführung in der Psychoonkologie. Huber, Bern

Morant J, Ruppanner H (Hrsg) (1996) Arzneimittel Kompendium der Schweiz. Documed AG, Basel

Nagel GA, Schmähl D, Hossfeld DK (Hrsg) (1989) Aktuelle Onkologie 49, Krebsmedikamente mit fraglicher Wirksamkeit, 4. Aufl. Zuckschwerdt, München, Bern

Ollenschläger G (1993) Die Ernährung als Prävention von Krankheit im Alter. Z Gerontologie 26:413–418

Reichenberger S (1993) Künstliche Ernährung für Schwerkranke und Pflegebedürftige. Springer Berlin Heidelberg New York Tokyo

Schmoll H-J, Höffken K, Possinger K (Hrsg) (1996) Kompendium Internistische Onkologie. Bd 1 u. 2, 2. Aufl. Springer, Berlin Heidelberg New York Tokyo

Schwarz R, Bernhard J, Flechtner M et al. (1991) Lebensqualität in der Onkologie. Zuckschwerdt, München Bern Wien San Francisco

Sontag S (1978) Krankheit als Metapher. Hanser, München Wien

Teichmann J, Wagner R (1976) Elektrodynamik. In: Lüscher E, Jodl H (Hrsg) Physik – einmal anders. Deutscher Taschenbuch Verlag, München

Glossar

adjuvante Behandlung: Zusätzliche Therapie (Chemo- und/oder Strahlentherapie) nach vollständiger operativer Entfernung des Primärtumors mit dem Ziel, möglicherweise im Körper zurückgebliebene einzelne Tumorzellen oder nicht erkennbare kleinste Metastasen zu zerstören und so das Risiko eines Lokalrezidivs oder einer Fernmetastasierung zu vermindern.

Afterloading-Technik: Dt.: Nachladeverfahren; Form der Kontakttherapie in Körperhohlräumen, bei der eine radioaktive Strahlenquelle, ferngesteuert durch einen vorher eingelegten Schlauch, an den Tumor herangebracht und nach Ende der Bestrahlungszeit ebenso automatisch wieder zurückgefahren wird; z.B. bei Tumoren der Gebärmutter und bei Analkarzinom. Durch diese Technik wird die Strahlenbelastung des Personals gegenüber der offenen Radionuklidtherapie deutlich vermindert.

Agonist: Eine Substanz, die an einen spezifischen Rezeptor auf Zellen bindet und dort die maximale Wirkung auslöst; z.B. Opiatagonist (Morphin).

Alopezie: Teilweiser oder vollständiger Haarausfall. Häufige Nebenwirkung nach Chemotherapie oder bei Bestrahlung im Kopfbereich.

ANE-Syndrom: Symptomenkomplex von Anorexie, Nausea und Erbrechen; bezeichnet die sehr häufig mit tumor- oder therapiebedingter Übelkeit/Erbrechen einhergehende Appetitstörung mit Gewichtsabnahme und Mangelernährung der Patienten.

Antigen: Begriff aus der Immunologie. Substanz, die die körpereigene Abwehr zur Bildung von Antikörpern stimuliert, weil sie als körperfremd erkannt wird; z.B. Oberflächenmerkmale auf Zellen wie Blutgruppenantigene, Tumorantigene.

Antikörper, monoklonaler: Antikörper mit einer einzigen definierten Spezifität, der von einem bestimmten → Plasmazellklon gebildet wird.

Antiöstrogene: Substanzen, die die Östrogenwirkung an Körperzellen unterdrücken, indem sie die Östrogenrezeptoren besetzen, ohne dort selbst eine Wirkung zu entfalten; wichtigster Vertreter: Tamoxifen, das v.a. in der Brustkrebsbehandlung eingesetzt wird.

antizipatorische Übelkeit/Erbrechen: Übelkeit/Erbrechen, das durch Konditionierungsmechanismen Stunden bis Tage vor bzw. in Erwartung der Chemotherapie auftritt; medikamentös kaum beeinflußbar.

Apherese: Technik zur apparativen Trennung und Entfernung definierter Blutbestandteile. Anwendung z.B. zur Entfernung von pathologischen Plasmabestandteilen (Plasmapherese bei multiplem Myelom) oder zur Gewinnung von Thrombozyten zur Transfusion (Thrombozytapherese).

Apoptose: Durch die Zelle aktiv ausgelöster (programmierter) Zelltod, durch Apoptosegene gesteuert. Durch Apoptose verliert beispielsweise die Kaulquappe bei der Metamorphose zum Frosch ihren Schwanz. Die Hemmung von Apoptosegenen spielt wahrscheinlich eine Rolle bei der Entstehung von Tumoren des lymphatischen Systems.

Äquivalentdosis: Dosis einer Substanz, die die gleiche therapeutische Wirkung besitzt wie die definierte Dosis einer „Standard-Substanz". Bei der Behandlung von chronischen Tumorschmerzen ist diese Umrechnung eine sehr wichtige Methode bei der Medikamentenumstellung oder beim Wechsel von intravenöser zu oraler Therapie.

Aromatasehemmer: Substanzen, die durch Hemmung eines Enzyms, der Aromatase, die Bildung von Östrogenen aus Vorstufen verhindern und dadurch den Östrogenspiegel absenken; Anwendung v.a. in der Hormontherapie von fortgeschrittenem Brustkrebs.

Aufflammphänomen („Recall"): Akute Haut-/Schleimhautreaktion in kurz zuvor bestrahlten Bereichen, die durch bestimmte Zytostatika ausgelöst werden.

B-Symptome: Allgemeinsymptome, die typischerweise bei malignen Lymphomen und selten bei soliden Tumoren auftreten (Fieber, Nachtschweiß, Gewichtsverlust). Bei Lymphomen wird das Fehlen (A) bzw. Vorhandensein (B) solcher Beschwerden in die Stadieneinteilung aufgenommen (z.B. Morbus Hodgkin, Stadium II B).

Balint-Gruppe: Benannt nach dem Arzt Michael Balint; Form einer Selbsterfahrungsgruppe, in der Ärzte und mittlerweile auch Angehörige anderer medizinischer Berufe unter psychotherapeutischer Supervision Fälle aus ihrer Berufspraxis diskutieren und Probleme in der Beziehung zwischen Behandelndem und Patienten gemeinsam bearbeiten.

Behandlungszyklus: Zeitraum, der durch eine Chemotherapie und die daraus resultierende Zeit bis zur Erholung von den chemotherapieinduzierten Nebenwirkungen (Normalisierung des Blutbilds, Rückgang der Schleimhautentzündung usw.) definiert ist. Das Intervall zwischen den Zytostatikagaben wird im wesentlichen durch die Toxizität der Therapie bestimmt.

Biomodulatoren („biological response modifiers", BRM): Substanzen, die das Immunsystem aktivieren (modulieren) sollen, um eine Abwehrreaktion gegen den Tumor auszulösen, so daß eine Rückbildung erreicht wird; z.B. Interferone, Interleukine, koloniestimulierende Faktoren, Tumornekrosefaktor, monoklonale Antikörper.

Biotherapie: Therapeutischer Einsatz von → Biomodulatoren, Immunmodulatoren.

Brachytherapie: Kurzdistanzstrahlentherapie. Anwendung von Radionukliden direkt an Organen oder Geweben. Interstitielle und intrakavitäre (→ Nachladeverfahren) Radiotherapie gehören in diese Kategorie.

Carcinoma in situ: Frühstadium eines bösartigen Tumors, bei dem die Krebszellen die Basalmembran des Gewebes, in dem sie entstanden sind, noch nicht durchbrochen und damit noch keinen Anschluß an das Blutgefäßsystem gefunden haben. In diesem noch nicht invasiven Stadium sind die Heilungschancen sehr gut.

Cave: Vorsicht! Beachte! (lat.).

Chemotherapie: In der Onkologie Behandlung mit Medikamenten (Zytostatika), die den Stoffwechsel der Tumorzellen stören und die Zellteilung verhindern.

Chordotomie: Durchtrennung der spinothalamischen Schmerzbahn im Rückenmark des Brust- oder Halsbereichs zur Ausschaltung unbeeinflußbarer Schmerzen.

Compliance: Kooperationsbereitschaft des Patienten bei diagnostischen oder therapeutischen Maßnahmen; z.B. zuverlässige Medikamenteneinnahme, Einhaltung ärztlicher Vorschriften im Rahmen einer Behandlung.

Desquamation: Trockene oder feuchte Abschuppung der obersten Hornschicht der Haut.

Dosisintensivierung: Erhöhung der (Zytostatika-)Dosis pro Zeiteinheit mit dem Ziel, eine bessere Wirksamkeit zu erreichen.

Durchbruchschmerz: Zusätzliche, unerwartet starke Schmerzattacken, die trotz einer gut eingestellten, regelmäßig verabreichten Basismedikation auftreten.

Dysplasie: Krebsvorstufe, bei der die Zellen mikroskopisch bereits Veränderungen aufweisen, z.B. Größe des Zellkerns oder des Zytoplasmas, aber noch nicht die Kriterien für Bösartigkeit erfüllen.

ektop, ektopisch: Außerhalb des angestammten Ortes, nicht an typischer Stelle; z.B. Bildung von Hormonen außerhalb der dafür zuständigen Drüse (→ paraneoplastisches Syndrom) oder Anteile eines Gewebes außerhalb des betreffenden Organs, z.B. Gebärmutterschleimhaut (Endometriose).

Elektrophorese: Auftrennung von geladenen Molekülen im elektrischen Feld. Je nach elektrischer Ladung und Größe wandern die Moleküle im elektrischen Feld unterschiedlich schnell und lassen sich dann als Banden auf dem Trägermedium bestimmen. Anwendung u.a. zur Analyse der unterschiedlichen Serumeiweißfraktionen (Albumine, Alpha-, Beta- und Gammaglobuline).

Endoprothese: Fremdmaterial, das die Funktion eines operativ entfernten Körperteils ersetzt oder eine tumorbedingte Verengung, z.B. im Ösophagus oder in Gallenwegen, wieder durchgängig macht (sog. Stents).

Enkephalin: Körpereigenes (endogenes) Morphin.

Epidemiologie: Wissenschaft, die sich mit der Häufigkeit und Verteilung bestimmter Krankheiten in der Gesamtbevölkerung und einzelnen Bevölkerungsgruppen befaßt. Aus epidemiologischen Daten können sich Hinweise auf die Ursache der untersuchten Krankheiten ergeben (z.B. unterschiedliche Häufigkeit von Lungenkrebs bei Rauchern und Nichtrauchern).

Epithese: „Aufsatz". Bezeichnet individuell gefertigte Ersatzstücke für oberflächliche Defekte durch Verletzung oder operative Entfernung, die nur äußerlich an den Körper angebracht werden; z.B. Ohrmuschel oder Auge.

Erhaltungstherapie: Über eine längere Zeitperiode fortgeführte Chemotherapie, die die Erfolgsrate der Induktions- und Konsolidierungstherapie verbessern kann.

exsudative Enteropathie: Nichtinfektiöse Magen-Darm-Erkrankung mit massivem Verlust von Eiweiß in den Darm, bedingt durch Störung der Durchlässigkeit der Darmwand.

„extended field irradiation": Großfeld-Bestrahlungstechnik, bei Lymphomen: befallene und benachbarte nicht befallene Lymphknotenregionen werden in das Bestrahlungsfeld einbezogen.

„extensive disease" (ED): Beschreibt alle Stadien des nichtkleinzelligen Bronchialkarzinoms, die über das Stadium → „limited disease" hinausgehen.

Extravasat (Paravasat): Aus einem Gefäß in das umliegende Gewebe ausgetretene Flüssigkeit, z.B. im Rahmen einer Zytostatikainjektion oder -infusion.

Exzisionsbiopsie: Komplette Entfernung eines tumorverdächtigen Gewebebezirks mit einem Randsaum von umgebendem gesundem Gewebe für eine histologische Untersuchung.

FIGO-Klassifikation: System zur Stadienklassifikation gynäkologischer Tumoren; FIGO: Féderation Internationale de Gynécologie et d'Obstétrique.

Fraktionierung: Aufteilung der vorgesehenen Gesamtbestrahlungsdosis in mehrere kleine Einzeldosen.

Gadolinium: Element, chemisches Symbol Gd; Gadolinium wird als Kontrastmittel in der Kernspintomographie verwendet.

Gen. „Erbeinheit": auf den Chromosomen im Zellkern lokalisierte vererbte Information für den Aufbau eines bestimmten „Genprodukts" in der Zelle. Bei den Genprodukten handelt es sich in der Regel um Eiweiße (Proteine).

Gingiva: Zahnfleisch.

Glykoprotein: Zucker-Eiweiß-Verbindung. Proteine, die einen Kohlenhydratanteil enthalten; viele Serumproteine, Hormone und Zelloberflächenmerkmale sind Glykoproteine.

Grading: Einteilung maligner Tumoren aufgrund des mikroskopischen Bilds nach histologischem Differenzierungsgrad in 3 Stufen. Grad 1: hochdifferenziert; Grad 2: mittelgradig differenziert; Grad 3: gering bis undifferenziert. Je geringer der Differenzierungsgrad bzw. je höher das Grading, desto maligner ist der Tumor.

Graft-versus-host-Reaktion: Transplantat-gegen-Wirt/Empfänger-Reaktion. Entzündungsähnliche Immunreaktion von Geweben des Knochenmarkempfängers, die dadurch ausgelöst wird, daß mit dem Spendermark übertragene Immunzellen Gewebe des Empfängers als „fremd" erkennen und angreifen. Erste Zeichen: Hautausschläge, Durchfälle, Ikterus.

Gray: Häufigste verwendete Maßeinheit in der Radiotherapie. Bezeichnet die Energiedosis (Strahlendosis), die verabreicht wird.

Hautinfiltrat (maligne): Einwachsen (Infiltration) von malignen Zellen in der Haut, entweder durch lokale Tumorausbreitung oder metastatisch.

Hochrisikopatient: Patient, der ein sehr hohes Risiko trägt, im weiteren Verlauf an einem Tumorrezidiv zu erkranken oder trotz Therapie keine komplette Remission zu erreichen. Das hohe Risiko wird durch tumorspezifische Risikofaktoren wie z.B. Stadium, Metastasenlokalisation und andere allgemeine oder tumorspezifische Marker und Prognosefaktoren definiert.

Hormonrezeptoren: Moleküle auf der Zellmembran oder im Zellinnern, die ein definiertes Hormon binden können. Durch die Bindung des Hormons wird in der Zelle die für das betreffende Hormon typische Wirkung ausgelöst. Die Oberfläche einer Zelle kann etwa 10 000 bis 20 000 Rezeptoren für ein bestimmtes Hormon tragen.

Hypermetabolismus: Zustand gesteigerter Stoffwechselaktivität im gesamten Organismus.

Hyperthermie (RT): Lokale Überwärmung auf 41 °C–44 °C oder allgemeine Überwärmung (künstliches Fieber); noch in der experimentellen Phase.

Immunelektrophorese: Methode zur genaueren Auftrennung der mit der → Elektrophorese bereits grob aufgetrennten Plasmaeiweißfraktionen mit Hilfe eines Serums, das eine Mischung von Antikörpern gegen die verschiedenen Komponenten enthält. Besonders bei Verdacht auf → Paraproteine.

Immunfixation: Immunologische Methode zur im Vergleich mit der → Immunelektrophorese genaueren Differenzierung von → Paraproteinen mit Hilfe spezifischer Antikörper. Die entstehenden Paraprotein-Antikörper-Komplexe schlagen sich im Trägermedium nieder und sind nach Anfärbung nachweisbar.

Immunszintigraphie: Nuklearmedizinische Untersuchungsmethode, bei der radioaktiv markierte Antikörper gegen bestimmte Strukturen, z.B. Oberflächenmerkmale von Tumorzellen, in die Blutbahn gespritzt werden. Die Regionen im Körper, an denen sie sich anreichern, können mit einer Gammakamera sichtbar gemacht werden.

„informed consent“: Zu übersetzen ungefähr mit „informiertes Einverständnis“. Bezeichnet die Einwilligung eines Patienten in ein Diagnose- oder Behandlungsverfahren, nachdem er ausführlich über alle Vor- und Nachteile sowie über mögliche unerwünschte Wirkungen aufgeklärt wurde.

Intensivierung: → Dosisintensivierung.

International Working Formulation (IWF): Lymphomklassifikation, die auf zytologischen Charakteristika der Lymphomzellen beruht. Aufgrund dieser Klassifizierung werden die Lymphome einem Malignitätsgrad zugeordnet (IWF A–J).

„involved field irradiation“: Bestrahlungstechnik bei Lymphomen: Bestrahlung der befallenen Lymphknotenregionen.

Inzidenz: Zahl der neuauftretenden Fälle einer bestimmten Erkrankung innerhalb eines bestimmten Zeitraums in einem definierten Kollektiv, meist bezogen auf die Gesamtbevölkerung oder pro 100 000 der Bevölkerung.

Inzisionsbiopsie: Chirurgische Entnahme eines Tumorteils zu diagnostischen Zwecken.

ionisierende Strahlen: Kurzwellige, energiereiche Strahlen, die auch in der Natur vorkommen. Therapeutisch werden 2 Arten genutzt: die Photonenstrahlung und die Teilchenstrahlung (z.B. Neutronen, Protonen).

Kachexie: Zustand der Auszehrung des Organismus mit Abmagerung, Kräfteverfall und zunehmender Störung von Organfunktionen. Häufige Begleiterscheinung von fortgeschrittenen Tumorerkrankungen, aber auch bei chronischer Mangelernährung, Stoffwechselerkrankungen, chronischen Infektionen und im hohen Alter.

Katabolismus, katabol: Abbauende Stoffwechsellage, bei der der Organismus von seiner Substanz zehrt und insbesondere Eiweiß abbaut. Kann als Folge von Mangelernährung und bei Stoffwechselstörungen z.B. im Rahmen einer Tumorerkrankung auftreten.

Klon: Meist Zellklon gemeint. Gruppe von genetisch identischen Zellen, die alle durch Teilung aus einer einzigen „Mutterzelle" hervorgegangen sind und identische Merkmale haben.

Knochenmarkaplasie: Verminderung der blutbildenden Zellen im Knochenmark; führt zu Anämie, Neutro- und Thrombopenie. Bei Tumorpatienten kann eine Knochenmarkaplasie als Folge einer Infiltration des Knochenmarks durch den malignen Tumor oder – häufiger – nach einer Chemo- oder Radiotherapie auftreten. Die durch eine Chemotherapie ausgelöste Aplasie ist dosisabhängig und reversibel.

Kombinationstherapie: s. Monotherapie.

Konisation: Ausschneiden eines Gewebekegels aus Gebärmutterhals und -mund zu diagnostischen Zwecken, wenn im Rahmen der Abstrichuntersuchung deutliche Zellveränderungen im Sinne von Krebsvorstufen festgestellt wurden.

Konsolidierung: Sicherung des Erfolgs einer ersten Tumortherapie, in der Regel durch eine andere Behandlungsart, beispielsweise durch Bestrahlung nach erfolgreicher Chemotherapie.

Kontakttherapie: Kontaktbestrahlung. Form der Strahlentherapie, bei der die Strahlenquelle direkt an den Tumor herangebracht wird, entweder durch Einbringen von radioaktiven Implantaten (interstitielle Therapie), Spickung mit Nadeln, die einen radioaktiven Strahler enthalten, oder mit → Afterloading-Verfahren.

Korpuskularstrahlung: Teilchenstrahlen; Strahlen, die aus beschleunigten Bausteinen der Atome bestehen, z.B. Elektronen, Neutronen, Protonen und andere Elementarteilchen.

Kryotherapie: Kältetherapie; lokale Vereisung, durch die Gewebe, z.B. kleinere Tumoren, zerstört werden kann.

Laminar-Luftstrom („laminar flow"): Mit Hilfe einer technischen Anlage erzeugte wirbelfreie und gefilterte Luftströmung.

Laminektomie: Chirurgische Resektion eines oder mehrerer Wirbelbögen mit Dornfortsätzen zur Entlastung des Rückenmarks. Anwendung z.B. bei Tumoren, die sich im Spinalkanal ausdehnen und auf das Rückenmark drücken, aber auch bei anderweitig nicht behandelbarem Bandscheibenvorfall.

Laser: Abkürzung (engl.) für „light amplification by stimulated emission of radiation". Laserstrahlen sind gebündelte, energiereiche Lichtstrahlen einer bestimmten Wellenlänge, die z.T. wie ein Skalpell eingesetzt werden können.

LH-RH-Analoga: Gruppe chemischer Substanzen, die dem „Luteinisierendes-Hormon-Releasing-Hormon" oder Gonadotropin-Releasinghormon aus dem Hypothalamus ähnlich sind. Natürliches LH-RH führt im Hypophysenvorderlappen zur Freisetzung von LH und FSH (follikelstimulierendes Hormon), die wiederum in Hoden und Ovarien die Bildung von Sexualhormonen stimulieren. LH-RH-Analoga (oder auch LH-RH-Agonisten) unterdrücken über Rezeptorblockade in der Hypophyse die Ausschüttung von Gonadotropin und führen dadurch zu einem Absinken des Östrogen- bzw. Testosteronspiegels im Blut. Anwendung zur Hormontherapie von Prostata- und Mammakarzinomen.

lymphoproliferative Erkrankungen: Zusammenfassender Begriff für alle neoplastischen Erkrankungen der lymphatischen Zellreihe. Dazu gehören z.B.: chronische lymphatische Leukämie, Non-Hodgkin-Lymphome, Morbus Hodgkin und Plasmozytom.

Mantelfeld-Bestrahlung: Bestrahlung des Lymphsystems oberhalb des Zwerchfells mit Abschirmung der Lunge.

Mazerationen: Erosive Aufweichung der Haut bei starker Feuchtigkeitsbildung.

Metastase: Sekundärer Krankheitsherd als Folge einer Absiedlung von Tumorzellen des Primärtumors.

Middle-knowledge: Begriff aus der Psychoonkologie. Beschreibt das Schwanken zwischen Wissen und Nichtwissen um die Krankheitssituation im Sinne einer Bewältigungsstrategie.

monoklonal: Von einem einzigen, genetisch identischen Zellklon (→ Klon) ausgehend oder gebildet.

Monotherapie: Behandlung einer Tumorkrankheit mit einem einzelnen Zytostatikum oder einer einzelnen hormonellen Substanz. Im Gegensatz dazu werden bei der Kombinationstherapie gleichzeitig mehrere Zytostatika oder hormonelle Substanzen eingesetzt.

Morbidität: Krankheitshäufigkeit. Prozentsatz der in einem definierten Zeitraum an einer bestimmten Krankheit oder Störung Erkrankenden (→ Inzidenz) oder Leidenden (→ Prävalenz), bezogen auf ein definiertes Kollektiv, z.B. Gesamtbevölkerung.

Mukositis: Entzündung der Schleimhaut.

Mutagenität: Fähigkeit bestimmter Substanzen, Erbgutveränderungen zu verursachen.

myeloproliferative Erkrankungen: Gruppe von Krankheitsbildern, die mit einer gesteigerten Blutzellenneubildung im Knochenmark einhergehen und in Form einer zunehmenden bindegewebigen Umwandlung des blutbildenden Knochenmarks „ausbrennen" oder in eine akute Leukämie übergehen können, z.B. chronisch-myeloische Leukämie (CML), Polyzythämie, essentielle Thrombozythämie.

Nachladetechnik: → Afterloading-Verfahren.

neoadjuvante Behandlung: Systemtherapie, die vor der chirurgischen Behandlung eines malignen Tumors durchgeführt wird. Sie soll eine Größenreduktion und somit eine bessere Operabilität von großen Primärtumoren ermöglichen. Besser: präoperative oder primäre Chemotherapie.

Neurotransmitter: Chemische Substanzen, die an den Synapsen im ZNS und an peripheren Nerven eine Erregung weiterleiten.

Nozizeptoren: Nervenstrukturen, die verschiedenste, von außen auftretende Reize (chemisch, thermisch, mechanisch) registrieren.

Nuklearmedizin: Teilgebiet der Radiologie; diagnostische oder therapeutische Anwendung von offenen, kurzlebigen, radioaktiven Subtanzen. Diagnostik: Funktionsuntersuchung von Organen bzw. Geweben (z.B. Niere), Lokalisationsdiagnostik, z.B. von Tumoren oder Metastasen (Szintigraphie), verschiedene Laborverfahren (z.B. Radioimmunoassays). Bei Funktions- und Lokalisationsdiagnostik wird dabei mit Hilfe einer Gammakamera die Radioaktivität gemessen, die vom zu untersuchenden Gewebe oder Körperbezirk ausgeht. Therapeutisch: z.B. Radiojodtherapie bei Schilddrüsenkarzinom.

Onkologie: Lehre von der Entstehung und Behandlung bösartiger Erkrankungen. Nach Behandlungsart kann zwischen internistischer (medizinischer) Onkologie, chirurgischer Onkologie und Radioonkologie unterschieden werden.

Onycholyse: Ablösung der Nagelplatte vom Nagelbett.

Opiatantagonist: Substanz, die an spezifische Opiatrezeptoren bindet und die Wirkung eines Opiatagonisten (z.B. Morphin) blockiert, indem er diesen vom Rezeptor verdrängt.

Opiate: Überbegriff für alle schmerzstillenden Substanzen, die an Opiatrezeptoren binden.

Ösophagussprache: Pharynxsprache, „Rülpssprache"; Form der körpereigenen Ersatzstimme nach Kehlkopfentfernung. Luft wird geschluckt und durch Anspannung der Bauchmuskulatur rhythmisch ausgestoßen, wobei die Lautbildung durch Gaumensegel und Mund erfolgt. Kann im Rahmen der Stimmrehabilitation trainiert werden.

osteolytische Metastasen: Knochenmetastasen, die lokal zur Auflösung der Knochensubstanz und dadurch zu erhöhtem Frakturrisiko führen, z.B. bei Bronchialkarzinom, Nierenzellkarzinom.

osteoplastische Metastasen: Knochenmetastasen, die lokal zur pathologischen Neubildung und Verdichtung von Knochensubstanz führen, z.B. beim Prostatakarzinom.

palliative Behandlung: Therapie zur Linderung von tumorbedingten Beschwerden durch Verringerung der Tumormasse, mit der jedoch keine Heilung erreicht werden kann.

Papanicolaou-Klassifikation: Benannt nach dem Anatomen George Papanicolaou. System zu Klassifikation von Zellveränderungen im Zellabstrich von Gebärmutterhals und -mund zur Früherkennung von Zervix- und Portiokarzinomen. Durch spezielle Anfärbung des Abstrichpräparats werden unter dem Mikroskop Veränderungen von Zellkern und Zytoplasma erkennbar. Unterschieden werden nach Papanicolaou 5 Befundstufen: Pap I (Normalbefund) bis Pap V (Karzinom). Dazwischen liegen unterschiedliche Schweregrade von Zellveränderungen bzw. → Dysplasien.

Papillom: Gutartiger Tumor, der vom Oberflächenepithel ausgeht. Papillome können z.B. an der äußeren Haut als Warzen, an der Mundschleimhaut, an den Stimmbändern und in den ableitenden Harnwegen entstehen. Ein Teil der Papillome wird durch → Papillomviren hervorgerufen.

Papillomviren, humane: Gruppe von Viren, die beim Menschen Epithelzellen befallen und zur Bildung von → Papillomen führen. Einige dieser Viren verursachen z.B. Warzen, andere Feigwarzen. Von einigen Papillomvirustypen weiß man heute auch, daß sie maßgeblich an der Entstehung von Zervixkarzinomen beteiligt sind. Auch eine Mitverursachung von Hauttumoren und Lungentumoren durch wieder andere Virustypen wird diskutiert.

Paraproteine: → Monoklonale Proteine im Serum, die in ihrer Struktur Immunglobulinen oder -fragmenten entsprechen, aber in der Regel als Antikörper funktionslos sind. Meist Zeichen einer malignen Erkrankung von B-Lymphozyten bzw. Plasmazellen, besonders bei multiplem Myelom. Nachweis mit → Immunelektrophorese oder → Immunfixation.

Parästhesien: Mißempfindungen im Bereich sensibler Nervenendigungen; z.B. Kribbeln, Taubheitsgefühl, schmerzhaftes Brennen.

Paravasat: → Extravasation.

Photonenstrahlung: Andere Bezeichnung für elektromagnetische Strahlung: Röntgenstrahlen, Gammastrahlen und ultraharte Röntgenstrahlen. Letztere werden in sog. Linearbeschleunigern erzeugt.

Pi-Mesonen: Sehr kleine, kurzlebige Elementarteilchen, die zu Bestrahlungszwecken eingesetzt werden können (experimentell). Ihre Erzeugung ist an große, technisch aufwendige Anlagen gebunden.

Plasmazellen: Spezialisierte B-Lymphozyten, deren Funktion die Antikörperbildung ist. Jede Plasmazelle produziert nur Antikörper eines einzigen Typs gegen ein spezifisches → Antigen (z.B. gegen ein bestimmtes Merkmal auf einem Erreger oder einer Tumorzelle).

Plexusinfiltration: Einwachsen von Tumorgewebe in die Nervengeflechte (Plexus) mit Schädigung der befallenen Nervenfasern; z.B. Plexus-brachialis-Syndrom: Infiltration des Armplexus.

Polydipsie: Vermehrtes Durstempfinden und gesteigerte Flüssigkeitsaufnahme. Kann sowohl psychogen als auch durch Anstieg wirksamer Substanzen im Blut (z. B. Zucker, Harnstoff) verursacht sein.

Portsystem: Ein subkutan implantiertes System, das einen direkten Zugang zu einer Vene oder Arterie, zu den Hirnliquorräumen oder zur Peritonealhöhle ermöglicht.

Prävalenz: Häufigkeit einer bestimmten Erkrankung zu einem bestimmten Zeitpunkt in einem definierten Kollektiv, meist die Gesamtbevölkerung.

Prodromalphase: Kurze Krankheitsphase mit unspezifischen Beschwerden direkt vor Ausbruch der eigentlichen Krankheit, z.B. bei verschiedenen Infektionskrankheiten.

Prostaglandine: Sammelbegriff für zahlreiche körpereigene hormonähnliche Substanzen mit vielfältigen Wirkungen, z.B. bei Entzündungsreaktionen. Es handelt sich um Gewebshormone bzw. Mediatorstoffe.

Proton: Positiv geladenes Elementarteilchen, Baustein von Atomkernen bzw. der Kern des Wasserstoffatoms (enthält nur ein Proton).

Protrahierung: Verlängerung, In-die-Länge-Ziehen, z.B. der Strahlentherapie oder der Wirkdauer von Medikamenten.

Psychoonkologie: Lehre von den psychischen Auswirkungen von Krebserkrankungen, von Krankheitsbewältigung und ihren Bedingungsfaktoren und von Möglichkeiten der psychologischen und psychotherapeutischen Unterstützung von Krebspatienten.

Referenzwert: Bezugswert, Vergleichswert z.B. für die Bewertung von Laborparametern; einmal bestimmter Basiswert zur Beurteilung von Verläufen oder für einen Testansatz, einmal verbindlich definierter Normwert bzw. -bereich.

Regression: 1. Rückbildung von Tumoren durch die Therapie oder spontan; 2. psychoanalytisch: Abwehrmechanismus von Konflikten/Belastungen, bei dem der Betreffende sich auf Reaktionsformen, psychische Mechanismen und Verhaltensmuster einer früheren, meist noch infantilen Entwicklungsstufe zurückzieht.

Rekurrensparese: Lähmung des Rekurrensnervs (Stimmbandnerv).

Remission: Rückbildung des Tumors; z.B. Vollremission, partielle Remission.

Remissionsrate: Prozentualer Anteil von behandelten Patienten, bei denen durch eine spezifische Tumortherapie ein partielles oder komplettes Ansprechen (Remission) erreicht wird.

Rezeptor: „Empfänger“ für Signale; z.B. Schmerzrezeptoren oder Membranrezeptoren auf der Zelloberfläche. Letztere sind meist Zucker-Eiweiß-Moleküle, die die „Botschaft“ verschiedener Stoffe, z.B. von Hormonen oder Zytokinen, ins Zellinnere weiterleiten.

Rezidiv: Rückfall; Wiederauftreten einer Krankheit nach tumorfreiem Intervall an der gleichen (Lokalrezidiv) oder an einer anderen Stelle im Körper (Metastasen).

Risikofaktor: Umstand, der zur Entstehung einer Krankheit, z.B. eines bösartigen Tumors, beiträgt. Dieser Beitrag wird durch Untersuchungen an großen Bevölkerungsgruppen statistisch nachgewiesen, ist beim einzelnen Patienten jedoch nie mit Sicherheit zu definieren. So ist Übergewicht ein Risikofaktor für die Entstehung von Brustkrebs. Im Einzelfall tritt Brustkrebs aber bei vielen normalgewichtigen Frauen auf und verschont andererseits viele Übergewichtige.

Röntgenstrahlung: Kurzwellige, energiereiche elektromagnetische Strahlung.

Salvagetherapie: Chemotherapie mit kurativem Ansatz, die nach fehlendem oder ungenügendem Ansprechen auf eine erste Chemotherapie eingesetzt wird.

Screening: Reihenuntersuchung, bei der durch gezielte Untersuchungstechniken aus einem symptomlosen Kollektiv diejenigen Personen herausgefiltert werden, die Vorstufen oder Risikofaktoren für die Entwicklung einer bestimmten Erkrankung aufweisen; z.B. die früher durchgeführten Röntgenreihenuntersuchungen auf Lungentuberkulose, Krebsfrüherkennungsuntersuchungen.

Second-look-Operation: Nochmalige Eröffnung des Bauchraums einige Zeit nach einer potentiell kurativen Karzinomtherapie durch Operation plus/minus Chemo- oder Radiotherapie zur sicheren Kontrolle des Therapieerfolgs bzw. zur Erfassung von Resttumor; dient als Anhaltspunkt für die Planung weiterer Maßnahmen. Überwiegend beim Ovarialkarzinom.

Simulator: Spezielles Durchleuchtungsgerät für die Bestrahlungsplanung, mit dem Strahlenfeldgröße und die Anzahl der Strahlenfelder festgelegt werden können. Der Simulator verwendet dieselben geometrischen Parameter wie das Bestrahlungsgerät. Somit wird der Bestrahlungsvorgang probeweise nachgeahmt.

Stadium: Ausbreitungsgrad einer Krebserkrankung, der bei soliden Tumoren durch alle TNM-Kriterien zusammen definiert wird. Für einzelne Tumorarten existieren spezielle Stadien: Ann Arbor (I, II, III, IV); Kolonkarzinom (Dukes A, B, C, D), Gynäkologisches Karzinom: FIGO.

Staging: Stadieneinteilung; exakte Erfassung der Tumorausbreitung durch diagnostische Maßnahmen vor Einleitung einer Therapie bzw. zur Beurteilung des Therapieerfolgs nach einer Behandlung.

Stomatitis: Entzündung der Mundschleimhaut.

Sucht: Chronischer, zwanghafter Gebrauch einer Substanz, der zu physischer und psychischer Abhängigkeit führt und den Konsumenten sozial schädigt.

supportive Behandlung: Alle medizinischen und betreuerischen Maßnahmen, die bei einer Krebserkrankung neben der direkten Tumortherapie erforderlich sind; z.B. Prophylaxe und Therapie von Therapienebenwirkungen und -folgen (Antiemetika, Infektprophylaxe und Antibiotika, hämatopoetische Wachstumsfaktoren), psychologische und psychosoziale Betreuung.

symptomatische Behandlung: Therapie, die einzig auf die Linderung von Krankheitssymptomen ausgerichtet ist und nicht die Ursache bekämpft.

Teletherapie: Externe, perkutane Strahlentherapie.

Teratogenität: Wirkung einer Substanz, die bei Exposition während der Schwangerschaft zu Mißbildungen am Fötus oder am Embryo führt.

Therapiemodalität: Behandlungsmethode; in der Onkologie z.B. Chirurgie, Radiotherapie, Chemotherapie, Immuntherapie. Kombinationen mehrere Modalitäten bezeichnet man als multimodale Therapie.

Toxizität: Gesundheitsschädigende Wirkung. Die Toxizitität jeder Behandlung (medikamentös oder durch Strahlen) muß zur erwünschten Wirkung in einem vernünftigen Verhältnis stehen.

Tumorlysesyndrom: Teilweise lebensbedrohliche Stoffwechselstörungen, die bei raschem Tumorzellzerfall unter einer Chemotherapie auftreten können; z.B. Anstieg von Harnsäure, Kalium und Phosphat im Serum; onkologischer Notfall, der intensivmedizinische Maßnahmen erfordert.

Tumormarker: Substanzen, die von Tumoren selbst oder als Reaktion auf die Tumorerkrankung vom Organismus gebildet werden und dann in Körperflüssigkeiten, v.a. im Serum, in erhöhter Konzentration nachweisbar sind (z.B. CEA, PSA, AFP etc.). Teilweise sehr spezifisch für bestimmte Tumoren. Die Bestimmung von Tumormarkern kann in der Verlaufskontrolle verschiedener Krebserkrankungen sinnvoll sein.

UICC: Abk. für lat. „Unio Internationalis Contra Cancrum“: Internationale Union gegen Krebs.

viszeraler Schmerz: Schmerz, der durch tumorbedingte Infiltration, Kompression oder Dehnung innerer Organe entstehen kann und eine andere „Qualität“ hat als oberflächliche Schmerzen.

Xerostomie: Mundtrockenheit infolge einer Unterfunktion oder Schädigung der Speicheldrüsen. Häufige Nebenwirkung nach Bestrahlung im HNO-Bereich, aber auch nach Einnahme bestimmter Medikamente.

Zytostatikum: (Mehrzahl: Zytostatika). Medikament zur Behandlung von bösartigen Tumoren; → Chemotherapie.

Arzneistoff- und Präparateverzeichnis

P

R

S

T

U

V

Z

Sachverzeichnis

A

B

C

D

E

F

G

H

J

K

L

M

N

O

P

S

T

U

V

W

X

Z

Druck: Mercedesdruck, Berlin
Verarbeitung: Buchbinderei Stürtz AG, Würzburg